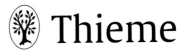

Praxis der Echokardiographie

Das Referenzwerk zur echokardiographischen Diagnostik

Herausgegeben von Frank A. Flachskampf

Mit Beiträgen von

C.E. Angermann
Th. Bartel
R. Bartels
H. Baumgartner
H. Becher
H. von Bibra
W. Bocksch
W.G. Daniel
O. Ekinci
R. Engberding
R. Erbel

W. Fehske
F.A. Flachskampf
A. Franke
H.-J. Goldschmidt
R. Hoffmann
H.G. Klues
S. Kuntz-Hehner
H. Lambertz
H. Lethen
S. Mohr-Kahaly
A. Mügge

U. Nixdorff
R. Rabahieh
D.A. Redel
S. Reith
E. Schwammenthal
C.H. Spes
K. Tiemann
W. Voelker
H. Völler
J.-U. Voigt

932 Abbildungen
 79 Tabellen

Georg Thieme Verlag
Stuttgart · New York

Die Deutsche Bibliothek – CIP-Einheitsaufnahme

Praxis der Echokardiographie: das Referenzwerk zur echokardiographischen Diagnostik ; mit Tabellen/hrsg von Frank A. Flachskampf. Mit Beitr. Von C. E. Angermann ... – Stuttgart; New York: Thieme, 2002

Wichtiger Hinweis: Wie jede Wissenschaft ist die Medizin ständigen Entwicklungen unterworfen. Forschung und klinische Erfahrung erweitern unsere Erkenntnisse, insbesondere was Behandlung und medikamentöse Therapie anbelangt. Soweit in diesem Werk eine Dosierung oder eine Applikation erwähnt wird, darf der Leser zwar darauf vertrauen, dass Autoren, Herausgeber und Verlag große Sorgfalt darauf verwandt haben, dass diese Angabe dem Wissensstand bei Fertigstellung des Werkes entspricht.

Für Angaben über Dosierungsanweisungen und Applikationsformen kann vom Verlag jedoch keine Gewähr übernommen werden. Jeder Benutzer ist angehalten, durch sorgfältige Prüfung der Beipackzettel der verwendeten Präparate und gegebenenfalls nach Konsultation eines Spezialisten festzustellen, ob die dort gegebene Empfehlung für Dosierungen oder die Beachtung von Kontraindikationen gegenüber der Angabe in diesem Buch abweicht. Eine solche Prüfung ist besonders wichtig bei selten verwendeten Präparaten oder solchen, die neu auf den Markt gebracht worden sind. Jede Dosierung oder Applikation erfolgt auf eigene Gefahr des Benutzers. Autoren und Verlag appellieren an jeden Benutzer, ihm etwa auffallende Ungenauigkeiten dem Verlag mitzuteilen.

© 2002 Georg Thieme Verlag
Rüdigerstraße 14
D-70469 Stuttgart
Unsere Homepage: http://www.thieme.de

Printed in Germany

Zeichnungen: BITmap-Kartographie und Infografik, Mannheim
Umschlaggestaltung: Thieme Verlagsgruppe
Umschlaggrafik: Renate Stockinger, Stuttgart
Satz: primustype Hurler, Notzingen
Druck: Appl Druck GmbH & Co. KG, Wemding

IV

ISBN 3-13-129621-6

1 2 3 4 5 6

Vorwort

Dieses Buch versucht, das gesamte Expertenwissen zu einer ausgereiften klinischen Methode, der Echokardiographie, in einem deutschen Lehrbuch zu bündeln. Es wendet sich primär an denjenigen, der sich eingehend und zuverlässig über den Stand des Wissens informieren will. Innerhalb dieses Rahmens wurde jedoch dem klinischen Bezug überragende Bedeutung eingeräumt, sodass rein Theoretisches oder Experimentelles nur summarisch abgehandelt wird.

Die Echokardiographie hat sich als das zentrale nichtinvasive bildgebende Verfahren der Kardiologie definitiv und für absehbare Zeit etabliert. Sowohl die methodische Vielfalt (z. B. transösophageale, Stress- und Kontrastechokardiographie) als auch die hiermit mittlerweile gewonnenen Einsichten in kardiologische Probleme (z. B. das bessere Verständnis der Strömungsdynamik bei Vitien oder des Remodelings nach Myokardinfarkt) rechtfertigen den Versuch einer umfassenden Gesamtdarstellung über die vielfältig vorhandenen Einführungstexte hinaus. Hierbei kann ein Buch vieler Autoren und Schulen Überschneidungen sowie unterschiedliche Herangehensweisen und Stile nicht vermeiden. Die Möglichkeiten der »herausgeberischen Hand« sind hier begrenzt, zumal wenn der ohnehin schmerzhaft lange Entstehungsprozess des Buches nicht noch weiter verlängert werden soll. Der Herausgeber hofft, dass die unterschiedlichen Perspektiven eher eine Bereicherung als ein Manko darstellen. Die positive Seite liegt natürlich in der Fülle und Aktualität des Wissens, das so von einem Einzelnen nicht hätte zusammengetragen werden können.

Der Herausgeber dankt den Autoren des Bandes für die Bereitschaft, diesem Projekt Arbeit und geistiges Kapital zu widmen. Darin steckt auch ein bemerkenswerter Vertrauensbeweis dem Herausgeber gegenüber, das Projekt zu einem guten Abschluss zu bringen, ein Vertrauen, das sicherlich auf eine Geduldsprobe gestellt wurde. Wo die Darstellung des gegenwärtigen Wissens gelungen ist, ist dies uneingeschränkt den Einzelautoren zu verdanken. Lücken und Redundanzen verantwortet dagegen der Herausgeber, der für Verbesserungsvorschläge und -hinweise der Leser dankbar ist. Dank geht weiterhin an alle, die aktiv oder durch Schaffung von Freiräumen zum Zustandekommen des Buches beigetragen haben, sowie an Markus Becker und Ursula Biehl-Vatter vom Thieme Verlag.

Erlangen, im Winter 2001   *Frank A. Flachskampf*

Anschriften

Prof. Dr. med. Christiane E. Angermann
Medizinische Poliklinik der Universität Würzburg
Kardiologie
Klinikstr. 6–8
97070 Würzburg

Dr. med. Thomas Bartel
Universitätsklinik Essen
Abteilung für Kardiologie
Medizinische Klinik und Poliklinik
Hufelandstr. 55
45122 Essen

Dr. med. Ralf Bartels
Praxis für Kardiologie
Spandauer Damm 130
14050 Berlin

Prof. Dr. med. Helmut Baumgartner
Universitätsklinik für Innere Medizin II
Abteilung für Kardiologie
Allg. Krankenhaus – Universität Wien
Währinger Gürtel 18–20
1090 Wien, ÖSTERREICH

Prof. Dr. med. Harald Becher
Medizinische Klinik II
Universitätsklinikum Bonn
Sigmund Freud Str. 25
53105 Bonn

Prof. Dr. med. Helene von Bibra
Thoracic Clinics
Clin. Physiology
Karolinska Hospital
17176 Stockholm, SCHWEDEN

Dr. med. Wolfgang Bocksch
Medizinische Klinik mit Schwerpunkt Kardiologie
Universitätsklinikum Charité-Campus Virchow
Humboldt Universität zu Berlin
Augustenburger Platz 1
13353 Berlin

Prof. Dr. med. Werner G. Daniel
Friedrich-Alexander-Universität Erlangen-Nürnberg
Medizinische Klinik II
Östliche Stadtmauerstr. 29
91054 Erlangen

Dr. med. Orkan Ekinci
Kerckhoff Klinik GmbH
Abteilung Kardiologie
Beneckestr. 2–8
61231 Bad Nauheim

Prof. Dr. med. Rolf Engberding
Klinikum der Stadt Wolfsburg
I. Medizinische Klinik
Sauerbruchstrasse 7
38440 Wolfsburg

Univ.-Prof. Dr. med. Raimund Erbel
Universitätsklinik Essen
Abteilung für Kardiologie
Medizinische Klinik und Poliklinik
Hufelandstr. 55
45122 Essen

Priv. Doz. Dr. med. Wolfgang Fehske
St. Vinzenz-Hospital
Innere Abteilung und Kardiologie
Merheimer Str. 221–223
50733 Köln

Priv. Doz. Dr. med. Frank Arnold Flachskampf
Friedrich-Alexander-Universität Erlangen-Nürnberg
Medizinische Klinik II
Herzzentrum
Östliche Stadtmauerstr. 29
91054 Erlangen

Dr. med. Andreas Franke
Universitätsklinikum
der RWTH Aachen
Medizinische Klinik I
Pauwelsstr. 30
52074 Aachen

Dr.-Ing. Hans-Jürgen Goldschmidt
Ge Ultraschall Deutschland GmbH & Co. KG
Beethovenstr. 239
42655 Solingen

Priv. Doz. Dr. med. Rainer Hoffmann
RWTH Aachen
Medizinische Klinik I
Pauwelsstraße 30
52057 Aachen

Prof. Dr. med. Heinrich G. Klues
Klinikum Krefeld
Medizinische Klinik I
Lutherplatz 40
47805 Krefeld

Dr. med. Stefanie Kuntz-Hehner
Medizinische Klinik II
Universitätsklinikum Bonn
Sigmund Freud Str. 25
53105 Bonn

Prof. Dr. Dr. med. Heinz Lambertz
Deutsche Klinik für Diagnostik GmbH
Abteilung Kardiologie
Aukammallee 33
65191 Wiesbaden

Dr. med. Harald Lethen
Deutsche Klinik für Diagnostik GmbH
Abteilung Kardiologie
Aukammallee 33
65191 Wiesbaden

Prof. Dr. med. Susanne Mohr-Kahaly
Joh.-Gutenberg-Universität
II. Med. Klinik u. Poliklinik
Langenbeckstr. 1
55131 Mainz

Prof. Dr. med Andreas Mügge
Universitätsklinik der Ruhr-Universität
Medizinische Klinik II, St.-Josef Hospital
Gudrunstr. 56
44791 Bochum

Priv. Doz. Dr. med. Uwe Nixdorff
Friedrich-Alexander-Universität Erlangen-Nürnberg
Medizinische Klinik II
Östliche Stadtmauerstr. 29
91054 Erlangen

Dr. med. Rami Rabahieh
Medizinische Klinik und Poliklinik II
Universitätsklinikum Bonn
Sigmund-Freud-Str. 25
53127 Bonn

Prof. Dr. med. Dierk A. Redel, M.D.
P.O. Box 214, suite 5340
Banff AB, Toloco, Kanada

Dr. med. Sebastian Reith
Klinikum Krefeld
Medizinische Klinik I
Lutherplatz 40
47805 Krefeld

Priv. Doz. Dr. med. Ehud Schwammenthal
Senior Lecturer in Cardiology
Universität Münster – Tel-Aviv University
Heart Institute
Sheba Medical Center
52621 Tel Hashomer, Israel

Dr. med. Christoph Spes
Städtisches Krankenhaus München-Perlach
II. Medizinische Abteilung
Oskar-Maria-Graf-Ring 51
81737 München

Dr. med. Klaus Tiemann
Medizinische Klinik II
Universitätsklinikum Bonn
Sigmund Freud Str. 25
53105 Bonn

Prof. Dr. med. Wolfram Voelker
Medizinische Universitätsklinik
Josef-Schneider-Str. 2
97080 Würzburg

Prof. Dr. med. Heinz Völler
Klinik am See
Seebad 84
15562 Rüdersdorf/Berlin

Dr. med. Jens-Uwe Voigt
Friedrich-Alexander-Universität Erlangen-Nürnberg
Medizinische Klinik II mit Poliklinik
Östliche Stadtmauerstr. 29
91054 Erlangen

Inhaltsverzeichnis

Neuere Techniken

3 Transösophageale Echokardiographie
H. Lethen

4 Gewebedoppler
J.-U. Voigt

5 Kontrastechokardiographie
H. von Bibra

6 Harmonische Bildgebung und Power Doppler
H. Becher, S. Kuntz-Hehner und K. Tiemann

7 Echokardiographische Gewebecharakterisierung
C. E. Angermann

8 3D-Echokardiographie
A. Franke

Kardiovaskuläre Strukturen

9 Regionale und globale Funktion des linken Ventrikels bei koronarer Herzkrankheit
Th. Bartel und R. Erbel

10 Stressechokardiographie zur Ischämiediagnostik
R. Hoffmann

11 Vitalitätsdiagnostik
U. Nixdorff

12 Dilatative Kardiomyopathie
R. Engberding

13 Hypertrophe Kardiomyopathie
S. Reith und H. G. Klues

14 Restriktive Kardiomyopathien
F. A. Flachskampf

15 Erkrankungen der Mitralklappe
E. Schwammenthal

16 Erkrankungen der Aortenklappe
W. Voelker

17 Klappenprothesen

H. Baumgartner

18 Rechtsherzerkrankungen

H. Lambertz und O. Ekinci

19 Erkrankungen der Aorta

S. Mohr-Kahaly

20 Perikarderkrankungen

H. Völler

21 Herztumoren und kardiale Zusatzstrukturen

R. Engberding

Übergeordnete klinische Fragestellungen

25 Echokardiographie nach Herztransplantation

C. E. Angermann und C. H. Spes

26 Echokardiographie von angeborenen Herzfehlern im Erwachsenenalter

D. A. Redel

XVIII

Grundlagen

1 Physikalische und technische Grundlagen

*F. A. Flachskampf**

Dem praktisch orientierten Charakter dieses Handbuches entsprechend, handelt es sich im Folgenden um einen kurzgefassten Überblick über die wichtigsten physikalischen und technischen Prinzipien, die zum gründlichen Verständnis der Methode notwendig sind. Die moderne Echokardiographie ist ein technisch sehr anspruchsvolles Verfahren, und die Geräte sind ingenieurstechnische Monumente fortgeschrittenster Technik. Eine erschöpfende Darstellung würde den Verfasser bei weitem überfordern und den Rahmen diese Buches

sprengen; deshalb wird hierzu auf die existierende Literatur verwiesen (11, 20, 35). Darüber hinaus handelt es sich gerade bei angewandter Akustik und Strömungsdynamik durchaus nicht um vollständig theoretisch ausgeleuchtete, glasklare Gebiete der Physik.

Zu einigen speziellen Techniken sind die Grundlagen den entsprechenden Kapiteln zu entnehmen (Harmonische Bildgebung, Gewebedoppler, Kontrastechokardiographie, 3D-Echokardiographie).

Schall

Schall kann als an Materie gebundene Schwingung aufgefasst werden, die in Form einer periodischen Vermehrung und Verminderung der Dichte von Materie, d. h. einer periodischen Verdichtung und Verdünnung des Mediums abläuft und sich wellenförmig im Raum ausbreitet (Abb. 1.1). Der Schall kann demgemäß sowohl in Gasen als auch in flüssiger und fester Materie, jedoch nicht im Vakuum auftreten. Es entsteht eine Druckwelle, die eine bestimmte Ausbreitungsgeschwindigkeit (c), eine Frequenz (f) und eine Wellenlänge (λ) besitzt, wobei gilt:

$$c = f \times \lambda$$

Schallgeschwindigkeit und -leistung. Die Schallgeschwindigkeit ist eine temperaturabhängige Materialeigenschaft; so ist sie in Wasser mehrfach höher als in Luft. Echokardiographiegeräte sind auf eine Schallausbreitungsgeschwindigkeit von 1540 m/s in Gewebe geeicht. Die Welle transportiert keine Materie; stattdessen vollführen die schwingenden Materieteilchen nur kleinste Verschiebungen von Bruchteilen von Nanometern um ihre Ruheposition, und zwar mit Geschwindigkeiten, die weit niedriger als die Ausbreitungsgeschwindigkeit sind. Dagegen wird von der Schallwelle Energie transportiert. Parameter dieser Energie ist die Schallleistung, die als Leistung pro Flächeneinheit des Schallfeldes orthogonal zur Schallausbreitungsrichtung definiert wird (Einheit W/cm^2).

Interaktionsformen mit Materie. Bei der Ausbreitung der Schallwelle treten 4 prinzipielle Interaktionsformen mit den durchquerten Medien auf (Abb. 1.2).

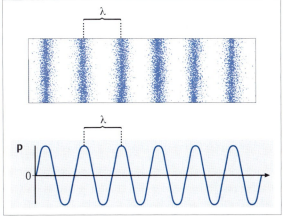

Abb. 1.1 Schema einer Ultraschallwelle. Oben ist die Verdichtung und Rarefaktion der beteiligten Partikel (z. B. Gasmoleküle) dargestellt. Zonen von Verdichtung (hoher Druck) und Rarefaktion (niedriger Druck) wechseln einander im Abstand einer Wellenlänge (λ) ab. Unten ist der entlang der Ausbreitung der Welle aufgezeichnete Druck (p) dargestellt. Zwischen den Druckmaxima bzw. -minima liegt jeweils eine Wellenlänge. Eine solche Sinuskurve könnte auch durch Registrierung des Drucks an einem festen Ort, der einer Schallwelle ausgesetzt ist, über die Zeit aufgezeichnet werden (nach 35).

➤ **Attenuation** (Abschwächung). Diese ist eine Materialeigenschaft und direkt proportional zur Laufstrecke der Welle. Die Energie wird hierbei in Wärme umgewandelt. Die Attenuation steigt bei höheren Frequenzen an, was die mangelhafte Penetration hoher Ultraschallfrequenzen in die Tiefe des Gewebes erklärt.

* Der Autor dankt Dr. Heinrich Beckermann, Böblingen, für kritische Durchsicht des Manuskripts.

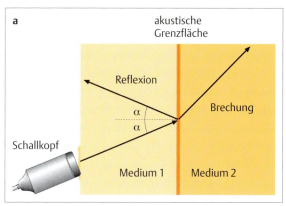 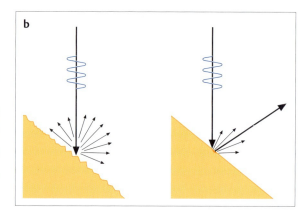

Abb. 1.2 Reflexion, Brechung, Streuung.

a Trifft eine Schallwelle auf eine Grenzfläche zweier Medien unterschiedlicher akustischer Impedanz, so kommt es zur Reflexion. Die zurückgeworfene Energie ist umso höher, je unterschiedlicher die Impedanzen sind. Ein- und Ausfallwinkel sind gleich. Bei senkrechtem Auftreffen wird ein Teil der Energie des Schallstrahls zurück zur Schallquelle geworfen. Ein Teil der Schallstrahlenergie wird nicht reflektiert, sondern gebrochen, d. h. pflanzt sich unter Richtungsänderung (die vom Impedanzverhältnis abhängt) fort.

b Wenn die Reflektoren kleiner als die Wellenlänge des Ultraschalls sind oder die Schallwelle auf eine „raue" Oberfläche auftrifft (links), tritt eine Streuung von Energie in alle Richtungen auf, d. h. auch zurück zum Schallkopf (allerdings wesentlich weniger als bei Reflexion an einer zur Schallstrahlrichtung senkrechten, großen Grenzfläche). Vgl. dazu die Situation rechts, wo von einer glatten, schräg getroffenen Oberfläche keine Energie zum Schallkopf zurückkehrt.

➤ **Reflexion.** Bei der Reflexion (Spiegelung) an Grenzflächen von Materialien verschiedener akustischer Impedanz bzw. Schallgeschwindigkeit wird die reflektierte Welle in einem Ausfallwinkel, der dem Einfallwinkel gleich ist, zurückgeworfen.

➤ **Refraktion.** Bei Refraktion (Brechung) an Grenzflächen von Materialien verschiedener akustischer Impedanz bzw. Schallgeschwindigkeit wird die gebrochene Welle weitergeleitet, jedoch unter Änderung ihrer Richtung. Das Verhältnis von Einfall- und Ausfallwinkel hängt vom Verhältnis der akustischen Impedanzen der beteiligten Medien ab.

➤ **Streuung.** Dieses Phänomen bezeichnet die Ablenkung der Schallwelle in alle Richtungen (d. h. auch in Richtung auf die Schallquelle) beim Auftreffen der Schallwelle auf Reflektoren (Streuer, d. h. Grenzflächen unterschiedlicher akustischer Impedanz), die etwa gleich groß oder kleiner als die Wellenlänge des Schalls sind.

In der Echokardiographie wird der kleine Bruchteil der ausgesandten Schallenergie analysiert, der durch Reflexion oder Streuung zum Schallkopf zurückgestrahlt wird. Sehr starke Reflexionen findet man v. a. an der Grenze von Gewebe zu Luft; hierbei wird praktisch die gesamte Energie der Schallwelle reflektiert, sodass diese Grenzflächen akustisch „undurchsichtig" sind. Ähnliche Totalreflexionen gibt es an verkalkten Strukturen, die im echokardiographischen Bild durch den dorsalen Schallschatten gekennzeichnet sind, da distal der Struktur keine akustische Energie mehr verfügbar ist.

Als Ultraschall bezeichnet man Schallwellen, deren Frequenz oberhalb des hörbaren Bereichs, d. h. oberhalb von 20 000 Hz (20 kHz) liegt. Typische Frequenzen diagnostischen Ultraschalls liegen zwischen 2 und 7 MHz (1 MHz = 1000 kHz = 1 000 000 Hz), beim intravaskulären Ultraschall 40 MHz.

Echokardiographie

Prinzip der Methode

Das Prinzip der Echokardiographie besteht in der Analyse reflektierter Schallwellen. Prinzipiell sind auch andere ultraschallgestützte Diagnoseverfahren denkbar, z. B. die Anfang der 50er-Jahre ansatzweise erprobte und nicht weiter verfolgte Transmission von Schallwellen, bei der die untersuchte Struktur, z. B. das Herz, zwischen Sende- und Empfangsteil des Gerätes liegt, analog zur Röntgenaufnahme.

Messung der Laufzeit. Die Fähigkeit der Echokardiographie (genauer: des M-Mode- und 2D-Verfahrens) zur morphologischen Diagnostik beruht auf der Ortung von akustischen Grenzflächen durch Messung der Laufzeit der Schallwellen. Dazu ist es notwendig, dass Senden und Empfangen zeitlich getrennt und mit geeigneter Dauer stattfinden. Würde kontinuierlich gesendet und empfangen, könnte die Laufzeit zum Ort der Reflexion nicht bestimmt werden (so ist es tatsächlich beim kontinuierlichen Doppler). Daher beruht die echokardiographische Bildgebung auf dem Prinzip des gepulsten Ultraschalls: Weniger als 1 % der Zeit sendet der Schallkopf einen „Puls" oder ein „Wellenpaket" von endlicher Länge aus, während der restlichen 99 % empfängt er (Abb. 1.3 und 1.4). Um eindeutig feststellen zu können, aus welcher Tiefe ein empfangenes Wellenpaket zurückkehrt, muss mindest doppelt so lange empfangen werden, wie die Laufzeit des Wellenpaketes zum Reflektor beträgt. Wenn beispielsweise im M-Mode-Betrieb die maximale Eindringtiefe 20 cm beträgt, muss prinzipiell wenigstens 2×20 cm/1540 m/s = 0,26 ms gewartet werden, um einen Reflektor in dieser Tiefe noch eindeutig orten zu können.

Pulsrepetitionsfrequenz. Die Zahl von Pulsen pro Zeiteinheit, die vom Gerät ausgesandt werden, wird Pulsrepetitionsfrequenz genannt. Sie ist nicht mit der Grundfrequenz der ausgesandten Wellenpakete zu verwechseln (z. B. 2,5 MHz). Im oben genannten Beispiel wäre also bereits aus „physikalischen Gründen" die maximale Pulsrepetitionsfrequenz 1/0,26 ms = 3846/s (knapp 4 kHz). Da auch das Wellenpaket selbst eine gewisse Dauer besitzt und technische Verzögerungen hinzu kommen, ist dies nur eine theoretische Untergrenze. Obwohl der Begriff der Pulsrepetitionsfrequenz meist im Zusammenhang mit dem gepulsten und Farbdoppler fällt (s. dort), ist es wichtig zu verstehen, dass auch die bildgebenden Modalitäten in einer gepulsten Betriebsart arbeiten.

Gewinnung morphologischer Daten

Handelsübliche Echokardiographiegeräte erzeugen und empfangen Ultraschall mittels eines Schallkopfs („Transducer"), der über ein Kabel mit dem übrigen Gerät verbunden ist. Im Prinzip bestehen Schallköpfe aus piezoelektrischen Kristallen, deren akustische Emission durch elektrische Impulse angeregt wird und die umgekehrt beim Empfang von Schallwellen elektrische Impulse erzeugen. Zwischen Kristall und patientenseitiger Oberfläche des Schallkopfs befindet sich die akustische Linse zur Fokussierung der erzeugten Schallwellen. Auf der gegenüber liegenden Seite werden die durch den empfangenen Ultraschall erzeugten elektrischen Signale eines jeden Kristalls als „Rohsignal" oder „Radiofrequenzsignal" (ein etwas unscharfer technischer Begriff, der elektromagnetische Wellen vom Kilohertz- bis Gigahertzbereich umfasst) zum eigentlichen Echogerät geleitet. Im Echogerät wird die positive Hüllkurve („envelope") des Signals detektiert, gefiltert, umformatiert („scan conversion", s. u.) und nachverarbeitet (Abb. 1.5).

Phased-Array-Prinzip. Bildgebende (transthorakale und transösophageale) Schallköpfe arbeiten heute überwiegend „elektronisch" (Phased-Array-Prinzip). Dabei sind typischerweise 64–256 rechteckförmige Einzelkristalle parallel angeordnet (Abb. 1.6). Durch gestaffelte Aktivierung der Einzelkristalle kann aus vielen Einzelwellenfronten eine gerichtete Gesamtfront erzeugt werden, d. h. durch geeignete Aktivierung kann der Schall-

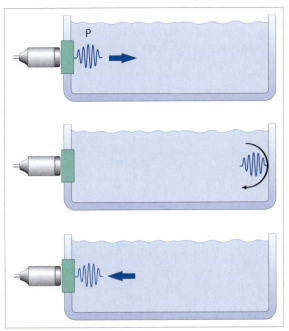

Abb. 1.**3** Ultraschallpuls. Erst der „gepulste" Betrieb des Schallkopfs erlaubt die Zuordnung der empfangenen Schallwellen zu einer Reflexion in einer bestimmten Tiefe, die durch die Laufzeit berechnet werden kann. Der Puls P, d. h. ein Wellenpaket, das durch kurzfristige Aktivierung des Schallkopfs erzeugt wird, kehrt nach einer Zeit T als Echo E zum Schallkopf zurück. Daraus errechnet sich bei bekannter Schallgeschwindigkeit c der Abstand des Reflektors (hier der rechten Wand des Flüssigkeitsbehälters) von $c \times T/2$ (nach 35).

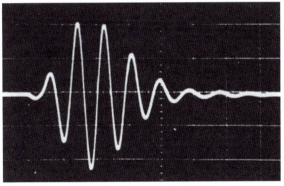

Abb. 1.**4** Ultraschallpuls (2,24 MHz). Druck auf der y-Achse, Zeit auf der x-Achse (zwei Kästchen entsprechen 1 μs) (nach 20).

strahl innerhalb eines gewissen Fächers (meist $\leq 90°$) gerichtet abgestrahlt und dementsprechend auch geschwenkt werden (Abb. 1.7). In jeder Position des Schallstrahls („scanline") wird dabei ein Puls ausgesandt, und die wiederkehrenden Echos werden aufgezeichnet, bevor der Strahl in die nächste Position rückt.

Bildfrequenzen. Da die Bilderzeugung durch – elektronisches oder mechanisches – „Schwenken" des Ultraschallstrahls in einem Kreissektor von etwa 90° eine ge-

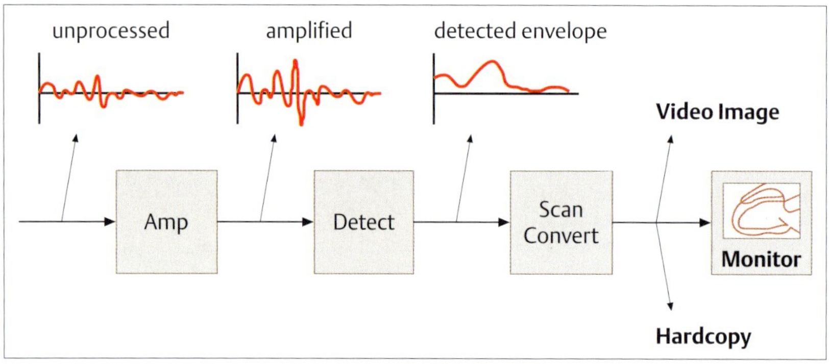

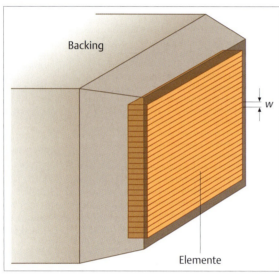

Abb. 1.5 Schema der Verarbeitung von echokardiographischen Bilddaten. Rohdaten („unprocessed") werden verstärkt („amplified"), die Hüllkurve wird detektiert („detected envelope"), die Daten werden umformatiert („Scan Convert") und erscheinen schließlich auf dem Monitor (nach 20).

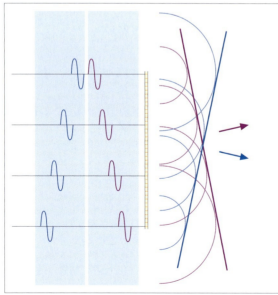

Abb. 1.6 Schematischer Aufbau eines Phased-Array-Schallkopfes. Die Einzelelemente der Breite w sind horizontal übereinander gestapelt (nach 20).

Abb. 1.7 Die Schwenkung der Wellenfronten wird in den überwiegend üblichen elektronischen Schallköpfen durch zeitlich versetzte Aktivierung von Einzelkristallen erzeugt. Schematisch ist die zeitlich versetzte Aktivierung von 4 Kristallen gezeigt, die je nach Reihenfolge (rot oder blau) zur roten oder blauen Wellenfront führen.

wisse Zeit braucht, sind konventionell Bildfrequenzen von 20–30 Hz realisiert worden. Moderne vollelektronische Schallköpfe können diese Frequenz allerdings durch Parallelverarbeitung auf der Empfangsseite erheblich steigern, sodass für Sektorbreiten von 30–60° Bildfrequenzen über 100/s realisiert werden können. Da das menschliche Auge diesen in Echtzeit nicht folgen kann, muss zur genauen Inspektion die Bildfolge „in Zeitlupe", d. h. mit einer niedrigeren Frequenz – z. B. 30/s – abgespielt werden.

Andere Schallkopftechniken. Neben dieser Phased-Array-Technik existieren auch noch mechanische Schallköpfe, bei denen ein Einzelkristall mechanisch geschwenkt wird. Schließlich werden für den kontinuierlichen Doppler spezielle Schallköpfe mit sehr kleiner Aufsetzfläche („footprint") verwendet, um möglichst auch enge interkostale und juguläre Schallfenster für den kontinuierlichen Doppler nutzen zu können. Diese Schallköpfe (die keine M-Mode- oder 2D-Registrierung ermöglichen) besitzen nur zwei Elemente (piezoelektrische Kristalle), von denen eines ständig sendet und das andere ständig empfängt.

Darstellungsweisen

A-Mode. Die älteste, nicht mehr gebräuchliche Darstellungsweise echokardiographischer Information ist das A-Mode (von Amplitude; Abb. 1.8). Hierbei wurde ein „eindimensionaler" Schallstrahl ausgesandt, und die reflektierten Signale wurden auf einer vertikalen Achse entsprechend ihrer jeweiligen Laufzeit aufgetragen. Es entstehen so verschieden helle Punkte auf der vertikalen Achse, die sich synchron der Herzaktion bewegen und reflektierenden Grenzflächen in verschiedenen Tiefen entsprechen (z. B. von proximal nach distal Perikard, freie Wand des rechten Ventrikels/Kavum des rechten Ventrikels, Kavum des rechten Ventrikels/Ventrikelseptum, Ventrikelseptum/Kavum des linken Ventrikels usw.). Die Amplitude der Reflexionen kann auch auf einer horizontalen Achse in der jeweiligen y-Achsenposition des Reflektors aufgetragen werden. Die frühesten Aufzeichnungen mit einem Ultraschallgerät zur „zerstörungsfreien Materialprüfung" (d. h. zur Überprüfung von Schweißnähten an Stahlröhren) waren A-Mode-Aufzeichnungen.

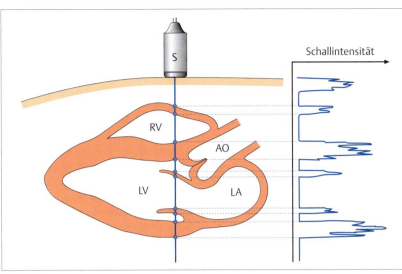

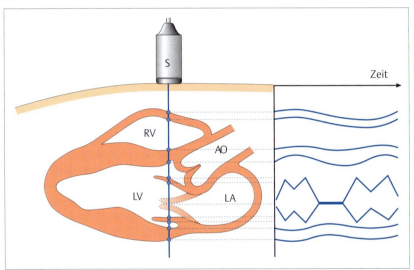

Abb. 1.8 A- und M-Mode.
a Trägt man die Intensität der Reflektoren in Abhängigkeit von der Tiefe (d. h. der Laufzeit) auf, erhält man ein sog. A-Mode (A für Amplitude).
b Charakterisiert man die Intensität statt auf der x-Achse durch die Helligkeit oder Schwärze der Bildpunkte und registriert auf der x-Achse über die Zeit, so entsteht ein M-Mode.

M-Mode. Eng verwandt mit dem A-Mode ist das noch gebräuchliche M-Mode (von Motion; Abb. 1.8). Dieses ist im Prinzip ein Ausschrieb eines A-Modes, wobei die x-Achse jetzt die Zeit ist – an der EKG-Registrierung erkennbar – und die Amplitude des jeweiligen Reflektors durch Helligkeit oder Schwärze des betreffenden Punktes wiedergegeben wird. Das M-Mode hat ein hohes zeitliches Auflösungsvermögen (ca. 1 ms, entsprechend einer Pulsrepetitionsfrequenz von ca. 1 kHz), da nur ein einziger Schallstrahl („scanline") aktiv ist und nur gewartet werden muss, bis die Laufzeit der Schallwellen zum fernsten Punkt der eingestellten Eindringtiefe und zurück abgelaufen ist. Das räumliche axiale Auflösungsvermögen des M-Mode ist im Prinzip mit dem des 2D-Verfahrens identisch.

2D-Verfahren. Das 2D-Verfahren (auch B-Scan oder Schnittbildverfahren) kann als simultane Darstellung vieler einzelner M-Modes („scanlines") aufgefasst werden, die in sehr kurzer Zeit nacheinander durch elektronische oder mechanische Schwenkung erzeugt werden und im Nachhinein zu einem 2D-Sektor von 60–90° Breite zusammengesetzt werden. Hierzu sind eine Reihe von Bildverarbeitungsschritten notwendig, deren wichtigster als „scan conversion" bezeichnet wird. Hierbei werden die digitalen Bilddaten aus den einzelnen Scanlinien in den typischen 60- bis 90°-Bildsektor auf dem Monitorbild übertragen, wobei im Bereich zwischen den Originaldatenpunkten zur Verbesserung des Bildes interpoliert wird und andere Nachverarbeitungsschritte vorgenommen werden können.

Streuungseffekte. Bei der Interpretation von Ultraschallbildern muss bedacht werden, dass zwar Strukturen, die – verglichen mit dem axialen Auflösungsvermögen der Methode (Pulslänge) – groß sind und starke Reflexionen erzeugen, d. h. erhebliche akustische Impedanzsprünge darstellen (z. B. die Grenzflächen zwischen Blut und Gewebe), akkurat räumlich wiedergegeben werden. Bei – verglichen mit dem Auflösungsvermögen – deutlich kleineren Strukturen (< 1 mm), z. B. aus dem Myokard, beeinflussen jedoch Streuungseffekte das Bild. Wie oben beschrieben, streuen solche kleinen Strukturen Ultraschall in alle Richtungen. Hierdurch

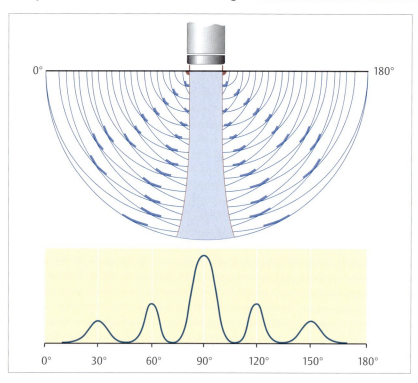

Abb. 1.**9** Schallfeld. Durch Schallwellen, die an den Rändern des Schallkopfs entstehen, kommt es zu (destruktiven und konstruktiven) Interferenzen im Schallfeld. Die Folge ist die Entstehung von Bereichen hoher Schallenergie nicht nur um den Zentralbereich (die zentrale „Schallkeule"), sondern auch von konzentrischen Schalen um ihn herum, sog. Nebenkeulen. Unten ist die Schallintensität in einem bestimmten Abstand vom Schallkopf in Abhängigkeit vom Winkel zur Schallkopfoberfläche angegeben (nach 35).

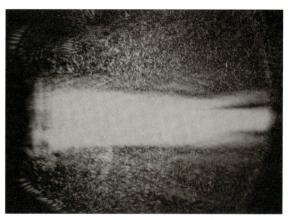

Abb. 1.**10** Schlierenfotografie eines Schallfeldes in Wasser. Diese Methode macht Regionen hohen Schalldrucks direkt sichtbar. Der Schallkopf befindet sich links. Die Ausbildung zweier lateraler Nebenkeulen ist deutlich sichtbar (aus 11).

entstehen konstruktive und destruktive Interferenzmuster, d. h. helle und dunkle Tüpfelungen („speckles"); ihre Gesamtheit wird als Textur bezeichnet (25). Diese sind demnach kein getreues Abbild des Substrates. Der Schluss von der Textur des Ultraschallbildes auf die zugrunde liegenden Gewebeeigenschaften ist daher sehr problematisch.

Schallfeld

Nah- und Fernfeld. Die Ultraschallwellenfront, die vom Schallkopf erzeugt wird, die sog. (Haupt-)Schallkeule, wird durch Fokussierung im sog. Fokusbereich und am effektivsten am Fokuspunkt sowohl in ihrer Breite als auch in ihrer Elevation begrenzt (Abb. 1.9). Als Elevation wird dabei die Breite des Strahls senkrecht zur Ausbreitungsrichtung *und* senkrecht zur Ebene des Schallsektors bezeichnet. Die Fokussierung wird sowohl durch eine fest vor dem piezoelektrischen Kristall installierte akustische Linse als auch durch „dynamische" elektronische Konzentrierung sowohl der gesendeten als auch der empfangenen Wellenenergie („dynamic transmit and receive focussing") erzielt. Im Fokusbereich beträgt die Elevation der Schallkeule mehrere Millimeter. Der Fokusbereich gehört zum sog. Nahfeld (oder Fresnel-Zone), in dem der Schall relativ gut fokussiert und daher diagnostisch gut nutzbar ist. Hinter dem Fokusbereich, im Fernfeld (oder Fraunhofer-Zone), divergiert die Schallkeule stark sowohl in die Breite als auch in ihrer Elevation, sodass die räumliche Zuordnung von Reflektoren zunehmend unsicher wird. Im Bereich zwischen Schallkopf und Fokus kommt es durch Reverberationen und andere Störungen zum „Nahfeldartefakt"; die Bildqualität ist hier i. d. R. stark eingeschränkt. Die Länge des diagnostisch wertvollen Nahfeldes L steigt mit der Größe des Schallkopfs und der Grundfrequenz:

$$L = r^2/\lambda,$$

wobei r der Radius der Schallkopfoberfläche und λ die Wellenlänge ist. Dies bedeutet, dass kleine Schallköpfe nur relativ kurze Nahfelder besitzen.

Haupt- und Nebenkeulen. Durch – ungewollte, aber unvermeidliche – Wellenausbreitung von den Rändern des Schallkopfs aus kommt es zu „Nebenkeulen" (Abb. 1.10), die zur Registrierung von Pseudostrukturen

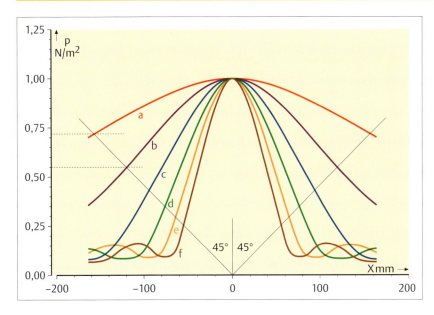

Abb. 1.11 Computersimulation zweidimensionaler Schallfelder von verschieden großen Phased-Array-Schallköpfen (bzw. verschieden großen schallgenerierenden Aufsatzflächen). Auf der y-Achse ist die Schallenergie in einer festen Distanz zur Schallkopfoberfläche angegeben, auf der x-Achse der laterale Abstand vom Zentrum des Schallkopfes. Man erkennt, dass mit von a (Punktquelle) nach f größer werdendem Schallkopf die Schallenergie stärker fokussiert ist, aber auch deutlichere Nebenkeulen entstehen (nach 20).

führen können. Das Verhältnis der Schallenergie in Haupt- und Nebenkeulen bestimmt in großem Maß die Bildqualität. Mit zunehmender Größe des Schallkopfs wird der Effekt der Nebenkeulen stärker (Abb. 1.11).

Räumliche und zeitliche Auflösung

Das räumliche Auflösungsvermögen des 2D-Bildes (Abb. 1.12) muss in zwei getrennten Komponenten betrachtet werden: dem axialen (in Richtung des Schallstrahls) und dem lateralen Auflösungsvermögen (quer dazu).

Axiale Auflösung. Das axiale Auflösungsvermögen des 2D-Bildes entspricht dem des M-mode und wird physikalisch begrenzt durch die Länge des ausgesandten Wellenpaketes (Pulses). Diese wiederum setzt sich zusammen aus der Zahl der Ultraschallschwingungszyklen, typischerweise heute etwas weniger als fünf, und der Wellenlänge des Zyklus, die umgekehrt proportional der Grundfrequenz ist. Daher steigt die axiale Auflösung mit zunehmender Frequenz. Ein typisches Wellenpaket bei 2,5-MHz-Grundfrequenz des Schallkopfs und 4 Zyklen Länge hat also eine Länge von 4 × 1540 m/s : 2,5 MHz = 2,5 mm. Dies ist der – theoretisch – geringste Abstand, der bei dieser Wellen- und Pulslänge axial diskriminiert werden kann. Bei 5 MHz wäre die minimale Punkt-zu-Punkt-Diskrimination eines Wellenpaketes von 4 Zyklen 1,25 mm.

Laterale Auflösung. Beim 2D-Verfahren tritt die laterale Auflösung als Element der Bildqualität hinzu. Diese hängt von der Scanliniendichte, der Fokussierung und anderen Faktoren ab und ist stets geringer als die axiale Auflösung.

Harmonische Bildgebung

Dazu wird auf Kapitel 6 dieses Buches verwiesen. Kurz gefasst handelt es sich um die Ausnutzung der ersten Oberschwingung („harmonics") des ausgesandten Ultraschalls, die während der Gewebspassage entsteht. Durch entsprechendes Filtern und Kombinieren mit dem reflektierten Ultraschall auf der Grundfrequenz lassen sich erheblich rauschärmere Bilder – auch im Nahbereich – als im klassischen „fundamentalen" Betriebsmodus erzielen. Die axiale Auflösung ist – abhängig von der benutzten, meist etwas größeren Wellenpaketlänge – etwas geringer, wodurch die Bilder etwas körniger erscheinen. Zarte Strukturen wie Klappensegel können demgemäß etwas dicker als gewohnt erscheinen. Dennoch ist der Nettoeffekt dieses Modus der eines „saubereren" Bildes, sodass er v. a. zur Beurteilung der Endokardkonturen der Herzkammern und der Wandbewegung vorzugsweise eingesetzt werden sollte.

Kompression („dynamic range")

Die von den piezoelektrischen Kristallen des Schallkopfes erzeugten elektrischen Rohsignale besitzen ein Amplitudenspektrum sehr großer Bandbreite, d. h. ein sehr hohes Verhältnis von höchster zu geringster Signalintensität. Diese Breite wird auf etwa 120 dB geschätzt, d. h. die kleinsten verwertbaren Amplituden verhalten sich zu den größten wie $1 : 10^6$. Bei der optischen Wiedergabe, etwa im 2D-Schnittbild, ist jedoch nur eine begrenzte Zahl von Graustufen verfügbar, i. d. R. 256 (8 Bit „Tiefe"). Daher wird die Bandbreite („dynamic range") durch logarithmische Kompression auf eine Output-Bandbreite von etwa 50 dB (1 : 256) komprimiert (Abb. 1.13). Dabei ist die Charakteristik dieser Kompression teilweise einstellbar, z. B. ab wo „Sättigung"

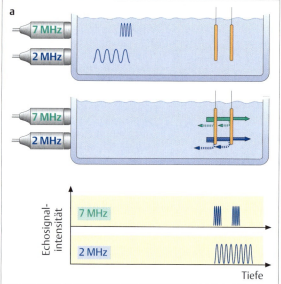

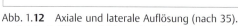

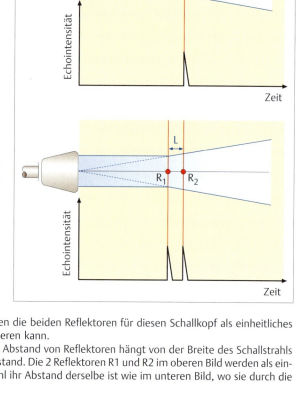

Abb. 1.**12** Axiale und laterale Auflösung (nach 35).

a Axiale Auflösung. 2 hintereinander positionierte Reflektoren (R1, R2) werden im Wasserbad einmal mit einem 7-MHz- und einmal mit einem 2-MHz-Schallkopf angelotet. Beide erzeugen jeweils einen Puls von 4 Zyklen; durch die höhere Frequenz ist die Pulslänge des 7-MHz-Schallkopfs aber kleiner (um den Faktor $^2/_7$) als die des 2-MHz-Schallkopfs. Der Abstand der Reflektoren ist zu klein, um vom 2-MHz-Schallkopf noch aufgelöst zu werden. Daher erscheinen die beiden Reflektoren für diesen Schallkopf als einheitliches Echo, während der hochfrequente Schallkopf sie diskriminieren kann.

b Laterale Auflösung. Der minimale diskriminierbare seitliche Abstand von Reflektoren hängt von der Breite des Schallstrahls ab und ist höher als der minimale diskriminierbare axiale Abstand. Die 2 Reflektoren R1 und R2 im oberen Bild werden als einheitlicher Reflektor vom Schallkopf wahrgenommen, obwohl ihr Abstand derselbe ist wie im unteren Bild, wo sie durch die axiale Anordnung diskriminiert werden können.

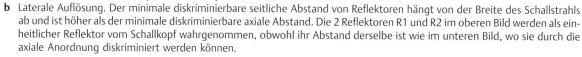

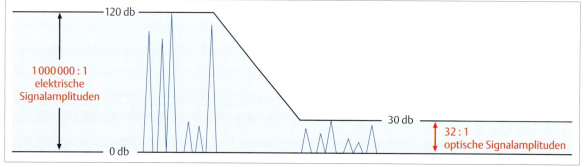

Abb. 1.**13** Dynamischer Bereich (dynamic range) des Echobildes. Das elektromagnetische Rohsignal, das der Schallkopf an das Echogerät leitet, enthält einen Intensitätsbereich von rund 120 dB (1 : 10⁶). Dieses wird durch logarithmische Kompression auf einen Bereich von etwa 30 dB (1 : 32) komprimiert, da nur etwa so viele Graustufen optisch differenziert werden können.

herrscht, welche lineare Beziehung von Rohsignal und Bildwiedergabe im mittleren Amplitudenbereich herrscht u. a. Die Gefälligkeit des Bildes steigt dabei meist mit steigender Kompression, d. h. die „schönsten" Bilder sind am stärksten komprimiert. Niedrigere Kompression führt zum Eindruck der „Körnigkeit" des Bildes.

Dazu muss noch bedacht werden, dass auch die 256 Graustufen des digitalen Monitorbildes vom menschlichen Auge nicht differenziert werden können, sondern nur etwa 30 Graustufen von Hellweiss nach Tiefschwarz (etwa 30 dB).

Dokumentation

Analoge Speicherung

VHS-Video. Während das M-mode und der spektrale Doppler durch einen kurzen Ausschrieb nahezu ohne Informationsverlust komplett dokumentierbar sind, können die bewegten Szenen einer 2D-Untersuchung sowie des Farbdopplers nicht zureichend durch Ausdrucke von Standbildern dokumentiert werden. Allenfalls können einzelne markante Befunde so aufgezeichnet werden. Daher ist die Regelform der Aufzeichnung einer echokardiographischen Untersuchung heute die Registrierung auf VHS oder Super-VHS-Video; alle Geräte sind mit entsprechenden Ausgängen (Buchsen) und Rekordern bestückt. Diese Dokumentationsform ist wegen der enormen Verbreitung des Mediums Videoband durch die Unterhaltungsindustrie recht billig.

Nachteile. Dabei werden jedoch einige, im Folgenden dargestellte, gravierende Nachteile in Kauf genommen.

➤ Bereits bei der Videoaufzeichnung auf Magnetband tritt eine Qualitätsminderung gegenüber dem Monitorbild ein.
➤ Beim Kopieren von VHS-Bändern, in geringerem Maß auch bei Super-VHS-Bändern, tritt ein erheblicher Qualitätsverlust auf.
➤ Ein weiterer Qualitätsverlust ist, wiederum besonders bei VHS-Aufzeichnung, durch Alterung zu erwarten.
➤ Das Auffinden einer Untersuchung erfordert Zeit raubendes Spulen des betreffenden Bandes.
➤ Angesichts der maximalen Speicherlänge (240 min) sammeln sich in großen Echolabors schnell erhebliche Mengen an Videokassetten an.
➤ Die Aufzeichnungen sind Unikate mit der entsprechenden Gefahr des Verlustes. Das Anfertigen von Kopien, z. B. zur Übermittlung, ist mühsam und mit Qualitätsverlust behaftet.

Digitale Bildspeicherung und -übermittlung

Die echokardiographischen Daten liegen heutzutage bereits direkt ab dem Schallkopf digital vor. Angesichts der beschriebenen Nachteile ist es nur folgerichtig, dass die Möglichkeiten der digitalen Speicherung sowie der Übermittlung über Netzwerke, mit denen sich alle beschriebenen Probleme optimal lösen lassen, zunehmend genutzt werden.

Probleme. Die digitale Speicherung ihrerseits hat jedoch zwei Kernprobleme, die derzeit noch nicht befriedigend beantwortet sind:

➤ das Nebeneinander verschiedener Dateiformate (und Austauschmedienformate wie optische Platten etc.) der einzelnen Hersteller,
➤ der enorme digitale Speicherbedarf.

DICOM-Protokolle. Die Vielzahl bestehender digitaler Dateiformate für echokardiographische Informationen hat ansatzweise zur Einigung auf die „DICOM"-Protokolle (Digital Imaging and Communication in Medicine) geführt, ein Standard, dem sich alle Hersteller verpflichtet haben (28, 29, 31). In praxi bedeutet dies jedoch bislang nur, dass die Herstellerformate ineinander „übersetzbar" sind und so z. B. mithilfe einer speziellen „DICOM-Box" ohne Informationsverlust gegenseitig lesbar gemacht werden können. Die konkrete Ausgestaltung und Leistungsfähigkeit von Netzwerken, Servern usw. variiert stark, und beim digitalen Verbund von Daten aus Geräten verschiedener Hersteller sind Probleme eher die Regel als die Ausnahme.

Speicherform. Damit im Zusammenhang steht die Frage nach der optimalen Speicherform der Daten. Das digitale Pendant einer 10-minütigen Videoaufzeichnung würde bei kompletter unkomprimierter digitaler Aufzeichnung mit voller Wiedergabe von Farbdoppler etc. rund 20 GB (GigaByte) Speicherplatz beanspruchen (10 min mal 30 Bilder pro Sekunde, mal 640 mal 480 Pixel pro Einzelbild, mal 8 Bit Tiefe für Grauwerte und 24 Bit für Farbwiedergabe). Dieser Speicherplatzbedarf ist für die routinemäßige Aufzeichnung prohibitiv teuer. Verschiedene Maßnahmen können zu einer erheblichen Reduktion führen:

➤ **Bildausschnitt.** Aufzeichnung nur des Bildinformation enthaltenden Teils des Monitorbildes, i. d. R. etwa die Hälfte des Monitorbildes.
➤ **Klinische Kompression.** Beschränkung auf „typische" Szenen (auch als „klinische Kompression" bezeichnet). Durch die Möglichkeit, digitale Aufnahmen in Endlosschleifen in Ruhe zu betrachten, kann die Zahl der aufgezeichneten Szenen wesentlich reduziert werden. Allerdings können und müssen viele Strukturen innerhalb eines Standardschnitts, etwa der parasternalen langen Achse, durch Angulation und Feineinstellung, Vergrößerung, Änderung der Geräteparameter und anderes „herausgearbeitet" werden. In einer Arbeit zu diesem Thema aus der – diesbezüglich allerdings besonders anspruchsvollen – pädiatrischen Kardiologie wurden als typischer digital zu speichernder Umfang einer Erstuntersuchung bei einem Patienten ohne Auffälligkeiten (!) 22 2D-Schleifen, 24 Farbdopplerschleifen und 12 spektrale Dopplerstandbilder angegeben (13).
➤ **Digitale Kompressionsalgorithmen.** Hierbei ist zwischen verlustfreier Kompression, die den Speicherplatzbedarf allenfalls um den Faktor 2–3 reduzieren kann, und verlustbehafteter Kompression zu unterscheiden, die nahezu beliebige Kompressionsraten erzielt. Verlustbehaftete Kompression ist auch in den DICOM-Standards zugelassen. Klinische Untersuchungen zeigten bislang mit JPEG- (Joint Photographic Experts Group) und MPEG- (Motion Picture Experts Group) Algorithmen, dass z. B. JPEG-Kompression bis zu 20 : 1 zu nicht mehr Verlust an Details führt als die Aufzeichnung auf Super-VHS, die bislang

in der Realität der Standard war (12, 26). Allerdings sollte die wiederholte Kompression vermieden werden, d. h. komprimierte Dateien müssen als solche kenntlich sein.

➤ **Entwicklung von Speichermedien.** Derzeit bereits konkurrenzfähig billig für den Routinebetrieb ist magnetooptisches Band; allerdings ist die Handhabung mühsam und diese Speicherform besitzt den großen Nachteil – ähnlich dem Videoband – keinen direkten („random access"), sondern nur seriellen Zugriff auf Daten auf einem Band zu erlauben. Große Festplatten, CD- oder DVD-Jukeboxen u. Ä. stellen derzeit die praktikabelsten „volldigitalen" Lösungen dar. Eine weitere denkbare Variante wäre die zentrale Speicherung medizinischer Bilddaten in einem lokalen Netzwerk oder extern nach Übermittlung über das Internet. Für diese Möglichkeiten sind jedoch weder die Übertragungskapazitäten noch die Datenschutzvoraussetzungen derzeit gegeben.

Fazit. Zusammenfassend befindet sich die Dokumentation in der Echokardiographie, vergleichbar mit dem Herzkatheterlabor, im Umbruch von der analogen in die digitale Phase (13). Da echokardiographische Daten höhere Anforderungen stellen als typische Angiographiedaten (sowohl hinsichtlich der Quantität als auch der Diversität der Daten, etwa 2D, Farbdoppler, Spektraldoppler etc.), werden analoge und digitale Welten noch eine Weile koexistieren, bis sich praktikable und bezahlbare Lösungen durchgesetzt haben. An der grundsätzlichen Überlegenheit der digitalen Aufzeichnung besteht jedoch kein Zweifel.

Dopplerechokardiographie

Prinzip

Dopplereffekt. Der Dopplereffekt (nach dem österreichischen Physiker Christian Johann Doppler, 1803–1853) beschreibt die Wirkung der Relativbewegung eines Senders einer Welle auf die vom Empfänger wahrgenommene Frequenz der Welle. Bewegt sich der Sender auf den Empfänger zu, wird die vom Empfänger wahrgenommene Frequenz höher, bewegt er sich weg, wird sie tiefer. Die Frequenzverschiebung ist der (Relativ-)Geschwindigkeit des Senders proportional. Dies wird durch die sog. Dopplergleichung beschrieben:

$$v = \tfrac{1}{2}\, c \times f_D/f_0$$

wobei v die Geschwindigkeit(skomponente) in Richtung des Schallstrahls ist, c die Schallgeschwindigkeit im entsprechenden Medium, f_D die Frequenzverschiebung und f_0 die Grundfrequenz des Ultraschalls.

Frequenzverschiebung. In der Dopplerechokardiographie wird die durch Bewegung des Reflektors erzeugte Frequenzverschiebung zwischen ausgesandtem und reflektiertem Ultraschall durch sog. Demodulation des Signals identifiziert, d. h. durch Extraktion der Dopplerverschiebung aus dem Frequenzspektrum des reflektierten Signals. Dies ist ein schwieriges Unterfangen: Die Dopplerverschiebung beträgt meist weniger als 1 % der Grundfrequenz. Um aus dem demodulierten Signal Frequenzen zu errechnen (sog. Spektralanalyse), wird beim spektralen Doppler eine Form der Fourier-Transformation („Fast Fourier Transform") eingesetzt. Dieses mathematische Verfahren kann aus einem beliebigen, zeitlich veränderlichen Signal das Frequenzspektrum errechnen, d. h. diejenigen Frequenzen mit ihrer entsprechenden Gewichtung (Fourier-Koeffizienten), deren Summation das betrachtete zeitlich veränderte Signal wiedergibt bzw. es beliebig genau annähert. Beim Farbdoppler wird eine verwandte, rechnerisch weniger aufwendige Technik, die Autokorrelation, verwendet.

Geschwindigkeiten und Intensitäten. Anhand der Dopplergleichung kann dann direkt die Geschwindigkeit des beweglichen Reflektors errechnet werden. Mit der Dopplerechokardiographie wird die Flussgeschwindigkeit des Blutes (kontinuierlicher, gepulster und Farbdoppler) oder neuerdings auch die Geschwindigkeit fester Herzstrukturen, z. B. des Myokards, gemessen (Gewebedoppler, ebenfalls gepulst oder Farbdoppler). Weiterhin kann mit dem Power-Doppler unabhängig von der Richtung und Größe der gemessenen Geschwindigkeiten die Intensität des gemessenen Dopplersignals wiedergegeben werden, die ein Maß für die Zahl der Streuer, z. B. rote Blutkörperchen oder Kontrastmittelbläschen, darstellt.

Winkelabweichung. Die Dopplerverfahren messen lediglich die Geschwindigkeitskomponente in Richtung auf den Schallkopf oder von ihm weg (Abb. 1.**14**). Andere Geschwindigkeiten werden entsprechend der Vektorkomponente in Schallstrahlrichtung gemessen, d. h. stets niedriger als die wahre Geschwindigkeit. Der Zusammenhang zwischen wahrer Geschwindigkeit v, Winkelabweichung (α) des Geschwindigkeitsvektors zur Ausbreitungsrichtung des Schallstrahls und gemessener Geschwindigkeit (v_{DOPP}) lautet:

$$v_{DOPP} = v \times \cos \alpha$$

Ein streng senkrecht zum Schallstrahl sich bewegender Reflektor würde daher vom Doppler nicht erfasst (cos 90° = 0). Bei einem sich genau auf den Schallkopf zu oder von ihm weg bewegenden Reflektor wird die wahre Geschwindigkeit korrekt wiedergegeben (cos 0° = 1).

Winkelkorrektur. Obwohl eine Winkelkorrektur bei den meisten Echogeräten möglich ist, empfiehlt sie sich bei Strömungen am Herzen nicht, u. a. weil die wahre Strömungsrichtung nicht notwendigerweise in der gewählten 2D-Ebene liegt. Dagegen kann bei der duplexsonographischen Darstellung von Gefäßen die Winkel-korrektur vorteilhaft eingesetzt werden, da hier die Hauptströmungsrichtung anhand des Gefäßverlaufs bestimmt werden kann.

Akustisches Signal. Die Dopplerfrequenzverschiebung, die durch Blutflussgeschwindigkeiten im Herzen erzeugt wird, liegt im hörbaren Bereich. So ist bei einer Grundfrequenz von 2 MHz und einer maximalen Blutflussgeschwindigkeit durch eine schwer stenosierte Aortenklappe von 5 m/s nach der Dopplergleichung (s. o.) eine Frequenzverschiebung zu erwarten von

$$f_D = 2 \times f_0 \times v/c$$

oder in diesem Falle $f_D = 2 \times 2\ \text{MHz} \times 5/1540 \approx 13\ \text{kHz}$, was im hörbaren Schallbereich (etwa 20 Hz–20 kHz) liegt.

Bei der Suche nach der höchsten Flussgeschwindigkeit mit dem Doppler orientiert sich der Untersucher daher sowohl visuell an der spektralen Wiedergabe als auch an der Höhe des akustischen Signals: je höher die gehörte Frequenz, desto höher die detektierte Blutflussgeschwindigkeit. Auch die Frequenzbreite kann akustisch charakterisiert werden: Je einheitlicher die detektierten Geschwindigkeiten sind (schmales Frequenzband), desto schärfer und musikalischer ist das akustische Signal; je verschiedener die Geschwindigkeiten im Messbereich (breites Frequenzband) sind, desto rauer und harscher ist das akustische Signal.

Transit Time Effect. Bestimmte physikalische Gesetzmäßigkeiten limitieren die Genauigkeit der Dopplermessungen. Bei einer (idealen) unendlich langen Mess-

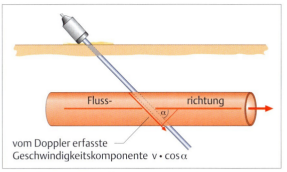

Abb. 1.14 Dopplerwinkelabweichung. Bilden Dopplerstrahl und Strömungsrichtung des Blutes einen Winkel, so wird vom Echogerät nur der Teilvektor in Richtung des Dopplerstrahls gemessen, d. h. die wahre Strömungsgeschwindigkeit wird um den Faktor unterschätzt, der dem Kosinus des Winkels entspricht.

dauer und bei konstanter homogener Blutflussgeschwindigkeit würde eine einzige Dopplerverschiebung und damit Flussgeschwindigkeit registriert werden. Dagegen kommt es in praxi zur Registrierung einer Geschwindigkeitsverteilung mit symmetrisch um die wahre Geschwindigkeit liegenden höheren und niedrigeren Geschwindigkeiten. Da die Strömungsgeschwindigkeiten des Blutes im kardiovaskulären System zeitlich veränderlich sind, kann bei der Messung nach dem Dopplerprinzip diese „Unschärfe" nicht vermieden werden, die umso größer ist, je weniger Messzeit zur Verfügung steht („transit time effect" oder „transit time broadening"; Abb. 1.15). Die Begrenzung der Messzeit beruht letztlich auf drei Faktoren:

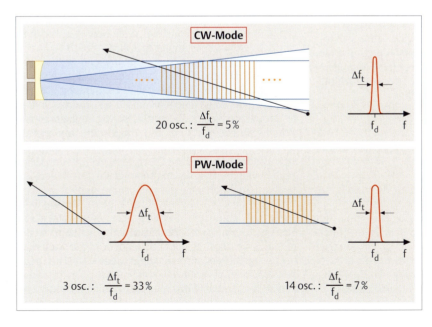

Abb. 1.15 Schematische Darstellung des Effekts der Interaktionsdauer („transit length") von Strömung und Ultraschallstrahl auf das Dopplerfrequenzspektrum. Oben: kontinuierlicher Doppler (CW). Im Idealfall einer unendlich langen Interaktion zwischen Dopplerstrahl und einer völlig homogenen Strömungsgeschwindigkeit würde nur die Dopplerverschiebungsfrequenz f_d detektiert. Befindet sich der kontinuierliche Dopplerstrahl für 20 Perioden in der Blutströmung, so beträgt die Verbreiterung des Dopplerspektrums (Δf_t, „transit time broadening") um die zentrale Dopplerverschiebungsfrequenz f_d 5 %. Unten: Bei einer Interaktion von 3 Perioden Dauer beträgt die Verbreiterung 33 %, bei 14 Perioden 7 %. Dabei gilt $\Delta f_t/f_d = 1$/Zahl der empfangenen frequenzverschobenen Perioden (nach 11).

Grundlagen

➤ beim gepulsten und Farbdoppler ist der ausgesandte Puls nur endlich lang,

➤ es liegen immer räumliche Geschwindigkeitsverteilungen vor,

➤ die Geschwindigkeiten sind zeitlich veränderlich.

3 Dopplerverfahren. Es existieren zur Messung von Blutflussgeschwindigkeiten drei verschiedene Dopplerverfahren, die sich gegenseitig ergänzen: kontinuierlicher, gepulster und Farbdoppler (Abb. 1.**16**). Die Darstellung des kontinuierlichen und gepulsten Dopplersignals erfolgt als „spektraler Doppler", d. h. die Flussgeschwindigkeit (oder die Dopplerfrequenzverschiebung in Hertz) wird auf der y-Achse gegen die Zeit auf der x-Achse aufgetragen. Dagegen wird beim Farbdoppler eine farbkodierte „Landkarte" von Flussgeschwindigkeiten dem 2D-Bild in Echtzeit superponiert.

Kontinuierlicher Doppler

Beim kontinuierlichen Doppler wird ein linearer, kontinuierlicher Ultraschallstrahl durch das Herz gelegt. Sowohl das sendende als auch das empfangende Schallkopfelement arbeiten kontinuierlich. Aus der Frequenzdifferenz zwischen ausgesandtem und reflektiertem Signal lässt sich die Geschwindigkeit der roten Blutkörperchen, die den Ultraschall reflektieren, berechnen. Da der Strahl kontinuierlich abgegeben und empfangen wird, sind Aussagen zur Lokalisation der gemessenen Flussgeschwindigkeiten nicht möglich. Alle im Verlauf des Schallstrahls gemessenen Geschwindigkeiten werden registriert. Daher erscheint die Spektraldarstellung der Flussgeschwindigkeiten, im Gegensatz zum gepulsten Doppler, stets „ausgefüllt", d. h. es werden sämtliche Zwischengeschwindigkeiten zwischen null und der jeweiligen Maximalgeschwindigkeit mitregistriert. Besonders beim kontinuierlichen Doppler kann sich der Untersucher neben der Spektraldarstellung von der akustischen Wiedergabe der Dopplerverschiebungsfrequenz leiten lassen, um die höchste Flussgeschwindigkeit, etwa über einer Stenose, zu finden.

Gepulster Doppler

Durch die gepulste Betriebsart, d. h. das Aussenden des Ultraschalls in Pulsen oder „Wellenpaketen", wird bei dieser Dopplermodalität eine räumliche Zuordnung der gemessenen Geschwindigkeiten ermöglicht. Im Unterschied zum kontinuierlichen Doppler ist ein einziger Kristall für den gepulsten Betrieb ausreichend. Die Messung erfolgt nur in einem bestimmten Bereich, der im 2D-Bild als Messzelle („sample volume") eingeblendet ist.

Nyquist-Geschwindigkeit. Die gepulste Betriebsart bedingt eine begrenzte Auflösung für Geschwindigkeiten: Oberhalb einer Grenzgeschwindigkeit („Nyquist-Geschwindigkeit" oder „Aliasing-Geschwindigkeit") kön-

nen Geschwindigkeiten nicht zuverlässig gemessen werden (Abb. 1.17). Theoretisch wird diese Beziehung im „sampling theorem" formal beschrieben: Die Frequenz der Messwelle muss mindestens doppelt so hoch sein wie die der gemessenen Schwingung, um die Frequenz der Letzteren eindeutig identifizieren zu können. Da die Grenzgeschwindigkeit von der Pulsrepetitionsfrequenz abhängt und diese wiederum von der Eindringtiefe mitbestimmt wird, nimmt die eindeutig messbare Geschwindigkeit mit zunehmender Tiefe der Messvolumenposition ab. So lassen sich bereits aus physikalischen Gründen z. B. ab 8 cm Eindringtiefe bei einer Grundfrequenz von 2 MHz Geschwindigkeiten über 2 m/s nicht mehr eindeutig messen. Die höchste eindeutig identifizierbare Geschwindigkeit wird als Nyquist-Geschwindigkeit bezeichnet; sie beträgt:

$$v = c^2/(8\ f \times d)$$

wobei v die Nyquist-Geschwindigkeit, c die Schallgeschwindigkeit, f die Schallkopffrequenz und d die Eindringtiefe bzw. den Abstand des Messvolumens vom Schallkopf bezeichnet.

Aliasing-Phänomen. Bei Überschreiten der Nyquist-Geschwindigkeit treten die Signale in der spektralen Darstellung am falschen Ende der Geschwindigkeitsskala auf (Abb. 1.16b). Wegen dieses Phänomens kann beispielsweise die hohe transvalvuläre Blutgeschwindigkeit bei einer Aortenstenose nicht mit dem gepulsten, wohl aber mit dem kontinuierlichen Doppler gemessen werden. Andererseits erlaubt der gepulste Doppler z. B. die Messung der Blutgeschwindigkeit im Ausflusstrakt des linken Ventrikels, auch wenn eine Aortenstenose vorliegt, während im kontinuierlichen Doppler die niedrigeren Geschwindigkeiten im Ausflusstrakt von den höheren in der Klappenstenose überlagert werden. Die beim Gesunden auftretenden transvalvulären Flussgeschwindigkeiten am Herzen überschreiten in Ruhe ca. 1,5 m/s nicht, d. h. sie sind ohne weiteres mit dem gepulsten Doppler messbar.

Spektrales Dopplersignal. Das spektrale Dopplersignal des gepulsten Dopplers gibt die Geschwindigkeitsverteilung in der Messzelle wieder, d. h. es ist umso breiter, je unterschiedlicher die in der Messzelle gemessenen Geschwindigkeiten sind. Die Amplitude des Signals, d. h. die Helligkeit, ist der Anzahl der Reflektoren, die sich mit der betreffenden Geschwindigkeit in der Messzelle bewegen, annähernd proportional. Der hellste Bereich im Spektralsignal des gepulsten Dopplers wird als „modale" Geschwindigkeit bezeichnet. Bei der Verwendung des gepulsten Dopplers zur Berechnung von Schlagvolumina sollte das Signal daher im Bereich der modalen Geschwindigkeit und nicht der äußersten Kontur nachgefahren werden, da die modale Geschwindigkeit repräsentativer für die reale mittlere Geschwindigkeit in der Messzelle ist als die maximale im Doppler registrierte Geschwindigkeit.

Eine fundamentale Ungenauigkeit des gepulsten Doppler entsteht dadurch, dass zugunsten des zeitlichen Auflösungsvermögens nur während eines begrenzten Zeitraums (i. d. R. ca. 10 ms) gemessen werden

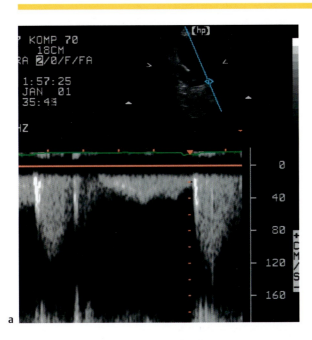

Abb. 1.**16** Dopplermodalitäten.

a Kontinuierlicher Doppler des Ausflusstraktes und der Aortenklappe von apikal (Normalbefund). Die systolische Maximalgeschwindigkeit beträgt 130 cm/s.

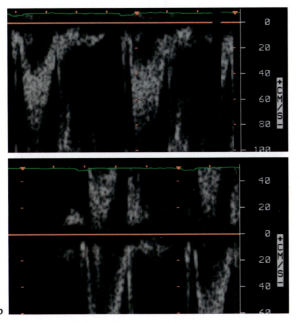

b Gepulster Doppler des Ausflusstraktes des linken Ventrikels, Aortenklappe von apikal (Normalbefund). Die maximale systolische Geschwindigkeit beträgt 80 cm/s. Oben: Nulllinienverschiebung, sodass das gesamte systolische Signal abgebildet werden kann. Unten: Bei zentraler Nulllinie beträgt die Aliasing- oder Nyquist-Geschwindigkeit etwa ± 50 cm/s. In der unteren Bildhälfte wird das systolische Signal abgeschnitten (Aliasing), die Spitzengeschwindigkeiten werden in der oberen Bildhälfte und damit mit falschem Vorzeichen wiedergegeben.

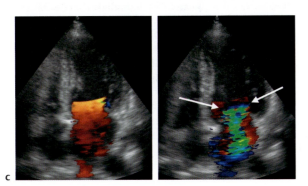

c Farbdoppler des linken Vorhofs im apikalen Vierkammerblick. Links: diastolische laminare Strömung aus den Pulmonalvenen durch den linken Vorhof in den linken Ventrikel (Normalbefund). Die rot-gelben Farbtöne bezeichnen Geschwindigkeiten auf den Schallkopf zu, wobei die höchsten Geschwindigkeiten (gelb) im Bereich des transmitralen Einstroms in den linken Ventrikel bestehen. Rechts: systolisches Bild einer Mitralinsuffizienz. Die Grüntöne kodieren die turbulente Hochgeschwindigkeitsströmung von der Mitralklappe in den linken Vorhof. Am Beginn des Insuffizienz-Jets auf der Ventrikelseite der Mitralklappe ist eine proximale Konvergenzzone zu erkennen (Pfeile). Ihre äußere Schale zeigt in dunkelblau laminaren Fluss auf die Mitralklappe zu.

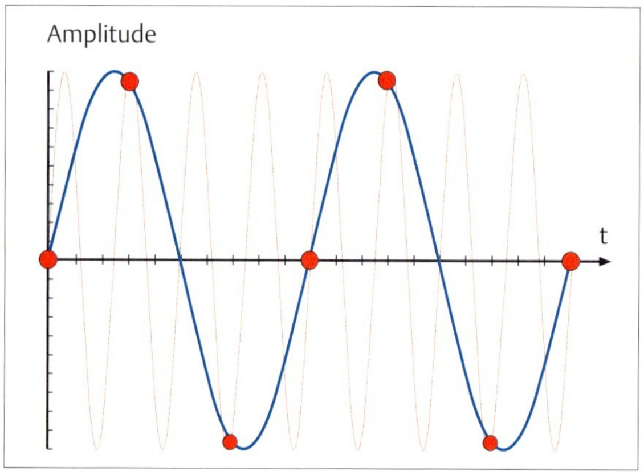

Abb. 1.17 Gepulster Doppler. Der gepulste Doppler hat im Gegensatz zum kontinuierlichen Doppler durch die begrenzte mögliche Pulsrepetitionsfrequenz ein begrenztes Auflösungsvermögen, d. h. er kann Geschwindigkeiten oberhalb der Nyquist- oder Aliasing-Geschwindigkeit nicht eindeutig zuordnen. Dieses schematische Beispiel zeigt, dass die 2 Wellen unterschiedlicher Frequenz nicht unterschieden werden können, wenn nur die markierten Punkte detektiert werden. Für eine eindeutige Identifizierung der Frequenz bräuchte man eine wesentlich dichtere Verteilung von Registrierungspunkten, d. h. eine höhere Pulsrepetitionsfrequenz.

kann. Dadurch wird das Frequenzband, das durch die Fourier-Analyse ermittelt wird, breiter.

Gute gepulste Dopplerspektren sind, im Gegensatz zum kontinuierlichen Dopplersignal, nicht komplett „ausgefüllt", da im Bereich der Messzelle eine einheitliche Geschwindigkeit registriert wird. Dabei ist das Signal-Rausch-Verhältnis umso besser, je größer die Messzelle gewählt wird. Die Integration der Geschwindigkeiten über die Zeit, z. B. die Integration der transaortalen Geschwindigkeiten über eine Systole, liefert das Zeit-Geschwindigkeits-Integral, das die Dimension einer Länge (cm oder m) hat und multipliziert mit dem Strömungsquerschnitt die Berechnung des Schlagvolumens erlaubt.

HPRF-Doppler. Einige Geräte besitzen die Möglichkeit, auch hohe Geschwindigkeiten mit dem sog. „High pulse repetition frequency"-(HPRF-) Doppler zu messen; dieser ist eine Art Hybridvariante zwischen kontinuierlichem und gepulstem Doppler, der zwar höhere Blutflussgeschwindigkeiten als der konventionelle gepulste Doppler messen kann, andererseits aber nicht mehr eindeutig angibt, wo sie gemessen wurden, d. h. zwei oder mehr Messzellen entlang des Messstrahls besitzt.

Farbdoppler

Der Farbdoppler ist ein gepulstes Dopplerverfahren, bei dem simultan zahlreiche kleine Messzellen über das 2D-Schnittbild gelegt werden und so die räumliche Verteilung von Geschwindigkeiten in Echtzeit wiedergeben wird.

Autokorrelation. Aufgrund der Notwendigkeit, Signale aus vielen Messzellen gleichzeitig zu analysieren, beruht die Berechnung der Geschwindigkeiten auf einem anderen Analyseverfahren als beim Spektraldoppler, nämlich der Autokorrelation statt der Fourier-Analyse (Fast Fourier Transform, FFT). Bei der Autokorrelation wird anders als beim spektralen Doppler lediglich die mittlere Frequenzverschiebung in einer Messzelle ermittelt. Extrem vereinfacht beschrieben, wird dabei der empfangene Signalpuls einer bestimmten Scanlinie jeweils mit dem unmittelbar zeitlich vorherigen Signalpuls verglichen („korreliert"). Wenn der reflektierte Puls gegenüber dem vorherigen Puls eine Phasenverschiebung aufweist, hat sich der Reflektor zwischen den beiden Pulsen bewegt. Die Phasenverschiebung kann in eine Frequenzverschiebung umgerechnet werden, die wiederum die Berechnung der Bewegungsgeschwindigkeit des Reflektors erlaubt. Diese Operation wird gleichzeitig für viele verschiedene Scanlinien und Tiefen durchgeführt.

Farbkodierung. Die Geschwindigkeiten werden dabei der Übersichtlichkeit halber nicht numerisch, sondern in Farbtönen wiedergegeben. Dabei wird den Bewegungsgeschwindigkeiten auf den Schallkopf zu meist ein rot-gelber, denen vom Schallkopf weg ein blauer Farbton zugeordnet. Der Farbdoppler kann, ebenso wie der gepulste Doppler, hohe Geschwindigkeiten wegen des Aliasing-Phänomens nicht mehr eindeutig zuordnen. Abhängig vom Gerät werden hohe Varianzen (wie bei turbulenter Strömung) dann als helles Mosaikmuster oder Türkisbeimengung angezeigt.

Bildrate. Typischerweise liegen die Maximalgeschwindigkeiten bei einer Klappeninsuffizienz, bei einer schweren Klappenstenose oder bei einem Ventrikelseptumdefekt um ein Mehrfaches über der Aliasing-Geschwindigkeit des gepulsten und des Farbdopplers. Die Bildrate des Farbdopplers liegt niedriger als die des 2D-Bildes. Sie ist umgekehrt proportional zur Breite des Farbsektors, der Eindringtiefe und der Genauigkeit und Auflösung der Geschwindigkeitsmessung (d. h. der Zahl der Pulse, die in die Autokorrelation einfließen). Erhöhung eines dieser Faktoren (z. B. Breite des Farbsektors) führt zur Erniedrigung der Bildrate oder eines der anderen Faktoren.

Jet-Größe und Flussgeschwindigkeit. Aus mehreren Gründen korreliert die zweidimensionale Ausdehnung einer Strömung im Farbdoppler (die „Jet-Größe") klinisch nur schwach mit dem Fluss (in ml/s). Neben Exzentrizität, Dreidimensionalität, Wandadhärenz, Bildverarbeitungsfaktoren, Verstärkung, Pulsrepetitionsfrequenz u. a. Faktoren (4, 23) liegt dem der physikalische Umstand zugrunde, dass die Jet-Größe proportional zur Summe der Impulse der Flüssigkeitsteilchen dieser Strömung ist (30).

Da nun

➤ der Impuls das Produkt aus Masse und Geschwindigkeit ist,
➤ die Masse des Jets vom Fluss (in ml/s) abhängt und

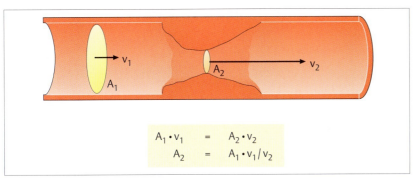

Abb. 1.**18** Kontinuitätsgleichung.

$$A_1 \cdot v_1 = A_2 \cdot v_2$$
$$A_2 = A_1 \cdot v_1 / v_2$$

> der Fluss als Produkt aus Strömungsquerschnitt und mittlerer Flussgeschwindigkeit aufgefasst werden kann,

ergibt sich, dass die Jet-Größe proportional dem Quadrat der Flussgeschwindigkeit ist, während der Fluss (Q, in ml/s) nur direkt proportional der Flussgeschwindigkeit v (Q = A × v, A Strömungsquerschnitt) ist. Dies erklärt die extreme Abhängigkeit der Jet-Größe von der Druckdifferenz über einer Strömungsquerschnittverengung. Um in vitro die Jet-Größe zu verdoppeln, muss man den Gradienten verdoppeln, aber die Flussrate vervierfachen. So variiert etwa die Jet-Größe einer Mitralinsuffizienz stark mit dem systolischen Blutdruck.

Strömungsdynamische Grundbegriffe

Anwendungen des Satzes von der Erhaltung der Masse auf Strömungsquerschnittverengungen

Kontinuitätsprinzip. Das „Kontinuitätsprinzip" ist eine Formulierung des Satzes von der Erhaltung der Masse in einem geschlossenen System. Entlang eines durchströmten, geschlossenen Gefäßes ist der Fluss (ml/s), d. h. das Produkt aus Strömungsquerschnitt (A1, A2,…) und zugehörigen mittleren Geschwindigkeiten (v1, v2,…) überall gleich (Abb. 1.**18**):

$$A1 \times v1 = A2 \times v2$$

Nach dem Kontinuitätsprinzip kann der Fluss über jeder Klappe (oder jedem anderen Querschnitt einer Strömung, also prinzipiell auch z. B. in der Aorta oder Pulmonalis) als Produkt aus Klappenöffnungsfläche und Flussgeschwindigkeit gemessen werden. Will man statt eines momentanen Flusses das Schlagvolumen während der gesamten Öffnungszeit der Klappe berechnen, so müssen die Geschwindigkeiten während der Öffnung der Klappe integriert werden. Daher ist das Schlagvolumen (SV) als

$$SV = A \times VTI$$

zu berechnen, wobei A die Klappenöffnungsfläche und VTI das Zeit-Geschwindigkeits-Integral aus dem gepuls-ten Doppler der Aortenklappe ist. Die häufigsten Anwendungen dieses Prinzips sind die Berechnung des Schlagvolumens des linken Ventrikels und der Klappenöffnungsfläche bei Aortenstenose (s. Kapitel 9 und 16). Zu beachten ist allerdings, dass aufgrund des Kontinuitätsprinzips berechnete Flächen (Klappenöffnungsflächen, Regurgitationsflächen) effektive Flächen sind, die stets kleiner als die anatomischen Flächen sind, die direkt planimetrisch oder indirekt über die Gorlin-Formel bestimmt werden (Abb. 1.**19**). Der Quotient von effektiver und anatomischer Fläche wird deutsch als „Auslass-ziffer", englisch als „coefficient of contraction" bezeichnet (8). Er hängt von den individuellen geometrischen Verhältnissen ab, liegt stets unter 1 und beträgt z. B. bei Mitralstenosen 62–87 % (9).

Proximale Konvergenzzone. Dieses Verfahren zur Evaluierung von Fluss durch Verengungen des Strömungsquerschnitts stellt eine weitere Abwandlung des Satzes von der Erhaltung der Masse in einem geschlossenen System dar (2, 3, 7, 16–19, 24, 33, 34, 36). Es wird vereinfachend angenommen, dass Blut sich in konzentrischen Halbkugeln gleicher Geschwindigkeit auf eine Strömungsquerschnittverengung (z. B. ein paravalvuläres Leck einer Prothese) zubewegt (Abb. 1.**16** und 1.**20**). Da das Prinzip meist auf Regurgitationsvitien angewandt wird, folgt die weitere Darstellung dieser Methode in den entsprechenden Kapiteln. Das Produkt aus Halbkugeloberfläche und zugehöriger Geschwindigkeit ist nach dem Kontinuitätsprinzip gleich dem Produkt aus der Fläche der Regurgitationsöffnung und der Regurgitationsgeschwindigkeit, d. h. dem Regurgitationsfluss (in ml/s). Wenn Radius (r) und auf der Oberfläche herrschende Geschwindigkeit (v) einer Halbkugel bekannt sind, so können berechnet werden:

a) der momentane Regurgitationsfluss (QM):

$$QM = 2\pi \times r^2 \times v,$$

b) das Regurgitationsvolumen (RV):

$$RV = 2\pi \times r^2 \times VTI,$$

wobei VTI das Zeitgeschwindigkeitsintegral des kontinuierlichen Dopplersignals der Regurgitationsströmung ist, und

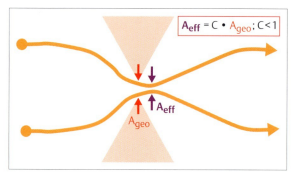

Abb. 1.**19** Zweidimensionales Schema des Zusammenhangs von effektiver Öffnungsfläche A_{eff} und geometrischer oder anatomischer Öffnungsfläche A_{geo} (vertikale Pfeile) bei einer abrupten Verminderung des Querschnitts einer Strömung. Die von links nach rechts verlaufenden Pfeile symbolisieren Stromlinien. Unmittelbar hinter der Strömungsverengung konvergieren die Stromlinien auf die Stelle des kleinsten Strömungsquerschnitts A_{eff} zu. Die Auslassziffer C („coefficient of contraction") gibt das Verhältnis von geometrischer zu effektiver Öffnungsfläche an.

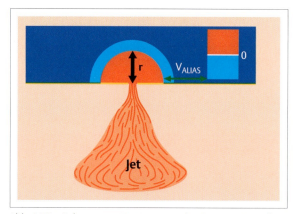

Abb. 1.**20** Schema zur Bestimmung des Regurgitationsflusses nach dem Prinzip der proximalen Konvergenzzone.

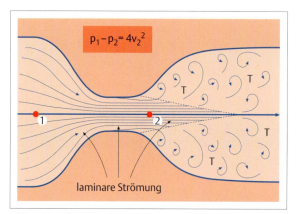

Abb. 1.**21** Fluss durch eine Strömungsverengung (Stenose). Die Anwendung der Bernoulli-Gleichung ist im Text dargestellt. Man beachte die Entstehung von Turbulenzen (T) unmittelbar stromabwärts der Stenose. Stromaufwärts und bis in den keilförmigen Strömungskern stromabwärts ist die Strömung laminar, bevor sie von Verwirbelungen „aufgezehrt" wird.

c) die Fläche der Regurgitationsöffnung (RA):

$$RA = QM/VREG,$$

wobei VREG die momentane maximale Regurgitationsgeschwindigkeit ist (die mit dem kontinuierlichen Doppler messbar ist).

Anwendung des Satzes von der Erhaltung der Energie: Berechnung von Gradienten aus Strömungsgeschwindigkeiten

Druckgradient. An Verengungen des Strömungsquerschnitts entsteht ein Druckgefälle, das kardiologischem Sprachgebrauch entsprechend als Druckgradient bezeichnet wird. Die über der Engstelle abnehmende Druckenergie wird in kinetische Energie umgewandelt, die die Flüssigkeit im Bereich der Strömungsverengung auf eine höhere Geschwindigkeit beschleunigt. Deshalb kann aus der Geschwindigkeitsdifferenz (zwischen der Flussgeschwindigkeit vor und in der Engstelle) auf den Druckverlust oder „Druckgradienten" rückgeschlossen werden.

Bernoulli-Gleichung. Physikalisch exakt (für ideale, „Newtonsche" Flüssigkeiten) wird dies durch eine mathematische Formulierung des Energieerhaltungssatzes beschrieben, die als Bernoulli-Gleichung bekannt ist und einen Spezialfall der allgemeineren Euler- und Navier-Stokes-Gleichungen darstellt:

$$p_1 - p_2 = \frac{1}{2}\varrho\,(v_2^2 - v_1^2) + \varrho\int_1^2 \frac{d\,v(s,\,t)}{d\,t}\,ds + R(v)$$

Hierbei sind p1, 2 Druckwerte an zwei Punkten auf einer Stromlinie, die die Stenose passiert, v1, 2 die dort herrschenden Flussgeschwindigkeiten, ϱ ist die Dichte der Flüssigkeit, s ist die Ortsvariable (auf der Stromlinie zwischen Punkt 1 und 2), t ist die Zeitvariable und R ist der visköse Widerstand.

Vereinfachungen. Diese allgemeine Gleichung kann für kardiologische Zwecke zu einer quadratischen Beziehung zwischen Druck und Flussgeschwindigkeit stark vereinfacht werden:

$$\Delta p = \frac{1}{2}\rho \times (v2^2 - v1^2) \qquad\qquad (A)$$

wobei Δp der Druckgradient zwischen den Punkten 1 und 2 entlang einer Stromlinie ist, ρ die spezifische Dichte der Flüssigkeit, sowie v2 und v1 die Flussgeschwindigkeiten an Punkt 1 und 2. In der Regel werden auch noch die proximale Geschwindigkeit v1 vernachlässigt und ρ sowie die Umrechnungsfaktoren zwischen den kardiologisch üblichen „mmHg" und den physikalischen Einheiten so zusammengefasst, dass die „vereinfachte Bernoulli-Gleichung" entsteht (Abb. 1.21):

$$\Delta p = 4 \times v2^2 \qquad\qquad (B)$$

Sie erlaubt eine erstaunlich zuverlässige Berechnung von Gradienten über Stenosen und Prothesen und bei Regurgitationen oder Shunts des Druckgefälles zwischen den beteiligten Kammern.

Ausnahmen. Es sollte bedacht werden, dass die vereinfachte Beziehung B nur dann anwendbar ist, wenn die proximale Geschwindigkeit vor der Stenose vernachlässigbar (um 1 m/s oder weniger) ist. Dies ist z. B. bei erheblicher gleichzeitiger Insuffizienz, etwa an der Aortenklappe, nicht der Fall; dann sollte die proximale Geschwindigkeit durch Anwendung von Gleichung A mit eingehen. Weiterhin können aus physikalischen Gründen die – niedrigen – Geschwindigkeiten an normalen oder sehr gering stenosierten Klappen nicht ohne weiteres nach B in Druckgradienten umgerechnet werden. Hier ist im Befund statt der Angabe eines Druckgradienten die Angabe einer Maximalgeschwindigkeit vorzuziehen.

Eine andere Situation, in der die vereinfachte Bernoulli-Gleichung nicht anwendbar ist, liegt bei tunnelartigen Läsionen vor, d. h. wenn die Länge der Stenose nicht vernachlässigbar ist. Dies ist z. B. oft bei Aortenisthmusstenosen oder auch Koronarstenosen der Fall. In-vitro-Experimente zeigten (27), dass z. B. bei Querschnittsflächen von 0,5 cm^2 und Längen von 2 cm und mehr der wahre Druckverlust höher ist als der nach der vereinfachten Bernoulli-Gleichung berechnete, da die viskösen Reibungsverluste erheblich werden. Solche Situationen werden besser durch die Hagen-Poiseuille-Beziehung beschrieben, in der der Druckverlust direkt linear proportional zur Flussrate und umgekehrt proportional zur vierten Potenz des Radius des „Tunnels" bzw. Gefäßes ist. Die Beziehung kann als

$$\Delta p = Q \times 8 \times \eta \times L/(\pi \times r^4) = v \times 8 \times \eta \times L/r^2$$

oder

$$R = 8 \times \eta \times L/(\pi \times r^4)$$

angegeben werden, wobei Δp der Druckverlust, Q der Fluss (angelsächsisch „flow rate" in ml/s), R der Gefäßwiderstand, v die mittlere Flussgeschwindigkeit, η die Viskosität, L die Länge des Gefäßes, und r sein Radius ist.

Zum Phänomen der Druckerholung („pressure recovery") siehe die Kapitel zur Aortenklappe und zu Klappenprothesen (Kapitel 16 und 17).

Laminare und turbulente Strömung

Strömungscharakteristiken. Blut fließt bei niedrigen Geschwindigkeiten mit laminarer Strömungscharakteristik. Dies bedeutet, dass an benachbarten Orten ähnliche Geschwindigkeiten herrschen; die Strömung ist „wohlgeordnet", mit langsamen Geschwindigkeiten in der Nähe der Herz- oder Gefäßwand und hohen Geschwindigkeiten in Strömungsmitte. In Gefäßen entsteht ein „parabolisches" Strömungsgeschwindigkeitsprofil. Ab einem bestimmten Verhältnis von Strömungsquerschnitt, Strömungsgeschwindigkeit sowie Dichte und Viskosität der Flüssigkeit schlägt die Strömung-

scharakteristik in „Turbulenz" um: Das Strömungsgeschwindigkeitsprofil wird flacher, der Strömungswiderstand steigt, und die Flüssigkeitspartikel nehmen an rasch veränderlichen Verwirbelungsbewegungen teil (37). Statt einer wohlgeordneten laminaren Geschwindigkeitsverteilung kommt es zu Wirbelbildung und Durchmischung von Teilchen verschiedener Geschwindigkeit und Bewegungsrichtung. Kinetische Energie geht irreversibel durch visköse Reibung und letztlich Umwandlung in Wärme verloren. Das Bewegungsverhalten der Partikel kann als Summe einer „chaotischen", turbulenten Geschwindigkeitskomponente und einer relativ konstanten Geschwindigkeitskomponente in Hauptströmungsrichtung aufgefasst werden. In der Bilanz heben sich, über die Zeit gemittelt, die rasch wechselnden Vektoren der turbulenten Komponente auf, während die konstante Komponente in Hauptströmungsrichtung den Fluss im Gefäß hervorbringt.

Reynolds-Zahl. Der Umschlag von laminarer in turbulente Strömung kann als Folge eines Überwiegens von Trägheitskräften der Strömung gegenüber dem viskösen Widerstand begriffen werden, z. B. durch zunehmende Flussgeschwindigkeit. Der Umschlagspunkt ist von vielen Einzelfaktoren abhängig, kann jedoch grob durch die dimensionslose Reynolds-Zahl angegeben werden:

$$2r \times v \times \rho/\eta$$

wobei r der Radius der Strömung ist, v die mittlere Geschwindigkeit, ρ die Dichte und η die Viskosität. Eine Strömung wird turbulent, wenn diese Kennzahl ungefähr den Wert 2300 übersteigt.

Vorkommen turbulenter Strömung. Turbulente Strömung tritt in Ruhe an normalen Herzklappen nicht auf, wohl dagegen an stenotischen Klappen oder in Regurgitationsströmungen sowie anderen Strömungen hoher Geschwindigkeit, z. B. beim drucktrennenden Ventrikelseptumdefekt. Beim Übergang von laminarer zu turbulenter Strömung in einem Gefäß wird das ursprünglich parabolische Geschwindigkeitsprofil flacher und der Widerstand steigt stark an (im Gegensatz zur Hagen-Poiseuille-Gleichung ist der Widerstand einer turbulenten Strömung nicht linear, sondern quadratisch dem Fluss proportional).

Lokalisation. Der Übergang in eine turbulente Strömung an kardialen Läsionen (Stenosen, Insuffizienzen, Ventrikelseptumdefekte) findet kurz hinter der Strömungsverengung statt. Die Strömung hat unmittelbar nach dem Durchtritt durch die Verengung zunächst noch einen laminaren Kern, der die ursprüngliche maximale Geschwindigkeit beibehält (6). Dieser Kern wird durch zunehmende turbulente Wirbel von allen Seiten erodiert (Abb. 1.21). Nach einer Strecke von etwa 5 Durchmessern der Strömungsverengung ist die Strömung vollständig turbulent; ihre maximale Geschwindigkeit entlang des Zentralstrahls ist nunmehr umgekehrt proportional zum Abstand von der Strömungsverengung (Abb. 1.22).

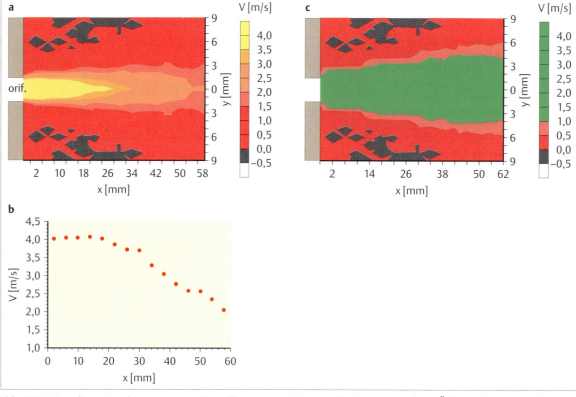

Abb. 1.22 Zweidimensionale momentane Darstellung einer Strömung durch eine restriktive Öffnung („Jet") mittels Laserdoppler-Anemometrie (Methode zur Geschwindigkeitsmessung mittels Laser) (nach 6).

a Der Jet entsteht an einer Öffnung von 5,8 mm Durchmesser („orif."). Seine Maximalgeschwindigkeit beträgt 4 m/s. Die Geschwindigkeitsverteilung der Flüssigkeit in der stromabwärtigen Kammer ist farblich (Skala) wiedergegeben. Auf der x-Achse ist der Abstand von der Durchtrittsöffnung in Flussrichtung, auf der y-Achse senkrecht dazu angegeben (in Millimetern).

b Hier ist der Rückgang der maximalen örtlichen Geschwindigkeit in Abhängigkeit vom axialen Abstand von der Durchtrittsöffnung gezeigt. Man erkennt in beiden Grafiken, dass die Maximalgeschwindigkeit bis rund 20 mm hinter der Durchtrittsöffnung im zentralen Kern des Jets (jet core) beibehalten wird. Dann haben die turbulenten Wirbelbildungen den Kern erodiert und die Maximalgeschwindigkeit geht hyperbolisch zurück.

c Simulation des Farbdopplerbildes zu **a**. Durch Aliasing an einer angenommenen Nyquist-Grenze von 1 m/s kann der zentrale Kern nicht dargestellt werden.

Mosaikmuster. Turbulenter Fluss wird im Farbdoppler in charakteristischer Weise als intensiver, heller, vielfarbiger Jet dargestellt („Mosaikmuster"). Aufgrund der Charakteristika turbulenter Strömungen ist bei hohen Geschwindigkeiten, z. B. über einer Aortenstenose, ein möglichst kleiner Winkel des kontinuierlichen Dopplerstrahls zur Hauptstromrichtung weniger kritisch als bei laminarer Strömung, da hohe Geschwindigkeiten in allen räumlichen Richtungen auftreten und demgemäß registriert werden können. Man beachte, dass Kontinuitätsprinzip und Bernoulli-Gleichung unabhängig von Laminarität und Turbulenz gelten.

Andere Ansätze zur Quantifizierung von Fluss und Strömungsverengungen

Vena contracta. Wegen der oben beschriebenen Schwierigkeiten bei der Quantifizierung von Strömungen anhand der Jet-Größe im Farbdoppler wurden verschiedene andere Ansätze zur Quantifizierung verfolgt. Einer davon benutzt den Durchmesser oder Querschnitt des Jets an seiner engsten Stelle, d. h. unmittelbar hinter der Strömungsquerschnittverengung (10, 14, 32). Dort konvergiert die Strömung auf ihren kleinsten Querschnitt, die sog. Vena contracta. Diese stellt die effektive Querschnittfläche einer Stenose oder einer Regurgitationsöffnung dar (s. o.) und ist stets kleiner als die anatomische Öffnung (Abb. 1.19). Ihre Größe ist durch die Geometrie des Strömungsquerschnitts gegeben und unter physiologischen Bedingungen kaum von der Flussrate oder der Druckdifferenz über der Verengung abhängig (5). Dieses theoretisch attraktive Konzept ist allerdings durch die Auflösung und technische Faktoren der Farbdopplerwiedergabe limitiert. Es ist jedoch erfolgreich v. a. an Regurgitationsöffnungen, in geringerem Maß auch bei der Mitralstenose, validiert worden.

Bioeffekte von Ultraschall

Die landläufig unterstellte „Harmlosigkeit" von Ultraschall zählt zu den größten Vorzügen der sonographischen Diagnostik. Tatsächlich gibt es keine belegten unerwünschten Wirkungen oder Schäden durch diagnostische Ultraschallanwendungen am Menschen. Andererseits muss konstatiert werden, dass die biologischen Effekte von Ultraschall nicht sehr eingehend erforscht sind. Die zwei bekanntesten biologischen Wirkungen von Ultraschallwellen sind die Erwärmung und die Kavitation (1, 15, 22).

Erwärmung. Erwärmung tritt bei allen Ultraschallanwendungen auf; beim diagnostischen Ultraschall ist sie – selbst bei langer Beschallung – minimal, dagegen kann mit Schall im Kilohertzbereich Gewebe bis hin zu thermischen Schäden erwärmt werden. Diese Effekte werden therapeutisch in der Krankengymnastik und Orthopädie genutzt. Die typische Schallintensität (SPTA für „spatial peak/temporal average", d. h. räumlicher Spitzen- und zeitlicher Mittelwert) für das zweidimensionale Echo liegt mit 50–100 mW/cm^2 um etwa zwei Größenordnungen (Faktor 1 : 100) unter der von therapeutischen Ultraschallgeräten.

Kavitation. Die Kavitation ist ein weit weniger klarer Vorgang. Als Kavitation bezeichnet man die Bildung von Gasbläschen in Flüssigkeiten in einem Ultraschallfeld. Diese Bläschen bilden sich aus dem in der Flüssigkeit gelösten Gas, das in sehr kurzer Zeit verdampft und bei der Implosion der kurzlebigen Bläschen wieder in Lösung geht. Bei dieser Implosion werden sehr kurz lokal erstaunlich hohe Temperaturen und Drücke freigesetzt (bis 1000°C und 1000 bar), die zumindest unter bestimmten experimentellen und technischen Bedingungen sehr zerstörerisch wirken können. So können Kavitationen zur Zerstörung stählerner Schiffsschrauben führen. Die biologischen Effekte sind letztlich unklar. Ebenso ist unklar, welche anderen Effekte, z. B. intrazelluläre und intranukleäre Veränderungen, durch Ultraschalleinwirkungen zu gewärtigen sind.

Wirkungen auf biologische Materie. Eine Reihe von In-vitro- und Tierexperimenten haben gezeigt, dass Ultraschall sehr wohl zur Erzeugung von Bioeffekten in der Lage ist. Tierexperimentell konnte gezeigt werden, dass diagnostische Ultraschallenergien zu Einblutungen in Lungenalveolen führen können. Bei der kardialen Beschallung von echokardiographischen Kontrastmitteln, die unter Schalleinwirkung platzen, sind reproduzierbar ventrikuläre Extrasystolen ausgelöst worden. Zahlreiche Untersuchungen haben einen adjuvanten Effekt von Ultraschall im Kilohertzbereich auf die Thrombolyse akut und chronisch verschlossener Gefäße gezeigt, der durch Beifügung von Ultraschallkontrastmitteln noch verstärkt wurde (21). Dosisabhängige Effekte treten auch nach intravaskulärer Applikation auf. Ein Extrembeispiel für biologische „Schallwirkungen" ist die Stoß-wellenlithotripsie, die letztlich eine besonders tieffrequente Druckwelle darstellt. Aus diesen Gründen hat die amerikanische Food and Drug Administration festgelegt, dass Ultraschallgeräte in ihrem Zuständigkeitsbereich auf dem Monitor die Schallleistung anzeigen müssen. Moderne Ultraschallgeräte geben daher den Mechanical Index an, einen dimensionslosen Quotienten aus negativem Spitzendruck in MegaPascal und der Wurzel der mittleren Trägerfrequenz in MHz. Er sollte 1,9 nicht übersteigen.

■ Literatur

1. AIUM Bioeffects Report. Section 5 – Nonthermal bioeffects in the absence of well-defined gas bodies. J Ultrasound Med 2000;19:109–19.
2. Barclay SA, Eidenvall L, Karlsson M et al. The shape of the proximal isovelocity surface area varies with regurgitant orifice size and distance from orifice: Computer simulation and model experiments with color M-mode technique. J Am Soc Echocardiogr 1993;6:433–45.
3. Bargiggia GS, Tronconi L, Sahn DJ et al. A new method for quantitation of mitral regurgitation based on color flow Doppler imaging of flow convergence proximal to regurgitant orifice. Circulation 1991;84:1481–9.
4. Chen C, Thomas JD, Anconina J et al. Impact of impinging wall jet on color Doppler quantification of mitral regurgitation. Circulation 1991;84:712–20.
5. DeGroff CG, Shandas R, Valdes-Cruz L. Analysis of the effect of flow rate on the Doppler continuity equation for stenotic orifice area calculations. A numerical study. Circulation 1998;97:1597–1605.
6. Diebold B, Delouche A, Delouche P, Guglielmi, Dumee P, Herment A. In vitro flow mapping of regurgitant jets. Systematic description of free jet with laser Doppler velocimetry. Circulation 1996;94:158–69.
7. Enriquez-Sarano M, Miller FA, Hayes SN, Bailey KR, Tajik AJ, Seward JB. Effective mitral regurgitant orifice area: Clinical use and pitfalls of the proximal isovelocity surface area method. J Am Coll Cardiol 1995;25:703–9.
8. Flachskampf FA, Weyman AE, Guerrero JL, Thomas JD. Influence of orifice shape, size, and flow rate on effective valve area: an in vitro study. J Am Coll Cardiol 1990;15:1173–80.
9. Gilon D, Cape EG, Handschumacher MD et al. Insights from three-dimensional echocardiographic laser stereolithography. Effect of leaflet tunnel geometry on the coefficient of orifice contraction, pressure loss, and the Gorlin formula in mitral stenosis. Circulation 1996;94:452–9.
10. Hall SA, Brickner ME, Willett DL, Irani WN, Afridi I, Grayburn PA. Assessment of mitral regurgitation severity by Doppler color flow mapping of the vena contracta. Circulation 1997;95:636–42.
11. Hatle L, Angelsen B. Doppler ultrasound in cardiology. Physical Principles and Clinical Applications. 2. Auflage. Philadelphia: Lea & Febiger 1985.
12. Karson TH, Chandra S, Morehead AJ, Stewart WJ, Nissen SE, Thomas JD. JPEG compression of digital echocardiographic images: Impact on image quality. J Am Soc Echocardiogr 1995;8:306–18.
13. Mathewson JW, Perry JC, Maginot KR, Cocalis M. Pediatric digital echocardiography: A study of the analog-to-digital transition. J Am Soc Echocardiogr 2000;13:561–9.
14. Mele D, Vandervoort P, Palacios I et al. Proximal jet size by Doppler color flow mapping predicts severity of mitral regurgitation. Clinical studies. Circulation 1995;91:746–54.

15. Meltzer R, Food and Drug Administration ultrasound device regulation: the output display standard, the „Mechanical Index", and ultrasound safety. J Am Soc Echocardiogr 1996;9:216–20.

16. Recusani F, Bargiggia GS, Yoganathan AP et al. A new method for quantification of regurgitant flow rate using color flow imaging of the flow convergence region proximal to a discrete orifice: an in vitro study. Circulation 1991;83:594–604.

17. Rivera JM, Mele D, Vandervoort P, Morris E, Weyman AE, Thomas JD. Quantification of tricuspid regurgitation by means of the proximal flow convergence method: A clinical study. Am Heart J 1994;127:1354–62.

18. Rivera JM, Vandervoort PM, Thoreau DH, Levine RA, Weyman AE, Thomas JD. Quantification of mitral regurgitation with the proximal flow convergence method: A clinical study. Am Heart J 1992;124:1289–96.

19. Rodriguez L, Thomas JD, Monterroso V et al. Validation of the proximal flow convergence method: Calculation of orifice area in patients with mitral stenosis. Circulation 1993;88:1157–65.

20. Roelandt JRTC et al. (eds.). Cardiac Ultrasound. London: Churchill Livingstone 1993.

21. Rosenschein U, Gaul G, Erbel R et al. Percutaneous transluminal therapy of occluded saphenous vein grafts: can the challenge be met with ultrasound thrombolysis? Circulation 1999;99:26–9.

22. Rott HD. Ultraschalldiagnostik: Neuere Bewertung der biologischen Sicherheit. Dtsch Ärztebl 1996;93:A-1533–7.

23. Sahn DJ. Instrumentation and physical factors related to visualization of stenotic and regurgitant jets by Doppler color flow mapping. J Am Coll Cardiol 1988;12:1354–65.

24. Schwammenthal E, Chen C, Benning F, Block M, Breithardt G, Levine RA. Dynamics of mitral regurgitant flow and orifice area. Physiologic application of the proximal flow convergence method: Clinical data and experimental testing. Circulation 1994;90:307–22.

25. Shung KK, Thieme GA. Ultrasonic scattering in biological tissues. Boca Raton: CRC Press 1993.

26. Soble JS, Yurow G, Brar R et al. Comparison of MPEG digital video with super VHS tape for diagnostic echocardiographic readings. J Am Soc Echocardiogr 1998;11:819–25.

27. Teirstein PS, Yock PG, Popp RL. The accuracy of Doppler ultrasound measurement of pressure gradients across irregular, dual, and tunnel-like obstructions to blood flow. Circulation 1985;72:577–84.

28. Thomas JD. The DICOM image formatting standard: What it means for echocardiographers. J Am Soc Echocardiogr 1995; 8:319–27.

29. Thomas JD, Khandheria BK. Digital formatting standards in medical imaging: A primer for echocardiographers. J Am Soc Echocardiogr 1994;7:100–4.

30. Thomas JD, Liu CM, Flachskampf FA, O'Shea JP, Davidoff R, Weyman AE. Quantification of jet flow by momentum analysis: an in vitro Doppler color flow study. Circulation 1990;81:247–59.

31. Thomas JD, Nissen SE. Digital storage and transmission of cardiovascular images: what are the costs, benefits and timetable for conversion. Heart 1996;76:13–7.

32. Tribouilloy C, Shen WF, Quéré JP et al. Assessment of severity of mitral regurgitation by measuring regurgitant jet width at its origin with transesophageal Doppler color flow imaging. Circulation 1992;85:1248–53.

33. Utsunomiya T, Ogawa T, Doshi R et al. Doppler color flow „proximal isovelocity surface area" method for estimating volume flow rate: Effects of orifice shape and machine factors. J Am Coll Cardiol 1991;17:1103–11.

34. Vandervoort P, Rivera JM, Mele D et al. Application of color Doppler flow mapping to calculate effective regurgitant orifice area. An in vitro study and initial clinical observations. Circulation 1993;88:1150–6.

35. Weyman AE. Principles and Practice of Echocardiography. 2. Auflage. Philadelphia: Lea & Febiger 1994.

36. Xie GY, Berk MR, Hixson CS, Smith AC, DeMaria AN, Smith MD. Quantification of mitral regurgitant volume by the color Doppler proximal isovelocity surface area method: A clinical study. J Am Soc Echocardiogr 1995;8:48–54.

37. Yoganathan AP, Cape EG, Sung HW, Williams FP, Jimoh A. Review of hydrodynamic principles for the cardiologist: applications to the study of blood flow and jets by imaging techniques. J Am Coll Cardiol 1988;12:1344–53.

2 Digitale Verarbeitung und Speicherung echokardiographischer Daten

W. Fehske, H.-J. Goldschmidt und R. Rabahieh

Hintergrund

Die Echokardiographie stellt das wichtigste nichtinvasive Untersuchungsverfahren in der Kardiologie dar. Sie ist eine primär bildgebende Methode, die durch die gleichzeitige Ableitung von Dopplersignalen ergänzt wird. Befunde können deswegen auch nur in Form von Bildern dokumentiert werden. Da zudem die Hauptanwendung des Verfahrens in der Ableitung zweidimensionaler bewegter Bilder liegt, können z. B. Wand- oder Klappenbewegungen grundsätzlich auch nur in Form von Filmsequenzen dokumentiert werden. Nach einer Umfrage der Arbeitsgruppe Kardiovaskulärer Ultraschall der Deutschen Gesellschaft für Kardiologie erfolgt die Bilddokumentation auch heute noch bei dem überwiegenden Teil selbst großer Echokardiographielabors ausschließlich in Form von Videobandaufzeichnungen, bzw. es werden häufig sogar nur Standbilder registriert (12). Diese Form der Dokumentation ist nach dem heutigen technischen Entwicklungsstand als unzureichend anzusehen, denn mehrere Nachteile lassen die Videobandtechnik gegenüber einer digitalen Dokumentation als ungeeignet erscheinen. In Tab. 2.1 werden die einzelnen Eigenschaften der beiden Befunddokumentationsarten miteinander verglichen.

Standardisierung. Mit der Einführung einer digitalen echokardiographischen Befunddokumentation ist wie in allen anderen bildgebenden Verfahren eine Standardisierung der Formate und Vorgehensprotokolle für Anwender und Gerätehersteller anzustreben. Nachdem in der Vergangenheit die Möglichkeiten einer digitalen Speicherung bei den einzelnen Ultraschallgeräten in sehr unterschiedlichem Umfang zur Verfügung standen, ist inzwischen bei allen neuen Geräten einheitlich wenigstens der Export von Bildern im DICOM-Standard möglich.

Neue Anwendungsmöglichkeiten. Neben den in Tab. 2.1 aufgelisteten praktischen und organisatorischen Vorteilen einer digitalen Aufzeichnung ergeben sich durch die digitale Speicherung echokardiographischer Registrierungen zusätzlich neue medizinische Anwendungsmöglichkeiten, weil die reflektierten Ultraschallsignale bei unterschiedlichen Fragestellungen mehrfach ausgewertet und nachverarbeitet werden können.

In dem vorliegenden Buchbeitrag werden zunächst diese grundsätzlichen Aspekte einer digitalen Speicherung von Echokardiographiesignalen herausgestellt, bevor in einem zweiten Abschnitt die anwenderorientierten technischen Merkmale einer standardisierten digitalen Bilddokumentation erläutert werden. Da diese jedoch nur einen Teil der Abläufe in einem Echokardiographielabor ausmacht und nicht isoliert werden kann von der Erfassung von Messwerten und der Befunderstellung, werden in einem dritten Abschnitt Grundelemente eines vollständig digitalen Echokardiographielabors erläutert.

Digitale Aufzeichnung von echokardiographischen Untersuchungen

Eine digitale Speicherung von Originaluntersuchungsdaten, d. h. die Übertragung echokardiographischer Registrierungen auf einen Computer kann in unterschiedlichen Formen erfolgen. Bezogen auf die eigentliche Patientenuntersuchung erscheint es zunächst nahe liegend, die ursprünglich auf dem Gerätemonitor dargestellten Bilder zu speichern, um sie später in möglichst unveränderter Form wieder abrufen zu können. Dieses Prinzip wird tatsächlich auch von den meisten Geräteherstellern verfolgt und hat weltweit schon eine weitgehende Vereinheitlichung durchlaufen. Die digitale Speicherung kann jedoch grundsätzlich auch auf anderen, dem Monitorbild vorgeschalteten geräteinternen Nachverarbeitungsschritten stattfinden.

Postprocessing echokardiographischer Signale

Neue Techniken. Das Spektrum der echokardiographischen Untersuchungen umfasst bekanntlich verschiedene Techniken und Abbildungsformen zur Gewebedarstellung und zur Geschwindigkeitserfassung. Neben die ursprünglichen 2D- und M-Mode-Registrierungen bzw. die farbkodierten und konventionellen Einzelstrahl-Dopplerableitungen sind zahlreiche neue Darstellungs- und Untersuchungsvarianten, wie Gewebedoppler, Second Harmonic Imaging, Power-Doppler, encoded Pulse-, Pulse-Inversion-Technik etc., getreten.

Tabelle 2.**1** Vergleich der unterschiedlichen Eigenschaften und Möglichkeiten von Videoband- und digitaler Echokardiographiebefunddokumentation

	Videobandtechnik	Digitale Bildspeicherung
Speicherinhalt	analoge Information auf Magnetbändern	digitale Information auf Speichermedien
Datenhaltbarkeit	begrenzt durch Entmagnetisierung der Bänder	prinzipiell unbegrenzt
Datenverlust bzw. Datenkompression gegenüber der Originalregistrierung	im günstigsten Fall (z. B. Super-VHS-Qualität) Datenverlust von 26 : 1	je nach Komprimierungseinstellung: Originalqualität (1 : 1) bis Untersuchervorgabe
Zeitliche Auflösung	reduziert auf Videonorm mit 25 Bilder/s (PAL) bzw. 30 Bilder/s (NTSC)	unbegrenzt entsprechend der Originalbildrate des Untersuchungsgerätes
Archivierung	Videobandarchiv konventionell in Schränken, Regalen etc.	digitale Datenträger z. B. Magnetspeicherplatten, CD-ROMs, DVD, Massenspeicher
Zugriff auf Originalbefunde	physisches Heraussuchen des Videobandes nach „Archivbuch", Vorspulen des Bandes, Durchmustern der gesamten Untersuchung	Datenbanksuche über mehrere Parameter, unmittelbares Abrufen vom Datenträger, Durchblättern der einzelnen Untersuchungsabschnitte anhand von „Preview"-Bildern
Kopieren von Archivaufzeichnungen	Videobandkopie mit erneutem Datenverlust	verlustfreies Erstellen beliebig vieler Kopien
Versand von Bildmaterial	nur postalisch als Videoband	verlustfrei auf Datenträgern oder elektronisch über Netzwerke, Telefonleitungen, Internet
Messmöglichkeiten in Bilddokumenten	wenn überhaupt vorhanden (Zusatzprogramme erforderlich für Videoabspielgeräte) nur nach aufwendigem Kalibrierungsprozess	ohne Verzögerung wie bei Originaluntersuchung
Bildnachverarbeitung	nicht möglich	je nach vorhandener Software prinzipiell für alle Bildparameter möglich
Datenbankfunktionalität	nur begrenzt über manuelles Eingeben untersuchungsspezifischer Daten in separate Datenbank	systemimmanente datenbankbasierte Archivierung, zusätzlich alle Untersuchungsparameter in beliebiger Zusammenstellung abrufbar und für Export in andere Datenbanken zu nutzen
Kosten	primär preiswert durch Videobänder als Datenträger (z. B. ca. DM 10,– für 60-Minuten-S-VHS-Band)	neben Hardware (mindestens ein PC mit entsprechendem Interface zum Echogerät) Speicherplatten mit z. B. 5,2 Gigabyte à DM 90,– für ca. 50–100 Untersuchungen

Pre- und Postprocessing. Grundsätzlich kann man bei allen Modalitäten zwischen Pre- und Postprocessing-Verfahrensschritten unterscheiden. Das Preprocessing umfasst alle Schritte, die das ausgesandte Ultraschallsignal betreffen, wie z. B. Amplitude, Impulslänge und Frequenzgehalt. Das Postprocessing beginnt prinzipiell an der Schallkopfoberfläche, wenn die reflektierten Ultraschallsignale empfangen und in elektrische Impulse zurückverwandelt werden. In Abb. 2.1 sind die einzelnen Nachverarbeitungsschritte schematisch zusammengefasst.

Die Schritte im Einzelnen

Beamformer. Die Analog-/Digitalumwandlung erfolgt vor dem sog. Beamformer, den alle modernen Ultraschallgeräte einsetzen, um mehrere Impulse bzw. Ultraschallsignale aus mehreren Richtungen parallel zu verarbeiten und daraus eine höhere Bilddichte bzw. eine höhere Bildrate als mit einer konventionellen zweidimensionalen Sektortechnologie zu erzeugen. Nach dem Beamformer steht dann die komplette digitale Information eigentlich immer noch als nicht verarbeitetes digitales Roh- (Radiofrequenz = Rf-) Signal zur Verfügung.

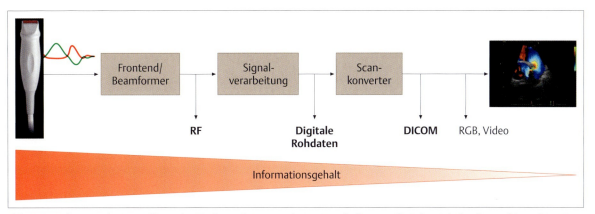

Abb. 2.1 Schematische Darstellung der Nachverarbeitungsschritte innerhalb eines digitalen Echokardiographiegerätes. Vom Schallkopf bis zum Monitorbild nimmt der tatsächliche Informationsgehalt des noch vorhandenen elektronischen Signals auf jeder Nachverarbeitungsstufe weiter ab.

Low-pass-Filter. Die eigentliche Signalverarbeitung führt dann über einen Low-pass-Filter zu einer wesentlichen Vereinfachung der reflektierten komplexen Ultraschallimpulse, indem alle Hochfrequenzanteile herausgefiltert werden und das Echo zu einem reinen Amplitudensignal kondensiert wird. Der digitale Speicherbedarf für Echokardiographieregistrierungen ist nach dieser Signalverarbeitung auf der Stufe des sog. digitalen Rohsignals minimal.

Scan-Konverter. Für die Entwicklung eines Echobildes müssen die Signale anschließend den Scan-Konverter durchlaufen. Für diesen Prozess werden Preprocessing-Informationen benötigt, indem die Richtung der ausgestrahlten Ultraschallimpulse, die gewählte Eindringtiefe, die Fokussierung etc. im Reflexbild wieder geometrisch korrekt zusammengesetzt werden.

Weitere Stufen. In der Übersichtsdarstellung der Abb. 2.1 werden weitere Schritte der Sektorbildnachverarbeitung, wie etwa die Farbkodierungs- und die Kantenanhebungsverfahren, nicht herausgestellt. Aber erst nachdem auch diese Stufen durchlaufen sind, kann das Monitorbild über ein Drei-Komponenten-Signal (RGB) generiert werden.

Speicherung auf verschiedenen Ebenen. Eine digitale Speicherung echokardiographischer Daten kann grundsätzlich auf jeder Postprocessing-Stufe – vom Rf-Signal bis zum Monitorbild – stattfinden. Es ist jedoch offensichtlich, dass nur das Monitorbild selbst eine für den Anwender direkt verständliche Information enthält. Um von den anderen Vorstufen ein endgültiges Bild auf einem externen Computer erzeugen zu können, benötigt man Teile der Geräteprogramme, die die sonst nur im Echogerät selbst stattfindenden Weiterverarbeitungsprozesse ermöglichen. Dieses Prinzip, möglichst weit in der Nachverarbeitungskette zum ursprünglich empfangenen Signal zurückzugehen, die dort vorliegenden Sig-

nale zu speichern und später weiter bzw. erneut nachzuverarbeiten, bietet zumindest für wissenschaftliche Anwendungen einige Besonderheiten, die bei einem „fixierten", digital gespeicherten Monitorbild nicht mehr bestehen. Wenn das Echosignal auf einer frühen Stufe digital gespeichert wird, können z. B. aus einem einzigen Datensatz zweidimensionale Grauwertbilder und gleichzeitig Gewebedopplerinformationen abgerufen und jeweils als unterschiedliche Filmsequenzen dargestellt werden (4). Die so bestehenden Möglichkeiten der nachträglichen Änderung von Farbkodierungen und Grauwertzuordnungen, der Erstellung von Subtraktionsbildern für Myokardperfusionsmessungen und die separate punktbezogene Extraktion von zunächst farbkodiert aufgenommenen zweidimensionalen Dopplerbildern sind weitere Beispiele der Anwendung einer digitalen Speicherung von Echokardiographiesignalen auf einer vor dem Monitorbild liegenden Ebene.

Herstellerspezifische Besonderheiten. In den Nachverarbeitungsalgorithmen liegen aber auch herstellerspezifische Besonderheiten, die wesentlich die eigentliche Qualität eines Echokardiographiegerätes ausmachen. Wenn man für eine digitale Speicherung schließlich bis auf die Stufe des Rf-Signals zurückgeht, kann man aus dem empfangenen Signal sogar direkt die Qualität des ausgesandten Signals erkennen und erhält damit aus jeder digital gespeicherten Registrierung einen Spiegel des Preprocessings und damit des Kernstücks des Konstruktionsprinzips des jeweiligen Untersuchungsgerätes. Aus wettbewerbstechnischen Gründen ist es allein deswegen zurzeit nicht realistisch, als austauschbare digitale Datenformate z. B. die Rf-Stufe zu wählen.

Speicherbedarf. Wegen ihrer komplexen Datenstruktur haben die Rf-Signale aber zusätzlich auch noch einen sehr großen Speicherbedarf, sodass dieses Niveau für eine allgemeine Archivierung der Patientenregistrierungen in keinem Fall geeignet erscheint. Wie oben erwähnt, ist der digitale Speicherbedarf auf den nachfolgenden Postprocessing-Stufen gering und erhöht sich schließlich wieder bis zur vollständigen Bilddarstellung auf dem Gerätemonitor.

Die digitale Speicherung echokardiographischer Daten auf einer weit vor dem Monitorbild liegenden Stufe (in der Abb. 2.1 z. B. als digitale Rohdaten nach Durchlaufen des Tiefpassfilters) stellt die unabdingbare Voraussetzung für eine Reihe der erwähnten neuen klinisch-wissenschaftlich relevanten Untersuchungsverfahren dar (11). Außerdem erfolgen wegen der geringeren Datenmenge Speichern und Wiederaufrufen auf einer früheren Nachverarbeitungsstufe wesentlich schneller, als dies bei vergleichbarer Computer-Hardware mit dem monitorbildbasierten DICOM-Standard möglich ist. Deswegen ist auch in Zukunft davon auszugehen, dass einzelne Gerätehersteller weiterhin parallel zum DICOM-Standard eigene gerätespezifische digitale Speicherformate anbieten.

Digitale Aufzeichnung von Bildschirminformationen

Die digitale Bildschirminformation beinhaltet die Kodierung der Grau- bzw. Farbwerte eines Monitorbildes. Bei den heutigen Echokardiographiegeräten liegt dem Monitorbild stets eine digitale Informationsstruktur zugrunde. Wenn dagegen Videofilme auf einem Fernsehbildschirm abgespielt werden, handelt es sich in der Regel um analoge Bildsignale. Auch am sog. Videoausgang der meisten Echokardiographiegeräte steht ein analoges Fernsehbildsignal allerdings nur in der Video-Fernseh-Norm (25 Bilder/s europäische PAL-Norm bzw. 30 Bilder/s amerikanische NTSC-Norm) z. B. zur Aufnahme auf Videorekorder zur Verfügung. Wenn dieses Signal entweder am Geräteausgang oder als Wiedergabesignal vom Videorekorder digitalisiert werden soll, um auf Computern gespeichert werden zu können, müssen sog. Framegrabber als Analog-/Digitalwandler eingesetzt werden. Die Bildqualität des digitalisierten ursprünglichen „Fernseh"-Video-Signals ist nach Rekonvertierung gegenüber dem digitalen Original (z. B. Gerätemonitorbild) immer erheblich reduziert.

Speicherbedarf

Ein digitales Bild besteht aus Bildpunkten und hat auf dem Monitor in der Regel eine Auflösung von 256 × 256 bis 1024 × 1024 Bildpunkte (Pixel). Im Grauwertbereich wird ein Pixel mit 8 Bit (ein Bit entspricht der digitalen Informationseinheit, die Bit-Anzahl definiert damit den Speicherbedarf), d. h. mit 256 Graustufen, registriert, ein Farbpunkt wird in drei Komponenten mit jeweils 8 Bit (16,7 Mio. Farben) zerlegt. Ein Farbbild hat also bereits bei einer mittleren Bildschirmauflösung von 512 × 512 Punkten einen Speicherbedarf von 512 × 512 × 24 Bit = 6 291 456 Bit. Die Speicherkapazität von Computern wird in Byte (1 Byte = 8 Bit) angegeben. Wenn Farbbil-

der-Filmsequenzen mit z. B. 30 Bildern/s gespeichert werden sollen, entsteht ein Bedarf von 6 291 456 Bit × 30/s = 188 743 680 Bit/s = 188 743 680/8 Byte/s = 24 MegaByte/s (1 MegaByte = 1 MB = 1 000 000 Byte).

Datenmenge und Zeitbedarf. Obwohl die Computerindustrie ständig größere Speicherkapazitäten und höhere Verarbeitungsgeschwindigkeiten zur Verfügung stellt, sind diese Datenströme zurzeit noch nicht in Echtzeit auf einen Computer einzulesen oder von ihm abzugreifen. Allerdings können heute bereits die vollständigen Bilddaten von mehreren Minuten Untersuchung bei entsprechend ausgestatteten internen Computern in große Zwischenspeicher eingelesen und von dort unmittelbar wieder in verlustfreier Form auf dem Monitor dargestellt werden. Die Geschwindigkeit, mit der die Daten anschließend endgültig auf die Festplatte des Computers oder auf ein anderes Speichermedium übertragen bzw. von dort wieder in den Zwischenspeicher eingelesen werden, hängt von der Prozessorkapazität bzw. von den spezifischen sog. Zugriffzeiten auf die jeweiligen Speichermedien ab. Die technische Entwicklung auf der Hardware-Seite ist so rasant, dass bei neu einzurichtenden Echolabors mit den heute bereits zu angemessenen Preisen zur Verfügung stehenden Computern die Geschwindigkeit der Bildübertragung keine zeitliche Beeinträchtigung der Arbeitsabläufe bewirken sollte. Andererseits sind „ältere" Ausstattungen, die für das digitale Abspeichern der Bildschleifen von jeweils einzelnen Herzzyklen länger als 30 Sekunden benötigen, als nicht mehr zeitgemäß und für den Routineeinsatz als ungeeignet anzusehen.

Von jedem untersuchten Patienten sollten ausreichende Bildschleifen und M-Modes gespeichert werden, um nach einer Untersuchung alle für die Befundung entscheidenden Registrierungen wieder abrufen zu können. Um die dabei anfallenden Datenmengen zu archivieren, müssen entsprechende Speichermedien benutzt werden.

Speichermedien

Datenträger. Eine normale 3,5-Zoll-Computerdiskette bietet 1,4–2,0 MB Speicherkapazität. Sie reicht also nicht einmal für das Speichern einzelner Monitor-Farb-Vollbilder. Die nächst größere Kategorie stellen heute Magneto-Optical-Disks (MOD) dar, die über spezielle, an den Computer anzuschließende Laufwerke mit einer Kapazität von derzeit maximal 5,2 GigaByte (1 GigaByte = 1 GB = 1000 MB) beschrieben werden können. Während der Inhalt von MODs wieder gelöscht bzw. überschrieben werden kann, können CD-Rs (Compact Disk-Recordable) bzw. CD-ROMs (Compact Disk-Read Only Memory) mit entsprechenden Schreibgeräten nur einmalig beschrieben werden. Der Inhalt kann danach nicht mehr verändert werden. CD-Rs bzw. CD-ROMs haben üblicherweise eine Speicherkapazität von 650 MB. Die CD-ROM wird im Bereich der Unterhaltungselektronik derzeit bereits unter Verwendung spezieller Kompressionsalgorithmen (s. u.) zum Speichern von Kinofilmen eingesetzt. Gleichzeitig wird hier aber auch schon die Nachfolgetechnologie in Form von DVD-(Digital Video Disk bzw. Digital Versatile Disk) Platten eingesetzt. Diese Platten haben bei gleicher physikalischer Größe wie eine CD-ROM eine bis zu 20fach höhere Speicherkapazität, und die entsprechenden Abspielgeräte bieten eine Lesegeschwindigkeit von immerhin ca. 10 MB/s.

Archivierung. Wenn man echokardiographische Vollbilder speichert, sind aber auch diese Medien letztlich nur geeignet, die Aufnahmen einer begrenzten Anzahl von Patienten zu speichern. Man wird also in Zukunft zunächst immer noch eine Archivierung der Speichermedien in Plattenkästen oder -regalen beibehalten müssen. Dabei ist die Menge der anfallenden MODs jedoch bei in unserer Erfahrung durchschnittlich ca. 80 Patientenuntersuchungen pro 4,6-GigaByte-Platte vom Raumbedarf her auch bei einem hohen Patientenaufkommen noch gut zu organisieren.

Massenpeichermedien. Als Erweiterung der Speichermöglichkeiten stehen schließlich Lösungen mit Massenpeichermedien (Mass Storage Devices) zur Verfügung. Derzeit sind sog. Jukeboxes im Einsatz. Die Zugriffszeiten auf die Daten werden zwar durch das jeweilige mechanische „Auflegen" einer Disk geringfügig verzögert, der Speicherplatz kann dagegen durch Verknüpfungen mehrerer Jukeboxes beliebig erweitert werden.

Selbst unter der Annahme, dass zukünftig ausreichend Speicherplatz zur Verfügung steht, erscheint es sinnvoll, die Datenmengen durch Kompression zu reduzieren, um den Speicherbedarf zu verringern und um ggf. auch das Abspielen der Filmsequenzen zu beschleunigen.

Datenkompression

Man unterscheidet zwischen einer verlustfreien (lossless) und einer mit Qualitätsverlust verbundenen (lossy) Kompression.

Verlustfreie Kompression. Eine verlustfreie „Kompression" bzw. Datenreduktion von Echokardiographiebildsequenzen kann beispielsweise durch Masken erreicht werden, durch die die sich nicht verändernden Bildbereiche abgedeckt werden, sodass nur der eigentliche Ultraschallsektor gespeichert wird. Außerdem kann man durch Selektion die Datenmenge der Originaluntersuchung dadurch reduzieren, dass man statt kontinuierlicher Filmsequenzen nur einzelne charakteristische Bildschleifen oder „Cineloops" speichert. Neben dieser Kompression durch Selektion stehen auch standardisierte Computerprogramme zur Verfügung, die durch die Form des Einlesens Speicherplatz einsparen. Solche Komprimierungs- bzw. Dekomprimierungsvorgänge benötigen zusätzliche Zeit. Eine verlustfreie Datenkompression lässt sich mit den zur Verfügung stehenden Methoden elektronisch bis zu einem Faktor 3 : 1 bzw. maximal 7 : 1 erreichen (8).

Verfahren mit Datenverlust. Komprimierungsverfahren mit Datenverlust, d. h. Verfahren, bei denen die Qualität der ursprünglichen Bilder beim Abspeichern reduziert wird und nicht mehr wiederhergestellt werden kann, erlauben eine sehr viel höhere Datenkompression. Vom Anwender muss dann allerdings festgelegt werden, wie hoch der Qualitätsverlust durch die Datenkompression sein darf, um keine diagnostischen Informationen zu verlieren. Man hat versucht, den Grad der noch zu tolerierenden Datenkompression durch eine spontane Umfrage unter Echokardiographieanwendern festzulegen (8). Mit der technischen Weiterentwicklung der Untersuchungsgeräte und der Computer wird man aber keine allgemein verbindlichen Komprimierungsgrenzen angeben können, sondern man wird diese in Zukunft u. U. sogar nur individuell in Abhängigkeit von der ursprünglichen Bildqualität und der jeweiligen Fragestellung festlegen. Um den für den Untersucher selbst eher theoretischen Begriff des Komprimierungsgrades mit einem aus der Praxis vertrauten Bereich zu verbinden, sei erwähnt, dass das Überspielen von Originalbildschirmbildern auf ein S-VHS-Band mit einem Qualitätsverlust verbunden ist, der einer einfachen elektronischen „Lossy"-Kompression von 26 : 1 entspricht (1).

Standardisierung

Um austauschbare und auf allen Rechnern lesbare Datenformate für die bildgebenden Verfahren in der Medizin festzulegen, haben sich internationale Gremien aus Industrie und Ärzteschaft gebildet, die zunächst Standards festlegen und diese später an die jeweils aktuelle technische Entwicklung anpassen sollen.

DICOM 3.0. Für den Bereich der Echokardiographie ist eine internationale Standardplattform durch die Version DICOM 3.0 entstanden (DICOM = Digital Imaging and Communication in Medicine). Diese Norm geht auf amerikanische, ursprünglich auf Röntgenbilder bezogene Vereinheitlichungen durch die NEMA (National Electrical Manufacturers Association) und das ACR (American College of Radiology) zurück. Die dritte Auflage des ACR-/NEMA-Standards wurde 1993 als DICOM 3.0 verabschiedet und bezieht nun die gesamte medizinische Bildgebung, wie Magnetresonanzbilder, Computertomographie-Aufzeichnungen, nuklearmedizinische Registrierungen, digitalisierte Videos, digitale Kameraformate und schwarz-weiße sowie farbige Ultraschallbilder, mit ein. Diesem Standard haben sich das American College of Cardiology (ACC) und die Europäische Gesellschaft für Kardiologie (European Society of Cardiology) angeschlossen. Die ESC ist gleichzeitig Mitglied des CEN (CEN = Committée Européenne de Normalisation). In Kooperation mit den amerikanischen Partnern besteht das Ziel, die unterschiedlichen Ansätze zur Bildbearbeitung in einem gemeinsamen Projekt zu koordinieren. Eine kontinuierliche Weiterentwicklung im Sinne einer ständigen Kommission (Task force) ist ausdrücklich vorgesehen. DICOM 3.0 ist keine fixierte Vorschrift, sondern es besteht aus insgesamt zwölf z. T. noch nicht vollständig veröffentlichten Protokollen (7), die einzeln ständig überarbeitet und den Erfordernissen der jeweiligen medizinischen Teilbereiche angepasst werden.

DICOM-Aktivitäten. Internationale DICOM-Aktivitäten schließen neben den überwiegend technischen Arbeiten in den Gremien bei der Definition von Formaten und Kommunikationsleistungen zusätzlich die Öffentlichkeitsarbeit mit ein, wobei Ärzte und andere medizinische Anwender in Sonderausstellungen während der großen Fachkonferenzen (z. B. Europäische Gesellschaft für Kardiologie, American College of Cardiology) durch Referate, Informationsmaterial und praktische Demonstrationen über den aktuellen Entwicklungsstand informiert werden. Über die Aktivitäten der Standardisierungskommissionen wird von vielen Instituten unter jeweils unterschiedlichen Aspekten im Internet berichtet (5). Eine Zusammenstellung relevanter Zeitschriftenartikel wurde 1997 über „The Cardiac and Vascular Information Working Group of DICOM" in einem Sonderband herausgegeben (6).

DICOM-kompatible Speichermedien und Bildformate

Zugelassene Formate. Die Speichermedien werden im Abschnitt 12 von DICOM 3.0 erfasst. Es sind 5 Formate offiziell zugelassen: CD-R 650 Mbyte, 5 25"-MOD 650 Mbyte, 5 25"-MOD 1 3 Gbyte, 3 25"-MOD 128 Mbyte und die 3,5"-Floppydisk. In Zukunft ist mit der Einbeziehung größerer Speichermedien zu rechnen.

Prinzip der Systematik. Die DICOM-Vorschriften beziehen sich auf „Informationsobjekte", d. h. Datensätze, die Bilder, Messvorschriften und u. a. Elemente umfassen. Ohne auf die technischen Definitionen einzugehen, soll hier nur das Prinzip der Systematik von DICOM 3.0 erläutert werden: Jedes Bildobjekt einer Untersuchung muss zunächst einem Patienten, einem Untersuchungsort und einer Zeit zuzuordnen sein. Grundsätzlich besteht eine echokardiographische Untersuchung aus einer Serie von Einzeldarstellungen, die von unterschiedlichen Fenstern in unterschiedlichen Techniken registriert werden. Alle Einzeldarstellungen sollen spezifisch und eindeutig kodiert werden. Das Ablegen und Kodieren der Bildobjekte soll in einer hierarchischen Struktur erfolgen, indem jeweils von einer übergeordneten Ebene aus auf mehrere Möglichkeiten einer tieferen Ebene übergegangen werden kann. Eine solche Ablagehierarchie würde z. B. für eine in der langen Achse von parasternal aufgezeichnete Bildschleife folgende zuvor für das System zu definierenden Ebenen zuordnen:

➤ Patient,
➤ Untersuchungstag,
➤ Untersuchungszeit,
➤ Untersuchungsort.

Bis hierher DICOM-Vorschrift, weiter benutzerdefiniert möglich:

➤ Echokardiographie,
➤ transthorakale Untersuchung,
➤ parasternale Darstellung,
➤ zweidimensionle Darstellung,
➤ lange Achse etc.

Eichung. In jedem Einzelbild muss eine Eichung abzugreifen sein, die sich auf Längen, Flächen, Zeitabstände und bei Dopplerregistrierungen auf Doppler-Shifts bzw. Geschwindigkeiten bezieht. Wenn gleichzeitig EKG, Phonokardiogramm oder Druckkurven registriert werden, so muss auch hier eine Eichung bzw. das Abgreifen von Messwerten möglich sein. Die Bildregionen, in denen die Maßstäbe für die Eichung lokalisiert sind, müssen definiert sein.

Erweiterungen. Erweiterungen der Standards für die Bildspeicherung sind in vielfältiger Form, etwa bei der Kontrastechokardiographie, bei Belastungsuntersuchungen und für die dreidimensionale Technik vorgesehen, jedoch vom DICOM-Standard bisher noch nicht erfasst.

JPEG-Verfahren. Als einziges Verfahren zur verlustbehafteten (lossy) Datenkompression bei Echokardiographiebildern ist in DICOM 3.0 derzeit das JPEG-(Joint Photographic Expert Group) Verfahren zugelassen. Hierdurch wird jedes Bild mit einem Raster überzogen und in jede der resultierenden Rasterflächen werden Bildfilter eingesetzt, um Speicherplatz einzusparen. Beim Wiederaufrufen erscheinen die Bilder entsprechend dem Grad der Filterung weniger differenziert. Durch das JPEG-Verfahren kann eine Datenkompression von bis zu 100 : 1 erreicht werden. Die o. a. Studie zur Festlegung eines noch tolerablen Kompressionsgrades ergab bei Schwarz-Weiß-Standbildern eine Kompression von 20 : 1, bei Farbstandbildern eine von 30 : 1 (8). In Zukunft ist davon auszugehen, dass noch effektivere Kompressionsverfahren, wie der auf Veränderungen in bewegten Bildern basierende MPEG-(Motion Pictures Expert Group) Algorithmus mit Kompressionsmöglichkeiten von > 100 : 1, zugelassen werden.

Gestaltung von Inhaltsverzeichnissen. Teil 10 von DICOM 3.0 beinhaltet u. a. die Vorschriften für die Gestaltung der Inhaltsverzeichnisse von Datenträgern, auf denen DICOM-Informationen gespeichert sind. Diese Hinweise sind als gesonderte Regelung (DICOMDIR) zusammengestellt und sind als separate Datei auf jedem Datenspeichermedium abzulegen.

Weitere DICOM-Applikationen

DICOM 3.0 definiert in seinen verschiedenen Kapiteln weitere Anwendungsmöglichkeiten.

Vernetzung. Formatierung und Ordnung innerhalb der DICOM-Dokumente sollen einen unmittelbaren Austausch von Daten zwischen Computern ermöglichen. Bei einer ausreichend dimensionierten Vernetzung ist grundsätzlich der Versand von digitalen Filmen auf elektronischem Weg über ein hausinternes Netz oder über große Distanzen, z. B. über Telefonleitungen, vorgesehen.

Integration in Datenbanken. Die Archivstruktur wird in DICOM 3.0 in Form einer relationalen Datenbank vorgegeben, d. h. alle Daten sind hierarchisch strukturiert und können an allgemeine Datenbanken wie etwa krankenhausinterne Patientenverwaltungssysteme (HIS = Hospital Information Systems) oder auch übergeordnete nationale und internationale Datenbanken angeschlossen werden. Um eine einheitliche Integration zu ermöglichen, bestehen in den USA und Europa bereits gemeinsame Komitees, die DICOM 3.0 unmittelbar mit HL7 (Health Level 7), dem am weitesten verbreiteten Standardprotokoll für das Format medizinischer Datenbanken abstimmen (9).

Konformität mit dem DICOM 3.0-Standard

DICOM-Conformance-Statement. DICOM 3.0 beinhaltet eine große Anzahl von Einzelvorschriften, die die Konfiguration aller technischen Produkte betreffen, die mit der Dokumentation bildgebender Verfahren verbunden sind (z. B. Echokardiographiegeräte, Bildbetrachtungscomputer, Netzwerkcomputer). Die Gerätehersteller haben sich verpflichtet, für jedes Produkt ein sog. DICOM-Conformance-Statement zu veröffentlichen, aus dem hervorgeht, welche Funktionen des Gerätes tatsächlich dem DICOM-Standard entsprechen. Nur so können verschiedene Geräteeigenschaften technisch korrekt klassifiziert werden. Es ist derzeit noch die Regel, dass die einzelnen auf dem Markt angebotenen Komponenten nur in Teilbereichen den DICOM-Standard berücksichtigen. So kann z. B. ein Echogerät durchaus in der Lage sein, Bildsequenzen oder u. U. auch nur Einzelbilder DICOM-konform auf eine Diskette zu speichern, ohne jedoch weitere Funktionen wie etwa das Einspeisen von Bilddaten in ein Netzwerk oder das Einlesen und Abspeichern von DICOM-Bildern anderer Geräte zu ermöglichen. Für den medizinischen Anwender ohne tiefgreifende Kenntnisse im Bereich der Informationstechnologie sind die DICOM-Conformance-Statements nicht unmittelbar verständlich, und er kann eigentlich nur durch Erprobung oder durch die Berichte anderer Anwender mit vergleichbaren Aufgabenstellungen für die benutzten Geräte in Erfahrung bringen, ob ein anzuschaffendes Produkt überhaupt dem Anforderungsprofil in der vorhandenen technischen Umgebung entspricht. Dieser Zustand ist aus Anwendersicht verbesserungsbedürftig.

Web-basierte Formate

Wegen der komplexen Anforderungen des DICOM-Standards, der sowohl für die Generierung als auch für das Abspielen von Bilddaten jeweils eine spezielle Software- und Hardware-Konstellation erfordert, sind einzelne Hersteller dazu übergegangen, parallel zum DICOM-Format Bilder auch in weit verbreiteten und allgemein zugänglichen Formaten anzubieten, z. B. als Videos für Windows (Audio-Video-Interleaf). Hierdurch können die medizinischen Bildsequenzen mit nahezu allen Computern, auf denen ein Internet-Browser installiert ist, direkt aus dem Netz heruntergeladen und gelesen werden (3). Weitere DICOM-typische Profile, wie Einbindung in Datenbanken, Kalibrierungsvorschriften etc., sind hierfür bislang nicht definiert.

Bedeutung des DICOM-Standards für die medizinischen Anwender

Ein unvoreingenommener medizinischer Anwender, der die Grundfunktionen einer digitalen Bilddokumentation verstanden hat und in seiner individuellen Umgebung einsetzen möchte, könnte davon ausgehen, dass er bei einer vorhandenen DICOM-Zertifizierung der einzelnen Komponenten z. B. zwei Echogeräte unterschiedlicher Hersteller gemeinsam an einen Netzwerkcomputer anschließen kann, um dort die Bilddokumente zu speichern und ggf. auszuwerten. Wie oben ausgeführt, ist der DICOM-Standard aus Anwendersicht aber tatsächlich heute ein noch wachsendes Kompendium technischer Vorschriften, das zwar bestimmte Kommunikationsstandards festlegt, aber alleine in der Praxis keine funktionierende Interaktion zwischen digitalen Geräten garantieren kann. Die digitale Struktur der Daten selbst und die komplexen Verzahnungen der verschiedenen Anwendungsbereiche verursachen diese Entwicklungs- bzw. die noch vorhandenen Anwendungsschwierigkeiten.

Weltweit haben die medizinischen Fachgesellschaften aber ein großes Interesse daran, dass diese Schwierigkeiten überwunden werden. Es kann nicht im Sinne des Standards sein, dass z. B. jede Installation eines Netzwerkes oder die Einbindung eines neuen Echogerätes in ein bestehendes Netzwerkes mit jeweils DICOM-konformen Einzelkomponenten kostspielige Anpassungsarbeiten durch zusätzliche Zwischenhändler erfordert.

Grundelemente eines digitalen Echokardiographielabors

Basisausstattung und Arbeitsablauf

Ein digitales Labor muss mithilfe von Computern alle Arbeitsabläufe eines konventionellen Labors ermöglichen. Eine Grundforderung sollte außerdem sein, dass durch die digitale Arbeitsweise keine zusätzliche zeitliche Belastung entsteht und dass das medizinische Qualitätsniveau erhalten bleibt bzw. grundsätzlich sogar noch verbessert wird.

Hardware. Die Hardware-Komponenten umfassen in einer Basisausstattung neben dem
➤ Echokardiographiegerät
➤ einen mit dem Untersuchungsgerät verbundenen Computer
➤ mit angeschlossenem Laufwerk für die Speichermedien (in der Regel MOD-Laufwerk) und
➤ einen Drucker.

Bei einzelnen Geräteherstellern sind die einzelnen Komponenten u. U. sogar gemeinsam in dem Echogerät selbst installiert, bzw. in neuesten Gerätekonzepten sind die elektronischen Funktionen des Echogerätes selbst schon von einem PC gesteuert, der dann gleichzeitig – sozusagen durch interne funktionelle Verknüpfung – die Aufgaben des sonst extern angeschlossenen Computers übernimmt.

Datenbank. Jede Untersuchung muss mit den zugehörigen Patientendaten in einer Datenbank abgelegt werden, und die digital auf dem Computer bzw. direkt auf dem Speichermedium (z. B. MOD) gespeicherten Daten müssen eindeutig dieser Untersuchung zuzuordnen sein. Die Computer-Software muss dabei die Funktion einer „Viewing-Station", also einer Bildbetrachtung ermöglichen. Es erscheint sinnvoll, die gespeicherten Bilder nicht nur mit einem Buchstabencode aufzulisten, sondern gleichzeitig in Form von sog. „Thumbnails", d. h. verkleinerten Einzelbildern auf dem Überblickbildschirm des Patienten aufzureihen (Abb. 2.**2**).

Die echokardiographischen Messungen erfolgen entweder direkt am Untersuchungsgerät oder zu einem späteren Zeitpunkt auf der Viewing-Station. Die Messergebnisse müssen für beide Fälle parallel zu den Bildern in der Datenbank auf dem Computer gespeichert werden.

Befundung. Die Befundung sollte über spezielle Funktionsseiten der Datenbank erfolgen – oder in einer mit der Echobilddatenbank unmittelbar verbundenen weiteren Datenbank – und sollte in ihrer endgültigen Form (Ausdruck) stets die Messwerte mit enthalten. Es sollte außerdem möglich sein, einzelne repräsentative Bilder an den Befund anzuhängen und gemeinsam mit ihm auszudrucken.

Die zentrale Datenbank ermöglicht es immer, Einzeluntersuchungen nach bestimmten Suchkriterien wiederaufzufinden und das Ablagemedium für die dazugehörigen Bilder zu identifizieren. Alle zusätzlichen typischen Datenbankfunktionen (z. B. statistische Fragestellungen) sollten ebenso zur Verfügung stehen.

Erweiterung der Grundfunktionen

Die bisher skizzierte Struktur eines digitalen Echokardiographielabors wird durch die oben im Zusammenhang mit dem DICOM-Standard beschriebenen zusätzlichen Funktionen erweitert. Wesentliche Teilschritte sind dabei:
➤ **Einbindung weiterer Echogeräte.** Dies sollte grundsätzlich auch mit Geräten unterschiedlicher Hersteller möglich sein. Für eine gemeinsame Bildarchivierung ist ab dieser Stufe allerdings die DICOM-konforme Funktionsweise der Bildablage unabdingbare Voraussetzung, herstellerspezifische Formate können nicht mehr auf einfache Weise eingebunden werden. Damit entfällt für viele funktionsfähigen Netzwerkkonzepte allerdings auch die wahrscheinlich schnellere Variante der Bildarchivierung.
➤ **Export digitaler Bilder auf ein digitales Speichermedium.** Diese Funktion sollte heute bei allen modernen Echokardiographiegeräten als Basisausstattung vorausgesetzt werden. Man sollte sich jedoch stets spezifisch versichern, dass die so exportierten Bilder auch auf einer fremden DICOM-Station gelesen werden können.
➤ **Export digitaler Bilder in ein Netzwerk.** DICOM-basiert werden relativ große Datenmengen bewegt, wofür hohe Rechnerkapazitäten erforderlich sind. Reine DICOM-Netze werden heute nur vereinzelt in der Routineanwendung benutzt. Die Gerätehersteller benutzen meist interne, schnellere Verfahren, die bei Bedarf den Export von Bildern nach DICOM-Vorschriften in externe Netze oder Betrachtungseinrichtungen erlauben.
➤ **Import digitaler Bilder.** Dieser ist über DICOM-Standard als Media- oder Netzwerkimport festgelegt. Die Funktion sollte vorhanden sind, um Fremdfilme ansehen und mit neuen eigenen Aufnahmen vergleichen zu können.
➤ **DICOM-Betrachtungs- und Auswertestationen.** Prinzipiell muss in jeder Basisinstallation eines digitalen Echokardiographielabors eine Betrachtungs- und Auswertestation vorhanden sein. Die meisten dieser Betrachtungscomputer nutzen allerdings proprietäre Formate. DICOM-basierte Stationen zur Betrachtung von Filmen anderer Hersteller und von mit anderen Untersuchungsmethoden erstellten Bildern (z. B. MRT, Koronarangiographie, CT) sind augenblicklich nur experimentell im Einsatz.

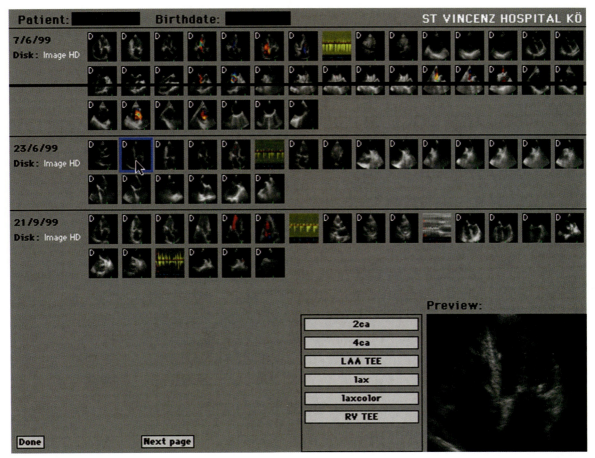

Abb. 2.**2** Übersichtsbildschirm über die digital gespeicherten Bildsequenzen und M-Modes eines Patienten. Eine eindeutige Zuordnung zu einzelnen Untersuchungsdaten ist möglich. Außerdem können die Inhalte der Bilder anhand der kleinen Einzelbilder („Thumbnails") bereits im Überblick erkannt werden. Beim Überfahren eines kleinen Einzelbildes mit dem Mauszeiger werden die Einzelbilder mit dieser speziellen Software in der rechten unteren Bildschirmecke vergrößert dargestellt. Beim Doppelklick auf ein Bild wird die dahinter liegende Sequenz vollständig in Originalgröße auf den Bildschirm aufgerufen. Jeweils 4 Bilschleifen („Cineloops") bzw. M-Modes können gleichzeitig dargestellt werden. Entsprechend der Ausstattung des Computers können zwischen etwa 10 und über 30 Cineloops zum verzögerungsfreien Abspielen hintereinander in den internen Zwischenspeicher eingelesen werden.

➤ **Verbindung mit anderen Datenbanken.** Über den HL7-Standard sind Kommunikationswege vorgeschrieben. Von großer Bedeutung ist die elektronische Kommunikation mit dem Krankenhausinformationssystem (KIS). Gemeinsam benutzte relationale Datenbankfelder müssen übergreifend für alle integrierten Systeme definiert werden.

Insbesondere über den letzten Punkt ist der Aufbau eines vollständig in einen medizinischen Untersuchungs- und Behandlungsablauf integrierten Echokardiographielabors möglich. Das Szenario denkbarer und heute bereits in einer Reihe tatsächlicher Einrichtungen in großen Teilen realisierter Funktionen der vollständigen Ausbaustufe umfasst etwa:

➤ Terminkalender mit Einbestellliste,
➤ Konferenzschaltung zur gleichzeitigen Beurteilung von echokardiographischen Bilddokumenten an räumlich entfernten Orten (z. B. herzchirurgischer Operationssaal und kardiologisches Echokardiographielabor),
➤ Simultanbetrachtung der Aufzeichnungen aus unterschiedlichen bildgebenden Verfahren (z. B. Belastungsechokardiographie und Koronarangiographie),
➤ Verlaufsdokumentation von Echokardiogrammen unter Einbeziehung durch andere Untersucher an anderen Orten erfolgter Voruntersuchungen,
➤ Einbindung der Bilddokumente in eine multimediale Patientenakte,
➤ Teilnahme an Qualitätssicherungsprojekten zur Ergebniskontrolle der Arbeit des Labors.

Derzeitiger Entwicklungsstand und Perspektiven für das digitale Echolabor

Framegrabber-Systeme. Für die Belastungsechokardiographie sind heute bereits digitale Framegrabber-Systeme weit verbreitet. Wie oben ausgeführt, ist der Informationsgehalt dieser vom Videoausgang der Geräte abgegriffenen und redigitalisierten Bilder auf die Fernsehnorm reduziert und wird bei den meisten Systemen auch noch durch Masken und Begrenzung der pro Herzzyklus aufgezeichneten Einzelbilder weiter verringert. Trotz der hauptsächlich für US-amerikanische Anwender unbestrittenen Bedeutung im Rahmen von Standardisierungsbemühungen bei der Stressechokardiographie (2) ist diese Form der digitalen Echokardiographie sicher nicht als ausreichende Basis für eine Qualitätsverbesserung in einem bislang konventionell geführten Labor anzusehen.

Umstellung der Arbeitsabläufe. Eine ausschließlich digitale Dokumentation erfordert eine Umstellung der Arbeitsabläufe im Echokardiographielabor. Sie muss gewährleisten, dass durch die Dokumentation gegenüber der Originaluntersuchung kein wesentlicher Qualitätsverlust eintritt, damit die Auswertung und Vermessung der Registrierungen unabhängig von der Untersuchung zu einem späteren Zeitpunkt erfolgen kann.

Zeitbedarf. Der bedeutendste Hinderungsgrund für eine Umstellung erscheint uns heute in vielen Fällen noch in der Geschwindigkeit der angebotenen Systeme zu liegen. Es ist zu hoffen, dass durch moderne Computer-Hardware und die auch in Zukunft noch zu erwartende weitere Beschleunigung der Prozessoren hierin kein Argument mehr gegen eine digitale Archivierung liegen wird.

Kooperation mit Geräteindustrie. Um eine anwenderfreundliche Standardisierung und Transparenz der auf dem Markt befindlichen Produkte weiter voranzutreiben, hat die Arbeitsgruppe Kardiovaskulärer Ultraschall der Deutschen Gesellschaft für Kardiologie einen gemeinsamen Arbeitskreis Qualitätssicherung mit den Partnern aus der Geräteindustrie gegründet. Hier ist u. a. eine Matrix erstellt worden, in der alle Echokardiographiegeräte bezüglich der einzelnen DICOM-definierten Eigenschaften in einer benutzerverständlichen Form einander gegenübergestellt werden. Außerdem konnte durch eine offizielle Vorstellung öffentlich demonstriert werden, dass es problemlos möglich ist, mehrere Geräte unterschiedlicher Hersteller ohne zusätzliche Anpassungen gemeinsam mit einem zentralen DICOM-Server zu verbinden (12). Obwohl eine Reihe von Prototypen vorgestellt worden sind, ist heute aber noch nicht abzusehen, wann PC-basierte PAC-Systeme im DICOM-Format zur einfachen Archivierung von Echobildsequenzen für den Routineeinsatz zur Verfügung stehen. Auch ist derzeit das simultane Abspielen von grauwertbasierten DICOM-Bildern und von farbkodierten Echobildern noch nicht in verfügbaren Industrieprodukten realisiert.

Qualitätssicherung

Ein besonderer Aspekt der digitalen Dokumentation in einem Echokardiographielabor liegt in der Möglichkeit, Einzelbilder und Filme in unveränderter Qualität zu kopieren und für eine nachträgliche Betrachtung zur Verfügung stellen zu können. Im Zusammenhang mit Qualitätssicherungsprogrammen besteht hierdurch eine sehr günstige technische Voraussetzung, internen und externen zusätzlichen Gremien Echoregistrierungen in Originalqualität zusammen mit den entsprechenden Messungen und Befundungen vorzulegen. Die o. a. Arbeitsgruppe hat parallel zu ähnlichen Projekten der Echokardiographiearbeitsgruppen anderer Nationen eine standardisierte Dokumentationsstruktur zur Befunddokumentation erarbeitet (10). Die beschriebenen digitalen Bilddokumentationsformen ergänzen diese Standardisierungsvorschläge in idealer Weise, und in absehbarer Zukunft wird es möglich sein, die Qualität echokardiographischer Leistungen objektiv und mit anderen Untersuchungsmethoden vergleichbar noch sinnvoller als bisher zur Verbesserung der Patientenbetreuung zu objektivieren.

■ Literatur

1. Bidgood WD Jr. The SNOMED DICOM microglossary: controlled terminology resource for data interchange in biomedical imaging. Methods Inf Med 1998;37:404–14.
2. Feigenbaum H. History of Digital Echocardiography. In Kennedy TE, Nissen SE, Simon R, Thomas JD, Tilkemeier PL (eds.). Digital Cardiac Imaging in the 21th Century: A Primer. The Cardiac and Vascular Information Group, Bethesda 1997; pp. 124–27.
3. Fernandez-Bayo J, Barbero O, Rubies C, Sentis M, Donoso L. Distributing medical images with internet technologies: A DICOM web server and a DICOM java viewer. Radiographics 2000;20:581–90.
4. Heimdal A, Stoylen A, Torp H, Skjaerpe T. Real-time strain rate imaging of the left ventricle by ultrasound. J Am Soc Echocardiogr 1999;11:1013–9.
5. Internet DICOM-Tutorial 2000. http://www.uni mainz.de/Cardio/dicom/welcome.htm
6. Kennedy TE, Nissen SE, Simon R, Thomas JD, Tilkemeier PL. Digital Cardiac Imaging in the 21th Century: A Primer. The Cardiac and Vascular Information Group, Bethesda 1997.
7. Kuzmak PM, Dayhoff RE. The use of digital imaging and communications in medicine (DICOM) in the integration of imaging into the electronic patient record at the Department of Veterans Affairs. J Digit Imaging 2000;13:133–7.
8. Thomas JD. Digital Compression of Echocardiograms: Impact on Quantitative Interpretation of Color Doppler Velocity. J Am Soc Echocardiogr 1996;5:606–15.
9. Thomas JD. The DICOM image formatting standard: its role in echocardiography and angiography. Int J Card Imaging 1998;1:1–6.
10. Voelker W, Metzger F, Fehske W et al. Eine standardisierte Dokumentationsstruktur zur Befunddokumentation in der Echokardiographie. Z Kardiol 2000;89:176–85.
11. Voigt JU, Arnold MF, Karlsson M et al. Assessment of regional longitudinal myocardial strain rate derived from doppler myocardial imaging indexes in normal and infarcted myocardium. J Am Soc Echocardiogr 2000;13:588–98.
12. von Bibra H, Fehske W. Arbeitsgruppenbericht 2000. Arbeitsgruppe Kardiovaskulärer Ultraschall. http://www.dkardio.de/Arbeitsgruppen/Ultraschall/Bericht.htlm

Neuere Techniken

3 Transösophageale Echokardiographie

H. Lethen

Die transösophageale Echokardiographie (TEE) bezeichnet die Untersuchungstechnik, bei der die Speiseröhre den Zugangsweg für die Ultraschalluntersuchung des Herzens darstellt. Aufgrund der unmittelbaren Nähe zum Herzen ist der Ösophagus der ideale Ausgangspunkt für die Echokardiographie. Die Darstellung kardialer Strukturen sowie der großen herznahen Gefäße ist weitgehend ungehindert mit hoher Beschallungsfrequenz und daher mit sehr gutem Auflösungsvermögen durchführbar. Die im Vergleich zur transthorakalen Echokardiographie höhere Schallfrequenz ermöglicht eine hervorragende zweidimensionale Bildqualität bei gleichzeitig verbesserter Doppleraufzeichnung. Durch die fehlende Interferenz thorakaler oder pulmonaler Strukturen kann die Untersuchung auch bei Patienten mit fehlendem oder unzureichendem transthorakalem Schallfenster durchgeführt werden.

Technische Voraussetzungen

Entwicklung der transösophagealen Echokardiographie

Modifizierte Gastroskope. Nachdem 1968 modifizierte Gastroskope vorgestellt worden waren, auf deren Spitze Ultraschallkristalle montiert waren, berichteten Side und Gosling 1971 (21) erstmals über die Darstellung kardialer Strukturen mittels Ultraschall vom Ösophagus aus. Hierbei wurde über ein Dopplerelementsystem an der Spitze eines Standardgastroskops die kardiale Blutflussgeschwindigkeit im kontinuierlichen Dopplerverfahren aufgezeichnet. Es folgten tierexperimentelle Arbeiten zur Flussdynamik in der thorakalen Aorta und der Pulmonalarterie unter Verwendung des kontinuierlichen Dopplerverfahrens 1972 (10) und 1975. Die erste gepulste Doppleruntersuchung vom Ösophagus aus wurde 1975 beschrieben; 1976 wurde über eine Methode zur transösophagealen M-Mode-Aufzeichnung berichtet und ein Jahr später über die zweidimensionale Darstellung des Herzens von der Speiseröhre aus.

Intraoperatives Monitoring. Insbesondere wegen der Dimensionen der zu dieser Zeit verfügbaren Ultraschallsonden konzentrierte sich die klinisch-wissenschaftliche Forschung auf das intraoperative Monitoring sowie die Beurteilung der linksventrikulären Funktion während operativer Eingriffe.

Elektronische Beschallungssysteme. Die Einführung elektronischer Beschallungssysteme kennzeichnet den nächsten und wohl wichtigsten Schritt in der Entwicklung der transösophagealen Echokardiographie. 1982 gelang Souquet und Hanrath mit der Einführung eines elektronischen Phased-Array-Schallkopfes der entscheidende Durchbruch (23). Die Beschallungsfrequenz betrug 2,25 MHz und war mit derjenigen der transthorakalen Echokardiographie identisch. Die transösophageale Untersuchungstechnik erlangte wegen der verbesserten diagnostischen Möglichkeiten im Vergleich zur transthorakalen Beschallung rasch einen hohen klinischen Stellenwert (Tab. 3.1).

Farbdoppler- und Schallkopftechnologie. Die gerätetechnischen Weiterentwicklungen führten zu einer inzwischen allgemeinen Akzeptanz der transösophagealen Echokardiographie. Wesentlich waren die Implementierung der Farbdopplertechnologie 1987, die es ermöglichte, den Blutfluss im Herzen farbkodiert und mit hoher Genauigkeit zu erkennen und zu quantifizieren, sowie die Entwicklung der Schallkopftechnologie. Nachdem zu Beginn der 80er-Jahre ein monoplaner 32-Element-Schallkopf zur Verfügung stand, wurde Ende der 80er-Jahre ein biplanes, transösophageales 2 × 64-Element-Schallgeber-System vorgestellt; seit Anfang der 90er-Jahre stehen multiplane transösophageale Schallsonden zur Verfügung.

Tabelle 3.1 Vorteile der TEE im Vergleich zur TTE

> ➤ Fehlende Abschwächung des Ultraschalls durch die Brustwand oder Lungengewebe
> ➤ Darstellung kardialer Strukturen, die bei der äußeren Beschallung nicht erkennbar sind (z. B. Aorta thoracalis, V. cava superior, linkes und rechtes Herzohr)
> ➤ Verbessertes Signal-Rausch-Verhältnis ermöglicht die Darstellung schwach reflektierender Strukturen (z. B. intrakardiale Tumoren, Thromben)
> ➤ Höhere Beschallungsfrequenz mit hoher Auflösung und verbesserter Detailerkennung
> ➤ Hohe Sensitivität des gepulsten Dopplers sowie der Farbdopplertechnik bei der Analyse von Flussphänomenen in den basal und superior gelegenen Herzabschnitten

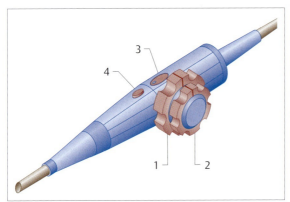

Abb. 3.**1** Bedienungselemente am Handgriff eines multiplanen Echoskops. (1) bezeichnet das Stellrad zur Kontrolle der Ante- und Retroflexion, (2) das zur Lateraldeviation. Über das Bedienungselement (3) wird die Rotationsebene gesteuert. Mit (4) können die Stellräder arretiert werden.

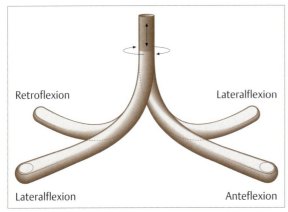

Abb. 3.**2** Möglichkeiten zur Steuerung des Schallkopfes an der Spitze des Echoskops: Die Bedienungselemente zur Ante- und Retroflexion sowie zur Lateraldeviation in beide Richtungen befinden sich am Handgriff. Durch manuelle Rotation des Sondenschaftes bzw. durch Vor- und Rückzug des Echoskops können beliebige Schnittebenen eingestellt werden.

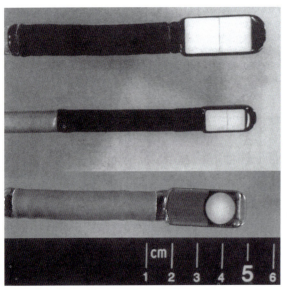

Charakteristischer Sondenaufbau und Schallkopftechnologie

Sämtliche handelsüblichen Echoskope sind gleichartig konzipiert und in ihrer Bauweise mit einem Standardgastroskop bzw. -bronchoskop vergleichbar, auf dessen Spitze ein Phased-Array-Transducer angebracht ist. Dieser war zu Beginn der Entwicklung der TEE monoplan konfiguriert; derzeit werden bi- oder multiplane Schallgeber eingesetzt. Die Fiberoptik eines Gastroskops und die Arbeitskanäle zum Absaugen sowie zur Biopsieentnahme sind bei einem transösophagealen Echoskop durch elektrische Verbindungen zum Schallkopf ersetzt. Sowohl die Ante- und Retroflexionsmöglichkeit der Spitze des Echoskops als auch die zur Lateraldeviation werden über zwei Bedienungselemente am Handgriff des Echoskops kontrolliert. Mit dem inneren, größeren Stellrad werden die Ante- und die Retroflexion ausgeführt, mit dem kleineren äußeren die Bewegung nach rechts- und links (Abb. 3.1 und 3.2).

Schallfrequenzen. In der Regel wird bei der transösophagealen Untersuchung eine Beschallungsfrequenz von 5,0 MHz eingesetzt. Durch die neueren Entwicklungen in der Schallkopftechnologie ist es möglich, die TEE mit Schallfrequenzen von 3,5–9,0 MHz durchzuführen, wobei die hohen Schallfrequenzen die beste Auflösung und die größtmögliche Detailerkennung ermöglichen.

Schallkopfdimensionen. In der frühen Entwicklungsphase betrug die Breite der verwendeten Schallköpfe bis zu 15 mm. Die Patientenakzeptanz verbesserte sich mit zunehmender Verkleinerung der Schallköpfe. Die Breiten der derzeitigen bi- bzw. multiplanen Schallgeber differieren nicht wesentlich voneinander und betragen je nach Gerätehersteller 11–12 mm (Abb. 3.3).

Pädiatrischer Einsatz. Für den pädiatrischen Einsatz wurden speziell miniaturisierte Echoskope mit geringem Querdurchmesser entwickelt, die bei Beschallungsfrequenzen bis 7,0 MHz mit hoher Auflösung eine sehr gute Darstellung der kardialen Anatomie gewährleisten. Diese für die Pädiatrie entwickelten Echoskope sollten aus Sicherheitsgründen bei Kindern unter 20 kg ausschließlich eingesetzt werden.

Mono-, bi- und multiplane Schallgeber. Die zuerst entwickelten monoplanen Geräte waren mit einem transversal ausgerichteten Schallgeber mit initial 32 Elementen, später 64 Elementen ausgerüstet. Diese Geräte sind in der Zwischenzeit durch bi- und multiplane Echoskope nahezu vollständig ersetzt worden (19).

◁ Abb. 3.**3** Vergleichende Darstellung der Schallkopfdimensionen. Oben: Konventionelles biplanes Echoskop (14,5 × 11 × 43 mm). Mitte: Miniaturisiertes biplanes Echoskop (9,5 × 3,5 × 33 mm). Unten: Multiplaner Schallkopf (128 Elemente). Die Dimension der biplanen Sondenspitze ist identisch mit der des multiplanen Gerätes.

Tabelle 3.**2** Vergleich monoplane und biplane TEE

Verbesserte Darstellbarkeit bei biplaner TEE
➤ Linksventrikuläre Herzspitzenregion
➤ Subvalvulärer Mitralklappenapparat
➤ Linksventrikulärer Ausflusstrakt
➤ Vorhofanatomie
➤ Pathologie des Vorhofseptums
➤ Intraatriale Membran und Raumforderungen
➤ Beurteilung beider Herzohren
➤ PW-Doppler-Analyse des Lungenvenenflusses
➤ Kurzachsendarstellung der Aortenklappe
➤ Aorta ascendens
Biplan, aber nicht monoplan darstellbare Schnittbild-ebenen
➤ Longitudinaler Zweikammerblick
➤ Längsverlauf der V. cava superior
➤ Rechtsventrikulärer Ausflusstrakt und Pulmonalklappe
➤ CW-Doppler-Analyse der Trikuspidalklappe
➤ Kurzachsendarstellung des Aortenbogens

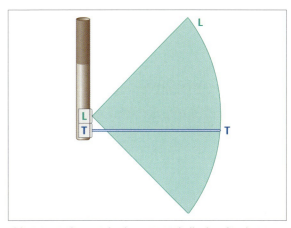

Abb. 3.**4** Biplanes Echoskop: Der Schallgeber für die transversale (monoplane) Schnittführung ist etwa 1 cm unterhalb des Schallgebers für die longitudinale (sagittale) an der Sondenspitze angebracht. Um eine identische Bildachse bei biplaner Untersuchung zu erhalten, muss die Sondenposition angepasst werden.

Tabelle 3.**3** Vorteile der multiplanen TEE im Vergleich zur biplanen Untersuchung

Verbesserte Beurteilung von Aorten- und Mitral-klappe
➤ Taschen- bzw. Segelanatomie
➤ Adäquate Erfassung von Insuffizienz-Jets
➤ Beurteilung des Klappenanulus
➤ Postoperativ: valvuläre vs. paravalvuläre Insuffizienz
Beliebige Intermediärschnitte möglich
➤ Optimale Darstellung der sagittalen bzw. lateralen anatomischen Dimensionen
➤ Verbesserte Differenzierung Pathologie vs. Artefakt
➤ 3D-Rekonstruktion
Vereinfachte und für den Patienten weniger belastende Schnittbildgewinnung
Verkürzung der Untersuchungsdauer

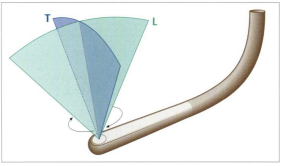

Abb. 3.**5** Multiplanes Echoskop: Neben der transversalen (T) und longitudinalen (L) Schnittebene sind bei multiplaner Gerätetechnologie durch elektrische Rotation des Schallgebers um 180° in 1°-Schritten beliebige intermediäre Schnittführungen möglich.

Die biplanen Echoskope besitzen einen zweiten, proximal angebrachten Schallgeber mit einer sagittalen (longitudinalen) Anlotebene, die orthogonal zur transversalen (monoplanen) Anlotebene ausgerichtet ist. Da beide Schallgeber etwa 1 cm voneinander versetzt in die distale Gerätespitze eingelassen sind, muss beim Wechsel zwischen den beiden Anlotebenen die Sondenposition angepasst werden, um eine identische zentrale Achse für die senkrecht zueinander stehenden Bildebenen zu erhalten (Abb. 3.4). Im Vergleich zur monoplanen Untersuchung ist die Darstellbarkeit verschiedener anatomischer Strukturen verbessert, zudem lassen sich zusätzliche Schnittebenen gewinnen (2, 9, 25) (Tab. 3.2).

Seit Beginn der 90er-Jahre stehen multiplane Echoskope zur Verfügung. Durch elektrische Rotation des Schallgebers um eine zentrale Achse von 0° (Transversalebene) über 90° (Sagittalebene) bis 180° ist eine Darstellung der kardialen Anatomie in 1- bis 2°-Schritten möglich (Abb. 3.5). Die Rotationsebene wird während der Untersuchung automatisch auf dem Bildschirm angezeigt. Da beliebige Intermediärschnitte möglich sind, ist die Diagnose und optimierte Aufzeichnung etwaiger Pathologien vereinfacht (6, 11, 16, 18) (Tab. 3.3).

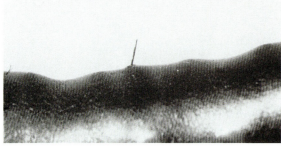

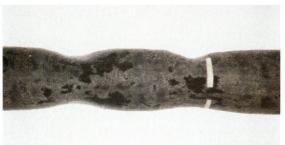

Abb. 3.6 Beschädigung des Echoskops durch einen rupturierten Seilzug (oben) bzw. bei nicht korrekt platziertem Beißring (unten). Dies veranschaulicht die Notwendigkeit zur Sondenkontrolle vor und nach jeder transösophagealen Untersuchung.

Dreidimensionale Rekonstruktion

Parallele Schnittebenen. Die in der Regel beeindruckende Detailerkennung der kardialen Anatomie bei der TEE erlaubt eine dreidimensionale Rekonstruktion ausgewählter kardialer Strukturen. Hierzu wurden in der Anfangsphase transversale Schnittbilder von zahlreichen übereinander liegenden Sondenpositionen im Ösophagus herangezogen. Die Ergebnisse waren jedoch nicht zufriedenstellend, da aufgrund der Anatomie der Speiseröhre (geringgradige S-Form mit einer nach anterior gerichteten Kurvatur im distalen Abschnitt) die aufgezeichneten Schnittebenen nicht parallel zueinander ausgerichtet waren. Die Aufzeichnung nahezu paralleler, transversaler Schnittebenen gelang zwar mit einem speziell entwickelten Echoskop, bei dem es durch einen entsprechenden Seilzug möglich war, eine „Begradigung" im unteren Ösophagus zu erreichen; für eine breitere klinische Anwendung war das Instrumentarium aber für den Patienten zu belastend.

Rotation der Anlotebene. Die weitere Verbreitung der Methode wurde erst durch den Einsatz multiplaner transösophagealer Schallgeber möglich. Bei stabiler und für den Patienten gut tolerabler Sondenposition im Ösophagus gelingt die dreidimensionale Rekonstruktion mit eindrucksvoller Genauigkeit, indem schrittweise eine EKG- und atemgetriggerte Rotation der Anlotebene durchgeführt wird. Hierbei wird die Rotation der TEE-Sonde durch einen externen Schrittmotor gesteuert oder bei geräteimplementierter Akquisitionssoftware durch eine integrierte Rotationskontrolle. Die Datenaufnahme eines vollständigen Herzzyklus erfolgt in jeder Schnittebene automatisiert in Atemmittellage. Die anschließende Änderung der Rotationsebene erfolgt üblicherweise um 2°, sodass 90 Schnittebenen bei einer Rotation um 180° aufgezeichnet werden. Die Aufnahmezeit für eine komplette Rotation dauert in der Regel nicht länger als 2–3 Minuten. Die Rekonstruktion der jeweiligen anatomischen Strukturen erfolgt off-line anhand der gespeicherten Daten; der hierfür erforderliche Zeitaufwand ist abhängig von der Komplexität der dargestellten Anatomie.

Anwendungen. Mit der 3D-Echokardiographie sind quantitative Analysen, wie die Muskelmassenbestimmung des linken Ventrikels oder die Berechnung der Ejektionsfraktion und der ventrikulären Volumina, verlässlich und reproduzierbar durchführbar. Die beeindruckende räumliche Darstellbarkeit der Mitralklappe wird in der Operationsplanung vor rekonstruktiven kardiochirurgischen Eingriffen genutzt. Angeborene Herzfehler, insbesondere die Beurteilung eines Vorhofseptumdefektes, stellen ein weiteres klinisches Einsatzgebiet dar.

Es ist wünschenswert, in zukünftige Gerätegenerationen von Seiten der Hersteller die Möglichkeit zur dreidimensionalen Darstellung kardialer Strukturen zu integrieren.

Sicherheitsbestimmungen

Leckageströme. Chemikalien, die beim Desinfizieren des Echoskops benutzt werden, oder Beschädigungen der Sonde während der Untersuchung können zur Schädigung der Isolierung des Echoskops und somit zu einer vom Untersucher nicht bemerkten Gefährdung des Patienten führen. Da derartige Schäden bei der visuellen Inspektion unerkannt bleiben können, wird die Sondensicherheit durch die Kontrolle von Leckageströmen gewährleistet, die in regelmäßigen Zeitabständen durchgeführt werden muss. Ein Leckagestrom von weniger als 50 mA bei 50 MHz und 220 V wird allgemein akzeptiert.

Temperaturkontrolle. Über einen Temperatursensor wird die Sondentemperatur registriert; übersteigt diese eine definierte Gradzahl, wird dies auf dem Monitor angezeigt und die Bildgewinnung automatisch für kurze Zeit unterbrochen, bis die Sonde abgekühlt ist. Eine Überwärmung wird besonders häufig durch eine kontinuierliche Verwendung des Farbdopplermodus hervorgerufen. Ein inadäquater Anstieg der Sondentemperatur kann ein Hinweis auf einen Sondendefekt sein.

Reinigung und Gerätekontrolle

Desinfektion und Routinekontrolle. Vor jeder Untersuchung sollten die Seilzüge des Echoskops überprüft werden; eine Anteflexion von mehr als 90° sollte möglich sein, ebenso eine Retroflexion von mindestens 45° sowie eine Lateraldeviation des Schallkopfes von wenigstens 30° in beide Richtungen. Vor und nach jeder transösophagealen Untersuchung sollte das Echoskop sorgfältig auf Beschädigungen untersucht werden (Abb. 3.6).

Ist das Gerät unversehrt, erfolgt nach der Untersuchung die Reinigung zuerst mechanisch und anschließend mit einem sterilisierenden Detergens, analog zu jener der Endoskope des oberen Gastrointestinaltraktes. Verschiedene Reinigungslösungen stehen hierfür zur Verfügung und werden von den Geräteherstellern angegeben; z. B. kann das Echoskop für ca. 15–20 Minuten in eine 2%ige Glutaraldehydlösung eingelegt werden. Nach der Desinfektion wird das Gerät sorgfältig mit Wasser abgespült und an der Luft getrocknet. Da Glutaraldehyd Allergien auslösen kann, sollte der Raum, in dem die Sterilisation erfolgt, regelmäßig durchlüftet werden. Der Handgriff sowie die Bedienungselemente werden vorsichtig mit 70%iger Alkohollösung gesäubert. Der Schallkopf selber sollte nicht mit Alkohol behandelt werden, da dieser schallkopfnah eindringen und so Schäden verursachen kann.

Latexschutzhüllen. Die Reinigung wird durch Verwendung von Latexschutzhüllen erleichtert; sie gewährleisten zudem einen zuverlässigen Kontaminations- und elektrischen Isolationsschutz für den Patienten (Abb. 3.7). Nach der Untersuchung werden Handgriff und Bedienungselement mit Alkohollösung gereinigt;

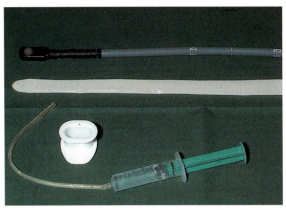

Abb. **3.7** Bevor man die Latexschutzhüllen über das Echoskop zieht, werden 1–2 ml Ultraschallgel in den Spitzenbereich eingebracht; etwaige im Schallkopfbereich verbleibende Luftbläschen werden sorgfältig ausmassiert. Der Beißring dient dem Schutz der Sonde.

eine regelmäßige Desinfektion des Echoskops sollte aber auch bei intakt gebliebener Schutzhülle zwischen zwei Untersuchungen erfolgen.

Indikationen, Kontraindikationen und Komplikationen

Indikationen der TEE

Die Anwendung der TEE hat seit Ende der 80er-Jahre deutlich zugenommen. Ihr Einsatzbereich umfasst wesentliche klinische Indikationen, wie
➤ kardiale Emboliequellensuche,
➤ Endokarditis,
➤ Evaluierung von Herzklappenprothesen,
➤ angeborene und erworbene Herzvitien im Kindes- und Erwachsenenalter und
➤ Erkrankungen der thorakalen Aorta (15).

Die transösophageale Echokardiographie leistet daneben entscheidende diagnostische Hilfe bei der bettseitigen Diagnostik von intensivpflichtigen Patienten und dies nicht nur im kardiologischen Fachbereich (14).

Intraoperatives Monitoring. Die Methode wird beim intraoperativen Monitoring zur Ischämiediagnostik eingesetzt sowie auch in der Herzchirurgie zur intraoperativen Beurteilung nach Herzklappenrekonstruktion. Transösophageal echokardiographisch gesteuert kann der kathetertechnische Verschluss eines offenen Foramen ovale sicher erfolgen.

Spezielle Einsatzmöglichkeiten. Bei speziellen klinischen Fragestellungen kann eine 3D-Rekonstruktion der transösophageal erhobenen Daten wertvolle zusätzliche Informationen liefern. Die transösophageale Stressechokardiographie wird zur Ischämie- und Vitalitätsdiagnostik eingesetzt, wenn kein transthorakales Schallfenster gegeben ist (8). Die Entwicklung miniaturisierter Echoskope ermöglicht zudem ihren routinemäßigen Einsatz in der Kinderkardiologie. Die diagnostische Wertigkeit der TEE ist für die verschiedenen Erkrankungsbilder belegt (3, 24) (Tab. 3.4).

Tabelle 3.**4**   TEE-Indikationen

Hauptindikationen
➤ Kardiale Emboliequellensuche/vor Kardioversion bei Vorhofflimmern
➤ Endokarditis
➤ Klappenersatz/Mitralinsuffizienz
➤ Aortenpathologie
➤ Angeborene Herzfehler/Vorhofseptumpathologie
➤ Transthorakal unzureichende Untersuchungsmöglichkeit

Weitere Fragestellungen

➤ Intraoperativ
   – Herzklappenchirurgie
   – Ischämiedetektion

➤ Akutdiagnostik
   – Infarktkomplikationen
   – Lungenembolie

➤ Stressechokardiographie
➤ 3D-Rekonstruktion
➤ Kardiale Raumforderung
➤ Perikarderkrankung

Kontraindikationen der TEE

Pathologische Veränderungen der Speiseröhre müssen vor der Untersuchung durch gezielte Befragung des Patienten ausgeschlossen werden (20). Bestehen Verdachtsmomente für eine Ösophaguserkrankung, sollte vor einer geplanten transösophagealen Echokardiographie immer eine radiologische bzw. endoskopische Untersuchung der Speiseröhre durchgeführt werden.

Ösophagusdivertikel. Eine Dysphagie oder Hypersalivation kann auf ein Ösophagusdivertikel hinweisen, eine der möglichen Kontraindikationen der transösophagealen Echokardiographie.

Tumoren. Ein stenosierender Ösophagustumor oder ein von Nachbarorganen in den Ösophagus einwachsender Tumor stellt ebenfalls eine Kontraindikation dar. Klinisches Leitsymptom ist eine Schluck- bzw. Passagestörung oder ein Fremdkörpergefühl in der Speiseröhre. Wird bei Patienten mit dieser Syptomatik ein ätiologisch ungeklärter Perikarderguss bei der echokardiographischen Untersuchung gefunden, muss ein maligner Ösophagustumor mit perikardialer Beteiligung oder ein ösophageal infiltrierendes Bronchialkarzinom mit Perikardmetastasierung ausgeschlossen werden.

Striktur. Die Striktur des Ösophagus, die z. B. chemisch oder durch eine Strahlenbehandlung induziert sein kann, stellt eine klassische Kontraindikation dar.

Ösophagusvarizen. Bis vor einigen Jahren galten auch Ösophagusvarizen als eine klassische Kontraindikation zur TEE. Dies kann relativiert werden, wenn Latexschutzhüllen Einsatz finden. Das Ultraschallgel distal in der Schutzhülle vermindert den Druck des Echoskops auf die Schleimhaut der Speiseröhre. Hierdurch wird die traumatische Schleimhautbelastung im Bereich der Ösophagusvarize deutlich gemindert. Dennoch sollte in der Frühphase nach einer Ösophagusvarizenblutung keine TEE durchgeführt werden.

Kooperation. Fehlt bei dem zu untersuchenden Patienten die Kooperationsbereitschaft trotz eines ausführlichen Aufklärungsgesprächs, sollte die Sondenintubation nicht erzwungen werden.

Nebenwirkungen und Komplikationen

Nebenwirkungen und Komplikationen der TEE sind mit denen der Gastroskopie vergleichbar.

Ösophagusperforation. Die schwerwiegendste Komplikation stellt die allerdings weltweit nur in wenigen Fällen aufgetretene iatrogene Ösophagusperforation dar. Diese wurde bei klinisch unerkannten Ösophagusdivertikeln bzw. den Ösophagus erodierenden oder infiltrierenden Tumoren beschrieben. Dies unterstreicht noch einmal die Wertigkeit sowohl einer sorgfältigen klinischen Anamneserhebung vor der Untersuchung als auch die Notwendigkeit, bei erhöhtem Widerstand beim Vorschieben des Echoskopes die Untersuchung abzubrechen.

Nebenwirkungen. Grundsätzlich sind Nebenwirkungen selten und schwerwiegende Komplikationen eine Rarität, wie eine europäische multizentrische Studie bei mehr als 10 000 Untersuchungen zeigen konnte. Beschrieben wurden Herzrhythmusstörungen (0,7 %), Angina pectoris (0,1 %), Bronchospasmus oder Hypoxie (0,8 %) sowie Blutungen (0,2 %). Unangenehm für den Patienten sind Würgereflexe und ein hoher Speichelfluss. Bei 1,9 % der Patienten war eine Ösophagusintubation nicht möglich (4).

Vorbereitung, Nachbetreuung und Dokumentation

Anforderungen an den Untersucher

Die TEE ist ein semiinvasives Verfahren, das schnell und sicher auch bei schwer kranken Patienten durchgeführt werden kann. Bei langer Untersuchungsdauer kann das Verfahren jedoch zu einer erheblichen Belastung für den Patienten werden.

Erforderliche Kenntnisse. Deshalb ist ein fundierter Kenntnisstand der Anatomie, der Normvarianten und der pathologischen Befunde des Herzens unerlässlich. Um dies sowie eine korrekte Indikationsstellung und einen routinemäßigen Einsatz der Methode zu gewährleisten, sollte die TEE ausschließlich von Kardiologen durchgeführt werden, bzw. von Ärzten, die sowohl mit dem kardialen Ultraschall als auch mit der Endoskopie des oberen Gastrointestinaltrakts vertraut sind. Eingehende Kenntnisse und Erfahrungen in der transthorakalen Echokardiographie einschließlich der Spektral- und Farbdopplertechnik sind Voraussetzungen. Darüber hinaus müssen das Wissen und die praktische Übung in der Handhabung des transösophagealen Schallkopfes sowie dessen Einführung in den Ösophagus und den Magen unter besonderer Berücksichtigung der Indikationen, Kontraindikationen und Risiken der endoskopischen Technik vorhanden sein (5, 12, 13).

Qualitätsleitlinien in der Echokardiographie. Die Klinische Kommission der Deutschen Gesellschaft für Kardiologie empfiehlt, dass zur selbständigen Anwendung der transösophagealen Echokardiographie „die Anerkennung des Facharztes für Innere Medizin mit Teilgebietsbezeichnung Kardiologie mit Nachweis von mindestens 100 unter Aufsicht durchgeführten TEE-Untersuchungen oder die Anerkennung als Facharzt für Innere Medizin mit Berücksichtigung zur selbständigen Anwendung der Echokardiographie und Doppler-Echokardiographie und zusätzlichem Nachweis von 150 unter Aufsicht/selbständig durchgeführten TEE-Untersuchungen" Voraussetzung ist (1) (Tab. 3.5).

Aufklärung, Medikation und Nachbetreuung

Vorbereitung des Patienten. Der Patient muss vor der Untersuchung über die Notwendigkeit, die möglichen Risiken und die Durchführung des Eingriffs ausführlich informiert werden und sein Einverständnis erklären. Der Patient sollte darüber aufgeklärt werden, dass bei unbehinderter Atmung ein aktives Schlucken während der Untersuchung nicht möglich ist und der Speichel passiv nach außen abfließen wird. Vor der TEE sollte eine Nahrungskarenz von mindestens 4 Stunden eingehalten werden. Ausnahmen von diesem Vorgehen stellen Notfallindikationen dar. Jeglicher herausnehmbare Zahnersatz wird vor der Diagnostik entfernt. Die Verwendung eines Beißringes zum Schutz des Echoskops sowie zur Vermeidung von Verletzungen ist unverzichtbar. Vor der Ösophagusintubation sollte ein venöser Zugang gelegt werden, um im Bedarfsfall Medikamente i. v. verabreichen zu können.

Lokalanästhesie. Unmittelbar vor der Untersuchung erfolgt die Rachenanästhesie des Patienten mit Xylocain-Spray. Bei ausreichender Betäubung des Rachens geben die Patienten häufig ein subjektives Missempfinden an oder „nicht mehr schlucken zu können"; die Wirkung der Rachenbetäubung hält etwa eine halbe Stunde an. Zusätzlich wird auf die Spitze des Echoskops Xylocain-Gel gegeben.

Begleitende Medikation. Eine begleitende Sedierung ist besonders bei ängstlichen und angespannten Patienten hilfreich, ebenso bei Notfallindikationen. Die Gabe von 2–6 mg Midazolam i. v. hat sich bewährt, beginnend mit der niedrigsten Dosis und Steigerung bei Bedarf. Die Kooperationsfähigkeit des Patienten während der Prozedur ist aber häufig erwünscht, beispielsweise bei der Durchführung eines Valsalva-Pressversuches, und sollte in der Regel erhalten bleiben. Jede begleitende Medikation ist klinisch abzuwägen; dies gilt insbesondere für Patienten mit schweren Herz- oder Lungenfunktionsstörungen. Ambulante Patienten dürfen nach Sedation am Tag der Untersuchung selbst kein Fahrzeug führen.

Häufig neigen jüngere Patienten zu Hypersalivation und ausgeprägtem Würgereiz während der Untersuchung, was durch die Gabe eines Parasympatholytikums, z. B. Glycopyrroniumbromid i. v., kontrolliert werden kann. Im Gegensatz zu Atropin führt die Gabe von Glycopyrroniumbromid nicht zu einem relevanten Herzfrequenz-

Tabelle 3.5 Ausbildungsmerkmale für die TEE entsprechend den Qualitätsleitlinien in der Echokardiographie

> ➤ Indikationen, Kontraindikationen, Risiken der TEE
> ➤ Kenntnisse der Sicherheitsmerkmale des TEE-Schallkopfes
> ➤ Säuberung, Pflege und Überprüfung des TEE-Schallkopfes
> ➤ Prämedikation
> ➤ Einführen des TEE-Schallkopfes
> ➤ Adäquate Manipulation des Schallkopfes und optimale Bildeinstellung
> ➤ Untersuchungsablauf und Normalbefunde der TEE
> ➤ Charakteristische Befunde bei erworbenen und angeborenen Herzkrankheiten
> ➤ Unterscheidung von korrekten und nicht zutreffenden Befunden unter Berücksichtigung der Differenzialdiagnosen

anstieg, der die Beurteilbarkeit der Untersuchung erschwert.

Bei bradykarden Patienten kann es notwendig sein, Atropin vor der Untersuchung zu injizieren (0,5–1,0 mg i. v.). In seltenen Fällen werden vasovagale Reaktionen beobachtet, die ebenfalls eine Atropingabe notwendig machen.

Antibiotikaprophylaxe. Die TEE erfordert keine routinemäßige Antibiotikaprophylaxe. Diese ist nur für Hochrisikopatienten in Erwägung zu ziehen. Hierzu zählen Patienten nach Endokarditis, Immungeschwächte oder Immunsupprimierte. Die einmalige intravenöse Gabe von 80 mg Gernebcin in Kombination mit 1 g Ampicillin 15 min vor der Untersuchung ist nach derzeitigem Kenntnisstand ausreichend. Besteht eine Ampicillin-Allergie, so kann auf ein Macrolidantibiotikum (z. B. Erythromycin) zurückgegriffen werden.

Nachbetreuung. Nach der Rachenanästhesie ist zur Vermeidung einer Aspiration für ca. eine Stunde die Aufnahme flüssiger und fester Speisen nicht erlaubt. Eine längere Überwachung kann im Einzelfall nach der Untersuchung besonders bei zuvor sedierten Patienten in Abhängigkeit vom klinischen Zustand notwendig sein.

Dokumentation und Archivierung

Die Speicherung und Archivierung erfolgt entweder auf Videoband oder in digitaler Form als Standbild oder Bildschleife auf einem entsprechenden Datenträger (Magneto Optical Disc). Die Untersuchung wird vollständig dokumentiert, wobei das EKG mit eingeblendet ist. Der Patient muss eindeutig identifiziert werden können, ebenso das Datum der Untersuchung, die Indikation sowie der die TEE durchführende Arzt. Der schriftliche Befund beinhaltet Angaben über Grunderkrankungen des Patienten, klinische Fragestellung und das Untersuchungsergebnis. Die verabreichte Medikation und eventuelle Komplikationen werden schriftlich festgehalten.

Systematische Untersuchung

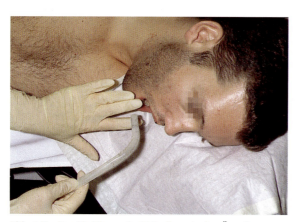

Abb. 3.**8** Das Einführen des Echoskops in den Ösophagus erfolgt üblicherweise in Linksseitenlage; der Kopf ist nach vorne geneigt, die Sondenspitze anteflektiert und das Stellrad zur Lateraldeviation arretiert.

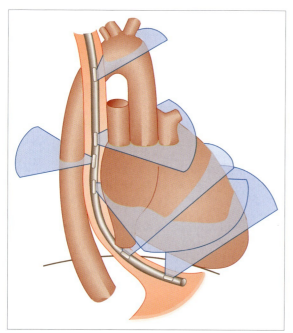

Abb. 3.**9** Grundpositionen der transösophagealen Schnittführung: Ausgehend vom Fundus gastricus werden durch kontinuierliches Zurückziehen des Echoskops die Sondenpositionen im unteren und mittleren Ösophagus aufgesucht. Abschließend erfolgt die Darstellung der Aorta thoracalis.

Ösophagusintubation

Vorbereitung und Lagerung des Patienten. Die Untersuchung wird von einem Mediziner und entsprechendem Assistenzpersonal durchgeführt. Das Echoskop wird im Allgemeinen in Linksseitenlage in die Speiseröhre eingeführt, der Kopf des Patienten leichtgradig

anteflektiert (Abb. 3.8). Der Beißring kann sowohl vor als auch nach der Intubation des Ösophagus platziert werden. Gelegentlich hat sich das Einführen des Echoskops in liegender (Rückenlage) oder sitzender Position bewährt, da das Instrument dann seltener in den Recessus piriformis gleitet. Bei maschinell beatmeten Patienten ist die Ösophagusintubation unter Zuhilfenahme eines Laryngoskops sinnvoll. Wird zur Führung der TEE-Sonde eine Magill-Zange benutzt, sollte diese nicht am Schallkopf, sondern am Schaft des Echoskops angesetzt werden. Dies verhütet etwaige Beschädigungen der Schallkopfelemente.

Während der Untersuchung befindet sich der Patient in Linksseitenlage mit leicht nach vorne und unten geneigtem Kopf, damit der Speichel ungehindert nach außen abfließen kann. Bei schwer kranken Patienten und instabiler Kreislaufsituation sollte der Blutdruck regelmäßig gemessen und die Sauerstoffsättigung kontinuierlich pulsoxymetrisch überwacht werden.

Intubation der Speiseröhre. Während das Echoskop in den Rachenraum vorgeführt wird, ist die Sondenspitze leicht anteflektiert und das Stellrad am Sondengriff zur Bedienung der Lateralbewegung arretiert, damit das Echoskop nicht in den Recessus piriformis gleitet. Ist der Hypopharynx erreicht, erleichtert eine leichtgradige Retroflexion der Sonde die Intubation des Ösophagus. Der obere Ösophagussphinkter (M. cricopharyngeus) verursacht einen leichten Widerstand und kann leichter überwunden werden, wenn der Patient zu diesem Zeitpunkt aktiv schluckt. Das Vorschieben des Echoskops bis in den Fundus gastricus sollte vorsichtig und langsam erfolgen, da nur auf diese Weise ein Widerstand im Ösophagus rechtzeitig bemerkt werden kann. Ist das Einführen der Sonde durch einen Widerstand behindert, wird die Untersuchung abgebrochen, um eine Verletzung der Speiseröhre zu verhindern. Bei begründetem Verdacht erfolgt zunächst eine radiologische Diagnostik zum Ausschluss einer Passagebehinderung in der Speiseröhre.

Schnittebenen bei der TEE-Standarduntersuchung

Grundpositionen der Schallsonde. Während der Untersuchung werden bei nach anterior gerichtetem Schallgeber 4 Standardpositionen für die Darstellung des Herzens und der herznahen Gefäße eingehalten. Diese Positionen sind der Magenfundus, der untere Ösophagus, der mittlere Ösophagus in Höhe des linken Vorhofes sowie der mittlere Ösophagus im Bereich der kranialen Abschnitte des linken Vorhofes zur Darstellung der großen Gefäße. Abschließend wird das Echoskop nach lateral und posterior gerichtet, um in weiteren verschiedenen Schnittebenen den Aortenbogen und die Aorta thoracalis descendens darzustellen (Abb. 3.9).

Untersuchungsablauf. Eine standardisierte Reihenfolge bei der Einstellung der verschiedenen Anlotungen des Herzens sollte eingehalten werden. Da ein langsames und systematisches Rückführen der Schallsonde für den Patienten wenig belastend ist, weil hierbei der posteriore Abschnitt des Hypopharynx nur leicht gereizt wird und somit Würgereflexe seltener ausgelöst werden, hat es sich bewährt, die Untersuchung von transgastral zu beginnen.

Die anatomischen Strukturen, die den verschiedenen Grundpositionen des Schallgebers bei einer Standarduntersuchung zugeordnet werden können, sind in Tab. 3.6 schematisch zusammengefasst und werden im Folgenden erläutert.

Tabelle 3.**6** Systematik der transösophagealen Untersuchung

Schallkopfposition	Anlotebene*	Echoskop Flexion**	Rotation***	Dargestellte Anatomie
Magenfundus				
➤ Fundus, kardianah	0°	++	0°–(+)25°	LV und RV, kurze Achse
	90°	++	0°–(+)25°	LV und RV, Längsachse
➤ Fundus	60–90°	+++	0°	LVOT, Aortenklappe
Unterer Ösophagus	0°	+	0°–(+)30°	Trikuspidalklappe, Koronarvenensinus
	90°	+	+20°	RV, Längsachse; Trikuspidalklappe
	90°	+	0°	LV, LVOT, Aortenklappe
	0°	++	0°	Mitralklappenöffnung
Mittlerer Ösophagus				
➤ Mitte des linken Vorhofes	0°/90°	–	0°	Vier- und Zweikammerblick, Mitralklappe
	0°	+	0°	LVOT, Mitral- und Aortenklappe
	0°/90°	– bis +	0°–(+)20°	LA, Vorhofseptum, RA
	0°/90°	+ bis ++	0°–(–)20°	LAA, linke obere Lungenvene, LA, Mitralklappe, LV
	90°	+	5°–(+)30°	Vorhofseptum RA, RAA, VCS, VCI, rechte obere Lungenvene, rechte Pulmonalarterie
➤ Oberer und supraapikaler linker Vorhof	0°/90°	– bis +	0°–(–) 20°	Aorta ascendens, VCS, LAA, linke obere Lungenvene
	30–70°	+	0°	Aortenklappe, Trikuspidalklappe, RVOT, Pulmonalklappe, rechte Pulmonalvenen
	0–70°	++	0°	linker Hauptstamm
	110°–140°	+	0°–(+)15°	LVOT, Aortenklappe, Aorta ascendens, rechte Koronararterie
	0°/90°	+	5°–(+)90°	VCS, RAA, rechte Pulmonalarterie, rechte obere Lungenvene
	0°	+	0°	Pulmonalarterienstamm
Zwerchfell bis Aortenbogen	0°/90°	+	(–)110°	Aorta descendens
	90°	+	(–)110°	Aortenbogen, linksseitige Halsgefäße

*) 0° = transverse Anlotung, 90° = sagittale Anlotebene, intermediäre Schnittebenen mit multiplanem Echoskop
**) + = leichte, ++ = mäßige, +++ = starke Anteflexion, – = Retroflexion
***) Längsachsenrotation im Uhrzeigersinn
Die Winkelangaben sind Richtgrößen. Je nach Lage des Herzens sind Abweichungen möglich.
LA = linker Vorhof, RA = rechter Vorhof, LV = linker Ventrikel, RV = rechter Ventrikel, LAA = linkes Herzohr, RAA = rechtes Herzohr, LVOT = linksventrikulärer Ausflusstrakt, RVOT = rechtsventrikulärer Ausflusstrakt, VCS = V. cava superior, VCI = V. cava inferior

Systematik der Schnittebenen

Transgastrische Schnittebene

Linker und rechter Ventrikel

Transversale (monoplane) Schnittführung. Aus dem Fundus gastricus erfolgt die Darstellung des rechten und linken Ventrikels im Querschnitt (Abb. 3.10 und 3.11). Bei optimaler Lage des anteflektierten Schallkopfes ist der linke Leberlappen schallkopfnah kaudal des Herzens sichtbar; der linke Ventrikel zeigt eine zirkuläre Form. Ist der Schallkopf zu weit in den Magen eingebracht und die Anteflexion zu ausgeprägt, entsteht eine elliptische Darstellung des linken Ventrikels. Diese Schnittebene ist zur Beurteilung der ventrikulären Wanddicke gut geeignet; ebenso werden etwaige regionale Wandbewegungsstörungen der linken Kammer er-

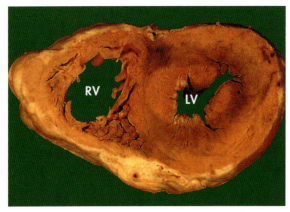

Abb. 3.**10** Anatomisches Präparat: Die Darstellung entspricht einem transversalen Kurzachsenschnitt durch beide Ventrikel bei Schnittführung aus dem Fundus gastricus.

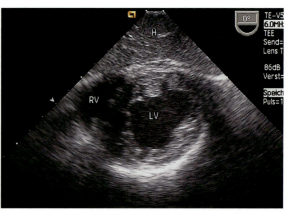

Abb. 3.**11** Transgastrischer Kurzachsenschnitt: Die Hinterwand des linken Ventrikels (LV) sowie der posteromediale Papillarmuskel befinden sich schallkopfnah. Die Herzvorderwand ist im unteren Bildbereich erkennbar. Zwischen dem Schallgeber und dem Herzen ist der linke Leberlappen abgebildet (H).

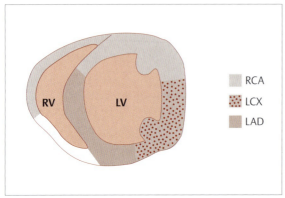

Abb. 3.**12** Schematische Darstellung des Verteilungsmusters der Koronarversorgung im transgastrischen Kurzachsenschnitt.

fasst, da bei ausgeglichenem Koronarversorgungstyp die Gefäßprovinzen der drei großen Koronararterien einsehbar sind (Abb. 3.**12**).

Sagittale (longitudinale) Schnittführung. Die Längsachse des linken Ventrikels und insbesondere die Apexgeometrie sind in dieser Schnittebene beurteilbar. Nach leichter Rotation des Echoskopschaftes im Uhrzeigersinn kann auch das trabekelreiche Kavum des rechten Ventrikels dargestellt werden (Abb. 3.**13**).

Linksventrikulärer Ausflusstrakt und Aortenklappe

Transversale Schnittführung. Wird die Schallsonde etwas weiter bis in die Funduskuppel des Magens vorgebracht und wiederum anteflektiert, sind der linksventrikuläre Ausflusstrakt und die Aortenklappe sichtbar (Abb. 3.**14**). Eine exakte Quantifizierung der transaortalen Flussgeschwindigkeiten bzw. der Geschwindigkeiten im Ausflusstrakt des linken Ventrikels ist unter Verwendung des Spektraldopplerverfahrens möglich.

Schnittführung aus dem unteren Ösophagus

Die Grundposition der Schallsonde im unteren Ösophagus sowie die Schnittführung sind schematisch in Abb. 3.**15** dargestellt.

Koronarvenensinus und Trikuspidalklappe

Transversale Schnittführung. Nach Zurückziehen des Echoskops aus dem Magen in den distalen Ösophagus werden als erste kardiale Strukturen bei leichter Anteflexion des Schallgebers die posteriore Region des rechten Ventrikels und des rechten Vorhofes sowie die Trikuspidalklappe dargestellt. Angelotet wird auch der Ko-

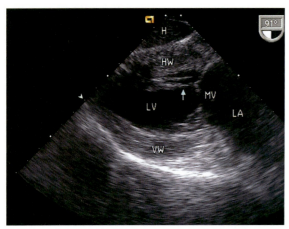

Abb. 3.**13** Transgastrischer Längsachsenschnitt: Die Vorderwand (VW) und Hinterwand (HW) des linken Ventrikels (LV) und der subvalvuläre Mitralhalteapparat (Chordae tendineae mit Pfeil gekennzeichnet) können beurteilt werden.

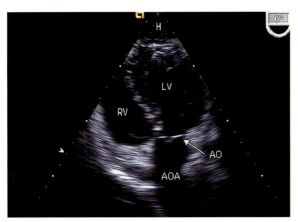

Abb. 3.**14** Transgastrische Schnittführung: Ein Vorschieben des Echoskops in die Funduskuppel ermöglicht die Beurteilung des linksventrikulären Ausflusstraktes sowie der Aortenklappe. Die Darstellung des Herzens ist analog zu einem transthorakalen Subkostalschnitt, wobei jedoch schallkopfnah unmittelbar hinter dem interponierten Lebergewebe (H) die Ventrikel sichtbar sind.

ronarvenensinus, der bei einer leichten Sondenrotation nach rechts besser gesehen werden kann. Eine Registrierung des Blutflusses im Koronarvenensinus ist dopplerechokardiographisch durchführbar.

Die transversale Schnittführung aus dem unteren Ösophagus ist gut zur Darstellung und Beurteilung der Funktion und Morphologie der Trikuspidalklappe geeignet; sie zeigt das septale sowie die superioren Abschnitte des anterioren Trikuspidalsegels (Abb. 3.**16**). Die Beurteilung des pulmonalarteriellen Druckes mit der Trikuspidalinsuffizienzmethode ist jedoch wegen des ungünstigen Winkels zwischen Regurgitationsstrahl und der CW-Dopplerausrichtung nur in wenigen Fällen zuverlässig durchführbar. Die Darstellung des posterioren Segels der Trikuspidalklappe gelingt bei ausschließlich monoplaner Untersuchung in der Regel nicht.

Intermediäre (multiplane) und sagittale Schnittführung. Das kleinere posteriore Trikuspidalsegel kann unter Verwendung intermediärer Schnittebenen, wie sie bei multiplaner Sondentechnologie möglich sind, beurteilt werden. In der longitudinalen Schnittebene werden – unter Beibehaltung einer leichten Rotation des Schallgebers im Uhrzeigersinn – der rechte Ventrikel im Längsachsenschnitt sowie der Trikuspidalhalteapparat sichtbar.

Kurzachsendarstellung der Mitralklappe und linksventrikulärer Ausflusstrakt

Transversale Schnittführung. Wird das Echoskop, ausgehend von der Grundposition im unteren Ösophagus, unter Beibehaltung der transversalen Anlotebene etwas zurückgezogen sowie anteflektiert und der Sondenschaft im Gegenuhrzeigersinn rotiert, gelingt die Kurz-

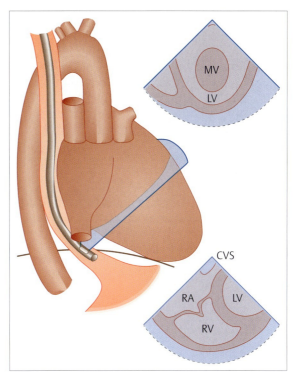

Abb. 3.**15** Schema zur Schnittführung aus dem unteren Ösophagus (CVS = V. cava superior).

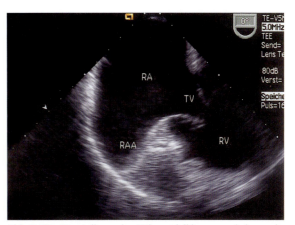

Abb. 3.**16** Darstellung der Trikuspidalklappe und des rechten Herzohres (RAA) bei Anlotung aus dem unteren Ösophagus.

achsendarstellung der Mitralklappe. Dieser Schnitt ist mit dem Kurzachsenschnitt der Mitralklappe bei transthorakaler linksparasternaler Schallkopfpositionierung vergleichbar. Nach Mitralklappen-Prothesenimplantation ist dieser Schnitt interessant, da der Mitralring vollständig beurteilbar ist und etwaige Pathologien (z. B. paravalvuläre Leckagen) mit der Farbdopplerechokardiographie darstellbar sind (Abb. 3.**17**).

Sagittale Schnittführung. Neben der transgastrischen transversalen Anlotung stellt diese Schnittebene eine weitere Möglichkeit dar, den linksventrikulären Aus-

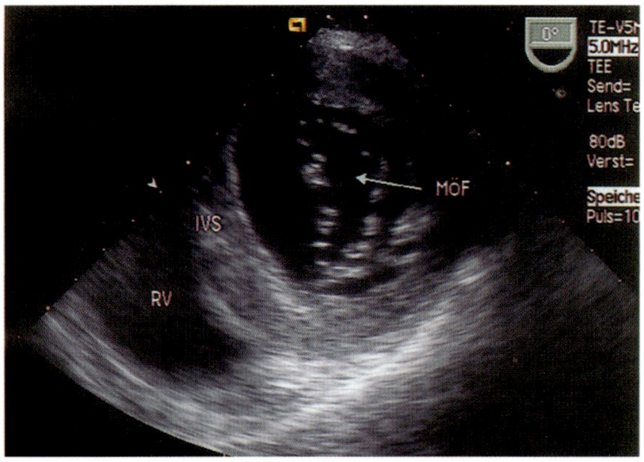

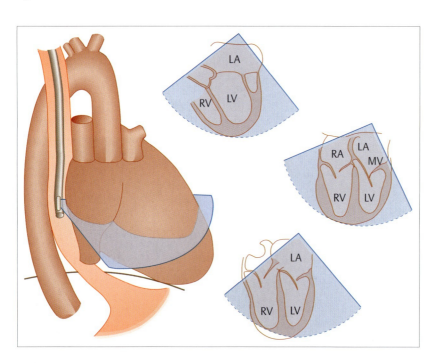

Abb. 3.17 Der Schallgeber ist im unteren Ösophagus positioniert, leicht nach links rotiert und anteflektiert, sodass eine Kurzachsendarstellung der Mitralklappe möglich ist. Für die Beurteilung des Mitralklappenanulus und die Berechnung der Mitralöffnungsfläche (MöF) ist diese Schnittführung gut geeignet.

flusstrakt, die Aortenklappe und den proximalen Abschnitt der Aorta ascendens darzustellen und mit der Spektraldopplertechnik eine Flussmessung durchzuführen. Wie auch bei der transversalen Schnittführung ist der Schaft des Echoskops hierbei nach links gedreht und der Schallgeber leichtgradig anteflektiert.

Schnittführung aus dem mittleren Ösophagus

Der mittlere Abschnitt der Speiseröhre verläuft vertikal entlang der Hinterwand des linken Vorhofes. Beide anatomischen Strukturen grenzen über mehrere Zentimeter direkt aneinander. Diese Region dient als echokardiographisches Fenster für eine Vielzahl von transösosphagealen Schnittführungen (Abb. 3.18 und 3.19).

Abb. 3.18 Schematische Darstellung der transösophagealen Schnittführung vom mittleren Ösophagus aus.

Vier- und Zweikammerblick, linksventrikulärer Ausflusstrakt und Mitralklappe

Transversale Schnittführung. Wird der Schallgeber in der Speiseröhre bis zur mittleren Höhe des linken Vorhofes zurückgezogen, gelingt die Aufzeichnung des transösosphagealen Vierkammerblicks. Bei neutraler Schallkopfposition werden in der Regel beide Ventrikel tangential angelotet und deshalb verkürzt dargestellt. Die Beurteilung in der Längsachse beider Ventrikel gelingt durch Retroflexion des Schallkopfes (Abb. 3.20). Die Bildqualität kann sich bei der Retroflexion des Schallgebers bis zum vollständigen Bildverlust verschlechtern, wenn es zu einem Kontaktverlust des

Schallgebers mit dem Ösophagusepithel kommt. Die Retroflexion sollte in solchen Fällen vermindert werden; alternativ kann auch versucht werden, durch ein Zurückdrehen des Patienten in Rückenlage einen ausreichenden Kontakt zwischen Echoskop und Ösophaguswand mit einer entsprechenden Verbesserung der Bildqualität zu erzielen. Auch bei adäquater Ausrichtung der Schallebene bleibt eine exakte Interpretation der linksventrikulären Herzspitzenanatomie mit der transösosphagealen Untersuchungstechnik schwierig. Die Beurteilung der Kontraktilität von linksventrikulärem Septum und Lateralwand erfolgt in dieser Schnittebene. Ausgehend vom transösosphagealen Vierkammerblick ist eine detaillierte Beurteilung beider AV-Klappen mög-

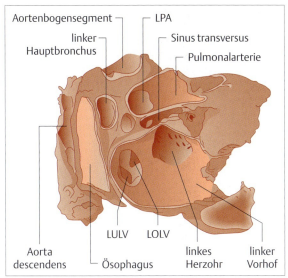

Abb. 3.**19** Bei Sondenlage im mittleren Ösophagus befinden sich zahlreiche anatomische Strukturen in unmittelbarer Nähe des Schallgebers (LPA = linke Pulmonalarterie, LULV = linke untere Lungenvene, LOLV = linke obere Lungenvene).

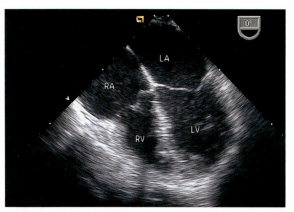

Abb. 3.**20** Transösophagealer Vierkammerblick bei Schnittführung aus dem mittleren Ösophagus: Um die Längsachse beider Ventrikel darzustellen, wird das Echoskop leicht retroflektiert.

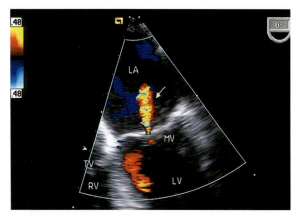

Abb. 3.**21** Gleiche Schnittführung wie in Abb. 3.**20**: Nachweis einer physiologischen Mitralinsuffizienz im transösophagealen Vierkammerblick.

lich, wobei die dargestellte Klappenmorphologie sowie das transvalvuläre Farbdopplerflussprofil der Trikuspidalklappe der Beurteilung der Mitralklappe qualitativ unterlegen sind. Eine diskrete Mitralinsuffizienz ohne hämodynamische Relevanz wird häufig auch bei Herzgesunden gefunden (Abb. 3.**21**). Wegen der Sattelform des Mitralklappenanulus eignet sich – analog zum transthorakalen Vierkammerblick – auch der transösophageale Vierkammerblick nicht zur Diagnostik eines Mitralklappenprolapses, der in dieser Schnittebene vorgetäuscht werden kann.

Durch leichtgradige Anteflexion des Schallgebers wird der linke Ventrikel tangential angelotet; die resultierende Verkürzung der Längsachse des linken Ventrikels ermöglicht eine detaillierte Beurteilung des linksventrikulären Ausflusstraktes (Abb. 3.**22**). Auflagerungen der Aortenklappe sowie atrial oder ventrikulär gelegene Zusatzstrukturen der Mitralsegel werden mit hoher Sensitivität mit erfasst. Eine farbdopplerkodierte Flussanalyse im linksventrikulären Ausflusstrakt ist nahezu immer möglich; der Winkel zwischen Ultraschall und Blutfluss verhindert aber gelegentlich die zuverlässige quantitative Geschwindigkeitserfassung mit dem gepulsten Dopplerverfahren.

Sagittale Schnittführung. Ausgehend vom transösophagealen Vierkammerblick wird nach Rotation der Schallebene um 90° in die longitudinale Schnittebene ein Zweikammerblick der linksseitigen Herzhöhlen mit gleichzeitiger Darstellung der posterioren Mitralklappenabschnitte möglich (Abb. 3.**23**). Das Vorliegen eines Mitralklappenprolapses kann in dieser Schnittführung gut beurteilt werden. Ebenso wird die Kontraktilität von Vorderwand und inferiorem linksventrikulärem Myokard erfasst.

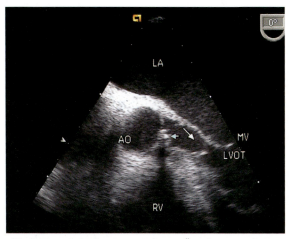

Abb. 3.**22** Wird der im mittleren Ösophagus gelegene Schallkopf anteflektiert, kann der linksventrikuläre Ausflusstrakt zuverlässig beurteilt werden. Die subvalvuläre Aortenstenose (längerer Pfeil) hat zu einer ausgeprägten Hypertrophie des Kammerseptums geführt.

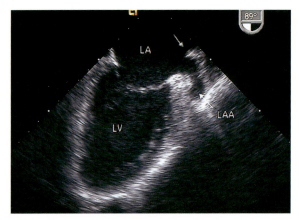

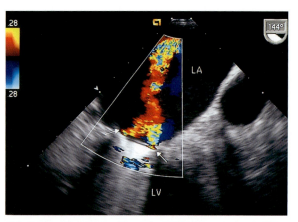

Abb. 3.23 Transösophageale Längsachsendarstellung bei sagittaler Schnittführung aus dem mittleren Ösophagus: Neben der Längsachse des linken Ventrikels erkennt man das linke Herzohr (unterer Pfeil). Zwischen der Einmündung der linken oberen Lungenvene und dem linken Herzohr besteht eine prominente Gewebefaltung (oberer Pfeil).

Abb. 3.24 Die intermediäre Schnittführung aus dem mittleren Ösophagus erlaubt die optimierte Darstellung der beiden bei dieser Doppelflügelprothese konvergierenden und schließlich fusionierenden transvalvulären Mitralprothesen-Insuffizienz-Jets.

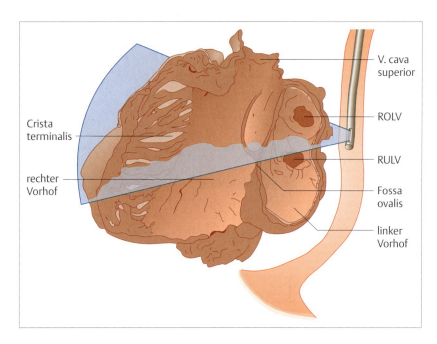

Abb. 3.25 Schematische Darstellung des linken und rechten Vorhofes bei transversaler Schnittführung aus dem mittleren Ösophagus: Der Ultraschall trifft nahezu rechtwinklig auf das Vorhofseptum.

Intermediäre Schnittführung.

Intermediäre Schnittführung. Zur Beurteilung einer komplexeren Mitralklappenpathologie, einer exzentrischen Mitralklappeninsuffizienz oder zur Differenzierung einer transvalvulären von einer paravalvulären Mitralklappeninsuffizienz ist oftmals eine systematische, multiplane Darstellung der Mitralklappe, z. B. in 15°-Schritten, hilfreich (Abb. 3.24).

Linker und rechter Vorhof, Vorhofseptum

Transversale Schnittführung. Ausgehend vom transversalen Vierkammerblick, werden – nachdem das Echoskop leicht im Uhrzeigersinn rotiert wurde – schallkopfnah der linke und schallkopffern der rechte Vorhof sichtbar. Das die Vorhöfe trennende interatriale Septum verläuft bei dieser Anlotung nahezu orthogonal zum Ultraschall (Abb. 3.25). Die Fossa ovalis, der dünne zentral gelegene Teil des Vorhofseptums, der allein vom Septum primum gebildet wird, kann beurteilt werden; ebenso gelingt der Nachweis eines Vorhofseptumdefektes vom Primum- oder Sekundumtyp (Abb. 3.26).

Sagittale Schnittführung. Durch Verwendung der longitudinalen Schnittebene bei ansonsten unveränderter Position des Schallgebers wird das Vorhofseptum in der größten Längenausdehnung, vom Vorhofdach bis zur AV-Klappen-Anulusebene, dargestellt. Die zuverlässige Abbildung der Anatomie und der Pathologie des Vorhofseptums gelingt bei dieser Anlotung, bei der kranial das fettreiche Septum secundum und kaudal das dickere Septum primum dargestellt wird (Abb. 3.27).

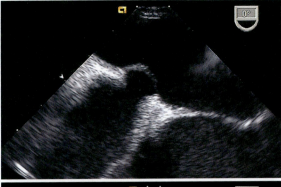

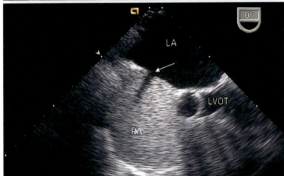

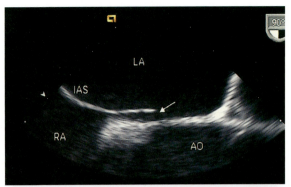

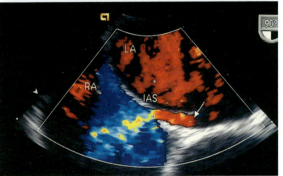

Abb. 3.**26** Transversale Anlotung des Vorhofseptums: Der dünne zentrale Teil des interatrialen Septums wölbt sich beim Valsalva-Manöver in den linken Vorhof vor. AV-klappennah erkennt man das Septum primum; zwischen der Fossa ovalis und dem Vorhofdach ist das Septum secundum gelegen (oben). Bei analoger Schnittführung kann (anderer Patient) ein ASD II nach kontrastechokardiographischer Anreicherung des rechten Vorhofes (RA) durch den dort entstehenden Negativkontrast (Pfeil) detektiert werden (unten).

Abb. 3.**27** Die sagittale transösophageale Darstellung des interatrialen Septums (IAS) zeigt in der Regel dessen maximale Längenausdehnung (oben). Farbkodiert ist ein interatrialer Blutfluss bei offenem Foramen ovale im Bereich der Fossa ovalis nachweisbar (unten).

Ausgehend von einer nach links gerichteten sagittalen Anlotebene, die eine Aufzeichnung des linken Herzohres und der linken oberen Lungenvene erlaubt, ist bei nun folgender langsamer Sondenrotation nach rechts die nahezu vollständige Darstellung der Anatomie und etwaiger Pathologien beider Vorhöfe möglich. Nacheinander werden der linke Vorhof, das interatriale Septum, der rechte Vorhof, das rechte Herzohr und abschließend die rechte obere Lungenvene und die rechte Pulmonalarterie sichtbar.

Bei der Beurteilung des rechtsatrialen Befundes ist eine genaue Kenntnis der Anatomie wesentlich, um die Strukturen des rechten Vorhofes (Eustachius-Klappe, Chiari-Netz, Thebesius-Klappe sowie Crista terminalis) nicht mit pathologischen Veränderungen zu verwechseln.

➤ *Eustachius-Klappe.* Diese stellt den Rest der großen Valvula venosa dar, die in utero das Venenblut aus der V. cava inferior durch das offene Foramen ovale in den linken Vorhof drainiert. Die Klappe inseriert typischerweise an der Einmündungsstelle der unteren Hohlvene in den rechten Vorhof (Abb. 3.**28**).

➤ *Chiari-Netz.* Besitzt die Valvula Eustachii noch Kontakt zum interatrialen Septum und ist sie netzartig perforiert, wird sie als Chiari-Netz bezeichnet.

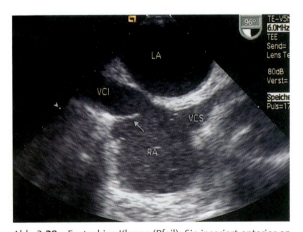

Abb. 3.**28** Eustachius-Klappe (Pfeil): Sie inseriert anterior an der Einmündung der unteren Hohlvene in den rechten Vorhof und stellt ein Rudiment der Valvula venosa dar, die vorgeburtlich den Blutstrom auf das Vorhofseptum lenkt (VCS = V. cava superior).

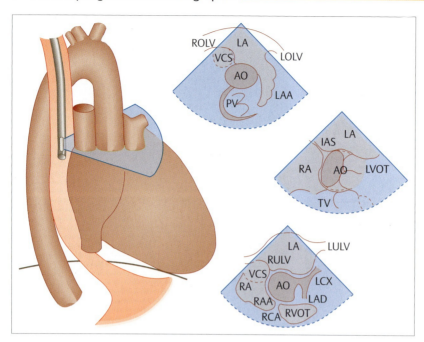

Abb. 3.**29** Schematische Darstellung der Schnittführung aus dem oberen Ösophagus.

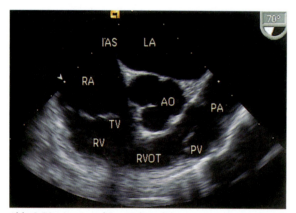

Abb. 3.**30** Intermediäre Schnittführung aus dem oberen Ösophagus: Die Aortenklappe (AO) in der kurzen Achse und der rechtsventrikuläre Ausflusstrakt sind dargestellt. Rechtslateral von der Aortenklappe erkennt man die Trikuspidalklappe (TV), linkslateral die Pulmonalklappe (PV).

➤ *Valvula Thebesii.* Diese befindet sich an der Einmündung des Koronarvenensinus in den rechten Vorhof und imponiert als prominente Gewebefaltung.
➤ *Crista terminalis.* Die Crista terminalis verläuft als muskelstarke Verdickung der freien Wand des rechten Vorhofes zwischen der Einmündung der V. cava superior und der V. cava inferior.

Schnittführung aus dem oberen Ösophagus

Bei weiterem Rückzug des Echoskop um 1,0–1,5 cm ist der Schallkopf im oberen Ösophagus positioniert (Abb. 3.**29**). Weiter kranial ist ein Bildverlust die Folge der Interposition der luftgefüllten Trachea bzw. des rechten Hauptbronchus.

Rechtsventrikulärer Ausflusstrakt und Aortenklappe (kurze Achse)

Transversale Schnittführung. Die Darstellung des rechtsventrikulären Ausflusstraktes gelingt in dieser Anlotebene nur unzureichend. Die Aortenklappe lässt sich üblicherweise nur tangential unter Einbeziehung des linksventrikulären Ausflusstraktes abbilden, wobei durch die tangentiale Schnittführung Aortenklappenveränderungen vorgetäuscht werden können.

Sagittale/multiplane Schnittführung. Der Ausflusstrakt des rechten Ventrikels ist ventral von der Aortenklappe gelegen. Die sagittale Schnittebene und intermediäre Anlotungen, in der Regel zwischen 30° und 70° bei nur geringer Anteroflexion des Schallkopfes, erlauben eine hohe Detailerkenung; mit erfasst werden die von rechtsventrikulärem Ausflusstrakt und Aortenklappe rechtslateral gelegene Trikuspidalklappe sowie die davon links und lateral lokalisierte Pulmonalklappe einschließlich Pulmonalishauptstamm (Abb. 3.**30**).

Bei der Anlotung der Aortenklappe sollte immer eine exakte Kurzachsendarstellung auf Anulusebene erfolgen, um eine Aortenklappenbikuspidie eindeutig erkennen zu können. Diese Schnittbilderfassung gelingt problemlos bei der multiplanen Diagnostik (30°–70°), aber auch bei biplaner Untersuchungstechnik durch Anteflexion und entsprechende Lateralangulierung des Schallkopfes (Abb. 3.**31**).

Aortenklappe (Längsachse) und Aorta ascendens

Sagittale/multiplane Schnittführung. Unter Einsatz des biplanen, besser jedoch des multiplanen Anlotverfahrens, gelingt die Längsachsendarstellung der Aortenklappe sowie der Sinus Valsalvae bei 120–130° ohne Schwierigkeiten (Abb. 3.**32**). Die Aorta ascendens kann im Sagittalschnitt meistens über eine Länge von 4–5 cm dargestellt werden. Bei der quantitativen Erfassung des Aortendurchmessers bzw. bei der Suche nach einer Dissektionsmembran hat sich diese Schnittführung bewährt.

Linkes Herzohr

Das linke Herzohr ist von transthorakal lediglich bei gut schallbaren Patienten im linksparasternalen Kurzachsenschnitt bzw. im modifizierten apikalen Zweikammerblick beurteilbar. Die TEE ist die Methode der Wahl bei der kardialen Emboliequellendiagnostik, da die Anatomie der Vorhöfe, einschließlich der des linken und rechten Herzohres, regelhaft dargestellt werden kann.

Transversale/sagittale Schnittführung. Das linke Herzohr, oberhalb der anterolateralen Kommissur der Mitralklappe gelegen, wird durch leichte Rotation des Echoskops nach links angelotet. Um das gesamte Herzohr darstellen zu können, wird die transversale Schnittebene durch Ante- oder Retroflexion der anatomischen Lage entsprechend angepasst. Das linke Herzohr ist stark trabekularisiert. Diese Trabekel sowie die zwischen der Einmündung des linken Herzohres und der linken oberen Lungenvene in den linken Vorhof hineinragende Gewebefaltung dürfen nicht mit intrakardialen Thromben verwechselt werden. Die zweifelsfreie Beurteilung wird durch die Anlotung des Herzohres in der longitudinalen Schnittebene oder durch intermediäre Schnittbildgewinnung erleichtert. Neben der morphologischen Diagnostik sollte bei Patienten mit linksatrialem Echospontankontrast oder Vorhofflimmern routinemäßig auch die Blutflussgeschwindigkeit im linken Herzohr spektraldopplerechokardiographisch erfolgen (Abb. 3.**33**).

Obere Hohlvene und rechtes Herzohr

Transversale Schnittführung. Die V. cava superior liegt anterior der rechten Pulmonalaterie und rechtslateral der Aorta ascendens. Zur Darstellung wird zuerst der Schaft des Echoskops nach rechts rotiert und der rechte Vorhof eingestellt; anschließend wird das Instrument etwas zurückgezogen, bis die einmündungsnahen Abschnitte der oberen Hohlvene sichtbar werden. Eine in die obere Hohlvene fehleinmündende Lungenvene kann auf diese Weise detektiert werden.

Sagittale Schnittführung. Der rechte Vorhof und die obere Hohlvene in kraniokaudaler Ausrichtung werden bei longitudinaler Schnittebene angelotet. Die obere Hohlvene ist jetzt über eine wesentlich längere Distanz sichtbar als bei transversaler Darstellung. Schrittma-

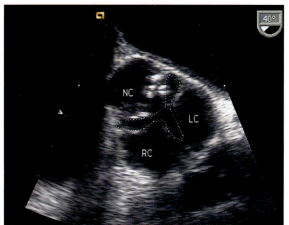

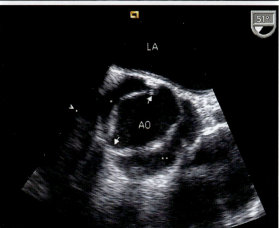

Abb. 3.**31** Intermediäre Schnittführung: Die exakte Darstellung der kurzen Achse der Aortenklappe und die Beurteilung etwaiger Pathologien ist bei multiplaner Anlotungstechnik regelhaft möglich. Oben: Planimetrie der Aortenklappe bei Aortenklappenstenose (NC = nichtkoronartragende Aortentasche, LC = linkskoronartragende Aortentasche, RC = rechtskoronartragende Aortentasche). Unten: Aortenklappenbikuspidie mit deutlicher Fibrosierung der Taschenkommissuren.

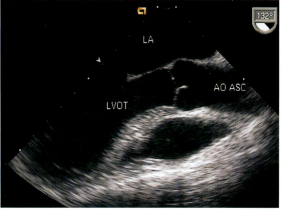

Abb. 3.**32** Längsachsendarstellung der Aortenklappe sowie der Aorta ascendens (enddiastolisch) bei intermediärer Schnittführung.

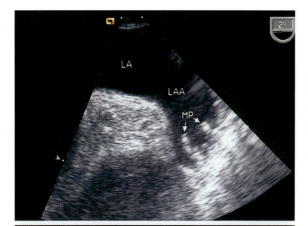

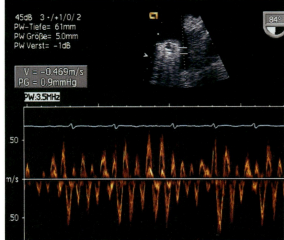

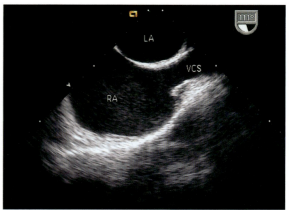

Abb. 3.**34** Längsachsendarstellung der oberen Hohlvene (VCS) und ihr Einmündungsbereich in den rechten Vorhof bei intermediärer Schnittführung.

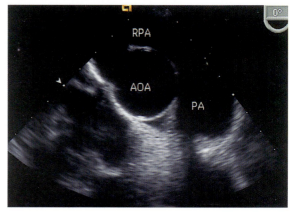

Abb. 3.**33** Oben: Transösophageale Darstellung des linken Herzohres bei transversaler Anlotung. Trabekelstrukturen (M. pectinatus) sind mit Pfeil gekennzeichnet. Unten: PW-Doppler-Analyse des Blutflusses im linken Herzohr bei einem Patienten mit Vorhofflimmern.

Abb. 3.**35** Ein Zurückziehen des Echoskops oberhalb der Aortenklappenebene ermöglicht die Darstellung des Pulmonalarterienstammes (PA), der anterolateral der Aorta ascendens lokalisiert ist. Der Übergang in die rechte Pulmonalarterie wird mit erfasst.

cherelektroden können in ihrem Verlauf beurteilt werden; darüber hinaus ist die Positionierung eines zentralen Venenverweilkatheters beurteilbar (Abb. 3.**34**).

Das rechte Herzohr liegt anterior der Einmündung der V. cava superior in den rechten Vorhof und ist ebenfalls bei sagittaler (oder intermediärer) Schnittführung beurteilbar. Analog zum linken Herzohr finden sich auch hier zum Teil deutlich prominente Trabekelstrukturen.

Pulmonalarterie und Pulmonalklappe

Transversale Schnittführung. Der Truncus pulmonalis findet sich oberhalb der Pulmonalklappe und kann durch sukzessives Retrahieren des Echoskops bis zur Bifurkation dargestellt werden, wobei in der Regel ein tangentiales Schnittbild in der Längsachse des Gefäßes abgebildet wird (Abb. 3.**35**). Die linke Pulmonalarterie ist nur im Bifurkationsbereich darstellbar; durch Interposition des linken Hauptbronchus ist eine weitere Darstellung nicht möglich. Die rechte Pulmonalarterie kann

dahingegen von der Bifurkation aus über mehrere Zentimeter verfolgt werden (Abb. 3.**35**).

Sagittale/multiplane Schnittführung. Diese Anlotung unter Beibehaltung der Schallkopfposition eignet sich zur Durchmesserbestimmung der rechten Pulmonalarterie, die jetzt nahezu rechtwinklig zum Schallstrahl verläuft, sowie zur Visualisierung der Einmündung der rechten oberen Lungenvene in den linken Vorhof (Abb. 3.**36**). Bei multiplaner Schnittführung zwischen 40 und 70° findet sich die Pulmonalklappe in einer nur leicht versetzten Schnittebene zur Aortenklappe, eine Kurzachsendarstellung der Pulmonalklappe gelingt jedoch nicht.

Lungenvenen

Die Einmündungen der 4 Lungenvenen in den linken Vorhof sind in der Regel auffindbar. Die linke obere Lungenvene kann häufig über eine Distanz von mehreren Zentimetern dargestellt werden, die rechte obere über

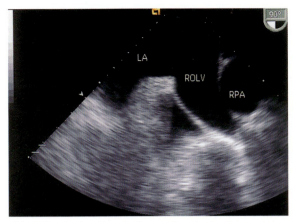

Abb. 3.**36** Spektraldopplerflussanalyse in der linken oberen Lungenvene. Der Bluteinstrom in den linken Vorhof ist doppelgipflig (systolisch-diastolisch). Die Vorhofkontraktion am Ende der Diastole bewirkt einen kurzen Rückfluss in die Lungenvene (retrograder Fluss).

Abb. 3.**37** Einmündung der rechten oberen Lungenvene in den linken Vorhof im transösophagealen Sagittalschnitt. Lateral der Einmündung der Lungenvene und in ihrer unmittelbaren Nähe erkennt man als zirkuläre Struktur die rechte Pulmonalarterie.

maximal 1–2 cm. Beide oberen Lungenvenen sind für eine dopplersonographische Analyse des Lungenvenenflussprofils gut geeignet.

Transversale Schnittführung. Die Einmündung der linken oberen Lungenvene in den linken Vorhof befindet sich unmittelbar dorsal vom linken Herzohr und wird bei der Anlotung des linken Herzohres mit erfasst. Die Faltung der linksatrialen Wand zwischen der Einmündung der linken oberen Lungenvene und dem Herzohr kann prominent sein und eine intraatriale Zusatzstruktur vortäuschen (Abb. 3.37).

Die rechte obere Lungenvene mündet posterior der V. cava superior in den linken Vorhof; das Echoskop muss daher nach rechts gedreht und noch über die Einmündung der oberen Hohlvene in den rechten Vorhof zurückgezogen werden. Der Blutfluss in der rechten oberen Lungenvene kann aber besser bei sagittaler Schnittführung dargestellt werden (Abb. 3.36).

Die Einmündungen der unteren Lungenvenen in den linken Vorhof befinden sich posterior und leicht kaudal von den oberen und werden durch leichtgradige Flexion bzw. Lateraldeviation der Sondenspitze aufgesucht.
Sagittale/multiplane Schnittführung. Die für die Quantifizierung einer Mitralklappeninsuffizienz hilfreiche Lungenvenendoppleranalyse ist sowohl in der rechten oberen Lungenvene, die sich lateral von der rechten Pulmonalarterie befindet, als auch in der linken oberen Lungenvene zuverlässig durchführbar (Abb. 3.37).

Koronararterien

Proximale Abschnitte der Koronararterien können bei der transösophagealen Untersuchung dargestellt werden, entsprechende periphere Gefäßsegmente lassen sich nicht auffinden (Abb. 3.38). Bei eingeschränkter Bildqualität kann die proximale linke Koronararterie mit dem Sinus transversus verwechselt werden; die farbkodierte Darstellung dieser Struktur oder die Spek-

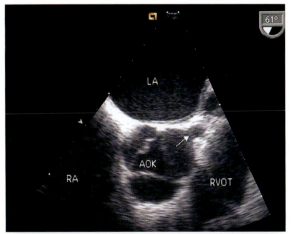

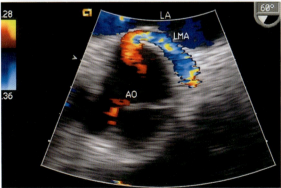

Abb. 3.**38** Oben: Abgang des Hauptstammes der linken Koronararterie aus dem Bulbus aortae. Unten: Nach posterior verlagerter, ektoper Abgang des linken Hauptstammes aus dem Bulbus aortae.

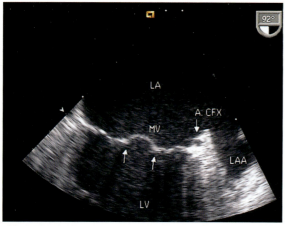

Abb. 3.**39** Der transösophageale Sagittalschnitt ermöglicht die Darstellung der A. circumflexa (Pfeil), die zwischen der Mitralklappe und dem linken Herzohr lokalisiert ist.

traldoppleranalyse, die ein systolisch-diastolisches Flussprofil zeigt, ermöglicht die eindeutige anatomische Zuordnung.

Transversale Schnittführung. Bei etwa 80 % der Patienten ist kranial der Aortenklappe in Höhe des sinotubulären Überganges der Aorta ascendens die Darstellung des Hauptstammes der linken Koronararterie möglich. Längere Abschnitte des proximalen Ramus interventricularis anterior bzw. des proximalen Ramus circumflexus können aber in der Regel nicht dargestellt werden.

Sagittale/multiplane Schnittführung. Die rechte Koronararterie kann gelegentlich bei der Längsachsendarstellung der Aorta ascendens anterior zur rechtskoronartragenden Aortentasche erfasst werden. Die A. und V. circumflexa sind in der unmittelbaren Nähe des Mitralklappenanulus auffindbar (Abb. 3.**39**).

Thorakale Aorta

Die Aorta thoracalis ist bei der transösophagealen Untersuchung wegen ihrer unmittelbaren Nähe zur Speiseröhre in nahezu allen Fällen mit exzellenter Bildqualität zu untersuchen. Hiervon ausgenommen sind der rechtsseitige Aortenbogen und der Abgang des Truncus brachiocephalicus. Die Schnittführung ist schematisch in Abb. 3.**40** wiedergegeben.

Aorta ascendens. Die Darstellung der Aorta thoracalis ist durch die Interposition der Trachea sowie des rechten Hauptbronchus – wodurch die Darstellung der kranialen Abschnitte der aszendierenden Aorta, des Abganges des Truncus brachiocephalicus sowie des rechtsseitigen Aortenbogens verhindert wird – limitiert.

Die Aorta ascendens wird sowohl mittels transversaler als auch sagittaler Schnittführung dargestellt. Für die Längsachsendarstellung eignet sich bei Verwendung eines multiplanen Sondensystems eine Anlotebene zwischen 110° und 140°. Um wandständige Veränderungen der Hauptschlagader nicht zu übersehen, empfiehlt es sich, das Echoskop leicht im Uhrzeiger- sowie Gegenuhrzeigersinn zu rotieren. Besteht eine Ektasie oder ein Aneurysma der Aorta ascendens, so lassen sich sowohl

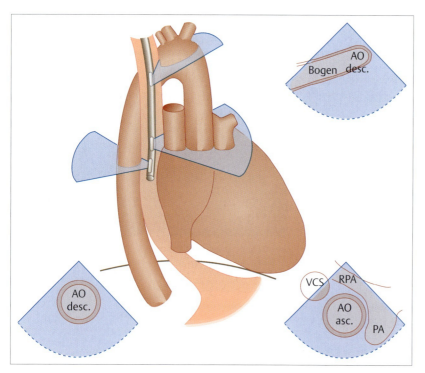

Abb. 3.**40** Schematische Abbildung der Schnittführung zur transösophagealen Darstellung der Aorta ascendens, des Aortenbogens und der deszendierenden Aorta.

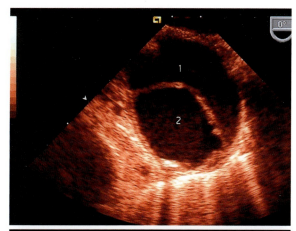

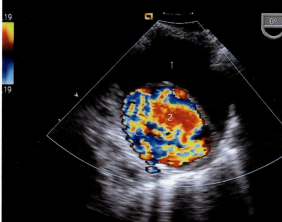

Abb. 3.**41** Transversale Darstellung des proximalen Abschnitts der Aorta descendens bei Aortendissektion. Farbdopplerechokardiographisch kann das wahre Lumen (2) eindeutig vom falschen Lumen (1) unterschieden werden (unten). Atheromatöse Veränderungen sind vor allem im Bereich des wahren Lumens zu erkennen (oben, 2).

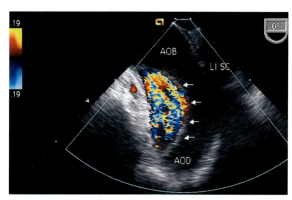

Abb. 3.**42** Der Aortenbogen (AOB) wird bei transversaler Schnittführung tangential angelotet. Die Dissektionsmembran (Pfeile) trennt das wahre vom falschen Lumen, aus dem der Abgang der linken A. subclavia (LI SC) aus dem Aortenbogen kommt (gleicher Patient wie Abb. 3.**41**).

die kraniokaudale Ausdehnung als auch der Querdurchmesser der maximalen Erweiterung sicher quantifizieren (Abb. 3.**41**).

Aorta descendens und Aortenbogen. Nach Beendigung der kardialen transösophagealen Untersuchung wird das Echoskop wieder in den Fundus gastricus eingeführt, um dann bei erneutem Rückzug der Sonde nach entsprechender Rotation des Gerätes im Gegenuhrzeigersinn die Aorta thoracalis descendens systematisch zu untersuchen. Vorzugsweise erfolgt die Darstellung in transversaler Schnittführung, sodass die kurze Achse der Aorta descendens abgebildet wird (Abb. 3.**42**).

Im Abgangsbereich der A. subclavia sinistra kommt es bei transversaler Schnittführung zu einer tangentialschnittbedingten Verbreiterung der Aorta; die Einstellung einer sagittalen Schnittführung erlaubt dann wieder die Darstellung der Aorta im Kurzachsenschnitt sowie die des Abgangsbereiches der A. subclavia. Ein leichtes Retrahieren des Instruments ermöglicht das Einsehen des Abgangs der A. carotis communis sinistra. Durch sorgfältige Sondenrotation wird der gesamte linksseitige Abschnitt des Aortenbogens nach pathologischen Veränderungen abgesucht.

■ **Literatur**

1. Arbeitsgruppe Qualitätssicherung in der Kardiologie, Kommittee Echokardiographie. Qualitätsleitlinien in der Echokardiographie. Z Kardiol 1997;86:387–403.
2. Bansal RC, Shakudo M, Shah PM, Shah PM. Biplane transesophageal echocardiography: technique, image orientation, and preliminary experience in 131 patients. J Am Soc Echo 1990;3:348–66.
3. Cohen GI, White M, Sochowski RA et al. Reference values for normal adult transesophageal echocardiographic measurements. J Am Soc Echocardiogr 1995;8:221–30.
4. Daniel WG, Erbel R, Visser CA et al. Safety of transesophageal echocardiography. A multicenter survey of 10,419 examinations. Circulation 1991;83:817–21.
5. Flachskampf FA, Decoodt P, Fraser AG, Daniel WG, Roelandt JRTC. Recommendations for performing transesophageal echocardiography. Eur J Echocardiogr 2001;2:8–21.
6. Flachskampf FA, Hoffmann R, Verlande M, Ameling W, Hanrath P. Initial experience with a multiplane transesophageal echo-transducer: assessment of diagnostic potential. Europ Heart J 1992;13;1201–6.
7. Lam J, Neirotti RA, Hardjiwijono R, Blom-Muilwjk CM, Schuller JL, Vissser CA. Transesophageal Echocardiography with the use of a four-millimeter probe. J Am Soc Echocardiogr 1997;10:499–504.
8. Lambertz H, Kreis A, Trümper H, Hanrath P. Simultaneous transesophageal two-dimensional echocardiography: A new method of stress echocardiography. J Am Coll Cardiol 1990;16,5:1143–53.
9. Lambertz H, Menzel T, Stellwaag M. Biplane transösophageale Echokardiographie – Diagnostischer Zugewinn zur monoplanen Technik. Herz 1993;188:278–89.
10. Olson RM, Shelton DK. A nondestructive technique to measure wall displacement in the thoracic aorta. J Appl Physiol 1972;32:147–51.
11. Pandian NG, Hsu TL, Schwartz SL et al. Multiplane transesophageal echocardiography: imaging planes echocardiographic anatomy, and clinical experience with a prototype phased array omniplane probe. Echocardiography 1992;9:649–66.

12. Pearlman ASS, Gaaden JM, Martin RP, Parisi AF, Popp RI, Tajik AJ. Task force IV. Training in echocardiography. J Am Soc Echo 1992;5:187–94.

13. Pearlman ASS, Gardin JM, Martin RP et al. Guidelines for physician training in transesophageal echocardiography: Recommendations of the American Society of Echocadiography Committee for Physician Training in Echocardiography. J Am Soc Echocardiogr 1992;5:187–94.

14. Pearson AC, Castello R, Labovitz AJ, Sullivan N, Ojile M. Safety and utility of transesophageal echocardiography in the critically ill patient. Am Heart J 1990;119:1083–9.

15. Pearson GD, Karr SS, Trachiotis GD, et al. A retrospective review of the role of transesophageal echocardiography in aortic and cardiac trauma in a level I pediatric trauma center. J Am Soc Echocardiogr 1997;10:946–55.

16. Roelandt JRTC, Thomson IR, Vletter WB, Brommersma P, Bom N, Linker DT. Multiplane transesophageal echocardiography: latest evolution in an imaging revolution. J Am Soc Echocardiogr 1992;5:361–7.

17. Seward JB, Khanderia BK, Edwards WD, Oh JK, Freeman WK. Biplanar transesophageal echocardiography: Anatomic correlations, Image Orientation, and Clinical Applications. Mayo Clin Proc 1990;65:1193–1213.

18. Seward JB, Khandheira BK, Freeman WK et al. Multiplane transesophageal echocardiography: Image orientation, examination technique, anatomic correlations, and clinical applications. Mayo Clin Proc 1993;68:523–51.

19. Seward JB, Khandheria BK, Oh JK, et al. Transesophageal echocardiography: Technique, anatomic correlations, implementation, and clinical applications. Mayo Clin Proc 1988;63:649–80.

20. Seward JB, Khandheria BK, Oh JK, Freeman WK, Tajik AJ. Critical appraisal of transesophageal echocardiography: limitations, pitfalls, and complications. J Am Soc Echocardiogr 1992;5:288–305.

21. Side CG, Gosling RG. Non-surgical assessment of cardiac function. Nature 1971;232:335.

22. Sloth E, Hasenkam JM, Sørensen KE et al. Pediatric multiplane transesophageal echocardiography in congenital heart disease: new possibilities with a miniaturized probe. J Am Soc Echocardiogr 1996;9:622–8.

23. Souquet J, Hanrath P, Zitelli L et al. Transesophageal phased array for imaging the heart. Trans Biomed Engineer 1982;29:707.

24. Stoddard MF, Liddel NE, Longaker RA, Dawkins PR. Transesophageal echocardiography: Normal variants and mimickers. Am Heart J 1992;124:1587–98.

25. Stümper O, Fraser AG, Ho SY et al. Transesophageal echocardiography in the longitundinal axis: correlation between anatomy and images and its clinical implications. Br Heart J 1990;64:282–8.

4 Gewebedoppler

J.-U. Voigt

Entwicklung der Methode

Funktionsdiagnostik. Traditionell wird in der Echokardiographie die Funktion des Herzens, insbesondere die des linken Ventrikels, anhand von M-Mode- und 2D-echokardiographischen Parametern bestimmt (Kapitel 9–14). Während die Globalfunktion durch die Ejektionsfraktion oder das Schlagvolumen gut quantifiziert werden kann, ist die Beschreibung der regionalen Funktion nur eingeschränkt möglich. Die systolische Myokardverdickung oder -verkürzung und die diastolische Ausdünnung und Verlängerung der Herzwände sind nur in Schnittebenen und für Myokardsegmente messbar, deren Endokardkonturbewegung ausgewertet werden kann. Bewegungen innerhalb der Wand oder regionale Myokardverformungen sind traditionellen Verfahren nicht zugänglich.

Geschwindigkeitsmessungen des Myokards. Da im Schnittbildverfahren Echokardiographie die Funktionsanalyse immer eine Bewegungsanalyse ist, liegt es nahe, Myokardfunktion durch Geschwindigkeitsmessungen zu erfassen. Die notwendigen Doppleralgorithmen sind seit Jahren in jedem Ultraschallgerät implementiert und müssen nur für diese Form von Messungen angepasst werden.

Bereits 1961 wurden von Yoshida Myokardsignale im Ultraschallspektraldoppler beschrieben (80). Von der Fachwelt wurden seine Messungen anfänglich als Artefakte im Blutflusssignal angesehen und mit großer Skepsis aufgenommen. Zu Beginn der 70er-Jahre berichtete dann Kostis über PW-Dopplermessungen an der posterioren Wand (36), und erst Ende der 80er-Jahre begann man, Myokardgeschwindigkeitsprofile zu beschreiben und ihre Veränderungen bei verschiedenen Krankheitsbildern zu untersuchen (32). Der ungeheure Rechenaufwand für den Farbdoppler konnte von kommerziellen Geräten ebenfalls erst zu dieser Zeit bewältigt werden. 1990 wurde das Farbdopplerprinzip für die Myokardgeschwindigkeitsmessungen von der Arbeitsgruppe um Sutherland und McDicken eingesetzt (42). In den folgenden Jahren trugen vorwiegend europäische und japanische Arbeitsgruppen wesentlich zu der steigenden Zahl von Publikationen zum Thema bei (20, 44, 68).

Schwierigkeiten. Trotz des bestechenden Grundgedankens und interessanter neuer Erkenntnisse wurde immer klarer, dass sich die Anwendung des Gewebedopplers im klinischen Alltag schwierig gestalten wird. Normwerte sind mit deutlicher interindividueller Streuung, Altersabhängigkeit und regionalen Unterschieden behaftet, und regionale Störungen der Herzmuskelfunktion führen in allen Herzwandabschnitten zu komplexen Veränderungen im Bewegungsmuster, deren Interpretation längeren Trainings und einiger Erfahrung bedarf.

Neueste Entwicklungen. Neueste Entwicklungen, wie die Ende der 90er-Jahre in Skandinavien entwickelte Strain-Rate-Imaging-Technik ermöglichen die Darstellung der tatsächlichen Herzmuskelverformung und ihres zeitlichen Verlaufes. Erste klinische Untersuchungen lassen regional relativ einheitliche Muster und geringere interindividuelle Unterschiede der neuen Parameter erwarten. Zudem beansprucht die direkte, von Globalbewegungen unabhängige Darstellung von Muskelverkürzung und -verlängerung anstelle von Geschwindigkeiten das Vorstellungsvermögen des Untersuchers in wesentlich geringerem Maße.

Es ist anzunehmen, dass in den kommenden Jahren Strain- und Strain-Rate-Messungen in einer oder mehreren Dimensionen zusammen mit intelligenten Formen der Darstellung der Messergebnisse die Möglichkeiten der echokardiographischen Diagnostik weiter bereichern werden.

Technische Grundlagen

Prinzip. Der Gewebedoppler basiert auf der gleichen Dopplertechnik, die normalerweise für die Darstellung der Blutflussgeschwindigkeiten benutzt wird. Blut- und Gewebesignale unterscheiden sich im Wesentlichen durch zwei Parameter: Signalintensität und Geschwindigkeitsspektrum. Während Blutsignale einen niedrigen Signalpegel besitzen (das Ventrikelkavum ist „schwarz"), erzeugen die Herzwände stärkere Echos. Das Geschwindigkeitsspektrum der Blutsignale liegt andererseits in der Größenordnung von Metern pro Sekunde, Gewebesignale im Bereich von Zentimetern pro Sekunde. Blutfluss- und Gewebedopplersignale können somit allein durch verschiedene Einstellung von Filtern getrennt werden.

Zwei Varianten. Wie beim Blutflussdoppler existieren zwei Varianten des Gewebedopplers:

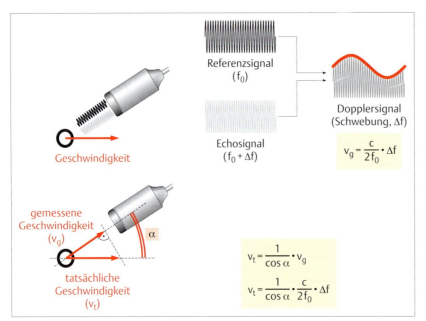

Abb. 4.**1** Dopplerprinzip. Der vom bewegten Objekt reflektierte Ultraschall der Frequenz f_0 erfährt eine Frequenzänderung Δf. Überlagerung des abgestrahlten und reflektierten Ultraschallsignals verursachen eine Schwebung, deren Frequenz als Doppler-Shift bezeichnet wird und deren Frequenz der Differenz der Frequenzen von abgestrahltem und reflektiertem Ultraschall entspricht. Da Schallstrahl und Bewegungsrichtung nur selten eine gemeinsame Achse bilden, ist die gemessene Geschwindigkeit v_g um den Faktor $\cos \alpha$ geringer als die tatsächliche Geschwindigkeit v_t, wofür wie angegeben korrigiert werden kann. In der Dopplerformel entspricht c der mittleren Geschwindigkeit des Ultraschalls im Gewebe.

> der gepulste Spektraldoppler (in Analogie zum PW-Doppler) und
> der Farbdoppler und seine Abwandlungen (analog zum Farbdoppler bei Blutflussmessungen).

Beide Dopplervarianten kommen in Abhängigkeit von der Fragestellung ergänzend zum Einsatz. Tab. 4.1 zeigt eine Übersicht der von den einzelnen Dopplertechniken dargestellten Parameter.

Zum Verständnis der Geräteeinstellungen, zum Erkennen möglicher Fehlerursachen und zur Vermeidung von Artefakten ist Wissen um die technischen Grundprinzipien der Dopplertechnik vorteilhaft und soll deshalb im Folgenden aufgefrischt werden.

Dopplerverfahren

Gepulster Spektraldoppler

Dopplerprinzip. 1842 beschrieb der österreichische Physiker Christian Doppler erstmals das später nach ihm benannte Phänomen der Frequenzänderung einer Welle bei einer Relativbewegung zwischen Signalquelle und Beobachter. Er hatte eine Rotverschiebung (niedrigere Frequenzen) im Lichtspektrum von Sternen bemerkt, die sich von der Erde entfernen, während Doppler bei sich auf die Erde zu bewegenden Objekten eine Blauverschiebung (höhere Frequenzen) des Spektrums beobachtete (18). Dieses physikalische Prinzip trifft auf alle Schwingungen zu. Übertragen auf die Akustik, kann bei Schallquellen oder Schallreflektoren, die sich auf den Hörer zu bewegen, ebenfalls eine Frequenzerhöhung, bei sich entfernenden Objekten eine Frequenzerniedrigung erwartet werden. Die Frequenzverschiebung ist dabei der Relativgeschwindigkeit von Schallquelle und Beobachter zueinander direkt proportional (Abb. 4.1).

Tabelle 4.1 Varianten der Dopplertechnik

Modus	Geschwindigkeit	Signalenergie	Varianz
Spektraldoppler	Wert auf y-Achse	Helligkeit	Breite des Spektrums
Farbdoppler	Rot/Blau (Farbton)	$\varnothing$	Grün (optional)
Power-Doppler	$\varnothing$	Farbton	$\varnothing$

Die echokardiographische Messung von Geschwindigkeiten im gepulsten und kontinuierlichen Spektraldopplermodus erfolgt nach eben diesem Prinzip. Die flächenhafte Bewegungsdarstellung im Farbmodus wird im allgemeinen Sprachgebrauch ebenfalls als „Doppler" bezeichnet („Farbdoppler", „Power-Doppler"), gewöhnlich werden hier jedoch Phasenverschiebungen zwischen mehreren aufeinander folgenden Ultraschallimpulsen nach dem Autokorrelationsverfahren ausgewertet (s. u.).

Sample Volume. Zur echokardiographischen Geschwindigkeitsmessung im PW-Modus wird vom Schallkopf ein Ultraschallimpuls ausgesandt, der dann vom Blut und vom Gewebe reflektiert wird. Die Entfernung Schallkopf – Reflektor, die zweimal zurückgelegt werden muss, bestimmt zusammen mit der Schallgeschwindigkeit im Gewebe die Laufzeit des Ultraschallimpulses. Diese Information wird im CW-Doppler nicht berücksichtigt – zwei getrennte Kristalle im Schallkopf senden und empfangen Ultraschall gleichzeitig und kontinuierlich. Im PW-Doppler werden gleiche Kristalle nacheinander als Sender und Empfänger benutzt und Reflexe einzelner Ultraschallimpulse nur innerhalb ei-

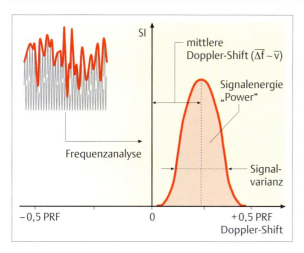

SI

mittlere
Doppler-Shift ($\overline{\Delta f} \sim \overline{v}$)

Signalenergie
„Power"

Frequenzanalyse

Signal-
varianz

−0,5 PRF   0   +0,5 PRF
Doppler-Shift

Abb. 4.**2** Dopplerspektrum. Innerhalb eines Messfensters befinden sich gewöhnlich mehrere Reflektoren. Das resultierende Dopplersignal besteht dann aus einem Frequenzgemisch. Bei der Frequenzanalyse erhält man ein glockenförmiges Frequenzspektrum, das durch die Parameter mittlere Frequenz (mittlere Geschwindigkeit) Δf, Signalenergie („Power", Stärke der Ultraschallreflexion, Anzahl der Reflektoren) und Signalvarianz (Breite des Spektrums) charakterisiert werden kann. SI = Signalintensität, PRF = Pulsrepetitionsfrequenz.

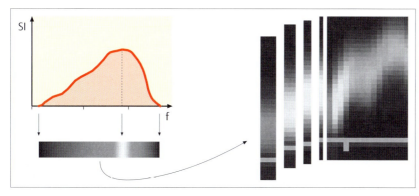

SI

f

Abb. 4.**3** Das Frequenzspektrum des Dopplersignals wird für jede Abtastung in Graustufen kodiert. Je höher der Signalanteil einer bestimmten Frequenz im Spektrum (d. h. je höher der Anteil an Reflektoren mit einer bestimmten Geschwindigkeit), desto heller der Grauton für diese Frequenz. Zusammengesetzt ergeben diese Streifen das typische Bild einer Spektraldopplerkurve.

nes bestimmten Zeitfensters wieder empfangen. Durch Wahl des zeitlichen Abstandes zwischen Sendeimpuls und dem Empfangszeitfenster kann die Tiefe und durch Veränderung der Länge des Empfangszeitfensters die Größe der Region bestimmt werden, aus der die Dopplerinformationen empfangen werden sollen. Diese Region wird als „Messfenster", „Messzelle" oder „Sample Volume" bezeichnet.

Signalverarbeitung. Die Signalverarbeitung beginnt mit der Verstärkung und Demodulation des empfangenen Ultraschalls. Sende- und Empfangssignal werden dann überlagert (Abb. 4.1). Die resultierende Schwebung entspricht der Frequenzverschiebung, die der Ultraschallimpuls durch die Bewegung des Reflektors erfahren hat („Doppler-Shift"). Diese Frequenzverschiebung ist nicht nur der Bewegungsgeschwindigkeit des Reflektors direkt proportional, sondern hängt auch von der verwendeten Sendefrequenz ab. Ein bewegter Reflektor mit einer Geschwindigkeit von 1 m/s wird bei einer Ultraschallsendefrequenz von 2 MHz eine Frequenzverschiebung von ca. 2,6 kHz verursachen, bei 3 MHz bereits 3,9 kHz.

Da innerhalb des Messfensters gewöhnlich nicht nur ein einzelner Reflektor mit einer konstanten Geschwindigkeit, sondern viele, sich mit gering unterschiedlicher Geschwindigkeit bewegende Reflektoren vorhanden sind, entsteht nicht ein Dopplersignal mit einer einzigen Frequenz, sondern ein Frequenzgemisch – das „Doppler-

spektrum" (Abb. 4.2). Mit einer mathematischen Methode, die die Signalenergie in Abhängigkeit von der Frequenz darstellt (Fast Fourier Transformation, FFT), wird das Dopplerspektrum analysiert. Die Spektralanalyse der Signale aus einem Sample Volume findet ca. 200-mal pro Sekunde statt. Die einzelnen Spektren werden in Grauwerten kodiert und im Bild „streifchenweise" aneinander gefügt, was die charakteristische bekannte PW-Dopplerkurve entstehen lässt (Abb. 4.3).

Nyquist-Limit, Aliasing. Um eine Schwingung einer bestimmten Frequenz korrekt erkennen zu können, muss sie mit mindestens der doppelten Frequenz abgetastet werden (Nyquist-Gesetz). Bei der Dopplerfrequenzverschiebung von 2,6 kHz aus obigem Beispiel benötigt man daher eine Ultraschallimpulswiederholrate („Pulse Repetition Frequency", PRF) von mindestens 5,2 kHz. In anderen Worten, alle 192 µs muss ein Ultraschallimpuls ausgesandt und empfangen werden. Das bedeutet aber auch, dass der Ultraschallimpuls den Weg Schallkopf – Reflektor – Schallkopf in dieser Zeit zurücklegen muss. Bei einer Schallgeschwindigkeit im Gewebe von 1540 m/s ergibt sich so ein maximaler Abstand von 14,8 cm in dem mit 2 MHz Sendefrequenz ein Objekt mit einer Geschwindigkeit von 1 m/s noch korrekt erfasst werden kann. Bei 2 m/s beträgt die maximal mögliche Entfernung nur noch 7,4 cm. Der erfassbare Geschwindigkeitsbereich und die Eindringtiefe limitieren sich also gegenseitig. Um Geschwindigkeiten in beiden

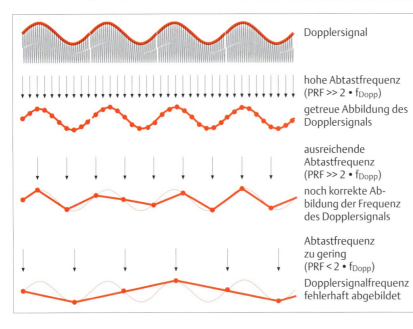

Dopplersignal

hohe Abtastfrequenz
(PRF >> 2 • f$_{Dopp}$)

getreue Abbildung des
Dopplersignals

ausreichende
Abtastfrequenz
(PRF >> 2 • f$_{Dopp}$)

noch korrekte Ab-
bildung der Frequenz
des Dopplersignals

Abtastfrequenz
zu gering
(PRF < 2 • f$_{Dopp}$)

Dopplersignalfrequenz
fehlerhaft abgebildet

Abb. 4.4 Aliasing. Um eine Tiefeninformation zu erhalten, ist eine gepulste Abstrahlung und Auswertung des Empfangssignals nur aus bestimmten Zeitfenstern notwendig (PW-Doppler, Farbdoppler). Ist die Pulsfrequenz („pulse repetition frequency", PRF) mindestens doppelt so hoch wie die des resultierenden Dopplersignals (f$_{Dopp}$), wird dessen Frequenz korrekt abgebildet (Nyquist-Limit). Sobald sie darunter absinkt, kann die Frequenz des Dopplersignals nicht mehr korrekt erfasst werden.

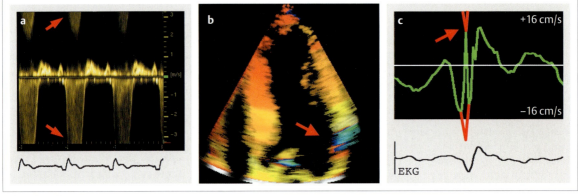

Abb. 4.5 Aliasing.
a Die PW-Doppler-Kurve wirkt „abgeschnitten" und erscheint am anderen Rand der Skala.
b In der Farbdarstellung ist Aliasing am abrupten Rot-Blau-Farbumschlag zu erkennen (Pfeil).
c Bei aus Farbdopplerdaten rekonstruierten Kurven kann Aliasing je nach Darstellungsalgorithmus fehlerhaft als Kurvenauslenkung dargestellt werden, die entgegengesetzt zur eigentlichen Bewegung gerichtet ist (Pfeil).

Richtungen gleichberechtigt darstellen zu können, muss der zur Verfügung stehende Geschwindigkeitsbereich auf beide Richtungen aufgeteilt werden und halbiert sich somit nochmals. Überschreitet die zu messende Geschwindigkeit diesen Bereich (das Nyquist-Limit), wird die Dopplerfrequenz fehlerhaft abgetastet und sog. „Aliasing" tritt auf (Abb. 4.4). Im PW-Doppler verlässt dabei die Kurve des Dopplerspektrums den Anzeigebereich an einem Ende, um am gegenüberliegenden Ende wieder zu erscheinen (Abb. 4.5a). Im Farbdoppler erkennt man Aliasing am abrupten Farbumschlag von rot nach blau (Abb. 4.5b).

Aliasing ist beim Gewebedoppler durch korrekte Geräteeinstellung fast immer vermeidbar, da die Myokardgeschwindigkeiten selten 20–30 cm/s übersteigen. Zur Messung des Blutflusses muss dagegen häufig wegen Überschreitung des Nyquist-Limits auf ein definiertes Sample Volume verzichtet und vom PW- zum High-PRF-PW- oder CW-Dopplermodus gewechselt werden (s. Kapitel 1).

Farbdoppler

Im Farbdopplermodus wird dem Graustufenbild die Geschwindigkeitsinformation farbkodiert überlagert. Für jedes Bild werden dafür mehrere Hundert Sample Volumes ausgewertet. Die Geschwindigkeitsmessung muss daher sehr schnell erfolgen, was einfachere Algorithmen als die rechenaufwendige Fast Fourier Transformation des PW-Dopplers erfordert.

Autokorrelation. Das hierfür am häufigsten verwendete Verfahren ist die Autokorrelationsmethode

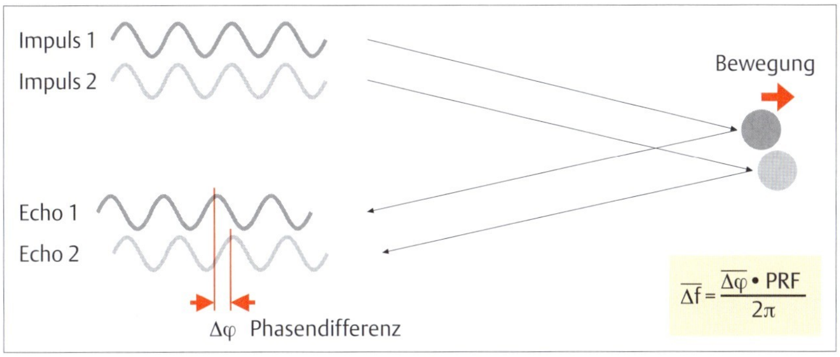

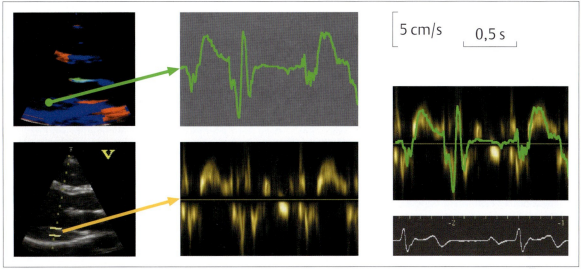

$$\overline{\Delta f} = \frac{\overline{\Delta\varphi} \cdot PRF}{2\pi}$$

Abb. 4.6 Farbdoppler. Für die Farbdopplerdarstellung werden mehrere Ultraschallimpulse benötigt. Der bewegte Reflektor verursacht eine Phasenverschiebung $\Delta\varphi$ zwischen den empfangenen Echos. Aus der gemittelten Phasenverschiebung mehrerer aufeinander folgender Impulse kann dann eine mittlere Doppler-Shift Δf und damit eine mittlere Geschwindigkeit (Abb. 4.2) berechnet werden. Die Geschwindigkeitsinformation wird farbkodiert (rot/blau) dem Graustufenbild überlagert. Unterscheiden sich die Phasendifferenzen der einzelnen Impulse stark voneinander (große Varianz), wird beim Blutflussfarbdoppler wahlweise ein grüner Farbton eingeblendet („Turbulenz").

Abb. 4.7 Vergleich von einer aus Farbdopplerdaten rekonstruierten Kurve (oben) und der PW-Doppler-Ableitung (unten) aus der gleichen Myokardregion. Die Kurvenformen sind fast identisch, lediglich die Maximalgeschwindigkeiten unterscheiden sich geringfügig.

(Abb. 4.6). Aus der Phasenverschiebung zweier aufeinander folgend ausgesandter Ultraschallimpulse wird die Bewegungsgeschwindigkeit des Reflektors ermittelt. Theoretisch wäre ein Impulspaar ausreichend, jedoch werden gewöhnlich Messungen aus 3–7 aufeinander folgenden Impulsen gemittelt, um einen besseren Signal-Rausch-Abstand zu erhalten. So berechnete Geschwindigkeiten entsprechen in etwa der medianen Geschwindigkeit eines von gleicher Position abgeleiteten Spektraldopplerprofils (Abb. 4.7). Mittels einer wählbaren Farbtabelle werden die Geschwindigkeiten in Farben umgesetzt und dem Bild überlagert. Konventionell werden Bewegungen in Richtung auf den Schallkopf mit roten, Bewegungen vom Schallkopf weg in blauen Farbtönen abgebildet. Weichen die Geschwindigkeitsmessungen der Einzelimpulse stark voneinander ab („brei-

teres" Dopplerspektrum, größere Varianz) (vgl. Abb. 4.2), wird dies als Turbulenz interpretiert und kann wahlweise durch Beimischung eines weiteren, z. B. grünen Farbtones, sichtbar gemacht werden.

Auch beim Farbdoppler unterscheiden sich Blutfluss- und Gewebemodus nur durch unterschiedliche Filtereinstellungen. Für Aliasing-Probleme gelten gleichermaßen die Ausführungen unter „Gepulster Spektraldoppler" (Abb. 4.4 und 4.5).

Sowohl Geschwindigkeitsmessungen mittels Spektral- als auch mittels Autokorrelationsanalyse werden in der Ultraschalldiagnostik als „Dopplermessungen" bezeichnet, obwohl im strengen physikalischen Sinn die Autokorrelationsmethode nicht nach dem Dopplerprinzip arbeitet, da keine Frequenzänderungen, sondern Phasenverschiebungen ausgewertet werden.

Wahl des Dopplerverfahrens

Spektralgewebedoppler. Die Wahl des Dopplerverfahrens hängt von der Aufgabenstellung ab. Für die selektive Messung der Geschwindigkeiten bestimmter Myokardregionen wird man zumeist den Spektraldoppler verwenden. Er bietet eine sehr gute zeitliche Auflösung und eine genaue Abbildung des Geschwindigkeitsspektrums. Durch verschiedene Filtereinstellungen kann die Darstellung optimiert werden. Die Spektraldopplerkurve ist zudem dem Auge leicht zugänglich und kann durch den erfahrenen Untersucher sofort qualitativ interpretiert werden.

Farbgewebedoppler. Aufnahmen mit dem Farbgewebedoppler werden meistens nachträglich ausgewertet, da das menschliche Auge nicht in der Lage ist, die verwirrenden und komplexen Farbmuster schnell genug zu erfassen. Trotzdem ist der Farbgewebedoppler ein wichtiges Werkzeug, da z. B. einzelne segmentale Spektraldopplermessungen während einer Belastungsuntersuchung aufgrund des Zeitaufwandes nicht möglich wären. In einer Farbdopplerbildschleife sind hingegen Bild für Bild die Geschwindigkeitsinformationen der gesamten Schnittebene enthalten. Geeignete Auswerte-Software erlaubt dann die Rekonstruktion von Geschwindigkeitsprofilen an beliebiger Bildposition aus den gespeicherten Bildschleifen.

Geschwindigkeitsprofile aus Spektral- und Farbgewebedoppler enthalten ähnliche Informationen. Bei ausreichender Farbdopplerbildrate ist die zeitliche Auflösung so gut, dass zum Spektraldoppler vergleichbare Kurvenformen dargestellt werden können. Die absoluten Geschwindigkeiten weichen bei Spektral- und Farbdopplermodus geringfügig voneinander ab, wobei der Farbdoppler gewöhnlich die mediane Geschwindigkeit des Spektraldopplers anzeigt (Abb. 4.7).

Korrekte Geräteeinstellung und mögliche Fehlerquellen

Anschallwinkel. Je nach Myokardregion ist zunächst der passende Bildausschnitt zu wählen, wobei die zu messende Bewegung parallel zum Schallstrahl verlaufen sollte. Eine Winkelkorrektur ist schwer reproduzierbar und wäre aufgrund des komplexen dreidimensionalen Bewegungsmusters des Herzens ohnehin willkürlich und damit nicht sinnvoll. Bei Strain-Rate-Messungen verursachen bereits geringe Winkelfehler eine deutliche Verfälschung nicht nur der absoluten Messwerte, sondern auch der Kurvenform selbst.

Bildartefakte. Diese spielen im Spektraldoppler eine untergeordnete Rolle, da frequenzmodulierte Informationen auch in stark verrauschten Signalen noch gut detektiert werden können (vergleichbar der Qualität von frequenzmodulierten UKW- und amplitudenmodulierten MW-Radioprogrammen). Für die nachträgliche Auswertung von Farbdopplerdaten sind artefaktfreie Aufnahmen jedoch von wesentlicher Bedeutung. Insbesondere Übersteuerungen führen zur Verfälschung der Farbdopplermessung, da der Autokorrelationsalgorithmus gestört wird. Sie sind bereits im Schwarz-Weiß-Bild als helle Reflexe zu erkennen und können zum Teil durch eine geringe Korrektur der Schallebene vermieden werden (Abb. 4.**24**).

Massive Störungen, wie z. B. Reverberationsartefakte, lassen sich so oftmals nicht gänzlich umgehen. Bei Verrechnung solcher Geschwindigkeitsmessungen zu Strain- oder Strain-Rate-Datensätzen (vgl. „Prinzip von Strain- oder Strain-Rate-Messungen", S. 74) müssen die betroffenen Areale von der weiteren Analyse ausgeschlossen werden.

Geschwindigkeitsbereich. Dieser ist so einzustellen, dass Aliasing vermieden wird. Die höchsten Geschwindigkeiten sind in den schallkopffernen Regionen zu erwarten. Während im Spektraldopplermodus das „abgeschnittene" Dopplerspektrum ein eindeutiger Hinweis ist, muss im Farbgewebedoppler eine „eingefrorene" Bildschleife langsam durchgerollt und auf abrupte Rot-Blau-Farbumschläge durchsucht werden. Einige Geräte bieten auch die Möglichkeit, aus einer solchen Schleife sofort einzelne Geschwindigkeitsprofile zu rekonstruieren, die im Falle des Aliasing dann auffällig deformiert sind (Abb. 4.5b und **c**). Besonders im Farbgewebedopplermodus sollte der Geschwindigkeitsbereich jedoch auch nicht zu hoch gewählt werden, da für die Speicherung der Farbinformation nur wenige Bit pro Pixel und damit eine begrenzte Auflösung zur Verfügung steht – die Geschwindigkeitsprofile werden sonst treppenförmig abgebildet.

Bildrate. Die Bildrate des Farbgewebedopplers ist von entscheidender Bedeutung, da sie der Abtastrate des myokardialen Geschwindigkeitsprofils entspricht (Abb. 4.8). Sie sollte über 100 Bilder/s liegen, anzustreben sind jedoch Werte über 120 Bilder/s. Zu niedrige Bildraten führen in den rekonstruierten Geschwindigkeitsprofilen zuerst bei raschen Geschwindigkeitsänderungen (z. B. der IVCT und IVRT, später auch in der Diastole) zu Verfälschungen der Kurvenform und der angezeigten Maximalgeschwindigkeiten. Allein bei systolischen Messungen im gesunden Myokard sind aufgrund der relativ langsamen Geschwindigkeitsänderungen niedrigere Bildraten (60–80 Bilder/s) vertretbar.

Da kein 2D-Bildaufbau erfolgen muss, ist im Spektraldoppler die zumeist ohnehin nicht variable Abtastfrequenz immer ausreichend hoch.

Sample Volume. Die *radiale* (axiale) Größe des Sample Volume ist im Farbgewebedoppler durch die Anzahl der Messpunkte innerhalb des Farbfensters festgelegt und kann nur in begrenztem Maße beeinflusst werden. Im Spektraldoppler ist sie hingegen frei wählbar. Empfehlenswert ist eine Größe, die die zu messende Myokardregion während des gesamten Herzzyklus einschließt, ohne jedoch andere Objekte mit zu erfassen. Bei zu kleinem Sample Volume wandert die Herzwand aus dem stillstehenden Messbereich aus, während bei zu großem

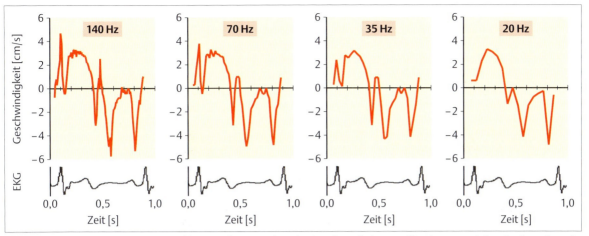

Abb. 4.**8** Zusammenhang zwischen Bildrate und Genauigkeit der Geschwindigkeitsprofile, die aus Farbdopplerdaten berechnet werden können. Zu niedrige Bildraten führen insbesondere bei schnellen Geschwindigkeitsänderungen zum Informationsverlust (kurze Geschwindigkeitsspitzen insbesondere in der IVRT und Diastole werden „verwaschen" abgebildet). Die langsame Änderung der Geschwindigkeit während der Systole wird jedoch selbst bei einer Bildrate von 35 Hz (35 Bilder pro Sekunde) noch ausreichend gut dargestellt.

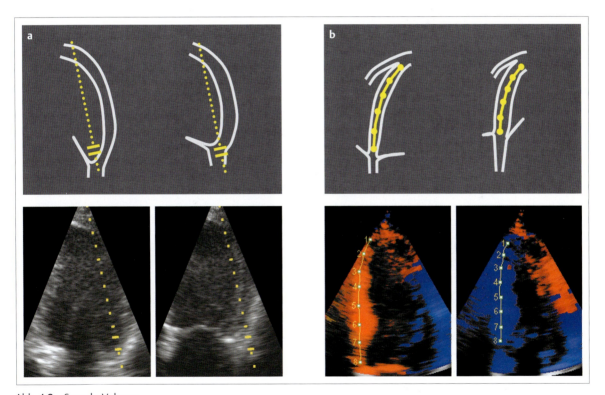

Abb. 4.**9** Sample Volume.
a Im Spektraldoppler kann das Myokard aus dem Sample Volume auswandern.
b Beim Curved-M-Mode oder der Kurvenrekonstruktion aus Farbdopplerdaten kann das virtuelle Sample Volume beliebig nachgeführt werden.

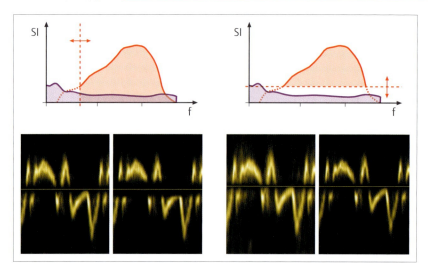

Abb. 4.**10** Filtereinstellungen. Links: Low Velocity Reject unterdrückt niedrige Geschwindigkeiten im Signal („schwarzes Band" im Bereich der Nulllinie). Rechts: Threshold unterdrückt schwache Signale (Hintergrundrauschen). SI = Signalintensität, f = Dopplerfrequenz, rot = Nutzsignal, violett = Rauschen. Untere Reihe: PW-Dopplerkurven bei minimaler (jeweils links) und maximaler (jeweils rechts) Filterwirkung.

Sample Volume z. B. Artefakte durch die schnellen Bewegungen eines mit erfassten Mitralkalppensegels entstehen können (Abb. 4.9).

Die *laterale* Ausdehnung des Sample Volume innerhalb der Schallebene hängt im Farbgewebedoppler von der Anzahl der Scanlinien innerhalb des Farbfensters ab und ist nur in begrenztem Umfang zu beeinflussen. Die Liniendichte sollte so hoch gewählt werden, wie die Bildrate (die Priorität hat) es zulässt. Im Spektraldoppler wird die laterale Ausdehnung des Sample Volume durch Fokussierung des Schallstrahls bestimmt und ist meist nicht beeinflussbar.

Filtereinstellungen. Bei den meisten Ultraschallgeräten können spezielle Filtereinstellungen verändert werden. „Low-Velocity"-Filter unterdrücken sehr niedrige Geschwindigkeitssignale, die vorwiegend Rauschen be-

inhalten (Abb. 4.**10a**). Zusätzlich erlaubt ein „Threshold"-Filter (Schwellwertfilter) schwache Rauschsignale auch bei höheren Geschwindigkeiten zu unterdrücken (Abb. 4.**10b**).

Mittelung. Die Mittelung der Geschwindigkeitsinformation ist nur im Farbdopplermodus möglich. Sie kann sowohl zeitlich („Persistence") als auch räumlich („radial/lateral Averaging") geschehen und verbessert den Signal-Rausch-Abstand wesentlich. Dies wird jedoch mit einem Verlust an zeitlicher oder örtlicher Auflösung erkauft. Da in der Echokardiographie die Auflösung in Schallrichtung die größten Reserven besitzt, wird man in den meisten Fällen eine räumliche Mittelung über 3–7 Pixel in radialer Richtung und allenfalls 3 Pixel seitlich bei abgeschalteter zeitlicher Mittelung wählen.

Bewegung des Herzmuskels

Bezugssysteme, Bewegung und dreidimensionale Verformung

Bezugssysteme

Die Myokardbewegung und -verformung kann von unterschiedlichen Bezugssystemen aus betrachtet werden. Für die Echokardiographie bietet sich ein an der Längsachse des Herzens ausgerichtetes Koordinatensystem an, da die standardisierten Schallebenen in apikalen und parasternalen Schnitten dann rechtwinklig oder parallel zu den Bezugsebenen eines solchen Systems liegen. In der medizinischen Bildgebung sind jedoch durchaus auch andere Bezugssysteme gebräuchlich (Abb. 4.11).

Physikalische Größen der Myokardbewegung und -verformung

Geschwindigkeit. Im kardialen Zyklus verformt sich der Herzmuskel, wobei bestimmte Herzmuskelabschnitte mit einer bestimmten Geschwindigkeit ihre Lage ändern. Diese Geschwindigkeit ist mit dem Gewebedoppler messbar. Der Schallkopf stellt dabei immer den Bezugspunkt der Messung dar. Somit ist eine Gewebedopplermessung methodenbedingt immer mit einem Fehler behaftet, der durch Globalbewegungen des Herzens im Thorax hervorgerufen wird.

Verformung, Spannung, Elastizitätsmodul. Die Muskelverformung selbst (Verkürzung, Verdickung) kann durch die relative Längen- oder Dickenänderung eines Herzmuskelabschnittes beschrieben werden. In der

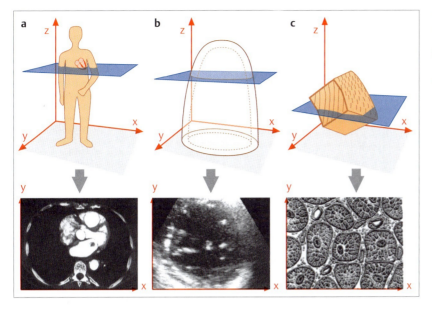

Abb. 4.**11** Bezugssysteme.
a ausgerichtet an der Körper-achse (z. B. CT).
b Ausgerichtet an der Herzachse (z. B. Echokardiographie).
c Ausgerichtet am Faserverlauf des Myokards (z. B. Mikrosko-pie).

Physik wird die Verformung fester Körper als Dehnung, ihre verursachende Kraft auf die Fläche bezogen als Spannung bezeichnet. In welchem Umfang ein Körper auf Spannung mit Dehnung reagiert, wird durch das Elastizitätsmodul ausgedrückt (Abb. 4.12). Die (Wand-)Spannung und damit auch das Elastizitätsmodul sind nichtinvasiven Messungen bisher nicht zugänglich.

Die Verformung eines dreidimensionalen Körpers durch senkrecht auf seine Wände einwirkende Kräfte kann durch drei einzelne Vektoren in x-, y- und z-Richtung beschrieben werden. Zusätzlich müssen jedoch auch parallel zur Oberfläche wirkende, sog. Scherkräfte berücksichtigt werden, was theoretisch in zwei Dimensionen insgesamt 4, in drei Dimensionen bereits 9 Vektoren zur vollständigen Beschreibung einer Verformung notwendig macht (Abb. 4.13).

Verformungsrate. Der zeitliche Verlauf einer Verformung (engl.: strain) wird als Verformungsrate (engl.: strain rate) bezeichnet und entspricht der relativen Längenänderung pro Zeit.

Messen von Myokardbewegung und -verformung mit Ultraschall

2D-Bild und M-Mode. Die Bewegung eines Myokardabschnittes ist echokardiographisch durch direkte Messung des räumlichen Versatzes einer Kontur im 2D-Bild oder M-Mode darstellbar (Abb. 4.14a, rechts). Ist die zwischen zwei Messungen vergangene Zeit bekannt, kann die Geschwindigkeit einer solchen Kontur berechnet werden.

Die Verformung (Strain) kann folgerichtig durch Messung der relativen Abstandsänderung zweier Konturen (Abb. 4.14b, rechts) erfasst werden. Durch die Zeit geteilt, die für die Verformung benötigt wurde, ergibt sich die Verformungsrate (Strain Rate).

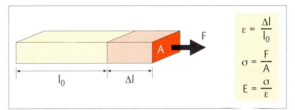

$$\varepsilon = \frac{\Delta l}{l_0}$$

$$\sigma = \frac{F}{A}$$

$$E = \frac{\sigma}{\varepsilon}$$

Abb. 4.**12** Die Dehnung ε ist die Längenänderung Δl eines Körpers im Verhältnis zu seiner Ausgangslänge l_0 („Lagrangian Strain"). Die Spannung σ ist die senkrecht auf eine bestimmte Querschnittsfläche A wirkende Kraft F. Das Verhältnis aus Spannung und Dehnung wird als Elastizitätsmodul E bezeichnet.

Dopplermodus. Bewegung und Verformung von Herzmuskelabschnitten können auch aus Dopplerdaten ermittelt werden. Der Vorteil des Dopplerverfahrens liegt darin, bei der Messung nicht auf bestimmte Konturen angewiesen zu sein. Jedoch ist zu beachten, das die derzeitige Dopplertechnik Geschwindigkeiten immer in Richtung auf und mit Bezug zum Schallkopf ermittelt. Auf die tatsächlich echokardiographisch erfassbaren Bewegungskomponenten des Myokards wird in den Abschnitten „Kurvenformanalyse und typische Messwerte", S. 68 und „Prinzip von Strain- und Strain-Rate-Messungen", S. 74 eingegangen (Abb. 4.18).

Das zeitliches Integral der Geschwindigkeit eines bestimmten Punktes entspricht dessen räumlichem Versatz (Abb. 4.14a, links). Theoretisch lässt sich aus dem Zeitintegral eines Geschwindigkeitsgradienten somit ebenfalls die Verformung berechnen. Praktisch wird hierfür zunächst die Differenz zweier Myokardgeschwindigkeiten innerhalb eines fixierten Abstandes ermittelt. Dieser Geschwindigkeitsgradient entspricht der Verformungsrate (strain rate) dieses Gewebeabschnittes. Die Integration über die Zeit ergibt die Verformung (strain) (Abb. 4.14b, links).

65

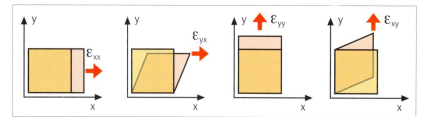

Abb. 4.13 Wo in einer Dimension bereits ein Strain-Vektor ε die Verformung eines Objektes beschreiben kann, müssen in zwei Dimensionen schon 4 Vektoren angegeben werden. Zu unterscheiden sind senkrecht (ε_{xx}, ε_{yy}) und parallel (ε_{xy}, ε_{yx}, „Shear Strain") zu den Kanten gerichtete Verformungen. In drei Dimensionen werden 9 Vektoren zur vollständigen Beschreibung benötigt.

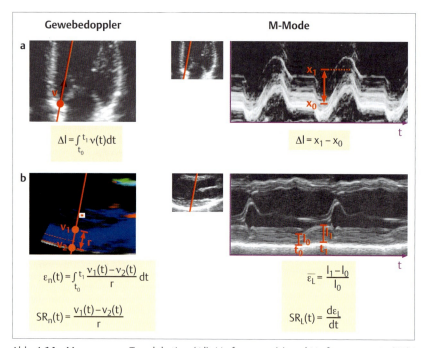

Abb. 4.14 Messung von Translokation (Δl), Verformung (ε) und Verformungsrate (SR) in der Echokardiographie.
a Gewöhnlich wird eine Translokation anhand von markanten Konturen im M-Mode verfolgt (rechts). Die Integration der Geschwindigkeit eines bestimmten Punktes im Zeitraum t_0-t_1 beschreibt jedoch ebenfalls dessen Translokation (links).
b Die Verformung als relative Längenänderung l_1-l_0 im Verhältnis zur Ausgangslänge l_0 ergibt sich direkt aus der M-Mode-Messung zweier Konturen und wird als „Lagrangian Strain (ε_L)" bezeichnet (beachte, dass die angegebene Formel die mittlere Verformung liefert, alle anderen Gleichungen beziehen sich auf momentane Werte). Wird die Verformung aus dem Integral eines momentanen Geschwindigkeitsgradienten $v_1(t)$-$v_2(t)$ im Zeitraum t_0-t_1 bestimmt, dem in definiertem Abstand r durchgeführte Geschwindigkeitsmessungen v_1, v_2 zugrunde liegen, bezeichnet man sie als „natural strain" (ε_n). Die Ableitung nach der Zeit ergibt dann die Strain Rate (SR_n bzw. SR_L).

Natural und Lagrangian Strain. Die o. g. Formen der Strain-Berechnung sind gleichwertig, führen jedoch zu verschiedenen Ergebnissen und dürfen deshalb nicht gleichgesetzt werden.

Wird z. B., wie im Falle der Berechnung aus den M-Mode-Daten, die während der Systole stattfindende Wanddickenänderung auf die enddiastolische Ausgangsdicke bezogen, ergibt sich der sog. „Lagrangian Strain". Im Falle der Dopplermessung, bei der sich der fixe Abstand zwischen den zwei Geschwindigkeitsmesspunkten auf die (Bild für Bild) variable Ausgangslänge zu Beginn der jeweils gerade stattfindenden Messung bezieht, spricht man vom „Natural Strain" oder „Eulerian Strain".

„Natural Strain" und „Lagrangian Strain" stehen über eine Exponentialfunktion miteinander im Verhältnis und sind ineinander umrechenbar (Abb. 4.15). Im Text wird im Folgenden unter „Strain Rate" der momentane räumliche Geschwindigkeitsgradient zwischen zwei Punkten (Natural Strain Rate) verstanden, d. h. die in einem bestimmten – sehr kurzen – Zeitfenster gerade stattfindende Längenänderung, bezogen auf die Länge am Anfang des betrachteten Zeitfensters, da er sich so sehr einfach aus den Gewebedopplerdaten berechnen lässt. „Strain" wird als „Lagrangian Strain" angegeben, d. h. als Verhältnis von erfolgter Längenänderung am Ende einer Verformung, bezogen auf die Ausgangslänge am Anfang derselben, da er in dieser Form bereits aus kernspintomographischen und anderen Messungen bekannt und vertraut ist.

Auswahl des Verfahrens. Direkte 2D- und M-Mode-Messungen sind immer dann vorzuziehen, wenn senkrecht zur Bewegungsrichtung ausreichend abgrenzbare Konturen im Bild vorhanden sind, die zeitliche Auflösung eine untergeordnete Rolle spielt (z. B. Messung der septalen und posterioren Myokardverdickung im parasternalen M-Mode über eine ganze Systole) und hauptsächlich der Strain betrachtet werden soll. Geschwindigkeitsbasierte Messungen sind unabhängig von Konturen und ermöglichen eine bessere Beurteilung des zeitlichen Verlaufes der Myokardverformung. Sie eignen sich somit vor allem für Messungen in apikobasaler Richtung und Zeitanalysen (z. B. Messung der postsystolischen Verkürzung in der frühen Diastole), insbesondere jedoch zur Messung der Strain Rate.

Faserarchitektur und räumliche Bewegung des Herzens

Die „Aufhängung" des Herzens liegt im Bereich der Vorhöfe und der arteriellen Gefäße. Abgesehen von diesen Fixpunkten ist es innerhalb seiner epi-/perikardialen Gleitschicht frei beweglich. Während eines Herzzyklus schwankt das Gesamtvolumen des Organs kaum. Vielmehr wird durch Verlagerung der Klappenebene das von den Vorhöfen und Kammern umschlossene Volumen abwechselnd vergrößert und verkleinert. Die Füllung der Herzkammern erfolgt dabei durch intra- und interkavitäre Druckgradienten und die Trägheit des strömenden Blutes. Aus der Ventilfunktion der Klappen resultiert dann die pulsatile gerichtete Blutströmung.

Faserschichten. Die myokardiale Faserarchitektur des linken Ventrikels besteht aus mehreren Schichten. Die dominierenden subendokardialen Fasern verlaufen in apikobasaler Richtung gegen den Uhrzeigersinn. Der Anstiegswinkel im Verhältnis zur Klappenebene ist im basalen Bereich steiler und flacht apikal ab. Eher längs gerichtete Faserzüge treten in den mittleren Schichten auf. Subepikardial ist der apikobasale Faserverlauf im Uhrzeigersinn ausgerichtet. Die Anstiegswinkel ist auch hier im basalen Bereich steiler als apikal (Abb. 4.**16a**). Diese „gekreuzte" Anordnung der Muskelfasern bewirkt, dass die Herzwand sich in nur einer Richtung verdickt, jedoch in zwei Richtungen verkürzt. Gleichzeitig verspannen sich die Fasern gegeneinander, sodass sich

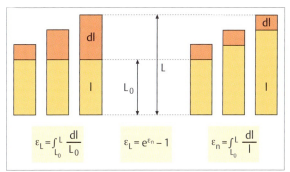

Abb. 4.**15** Wird ein Objekt von der Ausgangslänge L_0 auf die Länge L gedehnt, lässt sich dies als „Lagrangian strain" oder „natural strain" beschreiben. Lagrangian Strain (ε_L, links) ist als relative Längenänderung dl im Vergleich zur Ausgangslänge L_0 definiert. Betrachtet man bei jeder erneuten Messung die Längenänderung dl im Verhältnis zur jeweils momentanen Länge l eines Objektes, ergibt sich der Natural Strain (ε_n, rechts). Beide Formen sind gleichwertig, jedoch verschieden und über eine Exponentialfunktion ineinander umrechenbar (Mitte).

$$\varepsilon_L = \int_{L_0}^{L} \frac{dl}{L_0} \qquad \varepsilon_L = e^{\varepsilon_n} - 1 \qquad \varepsilon_n = \int_{L_0}^{L} \frac{dl}{l}$$

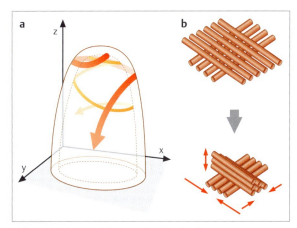

Abb. 4.**16** Faserarchitektur des Myokards.
a Anordnung der Faserzüge.
b Durch die gekreuzte Anordnung der Muskelfasern verkürzt sich das Myokard longitudinal und zirkumferenziell, verdickt sich aber nur radial. Bei der Kontraktion baut sich so eine Spannung auf. Die gespeicherte Energie wird diastolisch freigesetzt.

das Myokard diastolisch teilweise mithilfe dieser gespeicherten „Federenergie" dehnen kann (Abb. 4.**16b**) (57).

Komponenten der Myokardverformung. In der Praxis können folgende drei wesentlichen Komponenten der Myokardverformung unterschieden werden:

➤ longitudinale Verkürzung,
➤ radiale Verdickung und
➤ zirkumferenzielle Verkürzung (56).

Hinzu kommt noch eine Torsionsbewegung des gesamten Ventrikels um seine Längsachse, die sich aus dem

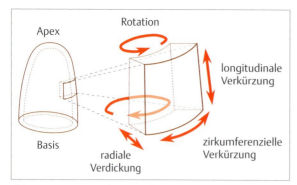

Abb. 4.**17** Hauptverformungskomponenten eines Myokardsegments.

spiraligen Verlauf der dominierenden subendokardialen Fasern ergibt. Gewöhnlich findet man in apikobasaler Betrachtungsrichtung eine Rotation der Herzbasis im Uhrzeigersinn und eine gegenläufige Drehung der Herzspitze (46). Die daraus resultierende Verformung eines Myokardsegmentes ist sehr komplex (Abb. 4.**17**). Beachtet werden müssen ferner globale Translationsbewegungen, wie sie von der Atemexkursion hervorgerufen werden.

Messung der Myokardgeschwindigkeit

Kurvenformanalyse und typische Messwerte

Apikales Schallfenster. Im Verlauf des Herzzyklus bewegt sich jeder Punkt des Herzmuskels zu einem bestimmten Zeitpunkt in eine bestimmte Richtung. In der einzelnen Schallebene wird jedoch nur diejenige Komponente der Myokardgeschwindigkeit abgebildet, die parallel zum Schallstrahl verläuft. Somit werden in jeder Anlotrichtung andere, sich gegenseitig bedingende, jedoch nicht austauschbare Informationen dargestellt. Allein das apikale Schallfenster ermöglicht es, alle linksventrikulären Myokardsegmente bezüglich einer einheitlichen – der longitudinalen – Bewegungskomponente zu vergleichen (Abb. 4.**18**).

Zeitintervalle am linken Ventrikel. Bei Geschwindigkeitsmessungen am linken Ventrikel findet sich eine typische Kurvenform, die je nach Wandsegment und Messrichtung mehr oder weniger modifiziert ist. Die Amplituden longitudinaler Geschwindigkeitskomponenten nehmen grundsätzlich von basal nach apikal ab (Abb. 4.**19**). Apexnah kann es sogar zur Umkehr der Richtung der longitudinalen Geschwindigkeiten kommen, da sich weit apikal gelegene Herzanteile systolisch

geringfügig basiswärts bewegen können und auch die Myokardverdickung eine basiswärts gerichtete Geschwindigkeitskomponente erzeugt. Die im Folgenden beschriebenen Zeitintervalle definieren sich aus dem lokal gemessenen Geschwindigkeitsprofil eines Wandsegmentes. Sie unterscheiden sich daher von den globalen Zeitintervallen, die gewöhnlich anhand der Abfolge von Aorten- und Mitralklappenöffnung und -schließung definiert werden (Abb. 4.**20**). Die angegebene Dauer der einzelnen Intervalle entspricht der im Durchschnitt zu erwartenden Zeit bei jungen gesunden Probanden mit normaler Herzfrequenz von 60–80 min^{-1} und kann im Einzelfall stark variieren.

Isovolämische Kontraktionsphase. Die isovolämische Kontraktionsphase (IVCT) ist gekennzeichnet durch ein schnelles biphasisches Signal mit hohen Geschwindigkeiten. Gemessen von der Q-Zacke im EKG bis zum Beginn der systolischen Bewegung wird sie von einigen Autoren in longitudinaler Richtung (ca. 30–50 ms) kürzer als in radialer Richtung (ca. 50–70 ms) angegeben (25, 60). Im Geschwindigkeitsprofil der anteroseptalen Wand zeigt sich bei parasternaler Anlotung eine markante Knotung bei Aortenklappenschluss, die als Zeitmarker verwendet werden kann.

Systole. In der ca. 290 ms langen Systole findet sich eine apexwärts gerichtete Hauptbewegung mit einem septal eher langsamen Geschwindigkeitsanstieg wohingegen die freie laterale Wand ein frühsystolisches Maximum zeigen kann. Die systolische Maximalgeschwindigkeit liegt etwa zwischen 6 und 9 cm/s (Tab 4.**2**) (39, 78).

Isovolämische Relaxation. Die Periode die als isovolämische Relaxation (IVRT) bezeichnet wird, ist hämodynamisch als Zeit zwischen Aortenklappenschluss und Mitralklappenöffnung definiert. Im Gewebedoppler wird sie meist vom Ende der systolischen Bewegung bis zum Beginn der frühdiastolischen Füllungsbewegung gemessen. Auch hier zeigt sich ein biphasisches Signal

Abb. 4.**18** Echokardiographisch erfassbare Verformungskomponenten des Myokards bei apikaler (links) und parasternaler (rechts) Anlotung.

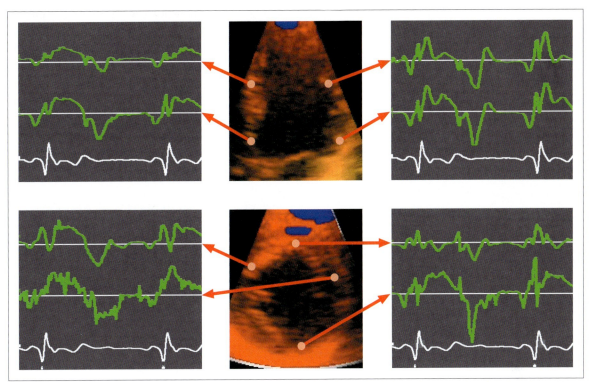

Abb. 4.19 Typische Gewebedopplerkurven. Ableitungen aus dem basalen und mittleren Septum (oben links) sowie der basalen und mittleren Lateralwand (oben rechts). Beachte das frühsystolische Geschwindigkeitsmaximum in der Lateralwand. Die Amplitude der Kurven nimmt zur Basis hin zu. Vom parasternalen Zugang aus (unten) ist das Bild weniger einheitlich. Die anteroseptale Geschwindigkeitskurve (obere Kurve, unten rechts) ist aufgrund der geringen Relativbewegungen gegenüber dem Schallkopf schwer zu interpretieren. Die Ableitungen aus der Lateralwand (untere Kurve, unten links) sind häufig artefaktbelastet.

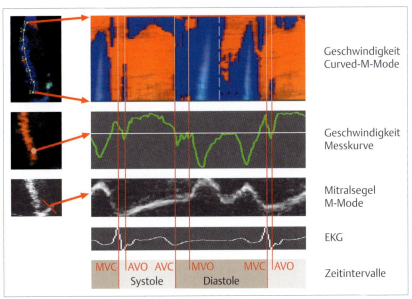

Ab. 4.20 Möglichkeiten der Auswertung eines Farbgewebedopplerdatensatzes. Der Curved-M-Mode ist eine freihand gezeichnete Linie. Alle Farben, die entlang dieser Linie während des Herzzyklus auftreten, werden im M-Mode-Streifen dargestellt (x-Achse = Zeit, y-Achse = Position innerhalb der Wand). In der Nachbearbeitungs-Software kann der Curved-M-Mode der sich bewegenden Herzwand nachgeführt werden. Aus einem Farbdopplerdatensatz kann die Geschwindigkeitskurve für jeden beliebigen Bildpunkt rekonstruiert werden. Der „anatomische M-Mode" gestattet es, nachträglich beliebige M-Mode-Ableitungen aus einem Datensatz zu extrahieren. Anhand der Mitralklappensegelbewegung kann so z. B. die Mitralklappenöffnung (MVO) und -schließung (MVC) bestimmt werden. AVO und AVC bezeichnen Aortenklappenöffnung und Aortenklappenschluss.

Neuere Techniken

Tabelle 4.**2** Longitudinale Maximalgeschwindigkeiten in cm/s von apikal, n = 25, mittleres Alter 33 Jahre (16–68) (nach 39)

		Systole	E-Welle	A-Welle
Septal	apikal	3,2 ± 0,9	4,3 ± 1,9	2,7 ± 1,1
	medial	5,4 ± 0,9	9,9 ± 2,9	6,2 ± 1,5
	basal	7,8 ± 1,1	11,2 ± 1,9	7,8 ± 2,0
Lateral	apikal	6,0 ± 2,3	5,5 ± 2,7	3,0 ± 2,4
	medial	9,8 ± 2,3	12,0 ± 3,3	5,7 ± 2,4
	basal	10,2 ± 2,1	14,9 ± 3,5	6,6 ± 2,4
Inferior	apikal	4,0 ± 1,7	5,2 ± 2,4	2,9 ± 1,8
	medial	6,6 ± 0,7	9,1 ± 2,7	6,4 ± 1,8
	basal	8,7 ± 1,3	12,4 ± 3,8	7,9 ± 2,5
Anterior	apikal	4,0 ± 1,5	3,9 ± 1,1	2,0 ± 1,5
	medial	7,7 ± 2,2	10,4 ± 3,0	5,5 ± 1,7
	basal	9,0 ± 1,6	12,8 ± 3,0	6,5 ± 1,6
RV-Wand	apikal	7,0 ± 1,9	8,1 ± 3,4	5,6 ± 2,4
	medial	9,6 ± 2,1	10,6 ± 2,6	9,7 ± 3,3
	basal	12,2 ± 2,6	12,9 ± 3,5	11,6 ± 4,1

hoher Geschwindigkeit mit einer mittleren Dauer von etwa 60 ms (26). Basal ist dieses Zeitintervall regelmäßig kürzer als apikal.

Frühdiastolische Füllung. Die frühdiastolische Füllung (E-Welle) verursacht eine vom Apex weg gerichtete Bewegung. Sie ist mit etwa 110 ms kürzer als die Systole und von höherer Geschwindigkeit.

Diastase. In der nun folgenden, ca. 180 ms langen Diastase findet sich gelegentlich eine Nachschwankung in apikaler Richtung.

Spätdiastolische Füllung. Die spätdiastolische Füllung (A-Welle) ist mit 190 ms länger und im Normalfall von niedrigerer Geschwindigkeit als die E-Welle.

Die Geschwindigkeiten von E- und A-Welle unterscheiden sich von Segment zu Segment; ihr Verhältnis ist jedoch in der Jugend und im mittleren Alter immer größer als 1.

Rechter Ventrikel. Messungen an der freien Wand des rechten Ventrikels zeigen vergleichbare Kurvenformen bei zum Teil deutlich höheren Geschwindigkeiten (39).

Curved-M-Mode. Um die zeitliche Abfolge der Myokardgeschwindigkeiten für einen bestimmten Teil der Herzwand zu veranschaulichen, können Gewebedopplerdaten als farbig kodierter M-Mode dargestellt wer-

den („Curved-M-Mode"), wobei die beschriebenen Zeitintervalle gleichermaßen abgrenzbar sind (Abb. 4.**20**).

Normwerte und altersabhängige Veränderungen

Inter- und intraindividuelle Unterschiede. Normwerte aus Untersuchungen an großen Populationen liegen bisher nicht vor; die im Text und in den Tab. 4.2 und 4.3 angegebenen Zahlen entstammen verschiedenen Studien mit relativ wenigen Probanden (26, 39, 78). Es existieren große inter- und intraindividuelle Unterschiede, die Reproduzierbarkeit der Messungen ist jedoch mit Ausnahme der anteroseptalen Basis (longitudinal) und der mittleren Vorderwand (kurze Achse) gut. Grundsätzlich stellt die Positionierung des Messfensters wegen der apikobasalen Zunahme der Geschwindigkeit einen zusätzlichen Unsicherheitsfaktor bei der Dopplermessung dar. Winkelfehler bei je nach Schallfenster variierender Anlotung im Vierkammerblick kommen erschwerend hinzu.

Wegen der beachtlichen interindividuelle Unterschiede sollten intraindividuelle Verlaufsbeobachtungen und Messungen von Zeitintervallen gegenüber der Messung von „Absolutwerten" den analytischen Schwerpunkt bilden.

Apikales Schallfenster. In radialer Richtung sind Geschwindigkeitsmessungen methodenbedingt auf die basale und mediale Vorder- und Hinterwand begrenzt (apikales Schallfenster), in zirkumferenzieller Richtung hingegen auf Septum und Lateralwand (ebenfalls apikales Schallfenster), wobei diese Profile aufgrund der Herzrotation schwerer interpretierbar sind (Abb 4.**18** und 4.**19**) (Tab. 4.3).

„Altersgang". In der Literatur finden sich auch Hinweise auf altersabhängige Veränderungen der Bewegungsmuster. So kann es physiologischerweise zu einer Umkehr des E/A-Verhältnisses in einzelnen Segmenten kommen (37, 47, 49).

Gewebedoppler bei Erkrankungen

Ischämische Herzerkrankung

Akute Ischämie. Regionale Funktionsstörungen sind frühe Marker der akuten Ischämie und treten bereits vor globalen systolischen und diastolischen Veränderungen auf. Innerhalb der ersten 10–20 s nach Koronarokklu-

Tabelle 4.**3** Systolische Maximalgeschwindigkeiten in cm/s von parasternal, n = 30, mittleres Alter 31 Jahre (21–56) (nach 39)

	Vorwiegend radial				Vorwiegend zirkumferenziell	
	anteroseptal	anterior	posterior	inferior	septal	lateral
Medial	1,94 ± 2,15	2,66 ± 1,89	4,78 ± 1,53	4,93 ± 1,45	3,31 ± 1,99	1,94 ± 2,15
Basal	−1,92 ± 2,32	−2,64 ± 1,85	4,65 ± 1,51	4,85 ± 1,37	−3,25 ± 2,02	4,16 ± 1,24

sion verlängert sich die regionale IVRT, die Geschwindigkeiten der E- und A-Welle nehmen ab, das E/A-Verhältnis kehrt sich um und die systolische Geschwindigkeit verringert sich signifikant. Innerhalb von 30 s nach Wiederherstellung der Koronarperfusion normalisieren sich alle Parameter, wobei es nach kurzer Ischämie (PTCA) für einige Sekunden zu erhöhten Geschwindigkeiten kommen kann (7, 8, 17). Obwohl sehr sensibel, sind die beschriebenen Veränderungen nicht spezifisch für eine Ischämie. Sie scheinen jedoch gut geeignet, den Beginn einer akuten Ischämie zu erkennen bzw. ihren Verlauf zu verfolgen.

Chronische Ischämie. Auch bei Patienten mit chronisch ischämischer Herzerkrankung verlängert sich die regionale IVRT, und eine Umkehr des E/A-Verhältnisses kann auftreten. Nach Azevedo zeigt jedoch selbst bei selektionierten Patienten mit positivem Belastungstest und einer 1-Gefäß-Erkrankung mit einer Stenose > 70% ein E/A-Verhältnis < 1 eine solche Stenose nur mit einer Sensitivität von 62% und einer Spezifität von 72% an. Bei nur 54% der betroffenen Segmente war die regionale IVRT gegenüber der globalen IVRT verlängert (5). Bei Mehrgefäßerkrankung und vorgeschädigtem Herzen ist die Aussagekraft von Gewebedopplermessungen kritisch einzuschätzen.

Belastungsuntersuchung bei ischämischer Herzerkrankung

Nachdem in Tiermodellen gezeigt werden konnte, dass die inotrope Modulation des Myokards durch Dobutamin und Betablocker mit einer deutlichen Änderung der Myokardgeschwindigkeit einhergeht (17, 28), wurden wiederholt Versuche unternommen, den Gewebedoppler zur Quantifizierung der Stressechokardiographie einzusetzten (26, 35, 54).

Physiologische Reaktion. Longitudinale systolische Geschwindigkeiten steigen dabei in allen Wandabschnitten signifikant um etwa 80–140% an, wobei der basoapikale Geschwindigkeitsgradient zunimmt. Die Geschwindigkeitszunahme ist bei vergleichbarem Herzfrequenzanstieg unter Dobutamin größer als bei physischer Belastung (54).

Die Messung der Geschwindigkeit des Mitralanulus korreliert gut mit der Globalfunktion des linken Ventrikels und scheint deren Veränderung unter Low-Dose-Dobutamin-Belastung sensitiver als die visuelle Auswertung oder planimetrische Methoden zu detektieren (27, 29).

Ischämiereaktion. In und basal von ischämischen Myokardsegmenten kann in den meisten Fällen eine ausbleibende oder zu geringe Zunahme der systolischen Spitzengeschwindigkeit beobachtet werden (Abb. 4.21). Basale Geschwindigkeiten unter 5–6 cm/s unter maximaler Belastung werden von den meisten Autoren als Grenzwert angegeben (27). Der – wie im Abschnitt „Unterschiede zwischen Geschwindigkeits- und Verformungs-

messung", S. 74 näher erläutert – summarische Charakter der Geschwindigkeitsinformation schränkt die Möglichkeit der Lokalisation einer Funktionsstörung ein. Nach den ersten vorliegenden Ergebnissen der europäischen Multizenterstudie MYDISE (Myocardial Doppler In Stress Echo) scheint jedoch durch basisnahe Geschwindigkeitsmessung eine relativ sichere Aussage über eine belastungsinduzierte Ischämie in einer nicht vorgeschädigten Herzwand möglich (22). Veränderte Bewegungsmuster nach Infarkt oder bei Erregungsleitungsstörung erschweren eine solche Aussage jedoch stark (Abb. 4.22).

Vitalitätsdiagnostik. Ausreichende Daten, die den Einsatz der Gewebedopplertechnik zur Vitalitätsdiagnostik einzelner Myokardsegmente klinisch sinnvoll erscheinen lassen, liegen noch nicht vor. Bisherige Arbeiten beschränkten sich vorwiegend auf parasternale Schallfenster und engen ihre Aussage damit auf nur wenige Myokardsegmente ein (27, 69). Die frühdiastolische Verkürzung/Verdickung des vitalen Myokards oder die Geschwindigkeitszunahme bei normalem Myokard unter Dobutaminstimulation werden vom Gewebedoppler hochsensitiv erfasst, jedoch scheint fraglich, ob die regionale Zuordnung auch bei apikaler Anlotung sicher möglich ist. Gradientenmethoden wie das Strain Rate Imaging (s. Abschnitt „Messung der Myokardverformung", S. 74) scheinen in dieser Hinsicht wesentlich aussichtsreicher.

Hypertrophie und hypertrophe Kardiomyopathie

Messungen an der posterioren Wand trainingsbedingt hypertrophierter linker Ventrikel zeigten keine wesentliche Veränderung des myokardialen Geschwindigkeitsprofils (16). Andere Autoren konnten unter Einschluss aller linksventrikulären Segmente eine verlängerte IVRT, eine verringerte frühdiastolische Geschwindigkeit sowie eine erhöhte A-Welle bei hypertrophierten Hypertonikerherzen nachweisen. Ob unterschiedliche Formen der Hypertrophie mithilfe des Gewebedopplers unterscheidbar werden, ist noch nicht sicher. Erstmals berichteten Palka et al., anhand der Gewebedopplerdaten zwischen hypertropher Kardiomyopathie und trainingsbedingter Hypertrophie unterschieden zu haben (49). Aufgrund der starken Überlappung zwischen beiden Gruppen dürfte im Einzelfall jedoch eine klinisch sinnvolle Zuordnung nicht möglich sein.

Restriktive und konstriktive Kardiomyopathie, Amyloidose

Die Unterscheidung von restriktiver Kardiomyopathie und konstriktiver Perikarditis ist im Gewebedoppler denkbar. Garcia et al. geben für die frühdiastolische E-Welle bei basaler Messung in longitudinaler Richtung einen Grenzwert von 8 cm/s an, dessen Unterschreiten eine restriktive Störung anzeigen soll (24). Im Einzelfall können solche Messungen jedoch irreführend sein, da basal fixierende Perikarditiden ebenfalls zu einer Reduktion der E-Wellen-Geschwindigkeit führen können (48).

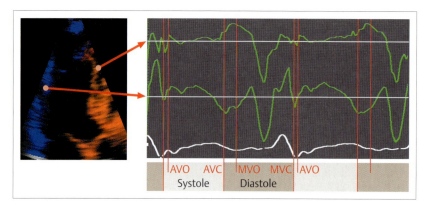

Abb. 4.**21** Gewebedoppler. Ischämiereaktion im Stressecho. Die verminderte systolische Geschwindigkeit der ischämischen anteroseptalen Wand (obere Kurve) wird im Seitenvergleich deutlich. Frühdiastolisch bewegt sich das ischämische Myokard verstärkt zum Schallkopf hin, während im Gesunden eine Bewegung vom Schallkopf weg sichtbar ist. Die weitere Diastole verläuft in beiden Wandabschnitten ähnlich.
Abkürzungen s. Abb. 4.**20**

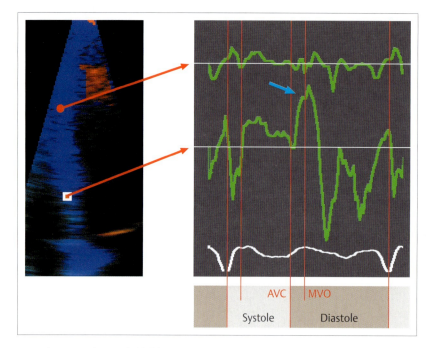

Abb. 4.**22** Geschwindigkeitsprofile der septalen Wand nach Infarkt. Im Infarktgebiet im apikalen und mittleren Septum (obere Kurve) fallen verminderte systolische und diastolische Geschwindigkeiten auf. Paradoxerweise ist auch im gesunden basalen Segment des Septums (untere Kurve) ein positives frühdiastolisches Geschwindigkeitsmaximum in der Dopplerkurve sichtbar (Pfeil). Die genaue Lokalisation einer pathologischen Veränderung innerhalb einer Wand ist im Gewebedoppler somit nur schwer feststellbar.
Abkürzungen s. Abb. 4.**20**

Patienten mit Amyloidablagerungen im Herzmuskel zeigen erniedrigte systolische und diastolische Geschwindigkeiten. Bei parasternaler Anlotung kann es sogar zur Umkehr des Dopplerprofils der anteroseptalen Wand kommen, da die Globalbewegung des Herzens die geringe Lokalbewegung überlagert. Ob inhomogene Geschwindigkeitsverteilungsmuster Rückschlüsse auf muskuläre Amyloidablagerungen zulassen, ist noch nicht ausreichend geklärt.

Klappenvitien

Obwohl es sich um ein potenziell vielversprechendes Gebiet handelt, liegen zur Herzmuskelbeteiligung bei Vitien kaum Gewebedopplerarbeiten vor. Eine Hypertrophie bei Aortenstenose oder eine Ventrikeldilatation bei Mitral- oder Aorteninsuffizienz führt anscheinend zu Veränderungen der Myokardbewegung, die denen bei Hypertrophie oder Dilatation aus anderer Ursache gleichen. Bisher existieren keine Arbeiten, die spezifische Veränderungen demonstrieren konnten (1, 12, 46).

Herztransplantation

Insbesondere die Früherkennung einer Abstoßungsreaktion ist bei Transplantatempfängern von großer Bedeutung. Es liegt nahe, Gewebedopplermessungen als Kontrollparameter nach Herztransplantation zu benutzen. Nach Studienlage unterscheiden sich systolische und frühdiastolische Myokardgeschwindigkeiten von Transplantaten im Normalfall nicht signifikant von denen gesunder Herzen. Eine Abstoßungsreaktion führt zur signifikanten Abnahme von systolischer sowie früh- und spätdiastolischer Spitzengeschwindigkeit. Addierte systolische und diastolische Spitzengeschwindigkeiten des Mitralanulus von weniger als 13,5 cm/s besitzen nach Mankad einen hohen negativen prädiktiven Wert (> 95 %) für eine Abstoßungsreaktion an transplantierten Herzen, jedoch kann die Abstoßungsreaktion nicht von anderen Ursachen der Funktionseinschränkung unterschieden werden. Andere Autoren geben mit ebenfalls guter Sensitivität (76 %) und Spezifität (88 %) 16 cm/s als Grenzwert für die E-Wellen-Geschwindigkeit an (41, 55, 72).

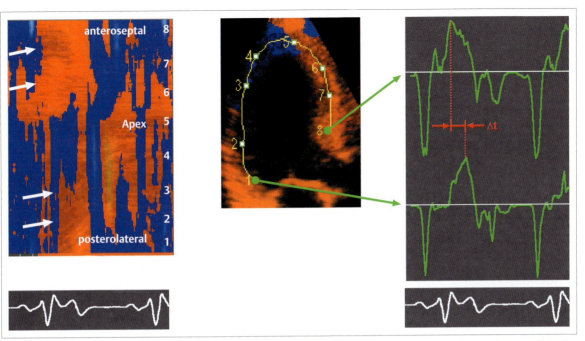

Abb. 4.23 Linksschenkelblock. Der Zeitversatz zwischen systolischer Bewegung der anteroseptalen und posterolateralen Wand ist sowohl im Curved-M-Mode (links) als auch im Geschwindigkeitsprofil (rechts) deutlich sichtbar.

Erregungsleitungsstörungen

Die Kontraktion als dopplerechokardiographisch messbare Folge der Muskelerregung sollte Rückschlüsse auf gestörte Erregungsleitungsmuster erlauben. So ist z. B. die Präexzitation des linken Ventrikels bei WPW-Syndrom mithilfe des Farbgewebedopplers darstellbar und lokalisierbar (79). Aufgrund der sehr kurzen Zeitintervalle ist bei derartigen Untersuchungen eine möglichst hohe Bildrate nötig. Schenkelblockbilder sind im Gewebedoppler ebenfalls eindeutig nachweisbar (Abb. 4.23). Über die denkbare Nutzung des Gewebedopplers zur Optimierung von Schrittmachereinstellungen liegen noch keine ausreichenden Daten vor.

Störung der diastolischen Herzfunktion

Die diastolische Funktionsstörung ist in ihrer pathologischen und diagnostischen Definition, ihrer prognostischen Bedeutung und therapeutischen Konsequenz ein sehr inhomogenes und noch nicht völlig verstandenes Gebiet. Typische Parameter der klassischen Echokardiographie sind die IVRT, das E/A-Verhältnis und die Dezelerationszeit der E-Welle im mitralen Einstromprofil sowie der pulmonalvenöse Einstrom. Pathologisch veränderte Werte sind sensitive globale Marker für eine diastolische Störung, jedoch keineswegs spezifisch für ein bestimmtes Krankheitsbild. Zudem sind alle Werte vor- und nachlastabhängig (3, 15, 33, 58).

Der Gewebedoppler fügt nun weitere Parameter hinzu. Auch hier sind diastolische Veränderungen sensible, aber unspezifische Marker der Pathologie, und die Messwerte sind beeinflusst von Vor- und Nachlast (24, 59, 63). Sohn et al. (63) berichteten jedoch, dass sich zumindest die Pseudonormalisierung des E/A-Verhältnisses im mitralen Einstromprofil, wie sie bei fortgeschrittener diastolischer Störung beobachtet werden kann, im Gewebedoppler eindeutig von normalen Verhältnissen unterscheiden lässt.

Kontrastmittel und Gewebedoppler

In den bisher beschriebenen Anwendungen wird der Doppler zur Darstellung der Myokardbewegung eingesetzt. Die Schwingung und Zerstörung von Echokontrastmitteln durch eingestrahlten Ultraschall führt zu Signalen, die ebenfalls durch den Gewebedoppleralgorithmus erfasst und dargestellt werden. Als besonders sensitiv hat sich die Darstellung im Power-Modus erwiesen. Auf die Bedeutung des Power-Dopplers und seiner abgeleiteten Varianten für die direkte echokardiographische Perfusionsdarstellung wird im Kapitel 6 näher eingegangen.

Zusammenfassung

Der Gewebedoppler ermöglicht die zeitlich hochauflösende und sensitive Erfassung von Störungen des kardialen Bewegungsablaufes. Trotz einer großen Vielfalt in den Pathomechanismen der zugrunde liegenden Erkrankungen sind die im Gewebedoppler erfassbaren Veränderungen relativ uniform. Reduzierte Spitzengeschwindigkeiten und vor allem die Änderung diastolischer Parameter sind somit sehr sensible, aber kaum spezifische Marker einer Erkrankung. Aus heutiger Sicht ist der Gewebedoppler als Ergänzung der visuellen Wandbewegungsanalyse zu sehen, die eine Quantifizierung oder zumindest Objektivierung beobachteter Störungen erlaubt. Die Einschränkungen bei der räumlichen Zuordnung der Befunde stehen jedoch einer wirklich regionalen Wandbewegungsanalyse entgegen. Zu-

verlässige Normwerte fehlen und werden bei den großen interindividuellen Geschwindigkeitsunterschieden und Abhängigkeiten z. B. von Alter und Herzfrequenz auch kaum klinisch sinnvoll anwendbar sein.

Die vom Gewebedoppler abgeleitete Myokardverformungsmessung („Strain Rate Imaging") überwindet einige dieser Limitationen und stellt einen vielversprechenden Schritt auf dem Weg der Gewebedopplertechnik in den klinischen Alltag dar.

Messung der Myokardverformung

Prinzip von Strain- und Strain-Rate-Messungen

Unterschiede zwischen Geschwindigkeits- und Verformungsmessung

Die komplexe Formveränderung des Herzmuskels im kardialen Zyklus wurde im Abschnitt „Faserarchitektur und räumliche Bewegung des Herzens", Seite 67, erörtert. Der Gewebedoppler misst dabei eine aus der Verformung des Herzmuskels resultierende Geschwindigkeit. Diese regional gemessene Geschwindigkeit wird jedoch von Veränderungen des Kontraktionsablaufes außerhalb des Messfensters maßgeblich beeinflusst. Obwohl lokal gemessen, geben Dopplermesswerte immer eine summarische Information über die Bewegung des gesamten Herzens. Die Zuordnung von pathologisch veränderten Messwerten zu erkrankten Myokardarealen ist so nur sehr eingeschränkt möglich.

Ziel von Strain- und Strain-Rate-Messungen ist es, die lokale Myokardfunktion zu analysieren. Diese Messungen spiegeln dabei tatsächlich die Myokardverformung an der Position des Messfensters wider (71) und werden nicht wesentlich von Globalbewegungen des Herzens beeinflusst.

Strain-Rate-Berechnung

Die lokale Myokardverformungsrate oder „Strain Rate" wird derzeit als lokaler Geschwindigkeitsgradient nach dem im Abschnitt „Messen von Myokardbewegung und -verformung mit Ultraschall", S. 65 ff. dargestellten Prinzip aus Farbdopplerbildschleifen berechnet (Abb. 4.14b, links). Für die Datenakquisition gilt somit das in den vorangegangenen Abschnitten für die Aufnahme von Farbdopplerdaten Gesagte. Aus den Datensätzen werden jeweils zwei Geschwindigkeiten aus einer einzelnen Scanlinie, die in einem vorher definierten Abstand (Berechnungsdistanz) zueinander liegen, miteinander verrechnet. Der Algorithmus wird auf jede Scanlinie Pixel für Pixel angewendet, bis alle Geschwindigkeitsdaten des jeweiligen Bildes zu Geschwindigkeitsgradienten umgewandelt sind. Das Ergebnis kann dann, wie auch beim Farbdoppler üblich, dem Grauwertbild farbkodiert überlagert werden. Die Methode wurde Anfang der 90er-Jahre in Skandinavien erstmals zu Forschungszwecken ange-

wendet und ist seit kurzem als Software-Paket kommerziell erhältlich. Als Vorläufer dieser Technik ist die lokale Geschwindigkeitsgradientenmessung anzusehen, die von mehreren Autoren beschrieben wurde (49, 61, 69, 70).

Grundlage von Strain-Rate-Berechnungen können neben den Farbdoppler-Geschwindigkeitsdaten auch direkte Analysen der räumlichen Änderung der Reflexionsmuster im Gewebe sein (9). Theoretisch ist damit unter bestimmten Voraussetzungen die Rekonstruktion von Strain- oder Strain-Rate-Werten in beliebiger Richtung möglich.

Erfassbare Komponenten. Folgende Strain- und Strain-Rate-Komponenten sind derzeit erfassbar (Abb. 4.**18**):
➤ von apikal die longitudinale Verkürzung,
➤ von parasternal die zirkumferenzielle Verkürzung (nur lateral und septal) sowie
➤ von parasternal die radiale Verdickung (nur anterior und und posterior).

Die Messung von Strain und Strain Rate ist bei Radiofrequenz-Datenanalyse auch senkrecht zur Schallrichtung möglich und experimentell bereits gelungen. Die erforderliche hohe laterale Auflösung und der hohe Rauschanteil verhindern zurzeit jedoch noch die praktische Anwendung. Zirkumferenzielle oder longitudinale Shear-Strain-Messungen sind auch auf Dopplergrundlage denkbar, jedoch ist auch hier die notwendige laterale Auflösung noch nicht erreicht.

Bildartefakte. Da Strain-Rate-Werte aus der Differenz zweier nur geringfügig unterschiedlicher benachbarter Geschwindigkeitsmessungen berechnet werden, spielt der gegenüber dieser Differenz bedeutsame Rauschanteil der Farbdopplersignale eine wesentliche Rolle. Auch Reverberationsartefakte führen zu massiven Störungen der Strain-Rate-Berechnung in einem Bereich von ± 1 Berechnungsdistanz um das Artefakt und sind deshalb gewissenhaft zu vermeiden (Abb. 4.**24**) (31).

Winkelfehler. Diese beeinflussen die Messung der Myokardverformung in wesentlich stärkerem Maße als die der reinen Geschwindigkeit. Der Grund liegt in der in zwei Dimensionen gegenläufigen Verformung des Herzmuskels. So verkürzt sich der Herzmuskel systolisch in longitudinaler Richtung um etwa 15–30% (nega-

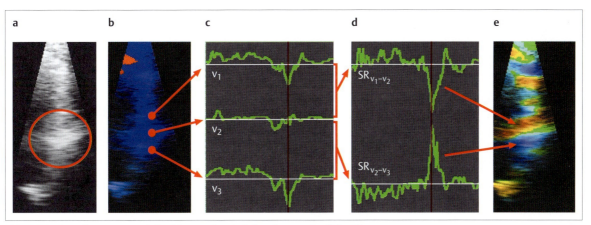

Abb. 4.24 Reverberationsartefakte können den Farbdoppler empfindlich stören.

a Im 2D-Graustufenbild stellen sie sich als überstrahlte Linien dar, deren Bewegung unabhängig vom Myokard ist.

b Im Farbdopplerbild fallen sie zunächst kaum auf.

c Mit dem Farbdoppler oberhalb (v_1), im (v_2) und unterhalb (v_3) des bei v_2 befindlichen Artefakts gemessene Geschwindigkeitsprofile. Durch Übersteuerung des Farbdoppleralgorithmus ist v_2 nahezu null.

d Bei der Strain-Rate-Berechnung resultieren daraus schwere Fehler, erkennbar am abrupten Gelb-Blau-Farbumschlag im Bereich des ursprünglichen Artefakts. Die fehlerbehafteten Strain-Rate-Werte dehnen sich ± 1 Berechnungsdistanz um das Artefakt herum aus, da in diesem Bereich eine normal gemessene Geschwindigkeit (v_1) gegen null (v_2) zu einem Gradienten verrechnet wird bzw. umgekehrt (v_2, v_3).

e Resultierendes Strain-Rate-Bild.

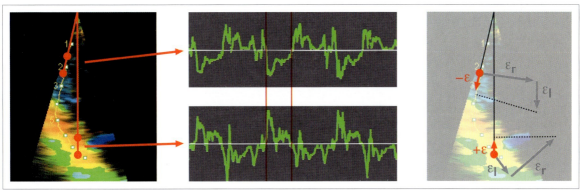

Abb. 4.25 Winkelfehler. Strain Rate wird derzeit immer parallel zum Schallstrahl berechnet. So ist es möglich, dass bei stark gekrümmt dargestellten Wänden (je nach Schallfenster insbesondere inferior und posterior) verschiedene Verformungskomponenten mit unterschiedlicher Wichtung berücksichtigt werden. Bei der oberen Kurve (apikale inferiore Wand) wird die radiale Wandverdickung (ε_r) nicht erfasst, da ihr Vektor senkrecht zum Schallstrahl gerichtet ist. In der mehr basal abgeleiteten unteren Strain-Rate-Kurve überwiegt die radiale Verdickung sogar die longitudinale Verkürzung (ε_l) des Myokards – die basale Kurve wirkt im Vergleich zur apikalen Kurve invertiert.

tiver Strain) wobei sich die Herzwand radial um 50–100 % verdickt (positiver Strain). Beide Verformungskomponenten können sich schon bei geringen Winkelfehlern gegenseitig aufheben (Abb. 4.25). Im Gegensatz zur Geschwindigkeitsmessung, bei der Winkelfehler im Wesentlichen nur zu reduzierten Absolutwerten führen, verursacht dieses gegenseitige Auslöschen verschiedener Verformungskomponenten bei Strain- und Strain-Rate-Messungen massive Veränderungen der Kurvenform. Daraus ergibt sich noch stärker als bei Gewebedopplermessungen die Notwendigkeit, grundsätzlich parallel zur zu untersuchenden Verformungskomponente zu messen (13, 30). Abweichungen von mehr als 15° sollten vermieden werden.

Datenanalyse

Trotz der gegenüber Gewebedopplermessungen wesentlich einfacheren Interpretation von Strain-Rate-Daten ist das Auge auch hier mit den in Echtzeit dargestellten Farbbildern überfordert. Einzelne Strain-Rate-Kurven oder M-Mode-artige Abbildungen der Verformung einer gesamten Herzwand sind für die Datenanalyse unverzichtbar. Beim heutigen Entwicklungsstand der Methode erfolgt die Auswertung daher vorwiegend nachträglich am PC. Denkbar ist jedoch auch eine im Gerät implementierte Möglichkeit zur Echtzeitdarstellung einer lokalen Strain-Rate-Kurve ähnlich einer PW-Dopplermessung (Abb. 4.26).

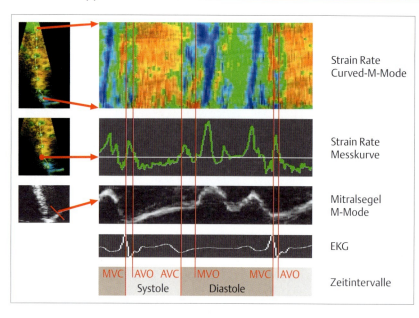

Strain Rate
Curved-M-Mode

Strain Rate
Messkurve

Mitralsegel
M-Mode

EKG

MVC AVO AVC MVO MVC AVO
Systole   Diastole

Zeitintervalle

Abb. 4.**26** Strain Rate Imaging. Die Extraktion von Curved-M-Mode-Daten und Strain-Rate-Messkurven erfolgt wie für den Gewebedoppler beschrieben (Abb. 4.**20**). Zeitintervalle lassen sich z. B. am „anatomischen M-Mode" eines Mitralsegels bestimmen. Der Curved-M-Mode ermöglicht einen guten Überblick über den Zeitverlauf bestimmter Strain-Rate-Werte in Bezug auf ihre Lokalisation. Deutlich sichtbar sind die im Gegensatz zur Systole mit einem basoapikalen Zeitversatz behafteten früh- und spätdiastolischen Dehnungswellen. Abkürzungen s. Abb. 4.**20**.

Strain und Strain Rate im gesunden Myokard

Interpretation von Strain- und Strain-Rate-Daten

Strain. Strain ist die regionale Verkürzung oder Verlängerung eines Herzmuskelabschnittes. Nach bisherigen Erkenntnissen korreliert lokaler linksventrikulärer Strain bei gesunden Herzen sehr gut mit der Globalfunktion des linken Ventrikels. Er nimmt unter inotroper Stimulation (z. B. mit Dobutamin) zu. Eine chronotrope Stimulation des Herzmuskels (z. B. mittels Schrittmacher) scheint zu keiner wesentlichen Strain-Zunahme zu führen (66, 77). Im pathologischen Fall ergeben sich in Maximalwerten und im zeitlichen Verlauf des Strain-Profils deutliche Abweichungen vom Normalbefund.

Strain Rate. Strain Rate ist die regionale Verkürzungs- oder Verlängerungsgeschwindigkeit des Herzmuskels und entspricht der Ableitung des Strains nach der Zeit. Definitionsgemäß ist die in ihr enthaltene Information über die zeitliche Abfolge von Myokardverlängerung und -verkürzung identisch, jedoch oftmals besser erkennbar als im Strain. Im Gegensatz zum Strain ist die Strain Rate des Herzmuskels ein bisher kaum untersuchter Parameter. Im gesunden Myokard besteht eine gute Korrelation zwischen regionaler Strain Rate und der maximalen globalen Druckänderungsgeschwindigkeit (dp/dt_{max}) im linken Ventrikel. Sowohl chronotrope als auch inotrope Stimulation führen zu einer Zunahme der Strain Rate. Es ist somit anzunehmen, dass ein Zusammenhang zwischen Strain Rate und Kontraktilität besteht (38, 66, 77).

Passive und aktive Verformung. Grundsätzlich darf jedoch nicht aus Strain Rate oder Strain auf eine Kontraktion oder Relaxation des Myokards geschlossen werden. Passive Dehnung oder Stauchung ist zumindest anhand der Zahlenwerte nicht von aktiver Relaxation oder Kontraktion zu unterscheiden, da sich in beiden Fällen das Myokard verformt. Der direkte echokardiographische Nachweis eines aktiven, energieverbrauchenden Prozesses ist mit derzeitiger Technik nicht möglich, nur dessen mechanische Folgen sind darstellbar.

Normalbefunde

In begrenztem Umfang gaben bisher echokardiographische M-Mode-Messungen oder die MRT Auskunft über Strain- und Strain-Rate-Werte im kardialen Zyklus. Sie waren jedoch nur für bestimmte Myokardregionen (longitudinale Gesamtverkürzung oder Wandverdickung im Echo) oder nur in begrenzter zeitlicher Auflösung (Strain und Strain Rate im MR-Tagging) zu ermitteln. Hier vorgestellte Werte entstammen den bisher veröffentlichten Ergebnissen erster, meist kleinerer Studien mit modernen Messungen auf Gewebedopplerbasis.

Einen guten Überblick über den zeitlichen Ablauf der Verformung einer Herzwand bietet der Curved-M-Mode. In Abb. 4.26 sind die einzelnen Phasen des Herzzyklus dargestellt. Abb. 4.27 und 4.28 zeigen an verschiedenen Punkten abgeleitete Strain-Rate-Kurven, in Abb. 4.28 auch im Vergleich zur Geschwindigkeitsmessung. Tab. 4.4 fasst bisher in der Literatur veröffentlichte Strain- und Strain-Rate-Werte zusammen.

Isovolumetrische Kontraktionsphase. Mit dem Mitralklappenschluss beginnt die isovolämische Kontraktionsphase mit einem biphasischen Signal mit mittleren

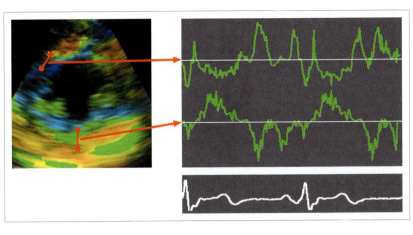

Abb. 4.**27** Ableitung von Strain-Rate-Kurven aus septaler und posteriorer Wand vom parasternalen Schallfenster aus. Unterschiede zwischen zirkumferenzieller Verkürzung (oben) und radialer Verdickung (unten) sind deutlich.

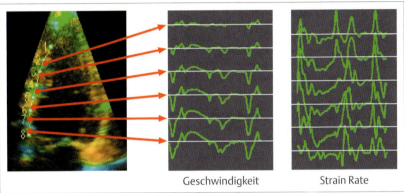

Geschwindigkeit   Strain Rate

Abb. 4.**28** Vergleich von Doppler- und Strain-Rate-Kurven, die aus der gleichen Herzwand stammen. Deutlich sichtbar der basoapikale Geschwindigkeitsgradient im Dopplersignal bei gleich bleibender zeitlicher Abfolge der einzelnen Geschwindigkeitsspitzen. Strain-Rate-Kurven hingegen zeigen regional meist homogen verteilte Maximalwerte, die jedoch in der Diastole zeitlich differieren.

Strain-Rate-Werten. Die tasächliche Längenänderung des Muskels ist eher gering (geringer Strain).

Systolische Verkürzung. In der Systole treten maximal Strain-Rate-Werte um 1,5–2,0 s⁻¹ auf (73). Die Verformungsgeschwindigkeit steigt in der freien lateralen Wand schneller an und kann dort ein frühsystolisches Maximum zeigen. Basoapikale Unterschiede in der maximal messbaren Strain Rate sind wesentlich geringer als bei Geschwindigkeitsmessungen (Abb. 4.**28**).

Wie kaum eine andere Technik bietet das Strain Rate Imaging zeitlich hochaufgelöste Informationen über die nun folgenden komplexen diastolischen Umformungen des Herzmuskels.

Isovolumetrische Relaxationsphase. Mit dem Aortenklappenschluss beginnt die isovolämische Relaxation. Die in diesem Intervall regional sehr unterschiedlich ausgeprägte Formänderung des Herzens führt in longitudinaler Richtung ebenfalls zu einem meist biphasischen Signal. Zumeist findet sich eine longitudinale Myokardverlängerung im mittleren Segment, während Apex und Basis sich eher verkürzen. Die Strain-Rate-Werte sind in der IVRT relativ hoch, obwohl die effektive Muskelumformung gering ist. Kurz vor Mitralklappenöffnung setzt eine kurze apikale Dehnungsphase ein.

Frühdiastolische Dehnung. Die frühdiastolische Dehnung (E-Welle) findet keinesfalls zeitgleich in allen Herzwandabschnitten statt. Wie Messungen zeigen, breitet sich vielmehr eine Dehnungswelle von basal nach apikal aus. Der Zeitversatz zwischen dem basalen Beginn dieser Welle und dem Erreichen des Apex liegt bei jungen Probanden im Bereich von 90–120 ms (74). Anschließend ist häufig eine sich apikobasal ausbreitende Dehnung zu erkennen, die möglicherweise die Ursache der diastatischen Nachschwankungen in Gewebedopplermessungen ist.

Spätdiastolische Dehnung. Die spätdiastolische Dehnung (A-Welle) ähnelt grundsätzlich der E-Welle, breitet sich jedoch schneller aus (40–65 ms basoapikaler Zeitversatz) (74) und zeigt niedrigere Strain-Rate-Werte.

Herzmuskelverformung bei Erkrankung

Koronare Herzkrankheit, Ischämie

Nach einer kurzen Eingewöhnungsphase ermöglichen Strain-Rate-Darstellungen einen schnellen Überblick über die Verformung einer Herzwand.

Lokalisierte Störungen. Wie bereits in den ersten Arbeiten von Stoylen und Voigt beschrieben, sind insbesondere lokalisierte Störungen der Myokardfunktion

Tabelle 4.**4**   Longitudinale Strain Rate in s⁻¹ und longitudinaler Strain (dimensionslos in der rechten Spalte) bei Probanden, n = 10, mittleres Alter 30 ± 7,1 Jahre (nach 73)

		Systole [s⁻¹]	E-Welle [s⁻¹]	A-Welle [s⁻¹]	Longitudinaler Strain
Lateral	apikal	−1,93 ± 0,70	2,23 ± 1,09	0,61 ± 0,14	−0,16 ± 0,04
	medial	−1,25 ± 0,40	2,45 ± 0,29	1,30 ± 1,17	−0,17 ± 0,02
	basal	−1,23 ± 0,30	2,16 ± 0,95	1,12 ± 0,57	−0,19 ± 0,05
Septal	apikal	−0,98 ± 0,31	2,12 ± 0,52	0,70 ± 0,26	−0,15 ± 0,05
	medial	−1,33 ± 0,19	2,01 ± 0,33	1,22 ± 0,63	−0,23 ± 0,03
	basal	−1,15 ± 0,18	2,02 ± 0,30	1,27 ± 0,44	−0,20 ± 0,03
Anteroseptal	apikal	−1,04 ± 0,45	1,86 ± 0,71	0,91 ± 0,17	−0,14 ± 0,08
	medial	−1,43 ± 0,27	2,11 ± 0,80	1,28 ± 0,46	−0,21 ± 0,03
	basal	−1,22 ± 0,22	1,54 ± 0,38	1,11 ± 0,59	−0,18 ± 0,03
Posterior	apikal	−1,32 ± 0,40	2,04 ± 0,94	0,97 ± 0,86	−0,14 ± 0,05
	medial	−1,13 ± 0,51	1,86 ± 0,65	1,05 ± 0,70	−0,17 ± 0,07
	basal	−1,54 ± 0,39	2,67 ± 0,74	0,78 ± 0,47	−0,25 ± 0,08
Anterior	apikal	−1,32 ± 0,89	1,42 ± 0,74	0,91 ± 0,52	−0,13 ± 0,01
	medial	−1,17 ± 0,42	1,95 ± 0,49	0,99 ± 0,67	−0,16 ± 0,04
	basal	−1,51 ± 0,33	1,97 ± 0,53	1,60 ± 0,58	−0,24 ± 0,06
Inferior	apikal	−1,34 ± 0,26	1,55 ± 0,85	0,97 ± 0,77	−0,21 ± 0,06
	medial	−1,32 ± 0,60	1,66 ± 0,31	1,31 ± 0,77	−0,22 ± 0,07
	basal	−1,14 ± 0,15	1,90 ± 0,46	1,00 ± 0,45	−0,20 ± 0,03

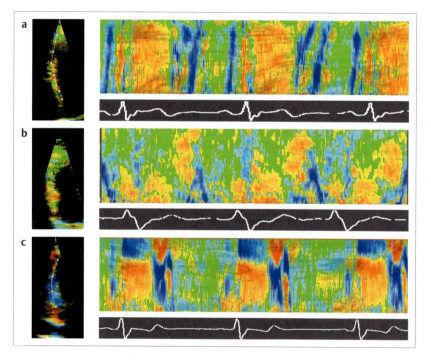

Abb. 4.29   Normale und pathologische Befunde.
a Normales Myokard mit synchron einsetzender homogener Systole (gelb). Die früh- und spätdiastolische Dehnung (blau) ist apikal gegenüber basal zeitversetzt.
b Älterer septaler Infarkt. Fehlende apikale und mittlere systolische Verkürzung (Akinesie, grün).
c Septoapikales Herzwandaneurysma. Systolische Dehnung (blau) und frühdiastolische elastische Retraktion (gelb/rot) im Narbenareal bedingen einander (nach 73).

(z. B. Hypo-, A- oder Dyskinesie bei KHK) gut erkennbar (Abb. 4.**29**) (64, 73). Mele et al. fanden für die Erkennung von infarzierten Myokardsegmenten eine höhere Sensitivität und Spezifität als im konventionellen B-Mode (91 % und 84 % gegenüber 78 % und 72 %) (43). Tierexperimentelle Arbeiten am akut ischämischen Myokard zeigen im Bereich der „Area of Risk" reduzierte Strain-Rate- und Strain-Werte und eine gut nachweisbare sig-

nifikante Verlängerung der systolischen Kontraktion in die IVRT oder frühe Diastole (34, 40). Untersuchungen an Patienten im akuten Infarkt und mit Koronarokklusion bei Bypass-Operationen kommen zum gleichen Ergebnis (62, 75). Die gemessenen Werte korrelieren gut mit anatomischen M-Mode-Messungen und Messungen im MRT (19).

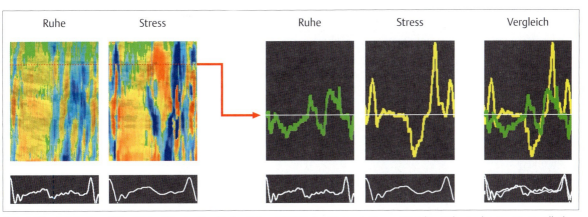

| Ruhe | Stress | Ruhe | Stress | Vergleich |

Abb. 4.30 Ischämiereaktion beim Stressecho. Links: Curved-M-Mode einer anterioren Wand in Ruhe und unter Maximalbelastung. Mitte: Messkurven aus dem apikalen Wandsegment. Rechts: Überlagerung der Ruhe- und Stresskurve zum Zeitvergleich. Die hier dargestellten Messkurven zeigen typische Veränderungen in Systole und Diastole. Insbesondere fällt die verminderte systolische und die ausgeprägte postsystolische Strain Rate innerhalb der ischämischen Region auf.

Post systolic Shortening. Der Mechanismus dieser sog. postsystolischen Verkürzung oder Verdickung („post systolic shortening", PSS oder „post systolic thickening", PST) ist noch nicht völlig geklärt. Sowohl eine aktive Kontraktion bei lastbedingt verminderter systolischer Verkürzung und verzögerter Relaxation (10) als auch ein rein passives Zusammenziehen des Muskels bei diastolischem Druckabfall im Ventrikel sind denkbar. Vorläufige Untersuchungsergebnisse deuten darauf hin, dass fehlendes PSS im akuten Infarkt einen gewissen negativen prädiktiven Wert für die Erholungsfähigkeit des Myokards besitzt (75). Vergleiche mit Szintigraphie- und MRT-aufnahmen ergaben einen Zusammenhang zwischen PSS und dem Anteil noch vitalen Myokards in einem Segment (76).

Belastungsuntersuchungen

Strain Rate Imaging bietet im Gegensatz zum Gewebedoppler die Möglichkeit einer tatsächlich lokalen Funktionsanalyse. Vorteilhaft erscheinen auch die geringeren Unterschiede der Normwerte zwischen einzelnen Segmenten der Herzwand. Im Normalfall steigt die Strain Rate unter Dobutaminbelastung Stufe um Stufe an, während der Strain bei höheren Belastungsstufen ein Plateau erreicht.

Ergebnisse. Bereits 1998 berichtete Tsutsui von signifikanten Unterschieden im Anstieg lokaler systolischer Geschwindigkeitsgradienten zwischen ischämischen ($< 1,5$ s^{-1}) und nichtischämischen ($> 2,6$ s^{-1}) Myokardarealen unter Dobutaminstimulation, wohingegen die einfache Geschwindigkeitsmessung versagte (69). Inzwischen liegen auch erste Berichte zur quantitativen Stressechokardiographie mit Strain-Rate-Imaging-Technik vor. Nicht nur der Ischämienachweis, sondern auch eine objektivierbare stressechokardiographische Unterscheidung von Narbengewebe und vitalem Myokard scheinen anhand der maximalen systolischen Strain Rate möglich zu sein (38, 52). Die Interobservervariabilität wurde von anderen jedoch als noch zu hoch beschrieben (11). Neben der reinen Messung von systolischen oder diastolischen Strain-Rate-Werten ist auch die Analyse der Strain-Rate-Kurvenform und der Muster des Curved-M-Mode vielversprechend. Die in der akuten Ischämie postsystolisch (d. h. nach Aortenklappenschluss) auftretende Myokardverkürzung und -verdickung ist im Strain Rate Imaging deutlich nachweisbar. Vorgeschlagen wurden als Marker u. a. die Zeit zwischen EKG-R-Zacke und endsystolischem Nulldurchgang der Strain-Rate-Kurve oder das Verhältnis zwischen maximaler systolischer und postsystolischer Strain Rate. Nach eigener Erfahrung ist jedoch bereits das Auftreten einer postsystolischen Verkürzung in zuvor normal kontrahierendem Gewebe ein tauglicher und einfach zu erkennender Ischämieindikator (Abb. 4.30) (2, 34, 73a). Es ist nicht unwahrscheinlich, dass derartige zum Teil rein qualitative Marker zukünftig zur Objektivierung der Stressechokardiographie beitragen werden.

Hypertrophe Herzmuskelerkrankungen

Bei Patienten mit hypertropher Kardiomyopathie fanden Castro et al. sowohl systolisch als auch diastolisch signifikant erniedrigte Strain-Werte in allen Wandabschnitten. Die Strain Rate war insbesondere im hypertrophierten Septum erniedrigt und unterschied sich lateral kaum von der gesunder Probanden (14). MRT-Messungen bestätigen die Strain-Reduktion sowohl in longitudinaler als auch zirkumferenzieller Richtung (51), zumeist mit Betonung des basalen Septums. Die basoapikale Ausbreitung der diastolischen Dehnung ist bei Hypertrophie signifikant beschleunigt (65) (Abb. 4.31). Damals noch anhand des maximalen diastolischen Geschwindigkeitsgradienten fanden Palka et al. signifikante Unterschiede zwischen hypertrophierten Herzen trainierter Athleten und denen von Kardiomyopathiepatienten (49).

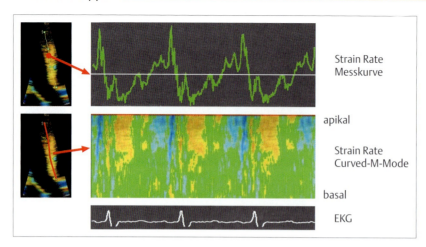

Abb. 4.**31** Amyloidose. Strain-Rate-Kurve und Curved-M-Mode aus einer anteroseptalen Herzwand. Auffällig sind eine verminderte Strain Rate im basalen und z. T. mittleren Segment sowie eine verzögerte und abgeflachte E-Welle der diastolischen Dehnung. Ein ähnliches Bild kann bei Septumhypertrophie beobachtet werden.

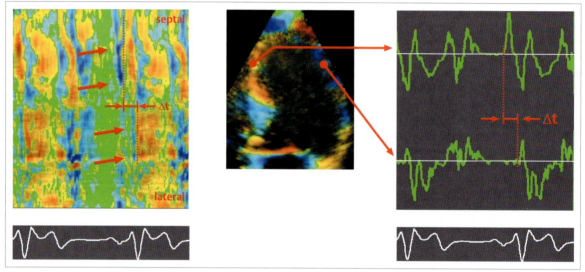

Abb. 4.**32**   Linksschenkelblock. Im Gegensatz zum Gewebedoppler (Abb. 4.**23**) ist mittels Strain Rate Imaging die tatsächliche Wandverkürzung darstellbar. Beachte den versetzten Beginn der systolischen Verkürzung lateral und septal.

Konstriktive und restriktive Veränderungen

Konstriktive Perikarderkrankungen führen auch bei normaler Myokardfunktion zu einem veränderten Kontraktionsablauf, da die Gleitlagerfunktion des Herzbeutels ganz oder teilweise aufgehoben ist. Es wurde vorgeschlagen, die longitudinale systolische Myokardgeschwindigkeit als Unterscheidungskriterium zwischen restriktiver (vermindert) und konstriktiver (unverändert) Kardiomyopathie zu nutzen (24). Die Praxis zeigt jedoch, dass die Myokardgeschwindigkeit bei einer entzündlich bedingten basalen Verklebung des Herzbeutels ebenfalls reduziert sein kann. Strain Rate Imaging als bezugspunktunabhängige Messung der lokalen Muskelverkürzung scheint jedoch auch in diesem Sonderfall eine Unterscheidung zu ermöglichen (4, 48) (Abb. 4.**32**).

Störungen der Erregungsleitung

Mit dem Gewebedoppler ist wiederholt versucht worden, Erregungsleitungsstörungen bildlich darzustellen (26). Auch im Strain Rate Imaging sind diese Störungen nachweisbar. Der Vorteil besteht in der genauen Zuordnung von Kontraktion und Relaxation unabhängig von eventuellen Ausgleichsbewegungen anderer Wandabschnitte. Abb. 4.**32** zeigt beispielhaft einen Linksschenkelblock. Die Verzögerung der lateralen Wand ist unverkennbar. Im Gegensatz zur visuellen Bewegungsanalyse im B-Mode wird der Unterschied zur ischämischen Kontraktionsstörung anhand der Kurvenform sofort deutlich. Inwieweit diese Beobachtungen eine praktische Relevanz besitzen, bleibt abzuwarten (45).

Neuere Techniken

Zusammenfassung

Strain Rate Imaging stellt eine vielversprechende Ergänzung der Gewebedopplertechnik dar. Es ermöglicht die tatsächlich punktuelle Messung der Myokardverformung und ist damit weitgehend unabhängig von Einflüssen anderer Myokardareale oder der Globalbewegungen des Herzens. Ein hoher Rauschanteil und zeitintensive Datennachbearbeitung schränken jedoch die praktische Anwendung der Strain-Rate-Imaging-Technik noch ein. Wünschenswert wären auch Shear-Strain-Messungen innerhalb der Herzwand. Hierfür notwendige lateral hochauflösende Farbdoppler sind jedoch noch nicht verfügbar. Vielversprechend sind die bisherigen Untersuchungsergebnisse auf dem Gebiet der akuten und chronischen Ischämie. Andere Anwendungsgebiete werden derzeit noch erschlossen.

Literatur

1. Abe M, Oki T, Tabata T, Luchi A, Ito S. Difference in the diastolic left ventricular wall motion velocities between aortic and mitral regurgitation by pulsed tissue Doppler imaging. J Am Soc Echocardiogr 1999;12:15–21.
2. Abraham TP, Thomson HL, Belohlavek M, Pellikka PA. Diastolic Relaxation Abnormalities – A new Paradigm In Detection Of Inducible Ischeamia. Circulation 2000;102(Suppl.)abstr.2893.
3. Appleton CP, Hatle LK, Popp RL. Relation of transmitral flow velocity patterns to left ventricular diastolic function: new insights from a combined hemodynamic and Doppler echocardiographic study. J Am Coll Cardiol 1988;12:426–40.
4. Arnold MF, Voigt JU, Kukulski T, Wranne B, Sutherland GR, Hatle L. Does Atrioventricular Ring Motion Always Distinguish Constriction from Restriction? – A Doppler Myocardial Imaging Study. J Am Soc Echo 2001;14:391–5.
5. Azevedo J, Garcia-Fernandez MA, Moreno M et al. Analysis of regional myocardial function by pulsed doppler tissue imaging in single vessle coronary disease. Potential clinical application of this new noninvasive method. Eur Heart J 1996;17(Suppl.)557:P3051.
6. Azevedo J, Garcia-Fernandez MA, Puerta P et al. Quantitative analysis of left ventricular myocardial regional function by pulsed Doppler tissue imaging in patients with hypertensive heart disease and its comparison with a normal population pattern.
7. Bach DS, Armstrong W, Donovan C, Hummel J, Bolling S, Muller D. Quantitative assessment of regional systolic and diastolic myocardial velocities during transient ischeamia and reperfusion. Circulation 1993;90:327.
8. Bach DS, Armstrong WF, Donovan CL, Muller WM. Quantitative Doppler tissue imaging for assessment of regional myocardial velocities during transient ischeamia and reperfusion. Am Heart J 1996;132:721–5.
9. Belohlavek M, Bartleson VB, Zobitz ME, Kinnick RR, Greenleaf JF. Real-Time Strain Rate Imaging (RT-SRI) Versus Tissue Velocity Image-Derived SRI (TVI-SRI): Compression and Expansion Rate Analysis Using a Tissue Mimicking Phantom. J Am Coll Cardiol 2000;35(Suppl.)491abstr.
10. Brutsaert DL, Rademakers FE, Sys SU, Gillebert TC, Housmans PR. Analysis of Relaxation in the Evaluation of Ventricular Function of the Heart. Progress in Cardiovascular Diseases 1985; 28,143–63.
11. Cain P, Short L, Dart J, Spicer D, Garrahy P, Marwick T. Tissue Doppler vs Myocardial Strain Rate for Quantitative Assessment of Dobutamine Echo: Feasibility and Comparison With Angiography. Jour Am Coll Cardiol 2000;35 (Suppl.A) 431abstr.
12. Cain PA, Baglin T, Spicer D, Hill J. Quantitative Tissue Doppler Accurately Identifies Abnormal Wall Motion And Left Anterior Descending Disease In The Presence Of Left Bundle Branch Block. Circulation 2000;102(Suppl.) abstr.3067.
13. Castro PL, Greenberg NL, Drinko J, Garcia MJ, Thomas JD. Potential pitfalls of strain rate imaging: angle dependency. Biomed Sci Instrum 2000;36:197–202.
14. Castro Pl, Greenberg NL, Firstenberg MS et al. Abnormal Strain Throughout the Base of the Left Ventricle in Hypertrophic Cardiomyopathy. J Am Coll Cardiol 2000;35 (Suppl.A) 423abstr.
15. Choong CY, Abascal VM, Thomas JD, Guerrero JL, McGlew S, Weyman AE. Combined influence of ventricular loading and relaxation on the transmitral flow velocity profile in dogs measured by Doppler echocardiography. Circulation 1988;78:672–83.
16. Derumeaux G, Douillet R, Troniou A, Cribier A, Letac B. Quantitative assessment of myocardial velocities in a model of physiologic cardiac hypertrophy in elite triathletes. Eur Heart J 1996;17(Suppl.)150:P877.
17. Derumeaux G, Ovize M, Loufoua J et al. Doppler tissue imaging quantitates regional wall motion during myocardial ischeamia and reperfusion. Circulation 1998;97:1970–7.
18. Doppler CJ. Über das farbige Licht der Doppelsterne: Abhandlung der Kgl. Böhmischen Gesellschaft der Wissenschaften 1842;4:465 ff.
19. Edvardsen T, Gerber BL, Bluemke DA, Lima JAC, Smiseth OA. Doppler derived strain in myocardial infarction: Validation versus magnetic resonance imaging with tissue tagging. Circulation 1999;1000(Suppl.)I-776abstr.
20. Erbel R, Nesser HJ, Drozdz J. Atlas of Tissue Doppler Echocardiography. Darmstadt: Steinkopff 1995.
21. Farias CA, Rodriguez L, Sun JP et al. Assessment of Diastolic Dysfunction by Conventional Doppler and Tissue Doppler Imaging. Circulation 1997;96(Suppl.)I-343abstr.
22. Fraser AG, Wilkenshoff U, Janerot-Sjoberg B, Rosenhek R, Payne N, Brodin LN. Quantitative Stress Echocardiography Using Tissue Doppler for the Diagnosis of Coronary Artery Disease. J Am Coll Cardiol 2000;35(Suppl.)A-432abstr.829.
23. Garcia MJ, Greenberg NL, Main ML et al. Abnormal Doppler Derived Myocardial Systolic Strain Rate is a Strong Index of LV-Contractility. J Am Coll Cardiol 1999;(Suppl.)abstr0 815–1.
24. Garcia MJ, Rodriguez L, Ares M, Griffin BP, Thomas JD, Klein AL. Differentiation of constrictive pericarditis from restrictive cardiomyopathy: assessment of left ventricular diastolic velocities in the longitudinal axis by Doppler tissue imaging. J Am Coll Cardiol 1996;27:108–14.
25. Garcia-Fernandez MA, Azevedo J, Moreno M, Vallejo J. Relation between transversal and longitudinal planes in the Calculation of left ventricular myocardial isovolumic relaxation time using pulsed doppler tissue imaging. J Am Soc Echo 1997;10:438.
26. Garcia-Fernandez MA, Zamorano J, Azevedo J (eds.). Doppler Tissue Imaging Echocardiography. McGraw-Hill 1998.
27. Gorcsan J 3rd, Deswal A, Mankad S et al. Quantification of the myocardial response to low-dose dobutamine using tissue Doppler echocardiographic measures of velocity and velocity gradient. Am J Cardiol 1998;81:615–23.
28. Gorcsan J III, Strum DP, Mandarino WA, Gulati VK, Pinsky MR. Quantitative assessment of alterations in regional left ventricular contractility with color coded tissue doppler echocardiography. Circulation 1997;95:2423–33.
29. Gulati VK, Katz WF, Follansbee WP, Gorcsan J 3rd. Mitral annular descent velocity by tissue Doppler echocardiography as an index of global left ventricular function. Am J Cardiol 1996;77:979–84.
30. Hashimoto I, Mori Y, Wu Y et al. Strain Rate Imaging: An In Vitro „Validation" Study Using a Physiologic Balloon Model

Mimicking the Left Ventricle. J Am Coll Cardiol 2000;35(Suppl.A)423abstr.

31. Heimdal A, d'Hooge J, Bijnens B, Sutherland G, Torp H. Effect of stationary reverberations and clutter filtering in Strain Rate Imaging. IEEE Ultrasonics Symposium Proc 1998;1361–4.

32. Isaaz K, Thompson A, Ethevenot G, Cloez JL, Brembilla B, Pernot C. Doppler echocardiographic measurement of low velocity motion of the left ventricular posterior wall. Am J Cardiol 1989;64:66–75.

33. Ishida Y, Meisner JS, Tsujioka K et al. Left ventricular filling dynamics: influence of left ventricular relaxation and left atrial pressure. Circulation 1986;74:187–96.

34. Jamal F, Kukulski T, d'hooge J, de Scheerder I, Sutherland G. Abnormal postsystolic thickening in acutely ischemic myocardium during coronary angioplasy: A velocity, strain, and strain rate Doppler myocardial imaging study. J Am Soc Echo 1999;12:994–6.

35. Katz WE, Gulati VK, Mahler CM, Gorcsan J III. quantitative evaluation of the segmental left ventricular response to dobutamine stress by tissue Doppler echocardiography. Am J Cardiol 1997;79:1036–42.

36. Kostis JB, Mavrogeorgis E, Slater A, Bellet S. Use of range-gated, pulsed ultrasonic Doppler technique for continuous measurement of velocity of the posterior heart wall. Chest 1972;62:597–604.

37. Kukulski T, Hubbert L, Arnold M, Wranne B, Hatle L, Sutherland GR. Normal regional right ventricular function and its change with age: a Doppler myocardial imaging study. J Am Soc Echocardiogr 2000;13:194–204.

38. Kukulski T, Hubbert L, Dahlstrom U, Wranne B, Sutherland GR. Can Ultrasound Strain and Strain Rate Imaging provide additional information on myocardial contractile reserve in Patients with ischeamic cardiomyopathy? Eur Heart J 1999;20:619(A3348)

39. Kukulski T, Voigt JU, Wilkenshoff UM et al. A Comparison of Regional Myocardial Velocity Information Derived by Pulsed and Colour Doppler Techniques. An in Vitro and in Vivo Study. Echocardiography 2000;17:639–51.

40. Leone BJ, Norris RM, Safwar A, Foëx P, Ryder WA. Effects of progressive Myocardial Ischeamia on Systolic Function, Diastolic Dysfunction, and Load Dependent Relaxation. Cardiovasc Research 1992;26:422–9.

41. Mankad S, Murali S, Kormos RL, Mandarino WA, Gorcsan J III. Evaluation of the potential role of color-coded tissue Doppler echocardiography in the detection of allograft rejection in heart transplant recipients. Am Heart J 1999;138:721–30.

42. McDicken WN, Sutherland GR, Moran CM, Gordon LN. Color Doppler Velocity Imaging Of The Myocardium. Ultrasound Med Biol 1992;18:651–4.

43. Mele D, Olstad B, Donateo M, Pedini I, Alboni P, Levine RA. Strain Rate Imaging Can Accurately Identify Infarct Segments in Patients With Myocardial Infection: A Clinical Study. J Am Coll Cardiol 2000;35(Suppl.A)494abstr.

44. Miyatake K, Yamagishi M, Tanaka N et al. New method for evaluating left ventricular wall motion by color-coded tissue Doppler imaging: in vitro and in vivo studies. J Am Coll Cardiol 1995;25:717–24.

45. Mulukutla S, Stetten GD, Jacques DC, Gorcsan J III. Quantification Of Left Ventricular Regional Phase Asychrony In Patients With Left Bundle Branch Block Using Tissue Doppler Echocardiography. Circulation 2000;102(Suppl.)abstr.1869.

46. Nagel E, Stuber M, Burkhard B et al. Cardiac rotation and relaxation in patients with aortic valve stenosis. Eur Heart J 2000;21:582–9.

47. Ohte N, Narita H, Hasimoto T, Hayano J, Akita S, Kurokawa K. Differentiation of abnormal relaxation pattern with aging from abnormal relaxation pattern with coronary artery disease in transmitral Flow with the use of tissue Doppler imaging of the mitral anulus. J Am Soc Echo 1999;12:629–35.

48. Palka P, Donnelly EJ, McRorie E et al. Differentiation Between Restrictive Cardiomyopathy and Constrictive Pericarditis by the Measurement of Doppler Myocardial Imaging Derived Myocardial Velocity Gradient. J Am Coll Cardiol 1998;(Suppl.)abstr0 1193–223.

49. Palka P, Lange A, Fleming A et al. Differences in myocardial velocity gradient measured throughout the cardiac cycle in patients with hypertrophic cardiomyopathy, athletes and patients with left ventricular hypertrophy due to hypertensien. J Am Coll Cardiol 1997;30:760–8.

50. Palka P, Lange A, Fleming AD et al. Age-related Transmural Peak Mean Velocities and Velocity Gradients by Doppler Myocardial Imaging in Normal Subjects. Eur Heart J 1996;17:940–50.

51. Palmon LC, Reichek N, Yeon SB et al. Intramural Myocardial Shortening in Hypertensive Left Ventricular Hypertrophy With Normal Pump Function. Circulation 1994; 89:122–31.

52. Pasquet A, Flachskampf FA, Odabashian JA, Thomas JD. Myocardial Strain with low dose dobutamine: an objective measure of myocardial viability. Circulation 1999;Suppl. abstr.4098

53. Pasquet A, Rimmermans C. Is Strain A New Method to Quantify Stress Echo? – A Correlation With Nuclear Scintigraphy. Circulation 1999;Suppl.abstr.2318

54. Pasquet A, Yamada E, Armstrong G, Beachler L, Marvick T. Influence of dobutamine or exercise stress on the results of pulsed-wave Doppler assessment of myocardial velocity. Am Heart J 1999;138:753–8.

55. Puelo JA, Aranda JM, Weston MW et al. Noninvasive Detection of Allograft Rejection in Heart Transplant Recipients by Use of Doppler Tissue Imaging. J Heart Lung Transpl 1998;17:176–84.

56. Rademakers FE, Bogaert J. Left Ventricular Myocardial Tagging. Int J Cardiac Imaging 1997;13:233–45.

57. Rademakers FE, Rogers WJ, Guier WH et al. Relation of Regional Cross-Fiber Shortening to Wall Thickening in the Intact Heart. Circulation 1994;89:1174–82.

58. Rihal CS, Nishimura RA, Hatle LK, Bailey KR, Tajik AJ. Systolic and diastolic dysfunction in patients with clinical diagnosis of dilated cardiomyopathy. Relation to symptoms and prognosis. Circulation 1994;90:2772–9.

59. Rodriguez L, Garcia M, Ares M, Griffin BP, Nakatani S, Thomas JD. Assessment of mitral annular dynamics during diastole by Doppler tissue imaging: comparison with mitral Doppler inflow in subjects without heart disease and in patients with left ventricular hypertrophy. Am Heart J 1996;131:982–7.

60. Rushmer RF. The initial phase of ventricular systole: asyncronous contraction. Am J Physiol 1956;184:188–94.

61. Shimizu Y, Uematsu M, Shimizu H et al. Peak negative Myocardial Velocity Gradient in Early Diastole as a Noninvasive Indicator of Left Ventricular Diastolic Function: Comparison With Transmitral Flow Velocity Indices. J Am Coll Cardiol 1998;32:1418–25.

62. Skulstad H, Andersen K, Edvardsen T, Tønnessen TI, Fosse E, Ihlen H. Myocardial Strain Doppler: A Sensitive New Method for Detection of Ischemia During Off-Pump Coronary By-Pass Surgery. J Am Coll Cardiol 2000;35(Suppl.A) 490abstr.

63. Sohn DW, Chai IH, Lee DJ et al. Assessment of mitral annulus velocity by Doppler tissue imaging in the evaluation of left ventricular diastolic function. J Am Coll Cardiol 1997;30:474–80.

64. Støylen A, Heimdal A, Bjornstad K, Torp HG, Skjærpe T. Strain Rate Imaging in the Diagnosis of Regional Dysfunction of the Left Ventricle. Echocardiogr 1999;16:321–9.

65. Støylen A, Heimdal A, Skjelvan G, Skjærpe T. Strain rate imaging by ultrasound in diastolic function of the left ventricle. Eur Heart J 1999;(Suppl.)148abstr.930.

66. Strotmann J, Janerot-Sjöberg B, Kimme P et al. The combined effect of acute betablockade and pacing induced heart rate variation on normal longitudinal and circumferential

regional myocardial function – A cardiac ultrasound study. Eur J Echocardiogr 2001;1:184–95.

67. Sutherland GR, Kukulski T, Voigt JU, d'Hooge J. Tissue Doppler Echocardiography. Future Developments. Echocardiogr 1999;16:509–20.

68. Sutherland GR, Stewart MJ, Groundstroem KW et al. Color Doppler myocardial imaging: a new technique for the assessment of myocardial function. J Am Soc Echocardiogr 1994;7:441–58.

69. Tsutsui H, Uematsu M, Shimizu H et al. Comparative usefulness of myocardial velocity gradient in detecting ischeamic myocardium by a dobutamine challenge. J Am Coll Cardiol 1998;31:89–93.

70. Uematsu M, Miyatake K, Tanaka N et al. Myocardial Velocity Gradient as a New Indicator of Regional Left Ventricular Contraction: Detection by a Two-dimensional Tissue Doppler imaging Technique. J Am Coll Cardiol 1995;26:217–23.

71. Urheim S, Edvardsen T, Torp H, Angelsen B, Smiseth OA. Myocardial strain by Doppler echocardiography. Validation of a new method to quantify regional myocardial function. Circulation 2000;102:1158–64.

72. Valantine HA, Fowler MB, Hunt SA et al. Changes in Doppler echocardiographic indexes of left ventricular function as potential markers of acute cardiac rejection. Circulation 1987;76:V86–92.

73. Voigt JU, Arnold MF, Karlsson M et al. Assessment of regional longitudinal myocardial strain rate derived from Doppler myocardial imaging indices in normal and infarcted myocardium. J Am Soc Echo 2000;13:588–98.

73a. Voigt JU, Exner B, Schmidt A, Werner D, Nixdorff U, Flachskampf FA, Daniel WG. Are there typical strain rate imaging patterns of myocardial ischaemia during dobutamine stress echocardiography? Eur Heart J 2000;22(Suppl),Abstr.(in Druck).

74. Voigt JU, Lindenmeier G, Werner D et al. Strain Rate Imaging for the Assessment of Preload Dependent Changes in Regional Left Ventricular Diastolic Longitudinal Function. J Am Soc Echocardiogr 2001 (in Druck).

75. Voigt JU, Lindenmeier G, Werner D, Nixdorff U, Flachskampf FA, Daniel WG. Do Strain Rate Imaging derived parameters predict the long term outcome of rescue-interventions in acute myocardial infarction? – Preliminary results. Eur J Echocardiogr 2000;1(Suppl.2)574.

76. Voigt JU, Regenfus M, Lindenmeier G et al. The Relation Between Post Systolic Shortening and Residual Viable Myocardium After Acute Myocardial Infarction – A Comparison of Strain Rate Imaging with Magnetic Resonance Tomography and Scintigraphy. JACC 2001;(Suppl.)abstr.225034.

77. Weidemann F, Jamal F, Kukulski T et al. Can Strain Rate Imaging Characterize the Spectrum of Changes in Regional Systolic Function Induced by either Dobutamine Infusion, Atrial Pacing or ß-Blockade? A Color Doppler Myocardial Imaging Study. Eur J Echocardiogr 2000;S93:abstr.246.

78. Wilkenshoff UM, Sovany A, Wigström L et al. Regional mean systolic myocardial velocity estimation by real time color Doppler myocardial imaging: a new technique for quantifying regional systolic function. J Am Soc Echo 1998;11:683–92.

79. Yamagishi M, Tanaka N, Ito S et al. An enhanced method for detection of early contraction site of ventricles in Wolff-Parkinson-White syndrome using color coded tissue Doppler echocardiography. J Am Soc Echo 1993 abstr.

80. Yoshida T, Mori M, Nimura Y et al. Analysis of Heart Motion With Ultrasonic Doppler Method And Its Clinical Application. Am Heart J 1961;61:61–75.

5 Kontrastechokardiographie

H. von Bibra

Einsatzgebiete im Überblick

Das fließende Blut reflektiert nur sehr wenig Ultraschall. Es hat eine niedrige Echogenität und ist dementsprechend in der Echokardiographie dann auch echoarm, d. h. schwarz abgebildet. Echokontrastmittel sind Trägerlösungen mit Ultraschall reflektierenden Bestandteilen, zumeist kleinsten Luftbläschen. In der Tat ist die Grenzfläche von Gas und Flüssigkeit der stärkste akustische Reflektor. Die Wirkung zeigt sich als echogene Markierung des Blutstromes. Dies führt zu mehreren klinisch nutzbaren Effekten:

➤ zu einer Markierung des venösen Blutstromes (Shunt-Diagnostik),
➤ zu einer intravasalen Signalverstärkung von Farb- und Spektraldoppler (Diagnostik von Vitien),
➤ zu einer besonders echoreichen Abbildung der vaskulären und kardialen Lumina und davon abgeleitet auch zu einer verbesserten Endokarderkennung (LV-Funktionsdiagnostik),
➤ zu einer echogeneren Abbildung des Myokards (myokardiale Perfusionsdiagnostik).

Der erste Effekt führte zur historisch ersten Anwendung von Mikrobläschen in der klinischen Echokardiographie: der Diagnostik angeborener Shuntvitien, insbesondere des Vorhofseptumdefektes.

Der zweite Effekt wird zur Quantifizierung/Schweregradbeurteilung von Aortenstenosen und Mitralinsuffizienz genutzt, zur Beurteilung der diastolischen Funktion anhand des Pulmonalvenenflussmusters sowie nach jüngsten Veröffentlichungen zur Bestimmung der Koronarreserve.

Offensichtlich werden die ersten drei Effekte auch in der Tumordiagnostik parenchymatöser Organe angewendet, für angiologische und neurologische (transkranielle) Gefäßdarstellungen und in der Kardiologie für die LV-Volumenbestimmung und Funktionsdiagnostik einschließlich stressechokardiographischer Untersuchungen bei Patienten mit ungenügender Endokarderkennung.

Der vierte Effekt jedoch, die myokardiale Perfusionsabbildung mittels Ultraschall und Mikrobläschen als Tracer, beinhaltet das spannendste klinische Potenzial. Einerseits wird diese Methode als sinnvolle Alternative zur szintigraphischen Perfusionsdarstellung angekündigt und andererseits wegen physikalischer und technischer Probleme trotz Verbesserungen sowohl der Ultraschall-Imaging-Techniken wie auch der produzierten Kontrastmittel nur zögerlich zur Kenntnis genommen. Die letzthin zur Verfügung stehende Ultraschallaufnahmetechnik („real time perfusion imaging") rechtfertigt jedoch die Anwendung der Myokard-Kontrastechokardiographie als mögliches klinisches Werkzeug zur Verwirklichung der dringlichen klinischen Aufgaben.

Ultraschallkontrastmittel

Mikrobläschen. Die derzeit benützten Echokontrastmittel enthalten als Reflektoren Mikrobläschen, die im Wesentlichen durch folgende Eigenschaften charakterisiert sind:

➤ Kapsel: Detergenzien (z. B. Palmitinsäure), Phospholipide oder Albumin,
➤ enthaltenes Gas: Luft oder Gas mit hohem Molekulargewicht (z. B. Pentafluorobentan),
➤ Durchmesser: ca. 3–6 μm,
➤ Fließeigenschaften: wie die von Erythrozyten,
➤ nicht toxisch,
➤ keine Veränderung der intrakardialen Hämodynamik,
➤ transpulmonale und transkapilläre Stabilität.

Rechtsherzkontrastmittel. Die Stabilität dieser Mikrobläschen der ersten Generation (Handagitation von kolloidalen Lösungen, Echovist) war unzureichend für eine unbeschadete Passage durch das pulmonale Kapillarbett, sodass diese Kontrastmittel lediglich den venösen Kreislauf bis in die A. pulmonalis markieren konnten (Rechtsherzkontrastmittel). Dies erwies sich jedoch als vorteilhaft zur Detektion intrakardialer Shunts.

Linksherzkontrastmittel. Linksherzkontrastmittel, d. h. Mikrobläschen mit ausreichender Stabilität für die transpulmonale Passage, wurden erstmals 1996 mit Levovist verfügbar und führten zu einer bedeutsamen Erweiterung des Indikationskatalogs für die Kontrastechokardiographie (Abb. 5.1).

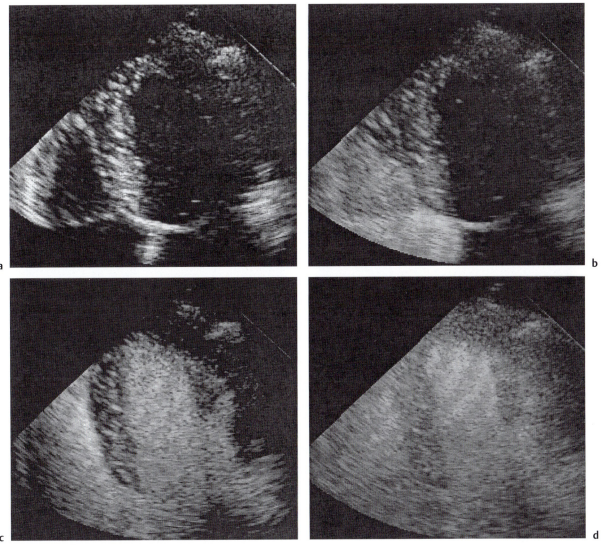

Abb. 5.**1** Durchführung einer Kontrastmittelechokardiographie.
a Vierkammerschau vor Kontrastmittelgabe.
b Kontrastmittelanfärbung des rechten Vorhofes und Ventrikels nach i. v. Kontrastmittelinjektion.
c Nach einer pulmonalen Transitzeit von 5–8 s Kontrastmittelanfärbung ebenfalls im linken Vorhof und Ventrikel.
d Ca. nach weiteren 3 s myokardiale Opazifizierung durch Mikrobläschen.

Intraarterielle Kontrastmittel

Seit den grundlegenden Untersuchungen von Feinstein 1984 (20) hat sich die Sonikation verschiedener Trägersubstanzen zur Herstellung nichtstandardisierter Mikrobläschen mit Durchmessern von ca. 4–10 μm eingeführt. Die Sonikation von Röntgenkontrastmittel oder 5 %iger Albuminlösung ist als klinisch sicher einzustufen (44, 64) und findet derzeit vor allem in Herzkatheterlabors für intrakoronare und intraaortale Injektionen bzw. intraoperativ Anwendung (33, 46, 70). Physikalische und technische Limitationen hatten bis ca. 1997 bewirkt, dass nur intraarterielle Kontrastmittelinjektion bei transthorakaler Beschallung zu reproduzierbarer und visuell eindeutig erkennbarer Abbildung myokardialer Perfusion geführt hatte.

Intravenöse Linksherzkontrastmittel

Für intravenöse Injektionen sind derzeit zwei industriell gefertigte Kontrastmittel kommerziell erhältlich: Levovist (57) und Optison (60). Echogen (24) und Sonovue haben zwar die europäische Zulassung, werden aber nicht vertrieben.

Tabelle 5.**1** Ultraschallkontrastmittel mit transpulmonaler Stabilität

Name	Hersteller	Kapsel	Gas
Levovist	Schering (Deutschland)	Palmitinsäure	Luft
Optison	Mallinckrodt (USA)	Albumin	Pentafluoropentan
Echogen	Sonus (USA)	Phase-Shift	Dodecafluoropentan
Sonovue	Bracco (Schweiz)	Lyophilisat	Sulfurhexafluor
In klinischer Prüfung			
Definity	DuPont (USA)	Phospholipide	Perfluoropropan
Imagent	Alliance (USA)	buffered surfactant	Perfluorohexan
NC100100	Nycomed (Norwegen)	?	heavy gas
Quantison	Andaris (UK)	vernetztes Albumin	Luft
Sonovist	Schering (Deutschland)	Cyanocrylat	Luft

? = Firmengeheimnis

Levovist. Levovist besteht aus Galactose-Makroparti-keln mit speziellen Oberflächeneigenschaften zur phy-sikalischen Bindung von Mikroluftbläschen, die jeweils vor der Injektion in Aqua suspendiert werden, sodass Dosis und Konzentration manipulierbar und reprodu-zierbar sind. Die mittlere Mikrobläschengröße von 4 μm ermöglicht die Kapillargängigkeit und der Zusatz von 0,1 % Palmitinsäure die gewünschte Kapillarstabilität, d. h. nach peripher venöser Injektion kommt es zur Opa-zifizierung der linken Herzhöhlen.

Albunex und Optison. Eine vergleichbare Kapillargän-gigkeit zeigte auch Albunex (21), das aus albuminver-kapselten Luftbläschen mit durchschnittlich 4 μm Durchmesser besteht. Dieses Präparat wird jedoch we-gen seiner niedrigen Echogenitätssteigerung nicht mehr hergestellt. Das Nachfolgeprodukt, Optison, besteht ebenfalls aus albuminverkapselten Gasbläschen; als Gas wurde nun jedoch Perfluoropentan gewählt, das wegen seines hohen Molekulargewichtes schwer löslich ist, nur langsam aus der Kapsel diffundiert und dadurch länger im Ultraschallfeld persistiert.

2. Generation. Auf dieser Basis der verlängerten Kon-trastwirkung durch höhere Bläschenstabilität beruhen viele der Kontrastmittel der 2. Generation, die derzeit in den klinischen Prüfungen der Phasen II und III stehen und deren Zulassung zum Teil in Kürze erwartet wird (Tab. 5.**1**).

Shuntdiagnostik

Vorhofseptumdefekt

Da sich i. v. injizierte Rechtsherzkontrastmittel vollstän-dig im pulmonalen Kreislauf auflösen, bedeutet der Nachweis solcher Mikrobläschen im linken Vorhof bzw. Ventrikel eine pathologische Kommunikation zwischen rechtem und linkem Kreislauf.

Untersuchungsbefunde. Der Nachweis bzw. Aus-schluss eines Vorhofseptumdefektes kann so mit hoher Sensitivität und Spezifität durchgeführt werden (69, 75). Dabei zeigt sich naturgemäß bei Rechts-links-Shunts ein sofortiger und massiver Kontrastmittelüber-tritt vom rechten in den linken Vorhof. Jedoch auch bei hämodynamisch eindeutigen Links-rechts-Shunts er-folgt regelhaft ein Übertritt kleinerer Kontrastmittel-mengen in den linken Vorhof (Abb. 5.**2**), da der intera-triale Druckgradient zumindest zu Beginn der atrialen Kontraktion von rechts nach links überwiegt. Zusätzlich zu dieser Form des Shuntnachweises kann bei Links-rechts-Shunts häufig auch das „Wash-out"-Phänomen beobachtet werden, bei dem sich angrenzend an den Vorhofseptumdefekt eine kontrastmittelfreie, schwarze Bahn linksatrialen Blutes im dicht mit Kontrastmittel gefüllten rechten Vorhof abzeichnet (Abb. 5.**3**). Auf-grund seiner hohen Spezifität nebst Sensitivität ist das Kontrastverfahren vor allem zum Ausschluss eines Vor-hofseptumdefekts im klinischen Alltag geeignet; aller-dings muss bei der Konstellation positiver Kontrastmit-teltest mit normal großen rechtsseitigen Herzhöhlen

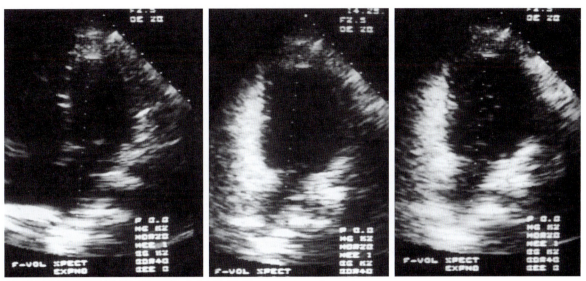

Abb. 5.**2** Links: Vierkammerschau eines Patienten mit Vorhofseptumdefekt und Links-rechts Shunt vor i. v. Injektion eines Rechtsherzkontrastmittels. Mitte: starke Kontrastmittelanfärbung der rechten Herzhöhlen. Rechts: eindeutiger Kontrastmittelnachweis in linkem Vorhof und Ventrikel.

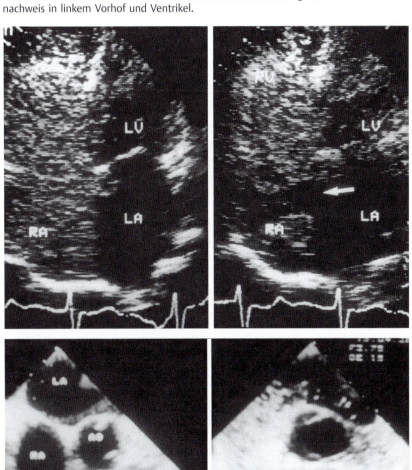

Abb. 5.**3** Rechts: Wash-out-Phänomen (Pfeil) durch nicht kontrastmittelhaltiges Blut, das aus dem linken in den rechten, mit Kontrastmittel angefärbten Vorhof bei Vorhofseptumdefekt und Links-rechts-Shunt fließt.

Abb. 5.**4** Links: transösophageale Darstellung des interatrialen Septums. Rechts: nach i. v. Gabe von Echovist intensive Anfärbung der rechten Herzhöhlen und des Truncus pulmonalis. Durchtritt vereinzelter Mikrobläschen in den linken Vorhof durch ein offenes Foramen ovale.

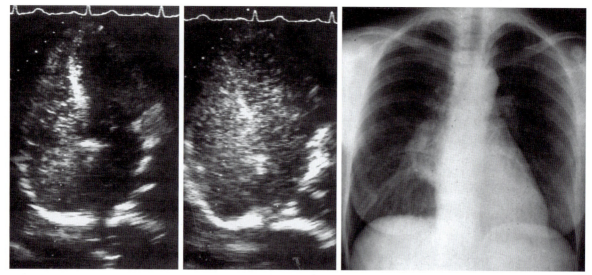

Abb. 5.5 Nachweis einer AV-Fistel im pulmonalen Kreislauf bei zentral zyanotischer Patientin, da ausschließliche Rechtsherzan-färbung (links) nach i. v. Gabe von Echovist für 5 s persistiert, bevor es zu massiver Anfärbung auch der linken Herzhöhlen (Mitte) kommt. In der a. p. Röntgenthoraxaufnahme (rechts) ist die voluminöse Gefäßmissbildung als rechtsparakardiale Verschattung sichtbar.

ein offenes Foramen ovale differenzialdiagnostisch aus-geschlossen werden.

Durchführung. Die positive Diagnose des Vorhofsep-tumdefektes lässt sich im Allgemeinen auch durch Dopplerverfahren klären. Bei Diskrepanz zwischen den klinischen Befunden und den transthorakalen Ultra-schallbefunden sollte eine Kontrastmitteluntersuchung der transösophagealen Untersuchung vorgeschaltet werden. Praktisch bedeutet dies die i. v. Injektion von ca 10 ml eines Rechtsherzkontrastmittels (handagitierte kolloidale Lösungen, Echovist) und ggf. die 1- bis 2-ma-lige Wiederholung zur Optimierung der Darstellung des Kontrastmittelübertritts bzw. des „Wash-out"-Phäno-mens. Handagitierte kolloidale Lösungen können dabei im Einzelfall zu nicht reproduzierbaren Kontrasteffek-ten führen. Auf jeden Fall sind bei V. a. Recht-links-Shunts Kontrastmittel mit standardisierter Größe der Mikrobläschen (z. B. Echovist) anzuwenden. Bei der transösophagealen Abklärung muss gerade zur Beurtei-lung kleinerer Shunts bei Aneurysmata des Septum in-teratriale (77) oder zur Differenzialdiagnostik des offe-nen Foramen ovale (23, 61) ebenfalls eine i. v. Kontrast-mittelinjektion durchgeführt werden.

Persistierendes Foramen ovale

Ein offenes Foramen ovale wird als Risikofaktor für zere-brovaskuläre Insulte und transiente ischämische Atta-cken gewertet. Seine exakte Diagnostik erfordert i. v. Kontrastmittelinjektionen während transösophagealer Untersuchungstechnik (23, 61). Hierbei muss beachtet werden, dass diese hochsensitive Abbildungstechnik auch den linksatrialen Nachweis von Mikrobläschen aus

physiologischen arteriovenösen Verbindungen im pul-monalen Gefäßbett ermöglicht, der aber erst nach einer Passagezeit von ca. 3 Herzzyklen nach der rechtsatrialen Kontrastmittelanfärbung zu erwarten ist. Deshalb kann nur ein sofortiger Kontrastmittelübertritt als Nachweis des offenen Foramen ovale gewertet werden, sofern der Ort des Übertritts nicht ohnehin eindeutig sichtbar wird (Abb. 5.4). Die Sensitivität des Nachweises wird durch Anwendung eines Valsalva-Manövers oder der Bauch-presse gesteigert; praktisch führen solche Maßnahmen jedoch häufig zur Variation der diffizil eingestellten Schallebene. Insgesamt ermöglicht die Kontrastmittel-technik auch die Bewertung prognostischer Implikatio-nen für paradoxe Embolien (26).

Pulmonale AV-Fistel

Unter einigen speziellen Umständen ermöglicht die Kontrastmittelgabe jedoch einzigartige Informationen zur Abklärung von Flussabnormitäten außerhalb des Doppleraufnahmebereiches. Dazu gehört der funktio-nelle Nachweis eines hämodynamisch bedeutsamen pulmonalen arteriovenösen Shunts, der im Zusammen-hang mit der Klinik einer zentralen Zyanose bei fehlen-den intrakardialen Shuntvitien durch i. v. Gabe eines Rechtsherzkontrastmittels erfolgt. Hier ist der Zeit-punkt des Kontrastmittelauftretens im linken Vorhof von entscheidender diagnostischer Bedeutung: Eine massive Anfärbung des linken Vorhofes sollte ca. 3 Herzzyklen nach der rechtsatrialen Anfärbung auftreten (Abb. 5.5), wogegen bei Shunts auf Vorhofebene eine sofortige Anfärbung zu erwarten wäre. Ggf. kann wäh-rend einer transösophagealen Untersuchung hierbei

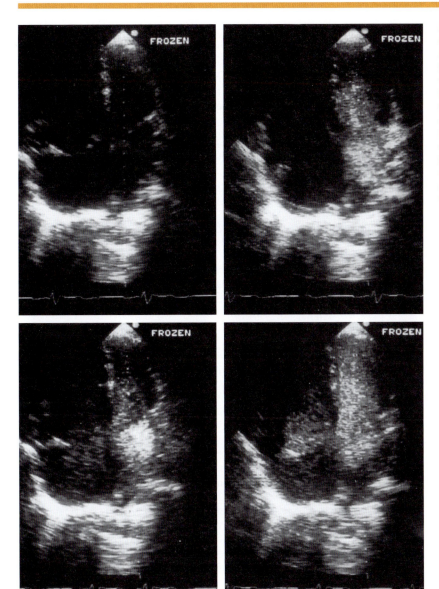

Abb. 5.**6** Vierkammerschau bei einer 23-jährigen Patientin mit AV-Kanal und persistierender linker Hohlvene. Links oben: dilatierte rechte Herzhöhlen vor Kontrastmittelgabe. Rechts oben: nach i. v. Gabe von Echovist in die linke v. cubitalis Kontrastmittelanfärbung des linken Vorhofs und Ventrikels. Sofort anschließend Kontrastmittelübertritt in den rechten Vorhof (unten links) und in den rechten Ventrikel (unten rechts).

auch die aus der AV-Fistel drainierende Lungenvene identifiziert werden.

Persistierende linke obere Hohlvene

Auch bei der persistierenden linken oberen Hohlvene können Kontrastverfahren einen diagnostischen Beitrag leisten. Diese angeborene Gefäßanomalie (ca. 4 % aller kongenitalen Vitien) ist im Allgemeinen mit einer Drainage in den Sinus coronarius und nachfolgend in den rechten Vorhof verbunden, jedoch in ca. 7 % dieser Patienten mit einer Einmündung in den linken Vorhof. Zur Diagnostik muss die i. v. Kontrastmittelgabe offensichtlich in den linken Arm erfolgen. Bei transthorakaler Anlotung wird dann die Anfärbung zunächst des Sinus coronarius und nachfolgend des rechten Vorhofes sichtbar bzw. bei linksatrialer Einmündung die sofortige Anfärbung des linken Vorhofes. Je nach individueller Sachlage der gleichzeitig bestehenden kongenitalen Herzfehler kann es nachfolgend schnell zur Anfärbung weiterer Herzhöhlen kommen (Abb. 5.6). Auch hier spielt also die Zeitabfolge der Kontrastmittelanfärbung eine wichtige diagnostische Rolle.

Kontrastverstärkung von Farb- und Spektraldoppler

Unzureichende Flussdetektion durch Sensitivitätsprobleme

Viele Farbdopplerregistrierungen aus apikaler Anlotung heraus zeigen keine oder nur wenig Farbkodierung im Bereich der Vorhöfe. Diese Konstellation sollte beim Sonographeur eigentlich kritische Distanz zur Wirklichkeitsnähe dieser Flussinformation erzeugen. In der Tat kann ein Ultraschallbild niemals mit der Wiedergabetreue eines Farbfotos konkurrieren, denn es ist und bleibt lediglich ein Konstrukt tüchtiger Ingenieure, die Phänomene aus der Akustik zunächst in elektrische Spannungsänderungen und zuletzt in den Bereich der Optik zur Bildgebung übertragen haben. Auf diese Weise ist die dargestellte Information hochselektiv. Was dabei aber nicht dargestellt worden ist – und dies liegt meist an technischen Limitationen – kann so wichtig sein, dass das Ausbleiben dieser Information auf dem Bildschirm letztendlich zur Fehlinformation führt.

Fehlinformation. Abb. 5.7 zeigt in der linken Bildhälfte ein solches Beispiel, das dem Betrachter suggeriert, dieser Patient mit einer Mitralinsuffizienz habe während der Systole im Bereich des linken Vorhofes keinerlei antegraden Fluss. Dem Kardiologen mit nur mäßigen hämodynamischen Grundkenntnissen ist hingegen völlig geläufig, dass die Vorhöfe systolisch und frühdiastolisch intensiv aus den Pulmonalvenen gefüllt werden und dass sich diese Flussphänomene als rote, antegrade Farbkodierung von zumindest 70 % des linken Vorhofes bei wirklichkeitsgetreuer Wiedergabe in der Farbdopplertechnik widerspiegeln müssen. Dass dies so häufig nicht geschieht, liegt an Sensitivitätsproblemen aller Ultraschallsysteme zur Flussdetektion in großer Eindringtiefe. Wenn aber schon die normalen antegraden Flussphänomene nicht abgebildet werden können, gilt das leider auch für die pathologischen Flussphänomene, zu deren Diagnostik die ganze Untersuchung hätte dienen sollen.

Klinische Anwendungsbereiche

Lösungsstrategien. Erfreulicherweise beinhaltet diese Konstellation aber eindeutige Lösungsstrategien:

➤ Beobachtung der antegraden Flussphänomene des linken Vorhofs zur Kontrolle der Sensitivität der Flussdetektion beim individuellen Patienten.
➤ Bei gerätelimitierter Flussdetektion (Farbkodierung < 70 % der Vorhofsfläche) Kompensationsmöglichkeit durch Anhebung der Blutsignalintensität durch i. v. Kontrastmittelgabe zur Dopplersignalverstärkung (5).

Abb. 5.7 rechte Bildhälfte zeigt für den gleichen Patienten bei kontrastmittelverstärkter Farbdopplerinformation einen ausgedehnten Mitralreflux-Jet durch den gesamten Vorhof neben antegraden laminaren Flussmustern. Dass die Kontrastverstärkung nicht zu artifizieller Vergrößerung der Reflux-Jet-Abbildung führt, ist durch Vergleiche mit transösophagealer unverstärkter Farbdopplerregistrierung belegt (7) und erlaubt damit konsequenterweise auch eine wesentlich zuverlässigere Beurteilung des Schweregrades der Mitralinsuffizienz (6).

Spektraldoppler. Das Prinzip der Kontrastverstärkung gilt in gleicher Weise auch für den Spektraldoppler und wird hier insbesondere zur Diagnostik von Aortenstenosen klinisch relevant (7). Die Genauigkeit der Peak-Gradientenmessung wird bei flauen Hüllkurven im unver-

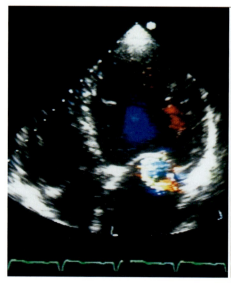
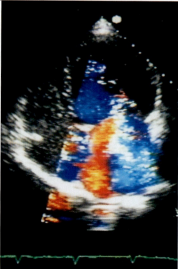

Abb. 5.**7** Links: Farbdopplerbeispiel (Vierkammerschau) fehlender Blutströmungsinformation im Bereich der Vorhöfe bei einem Patienten mit dilatativer Kardiomyopathie und Mitralinsuffizienz. Rechts: mit Kontrastmittelverstärkung, durch die sowohl pathologische (großer Reflux-Jet) als auch normale antegrade Flussmuster (rot kodiert) zur Darstellung gebracht werden.

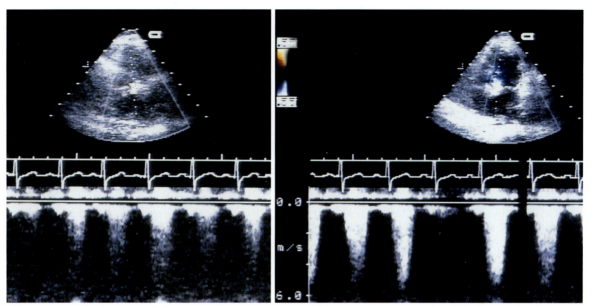

Abb. 5.**8** Kontinuierliche Dopplerkurven eines Patienten mit valvulärer Aortenstenose. Links: schwache Dopplersignale und flaue Hüllkurven in der nativen Aufnahme. Rechts: nach Signalverstärkung durch i. v. Levovist eindeutiger Nachweis des Peak-Gradienten von 92 mmHg.

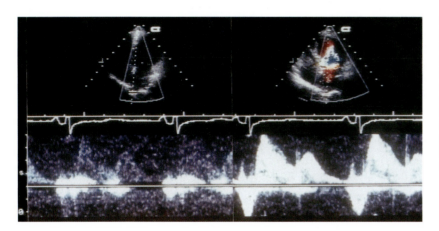

Abb. 5.**9** Transthorakale gepulste Doppleraufzeichnungen des pulmonalvenösen Flussmusters. Links: in der nativen Aufnahme schwache Dopplersignale und flaue Hüllkurven, die keine diagnostische Analyse erlauben. Rechts: nach Signalverstärkung durch i. v. Levovist klare Aufzeichnung der antegraden und der retrograden diastolischen Geschwindigkeiten.

stärkten kontinuierlichen Doppler nach Kontrastmittelapplikation signifikant verbessert (Abb. 5.**8**). Übereinstimmend mit diesen ersten Veröffentlichungen erfolgen rezidivierend Berichte über die Nützlichkeit der Dopplerkontrastverstärkung zur genaueren Diagnostik von Aortenvitien (2, 7, 8, 47, 65).

Gepulster Doppler. Das gleiche Verstärkungsprinzip gilt im Bereich des gepulsten Dopplers und wird hier insbesondere in der Registrierung des pulmonalvenösen Flussmusters aus apikaler Anlotung heraus (Abb. 5.**9**) zur Beurteilung der diastolischen linksventrikulären Funktion klinisch bedeutsam (7, 37, 54).

Bestimmung der Koronarflussreserve. Neuerdings erweckt jedoch auch die Messung von Flussgeschwindigkeiten in Koronararterien (115) bzw. Thoracica-interna Bypass-Grafts (73) klinisches Interesse, nicht zuletzt, da so das Potenzial zur nichtinvasiven Bestimmung der Koronarflussreserve (18, 51) verwirklicht werden könnte. 1999 erschienen 2 Publikationen (16, 38), die erstmals über die Möglichkeit transthorakaler Messung der Koronarflussreserve mittels Hochfrequenz-Transducer-Technik und Dopplerkontrastverstärkung im Bereich des distalen R. descendens anterior bei apikaler Anlotung berichten. Sicherlich müssen für diese hochinteressante Fragestellung noch umfassendere Studien abgewartet werden.

Verbesserte Endokarderkennung

Bestimmung der globalen linksventrikulären Funktion

Die verbesserte Endokarderkennung durch Gabe eines Echokontrastmittels wurde bereits in den frühen 80er-Jahren von der Arbeitsgruppe um Erbel propagiert (19) und fungierte in der Tat als erste klinische Indikation bei der Zulassung von Albunex (17) und Optison. Grundsätzlich bleibt der Zugewinn an Endokarderkennung durch Kontrastmittelanfärbung des linken Ventrikelkavums bei der traditionellen 2D-Echokardiographie jedoch an den Schwellenwert des Signal-Rausch-Verhältnisses beim individuellen Patienten gebunden und damit limitiert.

Konsequenterweise ist deshalb eine Doppleraufnahmetechnik mit ihrem immanent überlegenen Signal-Rausch-Verhältnis zur Kontrastverstärkung des linksventrikulären Blut-„Pools" in der Abgrenzung von den schwachen endomyokardialen Signalen wesentlich geeigneter (22). Eigene Untersuchungen an 22 bezüglich der Schallqualität unselektierten Patienten bestätigten, dass die Bestimmung der linksventrikulären Ejektionsfraktion im Vergleich zur Radionuklidventrikulographie mit einem Korrelationskoeffizienten von r = 0,91 für die kontrastverstärkte Farbdopplertechnik der traditionellen 2D-Echokardiographie (r = 0,79) deutlich überlegen ist (Abb. 5.10), wobei die traditionelle Technik nur in der Subgruppe mit guter Schallqualität mit r = 0,88 eine vergleichbare Genauigkeit aufwies (13). Es muss hierbei betont werden, dass zur verbesserten Farbdopplerendokardabgrenzung keine zweidimensionale Abbildung regionaler Flussgeschwindigkeiten benötigt wird – hier ist

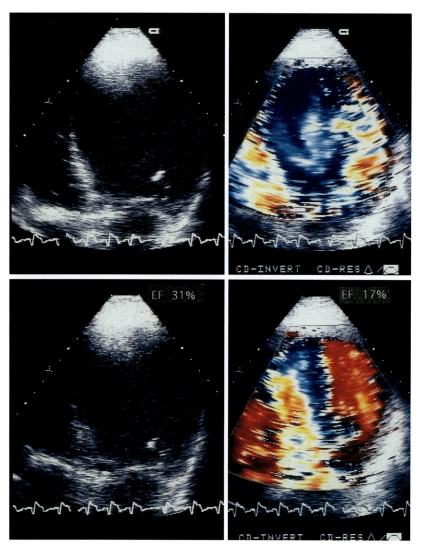

Abb. 5.10 Die linksventrikuläre Ejektionsfraktion bei diesem Patienten mit dilatativer Kardiomyopathie war 19 % laut Radionuklidventrikulographie. Ihre Berechnung ergibt in der 2D-echokardiographischen Vierkammerschau (links oben Enddiastole, links unten Endsystole) bei offensichtlich eingeschränkter Schallbarkeit einen Wert von 31 % und in der kontrastverstärkten Farbdopplertechnik (rechts) einen Wert von 17 % bei deutlich verbesserter endokardialer Abgrenzung.

die binäre Trennung in Dopplersignal versus kein Dopplersignal völlig ausreichend. Folgerichtig wurde inzwischen von den meisten Geräteherstellern ein „Power Doppler Imaging" (synonym auch Angio-Mode oder Doppler Energy) entwickelt, das sowohl in Gewebe als auch in Blut die integrierte Energie der reflektierten Dopplersignale mittels einer Farbskala semiquantitativ wiedergibt. Letztendlich beinhaltet die so erzielbare scharfe Konturierung des linksventrikulären Kavums nach i. v. Kontrastmittelgabe das Potenzial zu automatisierter Auswertung (3) (s. hierzu Kapitel 6).

Bestimmung der regionalen linksventrikulären Funktion

Inwieweit die kontrastmittelbedingte Verbesserung der Endokarderkennung auch in stressechokardiographische Untersuchungen integriert werden soll, wird derzeit mit verschiedenen Kontrastmitteln in Europa und USA untersucht (4, 17, 28, 58, 76). Ironischerweise kommt es dabei jedoch zu einem unerwarteten Wettlauf mit den ursprünglich für Kontrastmitteldetektion entwickelten Ultraschallaufnahmetechniken: Die Modalität „Second Harmonic Imaging" zeigte sich auch ohne Kontrastmittelapplikation als in der Endokarderkennung dem traditionellen 2D-Echokardiogramm deutlich überlegen (32, 42, 53; vgl. Kapitel 6). Ein hierzu paralleler Wettstreit wird nun durch die noch jüngere und besser auflösende Aufnahmetechnik „Pulse Inversion" zu erwarten sein.

Myokardiale Kontrastechokardiographie

Die Myokardperfusion kann nunmehr nach der intravenösen Injektion von Mikrobläschen enthaltenden Ultraschallkontrastmitteln echokardiographisch abgebildet werden (Abb. 5.**1d**). Grundlage hierfür ist die starke Reflektivität der Mikrobläschen im Blut und somit auch im kapillarreichen myokardialen Gefäßbett, sodass eine erhöhte Signalintensität der myokardialen Strukturen (Myokardopazifizierung) nach i. v. Kontrastmittelgabe den Nachweis von myokardialer Perfusion darstellt. Folgerichtig kann ein regionaler Opazifizierungsdefekt unter Ruhebedingungen als Hinweis auf eine okkludierte Koronararterie und bei maximaler Vasodilatation für eine stenosierte Koronararterie bzw. gestörte koronare Mikrozirkulation interpretiert werden.

Klinisches Potenzial

Area at Risk. De facto hat sich seit 1982 in zahlreichen Untersuchungen mit intrakoronarer Kontrastmittelapplikation (1, 33, 36, 56, 63) bestätigt, dass die „area at risk" und die Infarktgröße mit hoher Genauigkeit und geringen Fehlern (< 10%) abgebildet werden können. Von besonderem Interesse ist im Zeitalter der Myokardrevaskularisation natürlich die Verlaufskontrolle der Area at Risk nach mechanischer bzw. pharmakologischer Intervention. Die erste Untersuchung hierzu von Lang 1986 (39) beschreibt vor Wiedereröffnung des R. interventricularis einen Perfusionsdefekt im interventrikulären Septum, aber nach erfolgreicher PTCA eine Reperfusion dieses Gebietes. Inzwischen haben mehrere Autoren (29, 35, 45, 52) den hohen klinischen Wert dieser Untersuchungstechnik beschrieben, mit der noch im Herzkatheterlabor bzw. im Operationssaal der funk-

tionelle Erfolg einer Revaskularisierung überprüfbar ist. Noch relevanter für routinehafte Diagnosestrategien wird diese Verlaufskontrolle natürlich bei i. v. Kontrastmittelinjektion (34).

„No-Reflow"-Phänomen. Ito hat aufgezeigt (30), dass bei 20–30% der Patienten mit dem besten angiographischen Ergebnis nach PTCA – also dem Nachweis von normalem Fluss (TIMI 3) in der rekanalisierten Arterie – mittels myokardialer Kontrastechokardiographie keine Reperfusion im abhängigen Myokardareal nachzuweisen ist und dass dieses „No-Reflow"-Phänomen gleichzeitig eine ungünstige Prognose für die zukünftige Entwicklung der linksventrikulären Funktion und des linksventrikulären enddiastolischen Druckes beinhaltet. Es wäre also klinisch äußerst wünschenswert, diese Patienten zu diagnostizieren, um sie einer intensiveren Therapie zuführen zu können.

Kollateralversorgung. Mit der myokardialen Kontrastechokardiographie kann die Kollateralversorgung im Bereich eines infarzierten Gefäßbettes dargestellt werden (25, 55). In der Tat gibt es zurzeit keine andere Technik, die dies so schnell und mit so guter räumlicher Auflösung abzubilden vermag. In der von Sabia veröffentlichten Studie (55) an 33 Patienten mit subakutem Myokardinfarkt war die Ausdehnung des von Kollateralgefäßen versorgten Myokardareales überraschend groß mit 50–100% des infarzierten Gefäßbettes. Es zeigten sich keinerlei Korrelationen zwischen dem angiographisch festgestellten Ausmaß von Kollateralen und der Größe des von Kollateralen versorgten Myokardareales, jedoch brauchbare Korrelationen für die maximale CK mit dem nicht von Kollateralen versorgten infarzierten Gefäßbett (r = 0,67) und für den Rückgang der Wandbewegungsstörung nach PTCA mit dem von Kollateralen versorgten Gefäßbett.

Offensichtlich besteht ein hoher klinischer Bedarf an einer nicht strahlenbelastenden bettseitigen Untersuchungsmethode der Myokardperfusion. Was also ist im Bereich der Kontrastechokardiographie hierzu möglich? Bis vor 3 Jahren war es intrakoronarer bzw. -arterieller Kontrastmittelinjektion vorbehalten, zu klinisch brauchbaren Abbildungen der Durchblutung zu führen. Nun erfordert die explodierende Weiterentwicklung des physikalischen Verständnisses und der technischen Modalitäten eine neue Standortbestimmung. Die heute zur Verfügung stehenden Kontrastmittel erfüllen bereits die wichtigsten Voraussetzungen zum erfolgreichen klinischen Einsatz mit transkapillärer Stabilität und ausreichender Bläschenpersistenz im akustischen Feld.

Physikalische Effekte von Mikrobläschen im akustischen Feld

Damit ist bereits ein entscheidender Mechanismus für das Verhalten eines bestimmten Kontrastmittels im Ultraschallfeld angesprochen. In Abhängigkeit von den spezifischen Kapsel- und Gaseigenschaften kommt es in unterschiedlichem Ausmaß und unterschiedlicher Geschwindigkeit zu Veränderungen der Bläschenform, Bläschengröße und Integrität der Kapsel bis hin zur Destruktion (48, 71). In der Tat ist das Verhalten von Mikrobläschen im akustischen Feld sehr komplex und wird potenziell von vielen physikalischen Gesetzen beeinflusst: Resonanz, Gasdiffusion, Mikroströmung, Radiation Force, harmonische Oszillation, chaotische Oszillation etc. (40). Es ist heute immer noch nicht bekannt, welche dieser Reaktionen in welchem Ausmaß für die Mikrobläschen in vivo wirklich bedeutsam sind.

Lineare und nichtlineare Reaktionen. Die Wirkung der applizierten akustischen Energie (messbar als Druck in Pascal bzw. als mechanischer Index [MI 0,1–1,9] auf dem Bildschirm angezeigt) auf die Echogenität des Kontrastmittels wird jedoch inzwischen als äußerst wichtige Sequenz von Reaktionsweisen verstanden und genutzt (31). Bei niedrigem akustischen Druck (ca. 1–50 Pascal) ist der Kontrastmitteleffekt im Ultraschallfeld als Backscatter oder „normale Reflexion" mit sog. linearen Eigenschaften (Intensität der reflektierten Signale linear zunehmend bei zunehmendem akustischen Druck) sichtbar (43). Im Bereich mäßig hohen akustischen Druckes (ca. 50–200 Pascal) kommt es zu überproportionalem, nichtlinearen Signalintensitätsanstieg durch Resonanz und Oszillationen, bei denen außer der eingestrahlten Ultraschallfrequenz (z. B. 1,7 MHz) auch harmonische Frequenzen, insbesondere die doppelte Frequenz (3,4 Mhz), erzeugt werden. Diesen relativ bläschenspezifischen Effekt macht man sich im sog. Second Harmonic Imaging zunutze, bei dem selektiv nur die doppelte Frequenz der emittierten Ultraschallfrequenz zur Bildgebung verarbeitet wird (14, 59).

Spontane akustische Emission. Ähnlich bedeutsam sind jedoch die nichtlinearen Effekte bei hohem akustischen Druck (ca. 200–2000 Pascal), der in klinischen Ultraschallgeräten verfügbar und nach amerikanischen Sicherheitsvorschriften auch zugelassen ist (MI 1,0–1,9). Unter einmaliger Abgabe sehr intensiver Ultraschallsignale, die aus unterschiedlichsten Frequenzen zusammengesetzt und nur ca. 50 ms lang messbar sind, implodiert das Mikrobubble. Diese als „spontane akustische Emission" bezeichnete Reaktion wurde von Thomas Porter als klinisch nutzbarer Effekt völlig empirisch entdeckt (49) und hat als „intermittent imaging" seine folgerichtige Anwendung in klinischen Perfusionsstudien gefunden.

Intermittent Imaging. Verständlich wird die Notwendigkeit des Intermittent Imaging, wenn man bedenkt, dass es sich bei der spontanen akustischen Emission sozusagen um eine Medaille mit Kehrseite handelt, d. h. Bläschen werden zerstört (74) und sind hinfort als Kontrastmittel unwirksam. Nur wenn durch die Flussgeschwindigkeit der Trägerlösung Blut genügend unverbrauchte Bläschen ins Ultraschallfeld befördert worden sind, kann die einmalige Reaktion wieder ablaufen. Bei durchschnittlicher Bildabfolgegeschwindigkeit von 25 Bilder/s (Bildaufbauzeit 40 ms) müsste also eine Blutflussgeschwindigkeit vorliegen, die für die gesamte Schichtdicke (ca. 0,5–1 cm) und Sektorbreite des Ultraschallfeldes Bläschennachschub liefert (also > 2 cm/s). Kapillarflussgeschwindigkeiten (und 90% des myokardialen Gefäßvolumens besteht aus Kapillaren) liegen jedoch unter 0,1 cm/s. Folgerichtig wurde zur optimierten Nutzung der spontanen akustischen Emission die intermittierende Bildgebung („transient imaging") entwickelt: EKG-getriggert wird lediglich ein Bild pro Herzzyklus, besser noch nur jeden 3. oder 5. Zyklus aufgenommen. Es ist wegen des breit gestreuten Frequenzspektrums bei der spontanen akustischen Emission nahe liegend, dass dabei als Aufnahmetechnik das Second Harmonic Imaging bzw Harmonic Doppler Imaging der traditionellen 2D-Echokardiographie vorzuziehen ist (50, 66).

Aufnahmetechniken (s. hierzu auch Kapitel 6)

Damit ist ein weiterer, nunmehr technischer Themenkreis angesprochen, dessen Kenntnis für die Myokard-Kontrastechokardiographie unverzichtbar ist: Unterschiedliche Aufnahmetechniken (Akquisitionstechniken) machen sich verschiedene kontrastmittelspezifische Eigenschaften für die Detektion und Differenzierung der Bläschen vom umgebenden Myokard zunutze. Die 3 neu entwickelten Techniken sollen im Weiteren näher erläutert werden, um die Selektion der optimalen Technik zu erleichtern. Insgesamt handelt es sich um:
➤ die traditionelle (fundamentale) Echokardiographie,
➤ Harmonic Imaging (Second Harmonic Imaging),
➤ Harmonic Power Doppler,
➤ die Pulsinversionstechnik (Real Time Perfusion Imaging).

Fundamentale Echokardiographie. Die ausgestrahlte (fundamentale) Ultraschallfrequenz wird bezüglich ihrer Pulswellenlaufzeit zum 2D-Bild verarbeitet und die reflektierte Signalintensität dabei als Pulsamplitude gemessen und im Bild als Helligkeit des Pixels wiedergegeben. Als größtes Problem zur sensitiven Erfassung eines Kontrastmitteleffektes bleibt jedoch die Ähnlichkeit seines Grauwertbereichs (jedenfalls bei Bläschenkonzentrationen nach i. v. Injektion) im Vergleich zum Grauwertbereich des umgebenden Myokards, sodass diese Aufnahmetechnik durch modernere ersetzt worden ist (Abb. 5.11a, links).

Second Harmonic Imaging. Wie bereits beschrieben, wird hierbei selektiv aus den reflektierten Signalen die doppelte Frequenz der ausgestrahlten fundamentalen Ultraschallfrequenz zum 2D-Bild verarbeitet (14, 59). Absolute Signalintensitätsmessungen von Kontrastmittelbläschen zeigen zwar im Vergleich zur fundamentalen Frequenz niedrigere Werte (Abb. 5.11a). Dieser Nachteil wird aber durch die Tatsache, dass das Myokard eine sehr niedrige Signalintensität in Second Harmonic Imaging aufweist, mehr als ausgeglichen. So liegt die Grauwertzunahme durch den Kontrastmitteleffekt signifikant höher als in der fundamentalen Echokardiographie und ist häufig bereits visuell erkennbar. Bei kritischer Betrachtung tierexperimenteller und besonders klinischer Myokardkontrastbilder unter normalen Perfusionsbedingungen muss jedoch festgestellt werden, dass die Kontrastmitteleffekte keineswegs gleich stark in den verschiedenen linksventrikulären Segmenten registrierbar sind (Abb. 5.12). Offensichtlich kommen hier physikalische Ultraschallphänome wie intramyokardiale Dämpfung bzw. inhomogene Verteilung der akustischen Energie innerhalb des Sektors zum Tragen und können im Einzelfall von perfusionsbedingten Störungen schwer zu differenzieren sein. Von technischer Seite ist auch anzumerken, dass die Selektion der harmonischen Frequenzen durch Filterung nur mit deutlicher Überschneidung in den fundamentalen Bereich hinein durchgeführt werden kann, was besonders bei niedrigen Signalintensitäten zu entsprechenden Fehlabbildungen führen kann (Abb. 5.11b). So muss dieser Aufnahmetechnik trotz ihrer weiten Verbreitung doch ein beträchtliches Fehlerpotenzial zugeordnet werden.

Harmonic Power Doppler. Prinzipiell bietet die Dopplertechnik zur Erfassung von Kontrastmitteleffekten einige Vorteile im Vergleich zur Echokardiographie: Sie hat, bedingt durch ihren niedrigeren Rauschpegel, ein wesentlich besseres Signal-Rausch-Verhältnis und sie zeigt, qua definitionem, sowohl die Tatsache der Bläschenbewegung im Blut (als Doppler-Shift) wie auch der akuten Frequenzänderung durch die spontane akustische Emission („loss of correlation") auf. Mit der Entwicklung des Gewebedopplers in Form des sog. Power-Doppler wurde es möglich, die Intensität des Dopplersignals semiquantitativ als Farbkodierung im 2d-Bild aufzuzeigen (62, 68). Diese Information ist weitgehend unabhängig von der Bewegungsgeschwindigkeit, der Bewegungsrichtung und – das ist wichtig – vom Winkel

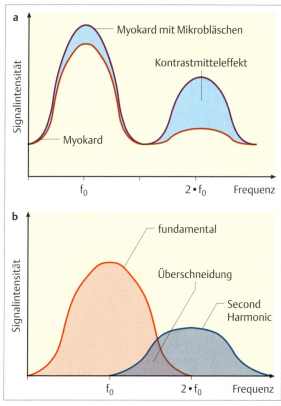

Abb. 5.**11**   Second Harmonic Imaging.
a Schema zur Darstellbarkeit (Signalintensität senkrecht) von Myokardstruktur und Kontrastmitteleffekt in Abhängigkeit von der empfangenen Ultraschallfrequenz (f_o = ausgesendete fundamentale Frequenz, $2 \times f_o$ = second harmonic). Blau der Signalgewinn durch Kontrastmittel.
b Die zur selektiven Abbildung des Second-Harmonic-Frequenzbereiches notwendigen Filter beinhalten jedoch die Problematik der Frequenzüberlappung, die gerade bei niedriger Signalintensität zu Fehlinformationen führt.

zwischen Bewegung und Schallstrahl. Flussmodelle und tierexperimentelle Vergleiche haben auch die Überlegenheit des Harmonic Power Doppler gegenüber fundamentaler und Second-harmonic-Echokardiographie bestätigt (9). Physikalisch bleibt problematisch, dass diese Akquisitionstechnik auf spontaner akustischer Emission, also auf der Destruktion der Mikrobläschen basiert (66) und die energetischen Voraussetzungen dazu in entsprechenden Ultraschalleindringtiefen nicht immer gewährleistet sein werden. In der Tat erscheint diese Methodik auch bei klinischer Anwendung noch nicht völlig ausgereift, da sowohl Bewegungsartefakte wie auch Probleme, die Perfusion der lateralen oder anterioren Wand homogen abzubilden (Abb 5.13), die diagnostische Aussagekraft deutlich einschränken können.

Pulsinversionstechnik. Um die Unzulänglichkeiten der bisherigen Akquisitionstechniken auszugleichen, wurde 1998 die Pulsinversionstechnik als neue Imaging-Modalität (27) vorgestellt. Diese Aufnahmetechnik differenziert nichtlineare Rückstreuung (von Mikrobläschen)

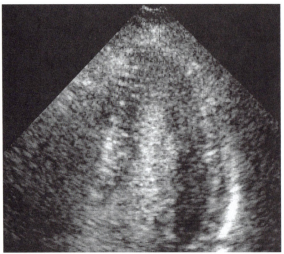

Abb. 5.**12** Inhomogene Myokardopazifizierung (deutlich abgeschwächt lateral basal) durch Second Harmonic Imaging in der Vierkammerschau eines Patienten mit normalem Koronarangiogramm nach i. v. Injektion von Levovist (4 g).

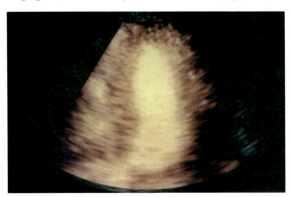

Abb. 5.**13** Harmonic-Power-Doppler-Kontrastmittelstudie bei einem Patienten ohne Herzerkrankung nach i. v. Injektion von Optison (0,3 ml). Die Farbverteilung demonstriert eine hohe Kontrastmittelkonzentration mit hoher Signalintensität (gelb) im linken Ventrikel und myokardiale Kontrasteffekte (Rotschattierungen) sowie ein Abschwächungsartefakt in der basalen lateralen Wand.

von linearer Rückstreuung (von Gewebe) durch paarweises Aussenden von Ultraschallimpulsen, von denen jeder zweite phasenversetzt bezüglich des positiven/negativen Druckanteils beginnt, sodass die Addition der von Gewebe zurückreflektierten Signale zur Aufhebung derselben, aber die Addition der von Mikrobläschen zurückgestreuten zu harmonischen Signalen ohne Notwendigkeit eines Filterprozesses führt (Abb. 5.**14**). Theoretisch beinhaltet die neue Technik dadurch die Vorteile besserer Bildauflösung, höherer Sensitivität für Kontrastmitteldetektion und besserer Leistung auch bei erniedrigter akustischer Energie (Abb. 5.**15**). Bezüglich der beiden letzteren Vorteile, wurde in vitro nachgewiesen, dass die Pulsinversionstechnik höhere Toleranz für Schallabschwächung aufweist als der Harmonic Power Doppler sowohl für ein Luft enthaltendes Kontrastmittel wie Levovist als auch für ein Bläschen wie Sonovue mit hochmolekularem Gasinhalt (11). Erste klinische Eindrücke bestätigten die verbesserte Bildauflösung gegenüber Second Harmonic Imaging sowie die verbesserte diagnostische Genauigkeit (12).

Real Time Perfusion Imaging. Um die bei der Pulsinversionstechnik auftretenden Bewegungsartefakte auszuschalten, wird nun in einer Hybridtechnik durch Aussenden multipler phasenversetzter Ultraschallimpulse pro Bildaufbaulinie die Verrechnung nach dem Dopplerprinzip durchgeführt. Diese, als „real time perfusion imaging" eingeführte Technologie erhält die große Sensitivität in der Detektion von Mikrobläschen auch bei sehr niedrigem mechanischen Index, der ohne Kontrastmittel keinerlei myokardiale Gewebeabbildung mehr gestattet. Auf diese Weise kann die Darstellung von myokardialen Kontrastmitteleffekten als „on-line subtraction" genutzt werden und bringt so einen erheblichen Vorteil für Genauigkeit und Zeitbedarf bei der Quantifizierung mit sich, während bisherige Second-Harmonic-Verfahren zeitaufwendige Off-line-Subtraktionsverfahren benötigten. Durch Anwendung von drei hochenergetischen aufeinander folgenden Ultraschallimpulsen (flash imaging) können die Mikrobläschen im Myokard weitgehend zerstört werden, sodass in den

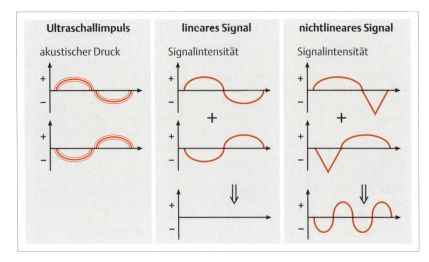

Abb. 5.**14** Schema der Pulsinversionstechnik: links das Paar phasenversetzt ausgesendeter Ultraschallimpulse, in der mittleren Spalte die durch Gewebe reflektierten Impulse (linear), die sich bei Addition aufheben, und rechts die durch Kontrastmittel zurückgestreuten Ultraschallimpulse (nichtlinear), die bei Addition ein harmonisches Signalspektrum ergeben und hierdurch – ohne Filtervorgang – ein bläschenspezifisches Bild erzeugen.

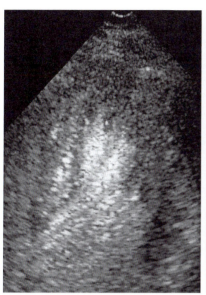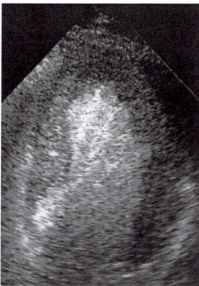

Abb. 5.**15** Vergleich zwischen Second Harmonic Imaging (links) und Pulsinversionstechnik (rechts). Die Bildauflösung der Pulsinversionstechnik erlaubt eine genauere Abgrenzung der lateralen Wand und des Apex.

nachfolgenden niederenergetischen Bildern die allmähliche Wiederauffüllung des Myokards mit Kontrastmittel beobachtbar wird. Dies könnte für die Quantifizierung der regionalen myokardialen Blutflussgeschwindigkeiten gegenüber der von Wei entwickelten Methode zunehmender Triggerintervalle im Intermittent Imaging (74) eine klinisch erwünschte Vereinfachung darstellen. Erste Beobachtungen mit Real Time Perfusion Imaging sind vielversprechend (67).

Limitationen für die Abbildung von Mikrobläschen

Die Differenzierung von physikalisch verursachtem versus perfusionsbedingtem Kontrastdefekt kann schwierig sein, da es viele bekannte und wahrscheinlich manche unentdeckte Faktoren gibt, die die intramyokardiale Abbildung spezifischer Bläschensignale einschränken, insbesondere solange die Destruktion der Mikrobläschen die Vorraussetzung ihrer Darstellbarkeit ist:

➤ die komplexe Faseranordnung des Myokards (Anisotropie kann die Reflektivität um den Faktor 3 verändern),
➤ physiologische Signalvariabilität (Herzzyklus, Respiration) in gleicher Größenordnung wie der erwartete Kontrastmitteleffekt (72),
➤ gerätebedingt, z.B. durch inhomogene Verteilung der akustischen Energie innerhalb des Sektors bzw. in Relation zur Platzierung des Fokus,
➤ Schallabschwächung („attenuation").

Schallabschwächung. Die Abhängigkeit der Bläschensignalintensität vom akustischen Druck ist auch bei der klinischen Untersuchung das grundlegende Prinzip. Bei Patientenuntersuchungen wird jedoch die akustische Energie zumeist konstant gehalten und als mechanischer Index auf dem Bildschirm angezeigt. Trotzdem wird es durch Schallabschwächung im Gewebe zu unterschiedlicher lokaler Energieapplikation kommen. In der klinischen Untersuchungssituation sollte deshalb die Signalintensität der Mikrobläschen als abhängig von der Schallabschwächung beschrieben werden: Bei niedriger Attenuation erfolgt die spontane akustische Emission, bei mittelgradiger die nichtlineare Oszillation und bei ausgeprägter Abschwächung lediglich lineare Rückstreuung.

Obgleich Schallabschwächung ständig als Erklärung für unzureichende Abbildung von Mikrobläschen zitiert wird, ist nur wenig über ihre numerischen Werte bekannt. Wir haben deshalb in vitro und in vivo Untersuchungen zu ihrer Größenbemessung unternommen (10). Zusammenfassend beläuft sich die Schallabschwächung in der klinischen Situation auf ca. 5–15 dB für die Thoraxwand, differiert jedoch für verschiedene Segmente des linken Ventrikels entsprechend Transducer-Position und intramyokardialer Schalleindringtiefe. Die Größenordnung der Schallabschwächung liegt bei Patienten zwischen 10 und 40 dB. Die Auswirkung von Attenuation in dieser Größenordnung auf die erhoffte Abbildung von Mikrobläschen wurde in vitro untersucht mittels verschiedener Dämpfungsschichten und stufenweiser Reduktion des mechanischen Index. Offensichtlich ermöglicht die maximale akustische Transmit-Energie, dass Mikrobläschen bis zu einer Abschwächung von ca. 25 dB noch dargestellt werden können (Abb. 5.**16**). Bei Anwendung von niedrigerer Schallenergie gerät die Signalintensität der Bläschen schon bei wesentlich weniger Attenuation unter die geräteimmanente Rauschschwelle. Wenn man bedenkt, dass einzelne Patienten 40 dB intrinsische Schallabschwächung mit sich bringen, versteht man die Probleme, die so häufig mit der Darstellung von Kontrasteffekten verbunden sind.

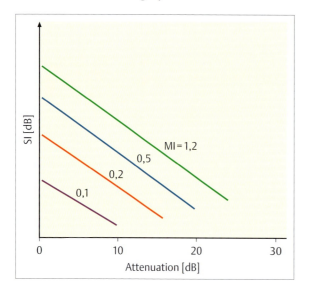

Abb. 5.16 Schematische Darstellung der Bläschensignalintensität (SI) in ihrer Abhängigkeit von der Abschwächung der akustischen Energie (Attenuation) jeweils für spezifische Werte des mechanischen Index (MI) aufgetragen. Offensichtlich ermöglichen nur die höchsten MI-Einstellungen noch ausreichende Toleranz für patientenspezifische Attenuationwerte (10).

Ausblick

Wenn man also die Liste der physikalischen Probleme und der technischen Fortschritte der Myokard-Kontrastechokardiographie zusammenfasst, bleibt weiterhin die Aufgabe bestehen, die ideale Kombination von Bläschenstruktur, Aufnahmetechnik, zeitlicher Bildabfolge und Analysemethoden zu standardisieren, damit letztendlich die erforderliche diagnostische Genauigkeit und Reproduzierbarkeit der myokardialen Perfusionsuntersuchung für die Klinik gewährleistet werden kann.

■ Literatur

1. Armstrong WF, Kinney EL, Mueller TM et al. Assessment of myocardial perfusion abnormalities with contrast enhanced two-dimensional echocardiography. Circulation 1982;66:166–73.
2. Becher H, von Bibra H. Verstärkung von Dopplersignalen bei Aorten- und Mitralvitien. Z Kardiol 1997;86:1033–9.
3. Becher H, Tiemann K, Schlosser, Pohl C et al. Improvement of endocardial border delineation using tissue harmonic imaging. Echocardiography 1998;15:511–51.
4. Beckmann S, Schartl M, Boksch W, Paeprer H. Streßechokardiographie: Beurteilung der linksventrikulären Funktion nach Gabe des lungengängigen Kontrastmittels SHU 508A. Z Kardiol 1993;82:317–23.
5. von Bibra H, Stempfle HU, Poll A, Schlief R, Blömer H. Echocontrast agents improve flow display of color Doppler – in vitro studies. Echocardiography 1991;8:533–40.
6. von Bibra H, Becher H, Firschke C, Schlief R, Emslander HP, Schömig A. Enhancement of mitral regurgitation and normal left atrial color Doppler flow signals with peripheral venous injection of a galactose based contrast agent. J Am Coll Cardiol 1993;22:521–8.
7. von Bibra H, Sutherland G, Becher H, Neudert J, Nihoyannopoulos P. Clinical evaluation of left heart Doppler contrast enhancement by a saccharide based trans-pulmonary contrast agent. The Levovist Cardiac Working Group. J Am Coll Cardiol 1995;25:500–8.
8. von Bibra H, Becher H, Hanrath P, Holz K, Nabauer M, Vered Z, Munich, Bonn, Aachen &Schering AG Germany, & Tel Hashomer, Isarael. Levovist improves Doppler echocardiography assessment of patients with aortic stenosis and regurgitation – a multicenter trial and comparison with cardiac catheterization. Echocardiography 1998;15:44abstr.
9. von Bibra H, Horcher J, Tuchnitz A, Gesellensetter I, Henke J. Second harmonic power Doppler imaging improves myocardial detection of the contrast agent BR1 – an in-vitro and in-vivo study comparing four acquisition techniques. J Am Coll Cardiol 1998;31suppl.A:220A.
10. von Bibra H, Voigt JU, Janerot-Sjöberg B, Kirkhorn J, Schreckenberger A, Sutherland GR. How does attenuation influence the response of microbubbles to the transmitted ultrasound energy? In vitro and in vivo data. Eur Heart J 1998;19suppl.:212abstr.
11. von Bibra H, Voigt JU, Fröman M, Julin-Dannfelt A. Is pulse inversion technique or harmonic power Doppler more tolerant to attenuation induced reduction of transmission power? Eur Heart J 1999;20suppl.:149abstr.
12. von Bibra H, Niklasson U, Bone D, Fröman M, Larsen F. Quantitative myocardial perfusion studies: comparison of pulse inversion technique, harmonic power doppler and second harmonic imaging with simultaneous Technetium SPECT studies. J Am Coll Cardiol 2000;35:suppl.A:413abstr.
13. von Bibra H. Enhancement of Doppler Echocardiography. In Goldberg B, Raichlen J, Forsberg F (eds.). Ultrasound Contrast Agents: Basic Principles and Clinical Practice. London: Dunitz Publishers 2001:227–236.
14. Burns PN, Powers JE, Simpson DH, Uhlendorf V, Fritzsche T. Harmonic imaging with ultrasound contrast agents. Clin Radiol 1996;51suppl.1:50–5.
15. Caiati C, Aragona P, Iliceto S, Rizzon P. Improved Doppler detection of proximal left anterior descending coronary artery stenosis after intravenous injection of a lung crossing contrast agent: A transesophageal Doppler echocardiographic study. J Am Coll Cardiol 1996;27;1413–21.

16. Caiati C, Montaldo C, Zedda N, Bina A, Iliceto S. New noninvasive method for coronary flow reserve assessment – Contrast-enhanced transthoracic second harmonic echo Doppler. Circulation 1999;97:771–8.

17. Crouse LJ, Cheirif J, Hanly DE et al. Opacification and border delineation improvement in patients with suboptimal endocardial border definition in routine echocardiography: results of the phase III Albunex Multicenter Trial. J Am Coll Cardiol 1993;22:1494–1500.

18. Crowly JJ, Shapiro LM. Transthoracic echocardiographic measurement of coronary blood flow and reserve. J Am Soc Echocardiogr 1997;10:337–43.

19. Erbel R, Schweizer P, Lamberz H et al. Echoventriculography – a simultaneous analysis of two-dimensional echocardiography and cineventriculography. Circulation 1983;67:205–15.

20. Feinstein SB, Ten Cate FJ, Zwehl W et al. Two-dimensional contrast echocardiography. I. in vitro development and quantitative analysis of echo contrast agents. J Am Coll Cardiol 1984;3:14–20.

21. Feinstein SB, Cheirif J, Ten Cate F et al. Safety and efficacy of a new transpulmonary ultrasound contrast agent: Initial multicenter clinical results. J Am Coll Cardiol 1990;16:316–24.

22. Firschke C, Köberl B, von Bibra H, Horcher J, Schömig A. Combined use of contrast enhanced 2-dimensional and color Doppler echocardiography for improved left ventricular endocardial border delineation using Levovist a new venous echocardiographic contrast agent. Int J Card Imaging 1997;13:137–44.

23. Fisher DC, Fischer EA, Budd JH, Rosen SE, Goldman ME. The incidence of patent foramen ovale in 1000 consecutive patients. A contrast transesophageal echocardiographic study. Chest 1995;107:1504–9.

24. Grayburn P, Weiss J, Hack T et al. Phase III Multicenter trial comparing the efficacy of 2% dodecafluoropentane emulsion (EchoGen) and sonicated 5% human albumin (Albunex) as ultrasound contrast agents in patients with suboptimal echocardiograms. J Am Coll Cardiol 1998;32:230–6.

25. Grill HP, Brinkner JA, Tanbe J et al. Contrast echocardiographic mapping of collateralized myocardium in humans before and after coronary angioplasty. J Am Coll Cardiol 1990;16:1594–1600.

26. Hausmann D, Mügge A, Daniel WG. Identification of patent foramen ovale permitting paradoxical embolism. J Am Coll Cardiol 1996;26:1030–8.

27. Hope Simpson D, Ting Chin C, Burns PN. Pulse inversion Doppler: A new method for detecting nonlinear echoes from microbubble contrast agents. IEEE Transactions UFFC 1999;46:372–82.

28. Ikonomidis I, Holmes E, Narbuvold H, Bolstad B, Muan B, Nihoyannopoulos P. Intravenous injection of Infoson reduces intra- and inter observer variability in wall motion assessment during dobutamine stress echocardiography. Eur Heart J 1998;18suppl.A:261.

29. Ito H, Tomooka T, Hisahiro Y et al. Lack of myocardial perfusion immediately after successful thrombolysis: A predictor of poor recovery of left ventricular function in anterior myocardial infarction. Circulation 1992;85:1699–705.

30. Ito H, Okamura A, Masayuama T et al. Myocardial perfusion patterns related to thrombolysis in myocardial infarction perfusion grades after coronary angioplasty in patients with acute myocardial infarction. Circulation 1998;93:1993–9.

31. de Jong N. Physics of microbubble scattering. In Nanda N, Schlief R, Goldberg B (eds.). Advances in Echo Imaging using contrast enhancement. Dordrecht: Kluwer academic Publishers 1997;pp039–64.

32. Kasprzak JD, Paelinck B, Ten Cate FJ et al. Comparison of native and contrast-enhanced harmonic echocardiography for visualization of left ventricular endocardial border. Am J Cardiol 1999;83;211–7.

33. Kaul S. Myocardial Contrast Echocardiography – 15 years of research and development. Circulation 1997;96:3745–60.

34. Kaul S. Assessing myocardial perfusion after attempted reperfusion. Should we bother? Circulation 1998;98:625–7.

35. Keller MW, Spotnitz WD, Matthew TL, Glsheen WP, Watson DD, Kaul S. Intraoperative assessment of regional myocardial perfusion using quantitative myocardial contrast echocardiography: An experimental evaluation. J Am Coll Cardiol 1990;16:1267–79.

36. Kemper AJ, O'Boyle JE, Cohen CA, Taylor A, Parisi AF. Hydrogen peroxide contrast echocardiography; Quantification in vivo of myocardial risk area during coronary occlusion and of the necrotic area remaining after myocardial reperfusion. Circulation 1984;70:309–17.

37. Lambertz H, Schuhmacher U, Tries HP, Stein T. Improvement of pulmonary venous flow Doppler signal after intravenous injection of Levovist. J Am Soc Echocardiogr 1997;10:891–8.

38. Lambertz H, Tries HP, Stein T, Lethen H. Noninvasive assessment of coronary flow reserve with transthoracic signal-enhanced Doppler echocardiography. J Am Soc Echocardiogr 1999;12:186–95.

39. Lang RM, Feinstein SB, Feldmann T, Neumann A, Gee Chua K, Borrow KM. Contrast echocardiography for evaluation of myocardial perfusion: effects of coronary angioplasty. J Am Coll Cardiol 1986;8:232–5.

40. Leighton TG. The acoustic bubble. London: Academic Press Ltd. 1994;pp067–428.

41. Lepper W, Franke A, von Bibra H et al. SHU 508A (Levovist) enhanced doppler echocardiography improves the assessment of valvular heart disease. Echocardiogr 2001;18:363–72.

42. Main ML, Aher CR, Rubin DN et al. Comparison of tissue harmonic imaging with contrast echocardiography and Doppler myocardial imaging for enhancing endocardial border resolution. Am J Cardiol 1999;83: 218–22.

43. Medwin H. Counting bubbles acoustically: a review. Ultrasonics 1977;15:17–23.

44. Moore CA, Schmucker ML, Kaul S. Myocardial contrast echocardiography in humans; I. Safety – A comparison with routine coronary arteriography. J Am Coll Cardiol 1986;8:1066–72.

45. Mudra H, Zwehl W, Klauss V, Haufe M, Spes C, Theisen K. Myokardiale Kontrastechocardiographie mit sonikiertem Iopromid (Ultravist 370) vor und nach Koronarangioplastie. Z Kardiol 1991;80:367–72.

46. Mudra H, Zwehl W, Klauss V et al. Intraoperative myocardial contrast echocardiography for assessment of regional bypass perfusion. Am J Cardiol 1996;66:1077–81.

47. Nakatani S, Imanushu T, Terasawa A, Beppu S, Nagata S, Miyatake K. Clinical application of transpulmonary contrast-enhanced Doppler technique in the assessment of severity of aortic stenosis. J Am Coll Cardiol 1992;20:973–8.

48. Ophyr J, Parker KJ. Contrast agents in diagnostic ultrasound. Ultrasound Med Biol 1989;15:319–33.

49. Porter T, Xie F. Transient myocardial contrast after initial exposure to diagnostic ultrasound pressures with minute doses of intravenously injected microbubbles. Circulation 1995;92:2391–5.

50. Porter T, Xie F, Kricsfeld D, Armbruster R. Improved myocardial contrast with second harmonic transient ultrasound response imaging in Humans using intravenous Perfluorocarbon-exposed sonicated dextrose albumin. J Am Coll Cardiol 1996;27:1497–501.

51. Radvan J, Marwick TH, Williams MJ, Camici P. Evaluation of the extent and timing of the coronary hyperemic response to Dipyridamole: A study with transesophageal echocardiography and positron emission tomography with oxygen 15 water. J Am Soc Echocardiogr 1995;8:864–73.

52. Reisner SA, Ong LS, Lichtenberg GS et al. Quantitative assessment of the immediate results of coronary angioplasty by myocardial contrast echocardiography. J Am Coll Cardiol 1989;13:852–6.

53. Rodriguez O, Pratali L, Morelos M et al. Harmonic imaging without contrast: impact on stress echocardiography results. Eur Heart J 1998;19Suppl.A:335.

54. Rovai D, Dini FL, dell'Anna R, Micheli A, Michelassi C. Impact of blunted pulmonary venous flow on the outcome of patients with left ventricular systolic dysfunction secondary to either ischemic or idiopathic dilated cardiomyopathy. Am J Cardiol 2000;85:1455–60.

55. Sabia PJ, Powers ER, Ragosta M, Sarembock IJ, Burwell LR, Kaul S. An association between collateral blood flow and myocardial viability in patients with recent myocardial infarction. N Engl J Med 1992;327:1825–31.

56. Schartl M, Fritzsch T, Friedmann W, Lange L. Quantifizierung myokardialer Perfusionsdefekte mittels zweidimensionaler Kontrastechokardiographie. Z Kardiol 1984;73:560–7.

57. Schlief R, Staks T, Mahler M, Rufer M, Fritzsch T, Seifert W. Successful opacification of the left heart chambers on echocardiographic examination after intravenous injection of a new saccharide based contrast agent. Echocardiogr 1990;7:61–4.

58. Schröder K, Agrawal R, Völler H, Schlief R, Schröder R. Improvement of endocardial border delineation in suboptimal stress-echocardiograms using the new left heart contrast agent SH U 508 A. Int J Card Imaging 1994;10:45–51.

59. Schrope B, Newhouse VL, Uhlendorf V. Simulated capillary blood flow measurement using a non-linear ultrasonic contrast agent. Ultrason Imaging 1992;14:134–58.

60. Skyba D, Camarano G, Goodman NC, Price RJ, Skalak TC, Kaul S. Hemodynamic characteristics, myocardial kinetics and microvascular rheology of FS-069, a second generation echocardiographic contrast agent capable of producing myocardial opacification from a venous injection. J Am Coll Cardiol 1996;28:1292–1300.

61. Sun JP, Stewart WJ, Hanna J, Thomas JD. Diagnosis of patent foramen ovale by contrast versus color Doppler by transesophageal echocardiography: relation to atrial size. Am Heart J 1996;131:239–44.

62. Sutherland GR, Stewart MJ, Groundstroem KW et al. Color Doppler Myocardial Imaging: A new technique for the assessment of myocardial function. J Am Soc Echocardiogr 1994;7:441–58.

63. Tei C, Sakamati T, Shah PM et al. Myocardial contrast echocardiography: A reproducible technique of myocardial opacification for identifying regional perfusion deficits. Circulation 1983;67:585–93.

64. Ten Cate FJ, Widimsky P, Cornel HJ, Waldstein DJ, Serruys P, Waaler. Intracoronary Albunex: its effect on left ventricular hemodynamics, function and coronary sinus flow in humans. Circulation 1993;88:2123–7.

65. Teresawa A, Miyatake K, Nakatani S, Yamagishi M, Matsuda H, Beppu S. Enhancement of Doppler flow signals in the left heart chambers by intravenous injection of sonicated albumin. J Am Coll Cardiol 1993;21:737–42.

66. Tiemann K, Becher H, Bimmel D, Schlief R, Nandan N. Stimulated acoustic emission – nonbackscatter contrast effect of microbubbles seen with harmonic power Doppler imaging. Echocardiogr 1997;14:65–70.

67. Tieman K, Lohmeier S, Kuntz S et al. Real-time contrast echo assessment of myocardial perfusion at low emission power. Echocardiogr 1999;16:799–809.

68. Tuchnitz A, von Bibra H, Sutherland GR, Erhardt W, Henke J, Schömig A. Doppler energy, a new acquisition technique for the transthoracic detection of myocardial perfusion defects using a venous contrast agent. J Am Soc Echocardiogr 1997;10:881–90.

69. Valdez-Cruz LM, Sahn DJ. Ultrasonic contrast studies for the detection of cardiac shunts. J Am Coll Cardiol 1984;3:978–85.

70. Voci P, Bilotta F, Caretta Q, Chiarotti F, Mercantini C, Marino B. Mechanisms of incomplete cardioplegia distribution during coronary artery surgery. Anesthesiology 1993;79:904–12.

71. Voigt JU, Schreckenberger A, Kirkhorn J, Janerot-Sjöberg B, von Bibra H. Do structurally different contrasts agents vary in their second harmonic response to ultrasound? Circulation 1998;98Suppl.I-299.abstr.

72. Voigt JU, Temmen KW, Werner D, Nixdorff U, von Bibra H, Daniel WG. How does respiration interfere with measuring myocardial signal intensity during contrast studies? Eur Heart J 1999;20Suppl.683abstr.

73. Walpoth BH, Müller MF, Genyk I et al. Evaluation of coronary bypass flow with color Doppler and magnetic resonance imaging techniques: comparison with intraoperative flow measurements. Eur J Cardio Thoracic Surgery 1999;15:795–802.

74. Wei K, Skyba D, Firschke C, Jayaweera A, Lindner J, Kaul S. Interactions between microbubbles and ultrasound in vitro and in vivo observations. J Am Coll Cardiol 1997;29:1081–8.

75. Weyman AE, Wann LS, Caldwell RL, Hurwitz RA, Dillon JC, Feigenbaum H. Negative contrast echocardiography: a new technique for detecting left-to-right shunts. Circulation 1979;59:498–505.

76. Wiewall-Winkelmann J, Jill Block R, Feinstein S. Usefulness of echo enhancement in stress echocardiography (USA experience). In Nanda N, Schlief R, Goldberg B (eds.). Advances in echo imaging using contrast enhancement. Dordrecht: Kluwer academic Publishers 1997;pp0 361–70.

77. Zhao BW, Mizushige K, Xian TC, Matsuo H. Incidence and clinical significance of interatrial shunting in patients with atrial septal aneurysm detected by contrast transesophageal echocardiography. Angiology 1999;50:745–53.

6 Harmonische Bildgebung und Power Doppler

H. Becher, S. Kuntz-Hehner und K. Tiemann

Prinzip

In der herkömmlichen (fundamentalen) Ultraschalldiagnostik konnten die Transducer nur die Frequenz empfangen, die auch gesendet worden war. Bei jeder Ultraschalluntersuchung entstehen aber auch zusätzliche Frequenzen, die das Doppelte der Sendefrequenz betragen und erstmals mit dem Harmonic Imaging erfasst werden können. Beim Harmonic Imaging erfolgt die Beschallung mit den üblichen Frequenzen und Sendeleistungen, es werden jedoch nur die Signale weiterverarbeitet, deren Frequenz doppelt so hoch ist wie die Sendefrequenz (Abb. 6.1). Harmonic Imaging ist die wahrscheinlich wichtigste technische Entwicklung der Echokardiographie in den letzten Jahren (8). Die Auswirkungen betreffen die native Echokardiographie (Tissue Harmonic Imaging) und die Kontrastechokardiographie. Inzwischen gibt es eine Reihe von Verfahren, die alle das Prinzip des Harmonic Imaging benutzen, aber aufgrund technischer Unterschiede verschiedene Indikationsbereiche bedingen. Im Folgenden werden jeweils kurz die technischen Grundlagen der verschiedenen Verfahren dargestellt, soweit sie für das Verständnis in der echo-

kardiographischen Praxis erforderlich sind. Dann werden die Indikationen, Normalbefunde und Limitationen dargestellt. Bezüglich spezieller Krankheitsbilder und Anwendungen (z.B. Kontrastechokardiographie) wird auf die entsprechenden Kapitel verwiesen.

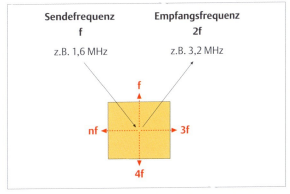

Abb. 6.**1** Prinzip der harmonischen Bildgebung. Im Gewebe entstehen nach Beschallung mit Ultraschall der Grundfrequenz f Vielfache der Grundfrequenz (2f, 3f, ... nf), für das Harmonic Imaging wird als Empfangsfrequenz die doppelte Grundfrequenz (2f) genutzt.

Harmonic Imaging ohne Kontrastmittel: Tissue Harmonic Imaging/Pulsinversionsverfahren

Entstehung harmonischer Frequenzen durch nichtlineare Ausbreitung des Schalls im Gewebe

Kompression und Ausdehnung. Bislang wurde von einer linearen Schallausbreitung im Gewebe ausgegangen. Das bedeutet, die sinusförmigen Ultraschallschwingungen werden im Gewebe unverzerrt weitergeleitet und die rückgestreuten Ultraschallwellen haben die gleichen Frequenzen wie die vom Schallkopf abgegebenen Ultraschallwellen. Neuere Untersuchungen haben jedoch gezeigt, dass die Schallausbreitung im Gewebe nicht linear ist (1, 2, 3). Die Geschwindigkeit der Schallausbreitung ist u. a. abhängig von der Dichte des beschallten Materials. Während der Kompressionsphase der Schallwelle wird das Gewebe dichter, folglich bewegen sich die Ultraschallwellen schneller durch das Gewebe als während der Ausdehnungsphase. Die

Schallwellenanteile der Kompressionsphase „überholen" sozusagen die Schallwellenanteile der langsameren Ausdehnungsphase (Abb. 6.**2**) (4).

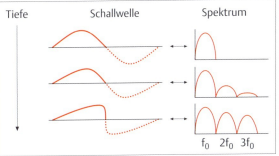

Abb. 6.**2** Nichtlineare Ausbreitung des Ultraschalls im Gewebe: Verzerrung der sinusförmigen Ultraschallwelle mit zunehmender Eindringtiefe im Gewebe mit Entwicklung harmonischer Frequenzen.

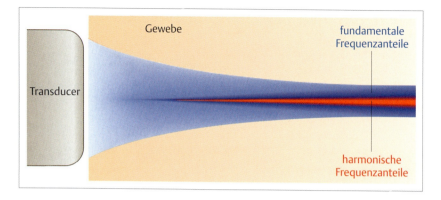

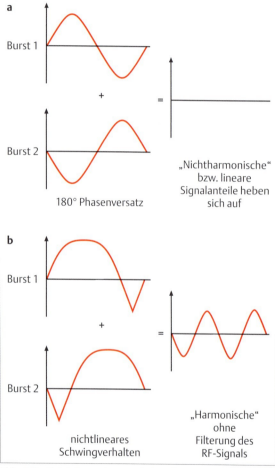

Abb. 6.**4** Entstehung harmonischer Frequenzen durch Pulsinversion.
a Bei linearer Schallausbreitung ergibt die Summation des Pulspaares null (links).
b Bei nichtlinearer Ausbreitung kommt es zu einer Asymmetrie der Pulse, die Summe enthält dann neben der Grundfrequenz noch deren harmonische Frequenzen.

Harmonische Frequenzen. Mit zunehmendem Abstand vom Schallkopf kommt es daher zu einer zunehmenden Verzerrung der initial sinusförmigen Ultraschallwellen. Da jede nichtsinusförmige, regelmäßige Schwingung aus mehreren Sinusschwingungen zusammengesetzt ist, kann auch die Ultraschallschwingung in einem bestimmten Abstand vom Schallkopf als Gemisch verschiedener sinusförmiger Schwingungen betrachtet werden. Dies sind die Grundfrequenz sowie die Vielfachen dieser Grundfrequenz – die 2., 3., 4. usw. harmonische oder Oberschwingung. Für die Ausbildung dieses Effektes sind eine gewisse Durchlaufstrecke im Gewebe sowie ein Mindestmaß an eingestrahlter Schallenergie erforderlich (Abb. 6.**3**). Prinzipiell werden bei allen diagnostischen Ultraschallverfahren – auch im Rahmen der konventionellen Ultraschalldiagnostik – harmonische Frequenzen erzeugt, die mit den herkömmlichen Ultraschallgeräten allerdings nicht genutzt werden können.

Pulsinversionsverfahren (vgl. auch Kapitel 5). Beim Pulsinversionsverfahren werden ebenfalls harmonische Frequenzen erzeugt. Bei dieser Technik werden für jede Bildlinie alternierend exakt um 180° phasenverschobene sinusförmige Pulse emittiert (Abb. 6.**4**). Beim Empfang werden jeweils zwei konsekutive Pulse addiert (10). Bei linearer Ausbreitung des Ultraschalls wäre die Summe beider Pulse null und damit könnte kein Gewebesignal erzeugt werden. Aufgrund der nichtlinearen Schallausbreitung im Körper sind jedoch beide Pulse nichtsinusförmig und die Summe beider Pulse ergibt ein Signal, das die harmonischen Frequenzen der Sendefrequenz enthält. Wie beim Tissue Harmonic Imaging wird dann nur noch die zweite harmonische Schwingung zur Generierung eines zweidimensionalen Echokardiogramms benutzt.

Verbesserung der Bildqualität durch Registrierung der zweiten harmonischen Schwingung

Artefakte im Nahfeldbereich. Die Verwendung der zweiten harmonischen Schwingung hat zu einer deutlichen Verbesserung der Bildqualität geführt (4, 19). Die Endokardkonturen werden verstärkt und Artefakte werden unterdrückt. Rausch- und Clutter-Artefakte sowie

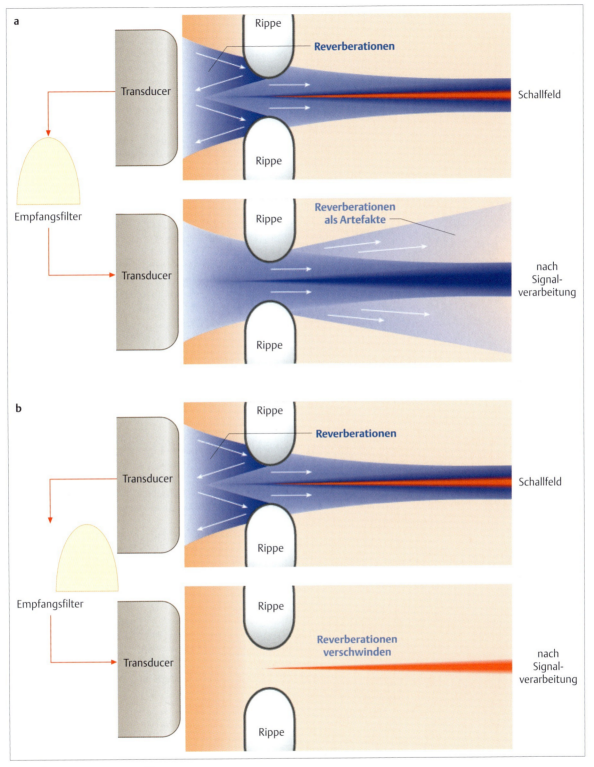

Abb. 6.**5** Reverberationsartefakte.
a Entstehung.
b Vermeidung durch ausschließliche Registrierung der harmonischen Frequenz.

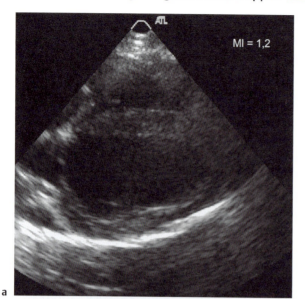

a

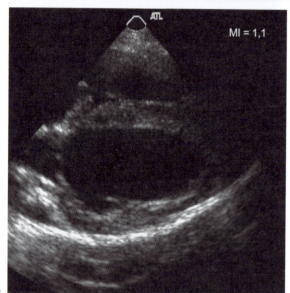

b

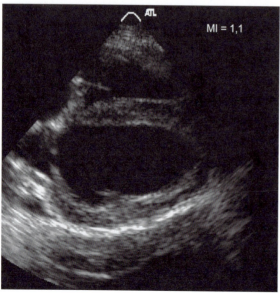

c

Reverberationen entstehen hauptsächlich im Nahfeldbereich und verursachen eine Beeinträchtigung der Bildqualität tiefer gelegener Strukturen. Die genannten Artefakte beruhen auf Streuungsphänomenen im Nahfeld und auf Wiederholungsechos zwischen Hautoberfläche und Rippen (Abb. 6.5). Hierdurch werden artifizielle Signale in den tieferen Bildschichten abgebildet. Da zur Entstehung harmonischer Frequenzen eine bestimmte Eindringtiefe erforderlich ist, enthalten Störechos im Nahfeld weitgehend nur die Grundfrequenz des Schallkopfes. Harmonische Frequenzen sind an diesen Artefakten nicht beteiligt. Wird das zurückgekehrte Signal durch das „harmonic filter" geleitet und die Grundfrequenz unterdrückt, verschwinden diese Artefakte, und die Bildschärfe wird verbessert (Abb. 6.5). Hat der Schallstrahl den Nahfeldbereich durchdrungen, wird er stärker fokussiert. Aufgrund der Abhängigkeit der Entstehung harmonischer Frequenzen von der lokalen Schallenergie wird im Fokusbereich die Entstehung harmonischer Frequenzen begünstigt (Abb. 6.5). Durch die einheitlichere Gewebecharakteristik in größerer Eindringtiefe entstehen deutlich weniger Streuartefakte als im Nahfeld (Abb. 6.6). Hierdurch behält der Schallstrahl sein Profil und seine Fokussierungscharakteristik. Die nichtlinearen Effekte der Schallfortpflanzung im Schallfeld benötigen wahrscheinlich einen gewissen Sendeenergiepegel, um sich zu entwickeln. Bislang wurden die Auswirkungen der Sendeenergie nicht systematisch untersucht, die besten klinischen Ergebnisse wurden jedoch bei hoher Sendeleistung erzielt.

Nebenkeulenartefakte. Eine weitere Begründung für die Verbesserung der Bildqualität im Tissue-Harmonic-Modus liegt in der Reduktion von Nebenkeulenartefakten. Da der Schallstrahl neben der Hauptschallkeule sog. Nebenschallkeulen enthält, projizieren sich echodichte Strukturen häufig auch lateral der eigentlichen Struktur. Im Ultraschallbild projizieren sich Nebenkeulenartefakte in Bereiche gleicher Eindringtiefe lateral von der Ausgangsstruktur. Grenzflächen wie das Endokard lassen sich aufgrund dieser Artefakte nicht klar konturieren. Da die Schallenergie in den Nebenschallkeulen deutlich geringer ist, wird erheblich weniger Energie von den fundamentalen Frequenzen auf harmonische Frequenzen übertragen. Häufig verschwinden Nebenkeulenartefakte im Harmonic Imaging vollständig. Insbesondere die Darstellung der Grenzfläche Endokard profitiert von der Elimination der Nebenkeulen (Side Lobes).

◁ Abb. 6.**6** Methodenvergleich in der parasternalen Längsachse.
a Fundamentale Echokardiographie.
b Harmonic Imaging.
c Pulsinversion.

Untersuchungstechnik und Indikationen für Tissue Harmonic Imaging und Pulsinversion

Mittlerweile bieten alle Hersteller Geräte an, die Harmonic Imaging ermöglichen. Die Sendefrequenzen liegen für kardiologische Applikationen zwischen 1,6 und 2,1 MHz, die Empfangsfrequenzen zwischen 3,2 und 4,2 MHz. Die Entstehung harmonischer Frequenzen und damit die Bildqualität wird umso besser, je höher die Schallausgangsleistung liegt. Diese wird in den meisten Geräten als mechanischer Index angegeben und sollte über 0,8 liegen. Ansonsten entsprechen die Geräteeinstellung und der Untersuchungsgang dem Vorgehen bei der konventionellen zweidimensionalen Echokardiographie (fundamentale Frequenzen). Verfügt ein Ultraschallgerät über den Harmonic-Modus, sollte dieser auch primär zur 2D-Echokardiographie bei *allen* Patienten benutzt werden. Dies ist inzwischen in einer Reihe von klinischen Studien eindrücklich belegt. Zwar ist ein Vorteil des Harmonic Imaging gegenüber der fundamentalen Echokardiographie bislang vorwiegend bei schlecht schallbaren Patienten gezeigt worden, jedoch können bei gut schallbaren Patienten noch weitere Verbesserungen der Bildqualität erzielt werden. Das Pulsinversionsverfahren hat im Vergleich zum Tissue Harmonic Imaging eine deutliche bessere Auflösung und bringt noch eine Verbesserung bei den Patienten, bei denen die Bildqualität trotz Tissue Harmonic Imaging schlecht ist.

Limitationen im Nah- und Fernfeld

Da sich diagnostisch verwertbare, harmonische Frequenzen erst ab einer Eindringtiefe von mehr als 3 cm entwickeln, ist die Abgrenzung schallkopfnaher Struk-

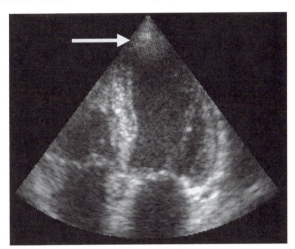

Abb. 6.**7** Nahfeldartefakt im Vierkammerblick.

turen eingeschränkt (Abb. 6.7). Die Gerätehersteller lösen dieses Problem z. T. durch nicht komplette Unterdrückung der fundamentalen Frequenz im Nahbereich. Trotzdem können beim Versuch, die schwachen Echos im Nahbereich höher zu verstärken, Artefakte auftreten, die schwer von Thromben zu unterscheiden sind. Hier hilft nur – falls vorhanden – die Verwendung höherer Sendefrequenzen oder die Verabreichung eines Ultraschallkontrastmittels (s. u. „Harmonic Imaging mit Kontrastmittel"). Auch die Diagnostik sehr tief gelegener Strukturen ist limitiert. Zwar wird der Anteil harmonischer Frequenzen mit zunehmender Eindringtiefe größer, aufgrund der höheren Frequenz werden die harmonischen Schwingungen jedoch erheblich mehr gedämpft als die Grundfrequenz.

Harmonic Imaging mit Kontrastmittel I: Harmonic B-Mode/Pulsinversionsverfahren

Ursprünglich war das Harmonic Imaging für die Kontrastechokardiographie entwickelt worden (7). Die Ultraschallkontrastmittel, die derzeit klinisch eingesetzt werden, bestehen aus Mikrogasbläschen (s. Kapitel 5 „Kontrastechokardiographie"). Die Beobachtung, dass diese Mikrobläschen im Schallfeld harmonische Frequenzen der Sendefrequenz des Schallkopfes emittieren, ließ zunächst hoffen, dass damit ein spezifischer Abbildungsmodus für Ultraschallkontrastmittel vorläge. Wie oben dargestellt, entstehen im Gewebe auch schon ohne Kontrastmittel harmonische Frequenzen, zu denen bei der Kontrastechokardiographie die Signale der Mikrobläschen hinzukommen.

Entstehung harmonischer Frequenzen durch asymmetrische Schwingungen der Kontrastbläschen

Die Exposition mit diagnostischem Ultraschall führt zu geringen, periodischen Erhöhungen und Erniedrigungen des Druckes im Gewebe. Befinden sich im Schallfeld Mikrobläschen, vergrößert bzw. verkleinert sich deren Radius entsprechend der Druckschwankungen, sodass die Mikrobläschen im Schallfeld schwingen. Die Schwingung der Mikrobläschen erfolgt asymmetrisch, d. h. die Durchmesserverkleinerung in der Überdruckphase ist geringer als die Durchmesservergrößerung in der Unterdruckphase (Abb. 6.**8**). Dies ist darauf zuführen, dass sich Gase leichter ausdehnen als komprimieren. Bei asymmetrischer Schwingung emittieren die Mikrobläschen

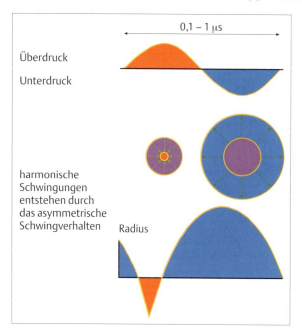

Abb. 6.**8** Entstehung harmonischer Schwingungen durch asymmetrische Schwingungen der Mikrobläschen des Kontrastmittels im Schallfeld.

neben der Sendefrequenz auch deren Oberschwingungen (Harmonische) (7). Diese Schwingungen werden umso stärker, je höher die eingestrahlte Schallenergie ist und je näher die Frequenz des Ultraschalls an der Resonanzfrequenz der Mikrobläschen liegt. Zufälligerweise liegen die Resonanzfrequenzen der zugelassenen und derzeit in klinischen Studien getesteten Mikrobläschen in dem Frequenzbereich, der in der zweidimensionalen Echokardiographie Verwendung findet. Daher können

Mikrobläschen durch die vorhandenen Schallköpfe ausgezeichnet in Schwingung versetzt werden. Allerdings werden die fragilen Bläschen dadurch auch schnell zerstört. Sowohl in der Resonanzphase der Mikrobläschen als auch bei der Auflösung entstehen harmonische Frequenzen, die mit verschiedenen bildgebenden Verfahren erfasst werden können. Mit der herkömmlichen zweidimensionalen Echokardiographie können bei i. v. Injektion nur schwache Kontrasteffekte im arteriellen System erzielt werden, da nur der Rückstreueffekt der Kontrastmittel genutzt werden kann. Wird die zweite harmonische Schwingung registriert, ist zwar die absolute Signalamplitude niedriger (Abb. 6.**9**) als die Amplitude der Grundfrequenz, aber der Unterschied zu den Signalen des Gewebes wird größer und damit auch der visuelle Kontrasteffekt (14, 21).

Untersuchungstechnik und Indikationen für kontrastverstärktes Harmonic B-Mode/ Pulsinversion

Ultraschallkontrastmittel sind rein intravaskuläre Tracer und können daher zur besseren Darstellung des intravaskulären bzw. intrakavitären Blutes eingesetzt werden (11, 12, 15, 16, 20). Dies erlaubt zum einen die Abgrenzung des Blutvolumens in den Herzhöhlen (für die Beurteilung der linksventrikulären Funktion) als auch die Beurteilung der Myokardperfusion. Während bei Tissue Harmonic Imaging generell eine hohe Schallausgangsleistung empfohlen wird, ist bei Untersuchungen mit Kontrastmittel eine hohe Schallausgangsleistung zweischneidig. Zwar werden die Signale von Mikrobläschen umso stärker, je höher die lokale akustische Energie ist, die vom Schallkopf abgegeben wird. Gleichzeitig werden aber auch die harmonischen Frequenzan-

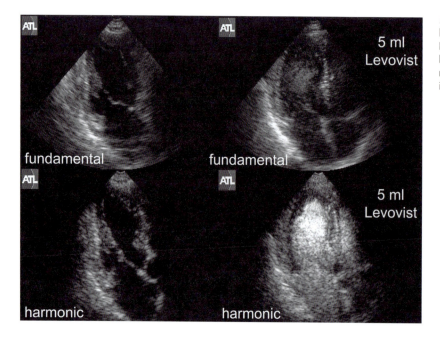

Abb. 6.**9** Fundamentale und harmonische zweidimensionale Echokardiographie (Vierkammerblick), Vergleich des maximal erreichbaren Kontrasteffektes nach i. v. Injektion von 5 ml Levovist.

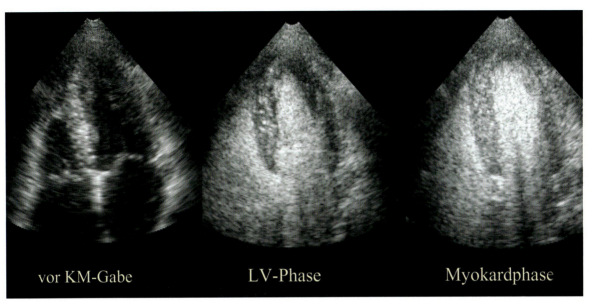

vor KM-Gabe   LV-Phase   Myokardphase

Abb. 6.**10** Vierkammerblick, Harmonic B-Mode, suboptimale Registrierung mit unzureichender Endokardabgrenzung vor allem der Lateralwand (links), Verbesserung der Endokardabgrenzung nach Injektion von 0,3 ml Optison (Mitte), Anhebung der Grauwerte im Myokard nach Injektion von 0,5 ml Optison.

teile verstärkt, die das Gewebe ohne Kontrastmittel abgibt. Dadurch wird zum einen der Kontrast (Unterschied der Grauwerte) zwischen Myokardgewebe und linksventrikulärem Kavum reduziert und damit die Abgrenzung des Endokards erschwert („Antikontrast"). Außerdem ist die visuelle Beurteilung von Grauwertänderungen im Myokard zur Beurteilung der Myokardperfusion eingeschränkt. Die von den Herstellern vorgegebenen Geräteeinstellungen stellen einen Kompromiss dieser konträren Faktoren dar (außer der Sendeleistung determinieren noch Fokuseinstellung, Liniendichte sowie Bildrate die lokale akustische Energieabgabe und damit das Ausmaß der Bläschenauflösung).

Unterschiede Harmonic B-Mode – Pulsinversion. Die Sensitivität für den Nachweis von Ultraschallkontrastmittel ist bei der Pulsinversionstechnik weitaus besser, da das Pulsinversionsverfahren ohne Filterung der fundamentalen Frequenz auskommt. Da bei einer Filterung immer auch partiell harmonische Frequenzanteile betroffen sind, führt die Filterung beim Harmonic B-Mode zu einer Reduktion der Sensitivität. Das Pulsinversionsverfahren kann daher mit geringeren Sendeleistungen des Schallkopfes durchgeführt werden, wodurch weniger Gewebesignale entstehen und die Mikrobläschen der Kontrastmittel länger persistieren. Außerdem ist die räumliche Auflösung beim Pulsinversionsverfahren deutlich besser. Lediglich bei der Bildrate ergeben sich Vorteile für das Harmonic B-Mode, die aber in der klinischen Praxis nicht relevant sind.

Verbesserte Abgrenzung intrakavitärer Thromben. Das Harmonic B-Mode oder Pulsinversionsverfahren sollte immer dann mit Kontrastmittel durchgeführt werden, wenn ohne Kontrastmittel keine diagnosti-

schen Registrierungen erzielt werden können, d. h. keine sichere Abgrenzung der linksventrikulären Wände bzw. von intrakavitären Strukturen wie Thromben möglich ist (Abb. 6.10). Für die Diagnostik linksventrikulärer Thromben eignet sich besonders das Pulsinversionsverfahren. Bei diesem Verfahren ist die räumliche Auflösung deutlich besser als beim Harmonic B-Mode. Weiterhin kann beim Pulsinversionsverfahren die Sendeleistung relativ niedrig eingestellt werden und damit die Zerstörung von Mikrobläschen verringert werden (s. o.). Dadurch wird auch im Nahfeld ein sehr homogener Kontrasteffekt erreicht.

Myokard-Kontrastechokardiographie. Durch Harmonic B-Mode und Pulsinversion wurde die intravenöse Kontrastechokardiographie entscheidend gefördert (s. Kapitel 5). Allerdings kann mit den genannten Methoden keine kontinuierliche Beschallung durchgeführt werden, da die Zerstörung der Mikrobläschen im Myokard bei den o. g. Schallenergien beträchtlich ist. Deshalb wurde für die Myokard-Kontrastechokardiographie das „intermittent imaging" entwickelt (13). Dabei wird die Schallabgabe auf die kurze Zeitspanne begrenzt, die zum Aufbau eines Einzelbildes erforderlich ist. In diesem kurzen Intervall geben die Mikrobläschen ein starkes Signal und lösen sich danach auf. Dann muss die Beschallung des Gewebes solange unterbrochen werden, bis wieder genügend Kontrastmittel nachgeströmt ist (1–5 Herzzyklen). Dadurch können schon visuell erkennbare Steigerungen der kontrastmittelinduzierten myokardialen Grauwerte erzielt werden. Um die Änderungen zu erfassen, die ausschließlich auf der Kontrastmittelgabe beruhen, muss eine Hintergrundsubtraktion durchgeführt werden, d. h. ein gemitteltes Bild vor Kontrastmittelgabe wird von einem gemittelten Bild während Kontrastmittelapplikation subtrahiert. Mit den im Abschnitt „Harmonic Imaging mit Kontrastmittel II" beschriebenen Methoden sind diese Limitationen weitgehend ausgeschaltet worden, jedoch gibt es mit den neuen Methoden bislang erst wenig klinische Erfahrungen.

Limitationen durch Schallabschwächung und Auflösung der Mikrobläschen

Ein generelles Problem bei allen Kontrastmittelapplikationen ist das Abschattungsphänomen (Attenuation): Vor allem bei Bolusgaben des Kontrastmittels kann initial die Konzentration der Mikrobläschen in den Herzhöhlen so hoch sein, dass die Ausbreitung des Ultraschalles dadurch gedämpft wird. Dann werden nur noch sehr starke Signale aus dem Nahfeld empfangen. Eine Reduktion der Dosis (bei kontinuierlicher Infusion) bzw. nur Abwarten (bei Bolusgabe) wird empfohlen, wenn dieses Problem auftritt.

Die dünnwandigen Mikrobläschen reagieren sehr empfindlich auf die Druckschwankungen, die beim Eindringen des Ultraschalls ins Gewebe auftreten. Dadurch kann es vor allem im Nahbereich, wo die lokale akustische Energie am höchsten ist, zu einer vermehrten Zerstörung der Mikrobläschen kommen. Bei kontinuierlicher Beschallung zeigt sich dann eine Verwirbelung des schallkopfnahen Blutes, das nur noch wenige Mikrobläschen enthält, mit dem aus der Tiefe nachströmenden kontrastmittelhaltigen Blut. Nur durch weitere Reduktion der Sendeleistung und kompensatorische Erhöhung der Empfangsverstärkung kann eine homogene Kontrastierung des linksventrikulären Kavums erreicht werden, was in der Regel mit dem Pulsinversionsverfahren leichter möglich ist als mit dem Harmonic B-Mode.

Harmonic Imaging mit Kontrastmittel II: Power-Doppler/Power-Pulsinversion/Power-Modulation

Die Zerstörung der Mikrobläschen im Schallfeld kann aber nicht vollständig vermieden werden und limitiert daher immer die harmonische zweidimensionale Kontrastechokardiographie (s. o.). Neuere Verfahren nutzen die Information, die sich aus der Änderung/Zerstörung der Mikrobläschen ergibt. Das ist im Prinzip mit allen Dopplertechniken möglich, klinische Bedeutung kommt derzeit nur dem Harmonic-Power-Dopplerverfahren und der Power-Pulsinversionsmethode bzw. Power-Modulation zu.

Bedeutung der Power

Bei den genannten Methoden fällt zunächst einmal auf, dass immer „Power" in der Bezeichnung mit vorkommt. Für das weitere Verständnis der Methoden muss auf die unterschiedliche Bedeutung des Begriffs „Power" hingewiesen werden (Tab. 6.1). Zum einen wird im Zusammenhang mit der Sendeleistung des Schallkopfes von „high power" und „low power" gesprochen, um unterschiedliche Energien zu bezeichnen, die vom Schallkopf abgegeben werden. Auf die Bedeutung der Power (= Schallausgangsleistung) für die Auflösung der Mikrobläschen wurde bereits oben hingewiesen. Bei den zu besprechenden Methoden handelt es sich nicht um die Power des Schallkopfes, sondern um die Power (= Leistung) des Dopplerspektrums. Alle Dopplersignale enthalten neben der Information über die Geschwindigkeits- bzw. Frequenzverteilung eine weitere Information – die Amplitude der abgeleiteten Frequenzen (das Quadrat der Amplitude ist die Energie bzw. Power). Die Power bei einer bestimmten Dopplerfrequenz ist ein Maß für die Menge der Streukörper, die sich mit der betreffenden Geschwindigkeit bewegen. Bei den herkömmlichen Dopplergeräten ist die Doppler-Power nur rudimentär als Intensität der Grauwerte des Dopplerspektrums abgebildet. Beim Power-Dopplerverfahren wird ausschließlich die Leistung der Dopplersignale dargestellt und die Information über die Flussgeschwindigkeit ausgeblendet.

Entstehung von Dopplersignalen durch Änderungen/Auflösung der Mikrobläschen

Wie bei jedem anderen Dopplerverfahren werden konsekutive Ultraschallpulse gesendet und die rückgestreuten Ultraschallpulse miteinander verglichen. Während bei der herkömmlichen Dopplerechokardiographie die zeitlichen Verschiebungen der Amplituden der rückgestreuten Pulse erfasst werden und aus der Phasenverschiebung die Geschwindigkeit der Streukörper berechnet wird, werden beim Power-Dopplerverfahren die Amplituden bzw. die Power konsekutiver Pulse mitei-

Tabelle 6.1 Definition von Power

1. Sendeleistung des Schallkopfes
➤ Einheit: mechanischer Index (MI) = maximaler negativer Schalldruck
➤ „low power": $MI \leq 0,3$
➤ „high power": $MI > 1,0$

2. Leistung des Dopplerspektrums
➤ Quadrat der Amplituden des Dopplerspektrums

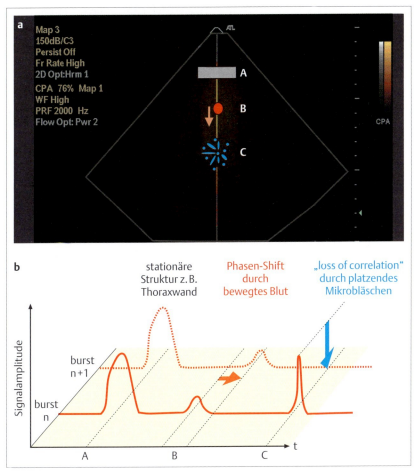

a
Map 3
150dB/C3
Persist Off
Fr Rate High
2D Opt:Hrm 1

CPA 76% Map 1
WF High
PRF 2000 Hz
Flow Opt: Pwr 2

A
B
C
CPA

b

stationäre
Struktur z. B.
Thoraxwand

Phasen-Shift
durch
bewegtes Blut

„loss of correlation"
durch platzendes
Mikrobläschen

burst
n+1

burst
n

Signalamplitude

A   B   C   t

Abb. 6.**11** Prinzip des herkömmlichen Dopplerverfahrens (**a**) und des Harmonic Power Doppler Imaging (**b**): Emission konsekutiver Pulse (ensemble) pro Bildlinie und Analyse der vom Blut und Gewebe rückgestreuten Signale mittels eines Autokorrelationsverfahrens. A = stationärer Streukörper: keine Änderung der Amplitude und keine Phasenverschiebung (gleicher Abstand der gesendeten und empfangenen Pulse), B = bewegte Blutkörperchen: Phasenverschiebung aber keine Änderung der Amplitude, C = Mikrobläschen: Bei Auflösung ändern sich die Amplituden konsekutiver Pulse. Diese Änderungen werden im Power-Dopplerverfahren dargestellt. Die stärksten Signale werden demnach dann erzielt, wenn die Auflösung zwischen zwei konsekutiven Pulsen erfolgt.

nander verglichen (Abb. 6.11). Wie oben dargestellt, geraten die Mikrogasbläschen der Ultraschallkontrastmittel in Schwingung bzw. in Resonanz. Dadurch kommt es zu Änderungen der Amplitude bzw. Power zwischen konsekutiven Pulsen, die am stärksten sind, wenn sich die Mikrobläschen in der Zeit zwischen zwei Pulsen auflösen (15, 17). Starke Dopplersignale können auch dann erzielt werden, wenn das Blut, in dem sich die Mikrobläschen befinden, nicht bewegt wird! Dies gilt, solange die Mikrobläschen zwischen zwei konsekutiven Pulsen ihre Größe ändern oder sich auflösen (Änderung/Verlust eines Streuzentrums = loss of correlation).

Selektive Abbildung und Quantifizierung von Kontrastmittel im Gewebe

Prinzipiell kann auch mit den etablierten Dopplerverfahren die Auflösung bzw. Veränderung der Mikrobläschen erfasst werden. Beim gepulsten Doppler führt die

Auflösung der Bläschen zu sog. Spikes – intensiven Signalen mit breitem Frequenzspektrum und im Farbdoppler zu intensiven Signalen mit hoher Varianz. Diese Artefakte sind bekannte Begleiterscheinungen beim Einsatz von Kontrastmitteln („bubble noise"). Im Vergleich zum Dopplerspektrum des Blutes und des Myokards ist das Dopplerspektrum der Mikrobläschen deutlich zu höheren Frequenzen hin verbreitert (Abb. 6.12). Dadurch eröffnet sich die Möglichkeit, Kontrastsignale weitgehend selektiv darzustellen (9): Beim Power-Dopplerverfahren gelingt die Unterdrückung der niedrigeren Geschwindigkeitsanteile (vor allem des Myokards) zum einem durch den Harmonic-Modus, bei dem nur relativ hohe Frequenzen (Doppelte der Sendefrequenz) registriert werden. Auch eine Steigerung der Pulsrepetitionsfrequenz (PRF) verbessert die Trennung von Kontrastsignalen von Myokardbewegungen. Eine Erhöhung der PRF führt zu einer Verkürzung der Zeitspanne zwischen zwei Pulsen. Im Gegensatz zu der schnellen Auflösung eines Mikrobläschens bewegt sich das Myokard deutlich langsamer, sodass die Änderung

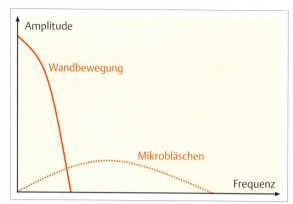

Abb. 6.**12** Dopplerspektren der myokardialen Wandbewegung und eines Mikrobläschens, das sich im Schallfeld auflöst; durch einen „High-pass"-Filter können die Signale der Myokardbewegung weitgehend unterdrückt werden.

zwischen zwei konsekutiven Pulsen sehr gering ist. Auf diese Weise gelingt eine Unterdrückung der Myokardsignale in einigen Phasen des Herzzyklus, in denen dann die Perfusion des kontrastmittelhaltigen Blutes beurteilt werden kann. Im Kavum und den Gefäßen werden trotz Harmonic-Modus und Steigerung der PRF immer noch Power-Dopplersignale gefunden, was aber zu keiner Beeinträchtigung der Diagnostik führt (Abb. 6.**13**).

Das Power-Pulsinversionsverfahren (PPI) ist eine Hybridtechnik aus Harmonic Power Doppler und Pulsinversionsverfahren (18). Dadurch können sowohl die hohe räumliche Auflösung des Pulsinversionsverfahrens als auch die ausgezeichnete Sensitivität der Power-Doppler-Methode genutzt werden. Im Gegensatz zum PPI werden beim Power Modulation Imaging (PMI) die Pulse eines Pulspaares mit unterschiedlicher Amplitude emittiert. Da mit diesen Methoden eine relativ geringe Sendeleistung des Schallkopfes (MI < 0,2!) ausreicht, um Kontrastmittel im Gewebe zu detektieren, können Gewebesignale weitgehend vermieden werden.

Indikationen und Untersuchungstechnik

Myokard-Kontrastechokardiographie. Aufgrund der oben beschriebenen Eigenschaften sind alle drei Methoden besonders für die Myokard-Kontrastechokardiographie geeignet (3, 5, 6). Beim Harmonic Power Doppler wird eine hohe Sendeleistung des Schallkopfes benötigt, die – wie oben beschrieben – zu einer vermehrten Zerstörung der Mikrobläschen führt. Daher muss – wie beim Harmonic B-Mode – eine intermittierende Beschallung durchgeführt werden. Im Gegensatz dazu kommen das Power-Pulsinversionsverfahren und die Power-Modulation mit sehr niedrigen Sendeleistungen aus, weshalb kontinuierlich geschallt werden kann und simultan die linksventrikuläre Wandbewegung und die Myokardperfusion beurteilt werden können. Luftgefüllte Mikrobläschen (z. B. Levovist) können bislang nur mit dem Harmonic Power Doppler ausreichend abgebildet werden, während perflourcarbonhaltige Kontrastmittel (z. B. Optison) bei allen drei Methoden eingesetzt werden können.

Für die Harmonic-Power-Doppler-Echokardiographie gibt es eine Vielzahl von Parametern, die die Abbildung myokardialer und intrakavitärer Kontrastsignale modifizieren. Die Mehrzahl dieser Parameter wird als Preset von den Geräteherstellern geliefert, sodass dann nur noch wenige Einstellungen am Untersuchungsgerät erforderlich werden, um die Registrierung für den individuellen Patienten zu optimieren:

➤ Die Anlotungsebenen entsprechen im Wesentlichen den üblichen Schnittebenen. Modifizierte apikale Schnitte, bei denen die Lateralwand oder Vorderwand mehr ins Zentrum des Sektors kommt, sind häufiger erforderlich, um die Schalldämpfung durch Lungengewebe und Rippen zu vermeiden.

➤ Die Sendeleistung sollte beim Harmonic Power Doppler so hoch wie möglich eingestellt werden, bei PPI und PMI kann die Sendeleistung (nicht die Emp-

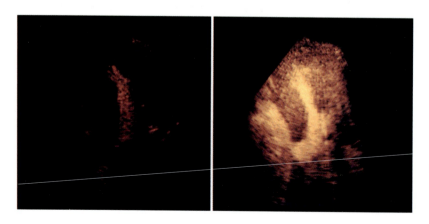

Abb. 6.**13** Normalbefund bei der myokardialen Kontrastechokardiographie (Vierkammerblick) im Harmonic-Power-Doppler-Modus; vor Kontrastmittelgabe keine myokardialen Farbsignale (links), während der Kontrastmittelinfusion komplette Anfärbung aller Myokardsegmente. Beachte die schwächere Signalintensität in den basalen und lateralen Myokardsegmenten.

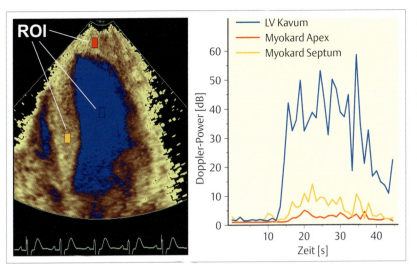

Abb. 6.**14** Vierkammerblick, i. v. Bolusinjektion von 5 ml Levovist: Die Power im Myokard liegt immer weit über den Signalwerten im linksventrikulären Kavum. Die visuelle Differenzierung von Signalen aus dem Kavum und dem Myokard kann durch unterschiedliche Farben für hohe Signalintensitäten (blau) und niedrige Messwerte (gelb-braun) verbessert werden.

fangsverstärkung!) soweit gesteigert werden, bis Gewebesignale auftreten.

➤ Die Triggereinstellung für die intermittierende Beschallung erfolgt beim Harmonic Power Doppler primär auf die Spitze der T-Welle (der Triggerzeitpunkt wird bei Auftreten von Wandbewegungsartefakten verschoben, bis keine Wandbewegungsartefakte mehr nachweisbar sind). Beim PPI und PMI wird mit der Triggereinstellung festgelegt, wann der Schallkopf eine höhere Energie abgibt. Dadurch werden die Mikrobläschen im Myokard zerstört und die Wiederauffüllung wird in Real Time registriert (s. Kapitel 5).

Linksventrikuläre Funktion. Der Anstieg der Signalintensität im Kavum ist immer um ein Vielfaches höher als im Myokard, da die Ultraschallkontrastmittel nur intravaskulär verbleiben. Dadurch ist immer eine ausgezeichnete Abgrenzung der Endokardgrenzen oder intrakavitärer Raumforderungen möglich. Die Differenzierung von Signalen aus dem Kavum und dem Myokard kann z. B. durch unterschiedliche Farben für hohe und niedrige Signalintensitäten verbessert werden (Abb. 6.**14**). Dies kann z. B. zur exakten Bestimmung der Ejektionsfraktion oder für eine automatische Konturierung der Endokardgrenzen genutzt werden. Dazu werden im getriggerten Modus enddiastolische und endsystolische Bilder registriert. Die Beurteilung der Wandbewegung in Echtzeit ist nur mittels Power-Pulsinversion oder Power-Modulation möglich, wobei derzeit die Bildrate mit maximal 26/min noch limitierend ist.

Tab. 6.**2** bietet zusammenfassend einen Vergleich der verschiedenen Methoden des Harmonic Imaging mit Kontrastmittel.

Limitationen

Beim Harmonic Power Doppler können trotz der o. g. Techniken noch Wandbewegungsartefakte auftreten. Vor allem bei schneller Wandbewegung – z. B. auf höherer Belastungsstufe bei einer Stressechokardiographie – kann es dadurch zu Beeinträchtigungen der Registrierungen kommen. Auch die intermittierende Beschallung limitiert den Einsatz des Harmonic Power Doppler in der Myokard-Kontrastechokardiographie: Es ist für den Untersucher schwierig, immer die gleichen Schnittebenen abzuleiten und die Atembewegungen zu kompensieren. Außerdem werden bei Applikation hoher Schallenergien in Verbindung mit Kontrastmitteln lokale Irritationen des Gewebes vermutet, die z. B. das Auftreten von Extrasystolen begünstigen könnten (20). So wurden bei endsystolischer Triggerung (aber nicht bei enddiastolischer Triggerung) im Rahmen der klinischen Prüfung eines bislang nicht zugelassenen Kontrastmittels vermehrt ventrikuläre Extrasystolen beobachtet. Bislang sind mit den beiden zugelassenen Kontrastmitteln keine entsprechenden Effekte beschrieben, eine Beschränkung der applizierten Schallenergie sollte aber generell angestrebt werden.

Die genannten Limitationen gelten nicht für Power-Pulsinversion und Power-Modulation, mit denen die Perfusion in Real Time untersucht werden kann. Diese Vorteile beruhen auf einer im Vergleich zum Power-Doppler niedrigeren Sendeleistung des Schallkopfes, wodurch aber auch die Penetration des Ultraschalls im Gewebe limitiert ist. Dies kann dazu führen, dass bei apikaler Anlotung die Kontrastierung der basalen Myokardsegmente nicht ausreichend ist.

Neuere Techniken

Tabelle 6.**2** Harmonic Imaging mit Kontrastmittel – Vergleich der verschiedenen Methoden

	Harmonic B-Mode	Pulsinversion	Harmonic Power Doppler	Power-Pulsinversion Power-Modulation
Sendeleistung	MI > 0,8	MI 0,3–0,5	MI > 1,0	MI 0,1–0,15
Schallpenetration	gut	gut	sehr gut	limitiert
Real Time Imaging	nein	nein	nein	ja
Gewebesignale unterdrückbar	nein	nein	ja	ja
Geeignet für	alle KM	alle KM	alle KM	Perfluorcarbon-KM
Indikationen	LVE Thromben MCE*	LVE Thromben MCE*	MCE** Thromben EF	MCE simultan mit LV-Wandbewegung

* bislang in Studien am besten evaluiert, jedoch weniger gut in der klinischen Praxis einsetzbar als Power-Pulsinversion oder Power-Modulation, bei denen größere klinische Studien noch ausstehen
** Verfahren 1. Wahl für luftgefüllte Mikrobläschen (z. B. Levovist)
MI = mechanischer Index, LVE = linksventrikuläre Endokardabgrenzung, MCE = Myokard-Kontrastechokardiographie, EF = linksventrikuläre Ejektionsfraktion, KM = Kontrastmittel

Literatur

1. Averkiou MA, Hamilton MF. Nonlinear distortion of short pulses radiated by plane and focused circular pistons. J Acoust Soc Am 1997;102:2539–48.
2. Averkiou MA, Hamilton MF. Measurements of harmonic generation in a focused finite-amplitude sound beam. J Acoust Soc Am 1997;98:3439–42.
3. Becher H, Tiemann K, Schlief R, Nanda N. Harmonic Power Doppler Contrast Echocardiography: preliminary clinical results. Echocardiography 1997;14(6):637–42.
4. Becher H, Tiemann K, Schlosser T et al. Improvement of endocardial border delineation using tissue harmonic imaging. Echocardiography 1998;15(5):511–6.
5. Becher H. Power Doppler. In Rush-Presbyterian-St.Luke's Clinical Use of Contrast Echocardiography. Am J Cardiol – a continuing education 1998.
6. Becher H, Tiemann K, Powers J. Power Harmonic Imaging – clinical application in contrast echocardiography. Medica Mundi 1999;43(2):26–30.
7. Becher H, Burns P. Handbook of Contrast Echocardiography. Heidelberg: Springer 2000.
8. Burns PN, Powers JE, Fritzsch T. Harmonic imaging, a new imaging and Doppler method for contrast enhanced ultrasound. Radiology 1992;185:142A.
9. Burns PN, Powers JE, Hope Simpson D et al. Harmonic power mode Doppler using microbubble contrast agents: an improved method for small vessel flow imaging. Proc IEEE UFFC 1994;1547–50.
10. Hope-Simpsson D, Chin CT, Burns PN. Pulse Inversion Doppler: A new method for detecting nonlinear echoes from microbubble contrast agents. IEEE Transactions UFFC 1999;46:376–82.
11. Kaul S. Myocardial contrast echocardiography. 15 years of research and development. Circulation 1997;96:3745–60.
12. Mulvagh SL, DeMaria AN, Feinstein SB et al. ASE Position Paper. Contrast Echocardiography: Current and future applications. J Am Soc Echocardiogr 2000;13:331–42.
13. Porter TR, Xie F. Transient myocardial contrast after initial exposure to diagnostic ultrasound pressures with minute doses of intravenously injected microbubbles: demonstration and potential mechanisms. Circulation 1995;92:2391–5.
14. Schwarz KQ, Chen X, Steinmetz S, Phillips D. Harmonic Imaging with Levovist. J Am Soc Echocardiogr 1997;10:1–10.
15. Spencer Kt, Bednarz J, Mor-Avi V. et al. The role of echocardiographic harmonic imaging and contrast enhancement for improvement of endocardial border delineation. J Am Soc Echocardiogr 2000;13:131–8.
16. Thanigaraj S, Schlechtman KB, Perez JE. Improved echocardiographic delineation of left ventricular thrombus with use of intravenous second-generation contrast image enhancement. J Am Soc Echocardiogr 1999;12:1022–6.
17. Tiemann K, Becher H, Bimmel D, Schlief R, Nanda N. Stimulated acoustic emission. Nonbackscatter contrast effect of microbubbles seen with harmonic power Doppler imaging. Echocardiography 1997;14:65–9.
18. Tiemann K, Lohmeier S, Kuntz S et al. Real-time contrast echo assessment of myocardial perfusion at low emission power: First experimental and clinical results using power pulse inversion imaging. Echocardiography 1999;16:799–809.
19. Thomas JD, Rubin DN. Tissue Harmonic Imaging: why does it work? J Am Soc Echocardiogr 1998;11:803–8.
20. van der Wouw PA, Brauns AC, Bailey SE et al. Premature ventricular contractions during imaging with ultrasound contrast. J Am Soc Echocardiogr 2000;13:288–94.
21. Yu E, Sloggett C, Iwanochko RM, Rakowski H, Siu S. Feasibility and accuracy of left ventricular ejection fraction determination by fundamental, tissue harmonic, and Levovist enhanced contrast imaging. J Am Soc Echocardiogr 2000;13:216–24.

7 Echokardiographische Gewebecharakterisierung

C. E. Angermann

Prinzip und Entwicklung

Die technologische Weiterentwicklung üblicher kommerzieller Echokardiographiegeräte hatte lange überwiegend die Optimierung einer klar konturierten und möglichst artefaktarmen bildlichen Darstellung der flächigen Reflexionen zum Ziel, die am Endokard, an den Klappensegeln und den großen Gefäßen entstehen, also an Grenzflächen, die im Vergleich zur Wellenlänge des Ultraschallsignals groß sind. Die ein- oder zweidimensionale Wiedergabe dieser Echos in Echtzeit erlaubt die qualitative und quantitative Beurteilung der kardialen Morphologie und Funktion. Die echokardiographische Gewebecharakterisierung (5, 31) befasst sich demgegenüber mit den niedrigamplitudigen Echosignalen aus dem Herzmuskel selbst.

Nachverarbeitung der Rohsignale. Um ein visuell ansprechendes Bild zu erzeugen, durchläuft das vom Schallkopf empfangene Rohsignal Nachverarbeitungsschritte, die den ursprünglichen Informationsgehalt beeinflussen. Bei der Sektorumwandlung wird ein geometrisch und anatomisch korrektes Abbild erzeugt; die im ursprünglichen Signal enthaltene Information wird jedoch systematisch verändert. Die Bildstruktur wird dabei davon beeinflusst, welche Methode zum Füllen der mit zunehmender Eindringtiefe des Ultraschallsignals größer werdenden Abstände der einzelnen Schallinien verwendet wird (Abb. 7.**1**). Schließlich kann mit der Tiefenausgleichsregelung die Intensität der Bildwiedergabe willkürlich modifiziert werden, wodurch bei unsachgemäßem Vorgehen myokardiale Anomalien sowohl verschleiert als auch vorgetäuscht werden können. In der konventionellen Echokardiographie ergeben sich aus diesen komplexen scannerintegrierten, in ihrer Ausprägung geräteabhängigen Möglichkeiten der Bildbearbeitung besonders für den Versuch einer quantitativen Analyse der myokardialen Echos prinzipielle Limitationen.

Nicht nachverarbeitete Radiofrequenzsignale. Um diese Einschränkungen zu umgehen, wurde von mehreren wissenschaftlichen Arbeitsgruppen das nicht nachverarbeitete, „rohe" Radiofrequenzsignal für die quantitative echokardiographische Gewebecharakterisierung herangezogen; eine Sektorumwandung wird hier vermieden (Abb. 7.**2**). Zur Datenakquisition und -analyse der nicht nachverarbeiteten Radiofrequenzsignale wurden unterschiedliche Prototypen entwickelt, da kommerzielle Systeme nicht zur Verfügung standen. Abb. 7.**3** zeigt beispielhaft ein schematisches Diagramm des in der eigenen Arbeitsgruppe entwickelten Systems; je nachdem, an welcher Stelle des Signalwegs im kommerziellen Ultraschallsystem das Rohsignal abgegriffen wird, erhält man das hochamplitudige originale Radiofrequenzsignal mit direkter Abbildung des Frequenzmusters oder das logarithmisch verstärkte demodulierte Radiofrequenzsignal (d. h. nach Gleichrichtung und Defektion der Hüllkurve, vgl. Abb. 1.5, S. 6). Abb. 7.**4** illustriert das auch visuell unterschiedliche Erscheinungsbild der beiden Datentypen. Beim originalen Radiofrequenzsignal lässt sich auch das Frequenzmuster individueller Schallinien diagnostisch nutzen.

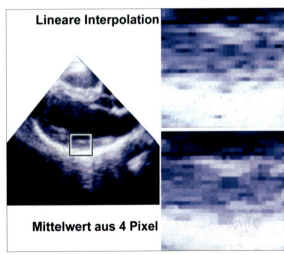

Abb. 7.**1** Einfluss der Sektorumwandlung auf die Bildstruktur des zweidimensionalen Echokardiogramms. Linke Bildhälfte: Videobild eines normalen linksparasternalen Längsschnitts. Das markierte Areal bezeichnet die proximale Hinterwand des linken Ventrikels. Rechte Bildhälfte: vergrößerte Wiedergaben des markierten Areals mit Verwendung von zwei unterschiedlichen Algorithmen zur Sektorumwandlung (oben: lineare Interpolation; unten: Mittelwert aus 4 Pixeln). Sichtbare Unterschiede in der myokardialen Echostruktur sind Folge der dadurch bedingten unterschiedlichen Graustufen einzelner Pixel.

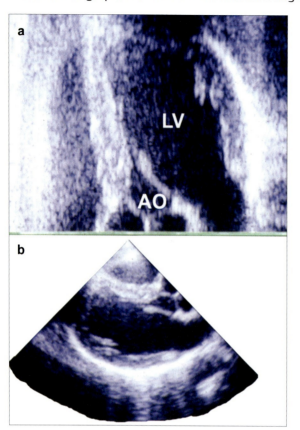

Abb. 7.**2** Radiofrequenzbild eines normalen parasternalen Längsschnittes vor (**a**) und nach (**b**) Sektorumwandlung. Die Radiofrequenzdaten wurden nach Demodulation und logarithmischer Verstärkung akquiriert; die Abtastrate betrug 2,5 MHz. Das obere Bild ist rechteckig, da nicht sektorumgewandelt. Die Schalllinien laufen von links nach rechts; entsprechend sind nahe am Schallkopf gelegene Strukturen links im Bild dargestellt. Das Bild gibt die originale Bildstruktur wieder, ist aber geometrisch verzerrt. Dies beruht auf dem mit der Eindringtiefe zunehmenden Abstand der Schalllinien. LV = linker Ventrikel, AO = Aorta.

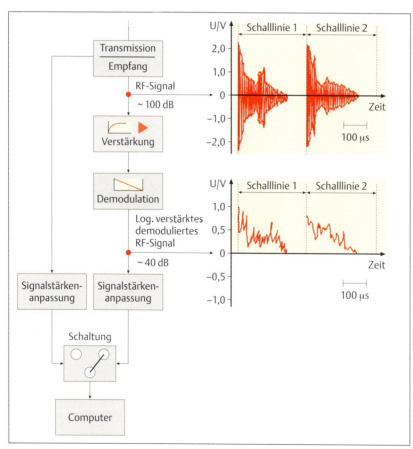

Abb. 7.**3** Schematisches Diagramm eines Systems zur Akquisition von Radiofrequenz(RF-)daten. Die lediglich linear verstärkten RF-Daten werden unmittelbar am Schallkopf des Ultraschallgerätes abgegriffen. Die dynamische Breite dieses Rohsignals beträgt etwa 100 dB. Nach Demodulation und logarithmischer Verstärkung beträgt die dynamische Breite nur mehr 40 dB, die RF-Daten sind jedoch weiterhin nicht sektorumgewandelt oder in anderer Weise nachverarbeitet und unabhängig von der Tiefenausgleichsregelung.

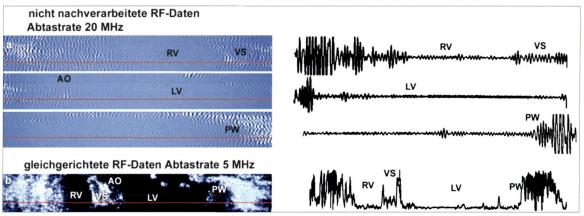

Abb. 7.4 Nicht nachverarbeitete, mit einer Abtastrate von 20 MHz digitalisierte Radiofrequenz(RF-) Daten (obere Bildhälfte) und gleichgerichtete, mit einer Abtastrate von 5 MHz digitalisierte RF-Daten (untere Bildhälfte) eines normalen linksparasternalen Längsschnittes. Die drei Abschnitte des Bildteils **a** ergeben aneinander gesetzt den gesamten zweidimensionalen Datensatz. Wellentäler und -berge der Ultraschallwellen sind deutlich zu erkennen. Die rote Linie markiert die einzelne Schalllinie, deren Spektrum rechts dargestellt ist. Bildteil **b** zeigt den gleichen Datensatz nach Demodulation und Gleichrichtung. Die einzelne Schalllinie enthält jetzt nicht mehr ein Frequenzspektrum, sondern der Signalintensität entsprechende gleichgerichtete Amplituden. RV = rechter Ventrikel, VS = interventrikuläres Septum, AO = Aorta, LV = linker Ventrikel, PW = posteriore Wand des linken Ventrikels.

Diagnostische Nutzung. Die wissenschaftlichen Ergebnisse der mit den unterschiedlichen Systemen zur Akquisition und Analyse von Radiofrequenzdaten durchgeführten Arbeiten waren wegen methodischer Unterschiede nur begrenzt vergleichbar; multizentrische Studien zur Beurteilung des diagnostischen Potenzials waren aus denselben Gründen nicht möglich. Hier dürfte eine Ursache für die über viele Jahre nur zögerliche diagnostische Nutzung der radiofrequenzbasierten echokardiographischen Gewebecharakterisierung zu suchen sein. Hinzu kam, dass lange Zeit die hohen Kosten für Hardware, die adäquate Abtastraten und hohe Amplitudenauflösung ermöglichte, einen limitierenden Faktor für breitere Anwendung darstellten. Erst seit wenigen Jahren werden von mehreren Ultraschallherstellern Radiofrequenzdaten in modernen digitalen Ultraschallgeräten verfügbar gemacht, die mit großem dynamischem Bereich und hohen Bildraten akquiriert werden können. Kostengünstige elektronische Bauteile erlauben eine Datenanalyse mit großer Geschwindigkeit. Anhand solcher standardisierter Rohdaten erhobene wissenschaftliche Ergebnisse sind mit geringerem Zeitaufwand zu gewinnen und sollten besser von anderen Arbeitsgruppen nachvollzogen werden können. Methoden der echokardiographischen Gewebecharakterisierung erscheinen dadurch heute auch für die klinische Routine praktikabler.

Ziel der Gewebecharakterisierung. Primäres Ziel der echokardiographischen Gewebecharakterisierung ist es, normalen von pathologisch verändertem Herzmuskel zu unterscheiden und, wenn möglich, Unterscheidungsmerkmale verschiedener myokardialer Pathologien zu identifizieren. Methodisch liegt dem Ansatz die Hypothese zugrunde, dass physiologische Veränderungen (beispielsweise die myokardiale Kontraktion), aber auch pathologische Zustände des Herzmuskels reproduzierbare Veränderungen seiner akustischen Eigenschaften zur Folge haben, die das echokardiographische Erscheinungsbild verändern können und die anhand akustischer Parameter einer Quantifizierung zugänglich sein sollten. Die echokardiographische Gewebecharakterisierung stellt damit prinzipiell kein konkurrierendes, sondern ein zur konventionellen echokardiographischen Untersuchung komplementäres Verfahren dar, das zu einer umfassenderen Beschreibung kardialer pathologischer Zustände beitragen kann.

Zusammenspiel der Ultraschallverfahren. Seit den Anfängen der Echokardiographie werden anhand indirekter Informationen aus dem konventionellen Echokardiogramm Annahmen über die Beschaffenheit des Herzmuskels gemacht; so wird beispielsweise aus Veränderungen der Dicke, der systolischen Dickenzunahme und der diastolischen Funktion des linken Ventrikels auf gleichzeitige Veränderungen der materiellen Eigenschaften des Herzmuskels rückgeschlossen (z. B. eine Ventrikelhypertrophie oder eine Narbe nach Myokardinfarkt). Obwohl dieses Vorgehen im Kontext klinischer Symptome sinnvoll ist, muss der unspezifische und lediglich qualitative Charakter dieser Informationen bewusst bleiben. Daneben wurden verschiedene Dopplertechniken implementiert, mit denen primär die Beurteilung der Strömungsgeschwindigkeiten des Blutes ermöglicht wurde. Die in den letzten Jahren entwickelte Untersuchung der regionalen myokardialen Bewegungsgeschwindigkeit mittels Gewebedoppler kann subtile Informationen über die Funktion auch sehr kleiner Myokardareale liefern und so ebenfalls einen Beitrag zur Beschreibung des Zustands des Herzmuskels leisten (vgl. Kap. 4). Neue Entwicklungen der Gerätetechnologie, besonders das Second Harmonic Imaging, und die Verfügbarkeit stabiler transpulmonaler Echokontrastmittel erlauben eine Analyse der myokardialen Kontrastanfärbung nach intravenöser Applikation (vgl. Kap. 5). Die Integration aller Verfahren könnte zukünftig eine umfassende nichtinvasive Beschreibung der myokardialen Struktur, Funktion und Perfusion ermöglichen. Die gewonnene Information könnte sich andererseits aber auch als teilweise redundant erweisen. Der wissenschaftliche und klinisch-diagnostische Stellenwert der ultraschallbasierten Gewebecharakterisierung

wird im Kontext alternativer Verfahren zur nichtinvasiven Untersuchung des Myokards neu zu definieren sein.

Dieses Kapitel gibt einen kurzen Überblick über den physikalischen Hintergrund und verschiedene methodische Ansätze der echokardiographischen Gewebecharakterisierung. Den schwerpunktmäßig methodischen Teil ergänzt die Beschreibung von Befunden bei normalem Myokard und bei verschiedenen Erkrankungen des Herzens und der großen Gefäße. Eine umfassendere Übersicht findet sich bei Skorton et al. (31).

Physikalischer Hintergrund

Akustische Grundlagen

Backscatter. Ultraschallwellen bewegen sich in biologischem Gewebe mit einer durchschnittlichen Geschwindigkeit von 1540 m/s fort. Geringfügige Geschwindigkeitsschwankungen, die sich durch Heterogenität der Gewebedichtigkeit und Kompressibilität ergeben, werden von den heute üblichen kommerziellen Geräten beim Bildaufbau nicht berücksichtigt. Ultraschallwellen werden an Grenzflächen zwischen Materialien mit verschiedener akustischer Impedanz (definiert als Fortbewegungsgeschwindigkeit × Gewebedichte) reflektiert. Reflektierende Oberflächen bzw. Gewebestrukturen repräsentieren also definierte Bereiche eines Impedanz-Mismatch. Reflexionen an im Verhältnis zur Ultraschallwellenlänge großen Grenzflächen sind unidirektional (Einfallwinkel = Ausfallwinkel) und werden „specular" (flächig) genannt; ist die Wellenlänge des Ultraschallsignals größer als die reflektierenden Grenzflächen, wie dies in der Regel der Fall ist an den Strukturelementen des Herzmuskels, wird der einfallende Schallstrahl daran rückgestreut. Diese Streuechos, der sog. „Backscatter", sind multidirektional. Sie weisen Charakterisitika auf, die durch vielfältige Faktoren, wie Impedanzunterschiede benachbarter Strukturelemente sowie Größe, Form, Konzentration und räumliche Verteilung der „Scatterer", bestimmt werden.

Signalstärke, Integrated Backscatter. Die Auflösung echokardiographischer Bilder nimmt mit der Frequenz des Ultraschallsignals zu, die Eindringtiefe des Signals jedoch ab. Dies ist Folge einer als Funktion der Schallfrequenz zunehmenden Schallabschwächung. Die Signalintensität der Schallwellen nimmt umso mehr ab, je tiefer die Schallwellen Brustwand und thorakale Organe durchdringen. Die Abschwächung geschieht dabei durch Reflexion, Streuung oder aber Absorption (Konversion in Wärme). Die Schallfrequenzen kommerzieller Ultraschallgeräte (2–5 MHz für transthorakale und 5–10 MHz für transösophageale Schallköpfe) sind so gewählt, dass unter physiologischen Bedingungen ausreichende Eindringtiefen bei akzeptabler Auflösung erzielt werden. Sowohl das Ausmaß der Schallabschwächung über ein definiertes Gewebesegment als auch der Backscatter aus diesem Areal können quantifiziert und zur Gewebecha-

rakterisierung verwendet werden. Der sog. Integrated Backscatter ist ein Maß für die Energie, die im aus einem definierten Gewebesegment rückgestreuten Ultraschallsignal insgesamt enthalten ist im Vergleich mit einem „perfekten" Reflektor (z. B. einer Stahlplatte).

Determinanten der myokardialen akustischen Eigenschaften

Unabhängig vom gewählten methodischen Ansatz strebt die quantitative myokardiale Gewebecharakterisierung fast immer eine Beschreibung der Streuungscharakteristika von Strukturelementen des Herzmuskelgewebes an; in vivo kann die Schallabschwächung kaum gemessen werden, da sie die Positionierung von Ultraschallsender und -empfänger auf zwei verschiedenen Seiten des zu untersuchenden Gewebes voraussetzt. In den folgenden Abschnitten werden wichtige myokardiale Charakteristika, von denen gesichert ist, dass sie die akustischen Eigenschaften beeinflussen, diskutiert.

Kollagengehalt. In-vitro- und In-vivo-Untersuchungen belegen, dass Kollagen ein wichtiger determinierender Faktor für Transmissionscharakteristika, aber auch für die Backscatter-Intensität von biologischem Gewebe ist. So demonstrierten frühe experimentelle Studien von Mimbs et al. eine quantitative Beziehung zwischen dem Kollagengehalt und der beobachteten Schallabschwächung bzw. dem Backscatter nach Myokardinfarkt; Perfusion mit Kollagenase führte zu einer signifikanten Verminderung des Backscatter im Infarktgebiet, während die Schallabschwächung unverändert blieb (24). Hoyt et al. fanden in vitro in menschlichen Infarktnarben eine lineare Beziehung zwischen dem Integrated Backscatter und dem Hydroxyprolingehalt als biochemischem Maß für Kollagen (15) (Abb. 7.**5**). Picano et al. (28) und eigene Untersuchungen (3) zeigten in vivo eine signifikante Korrelation zwischen myokardialer Backscatter-Intensität und histologisch bestimmtem Bindegewebsgehalt in multiplen Endomyokardbiopsien bzw. in zur echokardiographisch untersuchten Region korrespondierenden Segmenten von Explantatherzen. Diese klinischen Studien bestätigen ebenfalls, dass eine Bindegewebsvermehrung den myokardialen Backscatter verstärkt.

Gewebearchitektur. Schallabschwächung und Backscatter werden außerdem beeinflusst von der Geometrie und der räumlichen Anordnung der Streuelemente relativ zum Einfallwinkel des Ultraschallstrahls. Mehrere Autoren demonstrierten in vitro und in vivo (12) eine ausgeprägte Anisotropie (definiert als Unterschied im Integrated Backscatter bei Schallrichtung parallel bzw. senkrecht zur Muskelfaserrichtung) des humanen Myokards. Mottley et al. bestätigten, dass im Normalfall die Schallabschwächung maximal ist bei Anschallung parallel zur Hauptfaserrichtung, während der Backscatter bei senkrechter Anschallung am stärksten ist (25). Recchia et al. konnten zeigen, dass die Abhängigkeit des Backscatter von der Gewebearchitektur und der Faserorientierung auch für die Aortenwand gilt; signifikante Unterschiede des Backscatter und der Anisotropie ermöglichten in dieser Arbeit die sichere Unterscheidung zwischen normaler Aortenwand und der bei Marfan-Syndrom charakteristisch veränderten (29). Ein bereits visuell abnormes Echobild wurde für Narbengewebe, Calciumablagerungen, Glykogenspeicherkrankheiten, Amyloidose, hypertrophe Kardiomyopathie, Hämochromatose und Endokardfibroelastose beschrieben (1, 5, 31).

Wassergehalt und mikrovaskulärer Hämatokrit. Experimentelle Studien weisen endlich darauf hin, dass sowohl der Wassergehalt des Gewebes als auch der mikrovaskuläre Hämatokrit einen Einfluss auf die akustischen Eigenschaften haben. So konnte gezeigt werden, dass ein Anstieg des myokardialen Flüssigkeitsgehaltes, gemessen am Verhältnis von Feucht- zu Trockengewicht, mit einer Zunahme des Backscatter parallel zum Ausmaß des Ödems verbunden ist, während die Schallabschwächung abnimmt (Literatur in 31). Akute kardiale Abstoßung nach Herztransplantation, die mit Zellinfiltration und myokardialem Ödem einhergeht, ist ebenfalls mit einem Anstieg der Backscatter-Intensität verbunden (4, 33).

Grundsätzlich ist zudem davon auszugehen, dass auch gasgefüllte Mikrosphären, wie sie während der Kontrastechokardiographie in die koronare Mikrozirkulation eintreten, die akustischen Eigenschaften des Myokards signifikant verändern.

Zyklusabhängige Veränderungen der myokardialen akustischen Eigenschaften

Madaras et al. berichteten 1983 erstmals, dass der anhand von Radiofrequenzdaten gemessene Integrated Backscatter normalen Myokards sich während des Herzzyklus systematisch verändert mit einer maximalen Backscatter-Intensität am Ende der Diastole und minimalen Werten am Ende der Systole (19). Dieser Befund wurde seither vielfach im Tierexperiment und beim Menschen bestätigt (Literaturübersicht bei 31) (Abb. 7.6). Aus den Studien ergab sich ferner, dass regionalen Kontraktilitätsunterschieden des normalen linken Ventrikels regionale Unterschiede in der systolisch-diastolischen Variation des myokardialen Backscatter ent-

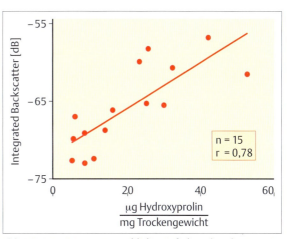

Abb. 7.**5** In vitro an menschlichen Infarktnarben bestimmte Korrelation zwischen dem Integrated Backscatter und dem aus histologischen Schnitten gemessenen Hydroxyprolingehalt als biochemischem Maß für Kollagen (mit freundlicher Genehmigung der American Heart Association mod. nach 4).

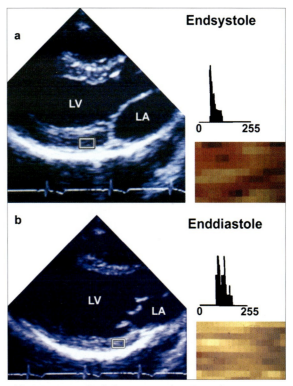

Abb. 7.**6** Normaler linksparasternaler Längsschnitt.
a Endsystole.
b Enddiastole.
Das markierte Areal bezeichnet jeweils die proximale Hinterwand des linken Ventrikels. Rechte Bildhälfte: vergrößerte Wiedergaben der markierten Areale, in denen die systolisch-diastolische Veränderung des Backscatter deutlich wird. Das jeweils oberhalb abgebildete Grauwert-Histogramm zeigt auf einer Skala von 0–255 eine Verschiebung zu Werten höherer Echointensität während der Diastole entsprechend der zyklusabhängigen Variation der Grauwerte.

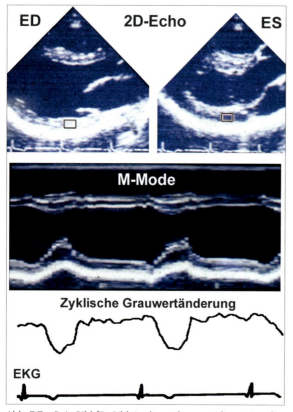

Abb. 7.**7** Bei Bild-für-Bild-Analyse des zweidimensionalen Echokardiogramms (oben: ED = Enddiastole, ES = Endsystole) im Videobild folgt die zyklische Grauwertänderung dem Zeitverlauf der myokardialen Kontraktion und Relaxation. Der Kurvenverlauf stellt sich spiegelbildlich zum Kontraktionsablauf der linken Hinterwand im M-Mode-Echokardiogramm dar. Die Zuordnung zur Herzaktion erfolgt durch das mitakquirierte EKG (unten).

sprechen, dass die maximale Änderungsrate des Integrated Backscatter subendokardial größer ist als subepikardial und dass bei normalem Myokard Ausmaß und Geschwindigkeit der Veränderungen vom inotropen Zustand abhängig sind. Die Bild-für-Bild-Analyse der myokardialen Grauwerte in zweidimensionalen Videobildern erbrachte ähnliche Ergebnisse; es ließ sich nachweisen, dass die Veränderungen der Grauwertintensität dem Zeitverlauf der myokardialen Kontraktion und Relaxation folgen (Abb. 7.**7**).

Ursachen. Obwohl alle diese Studien einen engen Zusammenhang zwischen akustischen Eigenschaften und myokardialer Pumpfunktion nahe legen, impliziert dies nicht, dass Änderungen der Backscatter-Amplitude ausschließlich Kontraktilitätsänderungen reflektieren. Nachdem aber bereits die Determinanten der im Gewebe entstehenden Streuechos nicht völlig verstanden sind, ist eine genaue Definition der für die Backscatter-Variation verantwortlichen Faktoren ebenso wenig möglich. Eine Rolle spielen dürften zyklusabhängige Veränderungen von Größe, Geometrie, Dichte und elastischen Eigenschaften der Streuelemente, die eine Variation des Impedanz-Mismatch angrenzender Strukturen mit sich bringen. Die Gewebeanisotropie könnte für die Backscatter-Amplitude ebenfalls von Bedeutung sein, da sich durch die zyklisch wechselnde Faserorientierung auch der Einfallwinkel des Ultraschalls relativ zu den Streuelementen ändert (12).

Quantitative Informationen. Abhängig von den Ursachen der zyklischen Backscatter-Variation erhält man anhand dieses Parameters quantitative Information über den Herzmuskel, welche (im Gegensatz zu absoluten Backscatter-Messungen) relativ unabhängig vom interindividuell unterschiedlichen Abstand zwischen der Brustwand und dem zu untersuchenden Myokardareal ist. Sogar aus standardisiert akquirierten Videodaten

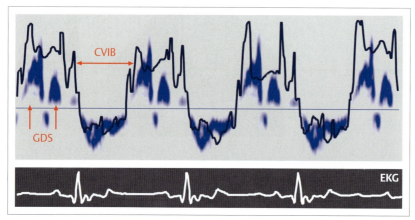

Abb. 7.**8** Superposition einer Gewebedopplerkurve (GDS, Originalregistrierung) mit der aus demselben Myokardareal gewonnenen Zeit-Integrated-Backscatter-Kurve (CVIB, 195 Hz Abtastrate, 19 Bit Amplitudenauflösung), Normalbefund beim Hund, parasternale Anlotung, linke Hinterwand. Ein fester zeitlicher Bezug, aber kein paralleler Verlauf der Kurven ist zu beobachten. Die Zeit-Integrated-Backscatter-Kurve zeigt wie die Gewebedopplerkurve komplexe reproduzierbare Schwankungen. Die Zuordnung zur Herzaktion erfolgt durch das mitakquirierte EKG (unten).

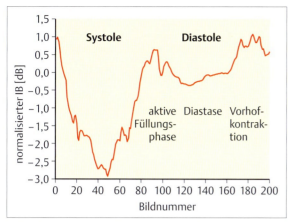

Abb. 7.**9** Gemittelte Zeit-Integrated-Backscatter-Kurve (195 Hz Abtastrate, 19 Bit Amplitudenauflösung), parasternale Anlotung, linke Hinterwand von 5 Hunden (16 Herzzyklen). Es zeigt sich, dass der Kurvenverlauf sich aktiven und passiven mechanischen Ereignissen während der Herzaktion zuordnen lässt. Um die Kurve zu erhalten, wurden alle Kurven mit derselben Anzahl von Abtastpunkten redigitalisiert, sodass eine mittlere IB-Kurve zunächst intraindividuell für mehrere Herzzyklen jedes Hundes und dann gemeinsam für alle untersuchten Tiere erhalten wurde (mit freundlicher Genehmigung der Europäischen Gesellschaft für Kardiologie, mod. nach 13).

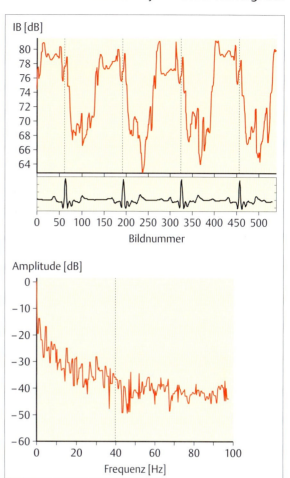

Abb. 7.**10** Obere Bildhälfte: repräsentatives Beispiel einer Zeit-Integrated-Backscatter-Kurve (195 Hz Abtastrate, 19 Bit Amplitudenauflösung), parasternale Anlotung, linke Hinterwand. Untere Bildhälfte: spektrale Komponenten der Zeit-Integrated-Backscatter-Kurve. Die Spektralanalyse enthält Informationen bis etwa 40 Hz (angezeigt durch vertikale Linie); die Nyquist-Grenze, ab der alle zyklischen Veränderungen des Integrated Backscatter aufgelöst werden, liegt damit bei etwa 80 Hz (mit freundlicher Genehmigung der Europäischen Gesellschaft für Kardiologie, mod. nach 13).

kann dieser Parameter mit einer gewissen Verlässlichkeit gemessen werden. Da auch interindividuelle Vergleiche der Messwerte möglich sind, wird dieser methodische Ansatz der echokardiographischen Gewebecharakterisierung besonders häufig für in-vivo-Untersuchungen von myokardialen Erkrankungen beim Menschen verwendet.

Einfluss der Bildraten. Eigene Untersuchungen, die in Zusammenarbeit mit der Universität Leuven, Belgien, durchgeführt wurden, zeigen Limitationen der bisherigen Untersuchungen zur zyklusabhängigen Veränderung des myokardialen Backscatter auf. Technisch-methodisch bedingt ermöglichten frühere Ultraschallsysteme nur die Akquisition von Radiofrequenzdaten, die mit einer Bildrate von maximal 20–30 Hz und 6–8 Bit Amplitudenauflösung digitalisiert wurden. Myokardiale Dopplerkurven zeigten nun für Kontraktion und Relaxation ein komplexes myokardiales Bewegungsmuster (Abb. 7.**8**); dies legte die Hypothese nahe, dass die bisher üblichen Bildraten möglicherweise Integrated-Backscatter-Kurven nicht adäquat auflösen.

In einer experimentellen Studie konnten wir am Hundemodell erstmals zeigen, dass eine Bild-für-Bild-Analyse des myokardialen Integrated Backscatter anhand von mit sehr hohen Abtastraten (bis zu 200 Hz) akquirierten Radiofrequenzsignalen während der Herzaktion keine reine sinusoidale Schwingung abbildet

(Abb. 7.**8**). Die so gewonnenen Zeit-Integrated-Backscatter-Kurven bestehen aus komplexen reproduzierbaren Schwankungen, die in einem festen zeitlichen Bezug zu den aktiven und passiven mechanischen Ereignissen stehen, aber offenbar nicht ausschließlich die Muskelmechanik abbilden (11) (Abb. 7.**9**). Die Spektralanalyse der Zeit-Integrated-Backscatter-Kurven zeigt einen Informationsgehalt bis etwa 40 Hz (Abb. 7.**10**); dies belegt, dass unterhalb einer Bildrate von etwa 80/s das Alias-Phänomen auftreten muss und dadurch der Kurvenverlauf nicht mehr korrekt abgebildet werden kann (Abb. 7.**11**). Die Berücksichtigung dieser Beobachtungen in zukünftigen Studien könnte geeignet sein, die diagnostische Aussagekraft zyklischer Integrated-Backscatter-Messungen in der echokardiographischen Gewebecharakterisierung entscheidend zu verbessern (32).

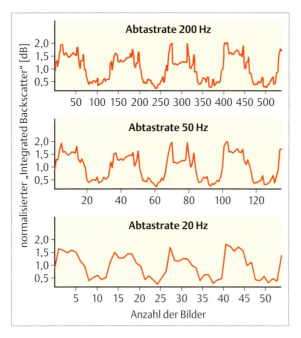

Abb. 7.**11** Effekt unterschiedlicher Abtastraten auf die Abbildung der zyklischen Variation des Integrated Backscatter (IB). Die hohen Abtastraten (oben 200 Hz) zeigen reproduzierbare Amplitudenschwankungen entsprechend den Phasen der Herzaktion. Bei niedrigen Bildraten (unten 20 Hz) tritt das Alias-Phänomen auf. In der Mitte ist die zyklische Variation des IB bei einer mittleren Frequenz (50 Hz) aufgetragen (mit freundlicher Genehmigung der Europäischen Gesellschaft für Kardiologie, mod. nach 13).

Methodische Ansätze

Qualitative Gewebebeurteilung

Für eine Vielzahl myokardialer Anomalien wurde in der Literatur ein visuell abnormes Echobild beschrieben. In frühen M-Mode-Untersuchungen wurde gezeigt, dass umschriebene Myokardareale mit größerer Reflektivität im Vergleich zu angrenzenden Bezirken Narbengewebe entsprachen. Ferner beschrieben wurden z. B. ein fleckiges Echomuster des proximalen Septums bei hypertropher Kardiomyopathie und die stark gesteigerte Echointensität bei kardialer Amyloidose (5, 31).

Kategorisierung. Bhandari und Nanda erweiterten diese Beobachtungen in einer großen Serie von Patienten mit verschiedenen myokardialen Erkrankungen und verglichen jeweils histologischen und echokardiographischen Befund (7). Sie unterteilten nach visueller Beurteilung von Amplitude und räumlicher Verteilung der Echosignale das Erscheinungsbild der myokardialen Echos in verschiedene Muster, die sie unterschiedlichen Kategorien (Typ I und IIA–IIC) zuordneten. Typ I war durch ein homogen feinkörniges, eher echoarmes Erscheinungsbild des Herzmuskels gekennzeichnet und fand sich bei Normalpersonen, aber auch bei linksventrikulärer Hypertrophie, dilatativer Kardiomyopathie, akutem oder zurückliegendem Myokardinfarkt oder Hämochromatose. Die Typen IIA und IIB zeigten kleine, feinfleckige und hochamplitudige Echos in Teilbereichen oder im gesamten Myokard, während Typ IIC durch großflächigere hochamplitudige Echos charakterisiert war. Die 3 Typen fanden sich teilweise überlappend bei einer Vielzahl von degenerativen und infiltrativen Myokardprozessen. Trotz limitierter Spezifität sahen die Autoren in der von ihnen inaugurierten Klassifikation ein Instrument zur Abgrenzung krankhafter Myokardprozesse von normalem Herzmuskel.

Andere Ansätze. Weitere Ansätze systematischer qualitativer Myokardbeurteilung umfassten die Intensitätsabschätzung myokardialer Echos, gemessen am Perikard als Maß des myokardialen Bindegewebsgehaltes, und die Farbkodierung von Videobildern zur besseren Wahrnehmung abnormer Myokardechos (Literaturübersicht in 5). Insgesamt machen diese sämtlich älteren Arbeiten deutlich, dass auch die visuelle Beurteilung der myokardialen Echostruktur in konventionellen Ultraschalluntersuchungen des Herzens trotz mancher Einschränkungen von diagnostischem Nutzen sein kann. Als wissenschaftliche Methode findet dieser qualitative Ansatz jedoch aufgrund der oben diskutierten Limitationen heute keine Verwendung mehr.

Quantitative Methoden

Quantitative Messungen der Schallabschwächung sind nur in vitro und damit experimentell einsetzbar und so ohne klinische Bedeutung. In vivo sind in zweidimensionalen Datensätzen zwei grundsätzlich differente methodische Ansätze der Quantifizierung des reflektierten bzw. rückgestreuten Ultraschalls möglich, nämlich die Bestimmung der Intensität und räumlichen Verteilung der myokardialen Echos in definierten Myokardarealen einzelner, zu einem bestimmten Zeitpunkt des Herzzyklus ausgewählter Ultraschallbilder (Abb. 7.**12a**) oder

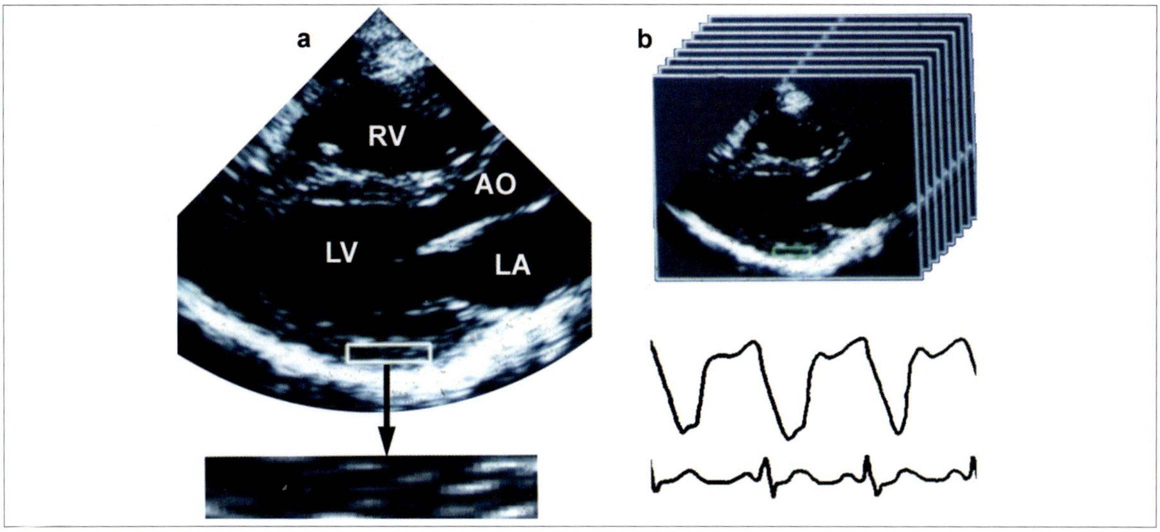

Abb. 7.**12** Verschiedene methodische Ansätze zur Quantifizierung des reflektierten bzw. rückgestreuten Ultraschalls.

a Bestimmung der Echointensität und räumlichen Verteilung in definierten Myokardarealen einzelner Ultraschallbilder. Das markierte Areal ist unten vergrößert dargestellt; im Auswertungsfenster können eine Backscatter-Histogramm-Statistik durchgeführt und mittels einer Untersuchung der räumlichen Verteilung der Backscatter-Intensitäten die Bildtextur analysiert werden.

b Durch Analyse der Veränderung des myokardialen Backscatters in Bildserien wird die herzphasenabhängige Backscatter-Intensitätskurve (unten) erhalten.

aber die Analyse der Veränderung des myokardialen Backscatter während des Herzzyklus (Abb. 7.**12b**). Daneben ist die Untersuchung des nicht nachverarbeiteten und nicht demodulierten Radiofrequenzsignals anhand einzelner Schallstrahlen möglich, wobei eine besondere diagnostische Rolle die Analyse des Frequenzgehaltes spielt (Abb. 7.**13**, vgl. Abb. 7.**4**).

Grauwert-Histogramm-Statistik. Die Grauwert-Histogramm-Statistik untersucht die Häufigkeit des Auftretens von Signalen unterschiedlicher Intensität. Sie ist in Einzelbildern und Bildserien einsetzbar und kann aus Videobildern oder aus Radiofrequenzdaten gemessen werden (Beispiel in Abb. 7.**6**). Neben der Bestimmung der mittleren Signalstärke in einem definierten Myokardareal und der Streuung unterschiedlicher Signalstärken (Varianz) kann die Verteilung der Signalstärken mittels der berechenbaren Schiefe (Skewness) und Breite (Kurtosis) des Histogramms beschrieben werden. Bei Bild-für-Bild-Analyse der mittleren Signalstärke lässt sich diagnostische Information sowohl aus dem Betrag der systolisch-diastolischen Differenz der mittleren Signalstärke als auch aus dem zeitlichen Verlauf der Signalstärkenänderung während des Herzzyklus gewinnen.

Texturanalyse. Eventuelle strukturelle Unterschiede in Bilddaten mit gleichem Grauwert-Histogramm werden durch die beschriebenen statistischen Analysen nicht erfasst (Abb. 7.**14**). Sie werden erst durch eine Analyse der zweidimensionalen Anordnung der Echosignale, die sog. Texturanalyse, quantifizierbar. Die Verteilung der myokardialen Backscatter-Intensitäten kann z. B. durch Cooccurrence- oder Run-Length-Matrizen mathematisch beschrieben werden. Diese Matrizen geben die wechselseitige Abhängigkeit der Signalstärken zweier Bildpunkte mit einer gegebenen Distanz in einem gegebenen Auswertungsfenster wieder (14, 35). Die Matrizengröße wird durch die jeweilige Auflösung der Signalintensitäten bestimmt. Aus den Matrizen können verschiedene statistische Texturparameter gewonnen werden, die Bildeigenschaften, wie Homogenität, Kontrast, Autokorrelation oder Entropie, charakterisieren. Limitierend wirkt sich eigener Erfahrung nach am Herzen (im Gegensatz zu parenchymatösen Organen, wo diese Methoden ebenfalls zur Gewebecharakterisierung eingesetzt werden) die beschränkte maximal mögliche Größe der Auswertungsfenster aus, die durch die Dicke des linksventrikulären Myokards vorgegeben ist. Damit könnte zusammenhängen, dass die meisten Texturmerkmale in gesundem wie auch in pathologisch verändertem Myokard eine erhebliche Variabilität in unterschiedlichen Bildarealen aufweisen (35). Die strukturelle Heterogenität schränkt zumindest bei subtileren Veränderungen des Herzmuskels den Wert der Texturuntersuchungen ein; eigene tierexperimentelle Daten zeigten nur bei schwerer Abstoßung nach heterotoper Herztransplantation, nicht aber bei leichter und mittelschwerer Abstoßung signifikante Veränderungen der durch Texturmerkmale beschriebenen zweidimensionalen Verteilung der Echoamplituden, die auf abstoßungsbedingte morphologische Strukturveränderungen zu beziehen waren (35). Mit der mäßigen Reproduzierbarkeit von Texturparametern dürfte zusammenhängen, dass nur wenige publizierte Daten zur klinischen Anwendung dieses methodischen Ansatzes vorliegen.

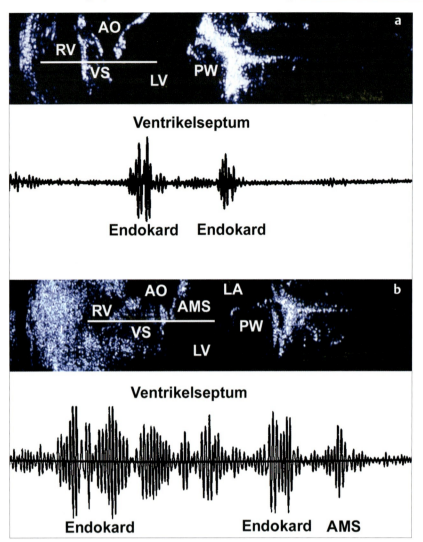

Abb. 7.**13** Diagnostisches Potenzial der Analyse des Frequenzspektrums nicht nachverarbeiteter Radiofrequenzsignale. In parasternalen Längsschnitten ist eine durch das interventrikuläre Septum (VS) verlaufende einzelne Schalllinie hervorgehoben. Unterhalb jeweils das Frequenzspektrum dieser Schalllinie.

a Normalbefund. Das Frequenzspektrum zeigt hochamplitudige Echos an der rechts- und linksventrikulären Endokardbegrenzung des VS, das Myokard selbst zeigt gleichmäßige niedrigamplitudige Echos.

b Hypertrophe Kardiomyopathie mit stark verdicktem interventrikulärem Septum. Das septale Myokard weist ein irreguläres Echomuster mit stark wechselnden Signalstärken auf. RV = rechter Ventrikel, AO = Aorta, LV = linker Ventrikel, AMS = anteriores Mitralsegel, LA = linker Vorhof, PW = posteriore Wand des LV.

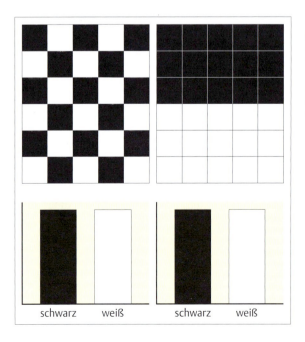

Abb. 7.**14** Die zweidimensionale räumliche Anordnung von Echodaten wird durch die Backscatter-Histogramm-Statistik nicht erfasst. Das Beispiel zeigt zwei schematische Auswertungsfenster (oben). Da jede der beiden Regionen halb schwarz und halb weiß ist, ist auch die Amplitudenverteilung im Histogramm identisch. Der offensichtliche Unterschied im Bildmuster (d. h. die Bildtextur) wird durch diese Form der Analyse nicht erfasst.

Echokardiographische Gewebecharakterisierung bei normalem Myokard und bei kardiovaskulären Erkrankungen

Untersuchung der Schallabschwächung und des myokardialen Backscatter in vitro

Frühe In-vitro-Experimente hatten gezeigt, dass bei Transmissionsmessungen am ischämischen bzw. infarzierten Myokard des Hundes die Schallabschwächung bereits 15 Minuten nach Koronarokklusion im Vergleich zu normalem Herzmuskel vermindert war und dass diese Schallabschwächung bis 24 Stunden nach Ligatur des Gefäßes anhielt. Dagegen zeigten Messungen, die 3 Tage sowie 3 und 6 Wochen nach Myokardinfarkt durchgeführt wurden, eine vermehrte Schallabschwächung (5). Diese Studien hatten nahe gelegt, dass mittels quantitativer Bestimmung der Schallabschwächung ein sehr frühzeitiger Nachweis von Ischämie möglich ist und dass das Zeitintervall nach Eintritt der Schädigung mithilfe quantitativer Analysen der akustischen Eigenschaften des Herzmuskelgewebes abgeschätzt werden kann.

Nachdem Transmissionsmessungen von Ultraschall zur Messung der Schallabschwächung aber grundsätzlich die Positionierung von Ultraschallsender und -empfänger auf verschiedenen Seiten des untersuchten Materials voraussetzen, können sie lediglich an Gewebestücken und nicht am lebenden Organismus eingesetzt werden. Um potenziell auch bei Patienten verwendbare Methoden der Gewebecharakterisierung zu entwickeln, wendeten sich im weiteren Verlauf bereits In-vitro-Untersuchungen zunehmend der Quantifizierung reflektierten bzw. rückgestreuten Ultraschalls zu. Tierexperimentelle Studien besonders aus der Arbeitsgruppe von Mimbs zeigten einen signifikanten Anstieg des myokardialen Backscatter bereits 1 Stunde nach Koronarligatur; nach 4–6 Stunden erreichte dieser Parameter auf 400 % des Ausgangswertes ein Plateau (23) (Abb. 7.**15**). Entsprechende Messungen erlaubten auch, andere pathologische Veränderungen des Herzmuskels von normalem Gewebe zu unterscheiden; beispielsweise ließ sich nach Doxorubicingaben myopathisch veränderter Herzmuskel von normalem Myokard abgrenzen (5, 31). Eine ausführlichere Darstellung dieser wie auch weiterer wegweisender Studien, welche die Grundlagen für weitere in-vivo-Forschungen zur echokardiographischen Gewebecharakterisierung bildeten, findet sich bei Skorton et al. (31).

Untersuchung des myokardialen Backscatter in vivo

Videoanalysen. Mehrere Arbeitsgruppen benutzten trotz der oben diskutierten Limitationen Videodaten einzelner enddiastolischer Bilder zur quantitativen echokardiographischen Gewebecharakterisierung. Vorteile dieses methodischen Ansatzes sind, dass kom-

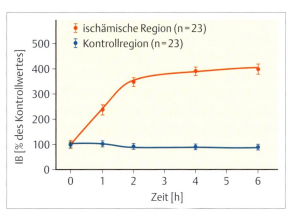

Abb. 7.**15** Mittlerer Integrated Backscatter (IB) als % des Kontrollwertes in Abhängigkeit von der Zeit. Dargestellt sind Mittelwerte aus dem Perfusionsbett zum Zeitpunkt 0 okkludierter Koronararterien versus nichtischämische Kontrollregionen. Bereits 1 Stunde nach Koronarokklusion ist der im Ischämiegebiet gemessene IB-Wert auf > 200 % erhöht; nach 6 Stunden ist ein Plateau erreicht (mit freundlicher Genehmigung der American Heart Association, mod. nach 18).

merzielles Equipment verwendet werden kann und dass, verglichen mit Radiofrequenzbildern und Bildserien, der technisch-apparative Aufwand für Speicherplatz und Bildverarbeitung vernachlässigbar ist. Nachteilig sind demgegenüber die fehlenden Standardisierungsmöglichkeiten und die herstellerabhängigen Veränderungen der Bildstruktur durch die Sektorumwandlung.

Trotzdem erwiesen sich in frühen Untersuchungen Videoanalysen regionaler Echoamplituden beispielsweise als geeignet zur Identifizierung akuter Myokardinfarkte und myokardialer Kontusion, wenn vor und nach Ischämie aufgezeichnete Daten verglichen wurden (30). Nach experimenteller Koronarokklusion erlaubte die Bestimmung regionaler Echointensitäten und des Grauwert-Histogramms in enddiastolischen Bildern innerhalb von Minuten nach Reperfusion die Unterscheidung zwischen vitalem und irreversibel geschädigtem Myokard (13). In diesen experimentellen Studien diente allerdings jedes Tier als seine eigene Kontrolle, die Geräteeinstellung wurde zwischen den Aufzeichnungen nicht verändert. Videobasierte Gewebeanalysen der Gewebetextur erlaubten u. a. die Unterscheidung von Patienten mit kardialer Amyloidose und solchen mit hypertropher Kardiomyopathie und differenzierten beide vom Normalbefund, während normale Herzen und solche mit hypertensiver Hypertrophie nicht unterschieden werden konnten (5).

Rechnerische Kompensation der Tiefenabhängigkeit. Vergleichende klinische Studien zur quantitativen echokardiographischen Gewebecharakterisierung an definierten Einzelbildern sind durch die interindividuell variable Thoraxtiefe in ihrer Aussage eingeschränkt. Um die klinische Verwendbarkeit der Methode zu verbessern und um Vergleiche von Bestimmungen der Signalstärke des rückgestreuten Ultraschalls aus unterschiedlich tief gelegenen Arealen desselben Bildes bzw. aus korrespondierenden Regionen verschiedener Bilder zu ermöglichen, wurde deshalb von mehreren Autoren schon frühzeitig eine rechnerische Kompensation der tiefenabhängigen Schallabschwächung zwischen Schallkopf und Auswertungsfenster angestrebt. Cohen et al. führten Schallabschwächungsmessungen an einem exzidierten Stück Brustwand durch und berechneten daraus einen Kompensationsfaktor für In-vivo-Bestimmungen des myokardialen Backscatter. Mittels dieses Kompensationsfaktors korrigierte, transthorakal gewonnene Messwerte von normalen und infarzierten Hunden unterschieden sich signifikant (8). Melton und Skorton entwickelten eine Methode zur rationalen Tiefenausgleichsregelung („rational gain compensation"), bei der vorbestimmte Werte für die Schallabschwächung durch Blut bzw. Myokard verwendet wurden, um für jede Schalllinie einzeln den jeweiligen tiefenabhängigen Verlust an Signalintensität auszugleichen (21).

Integrated-Backscatter-Index. Als weitere Methode zur Verbesserung interindividueller Vergleichbarkeit wurde in eigenen Untersuchungen (3) wie auch von anderen Arbeitsgruppen (26, 28) mit akzeptablem Erfolg versucht, die Vergleichbarkeit myokardialer Integrated-Backscatter-Messungen dadurch zu erhöhen, dass entweder die perikardialen Echos oder die am Blut des Ventrikelkavums entstehenden Streuechos (26) zur Kalibrierung des myokardialen Integrated Backscatter herangezogen wurden. Obgleich diese Berechnung eines Integrated-Backscatter-Index einfacher durchzuführen ist als etwa die rationale Tiefenausgleichsregelung, erwies sich bisher keines der Verfahren als so diagnostisch robust und klinisch praktikabel, dass eine Implementierung in kommerzielle Echokardiographiegeräte erfolgt wäre.

Zyklische Backscatter-Variation. Zahlreiche experimentelle und klinische Studien belegen, dass die Amplitude der normalen systolisch-diastolischen Veränderung der myokardialen Echointensität durch Erkrankungen des Herzmuskels vermindert oder ganz aufgehoben wird; auch der zeitliche Verlauf der zyklischen Backscatter-Variation verändert sich bei strukturellen oder funktionellen Anomalien des Myokards (Literaturübersicht bei 31). Als größte Limitation dieser wegen der besseren interindividuellen Vergleichbarkeit in klinischen Studien häufig gebrauchten Parameter erwies sich in bisherigen Studien ihre geringe Spezifität. Erfahrungen mit den oben beschriebenen mit sehr hohen Abtastraten und großer Amplitudenauflösung akquirierten Radiofrequenzsignalen (11) fehlen bei myokardialen Erkrankungen bisher weitgehend, sodass noch nicht abgeschätzt werden kann, ob anhand dieser Daten eine differenziertere Zuordnung definierter Veränderungen der zyklischen Backscatter-Variation zu bestimmten pathologischen Zuständen des Herzmuskels möglich sein wird.

Ischämische Herzerkrankungen

Angesichts vielfältiger interventioneller Möglichkeiten, deren Ziel es ist, den koronaren Blutfluss wiederherzustellen und eine dauerhafte myokardiale Schädigung zu vermeiden oder zu mindern, ist es von großer Bedeutung, bei Koronarstenosen die Ausdehnung ischämiegefährdeter Bezirke und beim akuten Myokardinfarkt die Größe irreversibel geschädigter Wandbezirke bzw. noch vitaler Randzonen zu kennen. Die konventionelle zweidimensionale Echokardiographie erlaubt nicht, zwischen reversibel geschädigtem Gewebe und Nekrose sicher zu unterscheiden, da die regionale Funktion in beiden Fällen gleichermaßen gestört sein kann.

Diagnoseziele. Als klinisch relevante Forschungs- und Diagnoseziele für die echokardiographische Gewebeanalyse ergeben sich daher die Charakterisierung unterschiedlicher Ischämieformen, die Größenbestimmung nicht oder nicht ausreichend perfundierter Myokardareale und die Differenzierung von vitalem und nekrotischem Gewebe. Von den in Entwicklung befindlichen neuen Techniken des Gewebedopplers, des Strain Rate Imaging (vgl. Kap. 4) und der Myokardperfusionsanalyse mittels intravenöser Applikation transpulmonaler Echokontrastmittel (vgl. Kap. 5) sind auf diesen Gebieten pathophysiologisch und diagnostisch relevante Ergebnisse zu erwarten.

Möglichkeiten der Gewebecharakterisierung. Der spezifische Beitrag der heute technisch-apparativ wesentlich verbesserten und weniger zeitaufwendigen echokardiographischen Gewebecharakterisierung muss unter Berücksichtigung des diagnostischen Potenzials dieser alternativen Verfahren neu evaluiert werden. Zahlreiche experimentelle und klinische Studien belegen übereinstimmend, dass die normale zyklische Variation des myokardialen Backscatter durch akute Ischämie bzw. den akuten Myokardinfarkt prompt abgeschwächt oder völlig aufgehoben wird, dass das Ausmaß der Verminderung mit dem Schweregrad der Ischämie korreliert, dass unter Reperfusionsbedingungen die Störung der zyklischen Backscatter-Variation rückbildungsfähig ist, sofern noch keine irreversible Myokardschädigung eingetreten ist und dass Infarktnarben durch eine bleibende Verminderung oder völlige Aufhebung der systolisch-diastolischen Veränderung des Backscatter gekennzeichnet sind (Literaturübersicht bei 5, 31). Mehrere Studien (22, 38) legen wie auch eine eigene Untersuchung an Patienten mit akutem Myokardinfarkt (34) nahe, dass unter Ischämie- und Reperfusionsbedingungen kein linearer Zusammenhang zwischen regionaler Wandbewegung, Wanddickenzunahme und zyklischer Backscatter-Variation besteht.

Milunski et al. fanden, dass bei Hunden nach kurzzeitiger myokardialer Ischämie durch Koronarokklusion die zyklische Variation des myokardialen Backscatter sich unter Reperfusionsbedingungen rascher und vollständiger normalisierte als die systolische Wanddickenzunahme (22) (Abb. 7.**16**). Wickline et al. demonstrierten, dass zeitgleich mit dem Verlust der zyklischen

Backscatter-Variation nach Koronarokklusion die über den Herzzyklus gemittelte Backscatter-Intensität des ischämischen Areals signifikant zunahm (38) (Abb. 7.17).

Nachweis erfolgreicher Reperfusion. Ziel einer eigenen prospektiven klinischen Studie war es, zu prüfen, ob Messungen der zyklischen Backscatter-Variation für eine frühe Erfolgsbeurteilung von Revaskularisierungsmaßnahmen geeignet sind (34). Diese Untersuchung ergab, dass bei allen eingeschossenen Patienten mit gesichertem akutem Myokardinfarkt die zyklische Backscatter-Variation und die systolische Wanddickenzunahme vor der Revaskularisierungsmaßnahme im Infarktgebiet gegenüber einer Kontrollregion signifikant vermindert bzw. aufgehoben waren. Bereits 4 Stunden nach erfolgreicher Reperfusion zeigte sich eine signifikante Verbesserung und Normalisierung der zyklischen Backscatter-Variation im Infarktgebiet; der Parameter unterschied sich zu diesem Zeitpunkt bereits nicht mehr von in der Kontrollregion gemessenen Werten und lag signifikant über den Messungen, die bei Patienten ohne Reperfusion erhoben wurden (Abb. 7.18). Im Gegensatz dazu war in keinem der beiden Patientenkollektive 4 Stunden nach Reperfusion eine Verbesserung der systolischen Wanddickenzunahme nachweisbar; dieser Parameter erholte sich wesentlich langsamer und lag erst 5 Tage nach der Intervention bei erfolgreicher Reperfusion signifikant über den Messwerten, die bei fehlender Reperfusion erhoben wurden.

Eine neuere klinische Studie von Takiuchi et al. bestätigt und erweitert diese Ergebnisse; die Autoren berichteten ebenfalls über eine viel raschere Erholung der zyklischen Backscatter-Variation gegenüber der systolischen Wanddickenzunahme nach erfolgreicher Reperfusion (36) (Abb. 7.19). Darüber hinaus konnten sie zusätzlich zeigen, dass das Ausmaß der im Zentrum des Infarktareals an Tag 3 gemessenen systolisch-diastolischen Backscatter-Differenz von signifikanter prognostischer Bedeutung für die Verbesserung des Wandbewegungs-scores an Tag 21 war (Abb. 7.20).

Fazit. Alle diese Ergebnisse legen nahe, dass das Monitoring der zyklischen Backscatter-Variation einen sensitiven Index zur frühzeitigen Beurteilung der kontraktilen Funktion nach transienter Ischämie darstellt und dazu beitragen kann, nach einer Episode akuter Ischämie vitales von infarziertem Gewebe zu einem Zeitpunkt zu unterscheiden, wo dies anhand regionaler

Abb. 7.**17** Verhalten der über den Herzzyklus gemittelten ▷ myokardialen Backscatter-Intensität (Δ mittl. IB) und der zyklischen Backscatter-Variation (CVIB) während 20 Minuten Koronarokklusion und nach Reperfusion. Zeitgleich mit der Abnahme von CVIB steigt unter Ischämiebedingungen der mittlere IB an. Unmittelbar nach Reperfusion beginnen beide Parameter sich zu normalisieren und unterscheiden sich nach 60 Minuten nicht mehr vom Ausgangswert (mit freundlicher Genehmigung der American Heart Association, mod. nach 25).

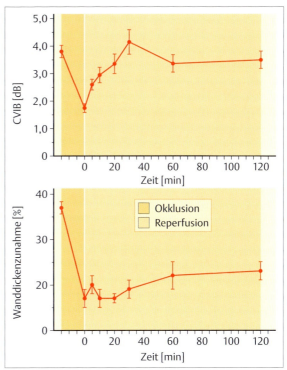

Abb. 7.**16** Verhalten der zyklischen Backscatter-Variation (CVIB, oben) und der prozentualen systolischen Wanddickenzunahme des Ventrikelmyokards (unten) während 15 Minuten Ischämie und während nachfolgender Reperfusion. Nach drastischer Abnahme beider Parameter nach Koronarokklusion normalisiert sich unter Reperfusionsbedingungen CVIB innerhalb von 20 Minuten, während die Wanddickenzunahme während des gesamten 120-minütigen Beobachtungszeitraums vermindert bleibt (mit freundlicher Genehmigung der American Heart Association, mod. nach 24).

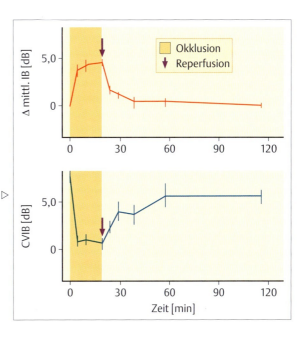

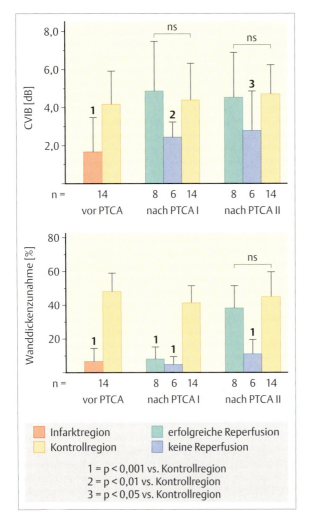

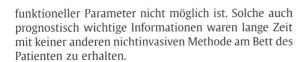

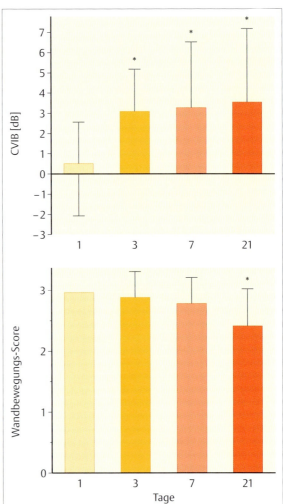

Abb. 7.**18** Verhalten der zyklischen Backscatter-Variation (CVIB) und der prozentualen Wanddickenzunahme bei Patienten mit akutem Myokardinfarkt; Vergleich der Messwerte vor und im Verlauf nach interventioneller Therapie (PTCA). Vor PTCA sind beide Parameter im Infarktgebiet gegenüber einer Kontrollregion signifikant erniedrigt. 4 Stunden nach Intervention (PTCA I) hat sich CVIB bei erfolgreicher Reperfusion normalisiert, nicht aber die Wanddickenzunahme. Beide Parameter sind bei erfolgreicher Reperfusion, nicht aber bei erfolgloser nach 5 Tagen (PTCA II) normalisiert.

Abb. 7.**19** Zeitlicher Verlauf von Veränderungen der zyklischen Backscatter-Variation (CVIB) und des Wandbewegungs-Score im Ischämiegebiet bei Patienten mit akutem Myokardinfarkt und erfolgreicher Reperfusion. Während der CVIB bereits an Tag 3 normalisiert ist, zeigt sich eine signifikante Verbesserung des Wandbewegungs-Score erst an Tag 21. * = p < 0,05 vs. Tag 1 (mit freundlicher Genehmigung der American Heart Association, mod. nach 27).

funktioneller Parameter nicht möglich ist. Solche auch prognostisch wichtige Informationen waren lange Zeit mit keiner anderen nichtinvasiven Methode am Bett des Patienten zu erhalten.

Stellenwert der Methode. Welche Bedeutung diesem Index in Zukunft bei Belastungstests und in der Intensivmedizin zukommen wird, ist derzeit in Anbetracht neuer und vielversprechender, noch in Entwicklung begriffener diagnostischer Techniken schwer abzuschätzen. Erste Untersuchungen zur Beurteilung des Zustandes der koronaren Mikrozirkulation mittels intravenöser transpulmonaler Kontrastechokardiographie sprechen dafür, dass beim akuten Infarkt bzw. nach inter-

ventioneller Therapie die Größe des Perfusionsdefektes und der Erfolg interventioneller Maßnahmen mit dieser Methode direkt und damit vielleicht verlässlicher wird beurteilt werden können. Viele Aspekte der regionalen Myokardfunktion sind mittels Myokarddoppler möglicherweise ausreichend und mit vergleichsweise geringerem Zeitaufwand zu erfassen; ob der Myokarddoppler allerdings geeignet ist, wie die zyklische Backscatter-Variation frühzeitig den Erfolg der Reperfusion anzuzeigen, wird noch zu prüfen sein. Auch für andere Ischämieformen werden vergleichende Studien durchgeführt werden müssen, um zu klären, welcher zusätzliche Informationsgewinn jeweils mittels der Gewebecharakterisierung erzielt werden kann.

Untersuchungen bei stressinduzierter Ischämie. Eigene Untersuchungen zur stressinduzierten Ischämie, die bei Patienten mit koronarer Eingefäßerkrankung durchgeführt wurden, zeigten während transösophagealer atrialer Stimulation anhand standardisiert transösophageal akquirierter Videodaten einen signifikanten Anstieg der in Grauwerten auf einer Skala von 0–255 gemessenen enddiastolischen myokardialen Echointensität. Die Veränderung war unmittelbar nach Abbruch der Stimulation reversibel (2) (Abb. 7.**21**). Im Vergleich zu einer Kontrollregion war der Anstieg für das Gesamtkollektiv bereits bei submaximaler Stimulationsfrequenz signifikant, wenn auch weniger ausgeprägt als bei maximaler Stimulation (Abb. 7.**22**). Wie Tab. 7.**1** deutlich macht, waren zu diesem Zeitpunkt Veränderungen der myokardialen Echointensität bereits bei 80 % der Patienten eingetreten, während klinische Beschwerden und ischämieverdächtige Veränderungen des EKG bei allen Patienten fehlten und Wandbewegungsstörungen lediglich bei 2 Patienten nachweisbar waren. Die enddiastolische myokardiale Echointensität erwies sich also in dieser kleinen Studie als im Vergleich zur Wandbewegungsanalyse empfindlicherer Indikator einer myokardialen Perfusionsstörung.

Im Rahmen einer neueren Belastungsstudie mit transösophagealer atrialer Stimulation fanden Colonna et al. ebenfalls eine nach Stimulationsende sofort reversible Verminderung der systolisch-diastolischen Backscatter-Differenz in den Perfusionsbetten stenosierter Koronargefäße, nicht aber in Gebieten mit normaler Perfusion oder bei Patienten mit ausgeschlossener koronarer Herzkrankheit (9). Diese Autoren wiesen nach, dass sich lediglich subendokardial, nicht aber subepikardial während stressinduzierter Ischämie die zykli-

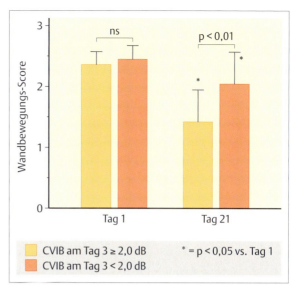

Abb. 7.**20** Veränderungen des Wandbewegungs-Score im Ischämiegebiet über die Zeit in Abhängigkeit von der Größe der zyklischen Backscatter-Variation (CVIB) an Tag 3 nach akutem Myokardinfarkt und erfolgreicher Wiedereröffnung des Infarktgefäßes. Patienten mit CVIB ≥ 2,0 dB zeigten eine bessere Erholung der regionalen Myokardfunktion gemessen an einer signifikant größeren Verminderung des Wandbewegungs-Score an Tag 21 als Patienten mit CVIB < 2,0 dB an Tag 3 (mit freundlicher Genehmigung der American Heart Association, mod. nach 27).

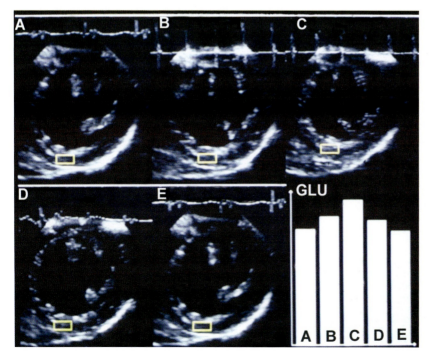

Abb. 7.**21** Myokardiale Echointensität während transösophagealer Echokardiographie und hochfrequenter transösophagealer atrialer Stimulation. Im Perfusionsgebiet des signifikant stenosierten R. interventricularis anterior ist ein Auswertungsfenster markiert, in dem jeweils die mittleren Grauwerte in Grauwerteinheiten (GLU) gemessen wurden. In den Originalregistrierungen sind korrespondierende und mit identischer Geräteeinstellung akquirierte linksventrikuläre Kurzachsenschnitte vor (A), während submaximaler (B) und maximaler (C) hochfrequenter transösophagealer atrialer Stimulation und unmittelbar (D) sowie 3 Minuten nach (E) Stimulation dargestellt. Während belastungsinduzierter Ischämie zeigt sich ein Anstieg der mittleren Echointensität, der nach Belastungsende rasch reversibel ist.

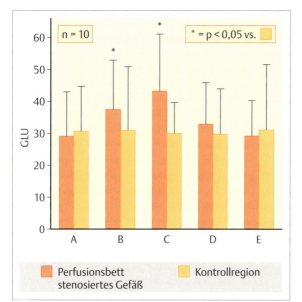

Abb. 7.**22** Verhalten der mittleren in Grauwerteinheiten (GLU) gemessenen myokardialen Echointensität in transösophagealen linksventrikulären Kurzachsenschnitten bei Patienten mit signifikanter koronarer Eingefäßerkrankung. Während in einer normal perfundierten Kontrollregion die mittlere Echointensität vor, während und nach Stimulation unverändert bleibt, steigt sie im Perfusionsbett des stenosierten Gefäßes bereits bei submaximaler und noch deutlicher bei maximaler Belastung signifikant an. Nach Belastungsende ist der GLU-Anstieg rasch reversibel.

sche Backscatter-Variation verminderte und wiesen auf die transmurale Heterogenität der zyklischen Backscatter-Variation als Normalzustand hin (Abb. 7.23). Wie die Autoren auch selbst feststellen, ergeben sich aus diesen Befunden diagnostische Implikationen, z. B. die Möglichkeit einer separaten Beurteilung der kontraktilen Reserve der subendo- und der subepikardialen Myokardschichten und der Unterscheidung subendokardialer und transmuraler Infarkte.

Obwohl der diagnostische Nutzen von Backscatter-Analysen in der akuten stressinduzierten Ischämie oder beim akuten Myokardinfarkt unbestritten und mittlerweile vielfach bestätigt ist, bleibt die Ursache für das diskrepante Verhalten von Wanddickenzunahme und zyklischer Backscatter-Variation weiterhin unklar. Die transmurale Heterogenität beider Parameter könnte hier einen Teilaspekt darstellen. Sowohl myokardiale Doppler- und Strain-Rate-Untersuchungen als auch die quantitative Bild-für-Bild-Analyse hochfrequenter Radiofrequenzdaten werden möglicherweise zur Klärung der pathophysiologischen Grundlagen dieser Beobachtungen beitragen. Auch für die Anwendung der echokardiographischen Gewebecharakterisierung im Rahmen von Stresstests gilt aber, dass im Vergleich zu Myokarddoppler, Strain Rate Imaging und myokardialen Perfusionsuntersuchungen der spezifische diagnostische Nutzen geklärt werden muss.

Kardiomyopathien

Kardiomyopathien zeichnen sich je nach Ätiologie durch verschiedene funktionelle und strukturelle Anomalien des Myokards, wie systolische und/oder diastolische Funktionseinschränkung, eine Myokardfibrose variablen Ausmaßes, myozytäre Hypertrophie, Ablagerung abnormer Stoffe (z. B. Eisen, Amyloid) oder eine gestörte myofibrilläre Architektur, aus. Von allen diesen pathologischen Veränderungen ist durch In-vitro-Untersuchungen gut belegt, dass sie die akustischen Eigenschaften des Myokards verändern. Daraus ergab sich die Motivation auch bei Kardiomyopathiepatienten das diagnostische Potenzial der echokardiographischen Gewebecharakterisierung zu prüfen. Obwohl sich die überwiegende Mehrzahl der auf diesem Forschungssektor erarbeiteten Publikationen mit ischämischen Herzerkrankungen befasst, liegen auch zu Patienten mit verschiedenen Kardiomyopathieformen in der Literatur Daten vor.

Dilatative Kardiomyopathie. Bereits 1987 konnte unsere Arbeitsgruppe zeigen, dass auch bei dilatativer Kardiomyopathie die systolisch-diastolische Veränderung

Tabelle 7.**1** Indikatoren für stressinduzierte myokardiale Ischämie bei 10 Patienten mit signifikanter koronarer Eingefäßerkrankung während submaximaler und maximaler hochfrequenter transösophagealer Stimulation

Ischämieindikatoren	Submaximale Stimulation		Maximale Stimulation	
	positiv	negativ	positiv	negativ
Angina pectoris	0	10	6	4
EKG-AP	0	10	6	4
TEE (WBS)	2	8	9	1
TEE (MEI)	8	2	9	1

Die Tabelle zeigt eine überlegene Sensitivität der myokardialen Echointensität (MEI) im transösophagealen Echokardiogramm gegenüber den übrigen Ischämieindikatoren Angina pectoris, Elektrokardiogramm während atrialer Stimulation (EKG-AP) und Wandbewegungsstörungen (WBS) im transösophagealen Echokardiogramm (TEE) während submaximaler Belastung.

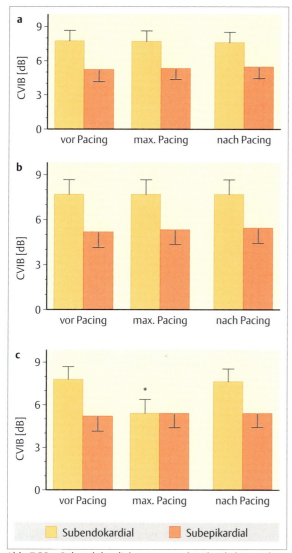

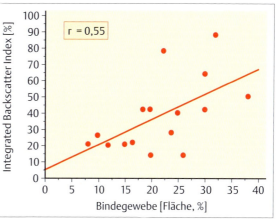

Abb. 7.**24** Korrelation zwischen dem prozentualen Integrated-Backscatter-Index und der Bindegewebsfläche in Prozent der histologischen Schnitte von Myokardbiopsien bei Patienten mit dilatativer Kardiomyopathie. Ein Bildpunkt repräsentiert einen Patienten (mit freundlicher Genehmigung der American Heart Association, mod. nach 5).

Abb. 7.**23** Subendokardiale versus subepikardiale myokardiale zyklische Backscatter-Variation (CVIB) in transösophagealen linksventrikulären Kurzachsenschnitten vor, während und nach transösophagealer atrialer Stimulation (Pacing).

a Patienten ohne signifikante Koronarstenosen. Die systolisch-diastolische CVIB-Differenz ist subendokardial deutlich größer als subepikardial und bleibt während der gesamten Untersuchung unverändert.

b Kontrollregion mit normaler Perfusion bei Patienten mit signifikanter koronarer Herzkrankheit. Der Befund entspricht **a**.

c CVIB im Perfusionsbett eines signifikant stenosierten Gefäßes. Subendokardial, aber nicht subepikardial nimmt CVIB signifikant ab (* = p < 0,001 (mit freundlicher Genehmigung der American Heart Association, mod. nach 29).

des myokardialen Backscatter im Vergleich zu Normalpersonen vermindert oder aufgehoben ist (14). Diese Beobachtungen wurden von anderen Autoren bestätigt. Die Analyse der zweidimensionalen Verteilung der demodulierten Radiofrequenzsignale ergab zudem, dass normales Myokard eine zyklische Variation auch der Myokardtextur aufweist, während bei fortgeschrittener Kardiomyopathie diese Veränderung fehlt (14). Eine sichere ätiologische Zuordnung der Ursache der myokardialen Erkrankung ist aber mit diesen Gewebeparametern oder der systolisch-diastolischen Backscatter-Differenz nicht möglich, da Patienten mit diffuser koronarer Herzkrankheit und global eingeschränkter linksventrikulärer Funktion dieselben Befunde aufweisen können (31).

Naito et al. berichteten über eine signifikante Korrelation zwischen dem mittels der Intensität des Dopplersignals aus dem Blut des linken Ventrikels kalibrierten myokardialen Integrated Backscatter und dem bioptisch bestimmten Ausmaß myokardialer Fibrose (26); konventionelle Echoparameter und der Betrag der systolisch-diastolischen Backscatter-Differenz korrelierten dagegen nicht mit diesem „Goldstandard".

Picano et al. schlugen als diagnostischen Parameter den Integrated-Backscatter-Index vor, der durch Normalisierung des Backscatter-Wertes für das als 100 % gesetzte perikardiale Echo errechnet wurde. Diese Autoren untersuchten ebenfalls Patienten mit dilatativer Kardiomyopathie und korrelierten die Messwerte mit dem Fibrosegehalt rechtsventrikulärer Myokardbiopsien (28). Sie fanden, dass der Integrated-Backscatter-Index in Myokard von Herzen, deren Biopsie > 20 % Fibrose aufwies, signifikant über den Werten von Herzen mit < 20 % Fibrose lag. Für das Kollektiv zeigte sich eine signifikante Korrelation zwischen Integrated-Backscatter-Index und der Bindegewebsfläche in Prozent der histologischen Schnitte der Myokardbiopsien (Abb. 7.**24**).

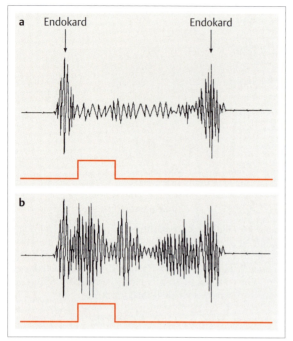

Abb. 7.25 Schematische Darstellung eines eindimensionalen nicht nachverarbeiteten Radiofrequenzsignals des interventrikulären Septums (mit freundlicher Genehmigung der American Heart Association, mod. nach 5).
a Normalbefund.
b Erhöhter Bindegewebsgehalt bei einem Patienten mit dilatativer Kardiomyopathie.

Darüber hinaus war das Frequenzspektrum des Myokards von Patienten mit dilatativer Kardiomyopathie mit vermehrtem Bindegewebsgehalt gegenüber Myokard mit normalem Bindegewebsgehalt verändert (Abb. 7.25). Der Vergleich mit eigenen Befunden (vgl. Abb. 7.13) macht allerdings den unspezifischen Charakter dieser Beobachtung deutlich; nur, wenn gleichzeitig die Wanddicke berücksichtigt wird, kann anhand des Frequenzspektrums der Befund von dem bei hypertropher Kardiomyopathie unterschieden werden.

Ähnliche Befunde wie Picano et al. konnte unsere Arbeitsgruppe bei Herztransplantationskandidaten mit dilatativer Kardiomyopathie erheben, bei denen die Messungen des Integrated Backscatter mit dem histologischen Befund der Explantatherzen verglichen wurden (3). Anhand dieser Untersuchung wurden die Limitationen einer Normalisierung des myokardialen Integrated Backscatter mit der im selben Datensatz gemessenen Integrated-Backscatter-Messung des Perikards deutlich; aufgrund der begrenzten dynamischen Breite der Repräsentation des Radiofrequenzsignals in üblichen Auswertesystemen ist erforderlich, einen Ausschnitt aus der gesamten dynamischen Breite des Signals zur Analyse auszuwählen. Bei für das Myokard der posterioren Wand des linken Ventrikels optimierter Vorverstärkung kann das viel intensivere Perikardsignal in der Regel nicht analysiert werden, da es sich übersättigt (weiß) darstellt. Eine echte Kalibrierung kann also anhand sol-

cher Perikardmessungen nicht erfolgen. Wenn jedoch die dynamische Breite des Analysebereichs rechnerisch dadurch erweitert wird, dass mit anderer, für das Perikard optimierter Vorverstärkung ein zweiter Datensatz akquiriert wird und die Messwerte rechnerisch an die Vorverstärkung des myokardialen Datensatzes angepasst werden, erhält man eine bessere Korrelation zwischen myokardialem Fibrosegehalt und Integrated-Backscatter-Index (3).

Diabetes mellitus. In mehreren Studien wurde berichtet, dass Patienten mit Diabetes mellitus abnorme Gewebeparameter aufwiesen, während Pumpfunktion und Wanddicken im Normbereich lagen. In der frühesten Publikation zur echokardiographischen Gewebecharakterisierung bei dieser Erkrankung berichten Perez et al., dass die Abnahme der systolisch-diastolischen Backscatter-Differenz und die zeitliche Verzögerung des Erreichens des niedrigsten Backscatter-Wertes während der Systole bei Typ-I-Diabetikern mit mikrovaskulären und neuropathischen Schäden deutlicher war als bei Patienten ohne diese Komplikationen; die Dauer der Erkrankung zeigte keinen Zusammenhang mit dem Ausmaß der Veränderung der akustischen Eigenschaften des Myokards (27). Spätere Arbeiten stimmen mit der Aussage dieser Publikation dahingehend überein, dass Parameter der echokardiographischen Gewebecharakterisierung in der Lage zu sein scheinen, auch bei normaler Pumpfunktion bei Patienten mit Diabetes mellitus myokardiale Anomalien zu identifizieren, die von den Autoren als „präklinische" Form einer diabetischen Kardiomyopathie interpretiert werden.

Kardiale Amyloidose, Hämochromatose. Bei kardialer Amyloidose ist oft bereits das konventionelle Echokardiogramm auffällig. Die Amyloidinfiltration des Herzmuskels führt zu einer Verdickung der Herzwände und -klappen, einer primär diastolischen und in Spätstadien auch systolischen Funktionsstörung und einer visuell erhöhten Echointensität des Myokards. Häufiger als bei anderen sekundären restriktiven Kardiomyopathien wurden bei dieser Erkrankung Publikationen zur Gewebecharakterisierung vorgelegt. Mehrere deskriptive Studien beschrieben eine abnorme Echostruktur des Myokards bei Amyloidose. Eine vergleichende quantitative Untersuchung bei Normalpersonen und Patienten mit Amyloidose, hypertropher Kardiomyopathie und hypertensiver linksventrikulärer Hypertrophie ergab, dass Texturparameter die Amyloidose von hypertropher Kardiomyopathie und vom Normalbefund differenzierten. Auch andere Autoren berichteten über die Unterscheidung von amyloidinfiltriertem und normalem Myokard mittels quantitativer Gewebecharakterisierung. Bei der Hämochromatose wurde ebenfalls über abnorme akustische Eigenschaften des Myokards berichtet (1, 18).

Hypertrophe Kardiomyopathie. Die hypertrophe Kardiomyopathie ist gekennzeichnet durch eine abnorme myofibrilläre Struktur typischerweise der proximalen Abschnitte des interventrikulären Septums; es können aber auch alle anderen Bereiche des linken Ventrikels betroffen sein. Verschiedene qualitativ-deskriptive Publikationen berichteten über eine auffallende fleckförmige Echotextur bei dieser Erkrankung. Masuyama et al. untersuchten die zyklische Variation des Integrated Backscatter bei verschiedenen Formen der linksventrikulären Hypertrophie und bei Herztransplantierten (20). Dieser Parameter alleine erlaubte keine sichere Differenzierung von normalem und hypertrophiertem Myokard, noch von der hypertrophen Kardiomyopathie und der Druckhypertrophie des linken Ventrikels. Die Autoren poolten die Daten der Normalen, aller sekundären Hypertrophieformen und der Patienten mit hypertropher Kardiomyopathie und fanden eine kurvilineare Beziehung zwischen der prozentualen Wanddickenzunahme und der systolisch-diastolischen Backscatter-Differenz. Sie schlossen daraus, dass die kontraktilen Eigenschaften des Myokards nicht die einzige Determinante der Backscatter-Variabilität darstellen können. Die Befunde bei hypertrophierten transplantierten Herzen ähnelten denen bei Druckhypertrophie. Vitale et al. wiesen darauf hin, dass sich die akustischen Eigenschaften bei jugendlichen und erwachsenen Patienten mit hypertropher Kardiomyopathie unterscheiden (37). Zwar fanden sich in beiden Gruppen im Vergleich zu Normalpersonen verminderte Werte für die zyklische Backscatter-Variation, nur die erwachsenen Patienten wiesen jedoch zusätzlich eine gesteigerte Echogenität des Herzmuskels auf. Insgesamt stimmen alle publizierten Arbeiten darin überein, dass bei hypertropher Kardiomyopathie das Myokard abnorme akustische Eigenschaften in variabler Ausprägung aufweist. Eine klinisch-prognostische Bedeutung wurde den Befunden jedoch bisher in keiner Arbeit zugeordnet.

Myokarditis, akute Abstoßungsreaktion

Nur vereinzelte Publikationen berichten über Veränderungen der myokardialen akustischen Eigenschaften bei Myokarditis. Dagegen liegen in der Literatur mehrere Untersuchungen zur akuten Abstoßungsreaktion nach Herztransplantation als einer speziellen Form der Herzmuskelentzündung vor. Histologisch finden sich dabei ein Myokardödem, zelluläre Infiltrate und bei höheren Schweregraden myozytäre Schädigung und interstitielle Hämorrhagien (4).

Schweregrad der Abstoßung. Alle bisherigen Untersuchungen zur Gewebecharakterisierung zielten darauf ab, eine nichtinvasive Methode zur Abstoßungserkennung zu finden, die diagnostisch ähnlich verlässlich wie der Goldstandard Myokardbiopsie ist. In einer klinischen Untersuchung zeigte sich die zyklische Backscatter-Variation während mäßig schwerer Abstoßungsreaktionen vermindert. Mehrere tierexperimentelle Untersuchungen mit verschiedenen heterotopen Transplantationsmodellen demonstrierten eine gesteigerte Echointensität des Myokards während Abstoßungsreaktionen (4). In einer eigenen Studie bei zervikal heterotop transplantierten Hunden erhielten die Tiere eine Immunsuppression, die der beim Menschen klinisch ge-

bräuchlichen vergleichbar war (33). Unter diesen Umständen kam es bei mäßigen und schweren Abstoßungsreaktionen zu signifikanten Anstiegen der mittleren myokardialen Echointensität, während milde Abstoßungen keine regelhaften Veränderungen der Signalstärke hervorriefen. Es zeigte sich eine signifikante Korrelation zwischen dem Schweregrad der Abstoßung und der myokardialen Echointensität beim einzelnen Tier (Abb. 7.**26**), aber auch für das gesamte Kollektiv. War eine Abstoßungstherapie mit Steroiden erfolgreich, kam es entsprechend zu einem Intensitätsabfall des myokardialen Backscatter.

Sensitivität und Spezifität. Da beim Menschen etwa die Hälfte aller leichten Abstoßungsreaktionen unerkannt persistieren oder sogar an Schwere zunehmen, ist die verlässliche nichtinvasive Identifizierung anzustreben. In einer klinischen Studie wurde bei 52 orthotop herztransplantierten Patienten geprüft, ob serielle Bestimmungen des Integrated Backscatter anhand standardisiert akquirierter und analysierter nicht nachverarbeiteter Radiofrequenzdaten (vgl. Abb. 25.**15**) das diagnostische Potenzial der echokardiographischen Gewebecharakterisierung bei der Abstoßungserkennung verbessern (4). Der intraindividuelle Vergleich serieller Integrated-Backscatter-Messungen demonstrierte eine sehr gute intraindividuelle Reproduzierbarkeit der Messwerte bei konsekutiven abstoßungsfreien Untersuchungen. Damit war bewiesen, dass Backscatter-Messungen ein robustes und verlässliches diagnostisches Werkzeug darstellen, wenn darauf geachtet wird, bei der seriellen Datenakquisition Interkostalraum, Schnittebene und Position des Auswertungsfensters konstant zu halten. Eine weite interindividuelle Variabilität der Messwerte bei verschiedenen Patienten zeigte aber gleichzeitig die Problematik des Vergleichs von Absolutmessungen auf; die Integrated-Backscatter-Messungen unter Abstoßungsbedingungen lagen im intraindividuellen Vergleich signifikant über den abstoßungsfreien Werten (vgl. Abb. 25.**16**). Nicht nur mäßige und schwere Abstoßungen konnten so verlässlich identifiziert werden (Sensitivität 92 %, Spezifität 90 %), sondern auch leichtgradige (Sensitivität 89 %, Spezifität 88 %). Da der Anstieg des Integrated Backscatter während Abstoßungen mit nachgewiesenen Myozytolysen signifikant stärker war als während solcher Episoden, bei denen nur zelluläre Infiltrate vorlagen, war in dieser Studie auch eine ungefähre Abschätzung des Schweregrades der Abstoßungen anhand der Backscatter-Messungen möglich (vgl. Abb. 25.**17**). Im Vergleich mit konventionellen M-Mode-Parametern, wie den ventrikulären Wanddicken und der Durchmesserverkürzungsfraktion, wiesen die Backscatter-Messungen eine bessere Sensitivität und Spezifität auf; gleichzeitig zeigte sich, dass auch höhergradige Abstoßungsreaktionen nicht immer mit Änderungen der myokardialen Funktion einhergehen müssen (4).

Limitationen. Hauptlimitation für die routinemäßige Anwendung der Integrated-Backscatter-Messungen in der Abstoßungsdiagnostik war zum Zeitpunkt der

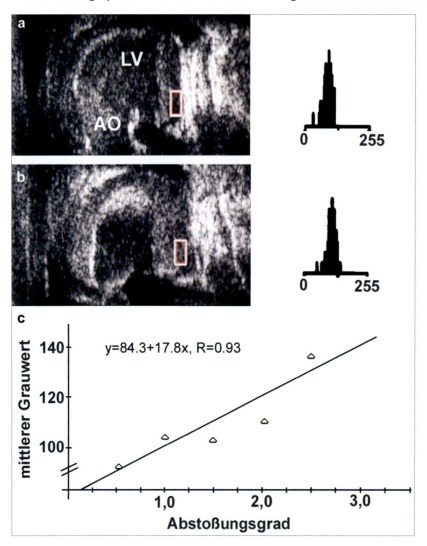

Abb. 7.**26** Echokardiographische Gewebecharakterisierung bei akuter kardialer Abstoßungsreaktion (zervikal heterotop transplantierter Hund).

a und **b** Demodulierte und logarithmisch verstärkte Radiofrequenzdaten (2,5 MHz Abtastrate) eines parasternalen Längsschnittes des Transplantatherzens bei bioptisch ausgeschlossener akuter Abstoßung (**a**) und während bioptisch gesicherter schwerer Abstoßung (**b**). Das Backscatter-Histogramm jeweils rechts vom Originalbild gibt die Backscatter-Amplitudenverteilung in der posterioren Ventrikelwand auf einer Skala von 0 (schwarz) bis 255 (weiß) an. Zur sichtbaren Verschiebung des Histogramms nach rechts (d. h. zu höheren Werten) korrespondiert die visuell erkennbare Erhöhung der Echointensität der Ventrikelwände während der Abstoßung.

c Während der Entwicklung der akuten Abstoßung zeigt sich eine enge Korrelation zwischen der als mittlerer Grauwert gemessenen Backscatter-Intensität und dem bioptischen Schweregrad der akuten Abstoßung (tägliche Untersuchungen des in **a** und **b** dargestellten Tieres).

Durchführung der Untersuchung neben dem erheblichen Zeitaufwand die fehlende kommerzielle Verfügbarkeit. Heute bieten mehrere moderne digitale Ultraschallgeräte die Möglichkeit, die für die Messungen erforderlichen Daten zu akquirieren. Trotzdem wird im weiteren Verlauf zu prüfen sein, inwieweit Gewebedoppleruntersuchungen bei geringerem Zeitaufwand ähnlich aussagekräftige diagnostische Ergebnisse liefern können.

Intrakardiale Raumforderungen

Die konventionelle Echokardiographie ist eines der sensitivsten bildgebenden Verfahren zum Nachweis intrakardialer Raumforderungen, besonders wenn die transösophageale Anlotung gewählt wird. Methoden der echokardiographischen Gewebecharakterisierung wurden mehrfach zur Differenzierung von Raumforderungen verschiedener Ätiologie erprobt. Es konnte beispielsweise gezeigt werden, dass linksventrikuläre

Thromben keinerlei zyklische Variation der Echosignale aufweisen. Im Vergleich zum angrenzenden Myokard und zu Blut hatten sie eine erhöhte Signalstärke. In einer Untersuchung legten die Ergebnisse nahe, dass quantitative Texturanalysen intraventrikulärer Thromben geeignet sein könnten, das jeweilige Embolierisiko abzuschätzen. Berichtet wurde ferner über die Möglichkeit, Thromben und Myxome mittels echokardiographischer Gewebecharakterisierung zu unterscheiden. In einer älteren Untersuchung gelang es, bei infektiöser Endokarditis aktive Vegetationen von abgeheilten anhand der Echointensität zu unterscheiden; diese potenziell klinisch relevanten Ergebnisse wurden allerdings bisher nicht bestätigt und Intensitätsmessungen werden weiterhin nicht routinemäßig zur Beurteilung endokarditischer Läsionen herangezogen (31). Mehrfach wurde auch in neueren Publikationen (16) auf den Zusammenhang zwischen Integrated-Backscatter-Messungen linksatrialen spontanen Echokontrasts und dem Risiko einer linksatrialen Thrombusentwicklung hingewiesen.

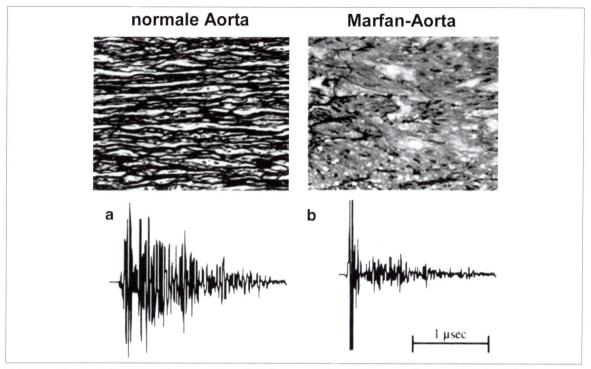

normale Aorta   **Marfan-Aorta**

a

b

1 µsec

Abb. 7.27   Histologisches Bild und korrespondierende Radiofrequenzsignale einer normalen Aortenwand und der aneurysmatisch veränderten Aorta eines Patienten mit Marfan-Syndrom.

a Bei der normalen Aortenwand sind Elastinfasern in lamellenartiger Anordnung zu erkennen. Das Radiofrequenzsignal dieses Gewebes ist bei senkrechter Anlotung durch ein hochamplitudiges Signal an der Wasser-Intima-Grenze und nachfolgend weitere hochamplitudige Echos aus der gesamten Media charakterisiert.

b Beim Marfan-Syndrom ist die Aorta histologisch durch Verminderung des Elastins und einen Verlust der geordneten lamellären Struktur gekennzeichnet. Das Radiofrequenzsignal dieses Gewebes zeigt bei senkrechter Anlotung zwar ein hochamplitudiges Signal an der Wasser-Intima-Grenze, der Backscatter aus der Media ist jedoch hochgradig vermindert (mit freundlicher Genehmigung der American Heart Association, mod. nach 5).

Ulltraschallbasierte Gewebecharakterisierung an arteriellen Gefäßen

Zahlreiche Publikationen beschäftigten sich in den zurückliegenden 2 Jahrzehnten mit der Anwendung von Methoden der ultraschallbasierten Gewebecharakterisierung zur Differenzierung pathologischer Veränderungen der Gefäßwände (31).

Atherosklerotisch veränderte Aorta. Bei Untersuchung von Segmenten normaler und atherosklerotisch veränderter Aorta mittels Integrated-Backscatter-Analyse wiesen kalzifizierte sowie bindegewebs- und lipidreiche Plaques eine erhöhte Echointensität auf (31). Barzilai et al. konnten in einer frühen Studie zeigen, dass kalzifizierte und fibröse Abschnitte humaner Aortenwand sich anhand von Backscatter-Messungen von lipidreichen Zonen unterscheiden ließen (6).

Koronargefäße. Andere Autoren benutzten die intraoperative epikardiale Echokardiographie zur In-vivo-Untersuchung von Koronargefäßen. Sie fanden die mittlere Echointensität atherosklerotischer Gefäße gegenüber normalen Koronararterien signifikant erhöht (31).

Winkelabhängigkeit. Picano et al. untersuchten die Winkelabhängigkeit des Backscatter an arteriellen Gefäßen mit verschiedenen pathologischen Veränderungen (29). In dieser Studie zeigte der Backscatter von Gefäßen mit kalzifizierten und fibrösen Plaques eine starke Winkelabhängigkeit, also eine ausgeprägte Anisotropie, während der Backscatter lipidreicher Plaques weitgehend unabhängig vom Einfallwinkel des Ultraschalls war.

Marfan-Syndrom. Recchia et al. benutzten hochfrequenten Ultraschall (akustische Mikroskopie) für eine In-vitro-Untersuchung der Struktur der humanen Aortenwand beim Marfan-Syndrom und verglichen die Befunde mit normalen Aortenwänden (29). Sie stellten fest, dass beim Marfan-Syndrom der Integrated Backscatter der Gefäßwand stark vermindert war (Abb. 7.27)

Neuere Techniken

133

und dass die beim Normalbefund ausgeprägte Anisotropie weitgehend aufgehoben war. Sie werteten dies als Hinweis auf die profund gestörte Architektur der Gefäßwand bei dieser Bindegewebsanomalie, die sich mittels hochfrequenter ultraschallbasierter Gewebecharakterisierung gut nachweisen ließ.

Plaqueanalyse. Neuere Arbeiten setzten intravaskuläre Ultraschallbildgebung zur Differenzierung von Plaquegewebe ein. Komiyama et al. berichteten, dass die quantitative Analyse des Integrated Backscatter von Koronararterienwänden mit hoher Sensitivität und Spezifität und wesentlich besser als die visuelle Beurteilung der Videobilder Plaques mit Lipidkern von solchen ohne Lipidkern zu unterscheiden erlaubte (17). Wissenschaftler der Universität Rotterdam schlugen vor, zur Charakterisierung von Plaquegewebe im Rahmen von IVUS-Untersuchungen Elastogramme zu verwenden, also quantitative Bilder der lokalen Wandspannung (strain). Die Autoren berichteten, dass in ihren In-vitro-Untersuchungen die mechanischen Eigenschaften von fibrösem und lipidreichem Gewebe unterschiedlich waren und leiteten daraus ab, dass diese neue Methode grundsätzlich zur Differenzierung verschiedener Plaquetypen geeignet erscheine (10).

Fazit. Insgesamt weisen die zahlreichen experimentellen Untersuchungen auf ein erhebliches Potenzial von Methoden der ultraschallbasierten Gewebecharakterisierung bei der differenzialdiagnostischen Beurteilung vaskulärer Erkrankungen hin. Allerdings gibt es bisher keine in In-vivo-Studien, die auch die praktische Anwendbarkeit der Methoden beim Menschen und damit die klinische Relvanz dieses Ansatzes belegen würden.

Zusammenfassung

Prinzip. Ultraschallbasierte Gewebecharakterisierung hat zum Ziel, normales von pathologischem Gewebe zu differenzieren und zwischen verschiedenartigen Gewebeanomalien zu unterscheiden. Der diagnostische Ansatz basiert auf der Hypothese, dass pathologische Zustände des Gewebes reproduzierbare Veränderungen seiner akustischen Eigenschaften bedingen, die das Ultraschallbild verändern und einer auch quantitativen Analyse zugänglich sind. Am Herzen spielt zudem die Modulation des echokardiographischen Erscheinungsbildes des Myokards durch die Herzaktion eine Rolle.

Technischer Hintergrund. Basierend auf konventionellen zweidimensionalen Ultraschallbildern wurden in der Vergangenheit zahlreiche qualitativ beurteilende und einige quantitative Untersuchungsergebnisse zur Gewebecharakterisierung am Herzen vorgelegt. In der konventionellen Echokardiographie ergeben sich jedoch aus der scannerintegrierten geräteabhängigen Nachverarbeitung der Ultraschallbilder für die Quantifizierung prinzipielle Limitationen. Um diese Einschränkungen zu umgehen, wurden von mehreren Arbeitsgruppen Prototyen von Geräten zur Akquisition und Analyse des nicht nachverarbeiteten „rohen" Radiofrequenzsignals entwickelt. Standardisierung und Reproduzierbarkeit von Gewebeanalysen wurden durch Verwendung dieser Daten wesentlich verbessert; die mit den verschiedenen Prototypen gewonnenen Daten waren jedoch nicht immer strikt vergleichbar, sodass große Validierungsstudien und eine Prüfung der Intercentervariabilität von Untersuchungen zur Gewebecharakterisierung nicht durchgeführt werden konnten.

Bisherige Ergebnisse. Durch umfangreiche In-vitro- und tierexperimentelle Untersuchungen wurden trotzdem viele morphologische, strukturelle und funktionelle Faktoren identifiziert, welche die normalen akustischen Eigenschaften des Myokards und der Gefäßwände verändern. In zahlreichen klinischen Studien bei einer Vielzahl unterschiedlicher kardiovaskulärer Erkrankungen wurde versucht, diese Erkenntnisse zu verifizieren und diagnostisch nutzbar zu machen. Studien bei Patienten basierten dabei meist auf der Untersuchung der systolisch-diastolischen Differenz der Signalintensität. Dieser Parameter erwies sich bei vielen pathologischen Zuständen des Herzmuskels, wie der akuten Ischämie, dem akuten Myokardinfarkt, Infarktnarben, Kardiomyopathien und Myokarditiden variabler Ätiologie, als vermindert. Trotz des Mangels an Spezifität ließen sich besonders bei akuter Ischämie und nach Reperfusion sowie bei akuter Abstoßung nach Herztransplantation mit diesen Messungen auch klinisch relevante Ergebnisse erzielen. Interindividuelle Vergleiche absoluter Messungen der mittleren Intensität und der zweidimensionalen räumlichen Anordnung der Myokardechos blieben bisher wegen Abhängigkeit dieser Parameter von Charakterisitika der Thoraxwand, von der Eindringtiefe und vom Einfallwinkel des Ultraschallstrahls trotz verschiedener Standardisierungsversuche problematisch und wurden dementsprechend in quantitativen Studien eher zurückhaltend eingesetzt. In Verlaufsuntersuchungen derselben Patienten zeigten sich dagegen diese Messungen, z. B. bei akuten Abstoßungsreaktionen, als diagnostisch aussagekräftig.

Ausblick. Obwohl also zur ultraschallbasierten Gewebecharakterisierung heute sehr umfangreiche wissenschaftliche Daten vorliegen, durch die der prinzipielle diagnostische Nutzen gut belegt ist, erwies sich das Verfahren bisher für keine Anwendung als so verlässlich und robust, dass es zum diagnostischen Standard erhoben worden wäre. Für die Anwendung limitierend war zudem neben dem erheblichen Zeitaufwand lange die fehlende kommerzielle Verfügbarkeit. Der Stellenwert der ultraschallbasierten Gewebecharakterisierung wird heute neu zu definieren sein. Einerseits stehen jetzt in kommerziellen digitalen Ultraschallgeräten standardisierte und qualitativ hochwertige Radiofrequenzdaten zur Verfügung, die mit großem dynamischem Bereich und hohen Bildraten akquiriert werden können und nach ersten Untersuchungen wesentlich differenziertere Aussagen über Beschaffenheit und Funktionszustand des Myokards und potenziell auch der Gefäßwände zulassen. Andererseits könnten sich neue, noch in der Erprobung befindliche diagnostische Techniken, insbesondere der Gewebedoppler und für bestimmte Anwendungen die Perfusions-Kontrastechokardiographie, bei geringerem Zeitaufwand als ähnlich aussagekräftig erweisen.

■ Literatur

1. Alizad A, Seward JB. Echocardiographic features of genetic diseases: part 2. Storage disease. J Am Soc Echocardiogr 2000;13:164–70.
2. Angermann CE, Brandl B, Stempfle HU, Drewello R, Theisen K. Ultrasonic tissue characterization in acute myocardial ischemia induced by transesophageal atrial pacing. Eur Heart J 1994;15:410.
3. Angermann CE, Junge R, Schulze C, Aust D, Flondor M, Theisen K. Improved correlation between myocardial fibrosis and integrated backscatter with extended dynamic range radiofrequency imaging. J Am Coll Cardiol 1998;31(suppl.1):479A.
4. Angermann CE, Nassau K, Stempfle HU et al. Recognition of acute cardiac allograft rejection from serial integrated backscatter analyses in human orthotopic heart transplant recipients. Comparison with conventional echocardiography. Circulation 1997;95:140–50.
5. Angermann CE, Stempfle HU. Tissue characterization in myocardial disease. In Roelandt JRTC, Sutherland GR, Iliceto S, Linker DT (eds.). European Textbook of Cardiac Ultrasound. London: Churchill Livingstone 1993; pp 419–30.
6. Barzilai B, Saffitz JE, Miller JG, Sobel BE. Quantitative ultrasonic characterization of the nature of atherosclerotic plaques in human aorta. Circ Res 1987;60:459–63.
7. Bhandari AK, Nanda NC. Myocardial texture characterization by two-dimensional echocardiography. Am J Cardiol 1983;51:817–25.
8. Cohen RD, Mottley JG, Miller JG, Kurnik PB, Sobel BE. Detection of ischemic myocardium in vivo through the chest wall by quantitative ultrasonic tissue characterization. Am J Cardiol 1982;50:838–43.
9. Colonna P, Montisci R, Galiuto L, Meloni L, Iliceto S. Effects of acute myocardial ischemia on intramyocardial contraction heterogeneity: A study performed with ultrasound integrated backscatter during transesophageal atrial pacing. Circulation 1999;100:1770–6.
10. De Korte CL, Woutman HA, van der Steen AF, Pasterkamp G, Cespedes EI. Vascular tissue characterisation with IVUS elastography. Ultrasonics 2000;38:387–90.
11. D'hooge J, Bijnens B, Jamal F et al. High frame rate, high resolution myocardial integrated backscatter. Does this change our understanding of this acoustic parameter? Eur J Echocardiogr 2000;1:32–41.
12. Finch-Johnston AE, Gussak HM, Mobley J et al. Cyclic variation of integrated backscatter: dependence of time delay on the echocardiographic view used and the myocardial segment analyzed. J Am Soc Echocardiogr 2000;13:9–17.
13. Haendchen RV, Ong K, Fishbein MC, Zwehl W, Meerbaum S, Corday E. Early differentiation of infarcted and noninfarcted reperfused myocardium in dogs by quantitative analysis of regional myocardial echo amplitudes. Circ Res 1985;57:718–24.
14. Hart RJ, Angermann CE, Stempfle HU, Zwehl W, Theisen K. IEEE. Ultrasonic myocardial backscatter: Evaluation of 2D images and texture analysis of demodulated RF-signals. Computers in Cardiology 1987;14:111–14.

15. Hoyt RH, Collins SM, Skorton DJ, Ericksen EE, Conyers D. Assessment of fibrosis in infarcted human hearts by analysis of ultrasonic backscatter. Circulation 1985;71:740–4.
16. Klein AL, Murray RD, Black IW et al. Integrated backscatter for quantification of left atrial spontaneous echo contrast. J Am Coll Cardiol 1996;28:222–31.
17. Komiyama N, Berry GJ, Kolz ML et al. Tissue characterization of atherosclerotic plaques by intravascular ultrasound radiofrequency signal analysis: an in vitro study of human coronary arteries. Am Heart J 2000;140:565–74.
18. Lattanzi F, Bellotti P, Picano E et al. Quantitative ultrasonic analysis of myocardium in patients with thalassemia major and iron overload. Circulation 1993;87:748–54.
19. Madaras EI, Barzilai B, Perez JE, Sobel BE, Miller JG. Changes in myocardial backscatter throughout the cardiac cycle. Ultrason Imaging 1983;5:229–39.
20. Masuyama T, Valantine HA, Gibbons R, Schnittger I, Popp RL. Serial measurement of integrated ultrasonic backscatter in human cardiac allografts for the recognition of acute rejection. Circulation 1990;81:829–39.
21. Melton HE, Skorton DJ. Rational gain compensation for attenuation in cardiac ultrasonography. Ultrason Imaging 1983;5:214–28.
22. Milunski MR, Mohr GA, Wear KA, Sobel BE, Miller JG, Wickline SA. Early identification with ultrasonic integrated backscatter of viable but stunned myocardium in dogs. J Am Coll Cardiol 1989;14:462–71.
23. Mimbs JW, Bauwens D, Cohen RD, O'Donnell M, Miller JG, Sobel BE. Effects of myocardial ischemia on quantitative ultrasonic backscatter and identification of responsible determinants. Circ Res 1981;49:89–96.
24. Mimbs JW, O'Donnell M, Bauwens D, Miller JW, Sobel BE. The dependence of ultrasonic attenuation and backscatter on collagen content in dog and rabbit hearts. Circ Res 1980;47:49–58.
25. Mottley JG, Miller JG. Anisotropy of the ultrasonic attenuation in soft tissues: measurements in vitro. J Acoust Soc Am 1990;88:1203–10.
26. Naito J, Masuyama T, Mano T et al. Ultrasonic myocardial tissue characterization in patients with dilated cardiomyopathy: value in noninvasive assessment of myocardial fibrosis. Am Heart J 1996;131:115–21.
27. Perez JE, McGill JB, Santiago JV et al. Abnormal myocardial acoustic properties in diabetic patients and their correlation with the severity of disease. J Am Coll Cardiol 1992;19:1154–62.
28. Picano E, Pelosi G, Marzilli M et al. In vivo quantitative ultrasonic evaluation of myocardial fibrosis in humans. Circulation 1990;81:58–64.
29. Recchia D, Sharkey AM, Bosner MS, Kouchoukos NT, Wickline SA. Sensitive detection of abnormal aortic architecture in Marfan syndrome with high-frequency ultrasonic tissue characterization. Circulation 1995;91:1036–43.
30. Skorton DJ, Collins SM, Nichols J, Pandian NG, Bean JA, Kerber RE. Quantitative texture analysis in two-dimensional echocardiography: application to the diagnosis of experimental myocardial contusion. Circulation 1983;68:217–23.
31. Skorton DJ, Miller JG, Wickline S, Barzilai B, Collins SM, Perez JE. Ultrasonic characterization of cardiovascular tissue. In Marcus ML, Skorton DJ, Schelbert HR, Wolf GL (eds.). Cardiac Imaging. Philadelphia: WB Saunders 1991;pp0538–56.
32. Steen van der, AF. Myocardial integrated backscatter: The renaissance of an old parameter? Eur J Echocardiogr 2000;1:2–4.
33. Stempfle HU, Angermann CE, Kraml P, Schutz A, Kemkes BM, Theisen K. Serial changes during acute cardiac allograft rejection: quantitative ultrasound tissue analysis versus myocardial histologic findings. J Am Coll Cardiol 1993;22:310–7.
34. Stempfle HU, Buchmeier U, Werner C, Theisen K, Angermann CE. Ultrasonic integrated backscatter delineates beneficial effects of coronary artery revascularization therapy after acute myocardial infarction. Computers in Cardiology, IEEE 1997;24:359–62.

35. Stempfle HU, Kraml P, Schutz A et al. Echocardiographic texture analysis in detection of acute cardiac rejection after heterotopic cervical heart transplantation. Z Kardiol 1994;83:562–70.

36. Takiuchi S, Ito H, Iwakura K et al. Ultrasonic tissue characterization predicts myocardial viability in early stage of reperfused acute myocardial infarction. Circulation 1998;97:356–62.

37. Vitale DF, Bonow RO, Calabro R et al. Myocardial ultrasonic tissue characterization in pediatric and adult patients with hypertrophic cardiomyopathy. Circulation 1996;94:2826–30.

38. Wickline SA, Thomas LJ, Miller JG, Sobel BE, Perez JE. Sensitive detection of the effects of reperfusion on myocardium by ultrasonic tissue characterization with integrated backscatter. Circulation 1986;74:389–400.

8 3D-Echokardiographie

A. Franke

Mit der technischen Weiterentwicklung der Ultraschallgeräte und der Schallköpfe wurde zu Beginn der 90er-Jahren ausgehend von der zweidimensionalen Schnittbildtechnik die dreidimensionale Echokardiographie möglich. Das folgende Kapitel soll neben einer kurzen Beschreibung der zugrunde liegenden Aufnahmetechnik vor allem den klinischen Wert dieser Methode darlegen.

Technik

Aufnahmetechniken

Die Aufnahme dreidimensionaler echokardiographischer Datensätze ist prinzipiell auf zwei Arten denkbar: als Rekonstruktion aus einer Folge von zweidimensionalen Schnittbildern oder als Echtzeit-3D-Aufnahme mit neuen, speziell zu diesem Zweck entwickelten sog. Matrixschallköpfen und Ultraschallgeräten.

3D-Rekonstruktion

Die 3D-Rekonstruktion echokardiographischer Schnittbilder beruht auf der Periodizität kardialer Bewegungen. Zweidimensionale Schnittbilder über die Dauer je eines Herzschlages werden EKG-getriggert in einer Vielzahl von Schnittebenen aufgenommen und anschließend zu einem dreidimensionalen Datensatz zusammengesetzt. Durch verschiedene Methoden wird die räumliche Lage des Schallkopfs mit der zugehörigen 2D-Bildinformation verbunden, wobei im Wesentlichen zwei technische Ansätze verwendet werden können.

➤ Ein frei beweglicher transthorakaler 2D-Schallkopf wird durch akustische oder elektromagnetische Ortungssysteme in seiner räumlichen Orientierung registriert. Manuell in diesen Schnittbildern konturierte Grenzlinien oder die ursprünglichen 2D-Bilder werden später entsprechend der räumlichen Ausrichtung der Originalbildebenen zusammengefügt (sog. „freehand scanning") (11,12).

➤ Die Bildebene wird in definierter Weise verändert (geschwenkt, parallel zurückgezogen oder – am weitesten verbreitet – um eine zentrale Achse rotiert). Früh wurde in diesem Zusammenhang das Potenzial multiplaner Sonden erkannt, die verschiedenen zweidimensionalen Schnittebenen – rotiert um eine stabile zentrale Achse – aufzunehmen und später zu einem dreidimensionalen Ganzen zusammenzufügen. Weitere Verbreitung und klinischen Einsatz fand diese Methode der 3D-Rekonstruktion, nachdem eine automatisierte Datenaufnahme mit EKG- und Atemlageregistrierung möglich und kommerziell verfügbar wurde. Eine Interaktion des Untersuchers nach Starten der Akquisition ist bei dieser Lösung nicht mehr erforderlich, was die Aufnahme dreidimensionaler echokardiographischer Datensätze erleichtert.

Als typisches Beispiel dieser Technik soll im Folgenden die 3D-echokardiographische Aufnahme mittels multiplaner transösophagealer Sonden etwas ausführlicher beschrieben werden.

3D-Rekonstruktion multiplaner transösophagealer Schnittbilder. Die Datenaufnahme wird bei einigen neueren Ultraschallgeräten mittels konventioneller multiplaner transösophagealer Sonde durchgeführt. Die Schnittebene der TEE wird immer dann um eine vorgegebene Schrittweite – in den meisten Fällen 2 oder 3° – rotiert, wenn ein kompletter Herzzyklus während einer mittleren Atemlage akquiriert worden ist. Alle rekonstruktiven Techniken sollten möglichst bei konstanter Herzfrequenz und Atemlage erfolgen, um Artefakte zu minimieren. Dies wird durch das sog. EKG- und Atem-Gating gewährleistet, das mittels der 3 EKG-Elektroden erfolgt, mit denen der Patient an das entsprechend ausgerüstete Gerät angeschlossen ist. Während der EKG-Impuls direkt zur Registrierung der Herzfrequenz eingesetzt wird, lässt sich durch Messung der Thoraximpedanzschwankungen über die gleichen Elektroden auch die Atemlage erfassen. Zu Beginn der Untersuchung werden sowohl die Herzfrequenz als auch die Atembewegungen für eine Dauer von ca. 60 s in einem Histogramm aufgezeichnet. Daran orientiert sich die manuell korrigierbare Einstellung der erforderlichen Zeitfenster für EKG- und Atem-Gating (Abb. 8.1).

Nach Rotation der Schallebene um 180° ist der vollständige Datensatz erhoben, d. h. in 60–90 verschiedenen Ebenen ist jeweils ein kompletter Herzzyklus in Atemmittellage aufgezeichnet worden. Bei Extrasysto-

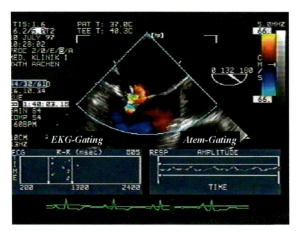

Abb. 8.1 Standbild einer transösophagealen 3D-Akquisition. Am unteren Bildrand links als EKG-Registrierung (EKG-Gating) das Histogramm der jeweiligen RR-Abstände (in ms), rechts unten das Atem-Gating mit der wellenförmigen Kurve der Atemlage.

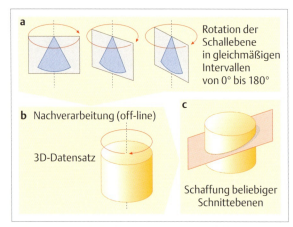

Abb. 8.2 Technik der 3D-Rekonstruktion. 1. Schritt: Rotation der TEE-Schnittebene in gleichmäßigen Intervallen (z. B. 2°-Schritte), Akquisition, Digitalisierung und Speicherung der Rohdaten. 2. Schritt: Spätere („off-line") Nachverarbeitung der Daten, Zusammensetzen der 2D-Schnittebenen zum 3D-Datensatz. 3. Schritt: Aus dem so erhaltenen Datensatz können beliebige Schnittebenen und Perspektiven rekonstruiert werden.

len oder bei einer Überschreitung der eingestellten Toleranzen für die RR-Intervalle oder für die Atemlage wird die Bildakquisition unterbrochen. Die Aufnahmedauer für eine komplette Rotation in 2- oder 3°-Schritten liegt durchschnittlich zwischen 2 und 5 Minuten (7). Mehrere Rotationen können pro Patient und Fragestellung durchgeführt werden, um ggf. die Bildqualität oder die Lage der Ultraschallsonde zu optimieren (Abb. 8.2).

Zusammen mit dem vorangehenden klinischen zweidimensionalen Routineteil dauert eine Untersuchung zwischen 25 und 35 Minuten. Die dabei erhobenen Daten werden zunächst in unbearbeiteter Form auf einem Festplattenspeicher abgelegt und nach Ende der

Untersuchung weiter bearbeitet. Dies nimmt – abhängig von der räumlichen Tiefe und der Komplexität der erfassten Struktur – etwa 5–20 Minuten pro Rekonstruktion in Anspruch. Danach schließen sich weitere 5–25 Minuten an, um optimale Schnittebenen und perspektivische Blickrichtungen für die Darstellung bestimmter Strukturen zu finden. Ein einmal aufgenommener Datensatz erlaubt jedoch, später auch andere Strukturen oder beliebige Schnittebenen und Perspektiven (sog. „anyplane slicing") herzustellen, soweit diese im ursprünglichen Datensatz mitenthalten sind (Abb. 8.3).

Um ruhige Untersuchungsbedingungen zu gewährleisten, die insbesondere bei der Aufnahme dreidimensionaler Daten erforderlich sind, wird nach der Rachenanästhesie zusätzlich eine leichte Sedation mit 2,5–5 mg Midazolam i. v. durchgeführt.

Echtzeit-3D-Echokardiographie

Bei der transthorakalen Echtzeit-3D-Echokardiographie (sog. Realtime-3D) werden speziell für die 3D-Aufnahme entwickelte Schallköpfe verwandt, die einen pyramidenförmigen Ultraschallsektor „on-line" – also ohne jegliche Zeitverzögerung – erfassen und idealerweise nur einen einzigen Herzschlag für die Aufnahme benötigen (5). Der Schallkopf besteht aus einer zweidimensionalen Anordnung von Ultraschallkristallen (Matrix) mit 512 aktiven Elementen, von denen je 256 senden und empfangen. Der Schallstrahl wird elektronisch in seiner horizontalen und vertikalen Richtung gesteuert (Abb. 8.4).

Einige wenige Geräte sind inzwischen für wissenschaftliche Untersuchungen eingesetzt worden. Der entscheidende Unterschied zur 3D-Rekonstruktion ist neben dem enormen Zeitgewinn bei der Datenaufnahme die fehlende Notwendigkeit eines Gating, sodass Artefakte bei der Akquisition minimal sind. So faszinierend und richtungsweisend diese Methode auch ist, so sehr wird sie jedoch als technisch und finanziell zurzeit aufwendige Methode noch durch eine reduzierte Bildqualität mit mäßiger vor allem lateraler räumlicher Auflösung eingeschränkt, zumal sie derzeit auch nur transthorakal und nicht transösophageal einsetzbar ist.

Auswertung der 3D-echokardiographischen Daten

Unabhängig davon wie der 3D-Datensatz aufgenommen wird (ob mittels Rekonstruktion oder als Echtzeit-3D), erfolgt die Auswertung erst später „off-line", wobei prinzipiell zwei unterschiedliche Möglichkeiten der Datenanalyse zur Verfügung stehen: die morphologische Beurteilung und die quantitative Vermessung.

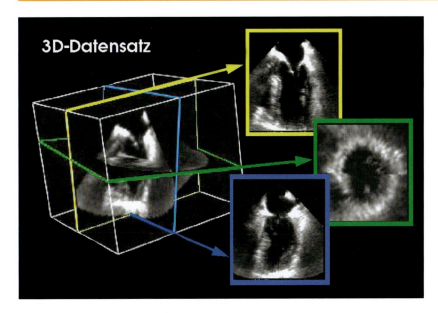

3D-Datensatz

Abb. 8.**3** Schematische Darstellung dreier aus einem 3D-Datensatz rekonstruierter „zweidimensionaler" Schnittebenen am Beispiel eines linken Ventrikels. In diesen beliebig auswählbaren Schnittebenen können interessierende Strukturen manuell konturiert werden.

Qualitative, morphologische Beurteilung

Die morphologische Auswertung beruht auf einer Oberflächenrekonstruktion der halbautomatisch in den Grauwertbildern erkannten Blut-Endokard-Grenze. Die berechnete Oberfläche wird plastisch dargestellt und kann im zeitlichen Verlauf eines kompletten Herzschlages dynamisch wiedergegeben werden.

Im Unterschied zu konventionellen zweidimensionalen Schnittbildern geben solche Rekonstruktionen – vor allem im bewegten Bild – den Eindruck einer tatsächlichen räumlichen Tiefe wieder, als ob der Beobachter in das geöffnete Herz schaut. Nahe Strukturen werden dem Betrachter heller dargestellt als weiter entfernte. Zusätzlich wird die rekonstruierte Oberfläche durch eine virtuelle Lichtquelle beleuchtet. Die Original-Grauwertinformationen gehen dabei verloren, und die räumliche Auflösung ist schlechter als die der ursprünglich zugrunde liegenden 2D-Bilder, allerdings sind beliebige Perspektiven und Schnittebenen wählbar, wie sie in der konventionellen 2D-Technik nicht erreichbar wären (Abb. 8.**5**). Genau darin liegt im Wesentlichen auch der klinisch nutzbare Vorteil dieser Methode. Die räumliche Zuordnung pathologischer Strukturen ist mit einem Blick besser und zuverlässiger möglich als beim herkömmlichen zweidimensionalen Verfahren. Dies kann die räumliche Orientierung, möglicherweise auch die präoperative Planung und postoperative Beurteilung interventioneller oder chirurgischer Maßnahmen erleichtern.

Quantitative Auswertung

Das entscheidende Potenzial der 3D-Echokardiographie liegt jedoch nicht in der plastischen Oberflächenrekonstruktion, sondern in der Möglichkeit, beliebige kardiale Strukturen zu vermessen und deren quantitative Verän-

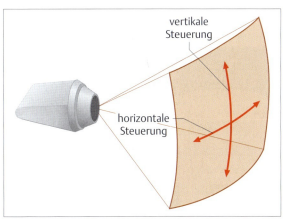

Abb. 8.**4** Schallkopftechnik der Echtzeit-3D-Echokardiographie: Ein pyramidenförmiger Ultraschallsektor wird als Ganzes „on-line" erfasst (5). Der Matrixschallkopf besteht aus einer zweidimensionalen Anordnung von Ultraschallkristallen mit 512 aktiven Elementen, von denen je 256 senden und empfangen. Der Schallstrahl wird elektronisch in seiner horizontalen und vertikalen Richtung gesteuert.

derungen im zeitlichen Verlauf des Herzschlages zu untersuchen. Einzige Voraussetzung hierfür ist, dass die interessierende Struktur (z. B. der linke Ventrikel, der linksventrikuläre Ausflusstrakt oder die Mitralklappensegel) schon bei der Akquisition vollständig im 3D-Datensatz erfasst worden ist.

Messungen räumlicher Distanzen. In den plastisch erscheinenden oberflächenrekonstruierten Bildern sind – aufgrund der Limitationen der Auswerteprogramme – bislang nur Messungen räumlicher Distanzen möglich. Zur Bestimmung von Volumina, Massen, Oberflächen oder Querschnittsflächen muss gewissermaßen noch ein „Rückschritt" zu beliebig auszuwählenden Schnittebenen gemacht werden, die aus dem 3D-Datensatz ex-

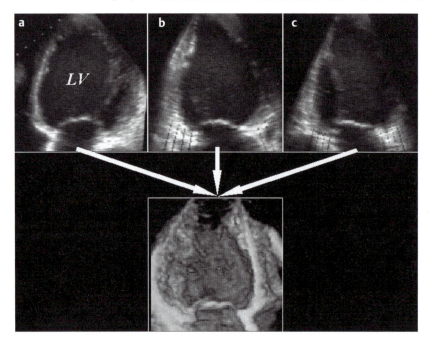

Abb. 8.**5** Plastisch erscheinende Oberflächenrekonstruktion des linksventrikulären Endokards beruhend auf transthorakal aufgenommenen apikalen 2D-Bildern des linken Ventrikels (**a–c**), die entsprechend ihrer Orientierung im Raum zum 3D-Datensatz zusammengefügt werden. Die aus den Grauwerten berechnete Blut-Endokard-Grenze wird als Oberfläche dargestellt (unteres Bild).

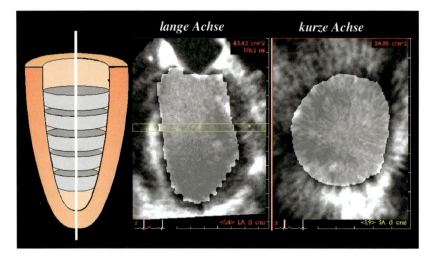

Abb. 8.**6** Methode der Scheibchensummation am Beispiel der Volumenbestimmung des linken Ventrikels. Nach Definition einer langen Achse des linken Ventrikels (linkes Bild) führt die Konturierung der Endokardgrenzen in parallelen Schichten mit frei wählbarem Abstand zu einer Vielzahl von Scheiben, deren Volumen letztlich summiert werden muss. Das mittlere Bild demonstriert eine lange Achse des linken Ventrikels nach vollständiger Konturierung, das rechte Bild zeigt die dem gelben Rechteck im mittleren Bild entsprechende Kurzachsenschicht.

trahiert und rekonstruiert werden. In solchen 2D-Schnittebenen müssen dann die Grenzlinien der interessierenden Strukturen (z.B. Endo- oder Epikard für eine Massenbestimmung, Grenzen des linksventrikulären Ausflusstraktes) zunächst manuell konturiert werden.

Scheibchensummationsmethode. Ein großer Teil der Validierungsarbeiten verwendet zur Volumenmessung die auch aus anderen bildgebenden Verfahren bekannte Scheibchensummationsmethode, die eine Konturierung der Endokardgrenzen in eine Vielzahl paralleler Schnitt-

ebenen erfordert und daher entsprechend zeitaufwendig ist (Abb. 8.6).

Der Vorteil der quantitativen 3D-Echokardiographie liegt in der deutlich größeren Genauigkeit, der besseren Reproduzierbarkeit und der geringeren Untersuchervariabilität (s. auch Abschnitt „Linksventrikuläre Volumina und Massen"). Seine derzeitigen Nachteile sind vorwiegend der zeitliche und der materielle Aufwand, was trotz der Vorteile den klinischen Einsatz in größerem Umfang noch limitiert.

Klinische Einsatzgebiete

Die folgenden Abschnitte geben eine Reihe von klinischen Indikationen und Einsatzgebieten der 3D-Echokardiographie wieder, in denen diese neue Methode einen relevanten Vorteil gegenüber konventionellen Methoden zeigt und auch in der Routine einsetzbar geworden ist.

Klappenvitien

Mitralklappeninsuffizienz

Ein inzwischen in einigen Zentren klinisch genutztes Einsatzgebiet der 3D-Echokardiographie ist die Darstellung der Pathomorphologie der Mitralklappe unter anderem bei der Planung chirurgisch rekonstruierender Maßnahmen (Abb. 8.7). Hier ist die besondere Stärke der 3D-Echokardiographie, konventionell nicht erreichbare Perspektiven zu schaffen, sodass pathologische Veränderungen mit einem Blick räumlich zugeordnet werden können, besonders wichtig (22).

Insbesondere die Lokalisation z. B. prolabierender Segelanteile der Mitralklappe ist einfacher und zuverlässiger möglich als beim konventionellen zweidimensionalen Verfahren, was die präoperative Planung chirurgischer Maßnahmen erleichtern kann (Abb. 8.8).

Farb-3D-Echokardiographie bei Klappeninsuffizienzen. Neuere 3D-Ultraschallgeräte können zusätzlich zu den Grauwert-2D-Bildern auch Farbdopplerbilder aufnehmen und digital auf entsprechenden Speichermedien (magnetooptischen Platten) ablegen. In einem zweiten Schritt können dann die Farbdaten zusammen mit den 2D-Ultraschalldaten zu einer 3D-Rekonstruktion des Farbdopplerbildes zusammengefügt werden. Verschiedene Darstellungsvarianten ermöglichen neben der Visualisierung und Analyse des Farbdoppler-Jets auch die gleichzeitige Darstellung der zugrunde liegenden Pathomorphologie. Dies ist insbesondere dann wichtig, wenn dadurch der Mechanismus der Klappeninsuffizienz demonstriert werden kann (Abb. 8.9).

Schweregradbeurteilung. Die 3D-Darstellung von intrakavitären Blutflüssen mittels Farbdopplerechokardiographie kann möglicherweise die klinisch wichtige und konventionell immer noch problematische Schweregradbeurteilung von Klappeninsuffizienzen verbessern. Erste In-vitro- (24) und In-vivo-Studien (6) zeigten die Überlegenheit gegenüber den konventionellen zweidimensionalen Methoden. Ob der Gewinn durch diese Methode den zeitlichen Aufwand der relativ komplizierten 3D-Rekonstruktion auch im klinischen Umfeld aufwiegt, ist allerdings nicht eindeutig belegt.

Auch für die Interpretation der 3D-Farbdopplerechokardiographie gelten natürlich die gleichen Einschränkungen wie für die herkömmliche 2D-Farbdoppleranalyse, d. h. die Abhängigkeit von Verstärkung, Bildqualität und Einschallwinkel, sodass die klinische Relevanz dieser Ergebnisse letztlich noch unklar ist.

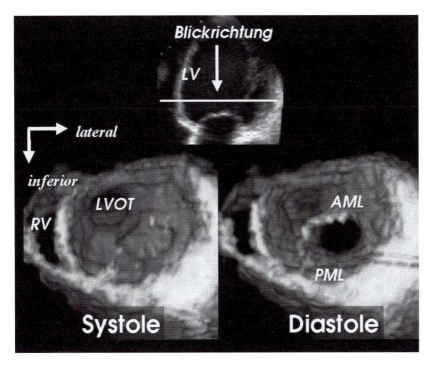

Abb. 8.7 Oberflächenrekonstruktion der Mitralklappe: transthorakal aufgenommener 3D-Datensatz mit Blick auf die Ventrikelseite der Mitralklappe während der Systole (links) und Diastole (rechts).

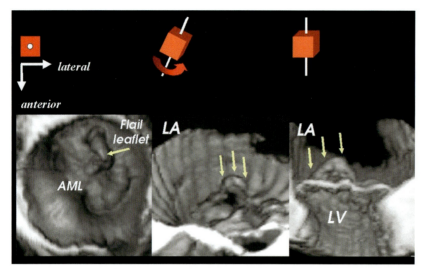

Abb. 8.8 Prolaps des posterioren Segels einer Mitralklappe. Plastische Oberflächenrekonstruktion dreidimensionaler Echokardiographiebilder am Beispiel eines ausgeprägten Mitralklappenprolapses. Systolische Standbilder: Bild links mit Blickrichtung aus der sog. chirurgischen Perspektive vom linken Vorhof auf die Mitralklappe. AML = anteriores Mitralsegel; Flail leaflet = durchschlagender Segelanteil, mit Pfeilen markiert; mittleres Bild: entsprechendes Standbild nach posterior gekippt, um das Ausmaß des durchschlagenden Segelanteils sowie der übrigen kuppelartig prolabierenden Teile besser erkennen zu können. Das rechte Bild zeigt das Flail leaflet in der seitlichen Perspektive. LA = linker Vorhof, LV = linker Ventrikel.

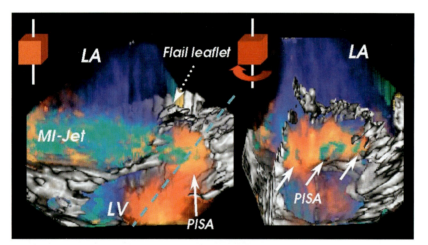

Abb. 8.9 Farb-3D-Rekonstruktion einer schweren exzentrischen Mitralinsuffizienz bei Mitralsegelprolaps. Beide mittsystolische Standbilder zeigen den Insuffizienz-Jet und die Morphologie der Mitralklappe (als plastische graue Struktur) aus verschiedenen Perspektiven. Linkes Bild: Blick von seitlich, oben der linke Vorhof (LA), unten der linke Ventrikel (LV). Das prolabierende posteriore Mitralsegel ist mit einem gepunkteten Pfeil markiert. Gut erkennbar ist der exzentrisch verlaufende Mitralinsuffizienz-Jet von rechts nach links. Rechtes Bild: Blick auf die Oberfläche der Mitralklappe vom linken Ventrikel aus. Die hellblaue gestrichelte Linie im linken Bild kennzeichnet die veränderte Blickrichtung des Betrachters im rechten Bild. Auf der Ventrikelseite der Klappe ist die nicht hemisphärische proximale Konvergenzzone (PISA) als Ausdruck der relevanten Mitralinsuffizienz als orange-türkise Farbkugel erkennbar.

Mitral- und Aortenklappenstenosen

Auch die Bestimmung von Klappenöffnungsflächen bei Mitral- oder Aortenklappenstenosen ist innerhalb eines 3D-Datensatzes möglich, indem eine der Klappenöffnung angepasste Schnittebene aus dem 3D-Datensatz aufgesucht wird und die Klappenöffnungsfläche manuell konturiert wird (Abb. 8.**10**).

Verschiedene Arbeiten zu diesem Thema zeigten zwar sehr präzise Messungen der Öffnungsflächen sowohl bei der Mitral- als auch bei der Aortenklappe (15, 21), ein entscheidender klinisch relevanter Vorteil gegenüber den konventionellen 2D- und Dopplermethoden konnte allerdings nicht nachgewiesen werden, sodass die zeitaufwendigere 3D-Methode in der Routine kaum von Bedeutung ist.

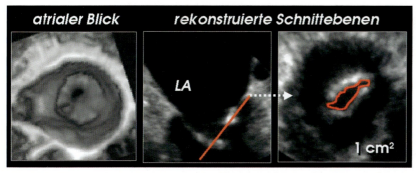

Abb. 8.10 Planimetrie der Mitralstenose im 3D-Datensatz. Linkes Bild: plastische Rekonstruktion einer stenosierten Mitralklappe. Mitte: aus dem 3D-Datensatz rekonstruierte Längsachse der Mitralklappe. Die rote Linie stellt die im rechten Bild dargestellte, der Öffnung angepasste Schnittebene dar, in der die Klappenöffnungsfläche direkt planimetriert werden kann.

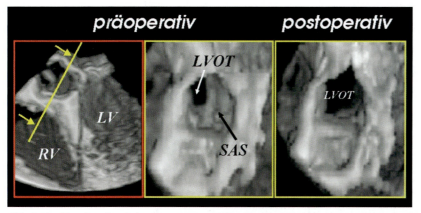

Abb. 8.11 Membranöse Subaortenstenose. Links: 3D-rekonstruierter Langachsenschnitt des linken Ventrikels (LV). Die gelbe Linie gibt die Orientierung des mittleren präoperativen Blickes und des rechten postoperativen Blickes wieder. RV = rechter Ventrikel. Mitte: frontaler Aufblick auf die halbmondförmige membranöse Aortenstenose, deren Übergreifen auf das anteriore Mitralsegel (linker Bildrand) gut erkennbar ist. Rechts: Postoperativ ist der jetzt nicht mehr obstruierte linksventrikuläre Ausflusstrakt (LVOT) deutlich erkennbar.

Angeborene Herzfehler

Ein Vorteil der 3D-Echokardiographie liegt in einer für den Betrachter einfacher nachvollziehbaren Darstellung räumlicher Verhältnisse und der Beziehung zu benachbarten Strukturen. Aus diesem Grund ist bereits in der Frühphase der 3D-Echokardiographie die Darstellung gerade komplexer kongenitaler Vitien als wesentliches Einsatzgebiet der 3D-Echokardiographie angesehen worden (20, 26). Ob die einfachere und bessere Beschreibung komplizierter räumlicher Zusammenhänge tatsächlich eine Auswirkung auf das operative Ergebnis des Patienten oder auch nur eine vereinfachte präoperative Kommunikation mit der Kardiochirurgie hat, ist bislang jedoch nicht belegt (Abb. 8.11).

Quantitative Analyse. Aktuelle Untersuchungen demonstrieren auch bei der quantitativen Analyse angeborener Herzfehler klinisch relevante Vorteile dieser nichtinvasiven Technik – so bei der exakten Beurteilung der Ventrikelfunktion bei univentrikulären Herzen, die sonst nur mit invasiven oder strahlenbelastenden Methoden wie der Angiographie oder der Radionuklidventrikulographie reproduzierbar möglich war (Abb. 8.12) (1).

Vorhofseptumdefekt vom Sekundumtyp. Eine Stärke der 3D-Echokardiographie wird bei der Beurteilung eines wesentlich weniger komplexen angeborenen Herzfehlers, dem Vorhofseptumdefekt vom Sekundumtyp, deutlich. Der katheterinterventionelle Verschluss des ASD II stellt in den vergangenen Jahren eine immer häufiger eingesetzte Alternative zum operativen Verfahren dar. Ob sich ein ASD für einen katheterinterventionellen Verschluss eignet, setzt auch bei neueren Verschlusssystemen die exakte Größenbestimmung und die Beurteilung der um den Defekt bestehenden Restseptumleiste – insbesondere im meist schmalen anteroapikalen Bereich – voraus, was mit der herkömmlichen Schnittbildtechnik z. T. sehr schwierig ist. Die 3D-Rekonstruktion erlaubt den konventionell nicht erreichbaren, frontalen

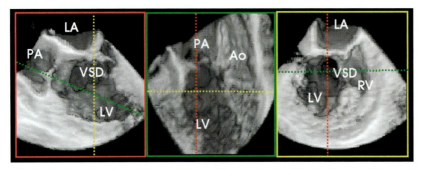

Abb. 8.12 3D-rekonstruierte Perspektiven bei kongenital korrigierter Transposition, großem Ventrikelseptumdefekt (VSD) und rudimentärem rechtem Ventrikel (RV). Das linke Bild zeigt einen Längsschnitt des linken Ventrikels (LV), aus dem eine deutlich erweiterte Pulmonalarterie (PA) abgeht; außerdem frontaler Blick auf den im Hintergrund liegenden VSD. Wird der gleiche Datensatz entsprechend der grünen Achse geschnitten und rekonstruiert, erhält man die mittlere Ansicht, in der der parallele Abgang von PA und Aorta ascendens (AoA) deutlich wird. Die rechte Abbildung repräsentiert den Schnitt durch den Datensatz entsprechend der gelben Achse. In diesem Schnitt werden beide Ventrikel, der größere linke und der rudimentär angelegte rechte erkennbar.

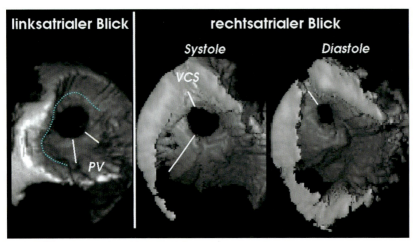

Abb. 8.13 Ansicht eines Vorhofseptumdefektes vom Sekundumtyp. Das linke Bild zeigt eine Ansicht vom linken Vorhof aus. Die Mündungen der Pulmonalvenen (PV) können dargestellt und ihr Abstand zum Defekt kann gemessen werden. Die gestrichelte Linie markiert die äußeren anatomischen Grenzen des interatrialen Septums, die die Breite des umgebenden Septumrandes definieren und so für den interventionellen Verschluss entscheidend sind. Die beiden rechten Bilder zeigen den rechtsatrialen Blick auf den gut erkennbaren zentralen Defekt. Der räumliche Abstand zur V. cava superior (VCS) und zur Trikuspidalklappe (TK) kann im 3D-Bild gemessen werden. Der Größenunterschied zwischen dem systolisch größeren (Mitte) und diastolisch kleineren Defekt (rechts) ist deutlich erkennbar.

Aufblick auf den Defekt, der dessen gesamte Zirkumferenz darstellt (8, 18) (Abb. 8.13). Erstmals lassen sich so außer den Distanzmessungen zu benachbarten kardialen Strukturen auch die Veränderungen der Defektgröße während des Herzzyklus mit einem endsystolischen Maximum und einem enddiastolischen Minimum nachweisen und quantifizieren.

Linksventrikuläre Volumina und Massen

Eine Vielzahl wissenschaftlicher Untersuchungen beschäftigte sich in den vergangenen Jahren mit der Volumenbestimmung des linken und rechten Ventrikels (Tab. 8.1). Diese Untersuchungen, die in vitro oder in vivo, teils transthorakal und transösophageal durchge-

führt wurden, validierten die 3D-Echokardiographie gegen verschiedene Referenzmethoden mit jeweils sehr hoher Korrelation. Ähnlich gute Übereinstimmungen mit Referenzmethoden sind darüber hinaus auch für die Bestimmung der links- und rechtsventrikulären Myokardmassen sowie für die Quantifizierung intrakardialer Massen (Thromben, Vegetationen und Tumoren) und von Perikardergussvolumina beschrieben worden.

Die 3D-Echokardiographie weist aber nicht nur eine gute Übereinstimmung zu Referenzmethoden auf, sondern hat auch messbare Vorteile gegenüber konventionellen Methoden. Letztere beruhen auf geometrischen Annahmen über die Form der zu vermessenden Struktur und nehmen dabei Fehler in Kauf, wenn die geometrischen Annahmen nicht zutreffen, wie z. B. bei aneurysmatischen oder dilatierten Ventrikeln, die nicht ellipsoid oder rotationssymmetrisch sind (11, 16).

Tabelle 8.**1**   Validierungsstudien zur Volumenbestimmung des linken Ventrikels mittels 3D-Echokardiographie

Autor	Jahr	Literaturstelle	r	SEE (ml)	Validiert gegen
Ariet	1984	2	0,98	–	wahres Volumen
Gopal	1993	10	0,92	6,9	MRT
Sapin	1993	23	0,99	7,1	wahres Volumen/2D/Angio
Handschumacher	1993	13	0,99	2,7	wahres Volumen
Gopal	1994	11	0,93	9,2	wahres Volumen/MRT
Siu	1995	25	0,99	3,2	wahres Volumen
Buck	1996	4	0,99	1,9	wahres Volumen
Buck	1997	3	0,97	12,4	MRT/Angio/2D

MRT = Magnetresonanztomographie, Angio = Angiographie, 2D = zweidimensionale Echokardiographie, SEE = Standardfehler des Schätzwertes

Kosten und Zeitbedarf. Trotz der beschriebenen Vorteile wird die 3D-Echokardiographie in der klinischen Routine nicht in nennenswertem Umfang eingesetzt. Dies liegt nicht nur an den gemessen am Vorteil gegenüber anderen Methoden relativ hohen Kosten, sondern vor allem auch am Zeitaufwand, der die Anwendung der 3D-Echokardiographie in der täglichen Routine noch verhindert.

Andere bildgebende Verfahren in der Kardiologie, wie die schnelle CT und die neueren Techniken der MRT stellen mit ihrer kaum zu überbietenden Bildqualität eine wachsende Konkurrenz für die 3D-Echokardiographie dar, auch wenn die Mobilität und die Kosten derzeit noch für das ultraschallbasierte Verfahren sprechen.

Erfolgskontrolle interventioneller und medikamentöser Therapieformen

Die Vorteile der 3D-Echokardiographie mit einer leichteren räumlichen Zuordnung pathologischer Veränderungen und dem Potenzial einer exakten Quantifizierung sind bei der postoperativen Verlaufskontrolle nach verschiedenen kardiochirurgischen und katheterinterventionellen Eingriffen beschrieben worden und erscheinen für den klinischen Gebrauch aufgrund ihres z. T. einzigartigen Informationsgehaltes bereits heute relevant, auch wenn sie bislang nur an einigen Zentren routinemäßig eingesetzt werden. Erste klinische Studien demonstrierten außerdem den Wert der 3D-Echokardiographie bei der Beurteilung der linksventrikulären Massenregression nach prothetischem Aortenklappenersatz (17) sowie in der Verlaufskontrolle der linksventrikulären Pumpfunktion und Geometrie unter Betablockertherapie bei chronischer Herzinsuffizienz (14).

Im Folgenden sollen exemplarisch drei klinisch relevante und konventionell echokardiographisch nur schwierig oder ungenau beurteilbare Einsatzgebiete der 3D-Echokardiographie dargestellt werden.

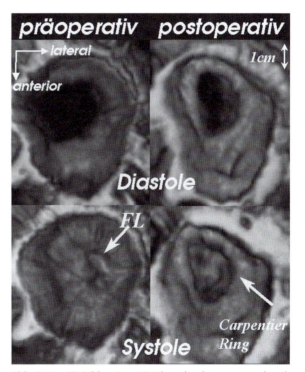

Abb. 8.**14**   3D-Bilder eines Mitralsegelprolapses vor und nach chirurgischer Rekonstruktion. Die beiden linken Bilder zeigen den präoperativen Befund eines ausgeprägten Prolapses des posterioren Mitralsegels aus der chirurgischen Perspektive (FL = Flail leaflet); oben diastolische, unten systolische Standbilder. Die rechten Bilder zeigen nach chirurgischer Rekonstruktion die nun nicht mehr prolabierende Klappe und den gut erkennbaren Carpentier-Ring (Pfeile).

Mitralklappenrekonstruktion und -ersatz

Auch bei der Beurteilung des postoperativen Erfolges kann der 3D-Echokardiographie eine Bedeutung zukommen, weil das Ausmaß eines verbleibenden Segelprolapses oder Dehiszenzen ebenso zuverlässig beurteilt werden können wie die Lage und Beweglichkeit implantierter Klappenringe (Abb. 8.**14**) (27). Besonders

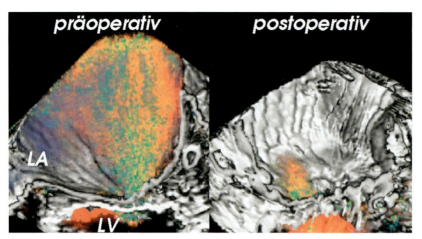

Abb. 8.**15** Farb-3D-Echokardiographie vor und nach chirurgischer Mitralklappenrekonstruktion. Links: schwere, zentral verlaufende Mitralinsuffizienz auf dem Boden einer Anulusdilatation. Im Vergleich mit der exzentrischen Mitralinsuffizienz in Abb. 8.**9**   wird der andere Mechanismus der Insuffizienz deutlich. Rechts: Befund nach chirurgischer Rekonstruktion mit nur minimaler, gering exzentrisch verlaufender Restinsuffizienz.

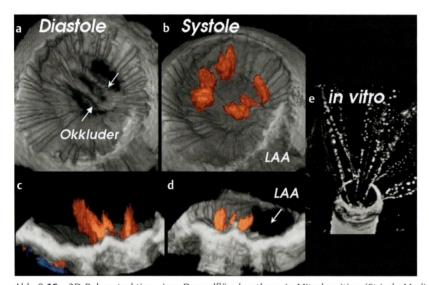

Abb. 8.**16**   3D-Rekonstruktion einer Doppelflügelprothese in Mitralposition (St.Jude-Medical).
a   Klappe in geöffneter Position mit beiden Okkludern (Pfeile).
b–d Systolische Standbilder mit 6 flammenartig erscheinenden Regurgitations-Jets. Verlauf und Größe der Jets sowie deren Ausgangspunkte lassen sich mit einem Blick identifizieren. Bild **c**   und **d**   zeigen Längsschnitte der Klappenprothese mit Blickrichtung nach posterior (**c**) sowie nach anterior (**d**, mit linkem Vorhofohr – LAA im Hintergrund). LA = linker Vorhof, LV = linker Ventrikel.
e   Zum Vergleich ein Bild einer in vitro retrograd durchströmten Doppelflügelprothese mit den klappentypischen Regurgitations-Jets.

wertvoll ist in diesem Zusammenhang die zusätzliche 3D-Rekonstruktion der Farbdopplerdaten, die eine Beurteilung von Restinsuffizienzen und deren möglicher Genese zulässt (Abb. 8.**15**). Ähnliches gilt für die zunächst rein qualitative Darstellung des klappentypischen Regurgitationsmusters bei mechanischen Klappenprothesen (Abb. 8.**16**).

Katheterverschluss von Vorhofseptumdefekten

Den klinischen Stellenwert des 3D-Echos während und nach katheterinterventionellem Verschluss veranschaulicht Abb. 8.**17**, bei der ein partiell dislozierter Verschlussschirm schräg vom interatrialen Septum abgehoben erscheint. Solche Ansichten lassen im Gegensatz zu der herkömmlichen transösophagealen 2D-Echokardiographie mit einem Blick den pathomorphologischen Befund erkennen. Verschiedene Zentren setzen die 3D-Echokardiographie nicht mehr nur zur präinterventio-

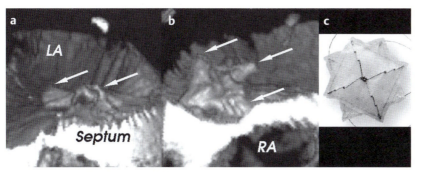

Abb. 8.**17** Partiell dislozierter Okkluderschirm, der schräg vom interatrialen Septum abgehoben erscheint.
a Die Perspektive lässt mit einem Blick die drei in den LA ragenden Okkluderbeine erkennen (Pfeile).
b Die Darstellung ist um die longitudinale Achse gedreht.
c Entsprechender Okkluder im Original (CardioSeal, Nitinol Medical).

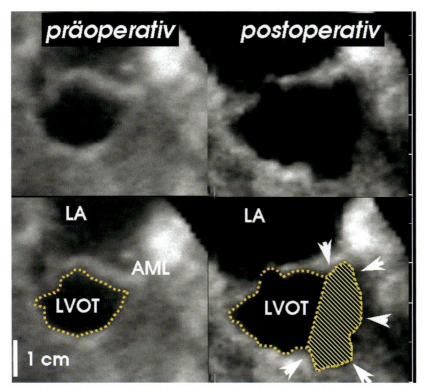

Abb. 8.**18** Rekonstruierte Kurzachsenschnittebenen des linksventrikulären Ausflusstraktes (LVOT) bei einem Patienten mit hypertropher Kardiomyopathie vor (linke Bilder ohne und mit Konturierung der Querschnittsfläche) und nach Myektomie (rechte Bilder). Die Querschnittsfläche ist in dieser und anderen Schnittebenen ebenso wie der Effekt der Myektomie mit Vergrößerung des LVOT gut erkennbar und quantifizierbar (schraffierte Fläche Bild rechts unten). AML = anteriores Mitralsegel.

nellen Diagnostik, sondern auch im Katheterlabor zur Erfolgskontrolle ein (19). Der Zeitaufwand kann z. B. durch Beschränkung der Aufnahme und Rekonstruktion auf nur ein Bild pro Herzschlag relevant verringert werden, sodass aus einer dokumentierten Fehllage bisweilen auch tatsächlich Konsequenzen (Repositionierung, Bergung des Okkluders) gezogen werden können.

Myektomie bei hypertroph-obstruktiver Kardiomyopathie

Die quantitative Analyse bei der Beurteilung der Situation vor und nach erweiterter Myektomie bei symptomatischen Patienten mit hypertroph-obstruktiver Kardiomyopathie vermag nicht nur die Vergrößerung des linksventrikulären Ausflusstraktes, bedingt durch die Myektomie, zu demonstrieren (9), sondern kann diese erstmals auch exakt quantifizieren und mit einem Normalkollektiv vergleichen. Die minimale systolische

Querschnittsfläche des linksventrikulären Ausflusstraktes war in einer aktuellen Studie nach der Operation gegenüber dem präoperativen Messwert nahezu verdoppelt und lag damit im Normbereich, was mit einer signifikanten Abnahme des dopplerechokardiographisch gemessenen Gradienten einherging (Abb. 8.**18**).

Die exakte Beurteilung auch anderer Therapieformen der HOCM (Katheterablation und Schrittmachertherapie) sowie ihrer Auswirkungen auf die Morphologie sind durch die 3D-Echokardiographie möglich geworden, stehen derzeit jedoch noch aus.

Limitationen

Alle heutigen Techniken der 3D-Echokardiographie weisen trotz der Fortschritte der vergangenen Jahre noch bedeutsame Limitationen auf, die den klinischen Einsatz der Methode erheblich einschränken. Diese Probleme betreffen sowohl die Datenaufnahme und die Bildqualität als auch vor allem den Zeitbedarf bei der Datennachverarbeitung und bei der eigentlichen Analyse.

Probleme bei der Datenaufnahme. Bei allen rekonstruktiven Verfahren ist die Datenaufnahme aufgrund des notwendigen EKG- und Atem-Gating relativ kompliziert und zudem zeitaufwendig. Die lange Aufnahmedauer resultiert in einer entsprechenden Störanfälligkeit insbesondere gegenüber Bewegungen des Untersuchers und des Patienten selbst bei der Aufnahme. Eine wesentliche Beschleunigung der rekonstruktiven 3D-Echokardiographie durch Verbesserungen der Gerätetechnik ist allerdings nicht zu erwarten, weil der Zeitbedarf vielmehr von der Zahl der aufzunehmenden Schnittebenen sowie der Konstanz der Atemlage und Herzfrequenz des Patienten abhängt. Eine erheblich schnellere Datenaufnahme ist nur bei der in dieser Hinsicht einfacher anwendbaren Echtzeit-3D-Technik möglich.

Eingeschränkte Bildqualität. Nicht nur bei der transthorakalen, sondern auch bei der transösophagealen Technik der 3D-Rekonstruktion gibt es Probleme mit der Qualität der aufgenommenen Datensätze durch Bewegungsartefakte und eingeschränkte Bildqualität, vor allem in größerer Entfernung vom Schallkopf. Die Echtzeit-3D-Echokardiographie wird zwar nicht durch Artefakte bei der Aufnahme gestört, die heute verwendeten Matrixschallköpfe besitzen jedoch eine im Vergleich zur konventionellen 2D-Echokardiographie deutlich reduzierte räumliche, insbesondere laterale Auflösung.

Zeitaufwand der Auswertung. Gleichgültig mit welcher Methode der 3D-Datensatz aufgenommen worden ist (Rekonstruktion oder Echtzeit-3D), stellt der erhebliche Zeitaufwand für jegliche quantitative Auswertung noch das größte Hindernis für einen breiteren Einsatz in der klinischen Routine dar. Die manuelle Konturierung interessierender Strukturen in einer Vielzahl rekonstruierter Schnittebenen wird aufgrund der Heterogenität der Ultraschallsignale (z. B. des Myokards oder des Endokards) auch nur sehr schwierig durch automatische und damit Zeit sparende Grenzerkennungsalgorithmen zu ersetzen sein. Neuentwickelte schnellere Auswerteprogramme beruhen vorwiegend auf der Verringerung der Anzahl der zu konturierenden Schnittebenen und erlauben z. T. bereits die Berechnung der linksventrikulären Ejektionsfraktion oder der linksventrikulären Masse innerhalb von 5–10 Minuten – einem Zeitraum, der den klinischen Erfordernissen entgegenkommt.

Zusammenfassung

Die 3D-Echokardiographie erlaubt Perspektiven kardialer Strukturen, die mit der konventionellen zweidimensionalen Technik nicht erreichbar sind, und ermöglicht so prinzipiell eine bessere Beurteilung räumlicher Zusammenhänge. Darüber hinaus bietet diese Technik die Möglichkeit der exakten und validierten Quantifizierung von Volumina und Massen. Hierbei hat sich die 3D-Untersuchung als den konventionellen echokardiographischen Methoden überlegen erwiesen, ist aber wegen einer Reihe von Limitationen noch nicht in der klinischen Routine verbreitet.

Erste klinische Erfahrungen existieren vor allem bei Veränderungen der Mitralklappe vor und nach chirurgisch rekonstruktiven Eingriffen sowie bei angeborenen Herzfehlern und hier insbesondere beim Vorhofseptumdefekt vor und nach katheterinterventionellem Verschluss. Erstmals besteht mittels 3D-Verfahren auch die Möglichkeit der quantitativen Analyse angeborener Herzfehler und der Erfolgskontrolle operativer Verfahren (z. B. der Myektomie).

Die Kombination der 3D-Echokardiographie mit anderen Modalitäten wie der Farbdoppleranalyse sowie mit den Möglichkeiten einer schnelleren Datenverarbeitung kann zusätzlich funktionelle Informationen liefern und zukünftig möglicherweise die bislang überwiegend wissenschaftlich genutzte Methode für den klinischen Einsatz attraktiver machen.

■ Literatur

1. Altmann K, Shen Z, Boxt LM et al. Comparison of three-dimensional echocardiographic assessment of volume, mass, and function in children with functionally single left ventricles with two-dimensional echocardiography and magnetic resonance imaging. Am J Cardiol 1997;80:1060–5.

2. Ariet M, Geiser EA, Lupkiewicz SM, Conetta DA, Conti CR. Evaluation of a three-dimensional reconstruction to compute left ventricular volume and mass. Am J Cardiol 1984;54:415–20.

3. Buck T, Hunold P, Wentz KU, Tkalec W, Nesser HJ, Erbel R. Tomographic three-dimensional echocardiographic determination of chamber size and systolic function in patients with left ventricular aneurysm: comparison to magnetic resonance imaging, cineventriculography, and two-dimensional echocardiography. Circulation 1997;96:4286–97.

4. Buck T, Schön F, Baumgart D et al. Tomographic left ventricular volume determination in the presence of aneurysm by three-dimensional echocardiographic imaging. I: Asymmetric model hearts. J Am Soc Echocardiogr 1996;9:488–500.

5. Collins M, Hsieh A, Ohazama CJ et al. Assessment of regional wall motion abnormalities with real-time 3-dimensional echocardiography. J Am Soc Echocardiogr 1999;12:7–14.

6. De Simone R, Glombitza G, Vahl CF, Albers J, Meinzer HP, Hagl S. Three-dimensional Color Doppler: A Clinical Study in Patients With Mitral Regurgitation. J Am Coll Cardiol 1999;33:1646–54.

7. Franke A, Flachskampf FA, Kühl HP et al. Dreidimensionale Rekonstruktion transösophagealer echokardiographischer Schnittbilder: Ein Methodenbericht mit Fallbeispielen. Z Kardiol 1995;84:633–42.

8. Franke A, Kühl HP, Rulands D et al. Quantitative analysis of the morphology of secundum-type atrial septal defects and their dynamic change using transesophageal three-dimensional echocardiography. Circulation 1997;96:II-7.

9. Franke A, Schöndube FA, Kühl HP et al. Quantitative assessment of the operative results after extended myectomy and surgical reconstruction of the subvalvular mitral apparatus in hypertrophic obstructive cardiomyopathy using dynamic three-dimensional transesophageal echocardiography. J Am Coll Cardiol 1998;31:1641–9.

10. Gopal AS, Keller AM, Rigling R, King DLJ „ King DL. Left ventricular volume and endocardial surface area by three-dimensional echocardiography: comparison with two-dimensional echocardiography and nuclear magnetic resonance imaging in normal subjects. J Am Coll Cardiol 1993;22:258–70.

11. Gopal AS, Keller AM, Shen Z et al. Three-dimensional echocardiography: in vitro and in vivo validation of left ventricular mass and comparison with conventional echocardiographic methods. J Am Coll Cardiol 1994;24:504–13.

12. Gopal AS, Schnellbaecher MJ, Shen Z, Akinboboye OO, Sapin PM, King DL. Freehand three-dimensional echocardiography for measurement of left ventricular mass: in vivo anatomic validation using explanted human hearts. J Am Coll Cardiol 1997;30:802–10.

13. Handschumacher MD, Lethor JP, Siu SC et al. A new integrated system for three-dimensional echocardiographic reconstruction: development and validation for ventricular volume with application in human subjects. J Am Coll Cardiol 1993;21:743–53 .

14. King DL, Shen Z, Gopal A S, Akinboboye OO, Sackner-Bernstein J. Volume-Mass Ratio by Freehand 3D Echo at Baseline in Dilated Cardiomyopathy Predicts Improvement/no Improvement Following Treatment With Carvedilol. J Am Coll Cardiol 1998;31:437A(abstr.)

15. Kupferwasser I, Mohr KS, Menzel T et al. Quantification of mitral valve stenosis by three-dimensional transesophageal echocardiography. Int J Card Imag 1996;12:241–7.

16. Kühl HP, Franke A, Erena C et al. Does the PENN-formula for echocardiographic estimation of left ventricular mass lead to systematic overestimation? A three-dimensional echocardiographic study. Eur Heart J 1997;18:37abstr.

17. Kühl HP, Puschmann D, Hoffmann R, Schöndube F, Franke A, Hanrath P. Regression of left ventricular mass one year after aortic valve replacement for severe aortic stenosis is dependent on prosthetic valve size. A three-dimensional echocardiographic study. J Am Coll Cardiol 2000;35:442A(abstr.)

18. Magni G, Cao QL, Sugeng L et al. Volume-rendered, three-dimensional echocardiographic determination of the size, shape, and position of atrial septal defects: validation in an in vitro model. Am Heart J 1996;132:376–81.

19. Magni G, Hijazi ZM, Pandian NG et al. Two- and three-dimensional transesophageal echocardiography in patient selection and assessment of atrial septal defect closure by the new DAS-Angel Wings device: initial clinical experience. Circulation 1997;96:1722–8.

20. Marx GR. Advances in cardiac imaging in congenital heart disease. Curr Opin Pediatr 1995;7:580–6.

21. Menzel T, Mohr KS, Kölsch B et al. Quantitative assessment of aortic stenosis by three-dimensional echocardiography. J Am Soc Echocardiogr 1997;10:215–23.

22. Salustri A, Becker AE, van Herwerden L, Vletter WB, Ten Cate FJ, Roelandt JR. Three-dimensional echocardiography of normal and pathologic mitral valve: a comparison with two-dimensional transesophageal echocardiography. J Am Coll Cardiol 1996;27:1502–10.

23. Sapin PM, Schroeder KD, Smith MD, DeMaria AN, King DL. Three-dimensional echocardiographic measurement of left ventricular volume in vitro: comparison with two-dimensional echocardiography and cineventriculography. J Am Coll Cardiol 1993;22:1530–7.

24. Shiota T, Sinclair B, Ishii M et al. Three-dimensional reconstruction of color Doppler flow convergence regions and regurgitant jets: an in vitro quantitative study. J Am Coll Cardiol 1996;27:1511–8.

25. Siu SC, Levine RA, Rivera JM et al. Three-dimensional echocardiography improves noninvasive assessment of left ventricular volume and performance. Am Heart J 1995;130:812–22.

26. Vogel M, Lösch S. Dynamic three-dimensional echocardiography with a computed tomography imaging probe: initial clinical experience with transthoracic application in infants and children with congenital heart defects. Br Heart J 1994;71:462–7.

27. Yamaura Y, Yoshida K, Hozumi T, Akasaka T, Morioka S, Yoshikawa J. Evaluation of the mitral annulus by extracted three-dimensional images in patients with an annuloplasty ring. Am J Cardiol 1998;82:534–6.

Kardiovaskuläre Strukturen

9 Regionale und globale Funktion des linken Ventrikels bei koronarer Herzkrankheit

Th. Bartel und R. Erbel

Einsatz der Echokardiographie bei KHK

2D- und M-Mode-Echokardiographie. Eine transthorakale echokardiographische Untersuchung ist im Rahmen der kardiologischen Grunddiagnostik bei allen Patienten mit klinischen oder anamnestischen Hinweisen auf das Vorliegen einer koronaren Herzkrankheit indiziert (37). Hierbei bieten bereits die 2D- und M-Mode-Echokardiographie eine Reihe von Vorteilen gegenüber vergleichbaren bildgebenden Verfahren. Als nichtinvasive, bettseitig einsetzbare, beliebig oft wiederholbare und kostengünstige Methode ist die Echokardiographie schnell und überall verfügbar und kann unter speziellen Fragestellungen durch das Hinzuziehen neuer Techniken und Verfahren erweitert werden (10). Die echokardiographischen Untersuchungsverfahren tragen damit nicht nur wesentlich zur Indikationsstellung bezüglich einer evtl. Herzkatheteruntersuchung bei, sondern sollten prinzipiell vor invasiven diagnostischen Schritten durchgeführt werden, um dem Operateur zum Teil essenzielle Informationen über die Ventrikelfunktion und -morphologie sowie assoziierte myokardiale Strukturauffälligkeiten zur Verfügung zu stellen (50). Auf diese Weise trägt die Echokardiographie dazu bei, invasive und nichtinvasive funktionelle und strukturelle Untersuchungsergebnisse einander zuzuordnen. Somit können therapeutische Entscheidungen durch das Zusammenspiel mit anderen diagnostischen Verfahren wesentlich optimiert werden. Darüber hinaus stellt die Echokardiographie das Verfahren der Wahl zur Verlaufs- und Therapiekontrolle nach interventionellen oder chirurgischen Eingriffen bei koronarer Herzkrankheit dar.

Farbdoppler und neue Dopplertechniken. Neben der 2D- (22) und M-Mode-Echokardiographie (25) gehören die Farbdopplerechokardiographie und der Einsatz des gepulsten Dopplers (PW-Doppler) zur grundlegenden Standardfunktionsdiagnostik bei koronarer Herzkrankheit (KHK). Darüber hinaus können kontinuierlicher Doppler (CW-Doppler), Gewebedoppler (Tissue Doppler, TDE) sowie das Harmonic Imaging mit und vor allem auch ohne den Einsatz transpulmonaler echokardiographischer Kontrastmittel wesentliche Zusatzinformationen vermitteln.

Transösophageale Echokardiographie. Dagegen bleibt der Einsatz der transösophagealen Echokardiographie (TEE) der Diagnostik schwerer und insbesondere perioperativ auftretender Komplikationen der koronaren Herzkrankheit, wie beispielsweise dem kardiogenen Schock, intrakardialer Thrombenbildung oder Papillar-

muskelabriss mit konsekutiver hochgradiger Mitralinsuffizienz, vorbehalten. Weitere Indikationen stellen die differenzialdiagnostische Abgrenzung einer Aortendissektion und unter Umständen auch einer Lungenembolie dar.

3D-Echokardiographie. Die Anwendung der 3D-Echokardiographie auf der Grundlage transthorakaler und transösophagealer Bildakquisitionen ist wegen des vergleichsweise hohen Aufwandes im Umfeld der KHK auf ausgewählte Fragestellungen begrenzt. Hierzu zählt beispielsweise die präoperative Planung bei Aneurysmaresektion sowie entsprechende Verlaufskontrollen. Andere mögliche Einsatzgebiete im Rahmen der koronaren Herzkrankheit stellen Begleitaffektionen des Klappenhalteapparates, insbesondere der Mitralklappe oder Ventrikelseptumdefekte dar. Mit der Entwicklung der 3D-Echtzeit-Echokardiographie (3D-Real-Time-Echocardiography) und der Freehand-3D-Datenakquisition stehen nunmehr, neben der bereits seit Jahren bewährten konventionellen Technologie, zwei außerordentlich leicht handhabbare und somit auch in der klinischen Routine gut einsetzbare transthorakale Verfahren zur Verfügung.

Bewertung der Hämodynamik. Zusätzlich zur Diagnostik der Myokardfunktion sowie der Ventrikelmorphologie erlaubt die Echokardiographie mit ihren vielfältigen Teil- und Spezialverfahren auch die Bewertung der globalen Hämodynamik. Diesbezüglich stehen gegenwärtig vor allem die 2D- und Dopplerechokardiographie, zunehmend aber auch die 3D-Echokardiographie im Vordergrund.

Notfalldiagnostik. Bei KHK ist die Echokardiographie heute auch unter notfalldiagnostischen Aspekten als relevantes und im Einzelfall sogar entscheidendes diagnostisches Verfahren anzusehen. So verkörpert die Echokardiographie bei allen postinfarziellen, aber auch postoperativen Komplikationen, wie z. B. klassischerweise dem Hämoperikard infolge Herzwandruptur, die wesentliche Diagnostik. Generell sollte eine Echokardiographie bei frischem Myokardinfarkt und auch in der postoperativen Phase nach Bypass-Operationen vor Extubation des Patienten durchgeführt werden, da nach Extubation die Option der Durchführung einer TEE eingeschränkt ist. Beim akuten Myokardinfarkt ist eine Echokardiographie insbesondere vor interventionellen Eingriffen oder einer Lysetherapie erforderlich, um schwere Komplikationen des Infarktes oder aber andere akute Erkrankungen des Herzens und der angrenzenden großen Gefäße auszuschließen. Hierbei sollte darauf geachtet werden, dass die echokardiographische Diagnostik nicht die medikamentöse oder interventionelle Therapie verzögert, sondern vielmehr im Zuge der Vorbereitung dieser Maßnahmen unverzüglich erfolgt, wobei meist kurze und orientierende Untersuchungen ausreichend sind.

Globale linksventrikuläre Funktion

Echoventrikulographie

2D-Echokardiographie. Während zur Bestimmung der Dimensionen der Herzhöhlen sowie der Wanddicken die parasternalen Anlotungen zur Anwendung kommen (Abb. 9.**1**), erfolgt die Echoventrikulographie als 2D-Echokardiographie von apikal im Fünfkammerblick (34). In dieser Anlotposition kann in der Regel ein Schnittbild abgeleitet werden, das die Innenkontur des linken Ventrikels bestmöglich repräsentiert (39). Dabei ist zu beachten, dass eine genaue zentrale Schnittführung in vielen Fällen nicht möglich ist, da sich die Herzspitze häufig direkt retrokostal befindet und somit der Ventrikel zwangsläufig tangential geschnitten wird (31). Die Bestimmung der linksventrikulären Volumina, wie das enddiastolische (EDV) (Abb. 9.**2a**) und endsystolische Volumen (ESV) (Abb. 9.**2b**), sowie die Berechnung des Schlagvolumens (SV), der linksventrikulären Ejektionsfraktion (LVEF) (Abb. 9.**3**) und des Herzzeitminutenvolumens (HMV) sind in vitro mit hinreichender Genauigkeit möglich, wie durch Versuche an Herzmodellen gezeigt werden konnte. Für entsprechende Messungen an Patienten ergeben sich insbesondere hinsichtlich der nativen 2D-Echokardiographie eine Reihe von Limitationen, die jedoch durch das Einhalten von Untersuchungsstandards (14), persönliche Erfahrung des Untersuchers, aber auch die Anwendung neuer Techniken – wobei insbesondere das Non-Contrast Harmonic Imaging und die Kontrastmittelechokardiographie (24, 60, 61) zu nennen sind – zum Teil ausgeglichen werden können. Eine Limitation besteht darin, dass alle aufgeführten Messungen die Erkennung der Endokardgrenze voraussetzen (81).

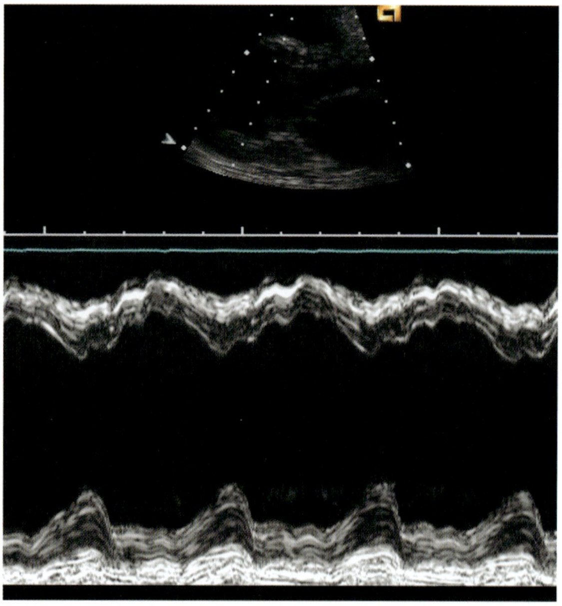

M-Mode-Bild. Die in der Anfangsphase der 2D-Echokardiographie durch Teichholz et al. (90, 91) vorgeschlagene Methode der Volumenbestimmung aus dem M-Mode-Bild des linken Ventrikels bei parasternaler Anlotung wurde verlassen, da ihre Gültigkeit nur für Ventrikel mit physiologischer Geometrie nachgewiesen werden konnte. Durch die Berechnung der Volumina aus eindimensionalen Messwerten kommt es zu erheblichen Fehlern und einer Einschränkung der Reproduzierbarkeit. Bestand hat die Messung im M-Mode dagegen für die orientierende Berechnung der Muskelmasse und des Fractional Shortening (FS) (Abb. 9.**4**).

Visuelle Beurteilung. Als Grundlage der echoventrikulographischen Volumenbestimmung und Funktionsbeurteilung dient zunächst die visuelle Beurteilung der globalen Wandbewegung. Hierbei wird zwischen globaler Normo-, Hypo- und Hyperkinesie unterschieden. Die visuelle Beurteilung dient lediglich der grundlegenden Klassifizierung der Ventrikelfunktion. Dabei ergeben sich auch bereits direkte und indirekte Hinweise auf eine mögliche pathologische Erhöhung der Ventrikelvolumina (23). So deuten beispielsweise eine Ausrundung der linksventrikulären Spitze und eine Einschränkung der globalen Pumpfunktion bereits auf eine Vergrößerung der linksventrikulären Volumina hin. Die visuelle Beurteilung der linksventrikulären Form, Größe und Kinetik dient zudem der Überprüfung der anschließenden echoventrikulographischen Messungen, ersetzt diese jedoch nicht.

Mathematische Grundlagen der echoventrikulographischen Volumenbestimmung

Für die Berechnung der Volumina sind die modernen echokardiographischen Geräte mit entsprechender Software ausgerüstet, die durchaus unterschiedlich gut handhabbar ist und sich im Wesentlichen auf 3 mathematische Modelle und deren Modifikationen stützt (20).

Abb. 9.**1** Parasternale Anlotung zur Vermessung der linksventrikulären Dimensionen und Wanddicken. Zweidimensionale Darstellung (oben), M-mode-Darstellung des linken Ventrikels auf Papillarmuskelhöhe (unten).

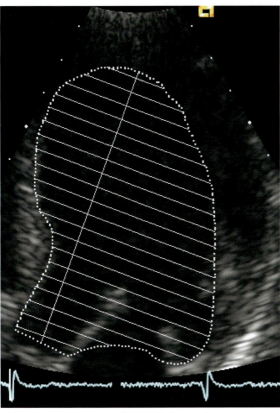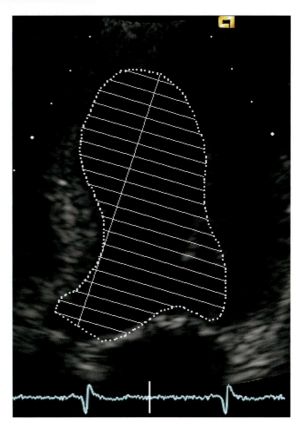

a
b

Abb. 9.**2**   Bestimmung linksventrikulärer Volumina.
a   Bestimmung des enddiastolischen linksventrikulären Volumens mithilfe der Flächen-Längen-Methode im apikalen Fünfkammerblick.
b   Bestimmung des endsystolischen linksventrikulären Volumens in der gleichen Schnittebene.

1. Scheibchensummationsmethode

Die Scheibchenmethode beruht nach Simpson auf der Summation von Scheibchen gleicher Höhe und trapezoider Form (Abb. 9.**5**). Es existieren eine Reihe von Modifikationen der Scheibchensummationsmethode, wobei die Zahl der Scheibchen sowie ihre Form variabel ist. Bei einer hohen Zahl von Scheibchen ist es beispielsweise ausreichend, eine Zylinderform anstelle der trapezoiden Form zu postulieren, um ein genaues Ergebnis zu erhalten. Auch das Summationsverfahren, als dessen Ergebnis durch das Aufsummieren der einzelnen Teilvolumina das Gesamtvolumen resultiert, hat eine Reihe von Modifikationen erfahren. Beispielhaft soll hier das Verfahren nach Erbel erläutert werden:

Die Zahl n der Scheibchen ergibt sich hierbei aus der Länge L des Ventrikels und der Höhe der einzelnen Scheibchen h:

$$n = \frac{L}{h} \qquad (1)$$

Entsprechend der Simpson-Regel berechnet sich das Volumen (Vi) eines Scheibchens wie folgt:

Berechnung der linksventrikulären Ejektionsfraktion (LVEF)

$$\text{LVEF} = (\text{EDV} - \text{ESV}) / \text{EDV} \cdot 100$$
$$\text{Normwert} \geq 49\,\%$$

Abb. 9.**3**   Errechnung der LVEF.

$$Vi = \frac{h}{6} \times (Ai + ai + 4\,Mi) \qquad (2)$$

Ai = Bodenfläche, ai = Deckfläche, Mi = mittlere Schnittfläche eines Trapezoids.

Für einen Zylinder (Modifikation nach Erbel) ist Ai = ai = Mi. Somit ergibt sich für die Annahme zylindrischer Teilvolumina die vereinfachte Formel:

$$Vi = h \times Ai \qquad (3)$$

Kardiovaskuläre Strukturen

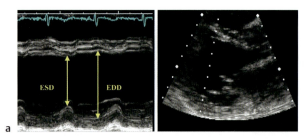

a

Fractional Shortening (FS)
= prozentuale linksventrikuläre Querschnittsverkürzung

$$FS(\%) = \frac{LVEDD - LVESD}{LVEDD}$$

Normalwert: 25 – 45 %
mäßiggradige Einschränkung der LVF: 20 – 24 %
hochgradige Einschränkung der LVF: < 20 %

Limitation: regionale Wandbewegungsstörungen !

b

Abb. 9.**4**   Verkürzungsfraktion.
a Messung des endsystolischen und enddiastolischen linksventrikulären Durchmessers im M-mode bei parasternaler Anlotung. Einschränkung der Verkürzungsfraktion durch septale Hypokinesie.
b Errechnung der linksventrikulären Verkürzungsfraktion (Fractional Shortening).

Für die monoplane Berechnung der Volumina ergibt sich die Bodenfläche Ai wie folgt:

$$Ai = \frac{\pi}{4} \times DI^2 \qquad (4)$$

Di = Durchmesser des Scheibchens in der Anlotebene, Ai = Kreisfläche des Scheibchens.

Für die biplane Berechnung der Volumina wurde die Fläche Ai als Fläche einer Ellipse betrachtet:

$$\frac{\pi}{4} Di_A \times Di_B \qquad (5)$$

Di_A = Durchmesser des Scheibchens in der Ebene A, Di_B = Durchmesser des Scheibchens in der Ebene B.

Das Ventrikelvolumen ergibt sich aus der Summation der einzelnen Scheibchen:

$$V = h \sum_{i=1}^{n} Ai \qquad (6)$$

Durch Einsetzen der Gleichung 4 in Gleichung 6 berechnet sich das Volumen auf der Basis eines monoplanen Modells wie folgt:

$$V = \frac{\pi}{4} h \sum_{i=1}^{n} Di^2 \qquad (7)$$

Durch das Einsetzen der Gleichung 5 in die Gleichung 6 ergibt sich das Volumen auf der Grundlage des biplanen mathematischen Modells als:

$$V = \frac{\pi}{4} h \sum_{i=1}^{n} Di_A \times Di_B \qquad (8)$$

2. Ellipsoidmethode

Auch für die Berechnung der Volumina nach der Ellipsoidmethode erfolgt zunächst die Bestimmung der Länge der Längsachse in zwei senkrecht zueinander stehenden Ebenen, in der vereinfachten Modifikation monoplan. Dabei stellt die Längsachse die Verbindungslinie zwischen der Herzspitze und dem Übergangspunkt von der Aorta zur Mitralklappe dar. Das Volumen berechnet sich nach der Ellipsoidmethode wie folgt:

$$V = \frac{\pi}{6} L \times D^2$$

D = äquatorialer Durchmesser bei monoplaner Anschallung.

Biplan errechnet sich das Volumen nach der Ellipsoidmethode nach der entsprechenden Formel:

$$V = \frac{\pi}{6} L \times D_A \times D_B$$

3. Flächen-Längen-Methode

Die Flächen-Längen-Methode stellt die häufigste in der klinischen Routine angewandte Verfahrensweise zur Bestimmung der linksventrikulären Volumina sowie der LVEF dar (Abb. 9.**2** und Abb. 9.**5**). Auch für die Flächen-Längen-Methode existieren eine monoplane und eine biplane Modellvariante. Dabei wird – wie auch schon bei den vorher beschriebenen Methoden – die Endokardgrenze in der jeweiligen Schnittebene planimetriert und zusätzlich die Länge der Längsachse (L) bestimmt. Biplan werden dabei sowohl die Fläche als auch die Länge für die Schnittebenen A und B separat ermittelt. Es ergibt sich dann folgende Berechnungsformel:

Monoplane Anlotung:

$$V = \frac{8}{3\pi} \times \frac{A^2}{L}$$

Für die biplane Volumenbestimmung stellt sich die Formel wie folgt dar:

$$V = \frac{8}{3\pi} \times \frac{A \times B}{L}$$

Im Vergleich mit der cineventrikulographischen Volumenbestimmung können die echoventrikulographischen Messungen wie nachfolgend bewertet werden (32, 33, 35, 40, 47, 49, 52–55, 57).

EDV. Hinsichtlich der Bestimmung des EDV ergibt sich durch alle 3 Methoden eine gewisse Volumenunterschätzung. Dabei fällt diese bei biplaner Anlotung und Berechnung über die Flächen-Längen-Methode mit einem Regressionskoeffizienten von 0,88 am geringsten aus. Bei monoplaner Anlotung ist die Scheibchensummationsmethode mit einem Regressionskoeffizienten von 0,74 der Flächen-Längen-Methode sowie der Ellipsoidmethode leicht überlegen. Die besten Korrelationskoeffizienten wurden für die Scheibchensummationsmethode mit 0,77–0,83 und für die Flächen-Längen-Methode zwischen 0,77 und 0,79 erzielt. Der Vergleich zwischen Ellipsoidmethode und Cineventrikulographie ergab dagegen nur Korrelationskoeffizienten zwischen 0,64 und 0,77.

ESV. Bezüglich des ESV fällt die Unterschätzung noch deutlicher aus als beim EDV. Es ergeben sich Regressionskoeffizienten zwischen 0,45 und 0,75. Unterschiede im Grad der Übereinstimmung mit der Cineventrikulographie bestehen zwischen den 3 mathematischen Berechnungsmodellen dagegen kaum. Es ergeben sich jeweils Korrelationskoeffizienten zwischen 0,77 und 0,89.

SV. Hinsichtlich des berechneten SV ergibt sich für alle 3 Methoden eine deutlich schlechtere Korrelation beim Vergleich mit der Cineventrikulographie als bei der Bestimmung des EDV und ESV. Die noch beste Korrelation wird dabei durch die biplane Scheibchensummationsmethode mit einem Korrelationskoeffizienten von 0,47 erreicht, was letztlich zu der Einschätzung führen muss, dass die SV-Bestimmung mittels zweidimensionaler Echokardiographie für den klinischen Einsatz keine ausreichende Validität aufweist. Alle übrigen monoplanen und biplanen Bestimmungen mithilfe der Scheibchensummations- und Flächen-Längen-Methode ergeben gar nur Korrelationskoeffizienten zwischen 0,23 und 0,35. Noch deutlich schlechter schneidet die Ellipsoidmethode mit Korrelationskoeffizienten unter 0,20 ab.

LVEF. Im Gegensatz dazu ergibt der Vergleich zwischen echokardiographischer und cineventrikulographischer Bestimmung der LVEF wesentlich bessere Korrelationen mit Korrelationskoeffizienten von 0,72–0,78 für die Scheibchensummationsmethode, 0,70–0,79 für die Flächen-Längen-Methode und 0,67–0,72 für die Ellipsoidmethode. Hier kommt es jedoch zu einer gewissen systematischen Unterschätzung.

Reproduzierbarkeit. Bei der Bestimmung der Reproduzierbarkeit anhand der Bestimmung von Schlag-zu-Schlag-Variationen ergab sich hinsichtlich des EDV und ESV eine Varianz von über 95 %. Dagegen lag die Varianz bei der Bestimmung des SV zwischen 65 und 88 % und bei der Messung der LVEF zwischen 83 und 90 %. Insbesondere bei der Berechnung des SV, aber auch der LVEF muss mit signifikanten Unterschieden auch zwischen erfahrenen Untersuchern gerechnet werden (32).

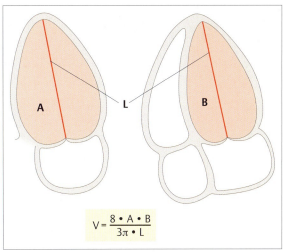

$$V = \frac{8 \cdot A \cdot B}{3\pi \cdot L}$$

Abb. 9.5 Berechnung der Ventrikelvolumina nach der Flächen-Länge-Methode bei biplaner Anlotung. A = Schnittebene im Zwei- bzw. Dreikammerblick, B = Schnittebene im Vier- bzw. Fünfkammerblick, L = Ventrikellänge.

Fehlerquellen, Limitationen der 2D-Volumenbestimmungen

Unterschätzungen. Die Unterschätzung der linksventrikulären Volumina resultiert aus einem systematischen Fehler, der durch tangentiale Schnitte des linken Ventrikels bedingt ist (Abb. 9.6). Dabei hängt das Ausmaß der Unterschätzung von der Lage des apikalen Schallfensters, also des Interkostalraums, im Verhältnis zur Herzspitze ab. Die häufig auch bei optimaler Anschallung nicht zu vermeidenden tangentialen Schnitte reduzieren das messbare Ventrikelkavum individuell sehr unterschiedlich, in Einzelfällen jedoch beträchtlich.

Eine weitere Fehlerquelle besteht in der mangelhaften Erkennbarkeit der Endokardgrenze des subendokardialen Myokards. Dieser Fehler wirkt sich in geringerem Umfang auf die enddiastolische, dafür jedoch stärker auf die endsystolische Messung des linksventrikulären Volumens aus. Dabei wird die Endokardgrenze endsystolisch meist nicht zentral genug planimetriert. Im Ergebnis beider Fehlerquellen resultiert häufig eine ungleiche Unterschätzung des EDV und ESV, sodass die gemessene LVEF im Vergleich zur Cineventrikulographie systematisch niedriger liegt (30).

Nur ausnahmsweise kann es bei sehr kleinen Ventrikelvolumina zu Überschätzungen kommen. Dies gilt insbesondere für die Volumenbereiche von unter 40 ml. Hinsichtlich der SV-Bestimmung ergibt sich sowohl aus vergleichenden Untersuchungen mit der Cineventrikulographie (31) als auch der Thermodilutionsmethode eine generelle Unterschätzung durch die Echoventrikulographie. Die lediglich als mäßig einzustufende Über-

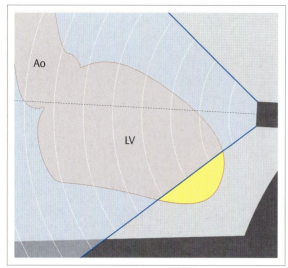

Abb. 9.**6** Tangentiale Anschallung des linken Ventrikels von apikal, bedingt durch die räumliche Festlegung des Schallfensters auf Interkostalräume.

hat sich die biplane Messung als eindeutig überlegen erwiesen (26).

Die Scheibchensummationsmethode nach Simpson sowie die Flächen-Längen-Methode können für den klinischen Gebrauch als nahezu gleichwertig angesehen werden. Hinsichtlich der Unterschätzung von Volumina und LVEF kann der apikale Fünfkammerblick als optimale Anlotebene angesehen werden. So resultiert aus den Messungen im Vierkammerblick eine zusätzliche Unterschätzung im Vergleich zum Fünfkammerblick sowohl hinsichtlich der Volumina als auch der LVEF von ca. 7%. Bei der Zugrundelegung niedrigerer Normwerte (Tab. 9.**1**) stellt die 2D-Echokardiographie eine zuverlässige Methode dar, um die Globalfunktion des linken Ventrikels bei Patienten mit koronarer Herzerkrankung abschätzen zu können. Bedeutsame Einschränkungen ergeben sich insbesondere dann, wenn ausgeprägte regionale Kinetikstörungen vorliegen, die bei der Berechnung von Volumenparametern aus 2D-Messgrößen nicht genügend berücksichtigt werden (72, 94, 95). Die Messwerte für die absoluten Volumenparameter (alle Volumenparameter außer LVEF) sollten stets auf die Körperoberfläche bezogen werden.

Tabelle 9.**1**   Normwerte für die linksventrikuläre Volumetrie mittels 2D-Echokardiographie

Parameter	Referenzbereich
EDVI	43–83 ml/m^2
ESVI	21–33 ml/m^2
SVI	24–50 ml/m^2
EF	48–71 %

EDVI = enddiastolischer Volumenindex
ESVI = endsystolischer Volumenindex
SVI = Schlagvolumenindex
EF   = linksventrikuläre Ejektionsfraktion

Volumetrie mittels 3D-Echokardiographie

Vorteile. Einigen Limitationen, die durch die 2D-Schnittbilddarstellung bedingt sind, begegnet die 3D-Echokardiographie mit unterdessen verschiedenen Techniken der Datenakquisition und Weiterverarbeitung in der Weise, dass 3D-Bilddatensätze aufgenommen, kalibriert und anschließend rechnerisch den entsprechenden Volumina zugeordnet werden (s. a. Kapitel 8). Neben der Möglichkeit der 3D-Bildrekonstruktion besteht ein weiterer Hauptvorteil der 3D-Echokardiographie gegenüber der konventionellen Bildgebung darin, dass Volumenberechnungen ohne die Zugrundelegung sehr grober mathematischer Modelle, wie z. B. dem Rotationsellipsoid, die der Individualität der Ventrikelform meist nicht gerecht werden, erfolgen können (41). Die bei der 2D-Echokardiographie in mathematische Modelle gekleideten geometrischen Annahmen über die Ventrikelkonfiguration werden bei Verwendung der 3D-Echokardiographie durch die schichtweise Planimetrie der Endokardgrenze ersetzt.

Scheibchensummationsmethode. So stellt die Volumetrie auf der Grundlage der 3D-Datensätze die eigentliche praktische Umsetzung der Scheibchensummationsmethode dar. Nach der Definition der langen Achse in 2 senkrecht aufeinander stehenden Ebenen innerhalb des gleichen Datensatzes erfolgt die Rekonstruktion von Kurzachsenschnitten entlang der langen Achse. Dabei wird jedem Schnitt eine Schichtdicke zugeordnet, sodass sich nach Planimetrie der Endokardgrenze in der betreffenden Schnittebene rechnerisch ein Teilvolumen ergibt (Abb. 9.**7**). Aus der Aufsummierung der einzelnen Teilvolumina resultiert dann schließlich das Gesamtvolumen.

einstimmung der echokardiographischen SV-Messung mit anderen Methoden resultiert auch aus der bekanntermaßen hohen Schwankungsbreite des SV. Es ergeben sich jedoch auch beim Vergleich des berechneten HMV erhebliche Unterschiede zu anderen Methoden, wie der Cineventrikulographie, der Thermodilution oder der Radionuklidventrikulographie und der MRT.

Die für die LVEF durchgeführten Regressionsanalysen deuten auf eine geringfügig schlechtere Korrelation als für die linksventrikulären Volumina hin. Dies ist auf die Tatsache zurückzuführen, dass die LVEF eine von den Volumina abgeleitete Größe darstellt und sich somit durch auftretende Fehler eine höhere Variation ergibt. Klinisch von entscheidender Bedeutung ist die Tatsache, dass die Unterschätzung der LVEF deutlich geringer ausfällt als für die Volumina (33). Bei Patienten mit koronarer Herzerkrankung beträgt die Unterschätzung der LVEF zwischen 15 und 25% (27). Dabei

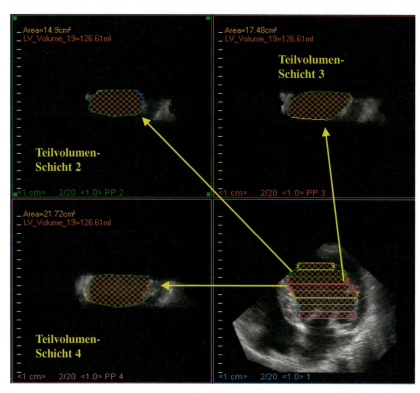

Abb. 9.**7** Schichtweise Planimetrie des linksventrikulären Kavums und Aufsummierung der Teilvolumina zum Gesamtvolumen (Scheibchensummationsmethode).

Rotationsmethode. Alternativ wurde die Rotationsmethode entwickelt. Hierbei werden Längsachsenschnitte in einem vorher festgelegten Gradabstand planimetriert. Es empfiehlt sich dabei, einen Abstand von 22,5° zwischen den einzelnen Ebenen (entspricht 8 Ebenen) zu wählen (Abb. 9.**8**). Die Rotationsmethode hat den Vorteil, dass gegenüber der Scheibchensummation die Endokardgrenze in der Längsachse besser erkennbar ist und somit Messfehler minimiert werden können.

Genauigkeit. Die Genauigkeit der 3D-echokardiographischen Volumetrie wurde tierexperimentell, klinisch sowie unter Verwendung der beiden bekannten Technologien, der TomTec-Technologie einschließlich ihrer neuesten Variante, dem Freehand-Scanning, sowie der 3D-Echtzeit-Echokardiographie, untersucht. Hierzu liegen eine Reihe von Ergebnissen von Validierungsuntersuchungen im Vergleich zur Thermodilutionsmethode, MRT und Radionuklidventrikulographie vor.

Der Hauptvorteil der 3D-Echokardiographie, der darin besteht, 3D-Größen nicht mehr aus 2D-Messungen ermitteln zu müssen, wirkt sich dahingehend aus, dass eine deutlich genauere Bestimmung der Volumina (EDV und ESV) möglich wird. Dieser Vorteil kommt insbesondere dann zum Tragen, wenn extreme Abweichungen von der physiologischen Ventrikelform bestehen. Dies ist vor allem bei Vorliegen eines Ventrikelaneurysmas und generell bei Vorliegen regionaler Kinetikstörungen der Fall (Abb. 9.**9**). Hier ermöglicht die 3D-Echokardiographie eine der MRT vergleichbare Genauigkeit bei der Bestimmung der Ventrikelvolumina (77). Darüber hi-

naus kann auch das aneurysmatische Teilvolumen einschließlich seiner systolischen Zunahme genau ermittelt werden. Über die Zunahme der Größe des Aneurysmas kann somit auch eine quantitative Aussage hinsichtlich des aneurysmatischen Bulging getroffen werden. Das Verhältnis zwischen SV und Zunahme des Aneurysmavolumens in der Systole stellt dabei eine relevante Größe zur Beurteilung der Funktion des aneurysmatischen Ventrikels dar.

Limitationen. Trotz dieser Vorteile der 3D-echokardiographischen Volumetrie bleiben bestimmte Limitationen, die für die 2D-Echokardiographie gelten, bestehen, was insbesondere das Problem des tangentialen Anschnitts des linken Ventrikels betrifft (31). So haben eigene Untersuchungen mithilfe der 3D-Echtzeit-Echokardiographie ergeben, dass bei vielen Patienten insbesondere das enddiastolische Ventrikelvolumen nicht vollständig im 3D-Datensatz enthalten ist. Dies ist dadurch bedingt, dass spitzennahe Anteile des Ventrikelvolumens so ungünstig zum Schallfenster liegen, dass sie vom Schallkegel des Matrixschallkopfes nicht erfasst werden. So kommt es trotz exakter Volumetrie häufig zu – wenn auch geringen – Unterschätzungen der Ventrikelvolumina (Abb. 9.**10**). Die Häufigkeit und der Umfang so bedingter Volumenunterschätzungen nehmen bei Dilatation des Ventrikels zu.

Eine weitere Schwierigkeit, der die 3D-Echokardiographie genauso wie die 2D-Echokardiographie unterliegt, besteht in der Endokardabgrenzbarkeit. Sie stellt für jede Form der echokardiographischen Volumetrie

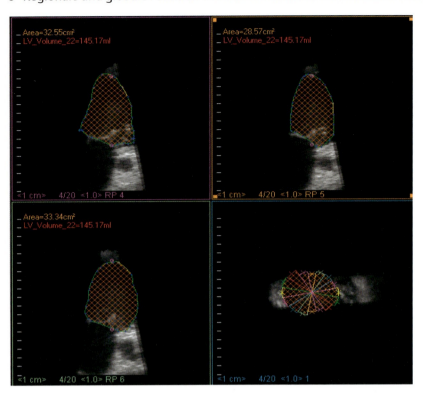

Abb. 9.**8** Planimetrische Messung von Längsachsenschnitten und anschließende Summation von 8 Längsschnitt-Teilvolumina (Rotationsmethode).

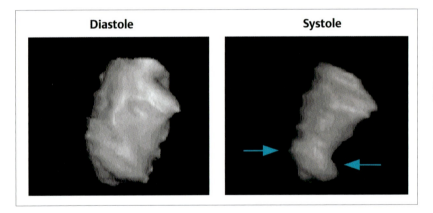

Abb. 9.**9** 3D-Rekonstruktion eines linksventrikulären Kavums. Links: Diastole mit ausgerundeter Ventrikelspitze nach Vorderwandspitzeninfarkt. Rechts: Systole mit apikaler Dyskinesie.

eine Grundvoraussetzung dar, ist jedoch durch die Einschränkung der Schallbedingungen bei einem gewissen Prozentsatz, insbesondere bei Patienten mit KHK und entsprechenden Risikofaktoren wie Adipositas, nicht selten reduziert. Bei Verwendung der TomTec-Technologie ergibt sich durch die hier bestehende geringe zeitliche Auflösung des dynamischen Datensatzes ein weiteres Problem, das darin besteht, dass die enddiastolische und endsystolische Triggerung insbesondere bei kurzem R-R-Abstand nicht ganz exakt ist, sodass aus diesem Grund das enddiastolische Volumen häufig leicht unter- und das endsystolische Volumen in der gleichen Weise leicht überschätzt wird. Dieser Fehler wirkt sich umso stärker aus, je besser die linksventrikuläre Kontraktilität und die Relaxation sind und ist somit direkt von der ventrikulären Volumenänderung abhängig (93, 94).

EDV und ESV. Im Ergebnis der Vorteile und der noch weiter bestehenden Limitationen der 3D-echokardiographischen Volumetrie gegenüber der konventionellen 2D-Messung der Volumina ergibt sich eine systematische leichte Unterschätzung, insbesondere des EDV, aber auch des ESV (63). Dabei ist die Standardabweichung der Messwerte bei Vergleichen mit anderen Methoden deutlich geringer als bei der 2D-Echokardiographie. Zusätzlich verbessert sich auch die Reproduzierbarkeit der Messwerte. Parallel dazu verringert sich die Interobservervariabilität. Somit verbessert die 3D-Echokardiographie die Validität der Echokardiographie hin-

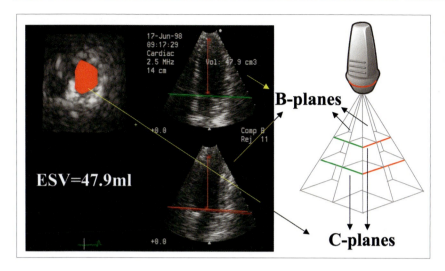

Abb. 9.**10** Endsystolische linksventrikuläre Volumetrie mittels
3D-Echtzeit-Echokardiographie.
Planimetrie von Kurzachsenschnitten in parallelen C-Planes.

sichtlich der Bestimmung globaler hämodynamischer
Parameter deutlich.

LVEF. Im Gegensatz dazu ergeben sich keine eindeutigen Vorteile der 3D-Echokardiographie gegenüber der
konventionellen 2D-Messung der LVEF (92). Dieser
wohl wichtigste Globalparameter der linksventrikulären Funktion, der mittels 2D-Echokardiographie bereits
mit hinreichender Genauigkeit bestimmt werden kann
(78), wird auch unter Verwendung der bekannten 3D-
Techniken weiterhin leicht unterschätzt. Die ermittelten Korrelations- und Regressionskoeffizienten im Vergleich mit Referenzmethoden liegen im Bereich der
auch für die 2D-Echokardiographie bestimmten Werte.

Erweiterung klinischer Fragestellungen. Vor Einführung der Echtzeit-3D-Echokardiographie rechtfertigte
die exaktere Bestimmung der Volumenparameter nur in
Ausnahmefällen die Durchführung der vergleichsweise
aufwendigen Untersuchung, bestehend aus 3D-Daten-
akquisition und -Volumenmessung auf der Grundlage
der TomTec-Technologie. Die wohl wichtigste Indikation
in diesem Zusammenhang ergibt sich aus der Planung
sowie postoperativen Verlaufskontrolle von operativen
Ventrikelrekonstruktionen zum Nachweis sowie zur
Quantifizierung des erzielten therapeutischen Effekts.
Mit der Entwicklung der 3D-Echtzeit-Echokardiogra-
phie, aber auch der Freehand-Akquisition auf der Grundlage der TomTec-Technologie, ergibt sich die Möglichkeit
einer deutlichen Erweiterung klinischer Fragestellungen
an die Echokardiographie (77). Eine der neuen Möglichkeiten besteht darin, die Volumina bettseitig und mit
vertretbarem zeitlichem Aufwand zu bestimmen (76).
Da für die Datenakquisition kein zeitlicher Mehrbedarf
gegenüber der 2D-Echokardiographie entsteht, verbleibt lediglich ein geringer Mehraufwand durch die
schichtweise Planimetrie der Teilvolumina. Hierbei ist
eine Aufteilung des Ventrikelvolumens in 7–10 Schichten (Scheibchensummationsmethode) oder 8 Längsschnitte (Rotationsmethode) zu empfehlen. Unter dieser
Voraussetzung ist für eine komplette Volumetrie – ein-

schließlich der Bestimmung des EDV und ESV und der
Berechnung des SV und des HMV – ein Zeitbedarf von ca.
10 Minuten zu veranschlagen. Da der 3D-Datensatz
gleichzeitig die Bestimmung der kardialen Dimensionen
und mit der neusten Gerätegeneration auch Dopplermessungen ermöglicht, stellt das Verfahren bereits
heute eine nichtinvasive Alternative zur konventionellen hämodynamischen Messung mittels Einschwemm-
katheter dar. Dies ist dann von besonderer Bedeutung,
wenn auf Überwachungs- oder Intermediate-Care-Ein-
heiten nur eine begrenzte Anzahl von Betten mit hämodynamischer Überwachung bzw. Monitoring mittels
Swan-Ganz-Katheter zur Verfügung steht.

Harmonic Imaging bei der Volumetrie

Vorteile. Eine weitere neue Möglichkeit, die echokardiographische Volumetrie zu verbessern, besteht in der
Anwendung der Technologie des Harmonic Imaging
(s. a. Kapitel 6). So ermöglicht bereits das Non-Contrast
Harmonic Imaging (83), das in den meisten der zurzeit
auf dem Markt befindlichen Geräte implementiert ist,
bei 95 % der Patienten eine Verbesserung der Endokardabgrenzbarkeit. Beim Non-Contrast Harmonic Imaging
handelt es sich um die Erzeugung eines Mischbildes, das
sich aus der zweiten Oberschwingung des vom Myokard
reflektierten Signalanteils generiert. Da die Artefakte,
die letztlich die Endokardabgrenzung limitieren, Resultat der fundamentalen Bildgebung (einfache Reflexion
des eingestellten Signals) sind, und der Harmonic-Ima-
ging-Anteil allein im Nativbild zu schwach ist, um die
Bildqualität zu verbessern, wurde mit der Kombination
beider Anteile eine bereits bei der visuellen Beurteilung
beeindruckende Lösung gefunden. Des Weiteren erlaubt
das Non-Contrast Harmonic Imaging nicht nur eine verbesserte Endokardabgrenzung, sondern auch die Beobachtung der Wanddickenzunahme während der Systole,
was bei konventioneller Bildgebung durch den Umstand, dass das Myokard extrem wenig echogen ist, erschwert wird.

Transpulmonale Kontrastmittel. Erst wenn trotz der verbesserten Bildgebung mittels Non-Contrast Harmonic Imaging noch keine ausreichende Endokardabgrenzbarkeit erreicht werden kann, empfiehlt sich die Gabe transpulmonaler Kontrastmittel in Kombination mit der Contrast-Harmonic-Bildgebung (80). Seit der Einführung der transpulmonalen Kontrastmittel der 2. Generation ist durch die Gabe eines kleinen Bolus oder unter kontinuierlicher i. v. Injektion die komplette Kontrastierung des linksventrikulären Kavums auch dann möglich, wenn die Schallbedingungen erheblich reduziert sind, sodass mittels konventioneller Bildgebung keine sicheren Aussagen zu treffen bzw. Messungen vorzunehmen sind. Bezüglich der Volumetrie verbessert sich insbesondere die Genauigkeit bei der Bestimmung des ESV, sodass im Gegensatz zur konventionellen Bildgebung eine mehr oder weniger proportional leichte Unterschätzung von EDV und ESV resultiert. In Folge dessen nimmt die Unterschätzung der LVEF im Vergleich zur herkömmlichen 2D-Bestimmung ab.

Kombination der Techniken. Unter Verwendung des Non-Contrast und Contrast Harmonic Imaging ist heute davon auszugehen, dass nahezu bei jedem Patienten eine zuverlässige Bestimmung zumindest der LVEF erfolgen kann. Die übrigen Limitationen der 2D-Echokardiographie, worunter vor allem die tangentiale Schnittführung sowie die Zugrundelegung grober mathematischer Modelle fallen, vermag die Non-Contrast- und Contrast-Harmonic-Bildgebung dagegen nicht zu beeinflussen. Durch die Kombination der dreidimensionalen, hier insbesondere der Echtzeit-3D-Echokardiographie und des Freehand Scanning, sowohl mit dem Non-Contrast als auch dem Contrast Harmonic Imaging zeichnet sich gegenwärtig die Lösung der meisten der heute noch mit der 2D-echokardiographischen Volumetrie verbundenen Probleme ab.

Einsatz der PW-Doppler-Echokardiographie

Bestimmung des SV. Das SV, das als wichtiger Funktionsparameter des linken Ventrikels nur schwer zuverlässig 2D-echokardiographisch bestimmbar ist, lässt sich alternativ auch mittels PW-Doppler-Echokardiographie näherungsweise bestimmen (48). Dazu wird im Fünf- oder Dreikammerblick zunächst der Durchmesser des linksventrikulären Ausflusstraktes (LVOT) unmittelbar in Höhe des Mitralklappenringes bei geschlossener Mitralklappe bestimmt. Anschließend erfolgt die Positionierung des PW-Sample-Volume genau in den LVOT an die Stelle der vorherigen Messung des Diameters und dort die Ableitung des systolischen Flussprofils. Das aus dem Flussprofil errechnete Geschwindigkeits-zeit-integral (VTI) stellt eine eindimensionale Größe (Strecke) dar. Es wird mit der vorher aus dem Durchmesser bestimmten Querschnittsfläche des LVOT, die modellhaft als Kreisfläche angenommen wird, multipliziert, sodass sich für die Berechnung des SV folgende Formel ergibt:

$$SV = \pi \times (d/2)^2 \times VTI$$

Das so ermittelte SV stellt das effektive SV dar und muss sich dann von dem mittels 2D- oder 3D-Echokardiographie bestimmten SV unterscheiden, wenn eine signifikante Mitralinsuffizienz oder ein Ventrikelseptumdefekt vorliegt. Der Wert für das SV kann als Grundlage zur Berechnung des HMV dienen, wenn keine hämodynamisch bedeutsame Aorteninsuffizienz besteht. Grenzen der Methode ergeben sich vor allen Dingen dadurch, dass sich das VTI auf die Strommitte bezieht, obgleich laminare Flüsse mit einer geringeren peripheren Geschwindigkeit einhergehen. Die so bedingte leichte Überschätzung wird jedoch häufig dadurch ausgeglichen, dass die Querschnittsfläche des LVOT durch eine zu geringe Bestimmung seines Diameters unterschätzt wird. Zusätzlich ist bei allen Dopplertechniken das Problem des Winkelfehlers immer als Fehlermöglichkeit zu berücksichtigen. Im apikalen Blick ist der Winkelfehler jedoch meist zu vernachlässigen oder mittels leichter Winkelkorrektur vollständig zu eliminieren. Ergibt das Dopplerflussprofil keine eindeutige Hüllkurve, so sollte das Dopplersignal mittels Kontrastmittel-Enhancement (9) verstärkt werden. Dabei empfiehlt sich die Gabe geringer Kontrastmittelmengen, um das Auftreten eines „Blooming Effects" zu vermeiden. Auf diese Weise kann eine genauere Bestimmung des VTI erfolgen.

Hilfsmittel bei der Volumetrie

Automatische HMV-Bestimmung. Eine Weiterentwicklung besteht in der automatischen HMV-Bestimmung (ACM-Methode), die jedoch nur von wenigen Geräteherstellern angeboten wird (85). Dabei wird mittels eines großen Sample Volume, bestehend aus vielen Scanlinien, der gesamte linksventrikuläre Ausflusstrakt abgedeckt. Aus der Summe der Einzelprodukte der einzelnen Vektoren mit den zugeordneten Teilquerschnittsflächen erfolgt die automatische Berechnung des SV und des HMV. Obgleich eine Verbesserung der Genauigkeit gegenüber der PW-Messung erreicht wird, bleibt mit der Messung im 2D-Bild und der somit vernachlässigten Dreidimensionalität sowohl des linksventrikulären Ausflusstraktes als auch des in ihm befindlichen Ausstroms eine wesentliche Limitation bestehen (26).

Andere Hilfsmittel zur Beurteilung der linksventrikulären Funktion, wie automatische Konturerkennung (43), akustische Quantifizierung (5) oder Color-Kinesis-Technik haben sich bei der Bestimmung von Volumenparametern sowie der visuellen Beurteilung der Globalfunktion gegenüber den übrigen Technologien als unterlegen erwiesen und konnten sich deshalb bislang nicht durchsetzen.

Aussagekraft der linksventrikulären Volumenparameter

Die Bestimmung der linksventrikulären Volumenparameter ist global unter dem Gesichtspunkt der Beurteilung der Hämodynamik bei koronarer Herzkrankheit zu verstehen, ist aber gänzlich ungeeignet, um etwa das Ausmaß einer bestehenden Myokardischämie oder die Schwere der KHK allgemein zu beurteilen. So kann selbst nach abgelaufenem Myokardinfarkt und damit einhergehender regionaler Hypokinesie die LVEF in Ruhe vollkommen normal bleiben, da der Funktionsverlust durch die Hyperkinesie anderer, normal perfundierter Myokardareale ausgeglichen wird. Auch das EDV und das ESV müssen sich, selbst bei schwerer koronarer Herzkrankheit, nicht zwangsläufig verändern. Hinzu kommt, dass alle Volumenparameter einschließlich der LVEF in hohem Maße vor- und nachlastabhängig sind (26). So konnten Robotham et al. (74) zeigen, dass die LVEF die linksventrikuläre Funktion im Zusammenspiel mit der linksventrikulären Füllung und dem systemvaskulären Widerstand widerspiegelt, also extrem lastabhängig ist, jedoch kein Maß für die isolierte Myokardfunktion darstellt.

Zusammenfassend kann zur Beurteilung der globalen systolischen linksventrikulären Funktion resümiert werden, dass die LVEF als wichtigster Globalparameter trotz einer systematischen Unterschätzung unter der Voraussetzung einer Normwertanpassung mittels 2D-Echokardiographie zuverlässig bestimmt werden kann. Eine Erhöhung der Zuverlässigkeit kann insbesondere bei eingeschränkter Schallbarkeit unter der Verwendung des Harmonic Imaging mit und ohne Kontrastmittel erreicht werden. Die Bestimmung der übrigen Volumenparameter mittels 2D-Echokardiographie ist mit zu großen Ungenauigkeiten behaftet, um daraus eine quantitative Bewertung der Hämodynamik abzuleiten (62). Eine entscheidende Verbesserung ermöglicht hier die 3D-Echokardiographie und insbesondere die Echtzeit-3D-Echokardiograhpie (82), die bereits gegenwärtig volumetrische Messungen mit äußerst geringem Zeitaufwand ermöglicht. Durch die Kombination der 3D-Echokardiographie mit dem Harmonic Imaging eröffnen sich neue Möglichkeiten für einen erweiterten Einsatz der Echokardiographie im Bereich hämodynamischer Messungen.

Wandgeschwindigkeitsparameter und Gewebedoppler

Die qualitative Gewebedoppler-Echokardiographie (s. a. Kapitel 4) stellt eine noch relativ neuartige Technik dar, die sich ebenfalls, wenn auch bedingt, zur Einschätzung der globalen systolischen linksventrikulären Funktion eignet. Korrelationen zwischen der Wandgeschwindigkeit und hämodynamischen Parametern ergeben sich jedoch nur dann, wenn die gewebedopplerechokardiographischen Messungen streng phasenspezifisch und standardisiert durchgeführt werden (64). Dabei stellen die gemessenen systolischen Wandgeschwindigkeiten eine Resultante aus Kontraktilität und Nachlast unabhängig von der Vorlast dar (8).

Globale und regionale Wandbewegungsstörungen. Die frühere Vermutung, dass gewebedopplerechokardiographische Messungen während der Systole al-

lein die Myokardkontraktilität reflektieren (6), ist ungenau. Das lineare Verhältnis zwischen Kontraktilität und Wandgeschwindigkeit bei gleichzeitiger inverser Korrelation zwischen Nachlast und Wandgeschwindigkeit gilt jedoch nur bei Abwesenheit regionaler Kinetikstörungen. Bei Vorliegen globaler und allseitig gleichmäßiger Wandbewegungsstörungen erlauben gewebedopplerechokardiographische Parameter dagegen durchaus Rückschlüsse auf das Verhältnis zwischen Kontraktilität und Nachlast, nicht jedoch auf die Kontraktilität allein (7). Von potenzieller klinischer Bedeutung ist die systolische Wandgeschwindigkeitsmessung deshalb, weil Kontraktilität und Nachlast die wichtigsten Ansatzpunkte für eine medikamentöse Einstellung der Herzinsuffizienz darstellen. Bei Vorliegen regionaler Kinetikstörungen, wie Hypokinesien, kommt es konsekutiv zum Auftreten von Hyperkinesien in den übrigen Wandanteilen und dadurch zu passiven Bewegungen der hypokinetischen Myokardzone, sodass Rückschlüsse von der regionalen Wandgeschwindigkeit auf die globale linksventrikuläre Funktion oder gar die Hämodynamik weder aus den ischämischen noch den nichtischämischen Myokardarealen gezogen werden können.

Berechnete Wandgeschwindigkeitsgradienten zwischen subendokardialem und subepikardialem Myokard sind eher geeignet, regionale Kinetikstörungen zu quantifizieren (45), zeigen jedoch keinen signifikanten Zusammenhang zur Hämodynamik und sind zur Bewertung der globalen linksventrikulären Funktion eher nicht geeignet (8).

Kombinierte globale systolische und diastolische Funktionsbeurteilung

Maximaler systolischer Druckanstieg

Während die linksventrikuläre Ejektionszeit einen außerordentlich groben Parameter der linksventrikulären Gesamtfunktion darstellt, bei dem ein signifikanter Abfall erst bei deutlicher Einschränkung der LVEF zu erwarten ist, gilt der maximale systolische Druckanstieg (dp/dt_{max}) als zuverlässiger Parameter für die Beurteilung der globalen linksventrikulären Kontraktilität bei weitgehender Lastunabhängigkeit. Die Abschätzung des dp/dt_{max} ist jedoch an die Präsenz einer Mitralinsuffizienz gebunden; zur Bestimmung wird der CW-Strahl in die vorher farbdopplerechokardiographisch dargestellte Mitralinsuffizienz positioniert und das entsprechende Dopplerflussprofil abgeleitet. Es erfolgt die Messung des Zeitintervalls, das verstreicht, bis die Flussgeschwindigkeit im Regurgitations-jet von 1 auf 3 m/s angestiegen ist. Das Zeitintervall (Δt) wird am Dopplerflussprofil mittels Geschwindigkeits-Zeit-Slope gemessen (Abb. 9.**11**). Die so ermittelte Zeitdauer entspricht genau dem linksventrikulären Druckanstieg von 4 auf 36 mmHg. Danach ergibt sich dp/dt_{max} nach folgender Formel (69):

$$dp/dt_{max} = \frac{32 \text{ mmHg}}{\Delta t \text{ (ms)}}$$

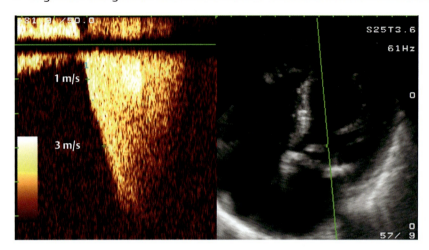

Abb. 9.**11** Berechnung des maximalen Druckanstiegs im linken Ventrikel aus dem Dopplerflussprofil einer begleitenden Mitralinsuffizienz: die Zeitdauer des Flussgeschwindigkeitsanstieges von 1 auf 3 m/s korreliert direkt mit dp/dt$_{max}$. Zu den Einzelheiten s. Text.

Die Methode ist insbesondere zur Bewertung der globalen Myokardfunktion bei stark eingeschränkter Ventrikelfunktion, also beispielsweise auch bei KHK im fortgeschrittenen Stadium, gut einsetzbar, da hier häufig bereits eine Dilatation des linken Ventrikels mit konsekutiver relativer Mitralinsuffizienz vorliegt. Umgekehrt ist das Verfahren bei der Mehrzahl der Patienten mit nicht wesentlich eingeschränkter Ventrikelfunktion nicht anwendbar, da die für die Messung erforderliche Mitralinsuffizienz dann häufig nicht nachweisbar ist. Im Allgemeinen ist jedoch eine Mitralinsuffizienz Grad I ausreichend für eine exakte Bestimmung des dp/dt$_{max}$.

Isovolumetrische Kontraktionszeit

Einen weiteren Parameter mit funktionsdiagnostischer Relevanz stellt die isovolumetrische Kontraktionszeit dar. Ihre Bestimmung ist möglich, wenn das PW-Doppler-Sample-Volume zwischen dem linksventrikulären Ausflusstrakt und dem mitralen Einstrom positioniert wird, sodass sowohl das diastolische Einstromsignal als auch der systolische Ausstrom durch den linksventrikulären Ausflusstrakt registriert werden. Hierbei ergibt sich die isovolumetrische Kontraktionszeit als Zeitintervall zwischen dem Ende des transmitralen Einstroms und dem Beginn des systolischen Ausstroms. Diese Methode ist jedoch nicht vollkommen exakt und birgt zusätzlich die Gefahr von Fehlbestimmungen in sich, da Ende und Anfang der Dopplerflusssignale durch die Positionierung des PW-Doppler-Sample-Volumens zwischen Einstrom- und Ausstromtrakt nicht immer genau abgrenzbar sind. Es empfiehlt sich, die Laufgeschwindigkeit des Spektraldopplers (Doppler-M-mode) maximal zu wählen, um eine optimale zeitliche Auflösung zu erreichen und somit Messungenauigkeiten zu minimieren.

Tei-Index

Eine Alternative hierzu stellt der 1995 vorgestellte Tei-Index (89) dar, der die kombinierte Bewertung der isovolumetrischen Kontraktions- und Relaxationszeit im Verhältnis zur Herzzykluslänge verkörpert. Es ist bekannt, dass bei Vorliegen einer latenten Ischämie die isovolumetrische Kontraktionszeit im Vergleich mit einer ungestörten Myokarddurchblutung ansteigt. Dies ist dadurch bedingt, dass die Kraftentwicklung des Myokards eine vergleichsweise lange Zeitspanne benötigt, um den linksventrikulären Druck soweit anzuheben, dass sich die Aortenklappe öffnet. Noch bevor diese mittels 2D-Echokardiographie in der Regel nicht erkennbare Verlängerung der isovolumetrischen Kontraktion auftritt, kommt es zur Beeinträchtigung der Myokardrelaxation, da die Lösung der Aktin-Myosin-Brücken ebenfalls energie- und somit ATP-abhängig ist. Bei Vorliegen einer Myokardischämie verzögert sich somit auch die isovolumetrische Relaxation und die anschließende schnelle Füllungsphase.

Messungen und Berechnung. Mit dem Tei-Index steht nunmehr ein Parameter zur Verfügung, der die Summation beider Effekte widerspiegelt (88). Der Überlegung von Tei et al. liegt die Tatsache zugrunde, dass die Periode zwischen dem Ende der atrialen Füllungsphase des transmitralen Flussprofils und dem Beginn des frühen Mitraleinstroms die Summe aus isovolumetrischer Kontraktionszeit, linksventrikulärer Ejektionszeit und isovolumetrischer Relaxationszeit darstellt. Da das transmitrale Füllungsprofil mittels gepulstem Doppler in der Regel ausgezeichnet darstellbar ist und insbesondere der zeitliche Beginn sowie das Ende der beiden Füllungsphasen sehr gut abgrenzbar sind, lässt sich besagte Zeitspanne sehr einfach im spektralen Doppler (Doppler-M-mode) bestimmen. Nach Umpositionierung des PW-Doppler-Sample-Volumens in den linksventrikulären Ausflusstrakt kann dort ebenfalls das Dopplerflussprofil abgeleitet sowie dessen zeitliche Dauer gemessen werden. Die sich so ergebende Ejektionszeit wird von

3

der vorher bestimmten Zeitspanne vom Ende der atrialen Einstromphase bis zum Beginn der frühdiastolischen Einstromphase abgezogen, sodass die Summe aus isovolumetrischer Kontraktionszeit und isovolumetrischer Relaxationszeit resultiert. Die beiden sehr kurzen Zeitintervalle, die der Ejektionszeit jeweils vor oder nachgeschaltet sind, hängen unter anderem auch von der Länge des Herzzyklus und der Ejektion selbst ab (88). Aus diesem Grund wurde die Summe aus isovolumetrischer Kontraktionszeit und Relaxationszeit zur Ejektionszeit ins Verhältnis gesetzt.

Normgrenze und Aussagekraft. Die obere Normgrenze für den dimensionslosen Tei-Index beträgt 0,49 (Abb. 9.**12**) (87). Ein unterer Normwert wurde bisher nicht definiert. Der Tei-Index ist als globaler linksventrikulärer Funktionsparameter bereits dann in Ruhe erhöht, wenn keine Wandbewegungsstörung oder gar Veränderungen von Volumenparametern, bestehen (88). Neben seinem hohen Stellenwert als Screeningparamter bei Verdacht auf KHK erlaubt der Tei-Index auch eine prognostische Aussage nach abgelaufenem Myokardinfarkt. So konnte gezeigt werden, dass Patienten nach Myokardinfarkt, die einen nur geringen Tei-Index um 0,55 aufweisen, eine signifikant höhere 5-Jahres-Überlebensrate zeigen als Patienten mit einem Tei-Index über 0,55 (87). Die insgesamt hohe Sensitivität des Tei-Index gegenüber der koronaren Herzkrankheit und der Myokardischämie im Allgemeinen wird durch bestimmte Sonderfälle, bei denen der Tei-Index falsch negative Ergebnisse erbringt, eingeschränkt. Diese besonderen Konstellationen ergeben sich bei hyperkinetischen und leicht konzentrisch hypertrophierten linken Ventrikeln sowie bei verschiedenen Klappenvitien. Bei diesen Patienten resultieren vergleichsweise kleine endsystolische Volumina, wobei der linke Ventrikel aber trotz hypertrophiebedingter Verkleinerung des linksventrikulären Kavums imstande ist, ein adäquates SV aufrecht zu erhalten. Die hierfür notwendige Hyperkontraktilität bedingt einen beschleunigten Druckanstieg im linken V... dass die Dauer der isovolumetri... nimmt. Ist gleichzeitig die iso... zeit nicht oder nicht wesent... nale oder gar auffällig nied... amit ist die Sensitivität des ...nbination von Vitium oder ...geschränkt. Der Tei-Index ...t für die Beurteilung der ...nksventrikulärer Hyper... ...rkontraktilität besteht. ...rden, dass der Parame... ...nte bereits mehrfach ...ei Kardiomyopathien ...die beispielsweise ...nnen, ebenfalls zu ...s kommt. Die Vali... ...inksventrikulären ...en signifikanten ...reichend unter... ...ergleichsuntersu... ...chwemmkatheter haben

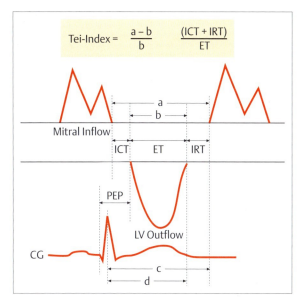

$$\text{Tei-Index} = \frac{a-b}{b} \qquad \frac{(ICT+IRT)}{ET}$$

Abb. 9.**12** Berechnung des Tei-Index durch Messung des Zeitintervalls a (ICT + ET + IRT) und Zeitintervalls b (ET). ICT = isovolumetrische Kontraktionszeit, ET = Ejektionszeit und IRT = isovolumetrische Relaxationszeit.

zudem eine gewisse Vorlastabhängigkeit des Parameters offenbart (89).

Einsatz als Routineparameter. Insgesamt ist der Tei-Index als Routineparameter insbesondere deswegen empfehlenswert, da er sehr einfach und schnell zu bestimmen ist und er sowohl erste Hinweise auf das mögliche Vorhandensein einer koronaren Herzkrankheit liefert als auch die prognostische Einschätzung bei bereits stattgehabten Ereignissen erleichtert. Oftmals ist der Tei-Index neben einem reduzierten Verhältnis von frühdiastolischer und atrialer Einstromgeschwindigkeit (E/A-Verhältnis) der einzige quantitativ bestimmbare echokardiographische Parameter, der bei latenter Myokardischämie in der Ruheuntersuchung als pathologisch auffällt.

Diastolische linksventrikuläre Funktion

Phasen der Diastole. Die linksventrikuläre Diastole wird in verschiedene Subphasen eingeteilt (Abb. 9.**13**). An die Systole schließt sich zunächst die isovolumetrische Relaxation an, gefolgt von der schnellen Füllungsphase, die etwa $^2/_3$–$^3/_4$ der linksventrikulären Füllung realisiert. Darauf folgt die Diastase, in der die Mitralklappe weitgehend geschlossen ist, sodass allenfalls ein minimaler Fluss resultiert (2). Mit der Vorhofkontraktion öffnet sich die Mitralklappe erneut, und es kommt zur spätdiastolischen oder atrialen Füllung des linken Ventrikels (Abb. 9.**14**). Nach Beendigung der atrialen Füllung und erneutem Schluss der Mitralklappe kommt es dann zum Beginn der Systole mit der isovolumetrischen Kontraktion.

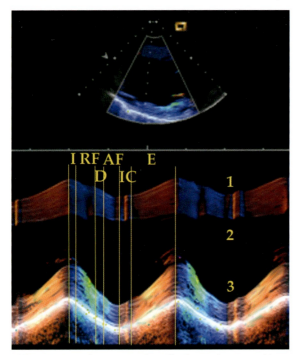

Abb. 9.**13** Paradoxe Septumkinetik. Phasen des Herzzyklus. I = isovolumetrische Relaxation, RF = schnelle Füllungsphase, D = Diastase, AF = atriale Füllung, IC = isovolumetrische Kontraktion, E = Ejektion, 1 = interventrikuläres Septum mit paradoxer Kinetik, 2 = linksventrikuläres Kavum, 3 = Hinterwand.

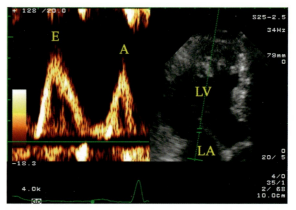

Abb. 9.**14** Normales diastolisches Füllungsprofil. E = frühdiastolische Einstromgeschwindigkeit, A = atriale Einstromgeschwindigkeit.

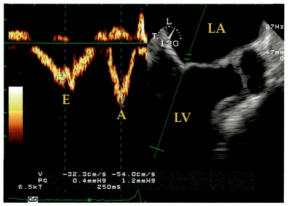

Abb. 9.**15** Relaxationsstörung bei transösophagealer Anlotung. E = frühdiastolische Einstromgeschwindigkeit (reduziert), A = atriale Einstromgeschwindigkeit (erhöht), LA = linker Vorhof.

Dehnbarkeit des linken Ventrikels. Die linksventrikuläre Füllung hängt neben der Hämodynamik (Füllungsdruck, Nachlast) vor allem von der Fähigkeit des linken Ventrikels sich auszudehnen ab. Diese Fähigkeit kann auf verschiedene Weise eingeschränkt sein.

➤ **Konstriktion.** Zum einen kann von Seiten des Perikardraums eine Füllungsbehinderung resultieren. Diese Situation ist in klassischer Weise bei der Pericarditis constrictiva gegeben, bei der durch Fibrosierung und Verkalkung des Perikards eine feste Umklammerung des linken Ventrikels dessen Relaxation und Dehnung einschränkt.

➤ **Restriktion.** Daneben kann die linksventrikuläre Füllung auch durch Veränderungen der Steifigkeit des linksventrikulären Myokards beeinträchtigt werden. Mann spricht in diesem Falle von Restriktion (4). Diese kommt insbesondere bei Kardiomyopathien (68), Amyloidose und Speicherkrankheiten vor, kann aber auch Ergebnis einer koronaren Herzerkrankung oder anderweitig verursachter Herzinsuffizienz im Endstadium sein.

➤ **Relaxationsstörung.** Die dritte Variante der diastolischen Funktionsstörung ist Folge eines myokardialen Energiemangels. Insbesondere die frühdiastolische Relaxation des Myokards stellt einen energieabhängigen Prozess dar (67). So hängt die Geschwindigkeit der Lösung der Aktin-Myosin-Brücken von der Menge des verfügbaren ATP ab. Bei latenter Ischämie kann somit die linksventrikuläre Relaxation verzögert ablaufen und dadurch die frühdiastolische oder schnelle Füllung des linken Ventrikels beeinträchtigt sein. Diese Störung wird meist durch eine verstärkte atriale Füllung vollständig auf kardialer Ebene kompensiert (67).

Bedeutung von Relaxationsstörungen. Für die Diagnostik der Myokardischämie ist dieses Phänomen jedoch von großer Bedeutung, da die Relaxation wesentlich empfindlicher auf einen zellulären Energiemangel reagiert als die Kontraktion. So verwundert es nicht, dass im Rahmen der Entwicklung einer koronaren Herzkrankheit Relaxationsstörungen deutlich früher auftreten als regionale oder globale linksventrikuläre Kinetikstörungen.

E/A-Verhältnis. Echokardiographisch sprechen wir von einer Relaxationsstörung, wenn das Verhältnis aus maximaler frühdiastolischer und spätdiastolischer Einstromgeschwindigkeit (E/A-Verhältnis) kleiner als 1,05 ist (Abb. 9.15). Dieser Grenzwert für eine Relaxationsstörung ist im Alter über 60 Jahre auf 0,9 reduziert, d. h. es kommt im Durchschnitt der Bevölkerung auch ohne Vorliegen einer koronaren Herzkrankheit zu einer leichten Reduktion des E/A-Verhältnisses. Eine isolierte Relaxationsstörung ohne Einschränkung der regionalen oder globalen linksventrikulären Funktion hat in aller Regel keinerlei klinisches Korrelat (Herzinsuffizienz Stadium NYHA I). Bei fortschreitender Herzinsuffizienz mit Einschränkung der systolischen linksventrikulären Funktion kommt es sukzessive zum Anstieg des linksventrikulären Füllungsdruckes (LVEDP) (2). Dadurch erhöht sich die frühdiastolische Einstromgeschwindigkeit erneut, und es kommt zur sog. Pseudonormalisierung des linksventrikulären Füllungsprofils, sodass sich dopplerechokardiographisch ein E/A-Verhältnis von > 1 darstellt (18).

Pulmonales Einstromprofil. Das pulmonale Einstromprofil, das mittels gepulstem Doppler am Vorhofdach, unmittelbar am Eintritt der Pulmonalvenen, ableitbar ist (Abb. 9.16), zeigt ebenfalls typische Veränderungen bei den verschiedenen Stadien der diastolischen linksventrikulären Funktionsstörung. Während bei der Relaxationsstörung die diastolische Einstromgeschwindigkeit in den linken Vorhof gegenüber der systolischen abfällt, kommt es im Stadium der Pseudonormalisierung des mitralen Einstromprofils nicht zu einer Wiederherstellung des normalen pulmonalvenösen Einstromprofils, das dadurch gekennzeichnet ist, dass einem biphasischen systolischen Einstrom ein nahezu gleich schneller diastolischer Einstrom folgt. In der Regel stellt bei normalem pulmonalvenösem Einstromprofil das 2. Maximum des systolischen Einstroms gleichzeitig das Geschwindigkeitsmaximum des gesamten pulmonalvenösen Einstroms dar, wobei der diastolische Einstrom eine nur gering niedrigere maximale Einstromgeschwindigkeit erreicht. Bei der Pseudonormalisierung des mitralen Einstromprofils können diagnostische Unsicherheiten durch die gleichzeitige Ableitung des pulmonalvenösen Einstromprofils ausgeräumt werden. Hier kommt es nämlich zu einer Umkehr des pulmonalvenösen Einstromprofils, sodass die systolische Maximalgeschwindigkeit deutlich unter der diastolischen liegt. Gleichzeitig ist der Rückfluss in die Pulmonalvene, der durch die atriale Kontraktion ausgelöst wird, noch nicht gegenüber dem Normalprofil beschleunigt.

Linksventrikuläre Restriktion. Bei weiter fortschreitender diastolischer Funktionsstörung des linken Ventrikels kommt es zur sog. Restriktion, die gleichzeitig das unmittelbare Vorstadium einer Dekompensation im Sinne der Entwicklung eines Prälungenödems darstellt (4). Die Restriktion ist als schwerste Form der linksventrikulären diastolischen Funktionsstörung dadurch gekennzeichnet, dass im diastolischen Einstromprofil das E/A-Verhältnis auf über 2,0 anwächst und die Dezelerationszeit auf unter 140 ms, in schweren Fällen sogar unter 110 ms, abfällt. Das pulmonalvenöse Einstromprofil stellt ebenfalls eine Art Steigerung gegenüber dem Stadium der Pseudonormalisierung dar (67). Hier unterschreitet das Verhältnis zwischen systolischer maxima-

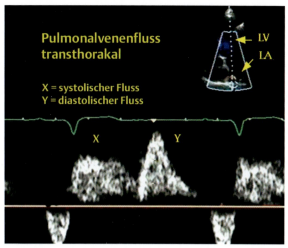

Abb. 9.**16** Pulmonalvenenfluss von transthorakal. X = systolischer Fluss, Y = diastolischer Fluss, LV = linker Ventrikel, LA = linker Vorhof.

ler und diastolischer maximaler Einstromgeschwindigkeit in den linken Vorhof meist den Grenzwert von 0,5. Gleichzeitig kommt es zum gesteigerten Rückfluss in die Pulmonalvene als Resultat des sehr hohen linksventrikulären diastolischen Druckes. Die Geschwindigkeit der sog. A-Welle (der durch atriale Kontraktion bedingte Rückstrom in die Pulmonalvene) überschreitet hierbei regelmäßig den Wert von 0,2 m/s (4) (Abb. 9.17). Der Nachweis einer linksventrikulären Restriktion ist gleichbedeutend mit einer sehr ernsten Prognose, da gezeigt werden konnte, dass von den Patienten mit den typischen echokardiographischen Zeichen der linksventrikulären Restriktion weniger als 50 % ohne Herztransplantation einen Zeitraum von 2 Jahren überleben (96).

Transpulmonales Kontrastmittel. Während das pulmonalvenöse Einstromprofil mittels transösophagealer Echokardiographie regelmäßig mit sehr guter Qualität ableitbar ist, kommt es bei transthorakaler Anlotung nicht selten zu Schwierigkeiten, das Flussprofil in ausreichender Qualität darzustellen. In diesem Fall kann eine Anhebung der Signalqualität durch die intravenöse Gabe eines transpulmonalen Kontrastmittels erreicht werden.

Mitralklappenringgeschwindigkeit. Alternativ ist auch die Bewertung der Mitralklappenringgeschwindigkeit (Abb. 9.18) mittels PW-Gewebedoppler möglich, um die diastolische Funktion – und hier insbesondere im Stadium der Pseudonormalisierung des transmitralen Einstromprofils – eindeutig bestimmen zu können (18). Das Verhältnis zwischen früh- und spätdiastolischer Mitralklappenringgeschwindigkeit beträgt im Normalfall > 1 und nimmt mit zunehmender diastolischer Funktionsstörung ab. Im Gegensatz zum transmitralen Füllungsprofil kommt es jedoch nicht zur Pseudonormalisierung bei fortschreitender und schwerer diastolischer Funktionsbehinderung, sondern vielmehr zu einer fortgesetzten Abnahme des Verhältnisses. So kann unter Zuhilfe-

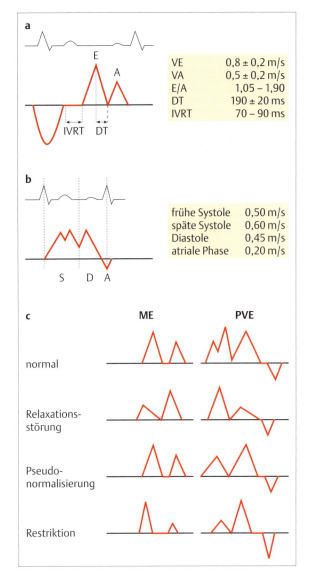

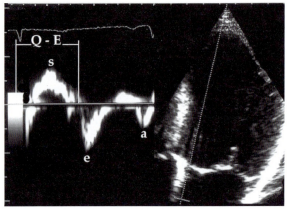

Abb. 9.**18** Mitralklappenringgeschwindigkeit. S = systolische Ringgeschwindigkeit, e = frühdiastolische Ringgeschwindigkeit, a = spätdiastolische Ringgeschwindigkeit.

Abb. 9.**17** Diastolische linksventrikuläre Dysfunktion.
a Transmitrales Flussprofil. VE = frühdiastolische Maximalgeschwindigkeit, VA = spätdiastolische Maximalgeschwindigkeit, E/A = Verhältnis von früh- zu spätdiastolischer Maximalgeschwindigkeit, DT = Dezelerationszeit, IVRT = isovolumetrische Relaxationszeit.
b Pulmonalvenenflussprofil. S = Systole, D = Diastase, A = atriale Phase.
c Formen der diastolischen linksventrikulären Dysfunktion. ME = Mitraleinstrom, PVE = Pulmonalveneneinstrom.

nahme des Verhältnisses aus früh- und spätdiastolischer Mitralklappenringgeschwindigkeit eine Pseudonormalisierung des transmitralen Füllungsprofils demaskiert werden (18).

Die Ableitung des transmitralen Füllungsprofils erfolgt, wie auch die Bestimmung der anderen diastolischen Funktionsparameter, im apikalen Vierkammer-

blick, wobei hier das Sample Volume des PW-Dopplers im Mitralklappenring positioniert wird. Für eine qualitativ hochwertige Darstellung ist jedoch ein Gewebedoppler-Preset erforderlich, um die vergleichsweise geringen Geschwindigkeiten im Spektraldoppler gut darstellen zu können. Im Gegensatz zum transmitralen Füllungsprofil besteht das Mitralklappenringdopplerprofil auch aus einem systolischen Signalanteil. Dieser verringert sich bei schwerer Herzinsuffizienz zunehmend.

Über die qualitative Bewertung dieser diastolischen Funktionsstörung hinaus ist die Mitralklappenringgeschwindigkeit auch geeignet, den LVEDP abzuschätzen. Hierbei wird das Verhältnis aus der maximalen frühdiastolischen transmitralen Einstromgeschwindigkeit (E) und der maximalen frühdiastolischen Mitralklappenringgeschwindigkeit (e) gebildet. Liegt der LVEDP in einem Bereich zwischen 5 und 20 mmHg, so entspricht das Verhältnis E/e nahezu dem LVEDP.

Spätsystolische Kontraktion. Insbesondere durch die koronare Herzkrankheit bzw. Myokardischämie wird ein weiteres Phänomen der diastolischen Funktionsstörung ausgelöst. Dabei handelt es sich um die sog. spätsystolische oder aber auch frühdiastolische Kontraktion. Diese durch Gibson (40) experimentell nachgewiesene Störung des myokardialen Bewegungsablaufes kann mittels Farbdoppler-Gewebedopplerechokardiographie und hier insbesondere im M-mode qualitativ nachgewiesen werden. Dabei zeigt sich nach Positionierung des M-mode-Strahls durch die ischämischen Myokardareale nach Beginn der isovolumetrischen Relaxationsphase eine bis zu 50 ms breite M-mode-Bande mit einem entgegengesetzten, also einer Kontraktion entsprechenden Farbdopplersignal. Der echokardiographische Nachweis einer spätsystolischen Kontraktion muss zunächst als Hinweis, jedoch nicht als Nachweis, einer Myokardischämie angesehen werden, da Sensitivität und Spezifität der Echokardiographie diesbezüglich bislang nicht bekannt sind (s. a. Kapitel 6).

Der akute Myokardinfarkt und seine Komplikationen

Beim akuten Myokardinfarkt hat die echokardiographische Untersuchung Notfallcharakter und darf weitere diagnostische Maßnahmen, insbesondere aber therapeutische Schritte, nicht verzögern oder behindern (s. a. Kapitel 24, S. 477 ff.). Dennoch sollten die Dimensionen sowie die LVEF bestimmt und Komplikationen ausgeschlossen werden.

Regionale Wandbewegungsstörungen und LVEF. Bei der visuellen Beurteilung steht zunächst die Aufdeckung regionaler Wandbewegungsstörungen im Vordergrund, wobei die LVEF in den meisten Fällen nicht oder nicht wesentlich eingeschränkt ist. Ausgenommen hiervon sind schwere und schwerste insbesondere Vorderwandinfarkte, die große Teile der Herzspitze und des interventrikulären Septums mit einbeziehen, sodass die verbleibenden Myokardareale den Funktionsverlust nicht durch eine Hyperkinesie ausgleichen können. In diesem Fall kann es auch zu einer deutlichen Größenzunahme des linken Ventrikels kommen, sodass bei dieser Konstellation von der Gefahr eines drohenden Lungenödems auszugehen ist, da die Größenzunahme mit einer Erhöhung des LVEDP und damit des linksatrialen Mitteldruckes einhergeht.

Komplikationen. Die Echokardiographie stellt die einzige Methode dar, mit der es bettseitig zuverlässig gelingt, wesentliche Komplikationen des akuten Myokardinfarktes zu diagnostizieren bzw. auszuschließen. Diesbezüglich stehen im Vordergrund:
- die Papillarmuskelischämie bzw. der Papillarmuskelabriss,
- die Herzwandruptur mit nachfolgendem Hämoperikard sowie Herzbeuteltamponade und
- der infarktbedingte Ventrikelseptumdefekt.

Papillarmuskelischämie und -ruptur. Bei der Papillarmuskelischämie resultiert in der Regel eine milde bis moderate Mitralinsuffizienz, die zwar die Neigung zur Entwicklung eines Lungenödems verstärken kann, jedoch in der Regel nicht unmittelbar zur Dekompensation führt. Anders ist dies beim Auftreten einer Ruptur des Papillarmuskels, die bei Hinterwandinfarkten im Intervall bis zu 6 Tage nach dem Infarktereignis vorkommt und eine akut lebensbedrohliche Komplikation darstellt. Das in den Vorhof zurückschlagende Segel mit den an ihm meist sichtbar befestigten Anteilen des Klappenhalteapparates ist bereits transthorakal ausgezeichnet erkennbar. Ist der Patient intubiert und beatmet, empfiehlt sich alternativ wegen der transthorakal eingeschränkten Schallbarkeit eine transösophageale Echokardiographie. Eine Notfalloperation stellt die einzig lebensrettende Maßnahme dar (59).

Herzwandruptur. Bei der Entwicklung einer Herzwandruptur kommt es in aller Regel binnen kürzester Zeit zur Entwicklung einer letalen Herzbeuteltamponade.

Nur bei gedeckten Perforationen und sofortiger echokardiographischer Diagnosestellung besteht eine Überlebenschance des Patienten, wenn unter echokardiographischer Kontrolle eine Notfallpunktion des bestehenden Hämoperikards erfolgreich durchgeführt wird und eine entsprechende Notfalloperation mit plastischer Rekonstruktion bzw. Patchplastik der Herzwand unmittelbar angeschlossen werden kann.

Pseudoaneurysma. Die Entstehung eines Pseudoaneurysmas der Herzwand ist in diesem Zusammenhang eher als subakute Komplikation des Myokardinfarkts anzusehen. Dabei kann das Pseudoaneurysma, ähnlich wie eine Tamponade, die linksventrikuläre Funktion und hier insbesondere die Füllung des linken Ventrikels so maßgeblich beeinträchtigen, dass ein kongestives Herzversagen resultiert. Durch die vergleichsweise langsame Entwicklung des Pseudoaneurysmas bis zur Füllungsbehinderung besteht prinzipiell die Chance der rechtzeitigen Diagnosestellung, die vorzugsweise – jedoch nicht zwangsläufig – echokardiographisch erfolgen sollte, und der operativen Intervention. Die echokardiographische Diagnose eines Pseudoaneurysmas kann in Abhängigkeit von der Lage der Raumforderung und der individuellen Schallbarkeit schwierig sein. Im Zweifelsfall sollte nicht gezögert werden, eine transösophageale Untersuchung anzuschließen, um eine sicherere Ausschlussdiagnostik zu führen oder aber insbesondere die räumliche Zuordnung und die Größenverhältnisse des Pseudoaneurysmas exakt zu bestimmen. Im Unterschied zum einfachen Wandaneurysma stellt sich ein im Verhältnis zum Aneurysma engerer Hals dar. Wichtig ist auch der dopplerechokardiographische Nachweis der Kommunikation des Pseudoaneurysmas mit dem linksventrikulären Kavum, was bei fortgeschrittener Thrombosierung auf Schwierigkeiten stoßen kann. Hier stellt sich meist ausschließlich ein systolischer Fluss in das teilweise thrombosierte Perikard dar, der wie auch der Hals des Pseudoaneurysmas sehr schmal sein kann.

Ventrikelseptumdefekt. Bei septalen Infarkten kann es als unmittelbare Folge zur Entstehung eines Ventrikelseptumdefektes kommen. Hierbei stellt sich farbdopplerechokardiographisch vor allem in der parasternalen langen Achse, häufig aber auch im apikalen Vier- und Fünfkammerblick, ein systolischer Shunt-Fluss in den rechten Ventrikel dar. Neben der echokardiographischen Diagnosestellung sowie der Bestimmung des maximalen Druckgradienten im Shunt-Fluss zur Abschätzung des rechtsventrikulären Druckes ist hier vor allem die Bestimmung der Lokalisation des Ventrikelseptumdefektes von Bedeutung. Handelt es sich um einen im Bereich des basalen Septums lokalisierten Ventrikelseptumdefekt, so ist dieser in der Regel von hämodynamischer Bedeutung, sodass als Folge die unmittelbare Entwicklung einer schweren pulmonalen Hypertonie zu erwarten ist. In diesem Fall kann eine Akutintervention mit dem Ziel eines provisorischen Ballonverschlusses des Defektes angezeigt sein. Zusätzlich macht dies sowohl ein hämodynamisches Monitoring mittels Swan-Ganz-Katheter als auch kurzfristige echokardiographischen Kontrollen erforderlich. Ein Ballonverschluss sollte seinerseits nach Intubation und Beatmung sowie unter TEE-Kontrolle erfolgen. Ist der Shunt-Fluss dagegen im apikalen Anteil des Septums nachweisbar, so ist der zugrunde liegende Defekt, wobei es sich auch um

mehrere kleine Defekte handeln kann, gewöhnlich von geringerer hämodynamischer Bedeutung. Der Verschluss kleiner apikaler Ventrikelseptumdefekte kann, sofern erforderlich, ellektiv im Intervall erfolgen.

Regionale systolische linksventrikuläre Funktion

Qualitative Beurteilung

Der echokardiographischen Aufdeckung regionaler linksventrikulärer Funktionsstörungen liegt die Erkennung von entsprechenden Wandbewegungsstörungen im 2D-Echokardiogramm zugrunde (34). Die visuelle Beurteilung stützt sich dabei auf eine semiquantitative Klassifizierung von Wandbewegungsstörungen.

Standardisierte Schnittebenen. Die systematische linksventrikuläre Funktionsanalyse erfolgt in standardisierten Schnittebenen (28). Dabei handelt es sich um die Darstellung des linken Ventrikels in der parasternalen kurzen Achse auf Papillarmuskelhöhe sowie der apikalen Anlotung des linken Ventrikels im Zwei-, Fünf-, und Vierkammerblick.

Unterschieden werden dabei:
➤ Normokinesie (Abb. 9.**19a**),
➤ Hypokinesie (Abb. 9.**19b**),
➤ Akinesie (Abb. 9.**19c**),
➤ Dyskinesie (Abb. 9.**19d**),
➤ Hyperkinesie (Abb. 9.**19e**) und
➤ paradoxe Septumkinetik (Dyssynchronie) (Abb. 9.**20**).

16-Segment-Modell. Um eine standardisierte Beurteilung und Dokumentation von Wandbewegungsstörungen zu ermöglichen, ist die Zuordnung der einzelnen Schweregrade der Wandbewegungsstörungen zu bestimmten Myokardarealen unerlässlich. In diesem Zusammenhang hat sich das 16-Segment-Modell der Amerikanischen Gesellschaft für Echokardiographie als allgemein gültige Klassifikation durchgesetzt (Abb. 9.**21**). Danach ergibt sich eine Aufteilung des linksventrikulären Myokards in folgende Segmente:
 1. anteroseptal-medial,
 2. anteroseptal-basal,
 3. posterior-medial,
 4. posterior-basal,
 5. septal-apikal,
 6. septal-medial,
 7. septal-basal,
 8. lateral-apikal,
 9. lateral-medial,
10. lateral-basal,
11. inferior-apikal,
12. inferior-medial,

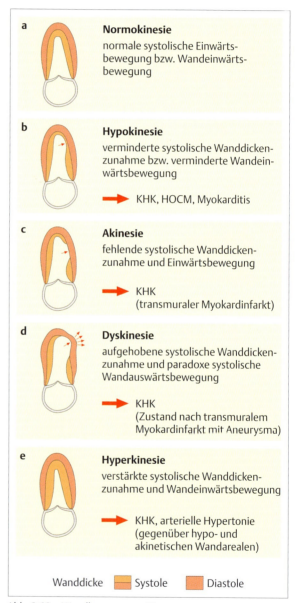

a   Normokinesie
normale systolische Einwärtsbewegung bzw. Wandeinwärtsbewegung

b   Hypokinesie
verminderte systolische Wanddickenzunahme bzw. verminderte Wandeinwärtsbewegung

➡ KHK, HOCM, Myokarditis

c   Akinesie
fehlende systolische Wanddickenzunahme und Einwärtsbewegung

➡ KHK
   (transmuraler Myokardinfarkt)

d   Dyskinesie
aufgehobene systolische Wanddickenzunahme und paradoxe systolische
Wandauswärtsbewegung

➡ KHK
   (Zustand nach transmuralem
   Myokardinfarkt mit Aneurysma)

e   Hyperkinesie
verstärkte systolische Wanddickenzunahme und Wandeinwärtsbewegung

➡ KHK, arterielle Hypertonie
   (gegenüber hypo- und
   akinetischen Wandarealen)

Wanddicke ▮ Systole ▮ Diastole

Abb. 9.**19**   Wandbewegungsstörungen.

3

13. inferior-basal,
14. anterior-apikal,
15. anterior-medial und
16. anterior-basal.

Wandbewegungs-Score. Basierend auf dem 16-Segment-Modell wurde die Bestimmung des Wandbewegungs-Scores zur semiquantitativen Wandbewegungsanalyse eingeführt. Hierbei erfolgt die Zuordnung eines Zahlenwertes zum jeweiligen Grad der Kinetikstörung:

➤ Normokinesie = 1,
➤ Hypokinesie = 2,
➤ Akinesie = 3,
➤ Dyskinesie = 4.

Der Wandbewegungs-Score ergibt sich aus der Summe der Zahlenwerte für jedes einzelne Segment geteilt durch die Anzahl der beurteilbaren Segmente. Als pathologisch kann ein Befund erst dann angesehen werden, wenn eine Hypokinesie in mindestens 2 Segmenten nachweisbar ist.

$$\text{WBS} = \frac{\Sigma \text{ der Segmentwerte}}{\text{Summe der beurteilten Segmente}}$$

Hypokinesie. Unter Hypokinesie ist eine herabgesetzte systolische Einwärtsbewegung des betreffenden Myokardareals zu verstehen (Abb. 9.**22**). Hypokinesien kommen bei koronarer Herzkrankheit sowie infolge anderweitig bedingter Myokardischämie, aber auch nach Herztransplantationen oder bei sonstigen Herzmuskelerkrankungen, wie Kardiomyopathien, toxischem Myokardschaden oder Speicherkrankheiten, vor.

Akinesie. Bei einer Akinesie fehlt die systolische Einwärtsbewegung vollständig (Abb. 9.**23**). Akinesien sind ein typischer Hinweis für das Vorliegen einer Infarktnarbe oder einer akuten Ischämie bei koronarer Herzkrankheit.

Dyskinesie. Beim Vorliegen einer Dyskinesie kommt es zu einer systolischen Auswärtsbewegung des betreffenden Segments (Abb. 9.**24** und 9.**25**). Auch diese Störung stellt einen typischen Befund in Folge eines abgelaufenen Myokardinfarktes bei koronarer Herzkrankheit dar. Die Dyskinesie ist gleichzeitig eines von zwei Kriterien für die Diagnose eines Herzwandaneurysmas. Diese Diagnose darf aber erst dann gestellt werden, wenn neben der Dyskinesie auch eine Wandverdünnung vorliegt. In jedem Fall handelt es sich bei Vorliegen einer Dyskinesie zumindest um die Vorstufe eines Herzwandaneurysmas.

Hyperkinesie. Hyperkinesien treten dagegen infolge einer verstärkten Einwärtsbewegung bestimmter Myokardareale oder des gesamten Ventrikels auf und können, wenn sie auf bestimmte Segmente begrenzt sind, Ausdruck einer Kompensation bei gleichzeitig vorliegender Hypo- und Akinesie in anderen Segmenten sein. Eine globale Hyperkinesie dagegen stellt meist das Resultat einer linksventrikulären Hypertrophie, eines Re-

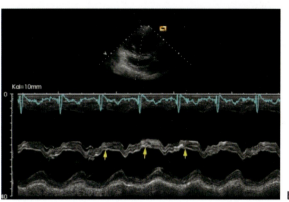

Paradoxe Septumbewegung

• kompletter Linksschenkelblock
• Myokardinfarkt mit septaler Beteiligung (Aneurysma)
• gesteigertes rechtsventrikuläres Schlagvolumen (ASD, fehlmündende Lungenvene, Trikuspidalinsuffizienz)

a

b

Abb. 9.**20** Paradoxe Septumbewegung.
a Ursachen.
b M-Mode-Darstellung.

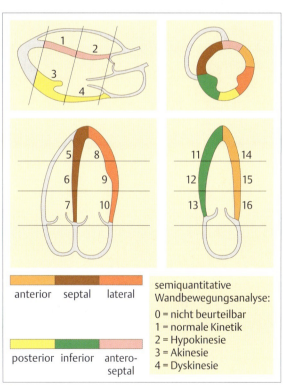

anterior   septal   lateral

posterior inferior antero-septal

semiquantitative Wandbewegungsanalyse:

0 = nicht beurteilbar
1 = normale Kinetik
2 = Hypokinesie
3 = Akinesie
4 = Dyskinesie

Abb. 9.**21** 16-Segment-Modell (Empfehlung der ASE).

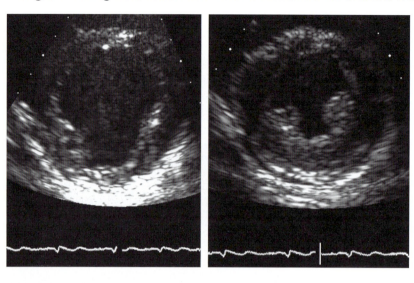

Abb. 9.**22** Anteriore Hypokinesie mit verringerter Wanddickenzunahme systolisch. Links Diastole, rechts Systole.

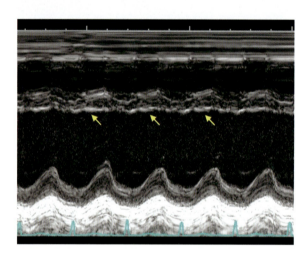

Abb. 9.**23** Septale Akinesie im M-Mode aus parasternaler Anlotung.

Diastole   **Systole**

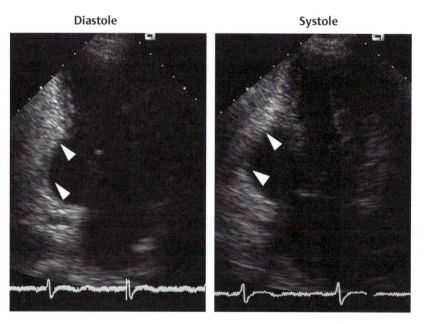

Abb. 9.**24** Hinterwandaneurysma mit ausgeprägter Dyskinesie.

gurgitationsvitiums an der Aorten- oder Mitralklappe bzw. eines Rezirkulationsvitiums, einer Hypervolämie oder einer adrenergen Stimulation dar.

Normokinesie. Da die Einwärtsbewegung des Myokards nicht nur von der Myokardfunktion selbst, sondern auch vom momentanen hämodynamischen Zustand abhängt und somit insbesondere bei Nachlastschwankungen stark variieren kann, gilt die Wanddickenzunahme während der Systole als zweites unabhängiges Kriterium für die Beurteilung der Myokardkinetik. Eine Normokinesie liegt demnach nur dann vor, wenn neben einer hinreichenden Einwärtsbewegung auch eine adäquate Wanddickenzunahme im betreffenden Myokardareal nachweisbar ist. Da eine Hypokinesie eines einzelnen Segments durch eine Hyperkinesie benachbarter Segmente bis zu einem gewissen Grad verschleiert werden kann, ist bereits eine verringerte Wanddickenzunahme bei noch normaler Einwärtsbewegung als Hypokinesie anzusehen.

Klassifikation des Schweregrades der KHK. Anhand des Wandbewegungs-Scores (WBS) bzw. dessen Abfalls unter Belastung kann eine Klassifikation des Schweregrades der koronaren Herzkrankheit vorgenommen werden:
➤ Grad I: WBS = 1 = Normalbefund,
➤ Grad II: WBS 1,1 bis < 1,5 = leichte bis mittelgradige KHK,
➤ Grad III: WBS 1,5 bis < 2,0 = mittel- bis hochgradige KHK,
➤ Grad IV: WBS ≥ 2,0 = hochgradige KHK.

Veränderungen nach Myokardinfarkt. Nach abgelaufenem transmuralem Myokardinfarkt wirken sich die daraus resultierenden regionalen Wandbewegungsstörungen auf die globale linksventrikuläre systolische Funktion aus. Es kommt häufig zur Entwicklung einer ausgeprägten Vergrößerung der linken Herzkammer. Dabei konnte durch verschiedene klinische Studien gezeigt werden, dass das Ausmaß der Ventrikeldilatation, die wiederum exakt zu quantifizieren ist, die Prognose weitgehend bestimmt.

Remodeling. Die in Folge eines Myokardinfarktes auftretenden globalen Veränderungen der Myokardkinetik werden auch als Infarktremodeling bezeichnet. Darunter wird neben der Veränderung der Größe und Form des linken Ventrikels auch die Reduktion der globalen Kinetik bzw. linksventrikulären Funktion subsummiert. Der Prozess des Remodeling geht mit einer erhöhten Rate an kardialen Ereignissen (höhergradige ventrikuläre Rhythmusstörungen, Dekompensationsneigung, plötzlicher Herztod) einher. In der Initialphase konzentrieren sich die Veränderungen auf das Infarktgebiet selbst. Es kommt hier zu einem „Bulging" des betreffenden Areals bei gleichzeitiger Verdünnung der Ventrikelwand. Dieser Vorgang wird auch als Infarktdehnung bezeichnet. Ursache der Infarktdehnung ist einerseits der Verlust an Kontraktilität und andererseits die durch den Zelluntergang und das Austreten lytischer Enzyme auf-

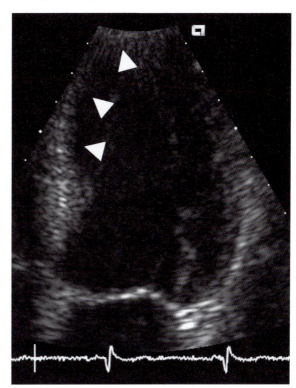

Abb. 9.**25**   Dyskinesie im Bereich der septal-apikalen Herzwand.

gebrochene bindegewebige Struktur. Das Ausmaß der Infarktdehnung kann ebenfalls echokardiographisch semiquantitativ beurteilt werden. Einen wichtigen quantitativen Anhaltspunkt stellt in diesem Zusammenhang die Verdünnung der Ventrikelwand dar. Das Infarktareal ist echokardiographisch häufig als paradox pulsierendes Segment (Bulging) erkennbar. Die Einschränkung des SV bedingt mit der Zeit eine kompensatorische Herzvergrößerung, die das Remodeling abschließt und mit einer Ausrundung der Ventrikelspitze einhergeht. Bezieht das Infarktareal die Hinterwand ein, lässt sich echokardiographisch meist eine Mitralinsuffizienz feststellen, die einerseits Folge des Remodeling sein kann – in diesem Fall handelt es sich um eine relative Mitralinsuffizienz –, andererseits kann die Klappendysfunktion jedoch auch durch eine Papillarmuskelinsuffizienz, in seltenen Fällen auch durch einen Papillarmuskelabriss bedingt sein. Der letztere Fall verursacht eine massive Mitralinsuffizienz mit der sofortigen Entwicklung eines Lungenödems. Nach der Aktivierung von Fibroblasten im Infarktareal kommt das Remodeling bei veränderter Geometrie unter Einbeziehung der Narbe zum Stehen und bedingt eine mehr oder weniger stark ausgeprägte Herzinsuffizienz. Es resultieren dann multiple Wandbewegungsstörungen, die differenzialdiagnostisch nicht allein durch die Ruheechokardiographie abgeklärt werden können.

Quantitative regionale Wandbewegungsanalyse

Probleme bei der Beurteilung. Bei der Beurteilung der Kinetik einzelner Segmente muss darauf geachtet werden, dass das Ausmaß der physiologischen systolischen Einwärtsbewegung sowie der Myokardverdickung in den einzelnen Segmenten unterschiedlich ist. So nimmt das Ausmaß der Einwärtsbewegung von apikal nach basal ab. Trotz Standardisierung bleibt die Sensitivität der semiquantitativen Wandbewegungsanalyse auch wegen der bestehenden Subjektivität der Beurteilung begrenzt. In der Regel zeigen Patienten ohne abgelaufenen Myokardinfarkt oder Ruheischämie keine klassischen Kinetikstörungen im Ruheechokardiogramm. Für die Diagnostik einer koronaren Herzkrankheit ist daher die Durchführung einer Stressechokardiographie, auf die die Kriterien der Wandbewegungsstörungen in gleicher Weise angewendet werden, unerlässlich. Die qualitative Wandbewegungsanalyse ist dann nur mit Einschränkungen anwendbar, wenn keine hinreichende Myokardabgrenzbarkeit gegeben ist. In diesem Fall wird insbesondere die Erkennung der Wanddickenzunahme erschwert.

Harmonic Imaging

Verbesserte Endokardabgrenzbarkeit. Zur Verbesserung der qualitativen bzw. semiquantitativen Wandbewegungsanalyse stellt zunächst die Nutzung des Non-Contrast Harmonic Imaging in den meisten Fällen eine wertvolle Hilfe dar (83), sodass bereits dadurch eine hinreichende Endokardabgrenzbarkeit aller Segmente erreicht werden kann. Vergleichsuntersuchungen ergaben, dass das Non-Contrast Harmonic Imaging gegenüber der konventionellen 2D-echokardiographischen Darstellung eine deutliche Verbesserung der Endokarderkennbarkeit erbringt (83). Diese Veränderung wird insbesondere in den Segmenten deutlich, für die mittels konventioneller Echokardiographie häufig eine eingeschränkte Darstellbarkeit resultiert. Die Verbesserung erlaubt zusätzlich die effektive Anwendung der akustischen Quantifizierung (5) oder automatischer Endokarderkennungstechniken (17) und stellt somit einen bedeutsamen Fortschritt bei der Objektivierung der Wandbewegungsanalyse dar. Auch im Rahmen der Stressechokardiographie konnte nachgewiesen werden, dass mittels Non-Contrast Harmonic Imaging die Zahl der beurteilbaren Segmente sowohl im Ruhe- als auch im Belastungsechokardiogramm höher lag als in den konventionellen Vergleichsuntersuchungen.

Beurteilung von Standbildern. Die bekannte Tatsache, dass das Endokard im Standbild schlechter zu erkennen ist als in der bewegten Darstellung, wirkt sich im Non-Contrast Harmonic Imaging deutlich geringer aus als bei konventioneller Darstellung. Dies wiederum ist insbesondere bei enddiastolischen Standbildern der Fall. Im apikalen Vierkammerblick sind für gewöhnlich die late-

ralen und apikalen Segmente und im apikalen Zweikammerblick die apikalen und anterioren Segmente schwer darstellbar. Die eingeschränkte Darstellbarkeit im apikalen Bereich ist dabei häufig auf Nahfeld- und Rauschartefakte zurückzuführen. Eine mangelhafte Bildgebung hinsichtlich der lateralen und anterioren Segmente mit unzureichender Endokarddefinition wird auf die Tatsache zurückgeführt, dass diese Myokardareale tangential zum Ultraschall positioniert sind (29). Dagegen sind die anteroseptalen und anterioren Segmente im Kurzachsenschnitt auch konventionell eher leichter darstellbar, da ihre Position perpendikulär zum Ultraschallstrahl liegt. Aus diesem Grund sollte das Non-Contrast Harmonic Imaging insbesondere bei der apikalen Anschallung in jeder echokardiographischen Routineuntersuchung eingesetzt werden.

Bewertung der Wanddickenzunahme. Neben der Beurteilung der Endokardgrenze im Standbild bewirkt die Methode eine verbesserte Bewertung der Wanddickenzunahme im dynamischen Bild. Dies ist bei der Mehrzahl der Segmente im Kurzachsenschnitt und im apikalen Vierkammerblick der Fall. Hierbei muss berücksichtigt werden, dass die Endokarderkennbarkeit sowie die sichere Bewertung der Wanddickenzunahme in der Systole entscheidend für eine korrekte Wandbewegungsanalyse sind. Es ist daher nicht überraschend, dass für das Non-Contrast Harmonic Imaging eine erhöhte Sensitivität gegenüber Wandbewegungsstörungen im Vergleich zur konventionellen Darstellung nachgewiesen werden konnte. Verfahren der quantitativen Bildanalyse (36, 42), wie die Centerline-Methode, haben sich trotz dieser Verbesserungen in der Praxis nicht durchgesetzt.

Transpulmonales Kontrastmittel (s. a. Kapitel 5). Kann keine entscheidende Verbesserung der Endokardabgrenzbarkeit erreicht werden, sollte die intravenöse Gabe eines transpulmonalen Kontrastmittels der ersten oder der zweiten Generation erfolgen, um das Endokard durch die Anhebung des Kavumkontrastes sicher abzugrenzen (16). Ähnlich wie bei der Bestimmung der Volumenparameter kann davon ausgegangen werden, dass mithilfe des Non-Contrast bzw. Contrast Harmonic Imaging die visuelle Beurteilbarkeit der regionalen Wandkinetik in den meisten der Fälle möglich wird, in denen dies bislang mangels ausreichender Bildqualität als unzuverlässig angesehen werden musste (17, 83).

Power Harmonic Imaging (s. a. Kapitel 6). Im Unterschied zur Kavum-Kontrastmittel-Echokardiographie konnte die Diagnostik von Perfusionsdefekten mittels transpulmonaler Kontrastmittel in Kombination mit dem Power Harmonic Imaging noch keinen Einzug in die klinische Routinediagnostik halten.

Colour-Kinesis-Technik

Nur bedingt hilfreich bei der Beurteilung der regionalen Wandkinetik kann der Einsatz der Colour-Kinesis-Technik sein. Voraussetzung dafür sind jedoch ebenfalls hin-

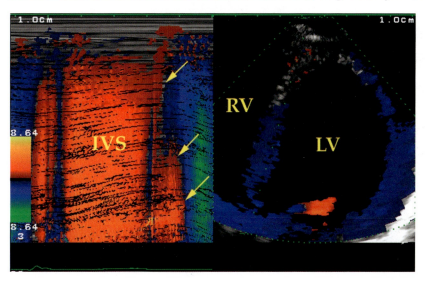

Abb. 9.**26** Spätsystolische Kontraktion. IVS = interventrikuläres Septum, RV = rechter Ventrikel, LV = linker Ventrikel.

reichend gute Schallbedingungen, da das Verfahren auf einer automatischen Konturerkennung beruht. Dabei wird während der Systole die Endokardkontur alle 50 ms eingefroren und die während dieses Zeitraums vollzogene Endokardeinwärtsbewegung farbig kodiert. Die farbig kodierten Zonen entsprechen dem Ausmaß der Wandbewegung über definierte Zeitintervalle. Die Farbkodierung bleibt dann über die anschließende Diastole auf dem Bildschirm sichtbar, sodass anhand des Abstands der verschiedenen Farbbereiche zueinander hypokinetische Zonen von normokinetischen Arealen gut unterschieden werden können. Ein weiterer Vorteil der Colour-Kinesis-Technik besteht darin, dass Hypokinesien im Standbild dokumentiert und dem Befund beigefügt werden können. Ist die Endokardabgrenzbarkeit jedoch nicht ausreichend für die automatische Konturerkennung, kommt es häufig zu fehlerhaften Markierungen des Endokards und somit zu einer vollkommen unregelmäßigen Farbgebung, die dann einer exakten Befundung eher abträglich ist. Umgekehrt ist gerade bei guter Endokardabgrenzbarkeit meist auch eine hinreichende konventionelle Beurteilbarkeit gegeben. Ein weiteres Problem besteht darin, dass Translationsbewegungen fälschlicherweise als Einwärtsbewegungen fehlgedeutet werden.

Gewebedoppler-Echokardiographie (s. a. Kapitel 4)

Spätsystolische Kontraktionen. Eine weitere vielversprechende Technologie hinsichtlich der Wandbewegungsanalyse stellt die Gewebedoppler-Echokardiographie dar. Von besonderer Bedeutung ist die Aufdeckung einer ischämiebedingten, spätsystolischen bzw. frühdiastolischen Kontraktion, die die isovolumetrische Relaxation verzögert. Dieses bekannte Phänomen kann mittels Gewebedoppler-Echokardiographie erstmals echokardiographisch diagnostiziert werden (Abb. 9.**26**). Somit ist es jetzt möglich, dieses aus der theoretischen Medizin bekannte Ischämiezeichen klinisch in breitem Umfang zu nutzen.

Wandgeschwindigkeitsgradienten. Neben der Asynchroniediagnostik, die es ermöglicht, regionale spätsystolische Kontraktionen und damit verbundene Störungen der isovolumetrischen Relaxation aufzudecken, ist die Technik prinzipiell auch geeignet, Hypokinesien farbdopplerechokardiographisch sichtbar zu machen und diese anhand von Geschwindigkeitsparametern auch quantitativ zu erfassen. Der Quantifizierung der Wandkinetik anhand von Wandgeschwindigkeitsdaten stehen jedoch physiologische und technische Probleme entgegen. Zum einen wird die Einwärtsbewegung des Endokards durch Rotation und Translation des Herzens überlagert, sodass Summationsvektoren resultieren, die anschließend farbig kodiert werden. Dies führt dazu, dass die Einwärtsbewegung nicht selektiv darstellbar ist (Abb. 9.**27**). Zum anderen sind nicht alle Myokardsegmente ohne signifikanten Winkelfehler anschallbar, sodass für eine Reihe von Segmenten trotz der Möglichkeit der Anschallung von verschiedenen Schallfenstern aus ein beträchtlicher Winkelfehler resultiert. Dies trifft auch auf den gekrümmten Gewebedoppler-M-Mode zu (Abb. 9.**28**). Wandgeschwindigkeitsparameter haben sich deswegen als wenig sensitiv bei der Suche nach regionalen Wandbewegungsstörungen erwiesen. Eine wesentlich bessere Empfindlichkeit zeigen diesbezüglich aber Wandgeschwindigkeitsgradienten. Diese wurden entwickelt, um die physiologische Wanddickenzunahme während der Systole zu quantifizieren und die Wandbewegungsanalyse auch intra- und interindividuellen Vergleichen zuzuführen. Wandgeschwindigkeitsgradienten-Parameter beinhalten prinzipiell das Verhältnis zwischen subendokardialer und subepikardialer Myokardgeschwindigkeit während der Systole. Durch die Wanddickenzunahme muss die Geschwindigkeit der Einwärtsbewegung des Endokards die Bewegungsgeschwindigkeit der subepikardialen Wandanteile übersteigen. Ist dies nicht der Fall, besteht eine Akinesie; ist die subendokardiale Geschwindigkeit nur geringfügig höher als die subepikardiale Wandgeschwindigkeit, so liegt eine Hypokinesie vor. Da die Wandge-

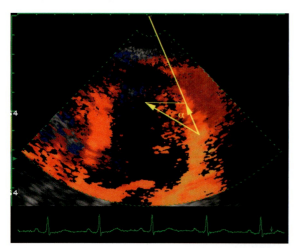

Abb. 9.**27** Winkelfehler bei Anwendung des Gewebedopplers. Winkel α = Dopplerwinkel.

schwindigkeiten nur in Relation zueinander nicht aber absolut bewertet werden, wirken sich Winkelfehler, Translations- und Rotationsbewegung des Herzens jeweils proportional auf die Grunddaten, aus denen die Gradienten berechnet werden, aus. Um auch interindividuelle Vergleiche zu ermöglichen, wird die subepikardiale von der subendokardialen Wandgeschwindigkeit subtrahiert und zur Wanddicke ins Verhältnis gesetzt.

$$\frac{WG_{endo} - WG_{epi}}{DWD}$$

WG   = Wandgeschwindigkeit,
endo = endokardial,
epi   = epikardial,
DWD = diastolische Wanddicke.

Limitationen und Lösungsstrategien. Limitationen ergeben sich auch hier einerseits durch die Gesamtbe-

schallbarkeit und andererseits dadurch, dass das subepikardiale Myokard deutlich echogener als das subendokardiale ist. Dadurch kann es insbesondere subendokardial zu sog. Signallücken kommen, wodurch der entsprechende Geschwindigkeitswert unterschätzt werden kann, was nachfolgend wiederum zu einer Unterschätzung des Wandgeschwindigkeitsgradienten führt. Das Phänomen der ungleichmäßigen Signalgebung zwischen Endo- und Epikard wurde bei Untersuchungen der Diastase aufgedeckt. Diesem Problem kann jedoch durch die kombinierte Anwendung des Non-Contrast Harmonic Imaging mit der Gewebefarbdoppler-Echokardiographie begegnet werden. Das Non-Contrast Harmonic Imaging ist geeignet, insbesondere die Signalgebung im endokardialen und subendokardialen Bereich anzuheben, sodass sich Geschwindigkeitsunterschätzungen weitgehend vermeiden lassen. Die Kombination von Gewebedoppler-Echokardiographie und Non-Contrast Harmonic Imaging ist jedoch erst mit den neuesten Gerätegenerationen verfügbar.

Strain Rate. Während sich die Wandgeschwindigkeitsgradienten-parameter allein auf die Wanddickenzunahme beziehen, ist neuerdings auch die Längskontraktion der qualitativen Gewebedoppler-Echokardiographie zugänglich. Das Maß für die Längskontraktion stellt dabei die Strain Rate dar. Die Strain rate repräsentiert den Unterschied zwischen den Geschwindigkeitsvektoren zweier Myokardpunkte mit definiertem Abstand entlang des Dopplerstrahls. Erste Untersuchungsergebnisse zeigen, dass die Strain rate die regionale Myokardfunktion sehr gut widerspiegelt und somit zur Ischämiediagnostik, insbesondere im Rahmen der Stressechokardiographie, eingesetzt werden kann. Die Messung von Geschwindigkeitsgradienten wie auch der Strain rate bedingt jedoch in jedem Fall einen zeitlichen Mehraufwand, der nicht ohne weiteres mit den Anforderungen der klinischen Routineabläufe zu vereinbaren ist. In diesem Zusammenhang zeichnet sich jedoch die

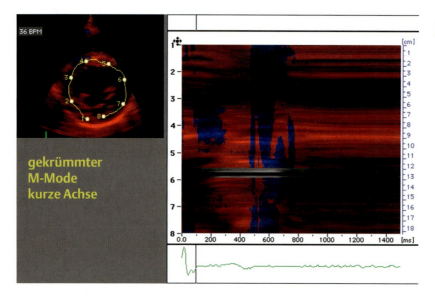

Abb. 9.**28** Gekrümmter Gewebedoppler-M-Mode.

Entwicklung automatischer und halbautomatischer Software-Lösungen durch die Gerätehersteller ab. Derzeit stellt sich die klinische Bedeutung der Gewebedoppler-Echokardiographie trotz technischer Verbesserung als gering dar.

3D-Echokardiographie

Die 3D-Echokardiographie hat im Hinblick auf die regionale Wandbewegungsanalyse, ihre Optimierung und Quantifizierung bislang kaum Verbreitung gefunden. Ursache dafür ist der vergleichsweise hohe technische und zeitliche Aufwand, der sich jedoch mit der Einführung der 3D-Echtzeit-Echokardiographie erheblich reduziert. Die hierzu bekannten Untersuchungen konzentrieren sich in der Hauptsache auf die Abgrenzung von dyskinetischen Segmenten. Durch die Möglichkeit der 3D-Echtzeit-Echokardiographie, einen kompletten dynamischen Datensatz on-line über einen Herzzyklus und damit binnen ca. 1 Sekunde aufzunehmen, kann im Falle der Kombination dieser Technik mit der Stressechokardiographie die dynamische oder pharmakologische Belastung des Patienten zeitlich weit enger begrenzt werden als dies bislang möglich ist. Der klinische Einsatz der 3D-Echokardiographie zur regionalen Wandbewegungsanalyse wird sich deshalb voraussichtlich in naher Zukunft deutlich verstärken. Der Hauptvorteil gegenüber der 2D-Bildgebung besteht hauptsächlich darin, dass hypo- und akinetische Areale direkt volumetriert werden können und somit die Ausbreitung von ischämischem und Narbengewebe exakt bestimmt werden kann.

Funktionsbeurteilung mittels transösophagealer Anlotung

Indikationen und Kontraindikationen. Bei perioperativem oder akutem Linksherzversagen ist wegen der resultierenden Beatmungspflichtigkeit des Patienten die transösophageale Echokardiographie die diagnostische Methode der Wahl und stellt gleichzeitig ein sicheres und minimal invasives Verfahren, das auch zu Monitorzwecken gut genutzt werden kann, dar, um die linksventrikuläre Funktion sowie die kardialen Dimensionen exakt zu beurteilen. Als Kontraindikationen sind lediglich ösophageale Erkrankungen und schwere Blutungsdiathesen anzusehen.

Globale linksventrikuläre Funktion. Der einzigartige Vorteil der transösophagealen Echokardiographie (TEE) liegt darin, dass die Beurteilung der kardiovaskulären Funktion und Morphologie rasch und ohne Interferenz mit chirurgischen oder intensivtherapeutischen Maßnahmen vorgenommen werden kann (86). Neben der globalen systolischen Funktionsbeurteilung und Berechnung der LVEF ist auch die semiquantitative Abschätzung der Vorlast durch die Beurteilung des linken Vorhofes, des transmitralen Flussprofils, der Füllung der rechtsseitigen Herzhöhlen und die Ausmessung der rechten Pulmonalarterie möglich. Die globale linksventrikuläre Funktion stellt einen wichtigen Prädiktor für das therapeutische Ergebnis nach chirurgischen und insbesondere kardiochirurgischen Eingriffen dar. Obgleich perioperativ das hämodynamische Monitoring mittels Swan-Ganz-Katheter zum Standard gehört, vermag diese traditionelle Methode nicht immer zu beurteilen, ob beispielsweise das Herzzeitminutenvolumen überwiegend durch eine entsprechende Kontraktilität des linken Ventrikels oder aber in erster Linie durch eine Ausschöpfung des Frank-Starling-Mechanismus erreicht wird. Diese Information erbringt einzig und allein die TEE, die damit zur differenzialtherapeutischen Entscheidungsfindung wesentlich beiträgt.

Fractional Shortening. Als quantitatives Maß können aber der enddiastolische und endsystolische Durchmesser des linken Ventrikels und die Verkürzungsfraktion (Fractional Shortening, FS) im gastralen Kurzachsenschnitt bestimmt werden.

Fraktionierte Flächenänderung. Im transösophagealen Dreikammerblick (Schallkopfrotation um 120–130°) gelingt die Darstellung des linken Ventrikels bis in die apikalen Segmente. In diesem Schnitt kann analog zur transthorakalen Bewertung die Bestimmung der Volumina und der LVEF erfolgen. Nach Umfahren der enddiastolischen und endsystolischen Endokardgrenze resultieren zwei Flächen, die voneinander subtrahiert, die fraktionierte Flächenänderung ergeben:

$$FAC\% = \frac{IDA - ESA}{IDA}$$

FAC = fraktionierte Flächenänderung, EDA = enddiastolische Ventrikelschnittfläche, ESA = endsystolische Ventrikelschnittfläche.

Bestimmung der LVEF und des SV. Die fraktionierte Flächenänderung erlaubt die Abschätzung der LVEF. Nach Simpson lassen sich die Ventrikelvolumina aus der Summe aufeinander liegender Scheiben berechnen, wobei es hier durch das Auftreten tangentialer Schnitte regelmäßig zu Unterschätzungen kommt. Die Bestimmung der LVEF, der Ventrikelvolumina sowie die qualitative Bewertung von Kontraktilität und Vorlast erfordern eine gewisse Erfahrung des Untersuchers (38). Alternativ kann das SV auch mittels PW- oder CW-Doppler näherungsweise bestimmt werden (19, 70). Es muss darauf geachtet werden, dass der Winkelfehler vernachlässigbar klein bleibt. Dies ist nur dann der Fall, wenn Dopplerstrahl und Flussrichtung einen Winkel < 20° bilden. Schließlich muss die Messung des linksventrikulären Ausflusstraktes exakt erfolgen, um die Durchflussfläche errechnen zu können. Neben der Messung des SV im linken ventrikulären Ausflusstrakt, die in der gastralen langen Achse erfolgt, kann die Bestimmung des SV auch in der transösophagealen kurzen Achse im rechtsventrikulären Ausflusstrakt vorgenommen werden. Dabei ist zu berücksichtigen, dass der Winkelfehler bei der Messung im rechtsventrikulären Ausflusstrakt vergleichsweise größer ausfällt. Die Bestimmung des SV selbst erfolgt durch die Multiplikation der Durchflussfläche mit dem Geschwindigkeits-Zeit-Integral, das planimetrisch über das Flussgeschwindigkeitssignal bestimmt wird.

Herzminutenvolumen und Cardiac Index. Bei konstanter Herzfrequenz (35) resultieren aus dem SV und der Herzfrequenz schließlich das Herzminutenvolumen und der Cardiac Index:

$$A_{LVOT} = \pi \times (D_{LVOT}/2)^2$$

A_{LVOT} = Fläche des linksventrikulären Ausflusstraktes, D_{LVOT} = Durchmesser des linksventrikulären Ausflusstraktes, Normwerte 2,5–4 cm^2.

$$SV = VTI \times A_{LVOT}$$

SV = Schlagvolumen, VTI = Geschwindigkeits-Zeit-Integral, Normwerte 50–110 cm^3.

$$HMV = Hf \times SV$$

HMV = Herzminutenvolumen, Hf = Herzfrequenz, Normwerte 3,5–7 l/min.

$$CI = \frac{VTI \times \pi \times (D_{LVOT}/2)^2 \times Hf}{Körperoberfläche}$$

CI = Cardiac Index, Normwerte 3,0–4,5 l/min und m^2 Körperoberfläche

Linksatrialer Mitteldruck. Obgleich ein Zusammenhang zwischen den Flussgeschwindigkeiten des transmitralen Flussprofils und dem systolischen Anteil des pulmonalvenösen Flussprofils mit dem linksatrialen Mitteldruck (LAP) besteht (11, 71), ist die Messung des LAP mittels gepulstem Doppler nur eingeschränkt möglich (58), da beide Flussprofile, und insbesondere der transmitrale Fluss, von der linksventrikulären Funktion (13) und hier insbesondere von der Relaxation mit beeinflusst werden (1). Die semiquantitative Unterteilung in die 4 Kategorien „normaler Fluss", „Relaxationsstörung", „Pseudonormalisierung" und „restriktives Füllungsprofil" erlaubt jedoch eine Aussage darüber, ob der linksatriale Druck normal, gering, mittelgradig oder stark erhöht ist (3). Einfacher zu bestimmen ist der LAP unter Zuhilfenahme der maximalen frühdiastolischen Einstromgeschwindigkeit an der Mitralklappe und der maximalen frühdiastolischen Mitralgeschwindigkeit, die mittels gepulstem Gewebedoppler bestimmbar ist

(66). Hierfür sollte jedoch das in den meisten Geräten eigens dafür implementierte Preset genutzt werden. Der Quotient aus Einstromgeschwindigkeit (E) und Ringgeschwindigkeit (e) ergibt einen Wert, der etwa im Verhältnis von 1 : 1 mit dem LAP korreliert, sofern dieser über 5 mmHg liegt.

Beispiel:

$$E_{max} = 0,60 \text{ m/s}$$

$$e_{max} = 0,05 \text{ m/s}$$

$$\frac{E_{max}}{e_{max}} = 12$$

= Es resultiert ein geschätzter LAP von 12 mmHg.

Eine weitere Möglichkeit der Bestimmung des LAP bzw. des LVEDP resultiert aus der Messung des LV-LA-Gradienten zum Zeitpunkt der Aortenöffnung, der subtrahiert vom diastolischen Blutdruck den LAP bzw. LVEDP ergibt (44, 97).

Linksventrikuläre endsystolische Wandspannung. Die Bewertung der Nachlast ist eine Domäne des hämodynamischen Monitoring. Dennoch kann die Nachlast auch näherungsweise mittels TEE über die Bewertung der linksventrikulären endsystolischen Wandspannung (LVESWS) ermittelt werden. Ihre Messung erfolgt über die Bestimmung der endsystolischen Dimensionen und die Abschätzung des endsystolischen linksventrikulären Druckes, der bei ungestörtem Ausfluss aus dem linken Ventrikel (keine Obstruktion, keine Aortenstenose, keine supravalvuläre Aortenstenose) über den systolischen Blutdruck geschätzt werden kann (15, 73):

$$LVESWS = \frac{1,35 \times AP_S \times LVESD}{4 \times ESW \times (1 + ESW : LVESD)}$$

LVESWS = linksventrikuläre endsystolische Wandspannung, AP_S = systolischer Blutdruck, LVESD = linksventrikulärer endsystolischer Durchmesser, ESW = endsystolische Wanddicke.

Die hierfür notwendigen Messungen erfolgen im gastralen Blick in der kurzen Achse, in der sowohl die Hinter- als auch die Vorderwand perpendikulär anlotbar sind. Die mittlere endsystolische Wanddicke wird dabei als Mittelwert aus der Vorder- und Hinterwanddicke berechnet. Alle anderen Möglichkeiten zur Quantifizierung der Kontraktilität, wie z. B. die Berechnung von Druck-Volumen-Kurven (75) oder die Messung der maximalen Power (56), die als maximaler Wert des momentanen Produktes von Druck und Fluss während der Systole zu bestimmen ist, sind an ventrikuläre Druckmessungen gebunden und können somit nicht als bettseitige Methode eingesetzt werden (46, 84).

Erschwernisse und Differenzialdiagnose bei der linksventrikulären Funktionsanalyse

Herzrhythmusstörungen. Prinzipielle Erschwernisse sowohl bei der subjektiven Beurteilung der Wandbewegung als auch bei Messungen von Volumina, LVEF, Flussgeschwindigkeiten, Ringgeschwindigkeiten und Wanddicken entstehen bei Vorliegen von Rhythmusstörungen (51). Am schwersten fällt dies beim Vorhandensein einer Arrhythmia absoluta ins Gewicht (65). Hier ist beispielsweise die Einbeziehung des transmitralen Flussprofils in die Funktionsbeurteilung ausgeschlossen. Bei wechselnden Schlagvolumina sowie endsystolischen und enddiastolischen Volumina ist auch die Bestimmung der entsprechenden hämodynamischen Parameter ungenau bzw. nicht repräsentativ, sodass Mittelungen aus mehreren Schlägen vorgenommen werden müssen, was jedoch den Aufwand der Bestimmung zum Teil wesentlich erhöht. Grundlegend muss jedoch davon ausgegangen werden, dass die Bestimmung der Volumina, aber auch der LVEF bei Arrhythmia absoluta nicht so zuverlässig erfolgen können, wie dies bei Sinusrhythmus der Fall ist. Die Berechnung der vorlast- und nachlastassoziierten hämodynamischen Parameter sollte unterbleiben, da mit Fehlbewertungen zu rechnen ist. Ähnliche Einschränkungen gelten bei supraventrikulärem und ventrikulärem Bigeminus.

Dagegen sind die volumetrischen Messungen, insbesondere jedoch die Ermittlung der LVEF bei einzelnen oder auch gehäuft auftretenden Extrasystolen in aller Regel gut möglich. Bei supraventrikulären Tachykardien mit regelmäßiger AV-Überleitung ist die Funktionsbeurteilung in der Regel wenig eingeschränkt. Berücksichtigt werden muss hierbei jedoch, dass auch bei geringem SV ein ausreichendes Herzzeitminutenvolumen realisiert werden kann, sodass die ermittelten Werte für die EF und das SV unter Umständen relativiert werden müssen.

Linksschenkelblock. Schwierigkeiten bei der segmentalen Beurteilung der Myokardkinetik entstehen bei Vorliegen eines Linksschenkelblockes. Hierbei kann es zu Dyskinesien des linken Ventrikelseptums und in dessen Folge zu einer dyssynchronen Ventrikelkontraktion kommen, was wiederum die Erkennung von ischämiebedingten Hypokinesien erschwert. Differenzialdiagnostisch können Dyssynchronien – und hier insbesondere verspätete segmentale Kontraktionen – auch durch eine latente Ischämie selbst verursacht sein, ohne dass Reizleitungsstörungen vorliegen. Diese sind jedoch in aller Regel mittels Gewebedoppler-M-Mode-Echokardiographie gut abgrenzbar. Hierzu werden die entsprechenden Segmente zunächst im 2D-gewebedopplerechokardiographischen Bild eingestellt. Der M-mode-Strahl wird in die entsprechende Region positioniert und das Gewebedoppler-M-mode abgeleitet. Sind hier beispielsweise Kontraktionsbewegungen nach dem Ende des T im EKG erkennbar, handelt es sich um spätsystolische Kontraktionen (s. hierzu Kapitel 4).

Einschränkungen der Schallbarkeit. Ein weiteres Problem in der täglichen Routine stellt die Einschränkung der Schallbarkeit, die vor allem durch Lungenüberlagerung und Adipositas verursacht sein kann, dar. In diesem Falle ist die Bolusgabe, besser jedoch die kontinuierliche Applikation von transpulmonalen Kontrastmitteln angezeigt, um die globale und regionale systolische linksventrikuläre Funktion mit hinreichender Genauigkeit zu bewerten. Hierbei muss jedoch berücksichtigt werden, dass neben dem diagnostischen Gewinn in Abhängigkeit vom eingesetzten Kontrastmittel ein zum Teil erheblicher finanzieller Mehraufwand resultiert.

Schwierigkeiten beim Einstellen der Standardebenen durch zu enge Interkostalräume, Zwerchfellhochstand oder veränderte Ventrikelgeometrie stellen eine weitere Limitation dar. Hierbei sollte darauf geachtet werden, Schrägschnitte und tangentiale Anschnitte des linken Ventrikels so weit wie möglich zu minimieren. Insbesondere bei Messungen des enddiastolischen linksventrikulären Volumens führen jedoch tangentiale Schnitte bei der Mehrzahl der Patienten zu einer Unterschätzung, die allerdings in den meisten Fällen in ihrem Ausmaß nicht bedeutsam ist. Die schräge Anschallung und unzureichende Einstellung der Standardschnittebenen wirkt sich jedoch auch nachteilig auf die segmentale Bewertung der Kinetik aus. Sind Schrägschnitte oder vom Standard abweichende Anschallungen unvermeidlich, was beispielsweise durch Verbände, offene Wunden, Drainagen oder mangelnde Lagerbarkeit des Patienten bedingt sein kann, sollten die entsprechenden Einschränkungen im Befundbericht auch ausdrücklich vermerkt sein.

■ Literatur

1. Appleton CP, Galloway JM, Gonzalez MS et al. Estimation of left ventricular filling pressures using 2-dimensional and Doppler echocardiography in adult patients with cardiac disease. J Am Coll Cardiol 1993;22:1972–82.
2. Appleton CP, Hatle LK. The natural history of left ventricular filling abnormalities: Assessment of two-dimensional and Doppler echocardiography. Echocardiography 1992;9:437–57.
3. Appleton CP, Hatle LK, Popp RL. Relation of transmitral flow velocity patterns to left ventricular diastolic function. New insights from a combined hemodynamic and Doppler echocardiographic study. J Am Coll Cardiol 1988;12:426–40.
4. Appleton CP, Hatle LK, Popp RL. Demonstration of restrictive ventricular physiology by Doppler echocardiography. J Am Coll Cardiol 1988;11:757–86.
5. Apperlein S, Wittlich N, Mohr-Kahaly S, Erbel R, Meyer J. Echokardiographische online Volumetrie mittels akustischer Quantifizierung – Vergleiche zur manuellen echokardiographischen Analyse und Cineventrikulographie. Z Kardiol 1994;83:658–65.
6. Bach DS, Armstrong WF, Donovan CL et al. Quantitative Doppler tissue imaging for assessment of regional myocardial velocity during transient ischemia and reperfusion. Am Heart J 1996;132:721–5.

7. Banerjee A, Brook MM, Klautz RJM et al. Nonlinearity of the left ventricular endsystolic wall stress-velocity of fiber shortening relation in young pigs: a potential pitfall in its use as a single beat index of contractility. J Am Coll Cardiol 1994;23:514–24.
8. Bartel T, Müller S, Reich D, Gassmann B, Bruch C, Erbel R. Evaluation of hemodynamic determinants of quantitative tissue Doppler echocardiography in the assessment of left ventricular function. Echocardiography 1999;16:481–9.
9. Bartel T, Müller S, Baumgart D, Mathew BT, Haude M, Erbel R. Improved high-frequency transthoracic flow velocity measurement in the left anterior descending coronary artery after intravenous peripheral injection of Levovist. J Am Soc Echocardiogr 1999;12:252–6.
10. Brennecke R, Erbel R. Stand der echokardiographischen Bildgebung. Z Kardiol 1998;87:75–80.
11. Brunazzi MC, Chirillo F, Pasqualini M et al. Estimation of left ventricular diastolic pressures from precordial pulsed Doppler analysis of pulmonary venous flow. Am Heart J 1994;128:293–300.
12. Carr KW, Engler LR, Forsythe JR, Johnson AD, Gosink W. Measurement of left ventricular ejection fraction by mechanical cross sectional echocardiography. Circulation 1979;59:1196–206.
13. Castello R, Vaughn M, Dressler FA et al. Relation between pulmonary venous flow and pulmonary wedge pressure. Influence of cardiac output. Am Heart J 1997;130:127–34.
14. Clark RD, Korcuska K, Cohn K. Serial echocardiographic evaluation of left ventricular function in valvular disease, including reproducibility guide lines for the real studies. Circulation 1980;62:564–75.
15. Colan SD, Borow KM, Neumann A. Left ventricular and systolic wall stress-velocity of fibrous shortening relation: A load independent index of myocardial contractility. J Am Coll Cardiol 1984;4:715–24.
16. Crouse LJ. Sonicated albumin in contrast echocardiography: improved segmental wall motion depiction and implications for stress echocardiography. Am J Cardiol 1992;69:42H–45H.
17. Crouse LJ, Cheirif J, Hanly DE et al. Opacivication and border delineation improvement in patients with suboptimal endocardial border definition in routine echocardiography: results of the phase three albunex multicenter trial. J Am Coll Cardiol 193;22:1494–500.
18. Sohn DW, Chai JH, Lee DJ, et al. Assessment of mitral annulus velocity by Doppler tissue imaging in the evaluation of left ventricular diastolic function. J Am Coll Cardiol 1997;30:474–80.
19. Darmon PL, Hillel Z, Mogtader A et al. Cardiac output by transesophageal echocardiography using continuous wave Doppler across the aortic valve. Anaesthesiology 1994;80:796–805.
20. Davila JC, Sammarco ME. Analysis of the fit of mathematical models applicable of the measurement of left ventricular volume. Am J Cardiol 1966;18:31–42.
21. Douglas PS, Reichek N, Plappert T et al. Comparison of echocardiographic methods for assessment of left ventricular shortening and wall stress. J Am Coll Cardiol 1987;9:945–51.
22. Eaton LV, Morghan WL, Shoukas AA, Weiss JL. Acute volume determination in the isolated ejecting canine left ventricle by two dimensional echocardiography. Circulation 1979;60:320–6.
23. Erbel R, Schweizer P, Meyer J, Krebs W, Yalkinoglu Ö, Effert S. Sensitivity of cross sectional echocardiography in detection of impaired global and regional left ventricular function: prospective study. Int J Cardiol 1985;7:375–89.
24. Erbel R, Neuhaus KL, Spiller P, Benn M, Kreuzer H. Beeinflussung der systolischen und diastolischen Ventrikelfunktion durch Kontrastmittelinjektion in den linken Ventrikel. Z Kardiol 1976;65:305–18.
25. Erbel R, Schweizer P. Diagnostischer Stellenwert der Echokardiographie bei der koronaren Herzerkrankung. 1. M-Mode Echokardiographie. Z Kardiol 1980; 69:391–7.
26. Erbel R, Schweizer P, Richter HA, Krebs W, Meyer J, Effert S. Vergleich zwischen monoplaner und biplaner 2-dimensionaler echokardiographischer Volumenbestimmung bei asymmetrischen Ventrikeln. Z Kardiol 1980;69:231.
27. Erbel R, Schweizer P, Meyer J, Grenner H, Krebs W, Effert S. Bestimmung der Volumina und der EF des linken Ventrikels aus dem 2-D Echokardiogramm bei Patienten mit koronarer Herzerkrankung. Z Kardiol 1980;69:52.
28. Erbel R, Schweizer P, Meyer J, Krebs W, Effert S. Regional myocardial function in coronary artery disease at rest and during atrial pacing. Eur J Cardiol 1980;11:183–99.
29. Erbel R, Schweizer P, Pyhel N et al. Quantitative Analyse regionaler Kontraktionsstörungen des linken Ventrikels im 2-D Echokardiogramm. Z Kardiol 1980;69:562–72.
30. Erbel R, Schweizer P, Krebs W, Pyhel N, Meyer J, Effert S. Monoplane und biplane 2-D echokardiographische Volumenbestimmung des linken Ventrikels, II. Untersuchungen bei koronarer Herzerkrankung. Z Kardiol 1981;70:436–44.
31. Erbel R, Schweizer P, Lambertz H et al. Echoventriculography – a simultaneous analysis of 2-dimensional echocardiography and cine ventriculography. Circulation 1983;67:205–15.
32. Erbel R, Schweizer P, Meyer J, Effert S. Apikale 2-D Echokardiographie. Normalwerte für die monoplane und biplane Bestimmung der Volumina und der LVEF des linken Ventrikels. Dtsch Med Wochenschr 1982;107:1872–7.
33. Erbel R, Krebs W, Henn G et al. Comparison of single plane and biplane volume determination by 2-dimensional echocardiography. Eur Heart J 1982;3:469–80.
34. Erbel R, Schweizer P, Krebs W, Meyer J, Effert S. Sensitivity and specificity of 2-dimensional echocardiography in detection of impaired left ventricular function. Eur Heart J 1984;5:477–89.
35. Erbel R, Schweizer P, Krebs W, Langenhaar J, Meyer J, Effert S. Effects of heart rate changes on left ventricular volume and ejection fraction: A 2-dimensional echocardiographic study. Am J Cardiol 1984;53:590–7.
36. Erbel R, Brennecke R, Görge G et al. Möglichkeiten und Grenzen der 2-D Echokardiographie in der quantitativen Bildanalyse. Z Kardiol 1989;78(Suppl.7):131–42.
37. Feigenbaum H, Corya BC, Dillon JC et al. Role of echocardiography in patients with coronary disease. Am J Cardiol 1976;37:775–86.
38. Feinberg MS, Hopkins WE, Davila-Roman VG et al. Multiplane transesophageal echocardiographic Doppler imaging accurately determines cardiac output in critically ill patients. Chest 1995;107:769–73.
39. Folland ED, Parisi AF, Moynihan PF, Johns DR, Feldman CL, Tow DE. Assessment of left ventricular ejection fraction and volumes by real time, 2 dimensional echocardiography. A comparison of cine angiography and radio nuclide techniques. Circulation 1979;60:760–6.
40. Gibson DG. Measurement of left ventricular volumes in men by echocardiography comparison the biplane angiographs. Br Heart J 1972;33:614–20.
41. Gopal AS, Keller AM, Rigling R, King DL (Jr.), King DL. Left ventricular volume and endocardial surface area by 3-dimensional echocardiography. Comparison with 2-dimensional echocardiography and nuclear magnetic resonance imaging in normal subjects. J Am Coll Cardiol 1993;22:258–70.
42. Gorcsan J III, Morita S, Mandarino WA et al. Two dimensional echocardiographic automatic border detection accurately reflects changes in left ventricular volume. J Am Soc Echocardiogr 1993;6:482–9.
43. Gorcsan J III, Romand JA, Mandarino WA et al. Assessment of left ventricular performance by on-line pressure area relations using echocardiographic automated boarder detection. J Am Coll Cardiol 1994;23:2421–5.

3

44. Gorcsan J III, Snow FR, Paulsen W et al. Non invasive estimation of left atrial pressure in patients with congestive heart failure and mitral regurgitation by Doppler echocardiography. Am Heart J 1991;121:858–63.

45. Gorcsan J, Strum DP, Mandarino WA et al. Quantitative assessment of alterations in regional left ventricular contractility with color coded tissue Doppler echocardiography: comparison with sono micrometry and pressure volume relation. Circulation 1997;95:2423–33.

46. Greim CA, Roewer N, Schulte AE. Assessment of changes in left ventricular wall stress in the endsystolic pressure area product. Br J Anaesth 1995;75:583–7.

47. Gueret P, Meerbaum S, Wyatt HL, Uchiyama T, Lang PW, Corday E. 2-dimensional echocardiographic quantitation of left ventricular volumes and ejection fraction. Importance of accounting for dyssynergy in short axis reconstruction models. Circulation 1980;62:1308–18.

48. Harrison MR, Clifton GD, Berk MR et al. Effect of blood pressure after load on Doppler echocardiographic measurements of left ventricular systolic function in normal subjects. Am J Cardiol 1989;64:905–8.

49. Helak JW, Reichek N. Quantitation of human left ventricular mass and volume by 2-dimensional echocardiography: in vitro anatomic validation. Circulation 1981;63:1398–407.

50. Hickman HO, Weyman AE, Wann LS et al. Cross sectional echocardiography of the cardiac apex. Circulation 1977;56(Suppl.III):153.

51. Hoffmann BF, Bindler E, Sugling IE. Post extra systolic potentiation of contraction in cardiac muscle. Am J Physiol 1956;185:95–102.

52. Holzhausen von K, Schuler G, Haueisen H, Leinberger H, Mehmel HC, Kübler W. Messung der LVEF mittels 2-dimensionaler mechanischer Apex Echokardiographie. Z Kardiol 1980;69:232.

53. Hugenholtz PG, Wegener HR, Sandler H. An in vivo determination of left ventricular volume. Circulation 1968;37:489–508.

54. Jenni R, Vieli SO, Anliker M, Krayenbuehl HP. Estimation of left ventricular volume from apex orthogonal 2-dimensional echocardiograms. Eur Heart J 1981;2:217–25.

55. Kan G, Visser CA, Lie KI, Durrer D. Left ventricular volumes and ejection fraction by single plane 2-dimensional apex echocardiography. Eur Heart J 1981;2:339–43.

56. Kass IA. Evaluation of contractile state by maximal ventricular power divided by the square of enddiastolic volume. Circulation 1991;844:1689–708.

57. King DL, Jaffee CC, Schmidt DH, Ellis K. Left ventricular volume determination by cross sectional cardiac ultra sonography. Radiology 1972;104:201–2.

58. Kucherer HF, Muhiudeen IA, Kusumoto FM et al. Estimation of mean left atrial pressure from transesophageal pulsed Doppler echocardiography of pulmonary venous flow. Circulation 1990;82:1127–39.

59. Mock MG, Ringqvist I, Fisher LD et al. Survival of medically treated patients in coronary artery surgery study (CASS) registry. Circulation 1982;66:262–8.

60. Mohr-Kahaly S, Erbel R, Zotz R, Duwe L, Schreiner G, Meyer J. Linksventrikuläre Kontrastechokardiographie mittels Gelifundol. Z Kardiol 1987;76:699–705.

61. Mulvagh SL, Foley DA, Aeschbacher BC, Klarich KK, Seward JB. Second harmonic imaging of an intravenously administrated echocardiographic contrast agent. J Am Coll Cardiol 1996;27:1519–25.

62. Murray JA, Johnston W, Reid JM. Echocardiographic determination of left ventricular dimensions, volumes and performance. Am J Cardiol 1972;30:252–7.

63. Müller S, Bartel T, Baumann G, Erbel R. Preliminary report: evaluation of 3-dimensional echocardiographic volumetry by simultaneous thermal dilution in coronary heart disease. Cardiology 1996;78:525–59.

64. Müller S, Bartel T, Schürger D, Bormann G, Erbel R. Quantitative tissue Doppler in comparison with 2-dimensional and Doppler echocardiographic indices in normal subjects. Int J Cardiol 1997;61:183–92.

65. Nagueh SF, Kopelen HA, Quinones MA. Assessment of left ventricular filling pressures by Doppler in the presence of atrial fibrillation. Circulation 1996;94:2138–45.

66. Nagueh SF, Middleton KJ, Kopelen HA et al. Doppler tissue imaging: a non invasive technique for evaluation of left ventricular relaxation and estimation of filling pressures. J Am Coll Cardiol 1997;30:1527–33.

67. Nishimura RA, Appleton CP. „Diastology": beyond E and A. J Am Coll Cardiol 1995;27:372–4.

68. Pinamonti B, Zecchin M, Lenarda A, Gregori D, Sinagra G, Camerini F. Persistence of restrictive left ventricular filling pattern in dilated cardiomyopathy: an ominous prognostic sign. J Am Coll Cardiol 1997;29:604–12.

69. Pai RG, Bansal RC, Shah PM. Doppler-derived rate of left ventricular pressure rise. Its correlation with the postoperative left ventricular function in mitral regurgitation. Circulation 1990;82:514–20.

70. Poelaert J, Schmidt C, Van Arken H et al. A comparison of transesophageal echocardiographic Doppler across the aortic valve and a thermodilution technique for estimating cardiac output. Anaesthesia 1999;54:128–36.

71. Pozzoli M, Capomolla S, Pinnan G et al. Doppler echocardiography reliably predicts pulmonary artery wedge pressure in patients with chronic heart failure with and without mitral regurgitation. J Am Coll Cardiol 1996;27:883–93.

72. Quinones MA, Waggoner AD, Reduto LA et al. A new simplified accurate method for determining ejection fraction by 2-dimensional echocardiography. Circulation 1981;64:744–53.

73. Reichek N, Wilson J, St. John Sutton M et al. Non invasive determination of left ventricular endsystolic stress: validation of the method and initial applications. Circulation 1982;65:99–108.

74. Robotham JL, Takata M, Berman M, Harasawa Y. Ejection fraction revisited. Anesthesiology 1991;74:172–83.

75. Sagawa K, Suga H, Shoukas AA et al. Endsystolic pressure volume ratio: a new index of ventricular contractility. Am J Cardiol 1977;40:748–53.

76. Sin CS, Rivera M, Guerrero L et al. Three-dimensional echocardiography: in vivo validation of left ventricular volume and function. Circulation 1993;88:1715–23.

77. Sapin PM, Schröder KM, Gopal AS, Smith MD, DeMaria AN, King DL. Comparison of 2-dimensional and 3-dimensional echocardiography with cine ventriculography for measurements of left ventricular volumes in patients. J Am Coll Cardiol 1994;4:1054–63.

78. Schiller NB, Acquatella H, Portz TA et al. Left ventricular volume from paired biplane 2-dimensional echocardiograms. Circulation 1989;60:547–55.

79. Schiller NB, Shah PM, Crawford M et al. Recommendations for quantitation of the left ventricle by 2-dimensional echocardiography. J Am Soc Echocardiogr 1989;2:358–67.

80. Schwarz KQ, Chen X, Steinmetz S, Philipps D. Harmonic imaging with levovist. J Am Soc Echocardiogr 1997;10:1–10.

81. Seward JB. Cardiovascular ultrasound imaging. Curr Opin Cardiol 1988;3:912–21.

82. Sheikh KH, Smith SW, von Ramm OT, Kisslo J. Real time 3-dimensional echocardiography: visibility and detailed use. Echocardiography 1991;8:119–25.

83. Spencer KT, Bednarz J, Rafter PG, Korcarz C, Lang RM. Use of harmonic imaging without echocardiographic contrast to improve 2-dimensional image quality. Am J Cardiol 1989;82:794–9.

84. Stein PD, Sabbah NH. Rate of change of ventricular power: an indicator of ventricular performance during ejection. Am Heart J 1976;91:219–27.

85. Sun JP, Pu M, Fouad FM et al. Automated cardiac output measurement by spatiotemporal integration of color Doppler data. Circulation 1997;95:932–9.

86. Surinai RJ, Neustein S, Shore-Lesserson L et al. Intraoperative transesophageal echocardiography during non cardiac surgery. J Cardiothorax Vasc Anaesth 1998;12:274–80.

87. Tei C, Dujardin KS, Hodge DE et al. Doppler index combining systolic and diastolic myocardial performance: Clinical value in cardiac amyloidosis. J Am Coll Cardiol 1996;28:658–64.

88. Tei C, Dujardin KS, Hodge DE et al. New index of combined systolic and diastolic cardiac performance: a simple and reproducible measure of cardiac function. A study in normals and dilated cardiomyopathy. Am J Coll Cardiol 1995;26:357–66.

89. Tei C, Nishimura RA, Seward JB et al. Non invasive Doppler derived myocardial performance index: correlation with simultaneous measurements of cardiac catheterization measurements. J Am Soc Echocardiogr 1997;10:169–78.

90. Teichholz LE, Kreulen T, Herrmann MV, Gorlin R. Problems in echocardiographic volume determinations. Echocardiographic – angiographic correlations in the presence or absence of asynergy. Am J Cardiol 1976;37:7–11.

91. Teichholz LE, Cohn MV, Sonnenblick EH, Gorlin R. Study of left ventricular geometry and function by B-scan ultra sonography in patients with and without asynergy. New Engl J Med 1974;291:1222–6.

92. Thys D, Hillel Z, Goldman ME et al. A comparison of hemodynamic indices derived by invasive monitoring and 2-dimensional echocardiography. Anaesthesiology 1987;67:630–4.

93. Wyatt HL, Heng MK, Meerbaum S, Hestenes J, Davidson R, Corday E. Quantification of volumes in asymmetric left ventricles by 2-d echocardiography. Circulation 1978;58(Suppl.II):188–92.

94. Wyatt HL, Heng MK, Meerbaum S, Gueret P, Dula E, Corday E. Cross sectional echocardiography. II. Analysis of mathematic models for quantifying volume of the formalin-fixed left ventricle. Circulation 1980;61:1119–25.

95. Wyatt HL, Meerbaum S, Heng MK, Gueret P, Corday E. Cross sectional echocardiography. III. Analysis of mathematic models quantifying volume of symmetric and asymmetric left ventricles. Am Heart J 1980;100:821–8.

96. Xie GY, Berk MR, Smith MD, Gurley JC, deMaria AN. Prognostic value of Doppler transmitral flow patterns in patients with congestive heart failure. J Am Coll Cardiol 1994;24:132–9.

97. Yamamoto K, Nishimura RA, Chaliki HP et al. Determination of left ventricular filling pressure by Doppler echocardiography in patients with coronary artery disease: critical role of left ventricular systolic function. J Am Coll Cardiol 1997;30:1819–26.

10 Stressechokardiographie zur Ischämiediagnostik

R. Hoffmann

Stellenwert in der Ischämiediagnostik

Die koronare Herzkrankheit ist die führende Todesursache in unserer Gesellschaft. Eine zuverlässige Identifizierung von Patienten mit koronarer Herzkrankheit ist daher vordringlich bei dem Bemühen um eine Reduktion von Morbidität und Mortalität dieser Erkrankung.

Belastungs-EKG. Traditionellerweise ist das Belastungs-EKG das erste nichtinvasive Testverfahren in der Diagnostik der koronaren Herzkrankheit. Das Verfahren zeichnet sich durch weite Verfügbarkeit, leichte Erlernbarkeit und einen niedrigen Preis aus. Limitierend wirken jedoch eine nur mäßige diagnostische Genauigkeit und die Tatsache, dass der Patient in der Lage sein muss, eine physikalische Belastung durchzuführen. Darüber hinaus ist das Belastungs-EKG nicht diagnostisch verwertbar bei Patienten mit Linksschenkelblock und unter Digitalistherapie stehenden Patienten.

Stressechokardiographie. Die Stressechokardiographie ist eine Verbindung aus kardiovaskulärem Belastungstest und bildgebendem Verfahren zur Darstellung der resultierenden Ischämiereaktion. Der Nutzung der zweidimensionalen Echokardiographie bei der koronaren Herzkrankheit liegt die Beobachtung zugrunde, dass ischämische Regionen des linken Ventrikels eine Wandbewegungsstörung entwickeln. Die entstehende Wandbewegungsstörung erlaubt eine Aussage über Lokalisation und Ausdehnung der Ischämiereaktion und damit über die koronare Herzkrankheit. Tennant und Wiggers (64) beschrieben 1935 als Erste, dass der Unterbrechung des koronaren Blutflusses fast sofort die Induktion einer Wandbewegungsstörung folgt. Gewöhnlich entwickelt sich die mittels Echokardiographie erfassbare Wandbewegungsstörung noch vor Auftreten von Angina-pectoris-Beschwerden und EKG-Veränderungen. Dieser Ablauf ist als Ischämiekaskade beschrieben worden (Abb. 10.1). Aus der Ischämiekaskade erklärt sich die höhere Sensitivität in der Erfassung von Myokardischämien für Belastungstests, die in Verbindung mit einem bildgebenden Verfahren arbeiten, im Vergleich mit dem Belastungs-EKG.

Verschiedene Verfahren. Entscheidend für die Entstehung einer myokardialen Ischämie ist das Missverhältnis zwischen Sauerstoffangebot und -bedarf. Eine Ischämie kann somit durch Erhöhung des Sauerstoffbedarfs oder durch Verminderung der Blut- und Sauerstoffzufuhr provoziert werden. Zur Erhöhung des Sauerstoffbe-

darfs nutzt man primär die physikalische Belastung (Fahrrad- oder Laufbandergometrie), die heute in standardisierten Protokollen eingesetzt wird. Eine Vielzahl von Patienten ist jedoch nicht in der Lage, eine ausreichend hohe physikalische Belastung durchzuführen, die zur myokardialen Ischämie führt. Als Alternativen zur Erhöhung des Sauerstoffbedarfs bieten sich die pharmakologische Belastung (Dobutamin, Arbutamin) oder die alleinige Steigerung der Herzfrequenz (elektrische Vorhofstimulation) an. Eine verminderte Sauerstoffzufuhr wird pharmakologisch durch Perfusionsumverteilung zuungunsten des verengten Koronargefäßes, hin zu anderen Koronarterritorien bewirkt (Steal-Effekt, Wirkungsweise von Dipyridamol und Adenosin) (Abb. 10.3).

Einfache Durchführung – komplexe Interpretation. Die Stressechokardiographie hat sich seit ihrer Erstbeschreibung (66) in Verbindung mit der zweidimensionalen Echokardiographie 1979 zu einer vielfältig einsetzbaren, zuverlässigen Methode entwickelt. Insbesondere die dramatische Verbesserung der Bildqualität und damit der Beurteilbarkeit der echokardiographischen Bilder und die digitalen Bildverarbeitungstechniken haben die Belastungsechokardiographie zu einem relativ einfach einsetzbaren Verfahren gemacht. Unterstützt durch eine Vielzahl an Publikationen, die die hohe diagnostische Genauigkeit in der Erkennung einer koro-

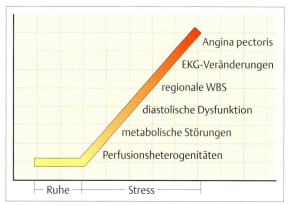

Abb. 10.**1** Ischämische Kaskade. Die Entwicklung von Angina pectoris und EKG-Veränderungen geschieht auf einem höheren Niveau kardiovaskulärer Belastung als die Entwicklung von Wandbewegungsstörungen, die in der Stressechokardiographie erfasst werden können.

naren Herzkrankheit belegen, kann die Belastungsechokardiographie heute als ein im klinischen Alltag akzeptiertes Verfahren gelten. Dabei stehen der prinzipiell einfache technische Ablauf belastungsechokardiographischer Untersuchungen und der relativ komplexe und echokardiographische Erfahrung voraussetzende Interpretationsprozess in einem gewissen Gegensatz. Im Einzelfall können daraus bei unzureichender Erfahrung des Befunders in der Beurteilung belastungsechokardiographischer Untersuchungsergebnisse enttäuschende Ergebnisse resultieren. Eine ausreichende Kenntnis dieser Technik, die auf einen hohen Ausbildungsstand des Anwenders angewiesen ist, ist daher zwingend erforderlich.

Indikationen

Hauptindikation. Die Hauptindikation zur Durchführung der Belastungsechokardiographie ist die nichtinvasive Diagnostik der koronaren Herzkrankheit. Der Einsatz der Belastungsechokardiographie ist jedoch nicht auf die Diagnosestellung der koronaren Herzkrankheit beschränkt. Mit der zunehmenden Zahl und den verbesserten Möglichkeiten koronarer Revaskularisierung ist der Bedarf gestiegen, die funktionelle Wirksamkeit koronarer Stenosen zu beurteilen. Dabei geht es zum einen darum, ob eine koronare Stenose funktionelle Bedeutung hat, und zum anderen bei koronarer Mehrgefäßerkrankung auch um die Lokalisation ischämischen Myokards und damit der führenden Koronarstenose, die einer koronaren Intervention zugeführt werden muss. Bei Patienten mit bekannter koronarer Herzkrankheit lässt sich mit der Belastungsechokardiographie darüber hinaus auch die Wahrscheinlichkeit des Auftretens kardialer Ereignisse abschätzen.

Kontraindikationen. Kontraindikationen für die Belastungsechokardiographie stellen eine schwere Aortenstenose, eine hypertrophe Kardiomyopathie, unkontrollierter Hypertonus, unkontrolliertes Vorhofflimmern, schwere ventrikuläre Rhythmusstörungen, instabile Angina pectoris, ein frischer Myokardinfarkt, Elektrolytstörungen und eine schwere Herzinsuffizienz dar.

Verschiedene Belastungsverfahren

Physikalische Belastungsechokardiographie

Entwicklung. Bereits 1979 wurden die ersten Versuche zur Durchführung der zweidimensionalen Echokardiographie während physikalischer Belastungsverfahren unternommen. Erst 1985 konnte gezeigt werden, dass die Methode klinisch einsetzbar ist. Es hat dann jedoch nochmals 10 Jahre gedauert, bis die Methode weite Akzeptanz und auch klinische Nutzung gefunden hat. Ein Großteil des Fortschritts kann der Verbesserung der Gerätetechnik zugeschrieben werden. Durch Echoschallköpfe mit hoher Bildauflösung und digitale Bildspeichertechnik konnte das Verfahren inzwischen zu einer Technik mit hoher diagnostischer Genauigkeit entwickelt werden.

Digitale Bildspeichertechnik. Eine wesentliche Ursache der weit verbreiteten Akzeptanz und Validierung der Methode ist die Verfügbarkeit der digitalen Bildspeichertechnik. Diese in modernen Echogeräten integrierte Technik erlaubt es, nebeneinander Echo-Loops, die vor der Belastung und während maximaler Belastung aufgenommen wurden, darzustellen und damit einem leichteren Vergleich zuzuführen. Dabei kann ein Kontraktionsablauf als fortlaufende Bildschleife dargestellt werden. Die Bildakquisition ist in der Regel auf individuelle Bedürfnisse abstimmbar und erlaubt somit den Vergleich beliebiger Bildsequenzen. Durch die digitale Bildspeichertechnik konnten die Geschwindigkeit und die Genauigkeit der belastungsechokardiographischen Diagnostik deutlich gesteigert werden.

Vor- und Nachteile unterschiedlicher Belastungen. Es gibt regionale Unterschiede in der Nutzung verschiedener physikalischer Belastungsverfahren. Während in den USA die Laufbandergometrie das gebräuchlichere Verfahren darstellt, wird in Europa vorwiegend die Fahrradergometrie genutzt. Bei der Fahrradergometrie gibt es weiterhin die am sitzenden und die am liegenden Patienten durchgeführte Untersuchung. Der Hauptvorteil bei der Fahrradergometrie besteht darin, dass die Bildakquisition während maximaler Fahrradergometerbelastung stattfinden kann. Die belastungsinduzierten Ischämien und damit Wandbewegungsstörungen sind teilweise sehr rasch reversibel. Erfolgt die Bildaufnahme nicht während maximaler Belastung oder in einem sehr kurzen Zeitfenster (maximal 1 Minute) nach der Belastung, können die induzierten Wandbewegungsstörungen der Erfassung entgehen. Entsprechend ergibt sich eine um ca. 10 % höhere Sensitivität in der Erkennung einer koronaren Herzkrankheit, wenn die Echozyklen während maximaler Belastung aufgenommen werden, verglichen mit Echozyklen, die in der Nachbelastungsphase erfasst werden (49). Mögliche Nachteile der Fahradergometrie, verglichen mit der Laufbandergometrie, stellen die geringere erreichbare Arbeitsbelastung und

3

Tabelle 10.1 Vorteile der physikalischen und pharmakologischen Belastungechokardiographie

Physikalische Belastung	Pharmakologische Belastung
➤ Beurteilung der physischen Belastungskapazität	➤ unabhängig von der Motivation des Patienten
➤ Korrelation von Ischämie mit Belastungshöhe	➤ unabhängig von physischen Limitationen des Patienten
➤ Beurteilung von ST-Strecken im EKG möglich	➤ geringerer Zeitdruck bei der Bildaufnahme
➤ größere kardiale Belastung	➤ weniger störende Thoraxbewegungen
➤ geringere Rate an Komplikationen	
➤ wahrscheinlich größere Sensitivität für Ischämie	

eine größere Abhängigkeit von der Mitarbeit des Patienten beim Erreichen einer Belastungsstufe dar. Verglichen mit der pharmakologischen Belastung, ergeben sich als Vorteile die Möglichkeit zur sofortigen Unterbrechung der Belastung, die zusätzlich erhaltene Information über die funktionelle Belastbarkeit des Patienten und die Möglichkeit der Korrelation der Ischämiereaktion zur Belastungsreaktion (Tab. 10.1).

Belastungsprotokoll. Der Patient sollte am Untersuchungstag vor der Belastungsuntersuchung keine antianginöse Therapie eingenommen haben. Betarezeptorenblocker sollten 3 Tage zuvor abgesetzt worden sein. Die erforderliche apparative Ausstattung besteht aus einem 2D-Echokardiographiegerät, einem Fahrradergometer oder Laufband, einem 12-Kanal-EKG, einer Digitalisierungseinheit sowie wünschenswerter Weise einer speziellen Echokardiographieliege, die durch einen Ausschnitt die Beschallung von apikal erleichtert. Moderne Liegen für die Fahrradergometrie ermöglichen eine stufenlose Einstellung der horizontalen und vertikalen Neigung des Patienten. Dieser ist auf diese Weise in verschiedenen halb sitzenden Positionen belastbar. Die Liege sollte weiterhin zur Seite kippbar sein, um auch während der Belastung eine möglichst optimale Beschallungsposition zu ermöglichen. Der Raum muss in jedem Fall mit Reanimationsgerät ausgestattet sein.

Nachdem ein 12-Kanal-EKG angelegt wurde und eine Ruheregistrierung von EKG und Echo vorgenommen wurde, beginnt man die Belastung mit 25 oder 50 Watt. Typischerweise wird sie alle 2 Minuten um 25 Watt gesteigert (Abb. 10.2). Es sollte eine maximale Ausbelastung des Patienten angestrebt werden, mindestens jedoch 85 % der altersentsprechenden maximalen Herzfrequenz (220 minus Alter) oder ein anderer Belastungsendpunkt, der durch kardiale Symptomatik gekennzeichnet ist, erreicht werden. Bei Patienten mit kurz zuvor durchgemachtem Myokardinfarkt werden nur 70 % der maximalen altersentsprechenden Herzfrequenz gefordert. Zur Erkennung von Herzrhythmusstörungen wird während der Belastung eine laufende EKG-Registrierung durchgeführt. Darüber hinaus wird auf jeder Belastungsstufe eine 12-Kanal-Registrierung und eine Blutdruckmessung vorgenommen.

Abbruchkriterien. Als Endpunkte werden gewöhnlich das Erreichen der Ausbelastung, die Entwicklung von Angina pectoris, Dyspnoe, schwere ventrikuläre Rhythmusstörungen, ST-Streckensenkung von mehr als 0,2 mV im mitgeschriebenen EKG, ein Blutdruckanstieg auf

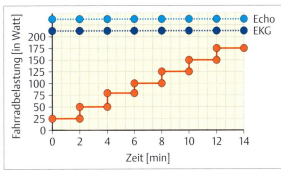

Abb. 10.2 Physikalisches Belastungsprotokoll mit stufenweisem Anstieg der Belastung alle zwei Minuten um 25 Watt beginnend bei 25 Watt. Parallel werden EKG und Echokardiographie durchgeführt.

mehr als 220 mmHg systolisch oder die Entwicklung von deutlichen Wandbewegungsstörungen definiert. Es muss dabei angemerkt werden, dass es keine eindeutige Definition des Ausmaßes der Wandbewegungsstörungen, die einen Belastungsabbruch rechtfertigen, gibt. Das Abbruchkriterium ist auch von der Fragestellung der Untersuchung abhängig. Soll eine Mehrgefäßerkrankung nachgewiesen werden, so wird man die Entwicklung ausgedehnterer Wandbewegungsstörungen zulassen. Spätestens bei Entwicklung von Wandbewegungsstörungen in verschiedenen Koronarterritorien sollte man die Belastung jedoch abbrechen, um Komplikationen zu vermeiden. Bei der Laufbandergometrie entfällt die Möglichkeit zur fortwährenden Beobachtung des Echokardiogramms und Nutzung von induzierten Wandbewegungsstörungen als Abbruchkriterium.

Pharmakologische Belastungsverfahren

Indikationen und Vorteile. In vielen Fällen ist der Patient aufgrund orthopädischer, peripher vaskulärer neurologischer oder pulmonaler Erkrankungen nicht in der Lage, einen das kardiovaskuläre System ausreichend belastenden physikalischen Belastungstest durchzuführen. Alternative physikalische Belastungstests, wie die Armergometrie oder der Faust-Press-Test, konnten sich wegen nur geringer Sensitivität in der Erkennung einer koronaren Herzkrankheit nicht durchsetzen. Pharmakologische Belastungsverfahren haben sich als geeignete Alternative bei Patienten mit physikalischen Limitatio-

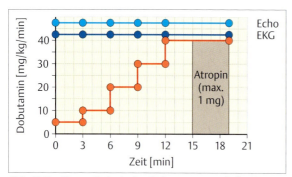

Abb. 10.**3** Pharmakologisches Belastungsprotokoll mit intravenöser Infusion von Dobutamin. Die pharmakologische Belastung wird mit 5 µg/kg/min begonnen und anschließend stufenweise alle 3 Minuten gesteigert. Bei unzureichender Belastung durch alleinige Gabe von Dobutamin wird zusätzlich Atropin in Bolusform appliziert. Es werden parallel das EKG und das Echo überwacht, um Ischämien zu erkennen.

nen erwiesen und sind darüber hinaus unabhängig von der Motivation des Patienten. Die hohe Praktikabilität moderner pharmakologischer Belastungstests hat dazu geführt, dass ihre Anwendung auch bei Patienten, die physikalisch belastbar sind, vermehrten Zuspruch gefunden hat. Als vorteilhaft hat sich dabei die Vermeidung der bei physikalischer Belastung auftretenden Hyperventilation erwiesen, die die Aufnahme von Echosequenzen hoher Bildqualität während maximaler Belastung, erschwert. Die Aufnahme von Echosequenzen während pharmakologischer Belastung erfolgt darüber hinaus unter weniger Zeitdruck als direkt nach physikalischer Belastung. Insbesondere dem ungeübten Untersucher erleichtert dies die Akquisition von Echosequenzen hoher Bildqualität (Tab. 10.**1**).

Dobutamin-Belastungsechokardiographie

Von den pharmakologischen Belastungsformen ist die Infusion ansteigender Dobutamindosen sicher die verbreitetste. Dobutamin ist ein primär β1-mimetisch wirksames Katecholamin, das den Sauerstoffverbrauch des Herzens durch Erhöhung von Herzfrequenz und Kontraktilität, weniger des arteriellen Blutdruckes, steigert. Insofern unterscheiden sich die hämodynamischen Auswirkungen von denen der physikalischen Belastung. Es lässt sich in der Regel eine Herzfrequenz von 120–150/min erreichen. Die Reaktion verschiedener Patienten auf die Dobutaminbelastung unterliegt jedoch deutlichen Variationen. Dobutamin ist als Medikament für die Intensivmedizin entwickelt worden. Es ist nicht für kardiovaskuläre Belastungstests zugelassen, obwohl es in diesem Zusammenhang weit verbreitet genutzt wird. Umso wichtiger ist daher die genaue Aufklärung des Patienten über das geplante Untersuchungsverfahren.

Belastungsprotokoll. Die meisten Belastungsprotokolle nutzen Steigerungsintervalle von 3 Minuten, dabei werden als Infusionsraten 10, 20, 30 und 40 µg/kg/min infundiert. Wird mit der alleinigen Dobutamingabe die

Herzfrequenz nicht ausreichend gesteigert, so kann durch zusätzliche Gabe von Atropin in Bolusdosen von 0,25 mg jede Minute bis zu einer Maximaldosis von 1 mg die Herzfrequenz weiter gesteigert werden (Abb. 10.**3**). Es scheint damit auch die Sensitivität der Dobutamin-Belastungsechokardiographie zu steigen, ohne dass die Spezifität absinkt (27). Insbesondere Patienten, die unter Betablockertherapie stehen, profitieren von der zusätzlichen Atropingabe, indem eine kardiale Ausbelastung erreicht wird und damit die Sensitivität in der Erkennung einer koronaren Herzkrankheit ansteigt. Während der Dobutaminbelastung wird eine fortlaufende oder aber sehr engmaschige echokardiographische Darstellung vorgenommen, um neue Wandbewegungsstörungen frühzeitig zu erfassen (Abb. 10.**4** und 10.**5**).

Nebenwirkungen. Während der Dobutaminbelastung können verschiedenste Nebenwirkungen auftreten. Die meisten sind mild und selbstlimitierend. Zu diesen zählen Unruhe des Patienten, Ängstlichkeit, Palpitationen und ein Hitzegefühl; gelegentlich entwickeln die Patienten auch Tachypnoe bzw. unspezifische thorakale Sensationen, die keiner Angina pectoris entsprechen. Einzelne ventrikuläre Extrasystolen treten häufig auf und sind kein Hinweis für das Vorliegen einer koronaren Herzkrankheit. Zu den selteneren Komplikationen gehören ventrikuläre Tachykardien, Kammerflimmern und Myokardinfarkte. Vorhofflimmern kann als Folge der Dobutamingabe auftreten und sollte bei Persistenz in üblicher Weise therapiert werden. Eine für die Dobutaminbelastung einzigartige Nebenwirkung ist die Entwicklung von paradoxen Hypotensionen. Diese Nebenwirkung wurde in bis zu 20 % der Fälle beschrieben. Als Ursachen werden Vasodilatation, vasovagale Reaktionen, eine dynamische Ausflussobstruktion und auch ein progredientes Linksherzversagen unter Ischämie beschrieben.

Über die bei den physikalischen Belastungstests genannten Kriterien hinaus sollte ein systolischer Blutdruckabfall von mehr als 20 mmHg als zusätzliches Abbruchkriterium gelten. Für die Gabe von Atropin ergeben sich ein Engwinkelglaukom, Myasthenia gravis und obstruktive Harnwegserkrankungen als Kontraindikationen. Schwerwiegende Komplikationen, insbesondere hochgradigere Rhythmusstörungen sind häufiger als bei physikalischer Belastung. Schwerwiegende Komplikationen sind insgesamt jedoch selten (33). In großen Sammelstatistiken wurden etwa 0,3% schwere Komplikationen (ventrikuläre Tachykardien, Kammerflimmern, schwere Hypotension, Myokardinfarkt) beschrieben (60 a, 43); Vorhofflimmern, das meist spontan reversibel ist, kann in etwa 1% auftreten. Da Dobutamin für Belastungstests nicht zugelassen ist, sollte der Patientensicherheit besondere Beachtung geschenkt werden. Reanimationsgeräte müssen in unmittelbarer Verfügbarkeit bereitstehen. Ein i. v. zu verabreichender Betablocker muss ebenfalls vorhanden sein, um schwere ventrikuläre Rhythmusstörungen und das Auftreten persistierender deutlicher Ischämiereaktionen zu durchbrechen.

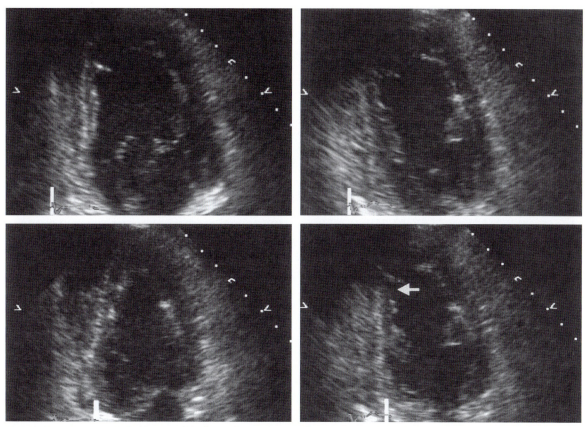

Abb. 10.**4**   Dobutamin-Belastungsechokardiographie mit Darstellung des linken Ventrikels im Zweikammerblick. Links dargestellt sind das diastolische (oben) und das systolische Bild (unten) in Ruhe mit guter endokardialer Einwärtsbewegung aller Wandabschnitte. Rechts erkennt man eine unter einer Belastung mit 40 μg/kg/min neu aufgetretene Wandbewegungsstörung der apikalen inferioren Wand.

Nachteile. Nachteilhaft bei der Dobutaminbelastung im Vergleich zur physikalischen Belastung ist die lange Untersuchungsdauer, die sich aus der ca. 15- bis 20-minütigen Belastungsdauer und zusätzlicher Vor- und Nachbereitungszeit ergibt. Die Interpretation von Dobutamin-Belastungsechokardiogrammen kann dadurch erschwert sein, dass deutliche interindividuelle wie auch intraindividuelle, d. h. Unterschiede in der segmentalen linksventrikulären Reaktion auf die Dobutaminbelastung bestehen (7). Insbesondere beobachtet man häufig in den basalen inferioren und septalen Segmenten eine deutlich geringere Zunahme der Kontraktilität unter Dobutamingabe als in den übrigen linksventrikulären Segmenten. Es kann dadurch im Einzelfall schwierig sein, einen pathologischen Befund von einem Normalbefund abzugrenzen.

Dipyridamol-Belastungsechokardiographie

Durch Gabe hoher Dipyridamoldosen lassen sich bei Patienten mit koronarer Herzkrankheit Wandbewegungsstörungen induzieren. Dipyridamol verursacht eine Vasodilatation durch Erhöhung des endogenen Adenosins. Der Mechanismus von Dipyridamol bei der Induktion von Ischämien ist die Provokation eines koronaren Steal-Phänomens. Als Folge der Dipyridamolgabe werden gesunde Gefäßsegmente weit gestellt, während stenosierte Gefäßsegmente die Fähigkeit zur Weitstellung verloren haben. Es kommt dadurch zu einem Abfall des proximalen treibenden Perfusionsdruckes und einer Blutflussumverteilung zuungunsten der stenosierten Gefäße (Abb. 10.**6**). In Folge der Ischämie tritt eine Wandbewegungsstörung auf, die als Marker der koronaren Herzkrankheit gilt.

Belastungsprotokoll. Das üblicherweise genutzte Belastungsprotokoll beinhaltet eine Dipyridamolbolusgabe von 0,56 mg/kg KG über 4 Minuten, an die sich eine Beobachtungsphase von 4 Minuten anschließt. Bei unauffälligem Befund folgt ein kleinerer Bolus von 0,28 mg/kg KG über 2 Minuten. Es werden damit insgesamt maximal 0,84 mg Dipyridamol pro kg KG appliziert (Abb. 10.**7**). Durch dieses heute übliche Dipyridamol-Belastungsprotokoll mit hoher Dosis konnte die Sensitivität bei der Erkennung einer koronaren Herzkrankheit gegenüber dem früher üblichen Belastungsprotokoll mit einer Dosis von nur 0,56 mg/kg KG gesteigert werden. Auch unter Nutzung des Hochdosisschemas ist die erreichte Sensitivität jedoch in einigen Studien als ent-

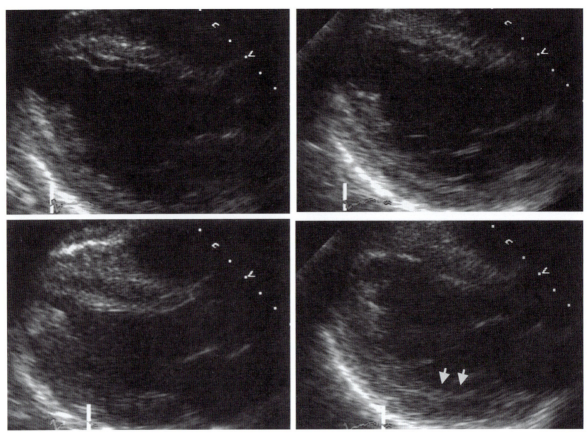

Abb. 10.5 Dobutamin-Belastungsechokardiographie mit Darstellung des linken Ventrikels in der langen parasternalen Achse. Links dargestellt sind das diastolische (oben) und systolische Bild (unten) in Ruhe mit guter endokardialer Einwärtsbewegung aller Wandabschnitte. Rechts erkennt man eine unter Dobutaminbelastung neu aufgetretene Wandbewegungsstörung der basalen posterioren Wand.

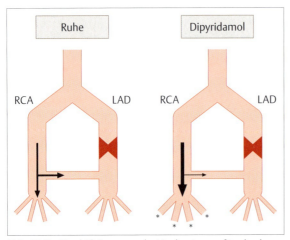

Abb. 10.6 Steal-Phänomen als Mechanismus für die koronare Minderdurchblutung und Ischämieinduktion während einer Dipyridamolbelastung. Im Ruhezustand fließt über Kollateralen Blut zum Flussbett der verschlossenen LAD. Während Vasodilatation des distalen Flussgebietes nimmt der distale Druckgradient über der Kollateralen ab. Damit sinkt der Kollateralfluss und es kommt zur Ischämie in dem dem koronaren Verschluss nachgeordneten Flussgebiet.

täuschend niedrig beschrieben worden. Zur Erhöhung der diagnostischen Genauigkeit wurde daher die zusätzliche Gabe von Atropin, Dobutamin oder die Kombination mit physikalischer Belastung vorgeschlagen (36).

Nebenwirkungen und Kontraindikationen. Leichtere Nebenwirkungen der Dipyridamolgabe bestehen in leichter Dyspnoe, Hitzegefühl, Übelkeitsgefühl und einem Völlegefühl. Sie sind relativ häufig, jedoch selbstlimitierend. Als Antagonist für das Dipyridamol steht Theophyllin zur Verfügung. Es muss jedoch beachtet werden, dass Theophyllin eine wesentlich kürzere Halbwertszeit hat und dass es daher zu einem Rebound-Phänomen kommen kann. Schwerwiegende Nebenwirkungen, wie ausgeprägte Hypotension, bzw. auch Komplikationen sind extrem selten. Die Dipyridamolbelastung ist daher ein sehr sicheres Verfahren mit geringerer Rate schwerer Komplikationen als die Dobutaminbelastung. Bei Patienten mit symptomatischer zerebrovaskulärer Erkrankung oder bei Patienten mit Bronchospasmus sollte die Dipyridamolbelastung nicht eingesetzt werden. Weiterhin sind Patienten, die Theophyllinpräparate erhalten, nicht durch Dipyridamol oder Adenosin belastbar, weil das Theophyllin die Wirkung inhibiert.

Adenosininfusion. Adenosininfusionen sind ebenfalls für Belastungsechountersuchungen genutzt worden (67). Der Wirkungsmechanismus entspricht dem von Dipyridamol. Adenosin hat allerdings eine nur Sekunden andauernde Wirkung. Insofern ist ein Antagonist nicht erforderlich. Das typische Adenosininfusionsprotokoll sieht eine Dosis von 140 mg/kg KG über eine Infusionsdauer von 4 min vor. Adenosin kann Leitungsblockierungen provozieren. Leichtere Nebenwirkungen, wie Hitzegefühl, Übelkeit und Dyspnoe, sind häufig.

Transösophageale Vorhofstimulation

Bei Patienten, die in einem physikalischen Belastungstest nicht ausreichend kardial belastet werden, stellt die pharmakologische Belastung in der Regel eine gute Alternative dar. Die elektrische Vorhofstimulation, durchgeführt entweder als direkte, invasive Vorhofstimulation oder wesentlich häufiger als transösophageale Vorhofstimulation, hat jedoch ebenfalls Interesse gefunden. Der Vorteil der Methode ist, dass man die Belastung sofort unterbrechen kann, sollte es zu einer unerwünschten Nebenwirkung kommen. Die Akzeptanz der Methode durch die Patienten ist allerdings geringer als bei der pharmakologischen Belastung wegen der mit der Stimulation im Ösophagus einhergehenden Missempfindungen. Es ist daher ggf. sogar eine leichte Sedierung erforderlich. Der Wirkmechanismus der Methode in der Induktion einer Ischämie beruht alleine auf der Erhöhung der Herzfrequenz, während der Blutdruck und die Kontraktilität nicht oder wenig ansteigen (Abb. 10.**8**).

Belastungsprotokoll. Das Belastungsprotokoll sieht einen Beginn der Stimulation mit einer Frequenz, die ca. 20 Schläge über der Herzgrundfrequenz liegt, vor und die anschließende Steigerung der Stimulationsfrequenz alle 2 Minuten um 20 Schläge pro Minute, bis 85 % der altersentsprechenden maximalen Herzfrequenz erreicht werden. Gelegentlich tritt ein AV-Block Typ Wenckebach auf. In diesem Fall sollte man durch i. v. Gabe von Atropin versuchen, diesen zu durchbrechen. Die transösophageale Vorhofstimulation ist sowohl mit der transthorakalen als auch der transösophagealen Echokardiographie kombiniert worden (8, 25).

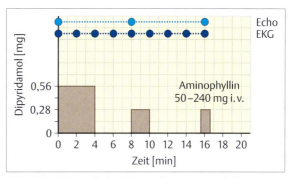

Abb. 10.**7** Pharmakologisches Belastungsprotokoll mit intravenöser Bolusapplikation von Dipyridamol. Es werden parallel das EKG und das Echo überwacht, um Ischämien zu erkennen. Als Antidot wird am Ende der Untersuchung Aminophyllin appliziert.

Transösophageale Belastungsechokardiographie

Die transthorakale Belastungsechokardiographie ist das Standardverfahren, das bei über 90 % der Patienten diagnostisch auswertbare, wenn auch häufig nicht perfekte Bilder ermöglicht. Trotz des Einsatzes neuerer echokardiographischer Techniken, wie des Second Harmonic Imaging und der Echokontrastmittelgabe, verbleiben jedoch Patienten mit unzureichender transthorakaler Echobildqualität. Bei diesen Patienten bietet die transösophageale Belastungsechokardiographie in der Regel eine sehr gute Echobildqualität, die damit eine höhere diagnostische Sicherheit erlaubt (Abb. 10.**9**). Das Verfahren bringt größere Unannehmlichkeiten für den Patienten mit sich und ist daher mit einer geringeren Patientenakzeptanz verbunden. In der Regel ist eine leichte Sedierung des Patienten vor der Durchführung der Untersuchung erforderlich.

Pharmakologische Belastung oder elektrische Vorhofstimulation. Die transösophageale Belastungsechokardiographie kann sowohl mit einer pharmakologischen Belastung (Dobutamin oder Dipyridamol) als

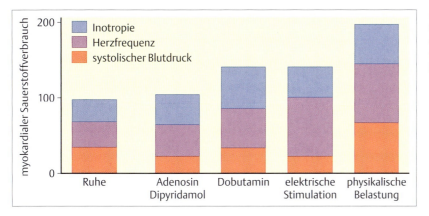

Abb. 10.**8** Komponenten des myokardialen Sauerstoffverbrauches im Ruhezustand und unter verschiedenen gebräuchlichen Belastungsformen.

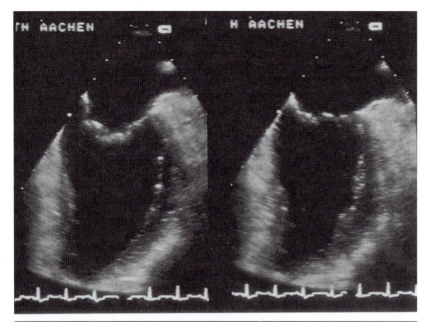

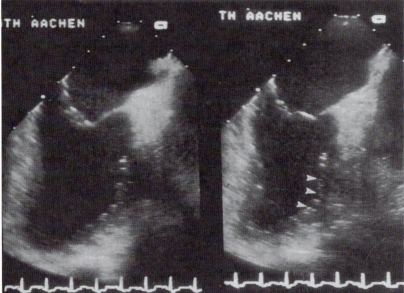

Abb. 10.**9** Transösophageale Dobutamin-Stressechokardiographie mit Darstellung einer neuen Wandbewegungsstörung der anterioren Wandung im Zweikammerblick (Pfeile). In der oberen Reihe sind die Ruhebilder, in der unteren Reihe die Belastungsbilder dargestellt. Links ist jeweils das diastolische, rechts das systolische Bild wiedergegeben (mit freundlicher Genehmigung aus Hoffmann et al. Eur Heart H 1996;17:222–9).

auch mit der elektrischen Vorhofstimulation kombiniert werden. Es ist in verschiedenen Untersuchungen für die transösophageale Belastungsechokardiographie sowohl in Kombination mit der Vorhofstimulation als auch mit pharmakologischer Belastung eine hohe diagnostische Genauigkeit beschrieben worden. Eine Sensitivität von 89–92 % und eine Spezifität von 94–100 % wurden berichtet (2, 25, 37, 51) (Tab. 10.**3** und 10.**4**). Unter Nutzung der transgastrischen kurzen und langen Achse wie auch des in transösophagealer Transducer-Position erfassten Zweikammer- und Vierkammerblickes lassen sich alle linksventrikulären Segmente in einer dem 16-Segment-Modell der transthorakalen Belastungsechokardiographie entsprechenden Weise analysieren (Abb. 10.**10**).

Wahl des optimalen Belastungsverfahrens

Pharmakologische oder physikalische Belastung? Die pharmakologische Belastung ermöglicht in der Regel eine ruhigere Bildaufnahme als die physikalische Belastung, da die Patienten sich nicht bewegen oder hyperventilieren. Darüber hinaus besteht gegenüber der Aufnahme der Echobilder nach einer physikalischen Belastung ein geringerer Zeitdruck. Insofern ist die pharmakologische Belastungsechokardiographie für den Anfänger belastungsechokardiographischer Untersuchungen einfacher durchführbar. Die pharmakologische Belastungsechokardiographie hat jedoch eine Reihe erheblicher Nachteile, wie die höhere Komplikationsrate, insbesondere bei Nutzung der Dobutaminbelastung, und die Unmöglichkeit, das Auftreten der Ischämie mit einer definierten Belastungsstärke zu korrelieren (Tab. 10.**1**). Insofern gibt es gute Gründe, normalerweise die physikalische Belastung zu favorisieren.

Dobutamin oder Dipyridamol? Bei Patienten, die nicht in der Lage sind, eine ausreichende physikalische Belastung durchzuführen, stellt sich die Frage der optimalen pharmakologischen Belastungsform. Bei Patienten mit schweren ventrikulären Rhythmusstörungen und der Neigung zu deutlich erhöhten Blutdruckwerten ist Dipyridamol zu bevorzugen. Umgekehrt sollte bei Patienten mit Asthma bronchiale oder Leitungsstörungen einer Dobutaminbelastung der Vorzug gegeben werden. Spielen diese Limitationen keine Rolle, so spricht für die Dobutaminbelastung die höhere diagnostische Genauigkeit, insbesondere bei Patienten mit koronarer Eingefäßerkrankung.

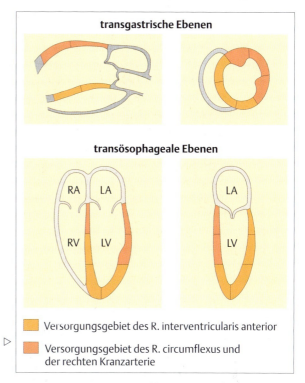

Abb. 10.**10** Echoschnittebenen und Segmentierung des linken Ventrikels bei transösophagealer Stressechokardiographie mit Darstellung der koronaren Versorgungsgebiete.

Interpretation von Belastungsechokardiogrammen

Erfahrung des Befunders. Die Interpretation von Belastungsechokardiogrammen ist eine komplexe Aufgabe, die nur von Ärzten ausgeführt werden sollte, die intensive Erfahrung in der Bewertung regionaler Wandbewegungsstörungen haben. Durch spezifische Trainingsprogramme können in der Interpretation von Belastungsechokardiogrammen unerfahrene Ärzte in ihrer diagnostischen Genauigkeit verbessert werden. Picano (42) zeigte erhebliche Unterschiede in der diagnostischen Genauigkeit zwischen in der Interpretation von Belastungsechokardiogrammen erfahrenen und unerfahrenen Ärzten auf. Während völlige Anfänger in der Belastungsechokardiographie mit jedoch guter echokardiographischer Erfahrung eine diagnostische Genauigkeit von nur 61 % bei der Beurteilung von Dipyridamol-Echokardiogrammen hatten, erreichten Befunder, die bereits mehr als 100 Belastungsechokardiogramme gelesen hatten, eine diagnostische Genauigkeit von 82 %. Nach einer gemeinsamen Befundungsphase von 100 Belastungsechokardiogrammen erhöhte sich die diagnostische Genauigkeit der Anfänger auf das Niveau der erfahrenen Befunder (Abb. 10.**11**). Die Autoren zogen die Konsequenz, eine Anlernphase von 100 Belastungsechokardiographien zu empfehlen, während derer mit einem Arzt zusammen gearbeitet wird, der viel Erfahrung in der Interpretation von Belastungsechokardiogrammen hat. Es sollte dabei betont werden, dass die in der Literatur angegebenen diagnostischen Genauigkeiten nur bei optimalem Ausbildungsstand des die Belastungsecho-

kardiographie durchführenden und befundenen Personals erreicht werden können.

Linksventrikuläre Kontraktilität und Wandbewegungsstörungen. In die Beurteilung der linksventrikulären Kontraktilität gehen sowohl die Wanddickenzunahme als auch die Endokardeinwärtsbewegung ein. Für jedes Segment wird die Kontraktilität sowohl im Ruhezustand als auch während niedriger Belastung, maximaler Belastung und in der Nachbelastungsphase beurteilt. Die Kontraktilität wird dabei als normokinetisch, hypokinetisch, akinetisch oder dyskinetisch bewertet. Der Vergleich von Ruhezyklen und Belastungszyklen wird durch eine digitale Seit-zu-Seit-Darstellung erleichtert. Die normale Reaktion des linken Ventrikels auf physikalische oder pharmakologische Belastung ist ein Anstieg der endokardialen Einwärtsbewegung, eine erhöhte Kontraktionsgeschwindigkeit, eine verstärkte myokardiale Verdickung sowie eine Verminderung der endsystolischen linksventrikulären Kavität. Nach Beendigung physikalischer Belastung sind diese Veränderungen gewöhnlich innerhalb von wenigen Minuten reversibel. Als Zeichen einer induzierten Ischämie bzw. als pathologisch gilt eine in mindestens einem der 16 Segmente neu entstehende Wandbewegungsstörung bzw. bei vorbestehender Wandbewegungsstörung eine sich gegenüber dem Ruhezustand um mindestens einen Grad verschlechternde Kontraktilität.

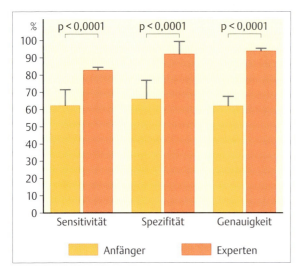

Abb. 10.11 Der Effekt der Erfahrung in der Stressechokardiographie. Die diagnostische Genauigkeit zwischen Anfängern und in der Befundung von Stressechokardiogrammen erfahrenen Untersuchern unterscheidet sich signifikant (nach 42).

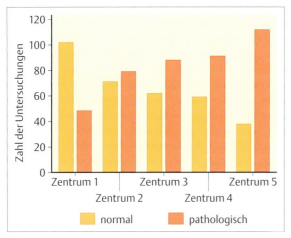

Abb. 10.12 Heterogenität in der Beurteilung von 150 Dobutamin-Stressechokardiogrammen durch 5 erfahrene Zentren. Die Zahl der als pathologisch bzw. als normal beurteilten Dobutamin-Stressechokardiogrammen variiert von Zentrum zu Zentrum erheblich (nach 22).

Die Komplexität der Interpretation von Belastungsechokardiogrammen variiert in Abhängigkeit von der klinischen Situation sowie der Indikation und Fragestellung. Der einfachste Fall ist der einer normalen linksventrikulären Funktion in Ruhe mit der Fragestellung einer induzierbaren Wandbewegungsstörung unter Belastung. Bereits in Ruhe bestehende Wandbewegungsstörungen bei einem vorausgegangenen Infarkt machen die Erkennung zusätzlicher induzierter Ischämien im Randbereich deutlich schwieriger. Soll bei einem Patienten mit in Ruhe bestehender Wandbewegungsstörung in einem Belastungsprotokoll das Vorliegen von myokardialer Vitalität und induzierbarer Ischämie festgestellt werden, so handelt es sich um eine Untersuchung großer Komplexität, die hohe Anforderungen an den Befunder stellt.

Interobservervariabilität. Die Beurteilung von Belastungsechokardiogrammen ist ein subjektiven Einflüssen unterliegender Prozess. Er macht daher Erfahrung erforderlich. Auch zwischen erfahrenen Befundern ergeben sich aufgrund des subjektiven Charakters bei der Bewertung von Belastungsechokardiogrammen jedoch erhebliche Unterschiede. In einer multizentrischen Studie unter Beteiligung von 5 erfahrenen Zentren, die 150 Dobutamin-Belastungsechokardiogramme von Patienten ohne vorausgegangenen Myokardinfarkt zu beurteilen hatten, ergab sich eine nur mäßige Übereinstimmung zwischen den 5 Zentren in der Bewertung der Belastungsechokardiogramme als normal oder pathologisch (22) (Abb. 10.12). Eine Übereinstimmung von mindestens 4 der 5 bewertenden Zentren war bei 74 % der Untersuchungen gegeben bzw. es ergab sich ein mittlerer Kappa-Wert zwischen den 5 bewertenden Zentren von nur 0,37. Eine Analyse der Ursachen für die mäßige Übereinstimmung zwischen den verschiedenen Befundern ergab, dass der Übereinstimmungsgrad wesentlich von der Bildqualität und dem Ausprägungsgrad der induzierten Wandbewegungsstörung abhängig ist. Insbesondere war bei Patienten mit Eingefäßerkrankung der Übereinstimmungsgrad am niedrigsten, dahingegen war er höher bei Patienten mit koronarer Herzkrankheit bzw. Vorliegen einer koronaren Dreigefäßerkrankung.

Beurteilung von regionalen Wandbewegungsstörungen

16-Segment-Modell. Die Interpretation von Belastungsechokardiogrammen erlaubt im Vergleich zum Belastungs-EKG eine wesentlich größere Genauigkeit in der Lokalisation einer induzierten Ischämie. Über die Kenntnis des ischämischen Ventrikelsegmentes kann man auf das verengte Koronargefäß schließen. Zur regionalen Analyse der Wandbewegung in Ruhe wie auch unter Belastung hat es sich bewährt, ein 16-Segment-Modell zu nutzen. Das von der American Society of Echocardiography empfohlene 16-Segment-Modell (60) (Abb. 10.13) ist bzgl. der Korrelation zwischen Ventrikelsegmenten und Lokalisation der stenosierenden koronaren Herzkrankheit validiert. Es lässt sich zu jedem der 16 Segmente das Perfusionsgebiet einer Koronararterie zuordnen, wobei aufgrund von Überschneidung zwischen den Perfusionsgebieten der rechten Kranzarterie und des R. circumflexus diese beiden häufig zusammengefasst werden. Induzierte Wandbewegungsstörungen der Vorderwand, des Septums und des Apex werden gewöhnlich einer den R. interventricularis anterior betreffenden koronaren Herzkrankheit zugeordnet, während das inferiore Septum und die Hinterwand der rechten Kranzarterie und die inferolaterale Wand dem R. circumflexus zugeordnet werden.

Schnittebenen. Üblicherweise werden 4 echokardiographische Schnittebenen genutzt, um die Funktion aller Regionen und damit alle 16 Segmente des linken Ventrikels beurteilen zu können:

1. die parasternale oder alternativ die apikale lange Achse,
2. die parasternale kurze Achse,
3. der apikale Vierkammerblick,
4. der apikale Zweikammerblick.

Formen der Wandbewegungsstörung. Für jedes Ventrikelsegment wird die Kontraktilität als Normokinesie, Hypokinesie, Akinesie oder Dyskinesie unter den verschiedenen Belastungsstufen beschrieben.

Die Normokinesie ist charakterisiert durch eine uniforme Endokardeinwärtsbewegung und Verdickung; die Hypokinesie ist durch reduzierte (geringer als 5 mm) systolische Einwärtsbewegung, die Akinesie durch fehlende Einwärtsbewegung und Verdickung und die Dyskinesie durch eine systolische Verdünnung bzw. Auswärtsbewegung gekennzeichnet. Die Hypokinesie kann weiter in eine leichte oder schwere Hypokinesie klassifiziert werden. Bei Patienten mit Ruhewandbewegungsstörungen hat die Nutzung der biphasischen Reaktion mit initialer Verbesserung einer Dyssynergie bei niedriger Belastungsstufe und anschließender Verschlechterung der Dyssynergie unter hoher Belastungsstufe zu einer erhöhten Sensitivität in der Erkennung einer koronaren Herzkrankheit geführt (61).

Weitere Kriterien. Subtilere Kriterien für einen positiven Testbefund sind die Tardokinesie (verzögerte Kontraktion) und ein relativer Ausfall einer verstärkten Wandverdickung unter Belastung. Diese subtileren Kriterien sollten durch unerfahrene Untersucher jedoch mit Vorsicht genutzt werden, weil strikte Anwendung zu einem wesentlichen Abfall der Spezifität führen kann. Verschiedene Berichte haben weiterhin gezeigt, dass der Einfluss von Ruhewandbewegungsstörungen als Kriterium für einen positiven Testausfall in Ergänzung zu induzierten neuen Wandbewegungsstörung die Sensitivität ansteigen lässt, ohne mit einem Verlust an Spezifität einherzugehen (3).

Ursachen für eine falsche Beurteilung eines Belastungsechokardiogramms

Falsch positive Befunde. Falsch positive Befunde bei der Dobutamin-Belastungsechokardiographie sind in einer systematischen Untersuchung insbesondere in den basalen Segmenten der linksventrikulären Hinterwand gefunden worden (4). Bei einer umschriebenen, nur ein basales Segment der Hinterwand betreffenden Hypokinesie kann ein konservatives Vorgehen bei der Interpretation falsch positive Ergebnisse vermeiden. Nicht durch eine Ischämie bedingte Wandbewegungsstörungen können bei einer Vielzahl klinischer Situatio-

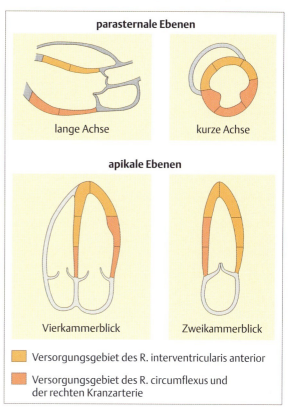

Abb. 10.**13** 16-Segment-Modell der American Society of Echocardiography zur Unterteilung des linken Ventrikels bei transthorakaler Stressechokardiographie mit Darstellung der koronaren Versorgungsgebiete.

nen auftreten. Nach vorausgegangenem Myokardinfarkt kann ein normales Wandsegment durch das benachbarte Narbensegment, das unter Belastung eine systolische Auswärtsbewegung durchführt, mitgezogen werden, und es wird auf diese Weise eine induzierte Ischämie vorgetäuscht. Patienten nach vorausgegangener Operation am offenen Herzen und Patienten mit Linksschenkelblock haben eine abnorme Septumbewegung. In beiden Fällen ist eine normale systolische Verdickung des Septums erhalten. Insbesondere beim Linksschenkelblock kann diese jedoch auf die frühe Systole beschränkt sein. Artefakte bei der Wandbewegungsanalyse können weiterhin durch nicht achsengerechte Echoschnittebenen entstehen, wie sie insbesondere unter Zeitdruck während der physikalischen Belastungsechokardiographie auftreten.

Falsch negative Befunde. Falsch negative Befunde können Folge einer unzureichenden kardialen Belastung, antianginöser Therapie, einer schlechten Bildqualität bei der echokardiographischen Untersuchung oder zu später Aufnahme der echokardiographischen Bildsequenzen nach der Belastung sein. Bei Stenosierungen des R. circumflexus findet man gehäuft falsch negative Befunde, ebenso bei einer nur knapp über 50%igen Stenosierung eines Koronargefäßes, die damit eventuell noch die funktionelle Wirksamkeit verfehlt.

Diagnostische Genauigkeit

Die diagnostische Genauigkeit der Belastungsechokardiographie wird wie die der anderen nichtinvasiven Verfahren zur Erkennung der koronaren Herzkrankheit an den Befunden der Koronarangiographie gemessen und als Sensitivität, Spezifität bzw. diagnostische Genauigkeit ausgedrückt. Dabei gilt eine angiographisch über 50 %ige Durchmesserstenosierung als signifikante Lumeneinengung eines Gefäßes.

Abhängigkeitsfaktoren. Die diagnostische Genauigkeit ist abhängig von verschiedenen Faktoren; dazu gehört zum einen die angiographische Definition einer koronaren Herzkrankheit, ein möglicher Bias bei der Zuweisung von Patienten zu der Belastungsuntersuchung, die Zahl der in eine Untersuchungsgruppe aufgenommenen Patienten mit einer Eingefäß- bzw. Mehrgefäßerkrankung und das Vorliegen von Myokardinfarkten in der Vorgeschichte. Außerdem ist die diagnostische Genauigkeit abhängig von dem eingesetzten Belastungsprotokoll, den Belastungsabbruchkriterien und dem Absetzen antiischämischer Medikation vor Durchführung des Belastungstests. Dies sind allesamt Faktoren, die einen Einfluss auf das Auftreten einer Ischämie haben können. Ist über klinische Informationen bei einem Patienten die sog. Vor-Test-Wahrscheinlichkeit für das Vorliegen einer koronaren Herzkrankheit bekannt, so lässt sich anhand der diagnostischen Genauigkeit eines Verfahrens die Nach-Test-Wahrscheinlichkeit berechnen. Dabei kommt die Bayes-Analyse zur Anwendung (Abb. 10.**14**).

Sensitivitäten und Spezifitäten. Die Sensitivitäten und Spezifitäten für die physikalische Belastungsechokardiographie, die Dobutamin-Belastungsechokardiographie und die Dipyridamol-Belastungsechokardiographie sind in den Tab. 10.2 bis 10.4 aus einer Vielzahl von Publikationen wiedergegeben. Für die physikalische Belastungsechokardiographie wurden eine Sensitivität von 74–97 % und eine Spezifität von 64–100 % (3, 10, 20, 31, 52, 53, 54, 58) (Tab. 10.2) angegeben. Für die Dobutamin-Belastungsechokardiographie sind die Angaben sehr ähnlich mit Sensitivitätswerten von 72–96 % und Spezifitätswerten von 66–100 % (5, 9, 21, 28, 29, 36, 59, 63) (Tab. 10.3). Durch zusätzliche Gabe von Atropin bei fehlender Ausbelastung des Patienten lässt sich die Sensitivität erhöhen (27). Die in der Literatur angegebene Sensitivität für die Dipyridamol-Belastungsechokardiographie liegt mit 56–96 % etwas niedriger. Die Spezifität ist mit 94–100 % sehr hoch (30, 40, 44, 45, 50, 62, 67) (Tab. 10.4). Auch bei direktem Vergleich zwischen Dobutamin- und Dipyridamol-Belastungsechokardiographie ergab sich eine niedrigere Sensitivität für die Dipyridamol-Belastungsechokardiographie (5, 12, 30, 36, 50, 55) (Tab. 10.5).

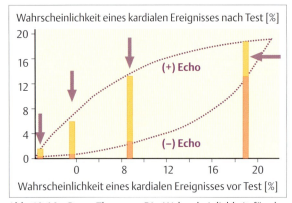

Abb. 10.**14** Bayes-Theorem. Die Wahrscheinlichkeit für das Eintreten eines kardialen Ereignisses lässt sich aus der Vor-Test-Wahrscheinlichkeit und der diagnostischen Genauigkeit der Belastungsechokardiographie bestimmen. Es ergibt sich die sog. Nach-Test-Wahrscheinlichkeit. Der Einsatz der Belastungsechokardiographie erhöht die Vorhersagegenauigkeit insbesondere bei mittlerer Vor-Test-Wahrscheinlichkeit.

Tabelle 10.**2** Sensitivität und Spezifität der physikalischen Belastungsechokardiographie zur Erkennung einer angiographisch nachgewiesenen signifikanten koronaren Herzkrankheit

Autor	Patientenzahl	Mehrgefäß-KHK (% aller Patienten)	Gesamt-sensitivität (%)	Sensitivität Eingefäß-KHK (%)	Spezifität (%)
Armstrong (3)	123	45 (56)	88 %	–	87 %
Ryan (54)	64	15 (38)	78 %	76 %	100 %
Sawada (58)	57	11 (39)	86 %	88 %	86 %
Crouse (10)	228	106 (61)	97 %	92 %	64 %
Marwick (31)	150	54 (47)	84 %	77 %	86 %
Quinones (52)	112	45 (52)	74 %	58 %	81 %
Hecht (20)	136	82 (60)	93 %	84 %	86 %
Ryan (53)	309	126 (60)	91 %	86 %	78 %

KHK = koronare Herzkrankheit

Tabelle 10.**3** Sensitivität und Spezifität der Dobutamin-Belastungsechokardiographie zur Erkennung einer angiographisch nachgewiesenen signifikanten koronaren Herzkrankheit

Autor	Patienten-zahl	Dobutaminprotokoll	Definition der KHK (%)	Sensitivität (%)	Spezifität (%)
Cohen (9)	70	40 µg/kg/min	> 70	86	95
Sawada (59)	103	30 µg/kg/min	> 50	95	77
Marcovitz (28)	141	30 µg/kg/min	> 50	96	66
Hoffmann (21)	66	40 µg/kg/min	> 50	79	87
Marwick (29)	217	40 µg/kg/min + Atropin	> 50	72	83
Beleslin (5)	136	40 µg/kg/min	> 50	82	77
Ostojic (36)	150	40 µg/kg/min	> 50	92	89
Takeuchi (63)	120	30 µg/kg/min	> 50	85	93
Panza (37)	76	40 µg/kg/min + TEE	> 70	89	100
Prince (51)	81	40 µg/kg/min + TEE	> 70	90	94

TEE = transösophageale Echokardiographie

Tabelle 10.**4** Sensitivität und Spezifität der Belastungsechokardiographie mit einem Vasodilatator zur Erkennung einer signifikanten koronaren Herzkrankheit

Autor	Patienten-zahl	Belastungsprotokoll	Definition der KHK (%)	Sensitivität (%)	Spezifität (%)
Picano (40)	66	Dipy 0,56 mg/kg	> 70	56	100
Picano (45)	445	Dipy 0,84 mg/kg	> 50	96	96
Previtali (50)	80	Dipy 0,84 mg/kg	> 50	60	96
Picano (44)	130	Dipy 0,84 mg/kg + Atropin	> 50	87	94
Beleslin (5)	136	Dipy 0,84 mg/kg	> 50	74	94
Ostojic (36)	150	Dipy 0,84 mg/kg	> 50	71	89
Severi (62)	429	Dipy 0,84 mg/kg	> 50	75	90
Marwick (30)	97	Adenosin 0,18 µg/kg/min	> 50	58	87
Zoghbi (67)	73	Adenosin 0,14 µg/kg/min	> 75	85	92
Agati (2)	32	Dipy 0,84 mg/kg + TEE	> 70	92	100

Dipy = Dipyridamol, TEE = transösophageale Echokardiographie

Tabelle 10.**5** Studien zum Vergleich der Sensitivität und Spezifität von Belastungsechokardiographie während einer Dobutaminbelastung bzw. einer Vasodilatatorbelastung zur Erkennung einer signifikanten koronaren Herzkrankheit

Autor	n	Mehrgefäß-KHK	Sensitivität Dobutamin (%)	Sensitivität Vasodilatator (%)	Spezifität Dobutamin (%)	Spezifität Vasodilatator (%)
Salustri (55)	46	18	79	82	78	89
Marwick (30)	97	28	85	58	82	87
Previtali (50)	80	33	79	60	83	96
Beleslin (5)	136	11	82	74	77	94
Ostojic (36)	150	16	75	71	79	89
Dagianti (12)	60	15	72	52	97	97

Tabelle 10.**6**   Studien zum Vergleich der Sensitivität und Spezifität von Belastungsechokardiographie und myokardialer Perfusionsszintigraphie während verschiedener Belastungsformen zur Erkennung einer signifikanten koronaren Herzkrankheit

Autor	n	Belastung	Echokardiographie			Perfusionsszintigraphie		
			Sensitivität gesamt (%)	Sensitivität 1-GE (%)	Spezifität (%)	Sensitivität gesamt (%)	Sensitivität 1-GE (%)	Spezifität (%)
Maurer (32)	36	physikalisch	83	50	92	74		92
Quinones (52)	292	physikalisch	74	58	88	76	61	81
Hecht (20)	136	physikalisch	90	77	80	92	95	65
Marwick (29)	217	40 µg/kg/min Dobutamin	72	66	83	76	74	67
Huang (38)	93	40 µg/kg/min Dobutamin + Atropin	93	74	77	90	74	81
Hoffmann (21)	66	40 µg/kg/min Dobutamin + Atropin	79	78	81	89	84	71
Senior (61)	61	40 µg/kg/min Dobutamin	93	86	94	95	86	71
Marwick (30)	97	0,18 mg/kg/min Adenosin	58	52	87	86	81	71
Santoro (56)	60	0,84 mg/kg Dipyridamol	55	50	96	97	92	89
Parodi (38)	101	0,84 mg/kg Dipyridamol	78	65	76	79	70	90

1-GE = Eingefäßerkrankung

Anzahl erkrankter Gefäße. Es zeigte sich für alle Belastungsformen eine ansteigende Sensitivität in der Erkennung einer koronaren Herzkrankheit mit zunehmender Anzahl erkrankter Gefäße; so ergab sich unter Berücksichtigung von 897 Patienten, die mittels Dobutamin-Belastungsechokardiographie untersucht wurden, eine Sensitivität von 74 % bei Eingefäßerkrankung, 86 % bei Zweigefäßerkrankung und 92 % bei Dreigefäßerkrankung (18).

Koronarterritorien. Bei Analyse der einzelnen Koronarterritorien ergab sich für den R. circumflexus die niedrigste Sensitivität in der Erkennung einer signifikanten Stenosierung. Bei Berücksichtigung von 7 Studien zur Dobutamin-Belastungsechokardiographie ergab sich für den R. interventricularis anterior eine Sensitivität von 69 %, für die rechte Kranzarterie von 69 % und für den R. circumflexus von nur 43 %. Die geringste Sensitivität für den R. circumflexus wird zum einen durch das relativ kleine Perfusionsterritorium und zum anderen durch die in der Regel schlechteste Endokarderkennbarkeit der lateralen, vom R. circumflexus versorgten Myokardsegmente erklärt.

Vergleich mit der Perfusionsszintigraphie. Der Vergleich der Belastungsechokardiographie mit der Perfusionsszintigraphie ergibt eine Tendenz zu einer höheren Sensitivität für die Perfusionsszintigraphie und eine leicht höhere Spezifität für die Belastungsechokardiographie (20, 21, 23, 29, 32, 38, 52, 56, 61) (Tab. 10.**6**). Die etwas geringere Sensitivität lässt sich anhand der Ischämiekaskade erklären. Entsprechend der Ischämiekaskade treten Perfusionsverteilungsstörungen, die mittels Perfusionsszintigraphie als verminderte Tracer-Aufnahme dargestellt werden, vor einer verminderten Myokardkontraktilität, die mit der Echokardiographie nachgewiesen wird, auf. Dieser Zusammenhang ließ sich insbesondere für die auf der Induktion von Perfusionsverteilungsstörungen beruhende pharmakologische Belastung mit Dipyridamol und Adenosin nachweisen (30). Die Dipyridamol- bzw. Adenosinbelastung führt zu einer hohen Sensitivität bei Kombination mit der Perfusionsszintigraphie, jedoch signifikant niedrigerer Sensitivität bei Kombination mit der Echokardiographie. Im Gegensatz zur Perfusionsszintigraphie erlaubt die Belastungsechokardiographie jedoch die Feststellung der Ischämieschwelle. Die Herzfrequenz, bei der eine regionale Wandbewegungsstörung auftritt, wurde mit dem Schweregrad der koronaren Herzkrankheit korreliert. Tritt die induzierte Wandbewegungsstörung erst bei hoher Herzfrequenz ein, so ist die Wahrscheinlichkeit des Vorliegens einer Mehrgefäßerkrankung bzw. einer hochgradigen Koronarstenose geringer als bei Auftreten der induzierten Wandbewegungsstörung auf einem niedrigeren Belastungsniveau.

Belastungsechokardiographie bei koronaren Interventionen

Mit der Ausweitung interventioneller Verfahren in den letzten zwei Jahrzehnten hat sich eine zunehmende Zahl an Patienten ergeben, bei denen vor einer eventuellen Intervention das therapeutische Vorgehen festgelegt werden muss und die anschließend eine Nachsorge erfahren.

Untersuchung vor interventionellen Maßnahmen. Allgemein wird ein Revaskularisierungsverfahren nur zur Therapie schwerer Symptome oder aus prognostischen Gründen empfohlen. Die Belastungsechokardiographie als Verfahren mit hoher diagnostischer Genauigkeit in der Erfassung myokardialer Ischämie eignet sich im Rahmen von Revaskularisierungsmaßnahmen.
➤ zur Beurteilung der funktionellen Relevanz angiographisch dokumentierter Koronarläsionen und
➤ zur Erfassung erneuter Ischämien bei Patienten, die eine koronare Intervention in der Vergangenheit erfahren haben.

Vor einer interventionellen Therapie kann die Belastungsechokardiographie außer zur Untersuchung der funktionellen Relevanz einer Koronarstenose auch zur Erfassung der führenden Stenose bei Mehrgefäßerkrankung und zur Beurteilung von myokardialer Vitalität bei eingeschränkter linksventrikulärer Myokardfunktion genutzt werden.

Untersuchung nach interventionellen Maßnahmen. Nach einer interventionellen Therapie lässt sich mit der Belastungsechokardiographie zunächst die verbesserte Ischämietoleranz objektivieren und zu einem späteren Zeitpunkt eine Restenosierung bzw. ein Bypassverschluss diagnostizieren. Eine Vielzahl an Untersuchungen bestätigte die hohe diagnostische Genauigkeit der verschiedenen echokardiographischen Modalitäten in der Erkennung einer Restenose nach koronarer Intervention. Dabei ergaben sich eine Sensitivität von 67–87 % und eine Spezifität von 83–95 % (1, 19, 34) für die physikalische Belastungsechokardiographie. In Vergleichsuntersuchungen mit der Myokardszinitigraphie konnte eine ähnlich hohe diagnostische Genauigkeit in der Erkennung einer signifikanten koronaren Restenose nachgewiesen werden.

Serielle Untersuchungen. Zur Erhöhung der diagnostischen Aussagekraft der Belastungsechokardiographie im Rahmen von koronaren Interventionen wurden serielle Untersuchungen vorgeschlagen. Diese ermöglichen die Dokumentation einer Ischämie vor der Intervention, der verbesserten Belastungstoleranz direkt nach der Intervention und einer möglichen erneuten Ischämiereaktion im weiteren Folgezeitraum bei Restenosierung. Bei diesem Vorgehen würde die Verschlechterung des belastungsechokardiographischen Ergebnisses im Folgezeitraum nach der Intervention als Hinweis auf eine Restenosierung gewertet. Fehlbewertungen der belastungsechokardiographischen Befunde bzgl. einer evtl. eingetretenen Restenosierung infolge verbliebener Ischämiereaktionen nach einer koronaren Intervention, z. B. als Folge einer Mehrgefäßerkrankung mit alleiniger Dilatation der führenden Stenose werden auf diese Weise eher vermieden.

Untersuchungen nach Bypass-OP. Ebenso hat sich die Belastungsechokardiographie als genaueres Verfahren zur Erkennung einer unzureichenden Revaskularisierung nach koronarer Bypass-operation erwiesen. Im Gegensatz zum Belastungs-EKG für das nur eine Sensitivität von 35–60 % in der Erkennung einer angiographisch signifikanten Stenosierung eines nativen Gefäßes bzw. Bypass-gefäßes beschrieben wurde, ergab sich für die Belastungsechokardiographie unter Nutzung verschiedener Belastungsmodalitäten eine Sensitivität von 77–98 % (11, 57).

Prognostische Genauigkeit

Während umfangreiche Literatur zur diagnostischen Genauigkeit verschiedener belastungsechokardiographischer Verfahren zur Erkennung einer signifikanten koronaren Herzkrankheit vorliegt, existieren nur beschränkte Erfahrungen über die prognostischen Implikationen belastungsechokardiograpischer Untersuchungsergebnisse. Dabei ist sowohl die Entscheidung über den Einsatz weitergehender diagnostischer als auch therapeutischer Verfahren wesentlich von der zu erwartenden Prognose eines Patienten abhängig. Eingesetzt wurde die Belastungsechokardiographie

➤ vor geplanter nichtkardialer Operation zur Risikostratifizierung,
➤ nach akutem Myokardinfarkt zur Beurteilung des Risikos weiterer kardialer Ereignisse und
➤ zur Beurteilung der langfristigen Prognose bei bekannter stabiler koronarer Herzkrankheit.

Die Analyse der prognostischen Wertigkeit der Belastungsechokardiographie beinhaltet in der Regel sog. „weiche" Ereignisse, wie das Auftreten zunehmender oder instabiler Angina pectoris, und „harte" Ereignisse, wie Tod und Myokardinfarkt. In Abhängigkeit vom genutzten Endpunkt variiert der prädiktive Wert.

Tabelle 10.**7** Belastungsechokardiographie zur Vorhersage kardialer Ereignisse bei Patienten, bei denen eine gefäßchirurgische Operation vorgenommen wird

Autor	n	Belastung	Sensitivität (%)	Spezifität (%)	PPV (%)	NPV (%)	Ereignis
Tischler (65)	109	Dipyridamol	88	98	78	99	KT, MI, IAP, HI
Davila-Roman (13)	93	Dobutamin	100	95	83	100	KT, MI, IAP
Eichelberger (14)	70	Dobutamin	100	66	19	100	MI, IAP
Langan (26)	74	Dobutamin	100	79	17	100	MI
Poldermans (46)	300	Dobutamin	100	84	38	100	KT, MI, IAP, HI
Pasquet (39)	129	Dipyridamol	88	66	52	93	KT, MI, IAP

PPV = positiver prädiktiver Wert, NPV = negativer prädiktiver Wert
KT = kardialer Tod, MI = Myokardinfarkt, IAP = instabile Angina pectoris, HI = dekompensierte Herzinsuffizienz

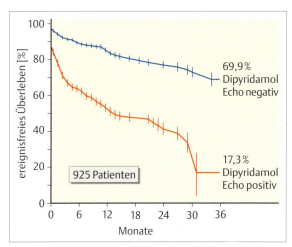

Abb. 10.**15** Kaplan-Meier-Überlebenskurven von Patienten, die nach einem Myokardinfarkt mit der Dipyridamol-Stressechokardiographie untersucht wurden. Patienten ohne induzierbare Ischämie haben eine deutlich höhere Wahrscheinlichkeit eines ereignisfreien Überlebens (mit freundlicher Genehmigung nach Picano et al. Am J Med 1993;95:608–18).

Prognostischer Wert vor gefäßchirurgischer Operation

Vor einer geplanten großen gefäßchirurgischen Operationen hat sich die Belastungsechokardiographie als wertvolles Instrument zur Risikostratifizierung erwiesen. In diesen Fällen wird man in der Regel eine pharmakologische Belastung wegen der Unfähigkeit der Patienten zur physikalischen Belastung durchführen. Neue oder sich verstärkende Wandbewegungsstörungen identifizieren Patienten mit einem erhöhten Risiko für ein perioperatives kardiales Ereignis (13, 14, 26, 39, 46, 65) (Tab. 10.**7**). Allgemein ist der negative prädiktive Wert bei normalem Belastungsechokardiogramm sehr hoch, während der positive prädiktive Wert meist nur bei ca 30 % liegt. Poldermans (46) untersuchte 300 Patienten vor einer großen Gefäßoperation mithilfe der Dobutamin-Belastungsechokardiographie. Es ergaben sich ein negativer prädiktiver Wert von 100 % und ein positiver prädiktiver Wert von 38 % für das Auftreten eines kardialen Ereignisses, das als kardial bedingter Tod, Myokardinfarkt, instabile Angina pectoris oder Lungenödem definiert wurde. Dabei identifizierte eine ausgedehnte Ischämiereaktion bei einer niedrigen Belastungsstufe eine Patientengruppe mit größerem Risiko zur Entwicklung einer kardialen Komplikation.

Prognostischer Wert nach Myokardinfarkt

Die Belastungsechokardiographie ist bereits wenige Tage nach einem akuten Myokardinfarkt eingesetzt worden. Die wesentlichsten Indikationen zur Durchführung einer Belastungsechokardiographie nach Myokardinfarkt sind die Beurteilung der Offenheit des Infarktgefäßes, die Identifikation von Patienten mit Mehrgefäßerkrankung und die Prognosebeurteilung des Patienten. Bei der Beurteilung der Offenheit des Infarktgefäßes spielt die sog. „biphasische" Reaktion – Verbesserung der Kontraktilität bei niedriger physikalischer oder Dobutaminbelastung und Verschlechterung unter hoher Belastung – eine wichtige Rolle. Unter Berücksichtigung der „biphasischen" Reaktion wurden eine Sensitivität von 82 % und eine Spezifität von 80 % in der Erkennung einer infarktbezogenen Koronarstenose berichtet. Die Entwicklung zusätzlicher Wandbewegungsstörungen außerhalb der Infarktzone weist auf das Vorliegen einer koronaren Mehrgefäßerkrankung hin.

Die Prognose eines Patienten nach Myokardinfarkt lässt sich bereits aus der linksventrikulären Ejektionsfraktion bestimmen. Ein positiver Befund in der Belastungsechokardiographie führt zu einer 1-Jahres-Wahrscheinlichkeit eines erneuten Infarktes oder eines kardial bedingten Todes von > 50 % (41, 17) (Abb. 10.**15**). Dabei ergab sich in der größten Studie zum Einsatz der Belastungsechokardiographie nach Myokardinfarkt mit über 900 Patienten, dass eine Ischämiereaktion in der

3

Tabelle 10.**8** Vergleich von Belastungsechokardiographie und Perfusionsszintigraphie zur Vorhersage kardialer Ereignisse bei Patienten mit stabiler Angina pectoris

Autor	n	Belastung	Echokardiographie		Perfusionsszintigraphie	
			Risk Ratio + vs. − Test*	Ereignisrate normale Studie	Risk Ratio + vs. − Test*	Ereignisrate normale Studie
Geleijnse (17)	220	Dobutamin	4,5	0,4%	4,0	0,5%
Olmos (35)	225	physikalisch	2,2	0,9%	2,3	0,9%

* = Faktor der Risikoerhöhung bei positivem gegenüber negativem Test

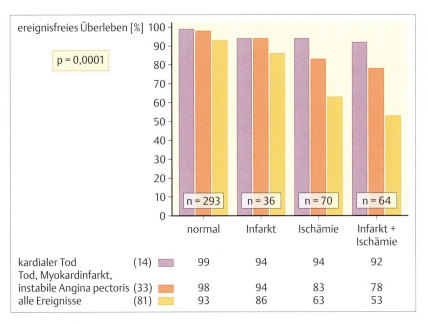

ereignisfreies Überleben [%]

p = 0,0001

n = 293   n = 36   n = 70   n = 64

normal   Infarkt   Ischämie   Infarkt + Ischämie

		normal	Infarkt	Ischämie	Infarkt + Ischämie
kardialer Tod	(14)	99	94	94	92
Tod, Myokardinfarkt, instabile Angina pectoris	(33)	98	94	83	78
alle Ereignisse	(81)	93	86	63	53

Abb. 10.**16** Ereignisfreies Überleben von Patienten mit einer stabilen chronischen koronaren Herzkrankheit. Es wird der Einfluss des Nachweises einer Infarktnarbe und induzierbarer Ischämie erkennbar (mit freundlicher Genehmigung nach Marwick et al. J Am Coll Cardiol 1997;30:83–90).

Belastungsechokardiographie der stärkste Prädiktor eines nachfolgenden kardialen Ereignisses ist. Es muss beim Einsatz der Belastungsechokardiographie bei Patienten mit vorausgegangenem Myokardinfarkt und bestehender Wandbewegungsstörung in Ruhe jedoch auf die gegenüber der Myokardszintigraphie eingeschränkte Sensitivität in der Erkennung einer Ischämiezone im Randbereich des Infarktes hingewiesen werden.

Prognostischer Wert bei chronischer stabiler koronarer Herzkrankheit

Bei der Beurteilung der langfristigen Prognose von Patienten mit bekannter oder vermuteter koronarer Herzkrankheit ergab sich ein sehr hoher negativer prädiktiver Wert der Belastungsechokardiographie. In mehreren Untersuchungen, in denen Patienten nach belastungsechokardiographischer Untersuchung weiter beobachtet wurden, zeigte sich eine jährliche kardiale Ereignisrate (kardial verursachter Tod und Myokardinfarkt) von unter 1% für Patienten, die ein normales Belastungsechokardiogramm aufwiesen. Ein positiver Befund in der Belastungsechokardiographie erhöht gegenüber einem negativen Befund die Wahrscheinlichkeit für das Auftreten eines kardialen Ereignisses um ca das 2,2- bis 5,6fache (17, 35, 47). In einer Untersuchung an 1737 Patienten zeigte sich bei normalem Befund der Dobutamin-Belastungsechokardiographie eine jährliche Rate an kardial bedingten Todesfällen oder Infarkten von 1,3% über eine Beobachtungsphase von 5 Jahren. Das Risiko für das Auftreten eines kardialen Ereignisses war bei pathologischem Belastungsechokardiogramm um den Faktor 3,3 erhöht (47). Dabei steigt bei positivem Befund der Belastungsechokardiographie die Wahrscheinlichkeit des Auftretens eines kardialen Ereignisses in ähnlichem Maße wie bei einem positiven Perfusionsszintigraphiebefund (Tab. 10.8, Abb. 10.16).

Neue Entwicklungen

Einsatz des Harmonic Imaging und der Kontrastechokardiographie

Bei eingeschränkter Echobildqualität mit unzureichender Endokardabgrenzbarkeit ist der Einsatz belastungsechokardiographischer Untersuchungen weiterhin limitiert. In den letzten Jahren hat man durch die Gabe von Echokontrastmitteln und das Second Harmonic Imaging deutliche Verbesserungen in der Endokardabgrenzbarkeit bei Patienten mit primär schlechter Beurteilbarkeit erreichen können.

Second Harmonic Imaging. Die Bildgebung mit dem Second Harmonic Imaging, bei dem die empfangene Schallfrequenz dem Doppelten der ausgesandten Frequenz entspricht, hat sich als wirkungsvolles Verfahren zur Verbesserung der Endokarderkennbarkeit erwiesen (Abb. 10.17). Durch Reduktion von Reverberationsartefakten und Akzentuierung der Endokardlinien wird die segmentale Wandbewegungsanalyse insbesondere bei der Belastungsechokardiographie verbessert. In verschiedenen Untersuchungen konnten eine verbesserte regionale Wandbewegungsanalyse und eine höhere diagnostische Genauigkeit der Belastungsechokardiographie unter Einsatz des Second Harmonic Imaging nachgewiesen werden. In einer Untersuchung an 103 Patienten mit eingeschränkter konventioneller Echobildqualität konnten Franke et al. (15) zeigen, dass unter Einsatz des Harmonic Imaging die durchschnittliche Zahl der in Ruhe nicht beurteilbaren Wandsegmente von 3,8 auf 0,6 der insgesamt 16 analysierten Wandsegmente abfiel. Unter Belastung war die Reduktion nicht beurteilbarer Wandsegmente ähnlich ausgeprägt (4,3 ohne und 0,9 mit Harmonic Imaging). Die verbesserte endokardiale

Beurteilbarkeit hatte im Weiteren eine größere Übereinstimmung in der Beurteilung zwischen zwei Befundern (Anstieg des Kappa-Wertes von 0,40 auf 0,69) und einen Anstieg der Sensitivität in der Erkennung einer signifikanten koronaren Herzkrankheit von 64 % auf 92 % zur Folge. Die positiven Ergebnisse mit dem Harmonic Imaging haben dazu geführt, dass es inzwischen routinemäßig eingesetzt wird, soweit die dafür erforderliche Gerätetechnik vorhanden ist.

Echokontrastmittel. Es stehen heute eine Reihe lungengängiger Echokontrastmittel zur Verfügung. Neben lungengängige Echokontrastmittel der ersten Generation, wie Albunex, SHU 508A und BY 963, sind Echokontrastmittel der zweiten Generation auf Fluorocarbon-Basis getreten, die sich durch eine größere Stabilität der Echokontrastbläschen auszeichnen. Für Kontrastmittel der ersten Generation wurde insbesondere bei Patienten mit eingeschränkter Echobildqualität eine signifikante Verbesserung der Endokardabgrenzbarkeit beschrieben (48) (Abb. 10.18). Die größere Sicherheit in der Befundung resultierte weiterhin in einer geringeren Variabilität zwischen verschiedenen Befundern in der Bewertung von Belastungsechokardiogrammen (16).

Kombinierter Einsatz. Mit dem Einsatz von Echokontrastmitteln der zweiten Generation im Rahmen belastungsechokardiographischer Untersuchungen bestehen bisher kaum Erfahrungen. Durch Kombination des Echokontrastmittels Optison mit dem Harmonic Imaging konnte jedoch eine Endokardabgrenzbarkeit erreicht werden, die noch über der bei Nutzung des Harmonic Imaging lag.

Bei fast allen im internationalen Schrifttum veröffentlichten Arbeiten zur Belastungsechokardiographie wurde weder das Harmonic Imaging noch die Kontrastechokardiographie genutzt. Es ist zu erwarten, dass die diagnostische Genauigkeit der Belastungsechokardiographie, die von der Qualität der Endokarderkennbarkeit abhängig ist, in einzelnen Fällen durch die Nutzung von Harmonic Imaging und die Gabe von Echokontrastmitteln noch über das beschriebene Maß hinaus gesteigert werden kann. Weiterhin machen das Second Harmonic Imaging und die Echokontrastmittelgabe den Einsatz der Belastungsechokardiographie zur Ischämiediagnostik bei Patienten möglich, bei denen es zuvor aufgrund eingeschränkter Endokardabgrenzbarkeit nicht sinnvoll war, sie zu untersuchen.

Abb. 10.**17** Einsatz von Second Harmonic Imaging zur Verbesserung der Endokarderkennung während der Stressechokardiographie. Dargestellt sind links mit konventioneller Echokardiographie aufgenommene Bilder und rechts Bilder unter Nutzung des Second Harmonic Imaging (mit freundlicher Genehmigung aus Franke et al. Heart 2000;83:133–40).

Quantifizierung von belastungsechokardiographischen Befunden

Die heute übliche Bewertung von Belastungsechokardiographien basiert auf einer subjektiven Beurteilung der Echobefunde. Dabei wird neben der endokardialen Einwärtsbewegung die Myokardverdickung beurteilt.

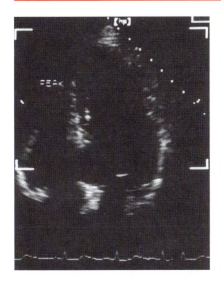
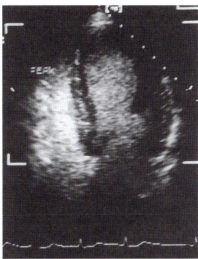

Abb. 10.**18** Nutzung von Echokontrast während der Stressechokardiographie zur Verbesserung der Endokarderkennung. Es kommt die verbesserte Endokarderkennbarkeit nach Injektion eines lungengängigen Echokontrastmittels zur Darstellung (mit freundlicher Genehmigung aus Frieske et al. Z Kardiol 2000; 89:186–94).

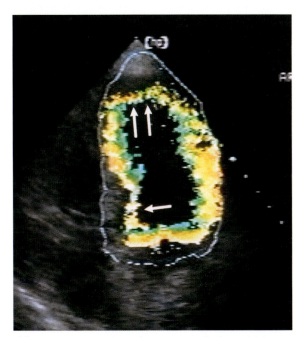

Abb. 10.**19** Einsatz der Color-Kinesis-Technik zur leichteren Erkennung von Wandbewegungsstörungen. Die Pfeile kennzeichnen Segmente mit Wandbewegungsstörung, die durch verschmälerte Farbbanden zum Ausdruck kommen.

Der subjektive Charakter der Beurteilung kann zu erheblichen Divergenzen zwischen verschiedenen Befundern führen. Eine objektive, quantitative Analyse regionaler Kontraktilität ist wünschenswert. In den letzten Jahren wurden insbesondere die sog. farbkodierte Endokardbewegungsanalyse und die Gewebedoppler-Echokardiographie dahingehend analysiert, ob sie eine quantitative Wandbewegungsanalyse ermöglichen.

Farbkodierte Endokardbewegungsanalyse. Mit der farbkodierten Endokardbewegungsanalyse wird das segmentale Ausmaß der Endokardbewegung während eines Herzzyklus über regional unterschiedlich breite Farbbanden dargestellt (Abb. 10.**19**). In einer Untersuchung an 89 Patienten, die mit Dobutamin belastet wurden, ergab sich mit der automatischen farbkodierten Endokardbewegungsanalyse eine höhere Sensitivität in der Erkennung einer induzierten Wandbewegungsstörung als bei der visuellen Interpretation durch einen unerfahrenen Befunder (24). Das Verfahren erlaubt jedoch nur die Analyse der Endokardbewegung im Zeitverlauf und vermittelt keine Informationen über die systolische Wanddickenzunahme oder regionale Myokardgeschwindigkeiten.

Gewebedoppler-Echokardiographie (s. a. Kapitel 4). Die Gewebedoppler-Echokardiographie erlaubt demgegenüber die Bestimmung regionaler Myokardgeschwindigkeiten. Es wird die Erfassung der niedrigfrequenten, jedoch amplitudenstarken, vom Myokard ausgehenden Dopplersignale ermöglicht. Die vom Myokard ausgehenden Dopplersignale unterscheiden sich von den Blutflusssignalen durch wesentlich niedrigere Bewegungsgeschwindigkeiten bei deutlich größeren Bewegungsamplituden. Mit der Gewebedoppler-Echokardiographie ist es daher möglich, myokardiale Geschwindigkeiten zu quantifizieren. Während der Dobutaminbelastung kann mit der Gewebedoppler-Echokardiographie in normalen Segmenten ein signifikanter Anstieg der myokardialen Geschwindigkeiten nachgewiesen werden. Ischämische Segmente zeigen während maximaler Dobutaminbelastung signifikant niedrigere Myokardgeschwindigkeiten als nichtischämische Segmente.

Strain Rate Imaging (s. a. Kapitel 4). Die Quantifizierung regionaler myokardialer Funktion – sowohl mithilfe der farbkodierten Endokardbewegungsanalyse als auch bei Nutzung der Gewebedoppler-Echokardiographie – hat jedoch auch Limitationen. Diese sind Folge von Rotations- und Translationsbewegungen des ganzen Herzen, die zu einer Verfälschung der regionalen myokardialen Bewegungsanalyse führen können. Bei dem kürzlich beschriebenen „Strain Rate Imaging" werden nicht absolute Myokardgeschwindigkeiten bestimmt, sondern die Geschwindigkeitsdifferenzen zwischen zwei benachbarten Punkten des Myokards. Somit sollte dieses Verfahren unabhängig von Translationsbewegungen des Herzens sein.

Weitere Untersuchungen werden in der Zukunft zeigen, inwieweit diese Verfahren in der Klinik geeignet sind, eine Quantifizierung belastungsechokardiographischer Befunde zu ermöglichen.

■ **Literatur**

1. Aboul-Enein H, Bengtson JR, Adams DB et al. Effect of the degree of effort on exercise echocardiography for the detection of restenosis after coronary artery angioplasty. Am Heart J 1991;122:430.
2. Agati L, Renzi M, Sciomer S et al. Transesophageal dipyridamole echocardiography for diagnosis of coronary artery disease. J Am Coll Cardiol 1992;19:765–70.
3. Armstrong WF, O'Donell J, Ryan T et al. Effect of prior myocardial infarction and extent and location of coronary disease on accuracy of exercise echocardiography. J Am Coll Cardiol 1987;10:531–8.
4. Bach DS, Muller DWM, Gros BJ et al: False positive dobutamine stress echocardiograms: Characterization of clinical, echocardiographic and angiographic findings. J Am Coll Cardiol 1994;24:928–33.
5. Beleslin BD, Ostojic M, Stepanovic J et al. Stress echocardiography in the detection of myocardial ischemia: head-to-head comparison of exercise, dobutamine, and dipyridamole tests. Circulation 1994;90:1168–76.
6. Camerieri A, Picano E, Landi P et al. Prognostic value of dipyridamole echocardiography early after myocardial infarction in elderly patients: Echo Persantine Italian Cooperative Study Group. J Am Coll Cardiol 1993;22:1809–15.
7. Carstensen S, Ali SM, Stensgaard-Hansen FV et al. Dobutamine-atropine stress echocardiography in asymptotic healthy individuals. Circulation 1995;92:3453–63.
8. Chapman PD, Doyle TP, Troup PJ et al. Stress echocardiography with transesophageal atrial pacing: Preliminary report of a new method for detection of ischemic wall motion abnormalities. Circulation 1984;70:445–50.
9. Cohen JL, Greene TO, Ottenweller J et al. Dobutamine digital echocardiography for detecting coronary artery disease. Am J Cardiol 1991;67:1311–8.
10. Crouse LJ, Harbrecht JJ, Vacel JI et al. Exercise echocardiography as a screening test for coronary artery disease and correlation with coronary arteriography. Am J Cardiol 1991;67:1213–8.
11. Crouse LJ, Vacek JI, Beauchamp GD et al. Exercise echocardiography after coronary artery bypass grafting. Am J Cardiol 1992;70:572.
12. Dagianti A, Penco M, Agati L et al. Stress echocardiography: comparison of exercise, dipyridamole and dobutamine in detecting and predicting the extent of coronary artery disease. J Am Coll Cardiol 1995;26:18–25.
13. Davila-Roman VG, Waggoner AD, Sicard GA, Geltman EM, Schechtman KB, Perez JE. Dobutamine stress echocardiography predicts surgical outcome in patients with an aortic aneurysm and peripheral vascular disease. J Am Coll Cardiol 1993;21:957–63.
14. Eichelberger JP, Schwarz KQ, Black ER et al. Predictive value of dobutamine echocardiography just before noncardiac vascular surgery. Am J Cardiol 1993;72:602–7.
15. Franke A, Hoffmann R, Kühl HP et al. Second harmonic imaging without left heart contrast agents improves wall motion analysis and reduces interobserver variability in stress echocardiography. Heart (2000;83:133–40).
16. Frieske R, Kühl H, Yuan D et al. Verbesserte Endokarderkennung während der Dobutamin-Belastungsechokardiographie durch Einsatz des Linksherzkontrastmittels BY 963. Z Kardiol (2000;89:186–94).
17. Geleijnse ML, Elhendy A, Cornel JH et al. Cardiac imaging for risk stratification with dobutamine-atropine stress testing in patients with chest pain. Echocardiography, perfusion scintigraphy, or both? Circulation 1997;96:137–47.
18. Geleijnse ML, Fioretti PM, Roelandt JRTC. Methodology, feasibility, safety and diagnostic accuracy of dobutamine stress echocardiography. J Am Coll Cardiol 1997;30:595–606.
19. Hecht HS, DeBord L, Shaw R et al. Usefulness of supine bicycle stress echocardiography for detection of restenosis after percutaneous transluminal coronary angioplasty. Am J Cardiol 1993;71:293.
20. Hecht HS, DeBord L, Shaw R et al. Supine bicycle stress echocardiography versus tomographic thallium-201 exercise imaging for the detection of coronary artery disease. J Am Soc Echo 1993;6:177–85.
21. Hoffmann R, Lethen H, Kleinhans et al. Comparative evaluation of bicycle and dobutamine stress echocardiography with perfusion scintigraphy and bicycle electrocardiogram for identification of coronary artery disease. Am J Cardiol 1993;72:555–9.
22. Hoffmann R, Lethen H, Marwick T et al. Analysis of interinstitutional observer agreement in the interpretation of dobutamine stress echocardiograms. J Am Coll Cardiol 1996;27:330–6.
23. Huang PJ, Ho YL, Wu CC et al. Simultaneous dobutamine stress echocardiography and thallium perfusion imaging for the detection of coronary artery disease. Cardiology 1997;88:556–62.
24. Koch R, Lang RM, Garcia MJ et al. Objective evaluation of regional left ventricular wall motion during dobutamine stress echocardiographic studies using segmental analysis of color kinesis images. J Am Coll Cardiol 1999;34:409–19.
25. Lambertz H, Kreis A, Trumper H, Hanrath P. Simultaneous transesophageal atrial pacing and transesophageal two-dimensional echocardiography. A new method of stress echocardiography. J Am Coll Cardiol 1990;16:1143–53.
26. Langan EM, Youkey JR, Franklin DP et al. Dobutamine stress echocardiography for cardiac risk assessment before aortic surgery. J Vasc Surg 1993;18:905–11.
27. Lieng LH, Pellikka PA, Mahoney DW et al. Atropine augmentation in dobutamine stress echocardiography: role and incremental value in a clinical practice setting. J Am Coll Cardiol 1996;28:551–7.
28. Marcovitz PA, Armstrong WF. Accuracy of dobutamine stress echocardiography in detecting coronary artery disease. Am J Cardiol 1992;69:1269–73.
29. Marwick T, D'Hondt AM, Baudhuin T et al. Optimal use of dobutamine stress for the detection and evaluation of coronary artery disease: combination with echocardiography or scintigraphy, or both. J Am Coll Cardiol 1993;22:159–67.
30. Marwick T, Willemart B, D'Hondt AM et al. Selection of the optimal nonexercise stress for the evaluation of ischemic regional myocardial dysfunction and malperfusion: comparison of dobutamine and adenosine using echocardiography and 99 m Tc-MIBI single photon emission computed tomography. Circulation 1993;87:345–54.
31. Marwick TH, Nemec JJ, Pashkow FJ et al. Accuracy and limitations of exercise echocardiography in a routine clinical setting. J Am Coll Cardiol 1992;19:74–81.
32. Maurer G, Nanda NC. Two dimensional echocardiographic evaluation of exercise-induced left and right ventricular asynergy: Correlation with thallium scanning. 1981;48:720–7.
33. Mertens H, Sawada SG, Ryan T et al. Symptoms, adverse effects, and complications associated with dobutamine stress echocardiography. Circulation 1993;88:15–9.

34. Mertes H, Erbel R, Nixdorff U et al. Exercise echocardiography for the evaluation of patients after nonsurgical coronary artery revascularization. J Am Coll Cardiol 1993;21:1087.

35. Olmos LI, Dakik H, Gordon R et al. Long-term prognostic value of exercise echocardiography compared with exercise 201Tl, ECG, and clinical variables in patients evaluated for coronary artery disease. Circulation 1998;98:2679–86.

36. Ostojic M, Picano E, Beleslin B et al. Dipyridamole-dobutamine echocardiography: a novel test for the detection of milder forms of coronary artery disease. J Am Coll Cardiol 1994;23:1115–22.

37. Panza JA, Laurienzo JM, Curiel RV et al. Transesophageal dobutamine stress echocardiography for evaluation of patients with coronary artery disease. J Am Coll Cardiol 1994;24:1260–7.

38. Parodi G, Picano E, Marcassa C et al. High dose dipyridamole myocardial imaging: simultaneous scintigraphy and two-dimensional echocardiography in the detection and evaluation of coronary artery disease. Coronary Artery Disease 1999;10:177–84.

39. Pasquet A, D'Hondt AM, Verhelst R et al. Comparison of dipyridamole stress echocardiography and perfusion scintigraphy for cardiac risk stratification in vascular surgery patients. Am J Cardiol 1998;82:1468–74.

40. Picano E, Distante A, Masini M et al. Dipyridamole-echocardiography test in effort angina pectoris. Am J Cardiol 1985;56:452–6.

41. Picano E, Landi P, Bolognese L et al. Prognostic value of dipyridamole echocardiography only after uncomplicated myocardial infarction: A large-scale, multicenter trial. Am J Med 1993;95:608–18.

42. Picano E, Lattanzi F, Orlandini A et al. Stress echocardiography and the human factor: The importance of being expert. J Am Coll Cardiol 1991;17:666–9.

43. Picano E, Mathias W Jr, Pingitore R, Bigi R, Previtali M. Safety and tolerability of dobutamine-atropine stress echocardiography: a prospective multicentre study. Lancet 1994;344:1190–2.

44. Picano E, Pingitore A, Conti U et al. Enhanced sensitivity for detection of coronary artery disease by addition of atropine to dipyridamole echocardiography. Eur Heart J 1993;14:1216–22.

45. Picano E, Severi S, Lattanzi F et al. The diagnostic and prognostic value of echo-dipyridamole in patients with suspected coronary artery disease. G Ital Cardiol 1991;21:621–32.

46. Poldermans D, Arnese M, Fioretti PM et al. Improved cardiac risk stratification in major vascular surgery with dobutamine-atropine stress echocardiography. J Am Coll Cardiol 1995;26:648–53.

47. Poldermans D, Fioretti PM, Boersma E et al. Long-term prognostic value of dobutamine-atropine echocardiography in 1737 patients with known or suspected coronary artery disease. Circulation 1999;99:757–62.

48. Porter T, Xie F, Kriesfeld A et al. Improved endocardial border resolution during dobutamine stress echocardiography with intravenous sonicated dextrose albumin. J Am Coll Cardiol 1994;23:1440–3.

49. Presti T, Armstrong WF, Feigenbaum H. Comparison of echocardiography at peak exercise and after bicycle exercise in evaluation of patients with known or suspected coronary artery disease. J Am Soc Echocardiogr 1988;1:119–26.

50. Previtali M, Lanzarini L, Fetiveau R et al. Comparison of dobutamine stress echocardiography, dipyridamole stress echocardiography, and exercise stress testing for diagnosis of coronary artery disease. Am J Cardiol 1993;72:865–70.

51. Prince CR, Stoddard MF, Morris GT et al. Dobutamine two-dimensional transesophageal echocardiographic stress testing for detection of coronary artery disease. Am Heart J 1994;128:36–41.

52. Quinones MA, Verani MS, Haichin RM et al. Exercise echocardiography and single photon emission tomography in evaluation of coronary artery disease: Analysis of 292 patients. Circulation 1992;85:1026–31.

53. Ryan T, Segar DS, Sawada SG et al. Detection of coronary artery disease with upright bicycle exercise echocardiography. J Am Soc Echo 1993;6:186–97.

54. Ryan T, Vasey CG, Presti CF et al. Exercise echocardiography: Detection of coronary artery disease in patients with normal left ventricular wall motion at rest. J Am Coll Cardiol 1988;11:993–9.

55. Salustri A, Fioretti PM, McNeill AJ et al. Pharmacological stress echocardiography in the diagnosis of coronary artery disease and myocardial ischaemia: A comparison between dobutamine and dipyridamole. Eur Heart J 1992;13:1356–62.

56. Santoro GM, Sciagra R, Buonamici P et al. Head-to-head comparison of exercise stress testing, pharmacologic stress echocardiography, and perfusion tomography as first-line examination for chest pain in patients without a history of coronary artery disease. J Nucl Cardiol 1998;5:19–27.

57. Sawada SG, Judson WE, Ryan T et al. Upright bicycle exercise echocardiography after coronary artery bypass grafting. Am J Cardiol 1989;64:1123.

58. Sawada SG, Ryan T, Fineberg NA et al. Exercise echocardiographic detection of coronary artery disease in women. J Am Coll Cardiol 1989;14:1440–7.

59. Sawada SG, Segar DS, Ryan T et al. Echocardiographic detection of coronary artery disease during dobutamine infusion. Circulation 1991;83:1605–14.

60. Schiller NB, Shah PM, Crawford M et al. Recommendations for quantitation of the left ventricle by two-dimensional echocardiography. J Am Soc Echo 1989;2:358–67.

60a.Secknus MA, Marwick TH. Evolution of dobutamine echocardiography protocols and indications: safety and side effects in 3,011 studies over 5 years. J Am Coll Cardiol 1997;29:1234–40.

61. Senior R, Lahiri A. Enhanced detection of myocardial ischemia by stress dobutamine echocardiography utilizing the „biphasic" response of wall thickening during low and high dose dobutamine infusion. J Am Coll Cardiol 1995;26:26–32.

62. Severi S, Picano E, Michelassi C et al. Diagnostic and prognostic value of dipyridamol echocardiography in patients with suspected coronary artery disease. Circulation 1994;89:1160–73.

63. Takeuchi M, Araki M, Nakashima Y, Kuroiwa A. Comparison of dobutamine stress echocardiography and stress thallium-201 single-photon emission computed tomography for detecting coronary artery disease. J Am Soc Echo 1993;6:593–602.

64. Tennant R, Wiggers CJ. The effect of coronary occlusion on myocardial contraction. Am J Physiol 1935;112:351–61.

65. Tischler MD, Lee TH, Hirsch AT. Prediction of major cardiac events after peripheral vascular surgery using dipyridamol echocardiography. Am J Cardiol 1991;68:593–9.

66. Wann LS, Faris JV, Childress RH et al. Exercise cross-sectional echocardiography in ischemic heart disease. Circulation 1979;60:1300–8.

67. Zoghbi WA, Cheirif J, Kleiman NS et al. Diagnosis of ischemic heart disease with adenosine echocardiography. J Am Coll Cardiol 1991;18:1271–9.

11 Vitalitätsdiagnostik

U. Nixdorff

Entwicklung und Bedeutung

Bis in die 80er-Jahre wurden die funktionellen Auswirkungen eines Myokardinfarktes als irreversibel und als nur einer palliativen Therapie zugänglich angesehen (14). Zum Beispiel wurde der Befund einer umschriebenen Akinesie im Echo- oder Ventrikulogramm – definiert als Fehlen einer systolischen Myokardkontraktion – einer Myokardnekrose zugeordnet. Ein neues Paradigma (Abb. 11.1) wurde entdeckt, als erkennbar wurde, dass sich eine postinfarzielle regionale linksventrikuläre (LV-)Dysfunktion sehr wohl durch eine ausreichende Myokardrevaskularisation erholen kann (8, 58). Des Weiteren konnte beobachtet werden, dass die inotrope Stimulation mit Epinephrin eine transiente Verbesserung der LV-Dysfunktion bewirken kann, historisch als „Epinephrin-Ventrikulogramm" (10) bezeichnet. Damit kann nicht kontrahierendes, aber noch vitales Myokard nicht nur funktionell reversibel durch Revaskularisation sein (im Unterschied zu nekrotischem Myokard), sondern auch prinzipiell diagnostiziert werden. Dies ist von großem therapeutischem Interesse, insbesondere in einer Zeit nicht nur koronarchirurgischer, sondern auch koronarinterventioneller Möglichkeiten. Ungefähr die Hälfte aller Postinfarktpatienten in der heutigen Ära der Thrombolyse und akuten Angioplastie (PTCA, perkutane transluminale Koronarangioplastie) weist vitale Bezirke im wandbewegungsgestörten Infarktareal auf (48, 70). Andererseits kann bei einer koronarchirurgischen Versorgung von Patienten ohne objektivierten Ischämie- und/oder Vitalitätsnachweis von einer höheren Ereignisrate aufgrund der perioperativen Letalität ausgegangen werden als bei medikamentöser Behandlung (4). Die diagnostische und therapeutische Bedeutsamkeit wächst exponentiell mit der abnehmenden LV-Funktion und der sich hiermit verbindenden erhöhten Letalität (69).

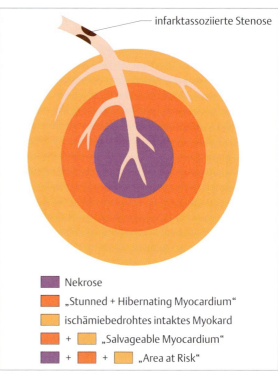

infarktassoziierte Stenose

- Nekrose
- „Stunned + Hibernating Myocardium"
- ischämiebedrohtes intaktes Myokard
- + „Salvageable Myocardium"
- + + „Area at Risk"

Abb. 11.**1** Vereinfachte schematische Darstellung der postinfarziellen Myokardzustände, deren jeweilige Ausdehnung je nach Reperfusionszeit, Kollateralstatus und metabolischem Bedarf unterschiedlich ausfällt.

Pathophysiologische Grundlagen

Von der Definition her gibt es zwei verschiedene Formen von vitalem, aber nicht kontrahierendem Myokard, das insbesondere nach Myokardinfarkt, aber auch bei instabiler Angina pectoris oder nach interventionellen und operativen Koronareingriffen auftritt (Tab. 11.**1**).

Stunned Myocardium. Der Begriff des Stunned Myocardium wurde zum ersten Mal 1975 von Heyndrickx et al. (31) definiert und von Braunwald und Kloner (14) wesentlich fortentwickelt. Kurze Phasen einer Myokardischämie, die keine irreversible Schädigung verursachen, können zum Phänomen einer prolongierten postischämischen LV-Dysfunktion führen. Als Pathomechanismus werden verschiedenste Aspekte diskutiert. Die wichtigsten bestehen in einer Schädigung von Zellmembranen und Enzymen durch Oxyradikale (12) und/oder einer elektromechanischen Entkoppelung durch eine Calciumüberladung (12). Dieses Myokard bedarf keiner speziellen Revaskularisationstherapie, da keine Perfusionslimitierung einer Koronarstenose nach den ischämischen Ereignissen persistiert. Stunning erholt sich in der Regel spontan, wie anfängliche experimentelle (13), aber schließlich auch klinische Serien (13) zeigen konnten.

Hibernierendes Myokard. Die andere Entität, das sog. hibernierende Myokard, wurde in klinischen Beobachtungen von Diamond et al. (20) 1978 als Begriff eingeführt und von Rahimtoola (58) (Abb. 11.2) weiterentwickelt. Es wird als vitales, chronisch unterperfundiertes Myokard definiert, das einen veränderten Stoffwechsel und eine verminderte Funktion beinhaltet, aber potenziell durch eine Wiederherstellung eines adäquaten Blutflusses reversibel ist. In den meisten Fällen impliziert dies die therapeutische Notwendigkeit interventioneller oder operativer Koronarrevaskularisation.

Übergänge. Von pathophysiologischen Studien in Tierversuchen (63) ist bekannt, dass der chronologische Übergang vom sog. Short-Term- zum Long-Term-Hibernation mit ultrastrukturellen Veränderungen, einem ir-

Tabelle 11.**1** Definitorische Gegenüberstellung der beiden pathophysiologischen Postinfarktzustände mit fehlender Kontraktion, aber erhaltener Vitalität

Kriterium	Stunning	Hibernation
Konzept	experimentelles Modell	klinische Beobachtung
Funktion	↓	↓
Fluss	=	↓
Reversibilität	spontan	nach Revaskularisation
Elektronenmikroskopie	normal	Reduktion Myofibrillen
Mechanismus	Oxyradikale, Ca^{2+}-Überladung	unklar, down-Regulation, Entdifferenzierung?

reversiblen Verlust, Desorganisation und Entdifferenzierung der Myozyten und -fibrillen sowie Glykogeneinlagerungen in den Myozyten assoziiert ist. Dies wurde im Weiteren auch beim Menschen in ähnlicher Weise beschrieben (66). Die von der American Heart Association in Kooperation mit dem American College of Cardiology publizierten Richtlinien zur PTCA (Task Force)

a

PRE-OPERATIVE

Single vessel disease —Occluded L.A.D.

CONTROL

LVEDV = 128
EF = 0.37

POST NTG

LVEDV = 101
EF = 0.51

b 8 MONTHS
POST-OPERATIVE

Patent Coronary By-Pass
Graft to L.A.D.

LVEDV = 104
EF = 0.76

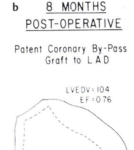

—— End - diastole
--- End - systole

Abb. 11.**2** Klassisches Zitat der Arbeit von Rahimtoola (58) zum Begriff des Hibernation.
a Durch diagnostische Perfusionsverbesserung einer infarktassoziierten Koronararterie durch kurz wirksame Nitrate kann die prinzipielle Reversibilität einer LV-Funktionseinschränkung gezeigt werden.
b Nach operativer Myokardrevaskularisation (Venen-Bypass auf den okkludierten R. interventricularis anterior) tatsächliche bleibende Funktionsverbesserung.

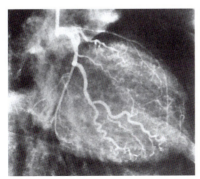

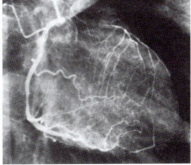

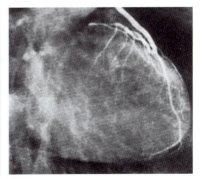

a

b

(3) sehen bei asymptomatischen Postinfarktpatienten beim Vorliegen nur kleiner Bereiche vitalen Myokards oder gänzlich avitalen Myokards im Versorgungsbereich einer stenosierten Infarktarterie keine Indikation zur Koronarintervention vor.

Ob Hibernation auch als sog. repetitives Stunning vorkommen kann oder damit identisch ist (67), wurde bereits 1991/92 von Schaper (62) und Bolli (13) durch experimentelle Arbeiten skeptisch hinterfragt. Hierbei entsteht ein bleibender Kontraktilitätsverlust durch kurzfristig sich wiederholendes Stunning, das quasi eine funktionelle Erholung der systolischen Wandverdickung nicht mehr zulässt. Eine neuere klinische Arbeit (61) konnte hierbei das Ausmaß und die Dauer der Kontraktionsstörung vom Zeitintervall belastungsinduzierter Ischämien abhängig machen. Es scheinen fließende

Übergänge von Stunned und Hibernating Myocardium zu bestehen. Ein anderer Aspekt spielt offensichtlich in diesem Zusammenhang eine weitere Rolle: Im Gegensatz zu der initialen Begriffsbestimmung des hibernierenden Myokards, wonach ein in Ruhe erniedrigter myokardialer Blutfluss vorliegt (20), wird durch neuere Studienergebnisse (26) eine Begriffserweiterung vorgenommen, da bereits eine verminderte Flussreserve bei erhaltenem Ruheblutfluss die Ursache metabolischer Veränderungen und damit einer verminderten Kontraktion des Myokards (Hibernation) sein kann. Diese Zusammenhänge sind möglicherweise von geringerer klinisch-therapeutischer Relevanz, da es die ursächlich ischämieprovozierenden Vorfälle sein müssen (Belastungen? instabile Plaques? Vasokonstriktion?), die einer Therapie bedürfen (67).

Klinischer Nutzen und Indikationen

Höhere Überlebensraten. Der tatsächliche klinische Nutzen der Vitalitätsdiagnostik im Sinne der Patientenselektion für eine effiziente therapeutische Revaskularisation ist eindeutig belegt. Nicht nur der Surrogatparameter der postinterventionellen oder -operativen LV-Funktionserholung ist belegt (wie im Weiteren an entsprechender Stelle der diagnostischen Möglichkeiten ausgeführt wird), sondern auch die Verbesserung der Überlebensrate. Es findet sich ein signifikanter Unterschied im Überleben zuungunsten der nicht revaskularisierten Patienten (19, 29, 51). In einer Studie (29) wurde die Prognose von Patienten mit fortgeschrittener koronarer Herzkrankheit nach koronarer Bypass-Chirurgie verglichen, bei denen in einer Gruppe die Operationsindikation ausschließlich auf dem Boden klinischer und angiographischer Kriterien erfolgte und in einer anderen Gruppe zusätzlich anhand des Vitalitätsnachweises durch die Positronenemissionstomographie. Es ergab sich nach 12 Monaten ein hochsignifikanter Unterschied der Überlebensraten zugunsten der letzten Gruppe (79% versus 97%; p = 0,01) (Abb. 11.**3**). Auch über den längeren Zeitraum von 3 Jahren konnte die Zunahme der Unterschiedlichkeit der Überlebensraten von Patienten mit und ohne Vitalität in der Dobutamin-Echokardiographie bei chronischer ischämischer LV-Dysfunktion gezeigt werden (p < 0,001) (51). Das Vorhandensein vitalen, nicht revaskularisierten Myokards hat eine ähnlich ungünstige Prognose wie das Vorhandensein einer größeren myokardialen Narbe ohne assoziierte Ischämie (19). Zum Teil ist die Überlebenswahrscheinlichkeit medikamentös behandelter Patienten mit vitalem Myokard sogar schlechter als die von Patienten mit Narben, obwohl das Ausmaß der LV-Dysfunktion gleich ist (1). Diskutiert wird hierfür eine erhöhte maligne Arrhythmogenität, die dem Grenzgebiet zwischen Narbe und überlebendem Myokard entstammt.

Indikationen. Eine wichtige Frage ist, welche Patienten überhaupt eine gezielte Diagnostik hinsichtlich kontraktionsgestörten, aber fraglich vital gebliebenen Myokards benötigen. Zunächst sind es ausschließlich Patienten mit koronarer Herzkrankheit und stattgehabter Ischämie, meist einem oder mehreren Myokardinfarkten. Eine normale oder nur geringgradig eingeschränkte LV-Funktion sowie Koronararterien, die einer Revaskularisation nicht zugänglich sind, machen eine entsprechende Diagnostik entbehrlich. Auch der schon vorliegende Befund induzierbarer Ischämien (typische Angina pectoris, positives Belastungs-EKG, Stressechokardiogramm oder Szintigraphie) weist bereits auf vitales, da reagibles Myokard hin. Wir (49) konnten in diesem Rahmen das durch Thrombolysetherapie gerettete, lebendige Myokard innerhalb der Area at Risk durch die

Abb. 11.**3** Kaplan-Meier-Überlebenskurven von koronarrevaskularisierten Patienten mit eingeschränkter LV-Funktion in Abhängigkeit von der vitalitätsbezogenen (Positronenemissionstomographie) Indikationsstellung zusätzlich zu klinischen und angiographischen Kriterien (blaue Kurve) oder der ausschließlich klinischen und angiographischen Indikation (rote Kurve) (29).

ischämische Wandbewegungsstörung während der PTCA nachweisen.

In dieses Spektrum fällt auch die Situation der instabilen Angina pectoris oder der akute Myokardinfarkt, bei denen sich eine subtile Vitalitätsdiagnostik erübrigt.

Diagnostischer Bedarf ergibt sich dahingegen bei Patienten mit koronarer Herzkrankheit und einer deutlichen LV-Dysfunktion zur differenzialtherapeutischen Abwägung einer Herztransplantation oder Revaskularisation (57).

Verschiedene Verfahren

Ein- und zweidimensionale Echokardiographie

Im Gegensatz zur Ventrikulographie, die eine Konturmethode ist, ist die Echokardiographie eine Schnittmethode, die Einblick in die Myokardwand und ihre Funktion zulässt. Eine Verdünnung der enddiastolischen Wanddicke auf < 7 mm respektive um 30 % der gesunden Myokardwand bedeutet, dass keine signifikanten Anteile vitalen Myokards mehr innerhalb dieser Wand vorhanden sind (59). Weitere diagnostische Maßnahmen sind in dieser Situation nicht nötig. Auf der anderen Seite impliziert eine Hypokinesie (eingeschränkte systolische Wandbewegung hinsichtlich endokardialer Einwärtsbewegung und systolischer Verdickung) immer vitale Wandschichten, in der Regel vorwiegend subepikardial (Abb. 11.4). Wenn mehr als 20 % der subendokardialen Wanddicke, i. A. die subendokardialen Schichten, in einen ischämischen oder infarziellen Prozess involviert sind, kommt es bereits zum Befund der Akinesie (kompletter Verlust der systolischen Wandbewegung hinsichtlich endokardialer Einwärtsbewegung und systolischer Verdickung) (42). In ausgeprägten Fällen kommt es zur Dyskinesie (paradoxe systolische Wandbewegung). Speziell die beiden letzten Wandbewegungsbefunde machen Funktionsuntersuchungen der Vitalitätsdiagnostik erforderlich, wie z. B. die Dobutamin-Echokardiographie.

Serielle Untersuchung. Die Feststellung einer Kontraktionsverbesserung im seriellen echokardiographischen Verlauf (Abb. 11.5) ist in der Thrombolyse- und akuten Interventions-Ära immer häufiger geworden und ist Folge erhalten gebliebener Vitalität nach reversibler Ischämie (Stunning). Methodisch muss in dieser Phase auch an das sog. Tethering (23) gedacht werden, was in einer Behinderung der Wandbewegung angrenzender, gesunder Myokardareale besteht. Nach Verbesserung der Compliance und Organisation der Infarktzone ist dieser Effekt rückläufig, kann sogar in umgekehrter Form auftreten und zu einer Unterschätzung der Infarktzone in der chronischen Phase führen. Auch akute bis subakute Prozesse, wie passageres myokardiales Ödem (40) oder endotheliale Dysfunktion, und der späte Rückgang des No- respektive Slow-Reflow-Phänomens (37) können eine initiale Überschätzung der Infarktzone bewirken und müssen bei der Diagnose von Stunned Myocardium mitbedacht werden. Stunning macht zum Erkennen des Thrombolyse- oder PTCA-Er-

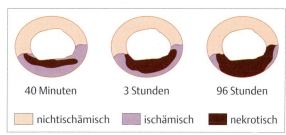

Abb. 11.**4** Schema einer parasternalen kurzen Achse, die die wellenfrontartige Ausbreitung der Nekrosefront vom subendokardialen zum subepikardialen Myokard nach Ligatur (thrombotischem Verschluss) einer Koronararterie darstellt (modifiziert nach 60). Nach einer kurzen Ischämie kommt es lediglich zu einem subendokardialen Myokardinfarkt, aber das ischämische Gebiet ist als Area at Risk gefährdet, durch eine Reokklusion der infarktassoziierten Arterie ebenfalls zu nekrotisieren. Bei hochgradiger Stenosierung dieser Arterie kann auch eine Spontanerholung behindert werden (Hibernation). Im Gegensatz hierzu führt die längere Ischämiedauer zum transmuralen Infarkt.

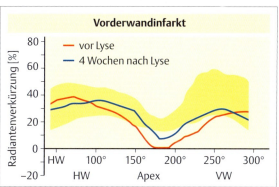

Abb. 11.**5** Quantitative regionale Wandbewegungsanalyse (fixe Radiantenmethode) des LV bei Zustand nach Vorderwandinfarkt. Die Ordinate stellt die Radiantenverkürzung dar, die Abszisse die „begradigte" LV-Zirkumferenz (HW = Hinterwand, VW = Vorderwand). Das gelbe Band des Hintergrundes bezieht sich auf ein herzgesundes Referenzkollektiv mit Mittelwerten und 95 %igem Vertrauensbereich. Die rote Kurve stellt die Wandbewegungsfunktion kurz nach thrombolytischer Therapie des akuten Infarktes dar und die blaue Kurve die Funktion des subakuten Infarktstadiums. Diese prolongierte Funktionsverbesserung wird in der Thrombolyse-Ära regelhaft angetroffen (Stunned Myocardium) und ist mittels der seriellen zweidimensionalen Echokardiographie zu diagnostizieren.

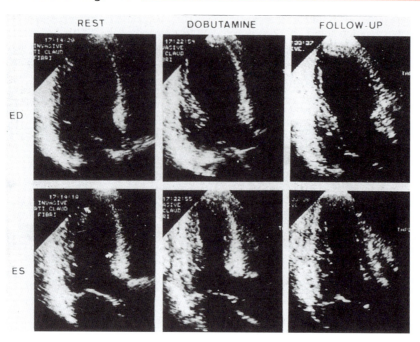

Abb. 11.**6** Dobutamin-Echokardiogramm in der apikalen langen Achse aus der erstbeschreibenden Arbeit von Piérard et al. (54) zum Potenzial der Methode hinsichtlich des Vitalitätsnachweises. Ausgedehnte anteroseptale Akinesie vor Dobutamininfusion (REST), Kontraktionsverbesserung unter niedrig dosiertem Dobutamin als Hinweis auf erhaltene Vitalität (DOBUTAMIN) und in der Verlaufsuntersuchung (FOLLOW UP). Es handelt sich um mittsystolische Bilder. ED = enddiastolisch, ES = endsystolisch.

folges eine serielle echokardiographische Untersuchung erforderlich, weswegen Infarktpatienten sowohl eine akute als auch subakute (vor Krankenhausentlassung) Ruheuntersuchung erhalten sollten.

Dobutamin-Echokardiographie

Entwicklung der Methode

Mehrere Arbeitsgruppen haben berichtet, dass die Stimulationsfähigkeit der systolischen Wandverdickung mittels niedrig dosierter Dobutamininfusion ein guter Prädiktor der LV-Funktionserholung ist (8). Auf der Grundlage experimenteller Daten (21) gilt als eine der ersten klinischen Validierungen der Dobutamin-Echokardiographie zur Vitalitätsevaluierung innerhalb der Infarktzone nach thrombolytischer Therapie eine Arbeit von Piérard et al. (54) (Abb. 11.**6**). Die Autoren konnten eine befriedigende Übereinstimmung von 79% mit dem diagnostischen Goldstandard des Vitalitätsnachweises finden, der derzeit immer noch in der Positronenemissionstomographie gesehen wird. Verschiedene Publikationen (8) folgten in diesem spannenden Feld, aber viele fußten nur auf kleinen Patientengruppen und die Untersuchungen wurden relativ früh – 2 (65) bis 7 Tage (54) – nach dem erlittenen Myokardinfarkt durchgeführt. In diesem Zeitfenster besteht ein erheblicher Anteil der Vitalität noch aus Stunned Myocardium, das keiner zwangsläufigen Revaskularisation bedarf.

Prädiktion der LV-Funktionserholung nach Revaskularisation

Die zusammenfassende Übersicht von 8 der wichtigsten Studien (verschiedene Arbeitsgruppen; n = 207, 18–38) (18) erbrachte eine Sensitivität von 85% (72–97%) und eine Spezifität von 86% (74–96%) für den postinfarziellen Vitalitätsnachweis hinsichtlich der LV-Funktionserholung nach revaskularisierenden Maßnahmen. Es muss aber auch konstatiert werden, dass die Inzidenz der Funktionserholung zwischen 22 und 77% lag, was auf unterschiedliche Patientenselektion hinweist. Kritisch muss weiterhin angemerkt werden, dass die postinterventionellen Kontrolluntersuchungen oft sehr kurzfristig erfolgten. Ein entsprechend lange im hibernierenden Zustand verbliebenes Myokard benötigt monatelange Erholungszeit nach der Revaskularisation. Eine Studie von Cornel et al. (17) konnte zeigen, dass die kontraktile Erholung bis zu 14 Monate in Anspruch nehmen kann. Bezüglich der Ausdehnung kontraktionsgestörten Myokards mit positiver Inotropiereserve und der prädiktiven Information für eine Funktionsverbesserung nach erfolgter Revaskularisationsbehandlung wurden in letzter Zeit Arbeiten zur Dobutamin-Echokardiographie vorgelegt (7a, 64a). Receiver-Operating-Characteristic-Analysen zeigten hierbei, dass für ein optimales Verhältnis von Sensitivität und Spezifität hinsichtlich der Funktions- und Prognoseverbesserung der Nachweis von mindestens vier vitalen Segmenten im Rahmen des 16-Segment-Modells notwendig sind (7, 64a). Für die klinische Routine bedeutet dies, dass mindestens 25% des linksventrikulären Myokards kontraktionsgestört, unter Dobutamin vital im Sinne von Hiber-

3

nation als auch prinzipiell revaskularisierbar sein müssen, um eine Therapie zu rechtfertigen. Von den amerikanischen kardiologischen Gesellschaften wird die Dobutamin-Echokardiographie als eines der validen Verfahren für die klinische Entscheidung über eine Revaskularisation angesehen (15) und zwar sowohl in der subakuten Infarktphase als auch bei chronischer ischämischer LV-Dysfunktion. Diese Empfehlung wird nicht nur durch die gute prognostische Aussagekraft der Dobutamin-Echokardiographie zur LV-Funktionsverbesserung, sondern auch durch die verbesserte Überlebensrate (s. o.) bei Patienten mit revaskularisiertem vitalem Myokard unterstützt.

Differenzierung von Stunned und Hibernating Myocardium

Monophasische und biphasische Antwort. Ein ganz wesentlicher Aspekt in der Differenzialdiagnostik ist die Unterscheidung in Stunned und Hibernating Myocardium. Nur bei Letzterem besteht eine Revaskularisationsindikation. Gegenüber der ausschließlichen Kontraktionsverbesserung der wandbewegungsgestörten Infarktzone durch die Dobutamintitrierung (monophasische Antwort) hat sich für das hibernierende Myokard ein spezifischeres biphasisches Antwortprofil herausgestellt: Bei steigender Dobutamindosierung im Rahmen des Titrationsprotokolls (3-minütige Phasen von 5, 10, 20, 30 und 40 µg/kg/min Dobutamin und zusätzlich 1-minütige fraktionierte Atropingabe von jeweils 0,25 mg bis zur Erreichung der submaximalen Ausbelastungsfrequenz = [220 – Lebensalter] × 0,85) charakterisiert sich hibernierendes Myokard durch eine verbesserte systolische Myokardverdickung unter der niedrigen Dosierung (5–10 µg/kg/min) gefolgt von einer erneuten Verschlechterung unter der hohen Dosierung (20, 30 und 40 µg/kg/min) (2). Die erste Reaktion ist mit einer inotropen Reserve des nicht kontrahierenden noch vitalen Myokards zu begründen, die zweite erklärt sich durch die Erreichung der Ischämieschwelle. Die genaue Dosierung zur Stimulation der Inotropiereserve ist abhängig von der Infarktgröße und dem Schweregrad der Stenosierung der Infarktarterie (38). In diesem Zusammenhang ist auch zu erwähnen, dass natürlich für die katecholaminerge Kontraktionsverbesserung ein gewisser Schwellenwert der Restperfusion erforderlich ist. Dobutamin produziert nur einen geringen dilatativen Effekt (41). Höchstgradige Stenosen scheinen allerdings eine kontraktile Antwort auf die Dobutaminstimulation zu verhindern und stellen somit eine Limitation der Methode dar (41).

Tatsächlich benötigten die Patienten in den verschiedenen Studien unterschiedliche Dosen an Dobutamin. Einige Patienten benötigten lediglich 5 µg/kg/min, um die Kontraktionsreserve festzustellen, während bei anderen 20 µg/kg/min erforderlich sind (16, 39). Im Gegensatz zu Hibernation zeigt Stunning ausschließlich eine Funktionsverbesserung. Die erste Beschreibung des hohen prädiktiven Wertes des biphasischen Antwortprofils wurde von der Feigenbaum-Gruppe publiziert (2).

Der funktionelle Erfolg einer Postinfarkt-PTCA kann in 72 % der Fälle vorausgesagt werden (in unserer Serie in 75 % der Fälle) (48), während die fehlende oder monophasische Antwort in nur 13 und 15 % mit einer erfolgreichen PTCA assoziiert ist. Neue Daten (30) konnten histologisch die spezifischen echokardiographischen Befunde des Hibernation belegen, indem transmurale Biopsien intraoperativ während der Bypass-Operation dem präoperativen Dobutamin-Echokardiogramm gegenüber gestellt wurden (r = -0,78; p < 0,05). Da wir (50) ischämieprovozierende hämodynamische Veränderungen (Zunahme des Doppelproduktes, d. h. Produkt aus Herzfrequenz und systolischem Blutdruck) bereits bei einer Dosis von 5 µg/kg/min nachweisen konnten, sollte die Dobutamindosis für die Vitalitätsdiagnostik möglichst niedrig sein. Tatsächlich konnte auch die Feigenbaum-Gruppe (65) die höchsten Spezifitäten bei einer Dosis von 4 µg/kg/min finden.

Zeitpunkt der Funktionsdiagnostik. Eine andere möglicherweise diagnostisch weiterbringende Vorgehensweise zur Differenzierung von Stunning und Hibernating ist die Berücksichtigung der chronologischen Pathophysiologie. In anderen Worten ist die Frage zu klären, wann in der Postinfarktphase die Funktionsdiagnostik zu erfolgen hat. Es ist hinreichend bekannt, dass sich Stunning innerhalb weniger Tage (maximal 2 Wochen) nach Infarkt spontan erholt, während sich Hibernation erst dann erholt, wenn das betreffende Myokard revaskularisiert ist. Wir (48) konnten in einer randomisierten Studie zeigen, dass die Verschiebung der Dobutamin-Echokardiographie auf die Zeit nach dem Krankenhausaufenthalt signifikant höhere prädiktive Informationen hinsichtlich des operativen Funktionsgewinns enthält, als wenn der Test innerhalb der ersten zwei Wochen nach dem Infarktereignis erfolgt. Die Abb. 11.7–11.9 demonstrieren einen Patienten mit einer solchen Dobutamin-Echokardiographie mit dem klaren Befund von hibernierendem Myokard (Abb. 11.7). Die Positronenemissionstomographie (Abb. 11.8) und die Thallium-201-SPECT-Untersuchung (Abb. 11.9) belegen diesen Befund. Nach aortokoronarer Bypass-Operation kam es zu einer signifikanten LV-Funktionserholung. Ob sich aus diesen ersten Daten zur postinfarziellen Terminierung der Untersuchung Empfehlungen für die klinische Routine ableiten lassen, müssen weitere größere prospektive Studien zeigen.

Zusammenfassend muss also festgehalten werden, dass die Dobutamin-Echokardiographie zur Diagnostik von myokardialer Vitalität nach Infarkt das gesamte Titrationsprotokoll einhalten sollte (biphasisches Profil?) (Abb. 11.10) und dass es nicht zu früh in der Postinfarktphase erfolgen sollte (Erholung des Stunning, das keiner Revaskularisation bedarf). Trotzdem sollte die Funktionsdiagnostik auch nicht zu spät erfolgen, da das o. g. Short-Term-Hibernation über längere Sicht seiner funktionellen Reversibilität verlustig gehen kann (Long-Term-Hibernation). Eine kürzlich durchgeführte Studie (9) konnte zeigen, dass sich nach operativer Revaskularisation die LV-Funktion (Auswurffraktion < 35 %) signifikant besser erholte (24 auf 31 % versus 27 auf 28 %) und

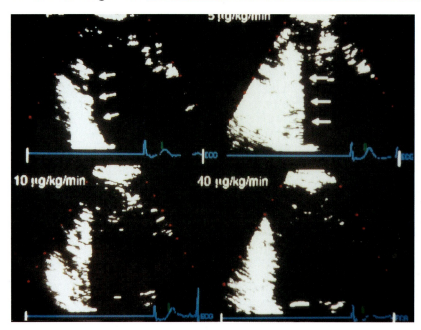

Abb. 11.**7** Quad-Screen einer Dobutamin-Echokardiographie im Zweikammerblick. Die Bilder demonstrieren die Mittsystole (s. synchronisierte EKG-Trigger). Vor Dobutamininfusion (linkes oberes Bild) kann eine inferiore Akinesie erkannt werden (Pfeile), die sich unter der niedrig dosierten Dobutamingabe (5 µg/kg/min) beeindruckend verbessert (rechtes oberes Bild). Unter der hohen Dosierung (40, aber auch schon 10 µg/kg/min; untere Bilder) verschlechtern sich die Wandbewegung und die -verdickung wieder (biphasische Antwort als Hinweis auf Hibernating Myocardium).

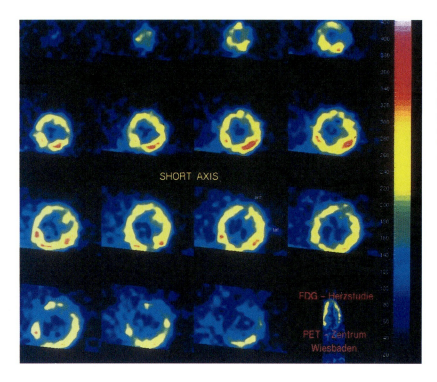

Abb. 11.**8** Bei demselben Patienten, der in der Abb. 11.**7** dargestellt wird, zeigt die Positronenemissionstomographie einen intakten Herzmuskelstoffwechsel (Aufnahme von radioaktiv markierter Fluorodeoxyglucose) innerhalb der inferioren Wand (kurze Achse mit der inferioren Wand am jeweils unteren Rand der tomographischen Schnitte).

die postoperative Letalität niedriger war (0 versus 24 %), wenn sie innerhalb von 35 Tagen anstatt später vorgenommen wurde. Eine weitere kürzlich erschienene klinische Arbeit von Elsässer et al. (22) konnte in intraoperativen Biopsien aus chronisch hibernierendem Myokard reduzierte Mengen an Strukturprotein, Verlust an Myofilamenten und eine Dysorganisation des Zytoskeletts mit unterschiedlichem Ausmaß fibrotischer Umbauprozesse feststellen. Wahrscheinlich sollten die Diagnostik und Therapie des hibernierenden Myokards etwa 2 Wochen nach dem Infarkt erfolgen.

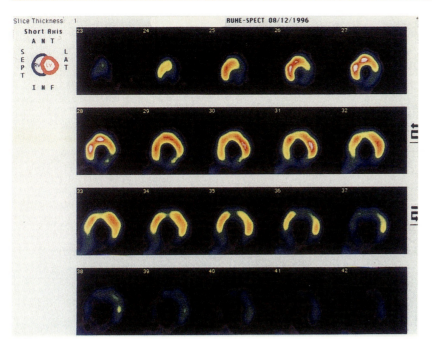

Abb. 11.**9** Bei demselben Patienten, der in den Abb. 11.**7** und 11.**8** dargestellt wird, zeigt die Thallium-201-SPECT-Untersuchung einen Perfusionsdefekt der inferioren Region (kurze Achsen mit der inferioren Wand am jeweils unteren Rand der tomographischen Schnitte vergleichbar der Positronenemissionstomographie der Abb. 11.**8**). Dieser Mismatch (vgl. Abb. 11.**8**) gilt derzeit als Goldstandard zur Identifizierung von Hibernation.

Vergleich zu nichtechokardiographischen Methoden

Nuklearmedizinische Techniken. Im Vergleich zu anderen etablierten und verfügbaren Methoden (speziell nuklearmedizinischen Techniken) zur Identifikation von vitalen Myokardzonen kann keine als der Dobutamin-Echokardiographie eindeutig überlegen beurteilt werden (8) (Tab. 11.**2**). Alle Techniken haben äquipotente Sensitivitäten, aber die Spezifitäten sind bei der Dobutamin-Echokardiographie am höchsten und bei den Tl-201-Verfahren am niedrigsten (8). Zu bedenken ist allerdings, dass einige der Studien zur Dobutamin-Echokardiographie bei der Übersichtsanalyse (8) auch Patienten mit nicht wesentlich erniedrigter Auswurffraktion untersuchten. Die trotzdem offensichtliche Überlegenheit der Dobutamin-Echokardiographie mag prinzipiell von der Methode der Aufdeckung einer Inotropiereserve abhängig sein, die ja am engsten im Zusammenhang mit dem klinisch interessanten Endpunkt der funktionellen Erholung steht. Im Unterschied dazu misst die Positronenemissionstomographie die Perfusion und den Stoffwechsel (64); die verschiedenen nuklearmedizinischen Methoden (Tl-201-SPECT, Tc-99m-SPECT) beschränken sich vornehmlich auf die Perfusion und die zelluläre und mitochondriale Membranintegrität (11).

Eine aktuelle Studie (7) (Tab. 11.**3**) verglich die Dobutamin-Echokardiographie, Positronenemissionstomographie und SPECT bei Patienten mit schwerer LV-Dysfunktion (EF 14,5 ± 5,2%), die einer Herztransplantation unterzogen wurden. Die Histologie der explantierten Herzen quantifizierte das Ausmaß an vitalem Myokard innerhalb der Segmente, die von den verschiedenen Verfahren präoperativ untersucht worden waren. Die nuklearmedizinischen Methoden erfassten relativ mehr

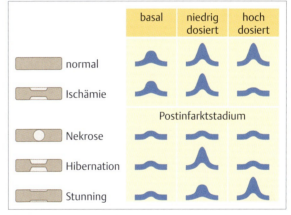

Abb. 11.**10** Schematische Darstellung der verschiedenen Reaktionsweisen des Myokards auf eine sequenzielle Dobutamintitration (Dobutamin-Echokardiographie). Die linke Spalte repräsentiert die koronare Pathomorphologie, die rechte Spalte die Wandbewegung und -verdickung während niedrig und hoch dosierter Dobutamintitration. Die verschiedenen Zeilen demonstrieren die normale, ischämische und Postinfarktsituation. Die Definition von Hibernation und Stunning sind unter „Pathophysiologische Grundlagen" dargestellt.

Segmente mit nur einem geringen Anteil vitalen Myokards. Hieraus könnte der Erklärungsversuch der unterschiedlichen methodenspezifischen prädiktiven Werte abgeleitet werden: Die lediglich gering vitalen Myokardsegmente, die im Unterschied zum Dobutamin-Echokardiogramm nuklearmedizinisch detektiert werden, könnten klinisch ohne Bedeutung sein, da solche Segmente nicht die Möglichkeit einer wirklichen postoperativen Funktionsverbesserung mit sich bringen und

Tabelle 11.**2** Prädiktion der funktionellen Erholung nach Revaskularisation durch die Dobutamin-Echokardiographie im Vergleich zu nuklearmedizinischen Methoden; gepoolte Daten (nach 8)

Methode	Sensitivität in %	Spezifität in %	Patienten	Studien
Dobutamin-Echokardiographie	84 (82–86)	81 (79–84)	448	16
Tc-99-Szintigraphie	83 (78–87)	69 (63–74)	207	10
Tl-201-Szintigraphie Stressredistribution	86 (83–89)	47 (43–51)	209	7
Positronenemissiontomographie	88 (84–91)	73 (69–74)	327	12
Tl-201-Szintigraphie Ruheredistribution	90 (87–93)	54 (49–60)	145	8

Tabelle 11.**3** Korrelation der Dobutamin-Echokardiographie im Vergleich zu nuklearmedizinischen Techniken und der myokardialen Histologie in Bezug auf Vitalität

Anteil vitalen Myokards	Dobutamin-Echokardiographie	Positronenemissiontomographie	SPECT (Single Photon Emission Tomography mit Thallium-201)
Segment > 75%	78%	89%	87%
Segment 50–75%	71%	50%	87%
Segment 25–50%	15%	60%	82%
Segment < 25%	19%	33%	38%

Daten (7) von 12 Patienten mit erheblicher LV-Dysfunktion (EF 14,5 ± 5,2%) vor Herztransplantation. Diagnostische Techniken zur Vitalitätsdiagnostik im Verhältnis mit der Histologie der explantierten Herzen. Die prozentualen Anteile der Segmente beziehen sich auf den Anteil der histologisch belegten Myokardvitalität.

von daher die niedrigen Spezifitäten erklären. Es ist davon auszugehen, dass die potenzielle Funktionserholung an einen Schwellenwert vitalen Myokards gebunden ist. Die metabolische Integrität und die Perfusion werden von der Nuklearmedizin bereits jenseits dieser Schwelle erfasst.

MRT. Als neuestes Verfahren ist die MRT in die Vitalitätsdiagnostik eingeführt worden, wobei sowohl Gewebeeigenschaften als auch anatomische und funktionelle Eigenschaften des Myokards zur Charakterisierung des Vitalitätszustandes des Myokards herangezogen werden (5). In letzter Zeit wurde – ähnlich der Dobutamin-Echokardiographie – auch ein Protokoll der MRT während der Dobutamintitration vorgeschlagen, und es wurden nahezu ähnliche Ergebnisse der Sensitivität und Spezifität der Vitalitätsdiagnostik publiziert (28), allerdings sind sämtliche Arbeiten ausschließlich unter niedriger Dosierung erfolgt, und die Erfassung einer biphasischen Antwort war damit nicht möglich.

Enoximon-Echokardiographie

Ähnlich der Dobutamin-Echokardiographie wurde die Enoximon-Echokardiographie inauguriert (6). Die vorläufigen Befunde einzelner kleinerer Studien (6) zeigen einen dem Dobutamin vergleichbaren diagnostischen Effekt hinsichtlich des Vitalitätsnachweises. In jedem Fall müssen vor einer Einführung in die klinische Routine größere kontrollierte Studien abgewartet werden, die aber bei fehlendem Vorteil der alternativen Substanz derzeit nicht unternommen oder geplant werden.

Limitationen

Die o. g. Sensitivitäten und Spezifitäten von jeweils über 80% für die Dobutamin-Echokardiographie (8) (Tab. 11.2) ergeben sich aus unterschiedlichen Rekrutierungsprotokollen wissenschaftlicher Studien (18), wie sie nicht jedem Fall der klinischen Routine entsprechen. Eine Methodenlimitation ist die Abhängigkeit vom subjektiven Faktor des Untersuchers und Befunders (32). Für den stressechokardiographischen Ischämienachweis konnte die diagnostische Bedeutung einer hinreichenden Expertise belegt werden (52) (s. Kapitel 10). Wenn dies für den Vitalitätsnachweis auch nicht systematisch gezeigt werden konnte, so kann bei dem differenzierten Befund (Verbesserung und Verschlechterung der Kontraktion) eher eine noch höhere Abhängigkeit von der Expertise angenommen werden. Andererseits konnten die zunehmende Standardisierung (s. Kapitel 10) (33) und die Einführung der Second-Harmonic-Imaging-Technik mit der Verbesserung der Bildauflösung (insbesondere der Endo- und Epikarddarstellung) (45 a) die Zuverlässigkeit der Befunde erhöhen.

Dipyridamol-Echokardiographie

Speziell von italienischen Zentren wird als Alternative zur Dobutamin-Echokardiographie die Dipyridamol-Echokardiographie zur Vitalitätsdiagnostik vorgeschlagen. Einige experimentelle Arbeiten (35) konnte zeigen, dass eine Kontraktionsreserve innerhalb vitaler Segmente nicht nur durch einen inotropen Reiz herausgestellt werden kann, sondern auch durch einen flussvermittelten Effekt. Dipyridamol potenziert Adenosin durch die Stimulation des Adenosin-A2-Rezeptors, was den effektivsten Vasodilatator auf der arteriolären Ebene darstellt und zu einer koronaren Flusssteigerung führt. Die Möglichkeit, die Inotropiereserve mit einem vasodilatierenden Stressfaktor zu rekrutieren, erscheint zunächst paradox im Zusammenhang mit Hibernation, das ja durch einen chronisch limitierten regionalen Fluss und Funktion charakterisiert ist. Der Mechanismus der kontraktilen Antwort hibernierenden Myokards unter Vasodilatation ist spekulativ. Vorgeschlagen wurde eine lokale Auswirkung des Frank-Starling-Mechanismus i. S. einer stärkeren myokardialen Vorspannung unter Vasodilatation sowie ein adenosinvermittelter besserer Abtransport toxischer Metabolite.

Unter den vergleichend untersuchten pharmakologischen stressechokardiographischen Verfahren (68) zeigten Dobutamin und Dipyridamol ähnliche Sensitivitäten (76 % versus 78 %) und Spezifitäten (94 % beide) hinsichtlichen der Funktionserholung nach Revaskularisation. Die Konkordanz der Methoden ist 93 % (68). Zurzeit wird ein kombiniertes Protokoll mit Dobutamin und Dipyridamol im Rahmen einer europäischen multizentrischen Studie (VIDA = Viability Identification with Dobutamine-Dipyridamole Administration Project) untersucht. In einer monozentrischen Studie (53) war die Rate der Übereinstimmung zwischen Tl-201 und der Stressechokardiographie 63 % für Dipyridamol, 66 % für Dobutamin und 74 % für die Kombination (n = 57). Aus den Daten zur Dipyridamol-Echokardiographie kann derzeit noch nicht eine Etablierung der Methode abgeleitet werden. Nicht zuletzt fehlt derzeit eine schlüssige Vorstellung des pharmokodynamischen Wirkprinzips des Vitalitätsnachweises (s. o.), und andere Studien sind zudem weniger überzeugend (55).

Nitrat-Echokardiographie

Ein altes Konzept der 80er-Jahre, das Rahimtoola (58) in seiner Aufsehen erregenden Definition der rekrutierbaren LV-Funktion durch aortokoronare Bypass-Chirurgie bei Patienten mit chronischer koronarer Herzkrankheit formulierte, ist die diagnostische Verbesserung der Perfusion durch kurz wirksame Nitrate (Abb. 11.2). Wenn auch die initialen Berichte (25) mit szintigraphischen Methoden vorgestellt wurden, indem eine verbesserte Technetium- oder Thallium-Anreicherung im Bereich vitalen Myokards gefunden wurde, liegen doch jetzt auch Studien zur Nitrat-Echokardiographie (56) vor. Im Vergleich zu den szintigraphischen Resultaten konnten eine Sensitivität von 71 %, eine Spezifität von 86 % und ein positiv und negativ prädiktiver Wert von 83 % und 75 % ermittelt werden.

Tierexperimentell (43) konnte ein schlüssiges Konzept validiert werden, indem eine kontinuierliche Nitratapplikation während der Dobutamin-Echokardiographie (s. o.) den koronaren Blutfluss steigert, der von einer verstärkten Wanddickenzunahme begleitet wird und die Erkennung der kontraktilen Reserve erleichtert. Dieses Konzept wird von vielen Untersuchern in praxi bereits verwendet, muss aber noch in kontrollierten klinischen Studien evaluiert werden.

Gewebedoppler-Echokardiographie

Die Dopplerbildgebung des Myokardgewebes ist eine neue technische Entwicklung, die im Gegensatz zur konventionellen Dopplerechokardiographie statt der Blutgeschwindigkeit die Bewegungsgeschwindigkeit des Myokards aufzeichnet (s. Kapitel 4). Das Ruhe-Gewebedoppler-Echokardiogramm besitzt bereits das Potenzial, Hinweise für erhaltene Vitalität festzustellen (Abb. 11.11). Die transmurale Analyse der höheren subendokardialen im Vergleich zu den niedrigeren subepikardialen Geschwindigkeiten (46) ermöglicht eine genauere Analyse der regionalen Funktion. Das experimentell bekannte Wellenfrontphänomen der Ischämie, das sich von der subendokardialen zu den subepikardialen Schichten vorwärts entwickelt (60) (Abb. 11.4), wird möglicherweise auch klinisch leicht erfassbar. Experimentelle Daten unseres Labors (45) konnten die diagnostischen Potenziale der Vitalitätserkennung nachweisen, was der konventionellen Schwarz-Weiß-Echokardiographie entging. Im Herzkatheterlabor erreichten wir (47) die Diagnose von Hibernation mittels der Gewebedoppler-Echokardiographie ohne zusätzliche Funktionsuntersuchung. Wenn diese Methode trotzdem mit der Dobutamintitrierung kombiniert wird (27), können funktionelle Veränderungen bereits bei ultraniedrigen Dosierungen (1 µg/kg/min) registriert werden, was sowohl Testgenauigkeit als auch Sicherheit verbessert.

Myokard-Kontrastechokardiographie

Die mikrovaskuläre Funktion nach Reperfusion ist eine Conditio sine qua non für den Vitalitätserhalt. Es ist bekannt, dass in 20–25 % der Fälle ein sog. Slow- oder No-Reflow-Phänomen auftreten kann, das mit einer verschlechterten LV-Funktion im Langzeitverlauf einhergeht (36). Trotz eines angiographisch befriedigenden Koronarflusses (Thrombolysis in Myocardial Infarction [TIMI]-Klasse III) können mikrovaskuläre Perfusionsdefekte persistieren (Debris, myokardiales Ödem, endotheliale Dysfunktion etc.). Die Myokard-Kontrastechokardiographie ist prinzipiell in der Lage, solche Fälle zu diagnostizieren, die ja therapeutisch unbefriedigend bleiben und eine unerwartete ausbleibende Verbesse-

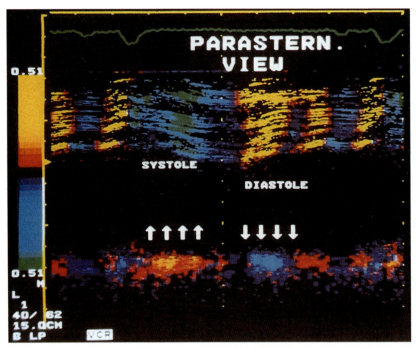

Abb. 11.**11** Gewebedoppler-Echokardiographie (M-Mode-Technik) mit Darstellung einer schweren Hypokinesie der posterioren Myokardwand bei einem Patienten mit Hinterwandinfarkt. Rot kodiertes Myokard bewegt sich in Richtung des Schallkopfes (obere Bildkante), blau kodiertes Myokardgewebe bewegt sich weg vom Schallkopf. Obwohl die Kontraktionsgeschwindigkeiten des posterioren Myokards sehr langsam sind (vgl. Geschwindigkeitsskala an der linken Bildkante sowie die Geschwindigkeiten des gegenüberliegenden anteroseptalen Myokards), zeigen sie doch einen Rest des physiologischen transmuralen myokardialen Geschwindigkeitsgradienten. Ein konventionelles Schwarz-Weiß-Echokardiogramm hätte die Diagnose einer Akinesie festgestellt, die potenziell eine Nekrose hätte suggerieren können (nach Erbel R et al. Atlas of Tissue Doppler Echocardiography TDE, Steinkopff).

rung trotz angiographisch erfolgreicher PTCA erklären können (24). Die Entwicklung lungengängiger Echokontrastmittel (s. Kapitel 10) eröffnet die Möglichkeit der Myokardanfärbung und damit der Perfusionsdarstellung nach intravenöser Injektion. In einer Studie wurde über eine deutlich höhere Sensitivität dieser Methode zur Vitalitätserkennung als die der Dobutamin-Echokardiographie berichtet (100 % gegenüber 71 %), allerdings bei deutlich niedriger Spezifität (46 %) (34). Auch über eine vorteilhafte Kombination beider Verfahren zur Vitalitätsdetektion ist tierexperimentell berichtet worden (44). Das Verfahren kann angesichts der spärlichen Daten und der noch experimentellen Methodik (sowohl hinsichtlich der Kontrastmittel als auch der Aufzeichnungstechnik) derzeit noch nicht als klinisch einsetzbar gewertet werden.

Schlussfolgerungen

Die kardiovaskuläre Letalität steigt exponentiell mit der Verschlechterung der LV-Funktion. Sowohl die durch einen akuten Myokardinfarkt als auch die durch eine chronische ischämische Herzkrankheit bedingte Funktionseinschränkung kann durch einen mehr oder weniger großen Teil vitalen, aber nicht kontrahierenden Myokards bedingt sein. Bei Vorliegen einer infarktassoziierten perfusionslimitierenden Koronarstenose liegt in diesen Fällen eine Down-Regulation (Hibernation) vor. Fließende Übergänge zum sog. repetitiven Stunning (vitales, nicht kontrahierendes Myokard ohne Abhängigkeit von einer permanenten perfusionslimitierenden Koronarstenose) sind beschrieben. In einer Zeit differenzierter interventioneller und operativer Revaskularisationsmöglichkeiten ist dessen diagnostische Feststellung wichtig. Die Dobutamin-Echokardiographie in geübten Händen hat sich bei hohen prädiktiven Werten hinsichtlich der LV-Funktionserholung nach Myokardrevaskularisation als die Methode der Wahl herausgestellt. Sie ist diesbezüglich sogar spezifischer als die noch immer als Goldstandard geltende Positronenemissionstomographie.

■ Literatur

1. Afridi I, Grayburn PA, Panza JA, Oh JK, Zoghbi WA, Marwick TH. Myocardial viability during dobutamine echocardiography predicts survival in patients with coronary artery disease and severe left ventricular systolic dysfunction. J Am Coll Cardiol 1998;32:921–6.
2. Afridi I, Kleiman NS, Raizner AE, Zoghbi WA. Dobutamine echocardiography in myocardial hibernation. Optimal dose and accuracy in predicting recovery of ventricular function after coronary angioplasty. Circulation 1995;91:663–70.
3. AHA/ACC Task Force. Guidelines for PTCA. Circulation 1993;88:2987–3007.
4. Anselmi M, Golia G, Cicoira M et al. Prognostic value of detection of myocardial viability using low-dose dobutamine echocardiography in infarcted patients. Am J Cardiol 1998;81:21G–28G.
5. Baer FM, Theissen P, Schneider CA, Voth E, Schicha H, Sechtem U. Magnetic resonance imaging techniques for the assessment of residual myocardial viability. Herz 1994;19:51–64.
6. Baumgart D, Buck T, Leischik R et al. Enoximone echocardiography. Herz 1994;19:227–34.
7. Baumgartner H, Porenta G, Lau YK et al. Assessment of myocardial viability by dobutamine echocardiography, positron emission tomography and thallium-201 SPECT: correlation with histopathology in explanted hearts. J Am Coll Cardiol 1998;32:1701–8.
7a. Bax JJ, Poldermans D, Elhendy A, Cornel JH, Boersma E, Rambaldi R, Roelandt JRTC, Fioretti PM. Improvement of left ventricular ejection fraction, heart failure symptoms and prognosis after revascularisation in patients with chronic coronary artery disease and viable myocardium detected by dobutamine stress echocardiography. J Am Coll Cardiol 1999;34:163–169.
8. Bax JJ, Wijns W, Cornel JH, Visser FC, Boersma E, Fioretti PM. Accuracy of currently available techniques for prediction of functional recovery after revascularization in patients with left ventricular dysfunction due to chronic coronary artery disease: comparison of pooled data. J Am Coll Cardiol 1997;30:1451–60.
9. Beanlands RS, Hendry P, Masters R et al. Delayed revascularization is associated with increased mortality in patients with severe LV dysfunction and viable myocardium on FDG PET imaging. Circulation 1997;96:I-434.
10. Becker LC, Levine JH, Di Paula AF, Guarnim T, Aversano T. Reversal of dysfunction in postischemic stunned myocardium by epinephrine and postextrasystolic potentiation. J Am Coll Cardiol 1986;7:580–9.
11. Beller GA. Assessment of myocardial perfusion and metabolism for assessment of myocardial viability. Q J Nucl Med 1998;40:55–67.
12. Bolli R. Mechanism of myocardial „stunning". Circulation 1990;82:723–38.
13. Bolli R. Myocardial „stunning" in man. Circulation 1992;86:1671–91.
14. Braunwald E, Kloner RA. The stunned myocardium: prolonged, postischemic ventricular dysfunction. Circulation 1982;66:1146–9.
15. Cheitlin MD, Alpert JS, Armstrong WF et al. ACC/ACC guidelines for the clinical application of echocardiography: executive summary. A report of the American College of Cardiology/American Heart Association Task Force on Practice Guidelines (Committee on Clinical Application of Echocardiography). J Am Coll Cardiol 1997;29:862–79.
16. Cigarroa CG, de Filippi CR, Brickner ME, Alvarez LG, Wait MA, Grayburn PA. Dobutamine stress echocardiography identifies hibernating myocardium and predicts recovery of left ventricular function after coronary revascularization. Circulation 1993;88:430–6.
17. Cornel JH, Bax JJ, Elhendy A et al. Biphasic response to dobutamine predicts improvement of global left ventricular function after surgical revasularization in patients with stable coronary artery disease: implications of time course of recovery on diagnostic accuracy. J Am Coll Cardiol 1998;31:1002–10.
18. Cornel JH, Bax JJ, Fioretti PM. Assessment of myocardial viability by dobutamine stress echocardiography. Curr Opin Cardiol 1996;11:621–6.
19. Di Carli MF, Davidson M, Little R et al. Value of metabolic imaging with positron emission tomography for evaluating prognosis in patients with coronary artery disease and left ventricular dysfunction. Am J Cardiol 1994;73:527–33.
20. Diamond GA, Forrester JS, De Luz PL, Wyatt HL, Swan JHC. Postextrasystolic potentiation of ischemic myocardium by atrial stimulation. Am Heart J 1978;95:204–9.
21. Ellis SG, Wynne J, Braunwald E, Henschke CI, Sander T, Kloner RA. Response of reperfusion-salvaged, stunned myocardium to inotropic stimulation. Am Heart J 1984;107:13–9.
22. Elsässer A, Schlepper M, Klöverton WP, Cai WJ, Zimmermann R, Müller KD. Hibernating myocardium: an incomplete adaptation to ischemia. Circulation 1997;96:2920–31.
23. Force T, Kemper A, Perkins L, Gilfoil M, Cohen C, Parisi AF. Overestimation of infarct size by quantitative two-dimensional echocardiography: the role of tethering and of analytic procedures. Circulation 1986;73:1360–8.
24. Galiuto L, Iliceto S. Myocardial contrast echocardiography in the evaluation of viable myocardium after acute myocardial infarction. Am J Cardiol 1998;81:29G–32G.
25. Galli M, Marcassa C, Imparato A, Campini R, Orrego PS, Giannuzzi P. Effects of nitroglycerin by technetium-99 m sestamibi tomoscintigraphy on resting regional myocardial hypoperfusion in stable patients with healed myocardial infarction. Am J Cardiol 1994;74:843–8.
26. Gerber BL, Vanoverschelde JL, Bol A et al. Myocardial blood flow, glucose uptake, and recruitment of inotropic reserve in chronic left ventricular ischemic dysfunction: implications for the pathophysiology of chronic myocardial hibernation. Circulation 1996;94:651–9.
27. Gorcsan J III, Deswal A, Mankad S et al. Quantification of the myocardial response to low-dose dobutamine using tissue Doppler echocardiographic measures of velocity and velocity gradient. Am J Cardiol 1998;81:615–23.
28. Gunning MG, Anagnostopoulos C, Knight CJ et al. Comparison of 201Tl, 99mTc-tetrofosmin, and dobutamine magnetic resonance imaging for identifying hibernating myocardium. Circulation 1998;98:1869–74.
29. Haas F, Haehnel CJ, Picker W et al. Preoperative positron emission tomographic viability assessment and perioperative and postoperative risk in patients with advanced ischemic heart disease. J Am Coll Cardiol 1997;30:1693–1700.
30. Hennessy T, Diamond P, Holligan B et al. Assessment of inotropic reserve using dobutamine stress echocardiography and its relation to myocardial histological changes in dysfunctional myocardial segments. Eur Heart J 1997;18(Suppl.):243–50.
31. Heyndrickx GR, Millard RW, McRitchie RJ, Maroko PR, Vatner SF. Regional myocardial functional and electrophysiological alterations after brief coronary artery occlusion in conscious dogs. J Clin Invest 1975;56:978–85.
32. Hoffmann R, Lethen H, Marwick T et al. Analysis of interinstitutional observer agreement in interpretation of dobutamine stress echocardiograms. J Am Coll Cardiol 1996;27:330–6.
33. Hoffmann R, Lethen H, Marwick T et al. Standardized guidelines for the interpretation of dobutamine echocardiography reduce interinstitutional variance in interpretation. Am J Cardiol 1998;82:1520–4.
34. Iliceto S, Galiuto L, Marchese A et al. Analysis of microvascular integrity, contractile reserve, and myocardial viability after acute myocardial infarction by dobutamine echocardiography and myocardial contrast echocardiography. Am J Cardiol 1996;77:441–5.

35. Ito BR, Libraty DH, Engler RL. Effect of transient coronary occlusion on coronary blood flow autoregulation, vasodilatator reserve and response to adenosine in the dog. J Am Coll Cardiol 1991;18:858–67.
36. Ito H, Iwakura K, Oh H et al. Temporal changes in myocardial perfusion patterns in patients with reperfused anterior wall myocardial infarction. Their relation to myocardial viability. Circulation 1995;91:650–62.
37. Ito H, Tomooka T, Sakai N et al. Lack of myocardial perfusion immediately after successful thrombolysis: a predictor of poor recovery of left ventricular function in anterior myocardial infarction. Circulation 1992;85:1699–705.
38. Kaul S. Dobutamine echocardiography for determining myocardial viability after reperfusion: Experimental and clinical observations. Eur Heart J 1995;16:17–23.
39. La Canna G, Alfieri O, Giubbini M, Ferrari R, Visioli O. Echocardiography during infusion of dobutamine for identification of reversible dysfunction in patients with chronic coronary artery disease. J Am Coll Cardiol 1994;23:617–26.
40. Leaf A. Cell swelling: a factor in ischemic tissue injury. Circulation 1973;48:455–8.
41. Lee HH, Davila-Roman VG, Ludbrook PA et al. Dependency of contractile reserve on myocardial blood flow: implications for the assessment of myocardial viability with dobutamine stress echocardiography. Circulation 1997;96:2884–91.
42. Lieberman AN, Weiss JL, Jugdutt BI et al. Two-dimensional echocardiography and infarct size: relationship of regional wall motion and thickening to the extent of myocardial infarction in the dog. Circulation 1981;65:759–66.
43. Ma L, Chen L, Gillam L, Waters DD, Chen C. Nitroglycerin enhances the ability of dobutamine stress echocardiography to detect hibernating myocardium. Circulation 1997;96:3992–4001.
44. Meza MF, Kates MA, Barbee RW et al. Combination of dobutamine and myocardial contrast echocardiography to differentiate postischemic from infarcted myocardium. J Am Coll Cardiol 1997;29:974–84.
45. Nixdorff U, Horstick G, Mohr-Kahaly S, Heiman A, Kempski O, Meyer J. Tissue Doppler echocardiography: Quantitative ischemia and viability evaluation in an occlusion and reperfusion pig model. J Am Soc Echocardiogr 1998;11:548.
45a. Nixdorff U, Matschke C, Winklmaier M et al. Native tissue second harmonic imaging improves endocardial and epicardial border definition in dobutamine stress echocardiography. Eur J Echocardiography 2001;2:52–61.
46. Nixdorff U, Mohr-Kahaly S, Kremer M, Rippin G, Meyer J. Quantitative tissue Doppler echocardiography: physiologic nonuniformity of left ventricular transmural myocardial wall velocities and gradients. Echocardiography 1997;14:545–52.
47. Nixdorff U, Rupprecht H-J, Mohr-Kahaly S, Kremer M, Bickel C, Meyer J. Tissue Doppler echocardiography: a new method of evaluating perfusion-dependent myocardial function during PTCA. Int J Cardiac Imag 1997;13:99–103.
48. Nixdorff U, Schmidseder F, Andreas J, Mohr-Kahaly S, Meyer J, Daniel WG. Dobutamine echocardiography differentiate hibernating from stunning. J Am Coll Cardiol 1999;33(Suppl.A):445A.
49. Nixdorff U, Stein R, Erbel R, Rupprecht H-J, Spiecker M, Meyer J. PTCA-induzierte Myokardischämie zum Nachweis von gerettetem Myokard nach thrombolytischer Therapie des akuten Myokardinfarktes. Z Kardiol 1995;84:503–11.
50. Nixdorff U, Wagner S, Erbel R, Weitzel P, Mohr-Kahaly S, Meyer J. Normative values for dobutamine stress-echocardiography. Dtsch Med Wschr 1995;120:1761–7.
51. Pasquet A, Robert A, D'Hondt AM, Dion R, Melin J, Vanoverschelde JLJ. Prognostic value of myocardial ischemia and viability in patients with chronic left ventricular ischemic dysfunction. Circulation 1999;100:141–8.
52. Picano E, Lattanzi F, Orlandini A, Marinic C, l'Abbate A. Stress echocardiography and the human factor: The importance of being expert. J Am Coll Cardiol 1991;17:666–9.
53. Picano E, Ostojic M, Varga A et al. Combined low dose dipyridamole-dobutamine stress echocardiography to identify myocardial viability. J Am Coll Cardiol 1996;27:1422–8.
54. Piérard LA, de Landsheere CM, Berthe C, Rigol P, Kulbertus HE. Identification of viable myocardium by echocardiography during dobutamine infusion in patients with myocardial infarction after thrombolytic therapy: comparison with positron emission tomography. J Am Coll Cardiol 1990;15:1021–31.
55. Poli A, Previtali M, Lanzarini L et al. Comparison of dobutamine stress echocardiography with dipyridamole stress echocardiography for detection of viable myocardium after myocardial infarction treated with thrombolysis. Heart 1996;75:240–6.
56. Pontillo D, Capezzuto A, Achilli A, Guerra R, Carboni GP. Nitrate echocardiography for the detection of viable myocardium after myocardial infarction: comparison with delayed thallium scintigraphy. G Ital Cardiol 1993;23:1187–94.
57. Rahimtoola SH. Importance of diagnosing hibernating myocardium how and in whom? Editorial comment. J Am Coll Cardiol 1997;30:1701–6.
58. Rahimtoola SH. The hibernating myocardium. Am Heart J 1989;117:211–21.
59. Rasmussen S, Corya B, Feigenbaum H, Knoebel S. Detection of myocardial scar tissue by M-mode echocardiography. Circulation 1978;57:230–8.
60. Reimer KA, Lowe JE, Rasmussen MM, Jennings RB. The wavefront phenomenon of ischemic cell death. I Myocardial infarct size vs duration of coronary occlusion in dogs. Circulation 1977;56:786–94.
61. Rinaldi CA, Masani ND, Linka AZ, Hall RJ. Effect of repetitive episodes of exercise induced myocardial ischaemia on left ventricular function in patients with chronic stable angina: evidence for cumulative stunning or ischaemic preconditioning? Heart 1999;81:404–11.
62. Schaper W. „Hibernating myocardium". Zeit für einen Paradigmenwechsel (Editorial). Z Kardiol 1991;80:712–5.
63. Schulz R, Heusch G. Characterization of hibernating and stunned myocardium. Eur Heart J 1995;16(Suppl.):19–25.
64. Schwaiger M, Bull U, Hor G et al. Indications for clinical application of positron emission tomography in cardiology. Z Kardiol 1996;85:453–68.
64a. Senior R, Kaul S, Lahiri A. Myocardial viability on echocardiography predicts long-term survival after rervascularisation in patients with ischemic congestive heart failure. J Am Coll Cardiol 1999;33:1848–1854.
65. Smart SC, Sawada S, Ryan T et al. Low dose dobutamine echocardiography detects reversible dysfunction after thrombolytic therapy of acute myocardial infarction. Circulation 1993;88:405–15.
66. Vanoverschelde JLJ, Wijns W, Borgers M et al. Chronic myocardial hibernation in humans. Circulation 1997;95:1961–71.
67. Vanoverschelde JLJ, Wijns W, Depré C et al. Mechanisms of chronic regional postischemic dysfunction in humans: new insights from the study of noninfarcted collateral dependent myocardium. Circulation 1993;87:1513–23.
68. Varga A, Ostojic M, Djordjevic-Dikic A et al. Infra-low dipyridamole test. A novel dose regimen for selective assessment of myocardial viability by vasodilator stress echocardiography. Eur Heart J 1996;17:629–34.
69. Volpi A, De Vita C, Franzosi GM, Geraci E, Maggioni AP, Mauri F, Negri E, Santoro E, Tavazzi L, Tognoni G. The Ad hoc Working Group of the Gruppo Italiano della Sopravivenza nell'Infarto Miocardico (GISSI)-2 Data Base. Determinants of 6 months mortality in survivors of myocardial infarction after thrombolysis. Circulation 1993;88:416–29.
70. Williams MJ, Odabashian J, Lauer MS, Thomas JD, Marwick TH. Prognostic value of dobutamine echocardiography in patients with left ventricular dysfunction. J Am Coll Cardiol 1996;27:132–9.

3

12 Dilatative Kardiomyopathie

R. Engberding

Definition

Die idiopathische dilatative Kardiomyopathie ist eine Erkrankung des Herzmuskels unklarer Ätiologie. Nach der Definition der World Health Organization (WHO) ist die dilatative Kardiomyopathie charakterisiert durch eine Dilatation und Kontraktionsstörung des linken Ventrikels oder beider Herzkammern, deren Ursache idiopathisch, familiär-genetisch, viral-entzündlich, immunologisch, alkoholisch oder anderweitig toxisch sein kann (26, 33). Allgemein akzeptierte Kriterien der links-ventrikulären Dilatation sind ein Herz-Thorax-Quotient von > 0,50–0,55 oder ein linksventrikulärer enddiastolischer Binnendurchmesser von > 2,7 cm/m² Körperoberfläche (26). Definitionsgemäß sind bei der dilatativen Kardiomyopathie Herzerkrankungen infolge koronarer Herzerkrankung, angeborener oder erworbener Herzfehler, arterieller oder pulmonaler Hypertonie ausgeschlossen.

Klinik, Diagnostik, Differenzialdiagnosen

Klinische Befunde

Linksherzinsuffizienz. Nicht selten bleiben die Patienten mit dilatativer Kardiomyopathie lange Zeit beschwerdearm. Wenn Beschwerden auftreten, stehen die Zeichen der Linksherzinsuffizienz mit Dyspnoe, Leistungsschwäche und Abgeschlagenheit im Vordergrund. Bei der körperlichen Untersuchung können als Ausdruck der Linksherzinsuffizienz ein 3. und 4. Herzton sowie vielfach ein Systolikum als Ausdruck einer relativen Mitralinsuffizienz auskultiert werden.

Herzrhythmusstörungen. In 20 % der Fälle ist bei dilatativer Kardiomyopathie mit Vorhofflimmern zu rechnen. Zusätzlich bestehen bei fast 30 % schwere ventrikuläre Herzrhythmusstörungen (25).

Linksschenkelblock. Ein wichtiger Befund bei der dilatativen Kardiomyopathie ist der Linksschenkelblock im EKG, der bereits Jahre vor der klinischen Manifestation der Erkrankung nachweisbar sein kann. Teilweise lässt sich in diesen Fällen anamnestisch eine in der Kindheit durchgemachte Diphtherie eruieren (25). Insgesamt ist bei Linksschenkelblock die Verdachtsdiagnose einer dilatativen Kardiomyopathie wahrscheinlicher als die einer ischämischen Herzerkrankung.

Prognose. Die Prognose der dilatativen Kardiomyopathie ist ungünstig. Nach Beginn der Symptome versterben innerhalb von 5 Jahren 50 % der Patienten. Bei schwerer Herzinsuffizienz sterben bereits 50 % der Patienten im ersten Jahr (30).

Diagnostik

Wichtigste Maßnahmen. Wichtige Methoden in der Diagnostik der dilatativen Kardiomyopathie sind neben der körperlichen Untersuchung und Anamneseerhebung das EKG, die Röntgenaufnahme des Thorax und die Echokardiographie einschließlich Dopplerechokardiographie. Die Links- und Rechtsherzkatheterisierung und Koronarangiographie dienen der Abgrenzung von einer koronaren Herzkrankheit und der Festlegung des hämodynamischen Schweregrades sowie des systemischen und pulmonalen Gefäßwiderstandes.

Endomyokardiale Biopsie. Die Bedeutung der endomyokardialen Biopsie wird weiterhin kontrovers beurteilt. Bei 12 % der Patienten mit der Entwicklung der klinischen Zeichen einer Herzinsuffizienz und mit linksventrikulärer Dilatation und Funktionsstörung war bioptisch eine Myokarditis nachweisbar (31). Jüngste tierexperimentelle Untersuchungen mit neuen methodischen Ansätzen weisen auf die Bedeutung von Entzündung und Apoptose bei der Entstehung der dilatativen Kardiomyopathie hin (21). Gegenstand aktueller wissenschaftlicher Forschung sind die Zusammenhänge mit genetischen (z. B. DNA-Polymorphismus), immunologischen (z. B. HLA-Typ, zytotoxische Antikörper, Suppressor-T-Zellen, zytotoxische Killerzellen) und neurohumoralen (z. B. Norepinephrin, ANP, Renin, Endothelin) Faktoren.

Tabelle 12.1 Klassifikation der Kardiomyopathien und ihrer Ätiologien (nach 33)

Dilatative Kardiomyopathie
➤ idiopathisch
➤ familiär/genetisch
➤ viral
➤ immunologisch
➤ alkoholtoxisch, toxisch

Hypertrophe Kardiomyopathie

Restriktive Kardiomyopathie

Arrhythmogene rechtsventrikuläre Kardiomyopathie
➤ genetisch

Unklassifizierte Kardiomyopathien

Spezifische Kardiomyopathien
➤ Ischämische Kardiomyopathie
➤ Valvuläre Kardiomyopathie
➤ Hypertensive Kardiomyopathie
➤ Entzündliche Kardiomyopathie
  – Chagas-Erkrankung
  – HIV
  – Enterovirus, Adenovirus, CMV
➤ Metabolische Kardiomyopathie
  – Thyreotoxikose
  – Hypothyreose
  – Nebennierenrindeninsuffizienz
  – Phäochromozytom
  – Diabetes mellitus
  – Hämochromatose
  – Speicherkrankheiten
  – Mangelernährung (Kwashiorkor, Beri-Beri)
  – Anämie
  – Amyloidose
➤ Systemerkrankungen
  – Lupus erythematodes
  – Polyarthritis nodosa
  – Rheumatoide Arthritis
  – Sklerodermie
  – Dermatomyositis
  – Sarkoidose
  – Leukämie
➤ Muskeldystrophien
  – Duchenne
  – Typ Becker
  – Myotone Dystrophien
➤ Neuromuskuläre Erkrankungen
  – Friedreich-Ataxie
  – Noonan-Syndrom
  – Lentiginosa
➤ Allergisch und toxisch
  – Alkohol
  – Katecholamine
  – Anthracycline
  – Radiatio
➤ Peripartale Kardiomyopathie

Familiäre dilatative Kardiomyopathie. Mit dem Auftreten einer familiären dilatativen Kardiomyopathie ist in 20–30 % der Fälle zu rechnen. Obwohl sie gelegentlich mit einer peripheren Muskeldystrophie vergesellschaftet ist, kann die familiäre dilatative Kardiomyopathie auf klinischer oder morphologischer Basis nicht vorhergesagt werden. Deshalb sind zu ihrer Identifizierung Screening-Untersuchungen von Familien erforderlich. Hierbei spielt neben der klinischen Untersuchung, dem Elektrokardiogramm und Blutuntersuchungen einschließlich organspezifischer kardialer Antikörperbestimmungen die Echokardiographie eine besondere Rolle.

Differenzialdiagnosen

Andere Kardiomyopathien. Differenzialdiagnostisch ist die idiopathische dilatative Kardiomyopathie gegen Kardiomyopathien anderer Ursachen wie die alkoholische oder medikamentenbedingte Herzmuskelerkrankung abzugrenzen (Tab. 12.1). Schwierigkeiten bei der differenzialdiagnostischen Abgrenzung können bei Patienten mit Herzinsuffizienz entstehen, die keine koronare Herzkrankheit, aber einen global funktionsgestörten linken Ventrikel aufweisen, wobei der linksventrikuläre Durchmesser nicht wesentlich vergrößert ist. Dieser Typ der Kardiomyopathie, den einige amerikanische Autoren auch als „nichtdilatativ und nichthypertrophisch" bezeichnen, muss von einer restriktiven Kardiomyopathie unterschieden werden. In diesem Zusammenhang sind auch Kardiomyopathien infolge infiltrativer Störungen oder Speicherkrankheiten zu nennen.

Hypertensive und ischämische Herzkrankheit. Eine weitere wichtige Differenzialdiagnose stellt ein global kontraktionsgestörter linker Ventrikel bei hypertensiver Herzkrankheit oder infolge einer ischämischen Herzerkrankung. dar. Die echokardiographischen Befunde in diesem Zusammenhang werden im Abschnitt „2D-Echokardiographie" dargestellt.

Herzfehler. Auch globale linksventrikuläre Funktionsstörungen bei angeborenen und erworbenen Herzfehlern, insbesondere Aortenvitien, und die primäre Mitralklappeninsuffizienz müssen differenzialdiagnostisch bedacht werden.

Akute Myokarditis. An die Differenzialdiagnose einer akuten Myokarditis muss gedacht werden, wenn gleichzeitig Fieber und die laborchemischen Zeichen einer Entzündung nachweisbar sind. Außerdem lässt sich in diesen Fällen nicht selten ein kleiner Perikarderguss darstellen.

Arrhythmogene rechtsventrikuläre Kardiomyopathie. Die arrhythmogene rechtsventrikuläre Kardiomyopathie (früher: Dysplasie) ist eine Erkrankung, die durch fibrös-fettigen Umbau des rechtsventrikulären Myokards mit einer konsekutiven Dilatation und Funktionsstörung des rechten Ventrikels verbunden ist. In wechselnder Ausprägung kann der fibrös-fettige Umbau auch Abschnitte des linksventrikulären Myokards betreffen. Dieses kann dann zu linksventrikulären Funktionsstörungen führen, die eine differenzialdiagnostische Abgrenzung zur dilatativen Kardiomyopathie erfordern können. Auf Einzelheiten dieser Erkrankung mit ihrem echokardiograpischen Erscheinungsbild wird im Abschnitt „Myokardiale Dysplasie" eingegangen.

Sportlerherz. Die differenzialdiagnostische Abgrenzung eines Sportlerherzens von einer dilatativen Kardiomyopathie bereitet in der Regel wenig Schwierigkeiten. Die echokardiographischen Befunde hierzu sind im Abschnitt „M-Mode-Echokardiographie" dargestellt.

Echokardiographische Befunde

Die Echokardiographie stellt ein wesentliches Instrument zur Diagnostik und Verlaufsbeurteilung der dilatativen Kardiomyopathie dar. Entsprechend der Dilatation der Herzhöhlen kommen echokardiographisch vergrößerte diastolische und systolische Durchmesser sowie diastolische und systolische Volumina zur Darstellung, und es resultiert eine Verminderung der Auswurffraktion. Dagegen ist im Röntgenbild des Thorax eine Dilatation der Herzhöhlen nicht immer zu erkennen, weil es bei einem Teil der Patienten zu einer Rotation des Herzens mit Abnahme des Winkels zwischen anterior-posteriorer Körperachse und Längsachse des linken Ventrikels kommt (22). Insbesondere das Ausmaß einer linksventrikulären Dilatation kann röntgenologisch erheblich unterschätzt werden. Im Zuge vielfacher Kompensationsmechanismen stellt sich eine subjektive oder objektive kardiale Leistungseinschränkung oftmals viel später ein als der Beginn einer echokardiographisch deutlichen Dilatation der Herzhöhlen.

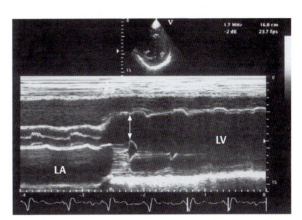

Abb. 12.**1** M-Mode-Echokardiogramm bei dilatativer Kardiomyopathie als Sweep von der Aortenwurzel bis zum linken Ventrikel. Massive Dilatation des linken Ventrikels (LV) bei leicht reduzierter Wanddicke. Ausgeprägte Vergrößerung des mitral-septalen Abstands (Pfeil). Dilatation des linken Vorhofes (LA).

M-Mode-Echokardiographie

Die M-Mode-Echokardiographie ergibt bei dilatativer Kardiomyopathie im Sweep von der Aortenwurzel bis zum linken Ventrikel ein typisches Bild (Abb. 12.**1**).

Vergrößerung des mitral-septalen Abstands. Der systolische und der diastolische Querdurchmesser des linken Ventrikels sind bei normaler oder leicht reduzierter Wanddicke erweitert. Die relative Dorsalverlagerung der Mitralklappenebene im linken Ventrikel und die verminderte Öffnungsamplitude der Mitralklappe (Abb. 12.**2**) führen zu einer charakteristischen Vergrößerung des mitral-septalen Abstands. Dieser Parameter der linksventrikulären Funktion zeichnet sich dadurch aus, dass er einfach auszumessen ist und keine Abhängigkeit von segmentalen Wandbewegungsstörungen aufweist. Normalerweise sollte der mitral-septale Abstand nicht größer als 6 mm sein. Ein mitral-septaler Abstand von > 20 mm korreliert mit einer Ejektionsfraktion <30 % (27).

Veränderungen der Aortenklappenbewegung. Durch das verringerte linksventrikuläre Schlagvolumen ist nicht nur die Öffnungsamplitude der Mitralklappe, sondern auch die der Aortenklappe vermindert. Außerdem kann bei ausgeprägter Verminderung des Schlagvolumens vielfach eine frühsystolische partielle Schließungsbewegung der Aortenklappe beobachtet werden (Abb. 12.**3**).

Veränderungen der Mitralklappenbewegung. Eine Erhöhung des enddiastolischen Druckes des linken Ventrikels führt zu einer vorzeitigen Mitralklappenschließungsbewegung, wobei ein vollständiger Mitralklappenschluss zunächst nicht erreicht wird. Dieses führt charakteristischerweise zu einer Akzentuierung der Schulterbildung B im AC-Intervall der Mitralklappenbewegung im M-Mode-Echokardiogramm (Abb. 12.**4**). Der vollständige Mitralklappenschluss erfolgt erst, wenn der linksventrikuläre Druck während der isometrischen Anspannungsphase größer wird als der Druck im linken Vorhof. Dieser verspätete Mitralklappenschluss findet seinen Ausdruck in einem verspäteten Auftreten des

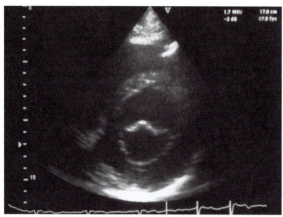
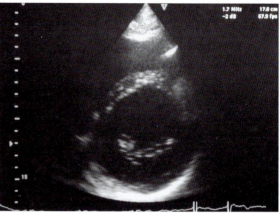

a

b

Abb. 12.**2**   2D-Echokardiogramm im linksparasternalen Kurzachsenschnitt bei dilatativer Kardiomyopathie. Dorsalverlagerung der Mitralklappenebene.
a Frühdiastolisch: verminderte Öffnungsamplitude der Mitralklappe.
b frühsystolisch: verspäteter Mitralklappenschluss.

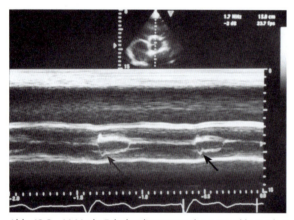

Abb. 12.**3**   M-Mode-Echokardiogramm der Aortenklappe bei dilatativer Kardiomyopathie. Verminderte Öffnungsamplitude. Frühsystolische Schließungsbewegung (Pfeil) der nichtkoronaren Aortentasche bei stark reduziertem Schlagvolumen. Rechtskoronare Aortentasche fibrosiert.

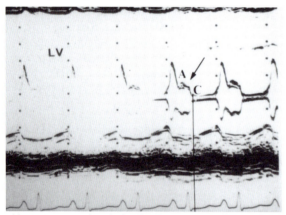

Abb. 12.**4**   M-Mode-Echokardiogramm der Mitralklappe bei dilatativer Kardiomyopathie. Schulterbildung B (Pfeil) im AC-Intervall der Mitralklappe als Ausdruck eines erhöhten enddiastolischen Drucks des linken Ventrikels. Deutlich verspäteter endgültiger Mitralklappenschluss (C). A = Gipfel der spätdiastolischen, durch die Vorhofkontraktion bewirkten Öffnung der Mitralklappe. LV = linker Ventrikel.

Punktes C im M-Mode-Echokardiogramm. Die Ausprägung der Schulterbildung im AC-Intervall der Mitralklappenbewegung kann zu Verlaufskontrollen bei dilatativer Kardiomyopathie herangezogen werden und vermindert sich nicht selten im Zuge therapeutischer Rekompensationsmaßnahmen.

Linksventrikuläre Wand und Interventrikularseptum. Die Echogenität der linksventrikulären Wand ist bei dilatativer Kardiomyopathie erhöht. Dies ist zum Teil Ausdruck eines fibrotischen Umbaus. Die Wanddickenzunahme der linksventrikulären Hinterwand und des Septums bei der dilatativen Kardiomyopathie kann geringer als 40 % bzw. 30 % der Norm sein. Die Exkursion der Hinterwand des linken Ventrikels kann Werte von weniger als 10 mm und die des Septums von weniger als 4 mm aufweisen. Die Funktionsparameter prozentuale systolische Durchmesserverkürzung (FS) und zirkumferenzielle Faserverkürzungsgeschwindigkeit (VCF) sind ebenfalls deutlich vermindert.

Bei der Analyse der Wandbewegung des Interventrikularseptums sind die Besonderheiten im Fall eines Linksschenkelblocks im EKG zu berücksichtigen. Durch die abnorme Erregungsausbreitung im linken Ventrikel bei Linksschenkelblock kommt es in diesen Fällen zu einer frühsystolischen Dorsalbewegung des Kammerseptums, wobei anschließend eine inverse (paradoxe), eine normale oder eine intermediäre (abgeflachte) Bewegung des Interventrikularseptums beobachtet werden kann (Abb. 12.**5**).

Verkürzung der linksventrikulären Füllungszeit. Während lange Zeit nicht klar war, ob auch die diastolische Funktion des linken Ventrikels bei Linksschenkelblock beeinträchtigt wird, weisen jüngere Untersuchungen mittels M-Mode- und Dopplerechokardiographie darauf hin. Patienten mit dilatativer Kardiomyopathie und Linksschenkelblock zeigen eine Verlängerung der funktionellen Mitralregurgitation durch Zunahme der Präejektions- und Relaxationszeiten. Hierdurch wird die linksventrikuläre Füllungszeit soweit vermindert, dass eine Begrenzung des Schlagvolumens resultieren kann (49).

Abgrenzung vom Sportlerherz. In der differenzialdiagnostischen Abgrenzung einer dilatativen Kardiomyopathie von einem Sportlerherzen sind die folgenden echokardiographischen Befunde zu berücksichtigen. Bei zwei Drittel der Sportler beträgt der enddiastolische Durchmesser des linken Ventrikels weniger als 55 mm. Ein enddiastolischer Durchmesser des linken Ventrikels von über 65 mm findet sich nur bei einzelnen Ausdauersportlern mit weit überdurchschnittlicher Körperoberfläche. In der Regel werden auch bei Leistungssportlern Werte von 60–63 mm nicht überschritten. Die linksventrikuläre Wanddicke weist in der Regel normale Werte auf. Weniger als 2 % der Sportler zeigen linksventrikuläre Wanddicken von mehr als 12 mm, wobei hypertrophe Werte besonders bei Sportlern mit gleichzeitig vergrößertem enddiastolischen Durchmesser beobachtet werden. Die linksventrikuläre Funktion ist bei einem Sportlerherzen normal. Entsprechend findet sich ein normaler mitral-septaler Abstand (Abb. 12.6) (40).

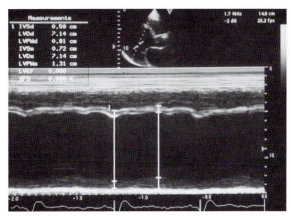

Abb. 12.**5** Echokardiogramm bei dilatativer Kardiomyopathie im anatomischen M-Mode. Paradoxe Septumbewegung bei Linksschenkelblock.

2D-Echokardiographie

Volumina und Ejektionsfraktion. Die 2D-Echokardiographie erlaubt bei Anwendung aller Schallfenster eine räumliche Beurteilung der Größe der Herzhöhlen. Unter Verwendung der Algorithmen, wie bei der angiographischen Berechnung von Kammervolumina, lassen sich aus dem apikalen Vier- und Zweikammerblick die linksventrikulären Volumina und die Ejektionsfraktion als wichtigste globale Funktionsparameter des linken Ventrikels ermitteln (Abb. 12.7).

Apikale Schnittbilder und linksparasternale kurze Achse. Besonders in den apikalen Schnittbildern und in der linksparasternalen kurzen Achse zeigt sich, dass bei dilatativer Kardiomyopathie meistens keine einheitlich globale Kontraktionsstörung des linken Ventrikels vorliegt, sondern dass die linksventrikuläre Funktion regional sehr unterschiedlich sein kann. Darüber hinaus kann ein Linksschenkelblock im EKG durch die abnorme Erregungsausbreitung zusätzlich zu regionalen Wandbewegungsstörungen beitragen. Durch segmentale Wandbewegungsanalysen lässt sich die linksventrikuläre Asynchronie quantitativ darstellen. Dabei zeigt sich, dass häufiger eine segmentale diastolische Wandbewegungsstörung als eine systolische regionale Asynchronie des linken Ventrikels zu finden ist. Wegen der vergleichsweise größeren Wandspannung apikaler Segmente bei linksventrikulärer Dilatation ist eine systolische und diastolische Asynchronie relativ häufig im Bereich der Herzspitze zu beobachten (42). Besonders deutlich wird ein asynchroner Kontraktionsablauf bei dilatativer Kardiomyopathie durch eine „normalisierte" Darstellung der segmentalen Wandbewegungsanalyse (Abb. 12.**8**). Zur „Normalisierung" wird hierbei das arithmetische Mittel der segmentalen systolischen Flächenänderung über die Segmente berechnet, und die

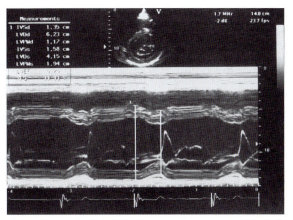

Abb. 12.**6** M-Mode-Echokardiogramm eines Profifußballspielers. Leicht dilatierter linker Ventrikel bei leichter Wandhypertrophie. Normale prozentuale Durchmesserverkürzung des linken Ventrikels und normaler mitral-septaler Abstand.

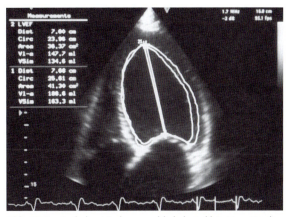

Abb. 12.**7** Apikaler Vierkammerblick bei dilatativer Kardiomyopathie. Einzeichnung der Endokardbegrenzungen zur Berechnung der Volumina des linken Ventrikels.

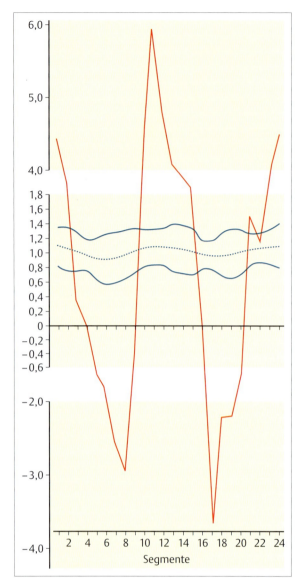

Abb. 12.8 Normalisierte Darstellung der segmentalen systolischen Flächenänderung des echokardiographischen Kurzachsenschnitts des linken Ventrikels in Mitralebene bei einem Patienten mit dilatativer Kardiomyopathie. Zum Vergleich dargestellt Mittelwerte (punktierte Linie) und doppelte Standardabweichung (geschlossene Linien) bei 30 Normalpersonen. Die regionalen Kontraktionsunterschiede bei dem Patienten mit dilatativer Kardiomyopathie sind deutlich zu erkennen. Die Segmente 5–9 und 16–20 weisen besonders starke Kontraktionsstörungen auf (Segmente 1–3 inferoseptal, 4–6 septal, 7–9 anteroseptal, 10–12 anterior, 13–15 lateral, 16–18 posterior, 19–21 inferoposterior, 22–24 inferior).

einzelnen Werte der segmentalen Flächenänderung werden durch den Mittelwert dividiert. (15).

Linksparasternale lange Achse. In der linksparasternalen langen Achse zeigt das zweidimensionale Echokardiogramm, dass durch die starke Vergrößerung des linksventrikulären Durchmessers der Winkel zwischen der vorderen Aortenwand und dem Interventrikularseptum kleiner ist als im Normalfall. Dies kann dazu führen, dass der M-Mode-Strahl den linken Ventrikel schräg anschneidet und somit nicht die wahren Durchmesser gemessen werden. Diese Fehlerquelle kann durch den anatomischen M-Mode vermieden werden, bei dem immer ein senkrechter Anschnitt vom Kammerseptum erreicht und somit die wahren Durchmesser des linken Ventrikels ermittelt werden können (Abb. 12.**5**).

Die linksparasternale lange Achse erlaubt ebenfalls eine gute Beurteilung des linken Vorhofes, der mit zunehmendem Schweregrad der dilatativen Kardiomyopathie ebenfalls eine Dilatation aufweist, insbesondere im Rahmen einer gleichzeitigen signifikanten relativen Mitralinsuffizienz. Auf die prognostische Bedeutung der linksatrialen Vergrößerung wird im Abschnitt „Prognoseparameter" eingegangen.

Formen mit geringer Dilatation. Während die dilatative Kardiomyopathie oftmals mit einer ausgeprägten Dilatation des linken Ventrikels und einer stark reduzierten linksventrikulären Funktion verbunden ist, kann bei einzelnen Patienten eine starke globale linksventrikuläre Funktionsstörung bei normalem oder leicht reduziertem linksventrikulären Durchmesser beobachtet werden. Dieser Befund ist gar nicht selten und betrifft eine heterogene Patientengruppe. Einige dieser Patienten befinden sich im Frühstadium der Erkrankung mit leichter Funktionseinschränkung des linken Ventrikels, andere weisen dagegen eine schwere linksventrikuläre Funktionsstörung bei kleinem Herzen auf. Die Dilatation des linken Ventrikels ist somit kein unabhängiger prädiktiver Parameter der Prognose (17).

Apikaler Vier- und Zweikammerblick. In den apikalen Schnittebenen des Vier- und Zweikammerblicks kann auch eine Analyse der Verlagerung der Atrioventrikularebene während eines Herzzyklus erfolgen. Die Verlagerung der Atrioventrikularebene scheint gut mit der systolischen und diastolischen Funktion bei Patienten mit chronischer Herzinsuffizienz zu korrelieren (47). Die Methode ist einfach und erlaubt eine Beurteilung der linksventrikulären Funktion selbst bei eingeschränkter Bildqualität. Als Normwert gilt eine Verlagerung der Atrioventrikularebene von ≥ 1,0 cm. Der apikale Vierkammblick zeigt neben der Dilatation des linken Herzens auch das Ausmaß der Erweiterung und Funktionseinschränkung des rechten Ventrikels und des rechten Vorhofes. Eine Dilatation und Funktionsstörung des rechten Ventrikels kann besonders bei familiären Formen der dilatativen Kardiomyopathie beobachtet werden. Differenzialdiagnostisch ist in diesen Fällen auch an andere Ursachen einer rechtsventrikulären Funktionsstörung wie Uhl-Anomalie und rechtsventrikuläre Kardiomyopathie zu denken.

Im Vierkammerblick wird deutlich, dass das Interventrikularseptum zum rechten Ventrikel konvex verläuft. Dieses ist Ausdruck einer Umformung des linken Ventrikels von seiner normalen ellipsoiden Form zu einer kugeligen Form, die mit einer Zunahme der systolischen Wandspannung verbunden ist (Abb. 12.**9**). Ähnli-

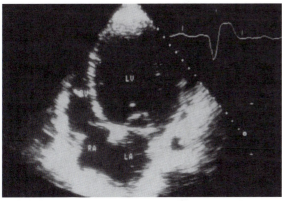

Abb. 12.**9** Apikaler Vierkammerblick bei dilatativer Kardiomyopathie. Umformung des linken Ventrikels zu einer Kugelform.

che Verformungen wie bei der dilatativen Kardiomyopathie finden sich auch im Rahmen einer ischämischen Herzerkrankung, wobei die nicht ischämischen Kammeranteile im Laufe der Zeit in die Umbildung einbezogen werden können (Remodeling). Besonders augenfällig ist diese Umformung oftmals bei Zustand nach großem Vorderwandinfarkt. Es hat sich gezeigt, dass die Form des linken Ventrikels bei Zustand nach Herzinfarkt und bei dilatativer Kardiomyopathie prognostische Bedeutung besitzt (11, 23, 44).

3 D-Echokardiographie. Erste Untersuchungen lassen annehmen, dass der 3D-Echokardiographie in diesem Zusammenhang eine Bedeutung zukommen kann, weil mit ihr eine Methode in der Entwicklung ist, die Informationen über die wahre regionale und globale Form des linken Ventrikels unabhängig von der Herzgröße und bestimmten geometrischen Annahmen ermöglicht (48).

Differenzialdiagnostische Abgrenzung. Die differenzialdiagnostische Abgrenzung einer idiopathischen dilatativen Kardiomyopathie von einer Kardiomyopathie anderer Ursache oder einer schweren ischämischen Herzerkrankung ist echokardiographisch alleine nicht zu leisten, sondern muss die Anamnese, den klinischen Verlauf, die Koronarangiographie und Herzkatheteruntersuchung mit einschließen. Da auch bei der dilatativen Kardiomyopathie nicht nur globale, sondern auch regionale Wandbewegungsstörungen auftreten, kann dieses Kriterium nicht zur differenzialdiagnostischen Abgrenzung herangezogen werden, es sei denn, es findet sich ein Aneurysma des linken Ventrikels. Auch die Einbeziehung der Parameter der Dopplerechokardiographie und der Flussanalyse der Farbdopplerechokardiographie lässt eine Unterscheidung von dilatativer Kardiomyopathie und ischämischer Herzerkrankung nicht zu (10). Untersuchungen mittels Dobutamin-Stressechokardiographie haben ergeben, dass auch mit dieser Methode die beiden Erkrankungsformen im Einzelfall nicht differenziert werden können (8). Allerdings kann die Stressechokardiographie herangezogen werden, um die prognostische Auswirkung einer reduzier-

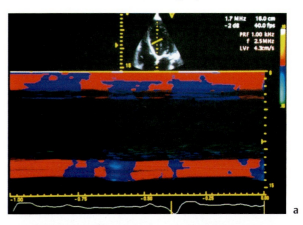

a

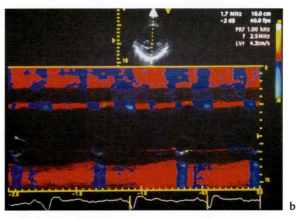

b

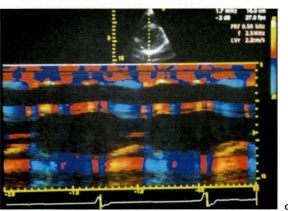

c

Abb. 12.**10** Gewebedoppler.
a Bei dilatativer Kardiomyopathie im anatomischen M-Mode des apikalen Vierkammerblicks.
b Bei dilatativer Kardiomyopathie im M-Mode des linksparasternalen Kurzachsenschnitts. Darstellung der niedrigen Kontraktionsgeschwindigkeiten der entsprechenden Wandabschnitte bei dilatativer Kardiomyopathie.
c Bei einer Normalperson im M-Mode des linksparasternalen Kurzachsenschnitts. Normale Kontraktionsgeschwindigkeit.

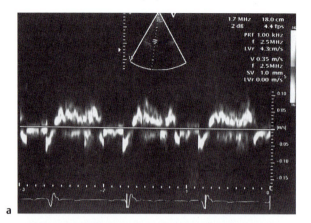

a

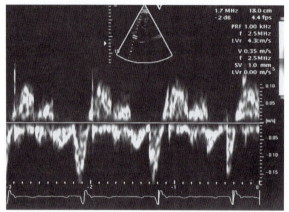

b

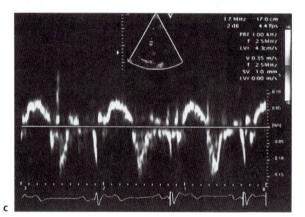

c

Abb. 12.**11** Geschwindigkeitsprofile im Gewebedoppler.
a Basales Septum bei dilatativer Kardiomyopathie.
b Basale freie Wand des rechten Ventrikels bei dilatativer Kardiomyopathie.
c Basales Septum bei einer Normalperson.
Deutlich verringerte Geschwindigkeit bei dilatativer Kardiomyopathie im Vergleich zur Normalperson (vgl. **a** und **c**). Höhere Geschwindigkeit rechtsventrikulärer Wandabschnitte im Vergleich zum linken Ventrikel bei dilatativer Kardiomyopathie (vgl. **a** und **b**).

ten kontraktilen Reserve des linken Ventrikels bei dilatativer Kardiomyopathie zu beurteilen oder den Erfolg einer medikamentösen Therapie zu testen (36).

Neben den genannten Parametern des Kontraktionsverhaltens kann die systolische Wanddickenzunahme zur Diagnose herangezogen werden. Während bei einer koronaren Herzkrankheit oftmals entsprechend der Koronarversorgung die Verminderung der systolischen Dickenzunahme der Herzwand regional bezogen zu beobachten ist, findet man bei der dilatativen Kardiomyopathie eine reduzierte systolische Wanddickenzunahme aller Wandabschnitte, wobei das Ausmaß der Reduktion regional sehr unterschiedlich sein kann.

Color Kinesis. Neuere Untersuchungen mittels Color Kinesis, mit der die Wandbewegung des linken Ventrikels durch Analyse der systolischen und diastolischen Endokardbegrenzung während eines kompletten Herzzyklus beurteilt wird, zeigen deutliche regionale Kontraktionsstörungen und globale und regionale diastolische Funktionsstörungen bei dilatativer Kardiomyopathie (18, 45).

Gewebedoppler. Auch im Gewebedoppler lassen sich regionale Kontraktionsstörungen mit unterschiedlichen Kontraktionsgeschwindigkeiten einzelner Wandabschnitte des linken Ventrikels darstellen (Abb. 12.**10**). Neben der linksventrikulären Asynergie können so auch die unterschiedlichen Kontraktionsgeschwindigkeiten links- und rechtsventrikulärer Wandanteile optisch dargestellt werden, wobei in Abhängigkeit von Ausdehnung und Schweregrad der Herzmuskelerkrankung die Kontraktionsgeschwindigkeit des rechten Ventrikels größer als die des linken sein kann (Abb. 12.**11**). Regelhaft finden sich in den basalen Abschnitten des linken Ventrikels größere Geschwindigkeiten als in den apikalen Abschnitten. Bei einem Vergleich der Wandgeschwindigkeiten gleicher Wandabschnitte bei Gesunden und Patienten mit dilatativer Kardiomyopathie zeigen sich deutlich niedrigere Geschwindigkeiten bei den Patienten (Abb. 12.**11**). Hierbei wurden im Gewebedoppler die Geschwindigkeitsprofile der basalen Wandanteile verglichen.

Dopplerechokardiographie

Systolische Flussprofile

Relative Mitral- und Trikuspidalinsuffizienz. Die Dopplerechokardiographie kann im Continuous-Wave-Verfahren zur Messung der Blutflussgeschwindigkeit im Regurgitations-Jet bei Patienten mit dilatativer Kardiomyopathie und relativer Mitralinsuffizienz und Trikuspidalinsuffizienz herangezogen werden. Hierbei kann im Fall der Mitralinsuffizienz neben der Flussgeschwindigkeit im Regurgitations-Jet auch ihr Anstieg bestimmt werden, der bei reduzierter linksventrikulärer Funktion verzögert ist. Simultane Messungen von dp/dt mittels Dopplerechokardiographie im Mitralregurgitations-Jet und mittels Herzkathetertechnik bei einer Patientengruppe, die neben anderen auch vier Fälle mit dilatativer Kardiomyopathie umfasste, deuten auf die Validität dieses nichtinvasiv erfassten Funktionsparameters hin (7).

Systolischer Pulmonalarteriendruck. Die Überlegung, dass mithilfe der vereinfachten Bernoulli-Gleichung:

$$\Delta p = 4 \times v^2$$

durch dopplerechokardiographische Messung der Flussgeschwindigkeit im Jet einer Trikuspidalinsuffizienz der Druckgradient zwischen dem rechten Vorhof und dem rechten Ventrikel bestimmt werden kann, hat dazu geführt, dass umfangreiche Studien zur Abschätzung des systolischen Pulmonalarteriendruckes mittels Dopplerechokardiographie erfolgt sind. Hierbei ergaben sich Korrelationen von r = 0,96 bei simultan kathetertechnisch und dopplerechokardiographisch ermittelten Druckgradienten (9).

Zur Berechnung des systolischen Pulmonalarteriendruckes wird der maximale dopplerechokardiographisch ermittelte Gradient über der Trikuspidalklappe bestimmt und zu diesem Druckgradienten der mittlere atriale Druck bzw. der zentralvenöse Druck addiert, wobei vorausgesetzt wird, dass kein Druckgradient zwischen rechtem Ventrikel und der Pulmonalarterie vorliegt (Abb. 12.12). Der dopplerechokardiographisch ermittelte Gradient an der Trikuspidalklappe ist dann repräsentativ für den systolischen Druckunterschied zwischen rechtem Ventrikel und rechtem Vorhof, wenn lediglich eine leichte Trikuspidalinsuffizienz vorliegt. Bei höhergradiger Trikuspidalinsuffizienz wird aufgrund der V-Welle im rechten Vorhof der systolische Druck im kleinen Kreislauf unterschätzt.

Rechtsatrialer Mitteldruck. Ungenauigkeiten bei der Ermittlung des systolischen pulmonalarteriellen Druckes mithilfe des Druckgradienten über der Trikuspidalklappe ergeben sich insbesondere durch die Abschätzung des mittleren Vorhofdruckes, denn nur selten ist dieser bei liegendem zentralen Venenkatheter direkt bestimmbar. Eine Abschätzung des rechtsatrialen Druckes kann durch die Beobachtung der V. cava inferior im Verlauf eines Atemmanövers oder der Jugularvenenpulsation erfolgen.

Besonders schwierig ist die klinische Abschätzung des rechtsatrialen Mitteldruckes bei kleinen Kindern, adipösen Patienten und Patienten mit deutlich erhöhtem zentralen Venendruck. Für klinische Fragestellungen kann bei der dopplerechokardiographischen Bestimmung des systolischen Pulmonalarteriendruckes vereinfachend ein fixer rechtsatrialer Mitteldruck von 10 mmHg zugrunde gelegt werden. Ein falsch niedrig angesetzter rechtsatrialer Druck führt zu einer Unterschätzung des systolischen Pulmonalarteriendruckes. Im Einzelfall können bei klinischen Zeichen einer Rechtsherzbelastung genauere Werte für den systolischen rechtsventrikulären Druck bzw. Pulmonalarteriendruck gewonnen werden, wenn zum Dopplergradienten bis zu 20 mmHg addiert werden. (9).

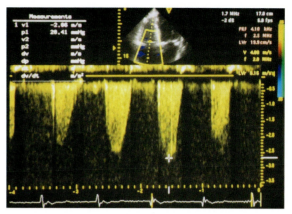

Abb. 12.**12** CW-Doppler im Regurgitations-Jet über der Trikuspidalklappe zur Abschätzung des systolischen Pulmonalarteriendrucks. Maximale Geschwindigkeit 2,66 m/s. Errechneter Druckgradient zwischen rechtem Vorhof und Ventrikel 28 mmHg.

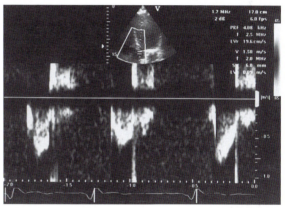

Abb. 12.**13** Blutflussgeschwindigkeit in der Aortenwurzel bei dilatativer Kardiomyopathie. Maximale Geschwindigkeit deutlich vermindert.

Niedrige systolische Flussgeschwindigkeiten. Außerdem finden sich bei dilatativer Kardiomyopathie in Abhängigkeit vom Schweregrad niedrige systolische Flussgeschwindigkeiten über der Aortenklappe, im linksventrikulären Ausflusstrakt und in der Aorta ascendens. Die maximale Blutströmungsgeschwindigkeit in der Aortenwurzel weist bei diesen Patienten Werte auf, die deutlich unter 1 m/s liegen können (Abb. 12.13). Andere Funktionsparameter, die im Zusammenhang mit dem Schlagvolumen stehen, sind ebenfalls vermindert. Die Akzelerationszeit, die das Zeitintervall bis zum Erreichen der maximalen Blutflussgeschwindigkeit umfasst, kann auf Werte unter 100 ms und die Ejektionszeit unter 300 ms vermindert sein. Hieraus resultiert eine Reduktion des systolischen aortalen Flussgeschwindigkeitsintegrals und bei gleichzeitiger Berücksichtigung der Fläche des durchströmten Gefäßareals eine Verminderung des Schlagvolumens.

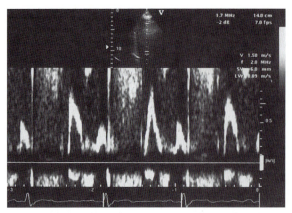

Abb. 12.**14** Transmitrales diastolisches Flussprofil mit restriktivem Funktionsmuster.

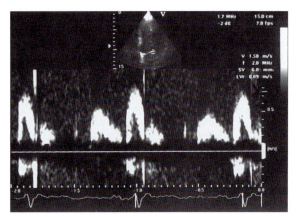

Abb. 12.**15** Transmitrales diastolisches Flussprofil mit Funktionsmuster einer Relaxationsstörung.

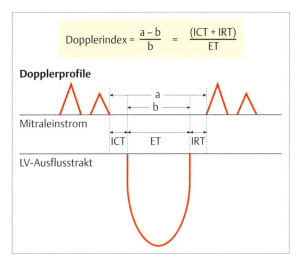

Abb. 12.**16** Diagramm zur Messung des Dopplerindex (ICT + IRT)/ET. ICT = isovolumetrische Kontraktionszeit, IRT = isolvolumetrische Relaxationszeit, ET = Ejektionszeit, a = Zeitintervall vom Schluss bis zur nächsten Öffnung der Mitralklappe, b = Zeitintervall von der Öffnung bis zum Schluss der Aortenklappe.

Diastolische Flussprofile

Restriktives Funktionsmuster. Bei Platzierung des Messvolumens des gepulsten Dopplers in der Mitralebene des apikalen Vier- oder Zweikammerblicks kann das Füllungsverhalten des linken Ventrikels bei der dilatativen Kardiomyopathie analysiert werden. Hierbei ist einmal ein restriktives Funktionsmuster mit schnellem frühdiastolischen Einstrom, rascher Dezeleration und verminderter Bluteinstromgeschwindigkeit (A) nach der Vorhofkontraktion mit konsekutiv erhöhtem E/A-Quotient zu beobachten (Abb. 12.**14**). Diese Patienten weisen in der Regel erhöhte linksventrikuläre Füllungsdrücke und erhebliche Symptome der Herzinsuffizienz auf.

Relaxationsstörung. Bei anderen Patienten findet sich das Füllungsprofil einer Relaxationsstörung mit verlängerter Akzelerationszeit, verlängerter Dezelerationszeit und erhöhter Einstromgeschwindigkeit (A) nach der Vorhofkontraktion (Abb. 12.**15**). Diese Patienten weisen trotz schwerer systolischer Funktionsstörung des linken Ventrikels oft nur geringe Symptome auf. Bei Patienten mit dem transmitralen Dopplerprofil einer abnormen Relaxation kann im Krankheitsverlauf bei Zunahme des linksventrikulären enddiastolischen Druckes oder bei Auftreten einer Mitralinsuffizienz eine „Pseudonormalisierung" mit entsprechender Veränderung von E und A auftreten.

Dopplerindex. Aus der Überlegung heraus, dass bei der dilatativen Kardiomyopathie die systolische und diastolische Funktion gestört ist, wurde ein Dopplerindex auf seine Aussagekraft geprüft, der systolische und diastolische Zeitintervalle des Herzzyklus umfasst. Der Dopplerindex errechnet sich als Quotient aus der Summe der isovolumetrischen Kontraktions- und Relaxationszeit im Zähler und der Ejektionszeit im Nenner (Abb. 12.**16**). In einem Vergleich des Dopplerindex bei 75 Normalpersonen mit 75 Patienten mit dilatativer Kardiomyopathie ergab sich bei den Patienten ein deutlich höherer Index als bei den Gesunden (0,85 ± 0,32 versus 0,37 ± 0,08) (12). Auf den prognostischen Wert des Dopplerindex wird im Abschnitt „Prognoseparameter" näher eingegangen.

Rechtsatrialer Mitteldruck. Zur Abschätzung des rechtsatrialen Mitteldruckes bei chronischer Herzinsuffizienz infolge einer ischämischen oder dilatativen Kardiomyopathie wurde das transtrikuspidale Flussprofil geprüft. Hierbei zeigte sich, dass sich die Dezelerationszeit als guter Prädiktor des rechtsventrikulären Füllungsdruckes erwies und die Akzelerationsrate der frühen rechtsventrikulären Füllung am besten den mittleren Druck im rechten Vorhof vorhersagen ließ (35).

Transösophageale Echokardiographie

Darstellung von Thromben. Die transösophageale Echokardiographie kann besonders zur Diagnose von Thromben im linken Vorhof oder Vorhofsohr bei Patienten mit dilatativer Kardiomyopathie und Vorhofflimmern herangezogen werden (Abb. 12.17). Auch Thromben im rechten Herzen lassen sich bei transösophagealer Schallkopfposition leichter darstellen. Gelegentlich können auch thrombotische Ablagerungen in der linksventrikulären Spitze von transösophageal besser als von transthorakal erkannt werden (5). Dieses ist dann von Bedeutung, wenn die Beurteilung bei transthorakaler Untersuchung durch reduzierte anatomische Schallbedingungen oder durch Artefakte im Nahfeld bzw. durch eine tangentiale Schnittführung eingeschränkt ist.

Beurteilung der Mitralklappe. Auf die Beurteilung einer Mitral- und Trikuspidalinsuffizienz wird im nächsten Abschnitt eingegangen. Die morphologische Analyse des Mitralklappenapparates, die bei der differenzialdiagnostischen Abgrenzung einer primären Mitalinsuffizienz von Bedeutung ist, kann mittels transösphagealer Untersuchungstechnik besonders gut erfolgen.

Bestimmung der Koronarflussreserve. Die transösophageale Echokardiographie ist außerdem erfolgreich zur Bestimmung der Koronarflussreserve bei dilatativer

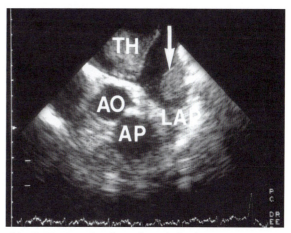

Abb. 12.**17**   Transösophageales Echokardiogramm mit Darstellung des linken Herzohrs (LAP). Großer Thrombus (TH) im linken Vorhof und Thrombus (Pfeil) am Eingang zum linksatrialen Herzohr. AO = Aorta, AP = A. pulmonalis.

Kardiomyopathie herangezogen worden, wobei die systolische und diastolische Spitzengeschwindigkeit im proximalen R. interventricularis anterior der linken Herzkranzarterie unter Dipyridamolinfusion gemessen wurde (4). Weitere Studien unter Einschluss von Patienten mit koronarer Herzkrankheit müssen die klinische Relevanz dieser Methode noch belegen.

Komplikationen

Mitral- und Trikuspidalinsuffizienz

Häufigkeit und Ursachen. Die Inzidenz einer Mitralklappeninsuffizienz bei dilatativer Kardiomyopathie schwankt zwischen 63 % bei angiographischer Analyse und 93 % bei Untersuchung mittels Farbdopplerechokardiographie (2, 29). Die Ursache für eine Mitralklappeninsuffizienz bei dilatativer Kardiomyopathie ist neben der Dilatation des linken Ventrikels auch in Abnormalitäten des Mitralklappenapparates begründet. Hierbei sind die Erweiterung des Mitralringes und die verringerte systolische Reduktion der Mitralringgröße zu nennen (38). Auch eine Störung der Papillarmuskelfunktion durch die abnorme Ventrikelgeometrie mit apikaler Verlagerung spielt eine Rolle. Außerdem können in diesen Fällen von dilatativer Kardiomyopathie ein inkompletter Mitralklappenschluss und eine restriktive Mitralsegelbewegung beobachtet werden. Dabei ist bei reduziertem Schlagvolumen besonders die Öffnungsbewegung des vorderen Mitralsegels vermindert.

Schweregrad. Der Schweregrad einer Mitralinsuffizienz ist für die differenzialdiagnostische Abgrenzung eines primären Mitralfehlers von einer relativen Insuffizienz bei dilatativer Kardiomyopathie kein sicheres Kri-

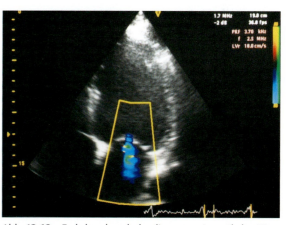

Abb. 12.**18**   Farbdopplerechokardiogramm im apikalen Vierkammerblick bei dilatativer Kardiomyopathie und relativer Mitralinsuffizienz. Zentraler Regurgitations-Jet.

terium. Stattdessen sollten zur Differenzialdiagnose morphologische Klappenveränderungen herangezogen werden, wobei auch die Tatsache berücksichtigt werden kann, dass bei der relativen Mitralinsuffizienz der Regurgitations-Jet häufig zentral zu beobachten ist (Abb. 12.**18** und 12.**19**).

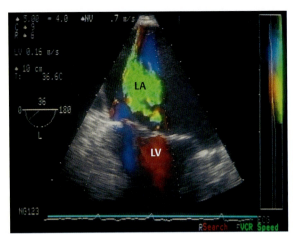

Abb. 12.**19** Farbdopplerechokardiogramm im transösophagealen Zweikammerblick. Mitralklappeninsuffizienz bei Mitralklappenprolaps. Exzentrischer Regurgitations-Jet. LA = linker Vorhof, LV = linker Ventrikel.

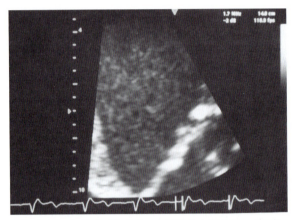

Abb. 12.**20** Apikaler Vierkammerblick bei dilatativer Kardiomyopathie mit Darstellung von Spontanechos im linken Ventrikel bei „Zoom"-Vergrößerung.

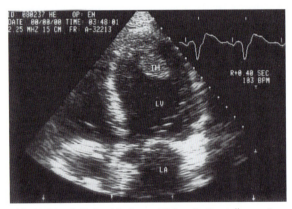

Abb. 12.**21** Apikaler Vierkammblick mit Darstellung eines großen, zapfenförmigen Thrombus (TH) in der Herzspitze. LA = linker Vorhof, LV = linker Ventrikel.

Trikuspidalinsuffizienz. Ähnliche Mechanismen wie bei der Mitralinsuffizienz können bei der dilatativen Kardiomyopathie auch zur Trikuspidalinsuffizienz führen. Im Fall einer Trikuspidalinsuffizienz kann der systolische Pulmonalarteriendruck errechnet werden (s. Abschnitt „Dopplerechokardiographie"), der in den meisten Fällen leicht bis mäßig erhöht ist. Eine schwere pulmonalarterielle Hypertension wird bei der dilatativen Kardiomyopathie nur selten gefunden.

Thromben

Spontanechos. Die reduzierte linksventrikuläre Funktion bei dilatativer Kardiomyopathie führt zu einer Verlangsamung der Blutströmung im linken Ventrikel. Als Ausdruck der niedrigen Blutströmungsgeschwindigkeit können Flussphänomene beobachtet werden, die langsam kreisenden, wolkigen Strukturen entsprechen, die in der deutschen Literatur als „Spontanechos" und im amerikanischen Schrifttum als „Smoke" bezeichnet werden (Abb. 12.**20**). Diese reversiblen Erythrozytenaggregationen können auch durch Analyse mittels Gewebedoppler erkannt werden.

Häufigkeit. Als Folge der reduzierten Blutströmungsgeschwindigkeit im linken Ventrikel treten bei dilatativer Kardiomyopathie sehr häufig intrakavitäre Thromben auf. Autopsiestudien zeigen bei 75 % der Patienten Thrombenbildungen im linken Ventrikel (Abb. 12.**21** und 12.**22**). An zweiter Stelle der Häufigkeit finden sich bei dilatativer Kardiomyopathie Thromben im rechten Ventrikel, gefolgt von thrombotischen Ablagerungen im rechten Vorhof und zuletzt im linken Vorhof. Die linksventrikulären Thromben sind häufig im Bereich der Herzspitze lokalisiert. Diese Beobachtung steht im Einklang mit dopplerechokardiographischen Befunden, die gezeigt haben, dass die systolische Blutströmungsgeschwindigkeit in der Herzspitze bei Patienten mit dilatativer Kardiomyopathie und Thromben niedriger war als bei Patienten ohne Thrombusbildung. Die Inzidenz von Thromben bei Patienten mit dilatativer Kardiomyopathie und relativer Mitralinsuffizienz ist geringer als bei fehlender Mitralregurgitation. In diesem Zusammenhang ist zu erwähnen, dass Patienten mit dilatativer Kardiomyopathie und nachgewiesenem Thrombus im Vergleich zu Patienten ohne Thrombusnachweis in der Regel eine deutlich schlechtere linksventrikuläre Funktion und einen geringeren Schweregrad einer Mitralinsuffizienz aufweisen.

Echogenität der Thromben. In Abhängigkeit vom Grad ihrer Organisation zeigen die Thromben eine mehr oder weniger starke Echogenität. Echodichte Thromben im Bereich der Herzspitze können, insbesondere wenn sie schalenförmig die Herzspitze auskleiden, als Wandanteile fehlgedeutet werden. Zur Abgrenzung schalenförmiger Thromben von Wandanteilen kann man diagnostisch berücksichtigen, dass die linksventrikuläre Wand bei dilatativer Kardiomyopathie eine normale oder verminderte Wanddicke aufweist. Kommt im Bereich der

Herzspitze eine vermehrte Wanddicke zur Darstellung, während die übrigen Wandanteile normal oder vermindert dimensioniert sind, besteht der dringende Verdacht auf wandständige apikale Thromben.

Nachweis der Thromben. Eine Vielzahl von Studien belegt die große Sensitivität und Spezifität der 2D-Echokardiographie bei der Identifikation von Thromben. Da die apikalen Regionen besonders bei einem dilatierten linken Ventrikel durch tangentiale Schnittführung und durch Nahfeldartefakte in der 2D-echokardiographischen Beurteilung erschwert sein können, muss die Untersuchung mit besonderer Sorgfalt unter Anwendung aller möglichen Schallfenster erfolgen. Aberrierende Sehnenfäden, besonders aber muskuläre Bänder oder Brücken im linken Ventrikel, können gelegentlich Anlass zur differenzialdiagnostischen Abgrenzung von Thromben geben (Abb. 12.23). Auch der Gewebedoppler kann zur Differenzierung von Artefakten, apikalen Trabekeln oder Zusatzstrukturen herangezogen werden. Außerdem kann es bei Anwendung des Gewebedopplers zu einer gegensinnigen Farbdarstellung der thrombotischen Masse im Vergleich zu den angrenzenden Wandanteilen kommen, wodurch die Diagnose in einigen Fällen erleichtert wird.

Thromboembolische Komplikationen. Die Prävalenz thrombotischer Ablagerungen bei dilatativer Kardiomoypathie in echokardiographischen Studien ist sehr variabel. Die Inzidenz thromboembolischer Komplikationen ohne Antikoagulation kann mit 3,5–6 % pro Jahr angenommen werden.

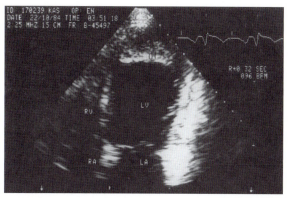

Abb. 12.**22** Apikaler Vierkammerblick mit Darstellung eines wandständigen Thrombus (TH) in der Herzspitze. LA = linker Vorhof, LV = linker Ventrikel, RA = rechter Vorhof, RV = rechter Ventrikel.

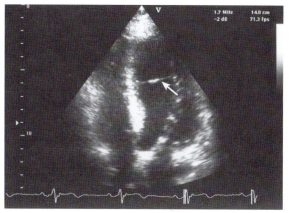

Abb. 12.**23** Apikaler Vierkammerblick mit Darstellung eines aberrierenden Sehnenfadens (Pfeil).

Prognoseparameter

Als klinische Parameter einer schlechten Prognose bei dilatativer Kardiomyopathie können ein höheres Lebensalter bei Diagnosestellung, ein Herz-Thorax-Quotient von > 0,55 und Überleitungsstörungen im EKG herangezogen werden.

Parameter der linksventrikulären Funktion. Die wichtigsten prognostischen Determinanten der dilatativen Kardiomyopathie sind jedoch die Parameter der reduzierten linksventrikulären Funktion (20). Die Größe des linken Ventrikels ist dagegen kein unabhängiger Prädiktor der Prognose (17). Von besonderer Bedeutung für eine schlechte Prognose bei dilatativer Kardiomyopathie ist eine bedeutsame Erhöhung des linksventrikulären Füllungsdruckes, der im M-Mode-Echokardiogramm als Ausdruck eines verzögerten Mitralklappenschlusses eine Schulterbildung im AC-Intervall der Mitralklappe hervorruft.

Form und Wanddicken des linken Ventrikels. Auch der Form des linken Ventrikels kommt eine prognostische Bedeutung zu. So scheinen Patienten mit dilatativer Kardiomyopathie eine schlechte Prognose zu haben, wenn ihr linksventrikuläres Kavum eine mehr kugelige Form mit ähnlich vergrößertem Quer- und Längsdurchmesser aufweist (11). Weitere Faktoren für eine ungünstige Prognose sind eine reduzierte Wanddicke (< 0,9 cm) (43) sowie die Dilatation des linken Vorhofes (≥ 45 mm) (30). Das Ausmaß einer reduzierten systolischen Wanddickenzunahme kann auch als Prognoseparameter herangezogen werden. So errechnete sich der Quotient aus endsystolischem linksventrikulären Durchmesser und Summe der systolischen Hinterwand- und Septumdicke als bester prädiktiver Prognoseindex aller echokardiographischen Messwerte in der VHEFT-Studie (37). Die wichtigsten Prognoseparameter sind in der Tab. 12.**2** dargestellt.

Tabelle 12.**2** Echokardiographische Prognoseparameter bei dilatativer Kardiomyopathie

Parameter	Schlechtere Prognose bei	Literaturstelle
B-Bild und M-Mode		
LV-Größe: LVEDD	> 70 mm	Werner (46), Shah (38)
LV-Form	kugeligem Remodeling	Douglas (11)
LA-Größe	> 45 mm	Modena (30)
	> 25 mm/m²	Gavazzi (17)
RV-Größe	RV Area/LV Area > 0,5	Sun (41)
	RV-Dilatation vorhanden	Juillière (20)
FS	< 17 %	Shah (37)
LVEF	< 30 %	Shah (37)
Wanddicken	< 0,9 cm	Stevenson (43)
Mitral-septaler Abstand	> 20 mm	Shah (38)
Quotient: $\dfrac{LVESD}{LVPWsys + IVSsys}$	> 2,6	Shah (37)
Farbdoppler		
Mitralinsuffizienz	Nachweis	Blondheim (3)
Trikuspidalinsuffizienz	Nachweis	Hung (19)
Dopplerparameter		
E/A	$\geq$ 2	Shen (39), Xie (50)
E-Wellen-Dezelerationszeit (DT)	$\leq$ 140 ms	Werner (46)
	< 150 ms	Shen (39)
E/A und DT	E/A 1–2 und DT $\leq$ 140 ms	Xie (50)
Peak E	> 80 cm/s	Fuchs (16)
Dopplerindex	> 0,77	Dujardin (12)

LV = linker Ventrikel, LVEDD = linksventrikulärer enddiastolischer Durchmesser, LA = linker Vorhof, RV = rechter Vorhof, FS = prozentuale systolische Durchmesserverkürzung, LVEF = Ejektionsfraktion des linken Ventrikels, LVESD = linksventrikulärer endsystolischer Durchmesser, LVPWsys = systolische Hinterwanddicke, IVSsys = systolische Wanddicke des Interventrikularseptums, E = frühdiastolische transmitrale Einstromgeschwindigkeit, A = transmitrale Einstromgeschwindigkeit nach der Vorhofkontraktion

Rechtsventrikuläre Parameter. Neuere Studien zeigen auch die Bedeutung rechtsventrikulärer hämodynamischer Parameter, insbesondere zur Abschätzung des richtigen Zeitpunkts einer Herztransplantation bei dilatativer Kardiomyopathie (19, 41, 43).

Dopplerparameter. Patienten, die dopplerechokardiographisch ein restriktives Funktionsmuster mit schnellem frühdiastolischen Einstrom, rascher Dezeleration und verminderter Bluteinstromgeschwindigkeit nach der Vorhofkontraktion mit konsekutiv erhöhtem E/A-Quotienten aufweisen, haben eine vergleichsweise ungünstigere Prognose (16, 46, 50). Bei Untersuchungen an Patienten mit Herzinsuffizienz und einer Ejektionsfraktion unter 40 % zeigten die Fälle mit einem E/A-Quotient $\geq$ 2 oder mit einem E/A-Verhältnis 1–2 und einer Dezelerationszeit $\leq$ 140 ms eine deutlich höhere kardiale Mortalität als die Patientengruppe mit nicht restriktivem transmitralen Flussprofil (50).

In einer Reihe von Untersuchungen wurde bestätigt, dass das transmitrale Flussprofil anhand des E/A-Quotienten, der Dezelerationszeit und der frühdiastolischen Einstromgeschwindigkeit zur Prognoseabschätzung respektive Risikostratifizierung herangezogen werden kann. (24, 32, 39, 46) (Tab. 12.**2**).

Der Dopplerindex, definiert als Quotient aus Summe der isovolumetrischen Zeitintervalle im Zähler und der Ejektionszeit im Nenner, zeigte in einer Studie an 75 Patienten mit dilatativer Kardiomyopathie die stärkste prognostische Aussagekraft bezogen auf die Mortalität der Patienten, gefolgt von der NYHA-Klassifikation der Herzinsuffizienz, der Herzfrequenz und der transmitralen Dezelerationszeit. Bei einem Dopplerindex von 0,77 ließen sich zwei in der Überlebensprognose unterschiedliche Gruppen von Patienten mit dilatativer Kardiomyopathie differenzieren (12). Diese Differenzierung war mittels Dopplerindex in dieser Studie besser zu leisten als durch die Ejektionsfraktion.

Myokardiale Dysplasie

Arrhythmogene rechtsventrikuläre Kardiomyopathie (früher Dysplasie)

Die arrhythmogene rechtsventrikuläre Kardiomyopathie, die mit einem hohen Risiko des plötzlichen Herztodes verbunden ist, kann familiär bei autosomal dominantem Erbgang auftreten und weist genetische Besonderheiten auf (28). Nach der Definition der World Health Organization gilt sie neben der dilatativen, hypertrophen und restriktiven Kardiomyopathie als eigenständige Herzmuskelerkrankung. Histologisch ist die Erkrankung dadurch charakterisiert, dass im Krankheitsverlauf zunehmend Myokard durch Bindegewebe und Fett ersetzt wird. Dieses betrifft zunächst den rechten Ventrikel, kann aber auch zumindest bei bis zu einem Drittel der Patienten partiell die linke Herzkammer betreffen. Die Folgen sind eine Dilatation sowie regionale und später globale Funktionsstörungen des rechten Ventrikels. Bei Beteiligung des linken Ventrikels können auch linksventrikuläre Funktionsstörungen auftreten.

Echokardiographische Befunde (s. a. Kapitel 18). Echokardiographisch lässt sich die rechtsventrikuläre Dilatation leicht darstellen, die Beurteilung der Wand des rechten Ventrikels ist dagegen von transthorakal nicht selten nur eingeschränkt möglich und gelingt besser transösophageal. In einer Gruppe von 6 Patienten mit arrhythmogener rechtsventrikulärer Kardiomyopathie fand sich eine Erweiterung des rechten Ventrikels auf 30 mm im Mittel (14). Im Einzelfall kann die Dilatation des rechten Ventrikels deutlich stärker ausgeprägt sein. Neben der globalen rechtsventrikulären Funktionsstörung werden regionale Funktionsanomalien bis zu aneurysmatischen Veränderungen beobachtet (Abb. 12.24).

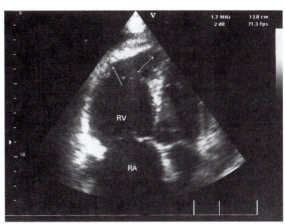

Abb. 12.**24** Apikaler Vierkammerblick bei arrhythmogener rechtsventrikulärer Kardiomyopathie. Deutliche Dilatation des rechten Vorhofes und des rechten Ventrikels. Dyskinetische Wandabschnitte im apikalen Drittel des rechten Ventrikels (Pfeile). RA = rechter Vorhof, RV = rechter Ventrikel.

Persistierende isolierte myokardiale Sinusoide, „Isolated Noncompaction of Ventricular Myocardium (INVM)"

Sonderform. Eine besondere Form einer myokardialen Dysplasie wurde erstmals 1984 mit der Persistenz myokardialer Sinusoide als isolierte Anomalie beschrieben (13). Dieser Fall unterschied sich dadurch von den üblicherweise bei Kindern in Verbindung mit einer Atresie der Semilunarklappen bei intaktem Kammerseptum beobachteten persistierenden myokardialen Sinusoiden, dass es sich bei der Betroffenen um eine Erwachsene ohne Begleiterkrankungen handelte. Die 33-jährige Frau zeigte echokardiographisch und angiographisch ausgedehnte Sinusoide in der linksventrikulären Wand (Abb. 12.25). Es bestand keine Verbindung zwischen den Sinusoiden und den Koronararterien oder zum rechten Ventrikel. Bei einem 1988 publizierten Fall, der echokardiographisch der oben beschriebenen Patientin ähnelte, handelte es sich um einen 14-jährigen Jungen mit per-

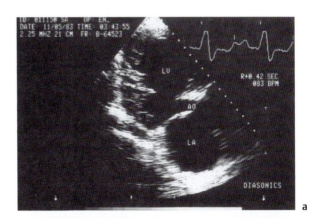

a

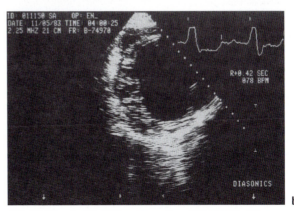

b

Abb. 12.**25** „Isolated Noncompaction of Ventricular Myocardium (INVM)". LA = linker Vorhof, LV = linker Ventrikel.
a Apikaler Zweikammerblick.
b Linksparasternaler Kurzachsenschnitt.

sistierenden, nicht kommunizierenden intramyokardialen Sinusoiden in Verbindung mit Anomalien des rechtsventrikulären Myokards, des Kammerseptums und der Papillarmuskeln. Als Bezeichnung für diese Erkrankung des Herzmuskels wurde der Terminus „Myokardiale Dysplasie" vorgeschlagen (1). Zwischenzeitlich wurden weitere Fälle berichtet, davon 13 mit pathologisch-anatomischen Untersuchungen. (6, 34). Dabei zeigten sich ausgedehnte intertrabekuläre Hohlräume, wobei die Hohlräume mit Endokard ausgekleidet waren. Deshalb scheint die Bezeichnung „Isolated Noncompaction of Ventricular Myocardium (INVM)" angemessener als die Bezeichnung „Persistierende isolierte myokardiale Sinusoide" zu sein.

Echokardiographische Kriterien. Die echokardiographischen Kriterien dieser Erkrankung, die besonders die apikalen und mittleren Regionen der links- und/oder rechtsventrikulären Wand betreffen kann, umfassen:
- ➤ multiple prominente Trabekel des Ventrikels,
- ➤ multiple intertrabekuläre Hohlräume, die eine Verbindung zum Ventrikelkavum aufweisen,
- ➤ eine Dilatation der Ventrikel,
- ➤ eine reduzierte systolische und diastolische Ventrikelfunktion.

Symptomatik. Klinisch zeichnet sich diese seltene angeborene, ätiologisch noch unklare Erkrankung durch eine hohe Inzidenz einer Herzinsuffizienz, ventrikulärer Herzrhythmusstörungen bis zum plötzlichen Herztod und systemischer Embolien durch murale ventrikuläre Thromben aus. Im Hinblick auf die hierdurch bedingte große Gefährdung der Patienten ist eine frühzeitige Diagnose mittels Echokardiographie von besonderer Bedeutung.

■ **Literatur**

1. Allenby PA, Gould NS, Schwartz MF, Chiemmongkoltip P. Dysplastic cardiac development presenting as cardiomyopathy. Arch Pathol Laboratory Med 1988;1255:112.
2. Ballester M, Jajoo J, Rees S. The mechanism of mitral regurgitation in dilated left ventricle. Clin Cardiology 1983;6:333.
3. Blondheim DS, Jacobs LE, Kotler MN, Costacurta GA, Parry WR. Dilated cardiomyopathy with mitral regurgitation: decreased survival despite a low frequency of left ventricular thrombus. Am Heart J 1991;122:763–71.
4. Chati Z, Bruntz JF, Ethèvenot G, Aliot E, Zannad F. Abnormal transoesophageal Doppler coronary flow reserve in patients with dilated cardiomyopathy: relationship to exercise capacity. Clin Science 1998;94:485–92.
5. Chen C, Koschyk D, Hamm C, Sievers B, Kupper W, Bleifeld W. Usefulness of transesophageal echocardiography in identifying small left ventricular apical thrombus. JACC 1993;21:208–15.
6. Chin TK, Perloff JK, Williams RG, Jue K, Mohrmann R: Isolated Noncompaction of Left Ventricular Myocardium. Circulation 1990;82:507–13.
7. Chung N, Nishimura RA, Holmes DR, Tajik AJ. Measurement of left ventricular dp/dt by simultaneous Doppler echocardiography and cardiac catheterization. J Am Soc Echocardiogr 1992;5:147–52.
8. Cohen A, Chauvel C, Benhalima B, Guyon P, Desert I, Valty J. Is dobutamine stress echocardiography useful for noninvasive differentiation of ischemic from idiopathic dilated cardiomyopathy? Angiology 1997;48:783–93.
9. Currie PJ, Seward JB, Chan KL et al. Continuous wave Doppler determination of right ventricular pressure: A simultaneous Doppler-catheterization study in 127 Patients. JACC 1985;6:750–6.
10. Diaz RA, Nihoyannopoulos P, Athanassopoulos G, Oakley CM. Usefulness of echocardiography to differentiate dilated cardiomyopathy from coronary-induced congestive heart failure. Am J Cardiol 1991;68:1224–7.
11. Douglas PS, Morrow R, Ioli A, Reichek N. Left ventricular shape, afterload and survival in idiopathic dilated cardiomyopathy. JACC 1989;13:311–5.
12. Dujardin KS, Tei C, Yeo TC, Hodge DO, Rossi A, Seward JB. Prognostic value of a doppler index combining systolic and diastolic performance in idiopathic dilated cardiomyopathy. Am J Cardiol 1998;82:1071–6.
13. Engberding R, Bender F. Identification of a rare congenital anomaly of the myocardium by two-dimensional echocardiography: persistence of isolated myocardial sinusoids. Am J Cardiol 1984;53:1733–4.
14. Engberding R. Untersuchungstechniken in der Echokardiographie. Berlin: Springer 1990; S. 83–4.
15. Engberding R. Untersuchungstechniken in der Echokardiographie. Berlin: Springer 1990; S. 116–8.
16. Fuchs JB, Werner GS, Schulz R, Kreuzer H. Prognostische Bedeutung von Änderungen der linksventrikulären diastolischen Funktion im Erkrankungsverlauf der dilatativen Kardiomyopathie. Z Kardiol 1995;84:712–23.
17. Gavazzi A, De Maria R, Renosto G et al. on behalf of the SPIC. The spectrum of left ventricular size in dilated cardiomyopathy: Clinical correlates and prognostic implications. Am Heart J 1993;125:410–22.
18. Godoy IE, Mor-Avi V, Weinert L et al. Use of color kinesis for Evaluation of left ventricular filling in patients with dilated cardiomyopathy and mitral regurgitation. JACC 1998;31:1598–606.
19. Hung J, Koelling T, Semigran MJ, Dec GW, Levine RA, Di Salvo TG. Usefulness of echocardiographic determined tricuspid regurgitation in predicting event-free survival in severe heart failure secondary to idiopathic dilated cardiomyopathy or to ischemic cardiomyopathy. Am J Cardiol 1998;82:1301–3.
20. Juillière Y, Barbier G, Feldmann L, Grentzinger A, Danchin N, Cherrier F. Additional predictive value of both left and right ventricular ejection fractions on long-term survival in idiopathic dilated cardiomyopathy. Eur Heart J 1997;18: 276–80.
21. Kawai C. From Myocarditis to Cardiomyopathy: Mechanism of Inflammation and Cell Death. Circulation 1999;99:1091–100.
22. Kono T, Suwa M, Hanada H, Hirota Y, Kawamura K. Clinical significance of normal cardiac silhouette in dilated cardiomyopathy. Jpn Circ J 1992;56:359–65.
23. Lamas GA, Mitchell G, Flaker GC. The predictive value of LV sphericity index, a magnification-independent assessment of LV shape. JACC 1996;27:223A.
24. Lapu-Bula R, Robert A, De Kock M et al. Risk stratification in patients with dilated cardiomyopathy: Contribution of doppler-derived left ventricular filling. Am J Cardiol 1998;82:779–85.
25. Loogen F. Hypertrophische und dilatative Kardiomyopathien und medikamentös bedingte Herzmuskelerkrankungen. Diagnostik 1983;16:14–9.
26. Manolio TA, Baughman KL, Rodeheffer R et al. Prevalence and etiology of idiopathic dilated cardiomyopathy (Summary of a National Heart, Lung, and Blood Institute Workshop). Am J Cardiol 1992;69:1458–66.
27. Massie BM, Schiller NB, Ratchin RA, Parmley WW: Mitral-septal separation: New echocardiographic index of left ventricular function. Am J Cardiol 1977;39:1008–16.

28. McKenna WJ, Thiene G, Nava A et al. on behalf of the Task Force of the Working Group Myocardial and Pericardial Disease of the European Society of Cardiology and of the Scientific Council on Cardiomyopathies of the International Society and Federation of Cardiology, supported by the Schoepfer Association. Diagnosis of arrhythmogenic right ventricular dysplasia/cardiomyopathy. Br Heart J 1994;71:215–8.

29. Meese RB, Adams D, Kisslo J. Assessment of valvular regurgitation by conventional and color flow Doppler in dilated cardiomyopathy. Echocardiography 1986;3:505.

30. Modena MG, Muia N, Sgura FA, Molinari R, Castelli A, Rossi R. Left atrial size is the major predictor of cardiac death and overall clinical outcome in patients with dilated cardiomyopathy: A long-termin follow-up study. Clin Cardiol 1997;20:553–60.

31. O'Connell JB, Mason JW. The role of endomyocardial biopsy and gallium 67 scintigraphy in the assessment and treatment of active myocarditis. In Kawai C, Abelmann WH, eds. Pathogenesis of Myocarditis and Cardiomyopathy. Tokyo: University of Tokyo Press 1987; pp. 281–92.

32. Pinamonti B, Zecchin M, Di Lenarda A, Gregori D, Sinagra G, Camerini F. Persistence of restrictive left ventricular filling pattern in dilated cardiomyopathy: An ominous prognostic sign. JACC 1997;29:604–12.

33. Richardson P, McKenna W, Bistow M et al. Report of the 1995 World Health Organization/International Society and Federation of Cardiology Task Force on the Definition and Classification of Cardiomyopathies. Circulation 1996;93:841–2.

34. Ritter M, Oechslin E, Sütsch G, Attenhofer C, Schneider J, Jenni R. Isolated Noncompaction of the Myocardium in Adults. Mayo Clin Proc 1997;72:26–31.

35. Scapellato F, Eleuteri E, Temporelli PL, Imparato A, Corrà U, Giannuzzi P. Doppler-derived acceleration rate of right ventricular early filling as a measurement of right atrial pressure in chronic heart failure secondary to ischemic or idiopathic dilated cardiomyopathy. Am J Cardiol 1998;81:513–5.

36. Schwammenthal E, Vered Z, Rabinowitz B, Kaplinsky E, Feinberg MS. Stress echocardiography beyond coronary artery disease. Eur Heart J 1997;18:D130–7.

37. Shah PM, Lopez AB, Cohn JN. Prognostic value of echocardiographic parameters in chronic congestive heart failure: the VHEFT Study. JACC 1987;9:202A.

38. Shah PV. Echocardiography in congestive or dilated cardiomyopathy. J Am Soc Echocardiogr 1988;1:20.

39. Shen WF, Tribouilloy C, Rey JL et al. Prognostic significance of Doppler-derived left ventricular diastolic filling variables in dilated cardiomyopathy. Am Heart J 1992;124:1524–33.

40. Spirito P, Pelliccia A, Proschan MA et al. Morphology of „Athlete's Heart" assessed by echocardiography in 947 Elite Athletes representing 27 Sports. Am J Cardiol 1994;74:802–6.

41. Sun JP, James KB, Yang XS et al. Comparison of mortality rates and progression of left ventricular dysfunction in patients with idiopathic dilated cardiomyopathy and dilated versus nondilated right ventricular cavities. Am J Cardiol 1997;80:1583–7.

42. Sunnerhagen KS, Bhargava V, Shabetai R. Regional left ventricular wall motion abnormalities in idiopathic dilated cardiomyopathy. Am J Cardiol 1990;65:364.

43. Stevenson LW, Fowler MB, Schroeder JS, Stevenson WG, Dracup KA, Fond V. Poor survival of patients with idiopathic cardiomyopathy considered too well for transplantation. Am J Med 1987;83:871–6.

44. Tischler M, Niggel JN, Borowski D, LeWinter M. Relation between left ventricular shape and exercise capacity in patients with left ventricular dysfunction. Am J Cardiol 1993;22:751–7.

45. Vandenberg BF, Oren RM, Lewis J, Aeschilman S, Burns TL, Kerber RE. Evaluation of color kinesis, a new echocardiographic method for analyzing regional wall motion in patients with dilated left ventricles. Am J Cardiol 1997;79:645–50.

46. Werner GS, Schaefer C, Dirks R, Figulla HR, Kreuzer H. Prognostic Value of Doppler Echocardiographic Assessment of Left Ventricular Filling in Idiopathic Dilated Cardiomyopathy. Am J Cardiol 1994;73:792–8.

47. Willenheimer R, Israelsson B, Cline C, Rydberg E, Broms K, Erhardt L. Left atrioventricular plane displacement is related to both systolic and diastolic left ventricular performance in patients with chronic heart failure. Eur Heart J 1999;20:612–8.

48. Wilson GM, Rahko PS. The clinical utility of automatic boundary detection for the determination of left ventricular volume: A comparison with conventional off-line echocardiographic quantification. J Am Soc Echocardiogr 1995;8:822–9.

49. Xiao HB, Lee CH, Gibson DG. Effect of left bundle branch block on diastolic function in dilated cardiomyopathy. Br Heart J 1991;66:443–7.

50. Xie GY, Berk MR, Smith MD, Gurley JC, De Maria AN. Prognostic Value of Doppler Transmitral Flow Patterns in Patients With Congestive Heart Failure. JACC 1994;24:132–9.

13 Hypertrophe Kardiomyopathie

S. Reith und H.G. Klues

Pathophysiologie

Das kennzeichnende morphologische Charakteristikum der hypertrophen Kardiomyopathie (HCM) ist die asymmetrische Hypertrophie (ASH) des linken Ventrikels (LV) mit einer deutlichen Prädilektion im Bereich des basalen Ventrikelseptums (VS). Diese Hypertrophie, die auch alle anderen linksventrikulären Abschnitte betreffen kann, geht einher mit typischen histologischen Veränderungen (1, 5).

Ätiologie. Über Jahre wurde die Ätiologie der HCM als idiopathisch, also unklar, angesehen. Daraus resultierte der von Braunwald geprägte Begriff der IHSS („idiopathic hypertrophic subaortic stenosis") (1). Trotzdem wurde lange Zeit auch eine mögliche genetische Komponente diskutiert. Intensive molekulargenetische Untersuchungen haben inzwischen den Nachweis von Assoziationen genetischer Mutationen mit der HCM erbringen können, vornehmlich in der β-Myosin-Schwerkette, dem kardialen Myosinbindungsprotein C, dem Troponin T und I sowie dem α-Tropomyosin (15, 38, 39). Das morphologische Ergebnis dieser Mutationen zeigte eine eher heterogene Struktur mit bizarren hypertrophen myokardialen Strukturen, die gekennzeichnet sind durch fehlangeordnete, unterbrochene und z. T. chaotisch anmutende Muskelfasern (15). Diese finden sich entweder diffus im linksventrikulären Myokard oder sind auf bestimmte Areale, d. h. vornehmlich auf das basale Septum, beschränkt. Die Variabilität des pathologisch-anatomischen Phänotyps wird u. a. durch die Vielfalt möglicher genetischer Mutationen erklärt. Dabei reflektiert die diffuse HCM das eine Ende des Spektrums (Abb. 13.1), die vornehmlich basal betonte Septumhypertrophie mit linksventrikulärer Ausflussbahnobstruktion hingegen das andere Extrem (17).

Klassifikation. Die früher verbreitete Untergliederung der hypertrophen Kardiomyopathie in hypertrophe obstruktive (HOCM) und hypertrophe nichtobstruktive Kardiomyopathie (HNCM) entfällt nach der neuesten Klassifikation. Man spricht generell von der hypertrophen Kardiomyopathie (HCM) mit und ohne obstruktive Komponente (24). Das Auftreten einer Obstruktion – in der Regel im linksventrikulären Ausflusstrakt (LVOT) – ist somit ein zufälliges Merkmal der linksventrikulären Hypertrophie sowie anderer begleitender morphologischer Veränderungen, die den Papillarmuskelapparat und die Mitralklappensegel betreffen.

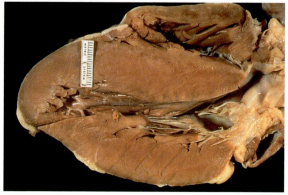

Abb. 13.**1**   Längsschnitt durch ein Post-Mortem-Präparat einer HCM mit massiver, diffuser, fast alle Segmente des linksventrikulären Kavums einbeziehenden Hypertrophie.

Lokalisationen der Hypertrophie. In der absoluten Mehrzahl der Fälle befindet sich der hypertrophierte Anteil im Bereich des interventrikulären Septums (> 90 %) und der anterolateralen freien Wand (9, 30, 41, 43). Allerdings ist bei etwa $^1/_3$ der Patienten lediglich ein Segment, z. B. das anteriore oder posteriore Septum, die laterale freie Wand sowie sehr selten isoliert das Apex, betroffen (Abb. 13.2 und 13.3) (9). Eine Hypertrophieausdehnung im gesamten Ventrikelseptum wird vor allem bei jüngeren Patienten mit schwerer Hypertrophie gesehen, wobei in diesen Fällen oftmals auch eine rechtsventrikuläre Beteiligung vorliegt. Eine Minderheit imponiert durch eine dominierende Hypertrophie der inferioren, lateralen oder posterobasalen Segmente des linken Ventrikels (Abb. 13.**4 a** und **d**–13.**6**) (9, 12, 30). Die ursprünglich vor allem innerhalb der japanischen Population beschriebene apikale Hypertrophie ist in der Regel nicht mit einer obstruktiven Komponente assoziiert und tritt im europäischen und nordamerikanischen Krankengut sehr selten (1–2 %) auf (Abb. 13.7, 13.**8d** und 13.**9d**). Diese Form der Hypertrophie imponiert durch die systolische Obliteration des apikalen Ventrikelkavums (40). Ein weiteres abnormales Hypertrophiemuster ist die sog. mittventrikuläre Hypertrohie, bei der es zur Ausbildung einer systolischen Obstruktion in Höhe der Papillarmuskeln kommt. Dabei kann es zur Ausbildung eines apikalen Aneurysmas kommen, insbesondere in Abwesenheit einer relevanten Stenosierung der epikardialen Koronargefäße (Abb. 13.**10**) (3).

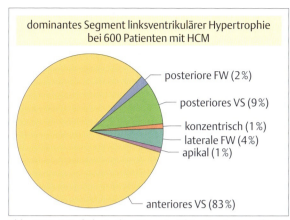

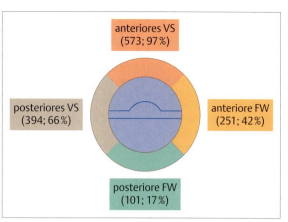

Abb. 13.**2** Häufigkeit der Hypertrophieausprägung, bezogen auf die einzelnen LV-Segmente. Die Ergebnisse beziehen sich auf konsekutive echokardiographische Untersuchungen an zwei Zentren (9). FW = freie Wand, HCM = hypertrophe Kardiomyopathie, VS = Ventrikelseptum.

Abb. 13.**3** Hypertrophiehäufigkeit in Abhängigkeit von anatomischen Regionen bei 600 Patienten mit hypertropher Kardiomyopathie (HCM) (9). Dargestellt ist die parasternale kurze Achse auf Mitralklappenebene. FW = freie Wand, HCM = hypertrophe Kardiomyopathie, VS = Ventrikelseptum.

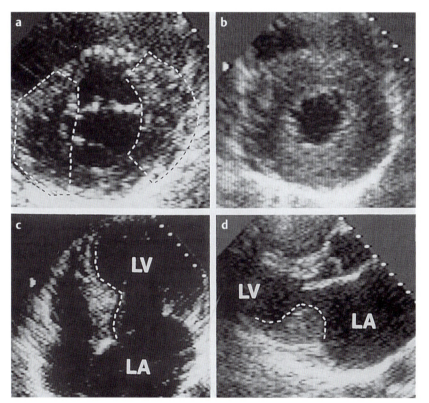

Abb. 13.**4** Verteilungsmuster der hypertrophen Kardiomyopathie.
a In der parasternalen kurzen Achse: Betonung der Hypertrophie im Bereich des posterioren Septums und der anterolateralen freien Wand des linken Ventrikels.
b In der parasternalen kurzen Achse: konzentrische Hypertrophie.
c Im apikalen Vierkammerblick: asymmetrische Septumhypertrophie im Bereich des basalen anterioren Septums.
d In der parasternalen langen Achse: posterobasal lokalisierte Hypertrophie.

Insgesamt findet sich lediglich bei 10 % der Fälle die Kammerobstruktion außerhalb des LVOT, entweder mittventrikulär oder streng apikal (9, 12, 15, 42, 43).

Obstruktive Form. Die obstruktive Form der hypertrophen Kardiomyopthie ist durch das Vorhandensein eines Druckgradienten im linksventrikulären Ausflusstrakt definiert. Dieser Gradient variiert mit dem dynamischen Status des linken Ventrikels. Er ist oftmals unter Ruhebedingungen nur mäßig ausgeprägt, wird jedoch unter Belastungsbedingungen oder während der frühen Erholungsphase regelmäßig signifikant (11, 17).

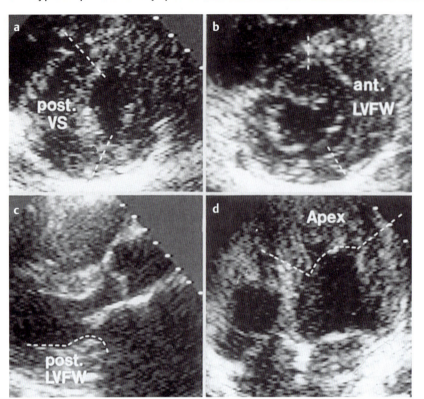

Abb. 13.**5** Vier Formen der asymmetrischen Septumhypertrophie (ASH) bei Patienten mit HCM.

a ASH im Bereich des posterioren Ventrikelseptums (post VS) – parasternale kurze Achse.

b ASH im Bereich der anterolateralen linksventrikulären freien Wand (ant LVFW) – parasternale kurze Achse.

c ASH im Bereich der posterioren linksventrikulären freien Wand (post LVFW) – parasternale lange Achse.

d Apikal lokalisierte Hypertrophie – apikaler Vierkammerblick.

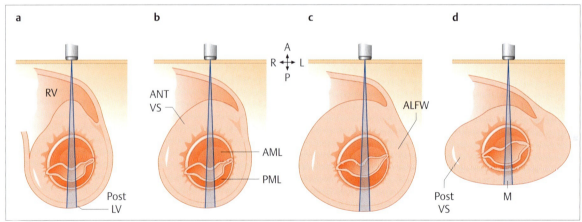

Abb. 13.**6** Vier Hauptmuster der asymmetrischen Hypertrophie bei Patienten mit HCM mit anteroseptaler (I), mit milder (II) und ausgeprägter (III) panseptaler Hypertrophie sowie der seltenen medial und lateral betonten Hypertrophie (IV). Dabei reflektiert der M-Mode-Strahl (M) nicht die komplette Ausdehnung der Hypertrophie, wie sie sich in diesen Querschnittsebenen auf Mitralklappenebene darstellt. ALFW = anterolaterale freie Wand, AML = anteriores Mitralsegel, ANT VS = anteriores Ventrikelseptum, PML = posteriores Mitralsegel, POST LV = posteriore linksventrikuläre Wand, RV = rechter Ventrikel (mit freundlicher Genehmigung nach Maron BJ. Am J Cardiol 1985;55:835).

Zwei grundlegende anatomische Strukturen sind relevant für die Obstruktion:

➤ das Verteilungsmuster der Hypertrophie mit den Prädilektionsstellen: basales VS bei der typischen HCM sowie die mittventrikulären und die apikalen Segmente und

➤ die Struktur des Mitralklappenapparates unter Einbeziehung des gesamten subvalvulären Apparates, insbesondere der Papillarmuskeln und der häufig veränderten Mitralklappensegel.

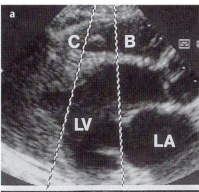

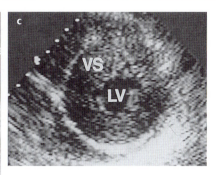

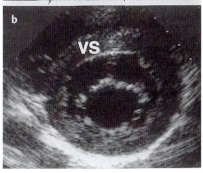

Abb. 13.**7**   Apikale Hypertrophieform der HCM.

a   Fast komplette systolische Obliteration des spitzennahen linksventrikulären (LV) Kavums in der parasternalen Längsachse.

b   In der parasternalen kurzen Achse in Höhe des basalen anterioren Septums fällt keine Hypertrophie auf, das LV-Kavum erscheint normal weit. VS = Ventrikelseptum.

c   In Höhe des Übergangs von medioventrikulär nach apikal kommt es plötzlich zu einer massiven das LV-Kavum obliterierenden Hypertrophie. LA = linker Vorhof.

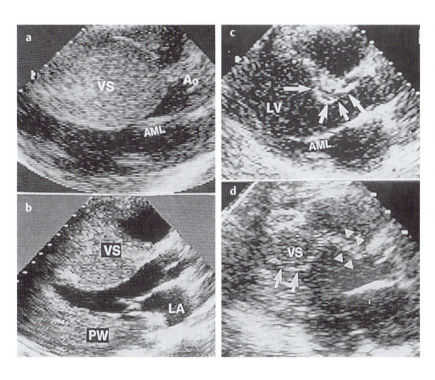

Abb. 13.**8**   Parasternale lange Achse bei verschiedenen Verteilungsmustern der Hypertrophie bei Patienten mit HCM. AML = anteriores Mitralsegel, AO = Aorta, LA = linker Vorhof, PW = posteriore Wand (mit freundlicher Genehmigung aus 9).

a   Massive Hypertrophie (> 5 cm) des gesamten ventrikulären Septums (VS).

b   Schwere konzentrische linksventrikuläre (LV) Hypertrophie mit Hinterwandbeteiligung.

c   ASH mit Betonung des anterioren basalen Septums direkt unterhalb der Aortenklappe.

d   HCM vom apikalen Typ mit Obliteration des apikalen ventrikulären Kavums mit abruptem Übergang in das dünne basale Septum (Pfeile).

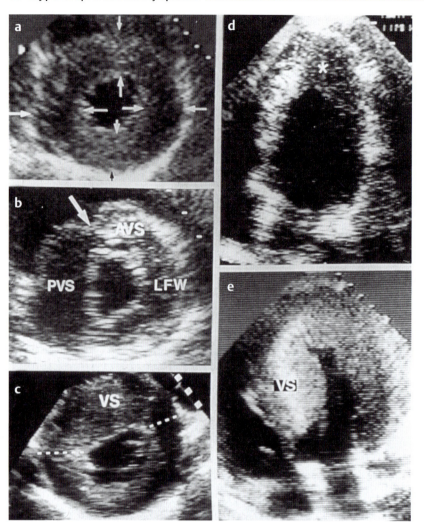

Abb. 13.**9** Darstellung der Variabilität der phänotypischen Erscheinungsformen der HCM bei 5 Patienten. AVS = anteriores Ventrikelseptum, LFW = laterale freie Wand, PVS = posteriores Ventrikelseptum, VS = Ventrikelseptum (mit freundlicher Genehmigung aus 9).

a–c Diastolische Standbilder in der parasternalen kurzen Achse:

a konzentrische Hypertrophie mit gleicher Wanddicke in allen linksventrikulären Segmenten,

b ausgeprägte Hypertrophie im „Schmetterlingsmuster" mit relativ abrupter, lokaler Normalisierung der Wanddicke bei 11 Uhr (Pfeil) im Ventrikelseptum (VS),

c deutliche Hypertrophie des gesamten Ventrikelseptums unter Aussparung der freien Ventrikelwand.

d und **e** Im apikalen Vierkammerblick:

d rein apikale Hypertrophieform der HCM (*),

e ebenfalls Hypertrophie des Apex unter gleichzeitiger Beteiligung des Ventrikelseptums und der freien Wand.

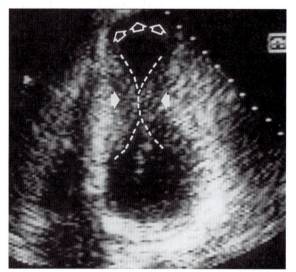

Abb. 13.**10** Modifizierter apikaler Vierkammerblick einer mittventrikulären Obstruktion bei gleichzeitiger Ausbildung einer apikalen Aneurysmaformation (Pfeile).

Echokardiographische Hinweise und Kriterien. Der erste echokardiographische Hinweis auf das Vorliegen einer HCM ist gegeben durch den Nachweis einer Wandverdickung, für die keine andere Genese, insbesondere keine valvuläre, subvalvuläre oder supravalvuläre Aortenstenose und keine arterielle Hypertonie vorliegen. Dabei gestaltet sich vor allem die Abgrenzung einer HCM ohne obstruktive Komponente gegenüber einem hypertensiven Herzen häufig als problematisch. Gelegentlich kann es auch zu Überschneidungen mit Veränderungen bei Sportlern (Sportlerherz) kommen (37).

Die ersten diagnostisch wegweisenden echokardiographischen Kriterien der HCM wurden mithilfe der M-Mode-Echokardiographie eingeführt. Dies beinhaltete die ASH, die systolische anteriore Vorwärtsbewegung des anterioren Mitralsegels (SAM-Phänomen), ein reduziertes Lumen des linksventrikulären Kavums und einen vorzeitigen Aortenklappenschluss. Mit der Einführung der 2D-Echokardiographie konnten diese diagnostischen Kriterien weiter etabliert und verbreitet werden (15).

Echokardiographische Befunde

2D-Echokardiographie bei HCM

Parasternale lange Achse. Im zweidimensionalen Echokardiogramm imponiert in der parasternalen langen Achse die HCM durch das in das Kavum des linken Ventrikels hervorragende auffällig verdickte Ventrikelseptum. Dies führt zu der für die HCM typischen Reduktion des Lumens des linken Ventrikels (Abb. 13.**8**). Besonders offensichtlich wird hierbei die Diskrepanz zwischen der noch normwertigen Hinterwanddicke in Relation zum hypertrophierten Septum. Die Hypertrophie beginnt in der Regel direkt unterhalb der Pars membranacea des basalen Septums und wölbt sich von dort ausgehend buckelig in den linksventrikulären Ausflusstrakt (LVOT) vor (Abb. 13.**4c** und 13.**11**). Daher verlaufen die rechts- und linksventrikulären Begrenzungen des Ventrikelseptums nicht mehr wie beim Gesunden parallel.

Parasternale kurze Achse. Die parasternale kurze oder Querachse zeigt die regelhafte Betonung der Hypertrophie im Bereich des anterioren Septums. Gerade diese Schallposition verdeutlicht, dass bei Patienten mit HCM der Hypertrophieprozess nicht ausschließlich auf die basalen Septumabschnitte begrenzt sein muss. Vielmehr können auch die angrenzenden Zonen des Ventrikelseptums medial und posterior sowie andere linksventrikuläre Wandabschnitte betroffen sein (Abb. 13.**4b**, 13.**6**, 13.**9**, 13.**12** und 13.**13**). Hierbei imponiert echokardiographisch vor allem die passive Mitbewegung des hypertrophierten Septumareals. Eine eigene aktive Kontraktilität, erkennbar an einer systolischen Wanddickenzunahme, fehlt in der Regel; der hypertrophierte Bereich erscheint hypo-/akinetisch. Dagegen findet man hinsichtlich der globalen linksventrikulären Funktion z. T. eine extreme Hyperkontraktilität mit fast kompletter Obliteration des linksventrikulären Kavums (41).

Mitralklappenebene. Durch leichtes kaudalwärtiges Kippen des Schallkopfes aus der Position der parasternalen Querachse auf Mitralklappenebene kommt es zur Darstellung des anterolateralen und posteromedialen Papillarmuskels. Diese sind im Rahmen der HCM regelhaft hypertrophiert und in ihrer Position nach anterior und medial verlagert (Abb. 13.**14** und 13.**15**). Diese Befunde dokumentieren eindrucksvoll auch die morphologische Abnormalität des subvalvulären Mitralklappenapparates, wie man sie bei der HCM in typischer Weise findet.

Parasternale Schnittebenen. In den parasternalen Schnittebenen ist der linksventrikuläre Ausflusstrakt bereits diastolisch deutlich eingeengt, wohingegen systolisch speziell bei ausgeprägten Formen der HCM oftmals nur ein geringfügiges ventrikuläres Restlumen verbleibt. Besonders in den apikalen und medialen Abschnitten des Ventrikels ist dann häufig kein freies Lumen mehr abgrenzbar.

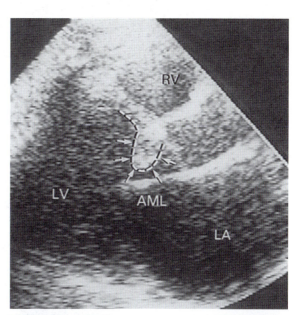

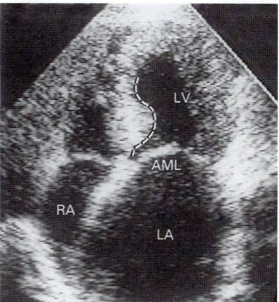

Abb. 13.**11** Lokalisierte Hypertrophie des basalen anterioren Septums in der parasternalen langen Achse (oben) und im apikalen Vierkammerblick (unten). AML = anteriores Mitralsegel, LA = linker Vorhof, LV = linker Ventrikel, RV = rechter Ventrikel.

Apikaler Vierkammerblick. Der apikale Vierkammerblick ist die ideale Schnittebene der 2D-Echokardiographie zur exakten Beurteilung des Hypertrophieprozesses im Bereich des Septums, da gerade in dieser Einstellung das längs verlaufende Septum kontinuierlich erfasst wird. Einerseits lässt sich darstellen, ob neben den basalen Abschnitten auch mittventrikuläre oder sogar apikale Septumanteile in den Hypertrophieprozess ein-

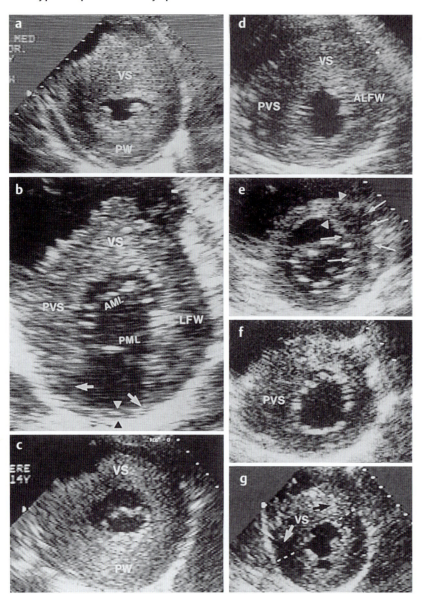

Abb. 13.**12** Zusammenstellung diastolischer echokardiographischer Standbilder in der parasternalen kurzen Achse, die die große Variabilität der phänotypischen Ausprägungen der Hypertrophie bei Patienten mit HCM zeigt. In **a**, **b** und **d** ist die Hypertrophie diffus und betrifft wesentliche Teile des Ventrikelseptums und der freien Wand. AML = anteriores Mitralsegel, PML = posteriores Mitralsegel (mit freundlicher Genehmigung aus 9).

a Auf Papillarmuskelebene sind alle linksventrikulären Segmente einschließlich der Hinterwand hypertrophiert. Es handelt sich aber um eine asymmetrische Form der Hypertrophie, da sie im anterioren Segment des Ventrikelseptums (VS) betont ist (Wanddicke 50 mm).

b Diffuse Hypertrophie in 3 linksventrikulären Segmenten. Auffällig ist der abrupte Wechsel vom hypertrophierten Areal zur ausgesparten Hinterwand des Ventrikels mit einer Wanddicke von < 10 mm (Pfeile).

c Gleichfalls stark ausgeprägte Hypertrophie mit allerdings anderer Verteilung. Vorherrschende Hypertrophie der posterioren Ventrikelwand (PW) bei fast normal dickem VS.

d Diffuse Hypertrophie in 3 Segmenten wie in **b**, allerdings ohne den abrupten Wechsel der Wanddicke zur posterioren Ventrikelwand.

e Hypertrophie der anterolateralen freien Wand (ALFW) mit nur geringfügigem Übergreifen auf das anteriore Ventrikelseptum.

f Hypertrophie vorherrschend im posterioren Ventrikelseptum (PVS) und nur in geringem Ausmaß auch im anterioren Septum.

g Hypertrophie des gesamten Ventrikelseptums auf Höhe der Papillarmuskeln unter Aussparung der freien Ventrikelwand (anterolateral und posterior).

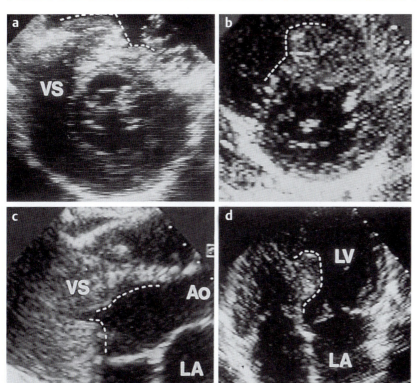

Abb. 13.**13** Verschiedene Verteilungsmuster der linksventrikulären Hypertrophie bei HCM.
a und **b** in der parasternalen kurzen Achse, **c** in der parasternalen langen Achse und **d** im apikalen Vierkammerblick.
a Gesamtes Ventrikelseptum (VS).
b Anteriores VS und Anterolateralwand.
c Apikale Hypertrophie mit Obliteration des apikalen Ventrikelkavums.
d HCM mit Betonung des basalen anterioren Septums.

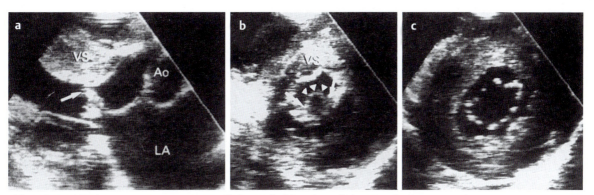

Abb. 13.**14** SAM-Phänomen. Ao = Aorta, LA = linker Vorhof (mit freundlicher Genehmigung aus 7).
a ASH mit betonter Hypertrophie des Ventrikelseptums (VS) und „typischem" SAM-Phänomen mit Mitralsegel-Septum-Kontakt in der parasternalen langen Achse.
b Die zentralen Abschnitte des anterioren Mitralsegels sind in dieser während der frühen Systole aufgezeichneten parasternalen kurzen Achse in Richtung des Ventrikelseptums (VS) verschoben (kurze Pfeile), wohingegen die lateralen Anteile in einer eher posterioren Position verbleiben (lange Pfeile).
c Diastolisch in der parasternalen kurzen Achse während der maximalen Mitralklappenöffnung. Die Mitralklappe erscheint vergrößert.

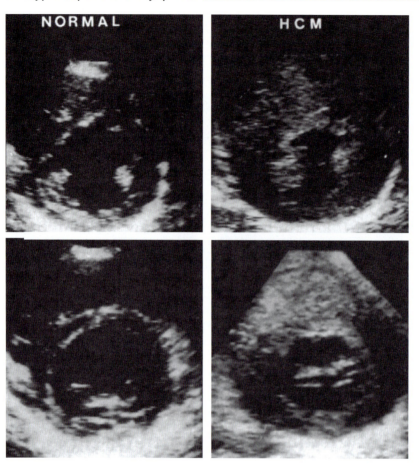

Abb. 13.**15** Anteriore und zentrale Verlagerung der Papillarmuskeln bei HCM (oben rechts) im Vergleich zu einem Normalbefund (oben links), anteriore Verlagerung der Mitralsegel bei HCM (unten rechts), die normalerweise oberhalb der posterioren linksventrikulären Wand liegen (unten links).

gebunden sind, andererseits ist ersichtlich, ob die Septumhypertrophie auch zu einer rechtsventrikulären Beteiligung im Sinne einer biventrikulären Hypertrophie, unter Umständen sogar mit rechtsventrikulärer Ausflussbahnobstruktion, führt (13).

SAM-Phänomen. Die zweidimensionale Echokardiographie erlaubt sowohl in der parasternalen langen Achse als auch in der apikalen Vierkammerebene die Darstellung der systolisch nach anterior gerichteten Bewegung von Anteilen des Mitralklappenapparates (systolic anterior movement = SAM) und der daran beteiligten Strukturen des subvalvulären Mitralklappenapparates sowie eine gute Dokumentation des Bewegungsablaufes dieser Strukturen im Rahmen des SAM-Phänomens (41).

■ M-Mode-Echokardiographie bei HCM

Septumdicke. Das typische Bild der hypertrophen Kardiomyopathie im M-Mode-Echokardiogramm zeigt eine ASH mit einer Verdickung des interventrikulären Septums (IVS) auf Werte über 15 mm. Im Mittel liegen die Septumdicken bei der HCM bei ca. 20 mm, wobei vereinzelt auch massive Septumdicken > 40 mm beobachtet werden.

Asymmetrische Septumhypertrophie. Die Definition der sog. asymmetrischen Septumhypertrophie (ASH) ist gekennzeichnet durch ein Verhältnis von IVS zu linksventrikulärer Hinterwand (LVPW) von > 1,3 : 1 (15, 41). Das Vorhandensein einer ASH ist zwar noch nicht beweisend für das Vorliegen einer HCM, bei steigendem Quotient mit Werten von IVS zu LVPW > 1,5 : 1 nimmt die Wahrscheinlichkeit dieser Diagnose jedoch rapide zu (41). Diese eher exzentrische Hypertrophie bei der HCM stellt auch ein wichtiges differenzialdiagnostisches Kriterium zur Abgrenzung gegenüber einer hypertensiven Kardiomyopathie mit einer eher konzentrischen Hypertrophie dar.

Messstelle und -winkel. Ganz wesentlich ist die genaue Festlegung der Messstelle des Septums in der parasternalen langen Achse. Diese sollte unmittelbar am Übergang des vorderen Mitralsegels (AML) in die Sehnenfäden liegen. Eine Messung basisnäher in Richtung Aorta würde die wahre Septumdicke unterschätzen, da in diesem Bereich die Septumhypertrophie in der Regel weniger stark ausgeprägt ist. Andererseits muss für eine optimale Bestimmung der Septumdicke gefordert werden, dass die Anschallung im M-Mode möglichst rechtwinklig erfolgt. Jede Winkelabweichung von einer senkrechten Anschallung im Sinne eines tangentialen Erfassens der Septumdicke hätte zwangsläufig ein Überschätzen der Septumdicke zur Folge.

Rechts- und linksventrikuläre Abgrenzung. Eine zu schräge Anschallung des Kammerseptums lässt sich gewöhnlich bereits daran erkennen, dass die rechts- bzw. linksventrikulären Abgrenzungen während des Herzzyklus nicht kontinuierlich dargestellt werden. Vor allem die Abgrenzung des Septums zum rechten Ventrikel kann bei ausgeprägter Septumhypertrophie außerordentlich problematisch sein, besonders wenn das hypertrophierte Septum zu einer deutlichen rechtsventrikulären Lumenreduktion beiträgt. Oft liegt hier auch eine hypertrophierte rechtsventrikuläre Trabekelstruktur (z. B. Moderatorband) vor und wird dann fälschlicherweise als Septumhypertrophie interpretiert. In diesen Fällen ist häufig eine exakte quantitative Angabe des Septumdurchmessers im M-Mode nicht möglich. Die genaue Abgrenzung des linksventrikulären Lumens zum Ventrikelseptum stellt hingegen in der Regel kein Problem dar.

Herzhöhlen. Im M-Mode können die Dimensionen der einzelnen Herzhöhlen meist problemlos erfasst werden. Dabei ist das eher kleine linksventrikuläre Kavum mit reduzierten linksventrikulären endsystolischen (LVESD) und enddiastolischen (LVEDD) Durchmessern charakteristisch, wohingegen der linke Vorhof bei Patienten mit HCM fast immer erweitert ist (35, 41).

Spätformen. Spätformen der HCM präsentieren gelegentlich den Übergang in eine dilatative Kardiomyopathie mit zunehmender Ausdünnung der linksventrikulären Wanddicke und einer deutlichen Verschlechterung der systolischen Pumpfunktion. Dieser Progress ist als prognostisch sehr ungünstig einzuordnen und kann nur im Rahmen von regelmäßigen Kontrolluntersuchungen korrekt als finaler Prozess einer HCM eingestuft werden (36).

Verminderter EF-Slope. Ein weiteres echokardiographisches Kriterium der HCM ist die vielfach beobachtete verminderte mesosystolische Rückschlagbewegung des vorderen Mitralsegels. Im M-Mode-Echokardiogramm spiegelt sich dies in einem verminderten EF-Slope (unterhalb des Normwertes von 70 mm/s) wider. Ein abgeflachter EF-Slope kennzeichnet in der Regel eine linksventrikuläre Relaxationsstörung. Diese Relaxationsstörung mit der Folge eines pathologischen diastolischen Füllungsverhaltens resultiert bei der HCM aus der verstärkten Muskelsteife bei gleichzeitig vermehrter linksventrikulärer Muskelmasse (10). Es stellt allerdings nicht ein für die HCM spezifisches Merkmal dar, sondern findet sich auch bei anderen Formen der linksventrikulären Hypertrophie.

Aortenklappe. Auch im Bereich der Aortenklappe lässt sich im M-Mode bei HCM echokardiographisch eine Besonderheit nachweisen. Es kommt dabei nach einer initial regelrechten Öffnung der Aortenklappentaschen nach ca. 20–100 ms zu einer partiellen mesosystolischen Schließungsbewegung. Dieser folgt dann in der späten Systole eine erneute Öffnungsbewegung der Aortenklappe. In den meisten Fällen ist der Ausgangs-

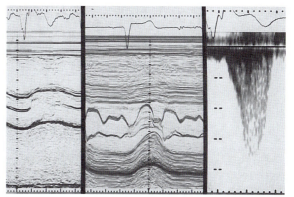

Abb. 13.**16** Angedeutete partielle mesosystolische Schlussbewegung des rechtskoronaren Aortensegels (linkes Bild), M-Mode mit Nachweis der systolisch anterioren Vorwärtsbewegung (SAM) des anterioren Mitralsegels mit kurzem Mitralsegel-Septum-Kontakt (mittleres Bild), Continuous-Wave-Doppler (CW) mit einem spätsystolischen Geschwindigkeitsgipfel (3,4 m/s) und einer für die HCM typischen angedeuteten säbelscheidenartigen Konfiguration (rechtes Bild).

punkt dieser mesosystolischen Schließbewegung das rechtskoronare Aortensegel (Abb. 13.**16**). Die Ursache dieses Phänomens ist das durch die Einengung im linksventrikulären Ausflusstrakt bedingte abnorme Strömungsprofil. Diese mesosystolische Schließungsbewegung muss allerdings deutlich von physiologisch auftretenden hochfrequenten Flatterbewegungen gut mobiler und zarter Klappen differenziert werden (41).

SAM-Phänomen

Ein weiterer diagnostisch wegweisender echokardiographischer Marker der HCM stellt die systolisch nach anterior gerichtete Bewegung von Anteilen des Mitralklappenapparates („systolic anterior motion" = SAM) dar. Das SAM-Phänomen ist ein wesentlicher Faktor bei der Entstehung der linksventrikulären Ausflussbahnobstruktion. Dabei bewegt sich das anteriore Segel der Mitralklappe während der Systole nach vorne in Richtung auf das Ventrikelseptum, kontaktiert dieses unter Umständen und bildet so innerhalb des linksventrikulären Ausflusstraktes ein mechanisches Hindernis (Abb. 13.**17**–13.**19**). Echokardiographisch gelingt der Nachweis des SAM am eindruckvollsten, wenn im M-Mode der Schallstrahl in Höhe der Spitze des vorderen Mitralsegels angelegt wird (Abb. 13.**20**). Bei einer weiter basisnah in Richtung Aortenklappe angelegten Anschallung kann das SAM-Phänomen möglicherweise dem Nachweis entgehen. Zwischen zwei diastolischen Schlägen mit der typischen m-förmigen Konfiguration des anterioren Mitralsegels und der parallel verlaufenden spiegelbildlichen w-förmigen Konfiguration des posterioren Mitralsegels ist in der Ventrikelsystole (CD-Linie) eine erneute septumwärtige Auslenkung des Mitralsegels, möglicherweise verbunden mit einer direkten Septumkontaktierung, nachweisbar. Vor Beginn der diastolischen Öffnungsbewegung des Mitralsegels kommt es

243

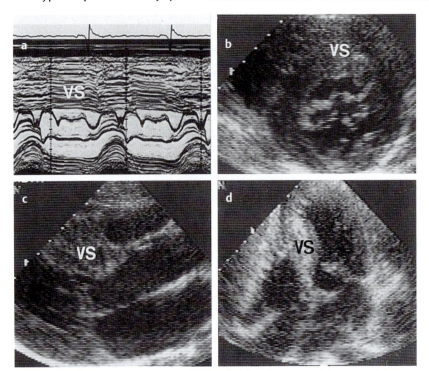

Abb. 13.**17** Darstellung der asymmetrischen Septumhypertrophie mit Betonung des ventrikulären Septums (VS) und des SAM-Phänomens in 4 Einstellungen.

a M-Mode mit Mitralsegel-Septum-Kontakt.

b Parasternale kurze Achse mit in Richtung VS gerichteter Verlagerung des anterioren Mitralsegels.

c Parasternale lange Achse.

d Apikaler Vierkammerblick.

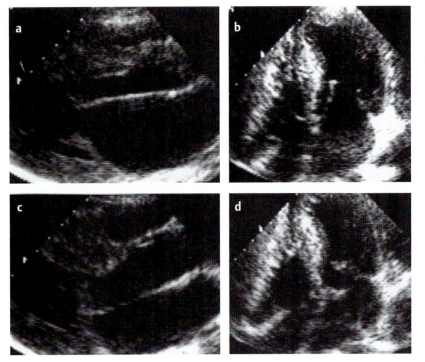

Abb. 13.**18** Asymmetrische Septumhypertrophie.

a Diastolisch in der parasternalen langen Achse.

b Diastolisch im apikalen Vierkammerblick.

c Systolisch mit einer anterioren Vorwärtsbewegung (SAM) der Mitralklappe in der parasternalen langen Achse.

d Systolisch im apikalen Vierkammerblick.

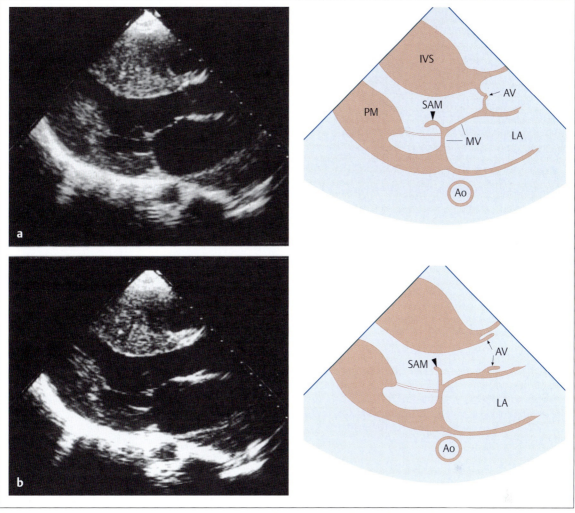

Abb. 13.**19** Asymmetrische Hypertrophie des interventrikulären Septums (IVS) und systolisch anteriore Vorwärtsbewegung (SAM) der Mitralklappe in der parasternalen langen Achse bei einem Patienten mit HCM. Ao = Aorta, LA = linker Vorhof, PM = Papillarmuskel (mit freundlicher Genehmigung nach Jiang L et al. Am Heart J 1987;113:633).
a Der Beginn des SAM-Phänomens in der frühen Systole vor der Aortenklappenöffnung.
b Fortgeschrittenes SAM-Phänomen zum Zeitpunkt der Aortenklappenöffnung.

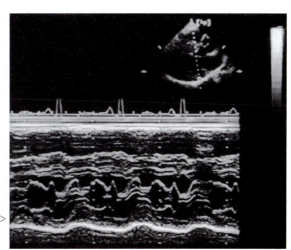

Abb. 13.**20** Systolisch anteriore Vorwärtsbewegung des an- ▷ terioren Mitralsegels (SAM) mit Mitralsegel-Septum-Kontakt bei einem Patienten mit schwerer ASH.

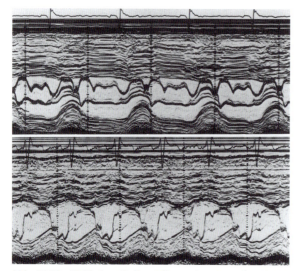

Abb. 13.21 M-Mode mit Darstellung eines typischen SAM-Phänomens mit Mitralsegel-Septum-Kontakt mit einem Maximum nach ca. $^2/_3$ der Systole noch vor dem maximalen systolischen Ausschlag der posterioren Wand (oberes Bild). Typisches SAM-Phänomen des Mitralsegels mit Mitralsegel-Septum-Kontakt (unteres Bild).

schließlich zu einer raschen Dorsalbewegung. In typischer Weise erreicht das SAM-Phänomen nach ca. $^2/_3$ der Systole sein Maximum, also noch bevor die posteriore linksventrikuläre Wand ihre maximale Kontraktilität erreicht hat (Abb. 13.**21** und 13.**16** mittleres Bild) (34).

Pseudo-SAM. Davon abzugrenzen ist der sog. „Pseudo-SAM", der häufig bei Erkrankungen mit diffuser Ventrikelhypertrophie zu finden ist. Im Vergleich zum „wahren" SAM ist der systolische Ausschlag in Richtung Ventrikelseptum deutlich niedriger, und das Maximum des „Pseudo-SAM" wird zum Ende der Systole, d. h. synchron zur maximalen Kontraktion der posterioren linksventrikulären Wand, erreicht (15).

Ausflussbahnobstruktion. Das SAM-Phänomen steht bei den meisten Patienten mit HCM in engem Zusammenhang mit der dynamischen linksventrikulären Ausflussbahnobstruktion. Das Ausmaß und die Dauer des Kontaktes zwischen Mitralsegel und dem Ventrikelseptum im Rahmen des SAM korrelieren eng mit der Höhe des linksventrikulären Ausflussbahngradienten (10, 18, 22, 34, 42).

Venturi-Effekt. Lange Zeit wurde das SAM-Phänomen auf den sog. Venturi-Effekt zurückgeführt. Erst in den letzten Jahren wurde diese Theorie zunehmend infrage gestellt. Dem Venturi-Effekt liegt ursprünglich der Gedanke zugrunde, dass bedingt durch eine Obstruktion im linksventrikulären Ausflusstrakt eine beschleunigte Flussgeschwindigkeit entsteht, die dann gemäß der Bernoulli-Gleichung zu einer Zone verminderten Drucks führt. Primär infolge der entstehenden Sogwirkung soll dabei der gesamte Mitralklappenapparat in Richtung

Ventrikelseptum gezogen werden, wodurch eine weitere Einengung des Ausflusstraktes mit Zunahme des linksventrikulären Ausflusstraktgradienten resultiert (10, 18).

Morphologische Abnormalitäten. Inzwischen ist es aber in gezielten Studien gelungen, den Einfluss von morphologischen Abnormalitäten des Mitralklappenapparates unter Einbeziehung des subvalvulären Mitralklappenapparates (6, 15, 23) und der Papillarmuskeln (29) auf den SAM und dessen Bewegungsmuster hervorzuheben und gleichzeitig den Venturi-Effekt als zugrunde liegenden Pathomechanismus des SAM weitestgehend zu widerlegen. Wäre das SAM-Phänomen tatsächlich primär durch die Sogwirkung eines Venturi-Effektes bedingt, so wäre eine wesentliche Grundvoraussetzung eine hohe Flussgeschwindigkeit im linksventrikulären Ausflusstrakt bereits zum Zeitpunkt, wo der SAM initial einsetzt, weil eine Sogwirkung gewöhnlich nur durch entsprechend hohe Geschwindigkeiten entstehen kann. Diese Flussgeschwindigkeiten in der sehr frühen Systole sind lange Zeit nicht ausreichend beachtet worden, und erst in jüngster Zeit konnte nachgewiesen werden, dass zum Zeitpunkt des SAM-Starts im linksventrikulären Ausflusstrakt normale Flussgeschwindigkeiten vorherrschen, in der Regel unter 1 m/s (32).

Drag Forces. Vielmehr kommt den Ziehkräften (sog. „drag forces") eine dominierende Rolle im Pathomechanismus des SAM zu. Eine anschauliche Übersetzung dieses Begriffes „drag forces" ins Deutsche erscheint nur bedingt möglich. Die nahezu normwertige Flussgeschwindigkeit im linksventrikulären Ausflusstrakt zu Beginn des SAM-Phänomens bereits in der sehr frühen Systole postuliert, dass vor allem „drag", die Ziehkraft des Blutflusses, die dominierende hydrodynamische Komponente ist, die die anteriore Bewegung initiiert (31, 32). Grundlage hierfür sind morphologische Besonderheiten bei der HCM, die vornehmlich den Mitralklappenapparat, aber auch den subvalvulären Apparat betreffen. Dazu zählen vor allem eine Fehlanordnung und Fehlausrichtung der Papillarmuskeln, die häufig nicht nur hypertrophiert, sondern auch entweder mit der freien Ventrikelwand oder untereinander verwachsen sind (Abb. 13.**22** und 13.**23**) (17). Aus dieser abnormen Anatomie der Papillarmuskeln resultiert auch eine geometrische Fehlanordnung des gesamten Mitralklappenapparates und des zugehörigen subvalvulären Apparates (7, 8), der nach anterior innerhalb des linksventrikulären Kavums verschoben ist. Zusätzlich findet sich bei Patienten mit HCM im Vergleich zur Normalpopulation eine signifikant häufigere direkte Insertion der Papillarmuskeln am freien Ende des vorderen Mitralsegels (8). Patienten mit HCM weisen außerdem häufiger größere und längere Mitralsegel auf (Abb. 13.**24**) (7). Aus der Summe dieser Abnormalitäten resultiert ein bereits in der Ausgangslage auffallend weit in den linksventrikulären Ausflusstrakt hinein verlagerter Mitralklappenapparat, echokardiographisch erkennbar an einem reduzierten Mitralsegel-Septum-Abstand. Der Mitralklap-

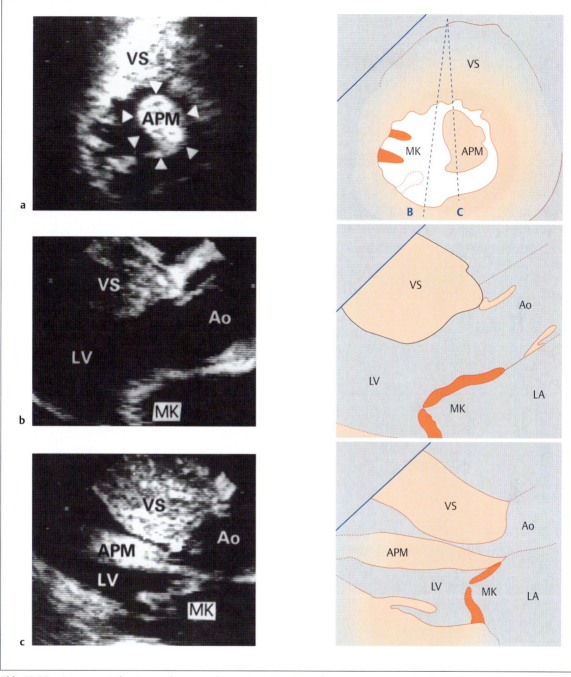

Abb. 13.22 Asymmetrische Septumhypertrophie mit einem massiv hypertrophierten anterolateralen Papillarmuskel (APM). Ao = Aorta, MK = Mitralklappe, LA = linker Vorhof, LV = linker Ventrikel (mit freundlicher Genehmigung aus 8).

a Parasternale kurze Achse in einem diastolischen Standbild. Der massiv hypertrophierte anterolaterale Papillarmuskel (APM) ist deutlich nach anterior verlagert.

b und **c** Parasternale lange Achse dieses Patienten mit (**c**) und ohne Anschnitt (**b**) des APM. Dabei erscheinen das linksventrikuläre Lumen und der Ausflusstrakt ohne anatomischen Nachweis einer Obstruktion, wenn der Schallstrahl den APM nicht erfasst (**b**). Durch eine leichte laterale Verschiebung des Schallstrahles kommt es zum Anschnitt des APM, durch dessen Hypertrophie und direkte Insertion in das AML eine deutliche Lumenreduktion des linksventrikulären Ausflusstraktes erkennbar wird (**c**).

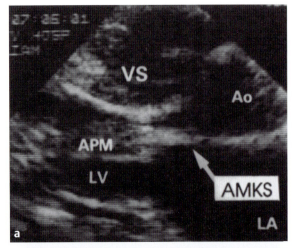

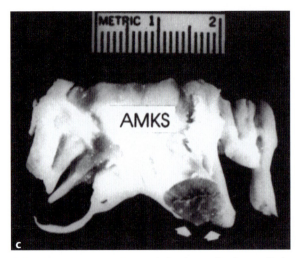

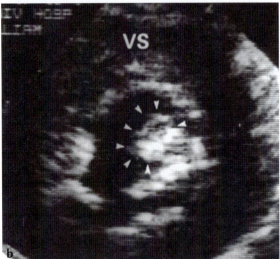

Abb. 13.23 Intraoperative echokardiographische Aufnahmen und Operationspräparat eines Patienten mit HCM und direkter Papillarmuskelinsertion in das vordere Mitralsegel (AMKS). Ao = Aorta; LA = linker Vorhof, LV = linker Ventrikel (mit freundlicher Genehmigung aus 8).

a Direkte Insertion eines hypertrophierten anterolateralen Papillarmuskels (APM) in das AMKS mit der Folge einer deutlichen Lumenreduktion des linksventrikulären Ausflusstraktes in der parasternalen langen Achse.

b Hypertrophierter, nach anterior verlagerter APM in direkter Nachbarschaft zum anterioren Ventrikelseptum (VS) in der parasternalen kurzen Achse als Operationspräparat.

c Intraoperativ während eines Mitralklappenersatzes bei einem Patienten mit HCM gewonnene Mitralklappe. Der massiv hypertrophierte anterolaterale Papillarmuskel inseriert direkt in große Bereiche des anterioren Mitralsegels.

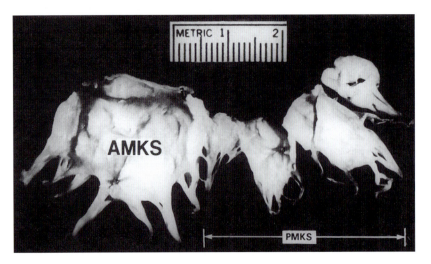

Abb. 13.24 Präparat einer Mitralklappe, gewonnen während einer Operation mit Mitralklappenersatz bei einem Patienten mit hypertropher Kardiomyopathie. Im oberen Bereich erkennt man die anulare Ebene der Mitralklappe, unten hingegen das distale freie Ende. Das anteriore (AMKS) und das posteriore (PMKS) Mitralklappensegel sind deutlich vergrößert (mit freundlicher Genehmigung aus 7).

penapparat befindet sich somit innerhalb des Blutstromes der linksventrikulären Ejektion und bietet den Ziehkräften („drag forces") des Blutstromes eine direkte Kontakt- oder Angriffsfläche (31, 32). Dies begünstigt ein Unterströmen der Mitralsegel während der frühen Systole und gleichzeitig eine zunehmende anteriore Verschiebung der Mitralsegel in Richtung Ventrikelseptum durch den Blutfluss.

Zusammenfassung. Ausgangspunkt des SAM-Phänomens ist somit die morphologische Abnormalität des Mitralklappenapparates bei HCM bei initial nur mäßiger Flussgeschwindigkeit im linksventrikulären Ausflusstrakt. Ausgelöst wird das SAM-Phänomen dann durch die erwähnten Ziehkräfte („drag forces") des Blutstromes. Der Venturi-Mechanismus, dessen Grundlage, wie erwähnt, eine hohe Flussgeschwindigkeit zu Beginn der Systole wäre, kommt demnach als maßgebliche pathomechanische Komponente wahrscheinlich nicht infrage.

Zusammenfassend gilt, dass die pathophysiologischen Mechanismen der Ausflussbahnobstruktion und damit des SAM-Phänomens sehr vielschichtig sind und im Wesentlichen von den folgenden hämodynamischen und morphologischen Variablen abhängig sind (Abb. 13.**25**):

➤ Ziehkräfte des Blutstromes („drag forces"),
➤ anteriore basale septale Hypertrophie,
➤ verengter linksventrikulärer Ausflusstrakt,
➤ Veränderungen der linksventrikulären Geometrie,
➤ „Fehlpositionierung" und „Adhäsion und Verwachsung" der Papillarmuskeln,
➤ „Fehlausrichtung" des Mitralklappenapparates und des subvalvulären Apparates,
➤ Größe und Länge der Mitralklappensegel.

Dopplerechokardiographie bei HCM

Das Charakteristikum der HCM in der Dopplerechokardiographie ist primär das veränderte Blutstromverhalten sowohl im Bereich der Aorta ascendens, des linksventrikulären Ein- und Ausflusstraktes als auch bei begleitender Mitralinsuffizienz im linken Vorhof.

PW-Doppler. Im Gegensatz zur valvulären Aortenstenose ist die Blutstromgeschwindigkeit im Bereich der Aorta ascendens in der Regel normwertig. Auch im Bereich des Apex des linksventrikulären Kavums zeigt sich mit dem PW-Doppler nur eine geringe, nicht signifikant erhöhte Flussgeschwindigkeit mit einem spätsystolischen Maximum. Durch sorgsames Vorschieben des Messstrahles des PW-Dopplers von apikal nach basal entlang des Septums („Mapping") im apikalen Fünfkammerblick können die Flussgeschwindigkeiten in Richtung Aortenklappe systematisch dargestellt und dokumentiert werden. Sobald eine intraventrikuläre Obstruktion auftritt, wird dies im PW-Doppler unmittelbar daran ersichtlich, dass die systolischen Geschwindigkeiten abrupt die Grenzen des PW-Dopplers übersteigen (Abb. 13.**26**) (11, 25, 26).

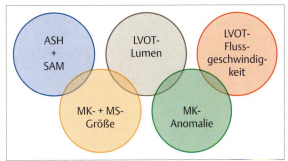

Abb. 13.**25** „Olympische Ringe" mit den wesentlichen Determinanten der linksventrikulären Ausflusstraktobstruktion bei Patienten mit hypertropher Kardiomyopathie. Hierzu zählen die asymmetrische Septumhypertrophie (ASH), die systolisch anteriore Vorwärtsbewegung der Mitralklappe (SAM), das Ausmaß der Einengung des linksventrikulären Ausflusstraktes (LVOT) und somit die Weite des verbliebenen LVOT-Lumens, die Flussbeschleunigung innerhalb des LVOT und somit auch der Einfluss der „drag forces", die Hypertrophie des subvalvulären MK-(Mitralklappen-) Apparates und die Größe der Mitralsegel (MS) sowie schließlich die bei HCM typische abnorme Geometrie des gesamten Mitralklappenapparates.

CW-Doppler. Eine exakte Quantifizierung der Flussbeschleunigung im Obstruktionsbereich bedarf dann des Gebrauchs eines CW-Dopplers (Abb. 12.**16**) (21, 26, 28). Die optimale Position stellt dabei der Übergangsbereich der Spitze des vorderen Mitralsegels in die Sehnenfäden dar. Dazu im Gegensatz werden bei Patienten mit atypischer HCM diese Turbulenzen mittels CW-Doppler bereits mittventrikulär in Höhe der Papillarmuskeln oder bei apikaler HCM noch weiter apikalwärts gefunden. Nach Passage der Obstruktionsstelle in Richtung Aortenklappe kommt es zu einer erneuten Abnahme der Flussgeschwindigkeiten bis hin zu Normwerten. Im farbkodierten Dopplerechokardiogramm tritt im Bereich der Obstruktionsstelle im linksventrikulären Ausflusstrakt eine typische Turbulenz auf. Prästenotisch kommt es zu einer deutlichen Flussbeschleunigung mit Auftreten eines Fluss-Konvergenz-Phänomens mit Farbumschlag durch Aliasing. Poststenotisch verursachen die turbulenten Strömungen ein mosaikähnliches Muster (Abb. 13.**27** und 13.**28**) (15, 26, 41).

Gradientenbestimmung und Mitralinsuffizienz. Sowohl mit der Mapping-Methode (28) mittels PW-Doppler als auch mittels der farbkodierten Echokardiographie ist eine exakte Lokalisation der engsten Stelle des linksventrikulären Ausflusstraktes und damit des Areals des maximalen Gradienten möglich. Dies ist vor allem vor einer möglichen operative Intervention von entscheidender Wichtigkeit. Von wesentlicher Bedeutung für eine valide dopplerechokardiographische Gradientenbestimmung ist eine Differenzierung von einer möglicherweise parallel vorliegenden Mitralinsuffizienz. Der Fluss einer die HCM begleitenden Mitralinsuffizienz und der systolische Fluss im LVOT liegen räumlich häufig sehr eng beieinander und weisen beide oftmals hohe

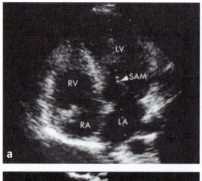
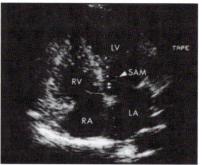
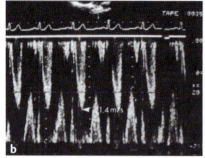
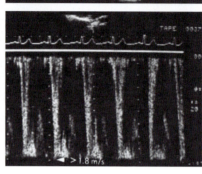

Abb. 13.**26** Dopplerdarstellung des linksventrikulären Ausflusstraktes. LV = linker Ventrikel, LA = linker Vorhof, RA = rechter Vorhof, RV = rechter Ventrikel. Die Geschwindigkeiten werden mittels des gepulsten Dopplers (PW) im apikalen Vierkammerblick registriert:

a Der Messstrahl des gepulsten Dopplers proximal der Region des SAM-Phänomens mit Mitralsegel-Septum-Kontakt ergibt eine Geschwindigkeit von 1,4 m/s.

b Durch Vorschieben des Messstrahls in den linksventrikulären Ausflusstrakt wird die Aliasing-Grenze überschritten.

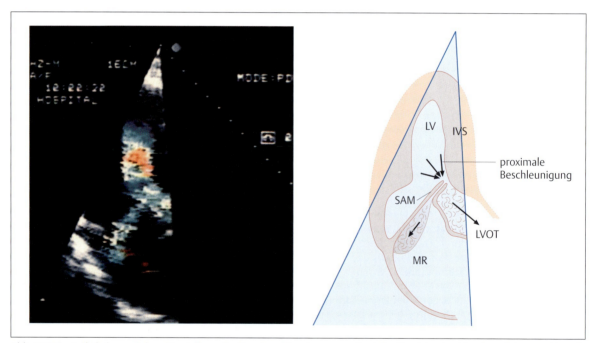

Abb. 13.**27** Apikale lange Achse. Darstellung der Flussbeschleunigung proximal des Bereichs des Mitralsegel-Septum-Kontaktes mittels Farbdoppler. Farbmix als Zeichen des turbulenten Jets innnerhalb des linksventrikulären Ausflusstraktes (LVOT) und im linken Vorhof (LA). IVS = interventrikuläres Septum, SAM = systolisch anteriore Vorwärtsbewegung, MR = Mitralinsuffizienz.

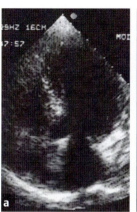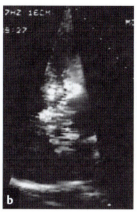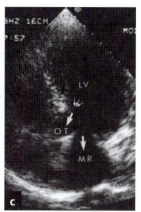

Abb. 13.**28** Apikaler Blick bei einem Patienten mit Ausflusstrakt-obstruktion und Mitralinsuffizienz (MR) mit Darstellung der kontinuierlichen Ausflussbahn-(OT-) und Regurgitations-Jets distal des Bereiches des Mitralsegel-Septum-Kontaktes mit proximaler Flussbeschleunigung (kleine Pfeile). LV = linker Ventrikel.

Geschwindigkeiten auf, die im apikalen Vierkammer-blick auch gleichsam vom Schallkopf weggerichtet sind, sodass eine exakte Differenzierung teilweise schwierig sein kann. Dennoch sollten sie normalerweise aufgrund ihrer jeweils charakteristischen Kurvenform und ihres zeitlichen Auftretens im Dopplerechokardiogramm gut voneinander unterschieden werden.

Charakteristische Kurvenformen. Die typische Kurvenform der HCM mit obstruktiver Komponente stellt sich nach rechts konvex, typischerweise säbelscheiden-artig, dar (Abb. 13.**16**, rechtes Bild). Dies kennzeichnet das typische Bild der HCM mit nur langsamer Flussbeschleunigung während der frühen Systole; im Verlauf der Systole ist es eine Zunahme der Beschleunigung und schließlich in der späten Systole der Geschwindigkeits-gipfel mit anschließend erneuter rascher Flussbeschleunigungsabnahme. Diese rasche Geschwindigkeitsabnahme erklärt auch die Tatsache, dass das bei der HCM gemessene Geschwindigkeitssignal nur in einem relativ schmalen Bereich gefunden wird, sodass auf eine extrem sorgfältige Untersuchung geachtet werden muss. Die für die Mitralinsuffizienz charakteristische Kurvenform im CW-Doppler ist hingegen paraboloid und beginnt unmittelbar nach Mitralklappenschluss bereits in der frühen Systole. In der Regel findet man bei der HCM mit obstruktiver Komponente Geschwindigkeiten zwischen 2,0 und 5,5 m/s.

Provokationsmanöver. Bei nur mäßiggradig erhöhter Flussgeschwindigkeit unter Ruhebedingungen sollte bei entsprechendem klinischen Verdacht jedoch unbedingt eine dopplerechokardiographische Gradientenbestimmung unter Provokationsmanövern erfolgen. Hierzu eignen sich sowohl physiologische (z. B. Kniebeugen, Valsalva-Versuch) als auch pharmakologische Metho-den (Amylnitritinhalation, Isoprenalininfusion) oder die postextrasystolische Potenzierung des Druckgradienten. Diese Methoden reduzieren entweder das linksventrikuläre enddiastolische Volumen oder erhöhen die linksventrikuläre Kontraktilität, jeweils mit der Folge einer erhöhten Flussbeschleunigung im linksventrikulären Ausflusstrakt und somit einer Gradientenerhöhung (41).

Transmitrales Einstromprofil. In der Beurteilung der diastolischen Funktion bei Patienten mit HCM zeigt das transmitrale Einstromprofil häufig eine verminderte frühdiastolische Einstromgeschwindigkeit E bei gleichzeitig erhöhter atrialer Einstromgeschwindigkeit A mit der Folge eines E/A-Verhältnisses < 1 im Sinne einer diastolischen Funktionsstörung. Allerdings schließt wegen der häufig begleitenden Mitralinsuffizienz und einer möglichen Erhöhung des linksatrialen Drucks ein normales E/A-Verhältnis, eine sog. Pseudonormailisierung, eine linksventrikuläre Relaxationsstörung nicht zwangsläufig aus (14, 15, 33, 35).

Begleitende Mitralinsuffizienz. Die bereits beschriebene begleitende Mitralinsuffizienz wird bei fast allen Patienten mit einer obstruktiven Komponente der HCM beobachtet. Diese ist Folge der geometrischen Verlagerung des Mitralklappenapparates, des SAM-Phänomens und der dadurch bedingten abnormen Koadaption der im Rahmen dieses hämodynamischen Prozesses nach vorne verlagerten Mitralsegel. Die Ventralverlagerung des Mitralklappenapparates führt zu einer verminderten systolischen Kontaktfläche der Mitralsegel. Es resultiert die in den meisten Fällen bei HCM im Farbdoppler nachweisbare exzentrische, in Richtung auf die laterale Wand des linken Vorhofes gerichtete Mitralinsuffizienz (20, 23, 29).

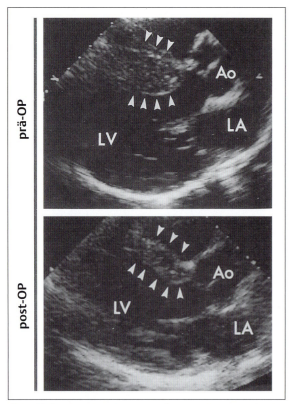

prä-OP

LV

Ao

LA

post-OP

LV

Ao

LA

Abb. 13.**29** Parasternale lange Achse eines hypertrophierten Ventrikelseptums bei HCM mit typischer asymmetrischer Septumhypertrophie vor OP (Myektomie nach Morrow) (oben) und nach OP (unten). Intraoperativ wurde eine typische s-förmige Myektomie bis weit in den linken Ventrikel über die Spitze der Mitralsegel hinaus durchgeführt. Zur Vermeidung einer postoperativen Aorteninsuffizienz und eines Ventrikelseptumdefektes wurde ein muskulärer Ring unterhalb des Aortenanulus belassen. Ao = Aorta, LA = linker Vorhof, LV = linker Ventrikel.

Transösophageale Echokardiographie bei HCM

Normalerweise genügt bei guter Schallbarkeit die transthorakale Echokardiographie, um die Diagnose und das klinische Ausmaß der HCM valide festzulegen. Besonders die Septumdicke und der linksventrikuläre Ausflussbahngradient können transthorakal hinreichend beurteilt werden, sodass eine routinemäßige Durchführung der transösophagealen Echokardiographie (TEE) gewöhnlich bei der HCM nicht erforderlich ist.

Indikationen. Zusatzinformationen durch die TEE betreffen vor allem die Anatomie des Mitralklappenapparates, die Insertion der Sehnenfäden und der Papillarmuskeln sowie die Darstellung der am SAM-Phänomen beteiligten Strukturen. Auch das Ausmaß der die HCM begleitenden Mitralinsuffizienz lässt sich transösophageal exakter quantifizieren (20). Eine weitere wichtige

Indikation zur Durchführung einer transösophagealen Echokardographie bei HCM ist die intra- und postoperative Verlaufskontrolle nach erfolgter Myektomie/Myotomie (4).

Echokardiographie nach Myektomie/ Myotomie bei HCM

Nachdem die Umstände und die Natur der dynamischen Kräfte, die die Obstruktion verursachen, zuvor bereits eingehend erläutert worden sind, soll nunmehr auf dieser Basis der Mechanismus der operativen Korrektur einer HCM mittels einer kombinierten Myotomie/Myektomie erklärt werden.

Standardverfahren nach Morrow. Das Standardoperationsvorgehen bei der HCM zur Verbesserung der linksventrikulären Ausflussbahnobstruktion ist die transaortale Myektomie und Myotomie nach Morrow (19). Hierbei wird zugrunde gelegt, dass die reduzierte linksventrikuläre Ausflusstraktfläche die führende Ursache der dynamischen Obstruktion darstellt. Nach erfolgreicher operativer Behandlung mit partieller Resektion des basalen Ventrikelseptums zeigt sich echokardiographisch besonders in der parasternalen langen Achse ein im Vergleich zur präoperativen Situation deutlich erweiterter linksventrikulärer Ausflusstrakt (Abb. 13.29). Die parasternale Querachse in Höhe der Mitralklappe präsentiert vor allem enddiastolisch den Myektomiegraben (Abb. 13.30). Die herkömmliche Operationsmethode nach Morrow zeigte allerdings in vielen Fällen ein zwar in der Ausprägung vermindertes, aber immer noch vorhandenes postoperatives SAM-Phänomen.

Modifikationen. Besonders die neueren Operationsmethoden konzentrieren sich daher auf die in den linksventrikulären Ausflusstrakt hervorragende Mitralklappe und den subvalvulären Mitralklappenapparat und dessen Beitrag zur Obstruktion (16, 27). In der Regel haben Patienten mit lediglich basaler Septumhypertrophie keinen Ruhegradienten; dieser tritt gewöhnlich erst dann auf, wenn zusätzlich eine mittventrikuläre Hypertrophiebeteiligung vorliegt. Diese mittventrikuläre Hypertrophie bedingt eine vornehmlich von posterolateral in Richtung des linksventrikulären Ausflusstraktes verlaufende Flussrichtung des Blutstromes, die in einem relativ großen Winkel zum vorstehenden Mitralklappenapparat verläuft, sodass dieser für die oben beschriebenen „drag forces" eine entsprechende Kontaktfläche bietet mit der Folge eines SAM-Phänomens und einer linksventrikulären Obstruktion bereits unter Ruhebedingungen. Folglich muss bei einer effektiven Myektomie/Myotomie die Resektion ausreichend weit bis in den Apexbereich hineinreichen, damit der Blutfluss weiter von anterior und medial entlang des resezierten Septums und im Abstand vom Mitralklappenapparat verlaufen kann. Nach erfolgreicher Myotomie/Myektomie ist eine signifikante Reduktion des Winkels des Blutflusses in Relation zur Mitralklappe ersichtlich; der Blutfluss verläuft dann nahezu parallel zur Mitralklappe. Ein SAM-Phänomen ist echokardiographisch meist nicht mehr nachweisbar (27).

Modifiziertes Verfahren nach Messmer. Die nach Messmer (16) modifizierte Standardmyektomie/-myotomie berücksichtigt diesen Zusammenhang. Dabei erfolgt die Resektion bis in den tiefsten Punkt des Septums, gleichzeitig wird eine Rekonstruktion des subvalvulären Mitralklappenapparates vorgenommen. Bei mehr als 90 % der Patienten ließen sich postoperativ kein SAM-Phänomen und keine Ausflusstraktobstruktion mehr nachweisen (27). Entsprechend lassen sich mittels der Echokardiographie die Operationsresultate eindrucksvoll dokumentieren. Ein persistierendes SAM-Phänomen nach Myotomie/Myektomie spricht für eine unzureichende Exzision.

Kontrastmittelechokardiographie bei HCM

Transkoronare Ablation der Septumhypertrophie. Die neueste Alternative in der Behandlung symptomatischer Patienten mit HOCM ist ein kathetertechnisches Verfahren, die transkoronare Ablation der Septumhypertrophie (TASH), wobei ein lokalisierter Infarkt des Septums durch die Instillation einer alkoholischen Lösung in den ersten Septalast der LAD induziert wird. Dieser induzierte Septuminfarkt führt zu einer erheblichen Reduktion der regionalen subaortalen Septumdicke und gleichzeitig zu einer Vergrößerung der linksventrikulären Ausflusstraktfläche.

Myokard-Kontrastechokardiographie. Eine Optimierung des Therapieverfahrens mit verbesserten klinischen und hämodynamischen Langzeitergebnissen bei gleichzeitiger Reduktion der Komplikationsrate konnte durch die Identifizierung des für den Ausflusstraktgradienten relevanten Septalastes mittels präinterventioneller Myokard-Kontrastechokardiographie erreicht werden (2). Diese echokardiographische Lokalisationsdiagnostik wird dabei ergänzend zu einer probatorischen Ballonokklusion durchgeführt. Die Methode ermöglicht eine Minimierung des zu abladierenden hypertrophierten Septumareals und der konsekutiven Myokardnekrose mit der Folge einer geringeren Schrittmacherinzidenz, der Vermeidung einer möglichen Reintervention bei ineffektiver Gradientenreduktion und der Verhinderung fataler Komplikationen durch Ausdehnung der Myokardnekrose in größeren linksventrikulären Arealen. Entsprechend der zuvor beschriebenen Bedeutung sowohl des subvalvulären Mitralklappenapparates als auch einer entsprechend tiefen über das basale Septum hinausgehenden Exzision von Septumanteilen ist es auch bei der TASH-Prozedur erforderlich, den Infarkt entsprechend tief auszudehnen. Gerade die zuvor beschriebenen pathophysiologischen Mechanismen erklären, warum häufig nach einer TASH-Behandlung ein Restgradient innerhalb des linksventrikulären Ausflusstraktes verbleibt.

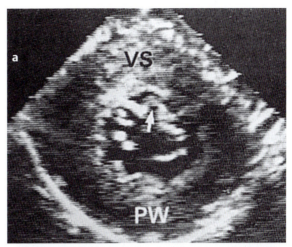

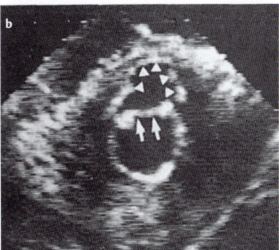

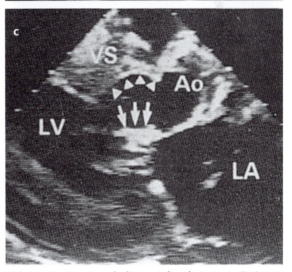

Abb. 13.**30** Parasternale kurze Achse bei einem Patienten mit HCM mit betonter Hypertrophie des anterioren Ventrikelseptums (VS) und SAM-Phänomen vor Myektomie (oberes Bild) und nach Myektomie mit partieller Exzision des VS (mittleres Bild). Postoperativ in der parasternalen langen Achse (unteres Bild) mit Darstellung der deutlichen Erweiterung des linksventrikulären Ausflusstraktes (Pfeile). Ao = Aorta, LA = linker Vorhof, LV = linker Ventrikel, PW = posteriore Wand.

■ Literatur

1. Braunwald E, Lambrew CT, Rockoff SD, Ross J Jr, Morrow AG. Idiopathic hypertrophic subaortic stenosis: a description of the disease based upon an analysis of 64 patients. Circulation 1964;30(Suppl.IV):3–119.

2. Faber L, Seggewiss H, Gleichmann U. Percutaneous transluminal septal myocardial ablation in hypertrophic obstructive cardiomyopathy: results with respect to intraprocedural myocard contrast echocardiography. Circulation 1998;22:2415–21.

3. Falikovic RE, Resnekov L, Bharati S, Lev M. Midventricular obstruction: a variant of obstructive cardiomyopathy. Am J Cardiol 1976;37:332–9.

4. Grigg LE et al. Transesophageal doppler echocardiography in obstructive hypertrophic cardiomyopathy: clarification of pathophysiology and importance in intraoperative decision making. J Am Coll Cardiol 1992;20:42–52.

5. Henry WL, Clarke CE, Epstein SE. Asymmetrical septal hypertrophy (ASH): Echocardiographic identification of the pathognomonic anatomic abnormality of IHSS. Circulation 1973;43:225–33.

6. Klues HG, Maron BJ, Dollar AL, Roberts WC. Diversity of structural mitral valve alterations in hypertrophic cardiomyopathy. Circulation 1992;85:1651–60.

7. Klues HG, Roberts WC, Maron BJ. Morphological determinants of echocardiographic patterns of mitral valve systolic anterior motion in obstructive hypertrophic cardiomyopathy. Circulation 1993;87:1570–9.

8. Klues HG, Roberts WC, Maron BJ. Anomalous insertion of papillary muscle directly into anterior mitral leaflet in hypertrophic cardiomyopathy. Circulation 1991;84:1188–97.

9. Klues HG, Schiffers A, Maron BJ. Phenotypic spectrum and patterns of left ventricular hypertrophy in hypertrophic cardiomyopathy: Morphologic observations and significance as assessed by two-dimensional echocardiography in 600 patients. J Am Coll Cardiol 1995;26:1699–708.

10. Maron BJ, Bonow RO, Cannon RO III et al. Hypertrophic cardiomyopathy: Interrelations of clinical manifestations, pathophysiology and therapy: N Engl J Med 1987;316:780–9 und 844–52.

11. Maron BJ, Gottdiener JS, Arce J, Rosing DR, Wesley YE, Epstein SE. Dynamic subaortic obstruction in hypertrophic cardiomyopathy: analysis by pulsed doppler echocardiography. J Am Coll Cardiol 1985;6:1–15.

12. Maron BJ, Gottdiener JS, Bonow RO, Epstein SE. Hypertrophic cardiomyopathy with unusual location of left ventricular hypertrophy undetectable by M-Mode echocardiography: identification by wide-angle two-dimensional echocardiography. Circulation 1983;67:1277.

13. Maron BJ, McIntosh CL, Klues HG, Cannon III RO, Roberts WC. Morphologic basis for obstruction to right ventricular outflow in hypertrophic cardiomyopathy. Am J Cardiol 1993;71:1089–94.

14. Maron BJ, Spirito P, Green KJ et al. Noninvasive assessment of left ventricular diastolic function by pulsed doppler echocardiography in patients with hypertrophic cardiomyopathy. J Am Coll Cardiol 1987;10:733–42.

15. McKenna WJ, Elliot PM. Hypertrophic cardiomyopathy. In Topol EJ (ed.). Textbook of cardiovascular medicine. Philadelphia: Lipincott-Raven 1998; pp. 745–68.

16. Messmer BJ. Extended myectomy for hypertrophic obstructive Cardiomyopathy. Ann Thorac Surg 1994;58: 575–7.

17. Messmer BJ, Klues HG, Reith S, Schöndube FA, Hanrath P. Hypertrophic obstructive cardiomyopathy. In: Advances in cardiac surgery. 1998 Vol. 10, Chapter 11; pp. 245–70.

18. Moro E, Ten Cate FJ, Hugenholtz PG, Roelandt J. Genesis of systolic anterior motion of the mitral valve in hypertrophic cardiomyopathy: an anatomical or dynamic event? Eur Heart J 1987;8:1312–21.

19. Morrow AG, Brockenbrough EC: Surgical treatment of IHSS: Technique and hemodynamic results of ventriculomyotomy. Ann Surg 1961;154:181–9.

20. Oki T, Fukuda N, Iuchi A et al. Transesophageal echocardiographic evaluation of mitral regurgitation in hypertrophic cardiomyopathy: Contributions of eccentric left ventricular hypertrophy and related abnormalities of the mitral complex. J Am Soc Echocardiogr 1995;8:503–10.

21. Panza JA, Petrone RK, Fananapazir L, Maron BJ. Utility of continuous wave doppler echocardiography in the noninvasive assessment of left ventricular outflow tract pressure gradient in patients with hypertrophic cardiomyopathy. J Am Coll Cardiol 1992;19:91–9.

22. Pollick C, Rakowski H, Wigle ED. Muscular subaortic stenosis: The quantitative relationship between systolic anterior motion and the pressure gradient. Circulation 1984;69:43–9.

23. Reis R, Bolton MR, King JF, Pugh DM, Dunn MI, Mason DT. Anterior-superior displacement of papillary muscles producing obstruction and mitral regurgitation in idiopathic hypertrophic subaortic stenosis. Circulation 1974;49/50:181–8.

24. Richardson P, McKenna W, Bristow M et al. Report of the 1995 World Health Organization/International Society and Federation of Cardiology Task Force on the Definition of Cardiomyopathies. Circulation 1996;93:841–2.

25. Sasson Z, Rakowski H, Wigle ED, Popp R. Echocardiographic and doppler studies in hypertrophic cardiomyopathy. Cardiol 1990;8:365–71.

26. Sasson Z, Yock PG, Hatle LK, Alderman EL, Popp RC. Doppler echocardiographic determination of the pressure gradient in hypertrophic cardiomyopathy. J Am Coll Cardiol 1988;11:752–6.

27. Schöndube FA, Klues HG, Reith S, Flachskampf FA, Hanrath P, Messmer BJ. Long term clinical and echocardiographic follow-up after surgical correction of hypertrophic obstructive cardiomyopathy with extended Myectomy and reconstruction of the subvalvular mitral apparatus. Circulation 1995;95(Suppl.II):II-122–II-127.

28. Schwammenthal E, Block M, Schwartzkopff B et al. Predictors on the site and severity of obstruction in hypertrophic cardiomyopathy by colour flow mapping and continuous wave doppler echocardiography. J Am Coll Cardiol 1992;20:964–72.

29. Shah PM, Taylor RD, Wong M. Abnormal mitral valve coaptation in hypertrophic obstructive cardiomyopathy: proposed role in systolic anterior motion of mitral valve. Am J Cardiol 1981;48:258–62.

30. Shapiro LM, McKenna WJ. Distribution of the left ventricular hypertrophy in hypertrophic cardiomyopathy: a two-dimensional echocardiographic study. J Am Coll Cardiol 1983;2:437–44.

31. Sherrid MV, Chu CK, Delia E, Mogtader A, Dwyer EM Jr. An echocardiographic study of the fluid mechanics of obstruction in hypertrophic cardiomyopthy. J Am Coll Cardiol 1993;22:816–25.

32. Sherrid MV, Gunsburg DZ, Moldenhauer S, Pearle G. Systolic anterior motion begins at low left ventricular outflow tract velocity in obstructive hypertrophic cardiomyopathy. J Am Coll Cardiol 2001 im Druck.

33. Spirito P, Maron BJ. Relation between extent of left ventricular hypertrophy and diastolic filling abnormalities in hypertrophic cardiomyopathy. J Am Coll Cardiol 1990;15:808–13.

34. Spirito P, Maron BJ. Patterns of systolic anterior motion of the mitral valve in hypertrophic cardiomyopathy: Assessment by two-dimensional echocardiography. Am J Cardiol 1984;54:1039–46.

35. Spirito P, Maron BJ, Bonow RO. Noninvasive assessment of left ventricular diastolic function: comparative analysis of Doppler echocardiographic and radionuclide angiographic techniques. J Am Coll Cardiol 1986;7:518–26.

36. Spirito P, Maron BJ, Bonow RO, Epstein SE. Occurence and significance of progressive left ventricular wall thining and relative cavity dilatation in hypertrophic cardiomyopathy. Am J Cardiol 1987;60:123–9.

37. Topol EJ, Thomas AT, Trail MRCP, Fortuin NJ. Hypertensive hypertrophic cardiomyopathy of the elderly. N Engl J Med 1985;312:277–83.

38. Watkins H, Conner D, Thierfelder L et al. Mutations in the cardiac myosin binding protein-C gene on chromosome 11 cause familial hypertrophic cardiomyopathy. Nat Gen 1995;11:434–7.

39. Watkins H, McKenna WJ, Thierfelder L et al. Mutations in the genes for cardiac troponin T and alpha-tropomyosin in hypertrophic cardiomyopathy. N Engl J Med 1995:332:1058–64.

40. Webb JG, Sasson Z, Rakowski H et al. Apical hypertrophic cardiomyopathy: a clinical follow-up and diagnostic correlates. J Am Coll Cardiol 1990;15:83–90.

41. Weyman AE. Echocardiographic assessment of the Cardiomyopathies. In: Principles and practice of echocardiography, 2nd. ed. Lippincott Williams & Wilkins 1994;25:781–821.

42. Wigle ED, Sasson Z, Henderson MA et al. Hypertrophic cardiomyopathy: The importance of the site and extend of hypertrophy: A review. Prog Cardiovasc Dis 1985;28:1–83.

43. Wynne J, Braunwald E. The cardiomyopathies and myocardities. In Braunwald E (ed.). Heart Disease. A textbook of cardiovascular medicine. Philadelphia: W.B. Saunders 1997;1418–22.

14 Restriktive Kardiomyopathien

F.A. Flachskampf

Pathophysiologie und Ätiologie

Die Bezeichnung restriktive Kardiomyopathie wird für Herzmuskelerkrankungen gebraucht, die zu einer Füllungsbehinderung des linken Ventrikels führen, d. h. primär zu einer diastolischen Funktionsstörung. Die Dehnbarkeit des linken Ventrikels ist herabgesetzt, und dies führt zu einem charakteristischen Füllungsprofil mit kurzem frühdiastolischem Einstrom, vermindertem spätdiastolischem Einstrom, diastolischer Druckerhöhung, Vergrößerung des linken Vorhofs und pulmonaler Hypertonie. Die Druckregistrierung im linken und evtl. rechten Ventrikel zeigt ein Dip-und-Plateau- oder Wurzelzeichenmuster (frühdiastolischer kurzer Drucknadir, der schnell auf ein hohes spätdiastolisches Druckplateau ansteigt) (Abb. 14.1). Das gleiche Füllungsmuster und ein ähnliches Bild bei der Druckregistrierung werden auch bei der Konstriktion, z. B. konstriktive Perikarditis, und im weiteren Sinne auch beim hämodynamisch wirksamen Perikarderguss (s. Kap. 20) gefunden (Abb. 14.2).

Prototyp Amyloidose. Zu den restriktiven Kardiomyopathien wird nach der neueren WHO-Definition (9) auch eine Reihe von Erkrankungen mit bekannter Ätiologie gezählt. Dies betrifft insbesondere die Speichererkrankungen, unter denen wiederum die Amyloidose die prominenteste Rolle einnimmt. Sie darf daher als Prototyp der restriktiven Kardiomyopathie gelten. Einen

Tabelle 14.**1** Erkrankungen, die zur restriktiven Kardiomyopathie führen können

Endomyokardial
➤ Idiopathisch
➤ Endomyokardfibrose oder endokardiale Fibroelastose
➤ Hypereosinophiles Syndrom/Löffler-Endokarditis
➤ Sklerodermie[1]
➤ Karzinoid[1]
➤ Bestrahlung[1]
➤ Anthracyclintoxizität (oft Bild der dilatativen Kardiomyopathie!)[1]

Infiltrierende oder Speichererkrankungen
➤ Amyloidose
➤ Sarkoidose (oft Bild der dilatativen Kardiomyopathie!)
➤ Glykogenspeicherkrankheiten
➤ Hämochromatose (meist Bild der dilatativen Kardiomyopathie!)
➤ Fabry-Erkrankung

[1] Bei diesen seltenen Krankheitsbildern kann auch das Bild einer dilatativen Kardiomyopathie oder eine Mischform vorliegen. Die Restriktion soll durch eine Myokardfibrose zustande kommen.

Überblick über Erkrankungen, die kardial unter dem Bild der restriktiven Kardiomyopathie ablaufen oder ablaufen können, gibt Tab. 14.**1**.

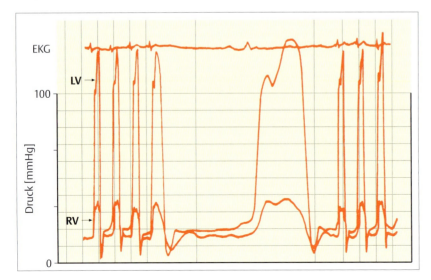

Abb. 14.**1** Simultan gemessene rechts- und linksventrikuläre Druckkurven eines Patienten mit restriktiver Kardiomyopathie. Dip-und-Plateau-Phänomen in beiden Ventrikeln. Die diastolischen Plateaudrücke sind in beiden Ventrikeln erhöht, aber nicht gleich (etwa 16 bzw. 20 mmHg) (nach 3).

3

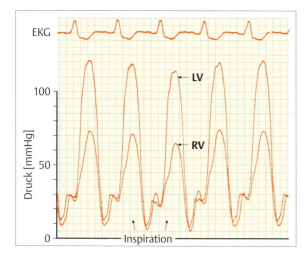

Abb. 14.**2** Simultan gemessene rechts- und linksventrikuläre Druckkurven eines Patienten mit konstriktiver Perikarditis. Auch hier Dip-und-Plateau-Phänomen mit deutlich erhöhten enddiastolischen Drücken. Die diastolischen Druckkurven sind jedoch angeglichen und beide Druckkurven zeigen einen Rückgang des systolischen Drucks bei Inspiration (mit freundlicher Genehmigung aus 4).

Echokardiographisches Bild

Amyloidose

2D-Echokardiographie. Ursache der – selten familiär auftretenden – Erkrankung ist die Einlagerung exzessiv produzierter Proteine (meist monoklonale Leichtketten) im Gewebe. Im 2D-Bild imponiert die Amyloidose durch eine Verdickung aller Herzwände i. S. einer ausgeprägten konzentrischen Hypertrophie (Abb. 14.**3**), einschließlich des rechten Ventrikels, des Vorhofseptums sowie häufig auch der Klappenstrukturen, z. B. der Segel, durch die Amyloidinfiltration, ohne dass schwere

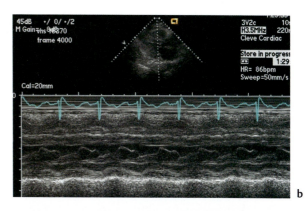

b

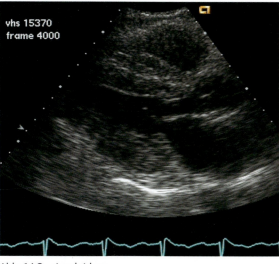

a

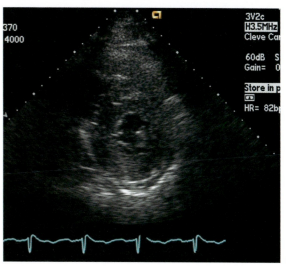

c

Abb. 14.**3** Amyloidose.
a Parasternaler Langachsenschnitt mit deutlich konzentrisch verdicktem Myokard.
b M-Mode desselben Patienten.
c Parasternaler Kurzachsenschnitt auf Papillarmuskelhöhe desselben Patienten. Minimaler posteriorer Perikarderguss.

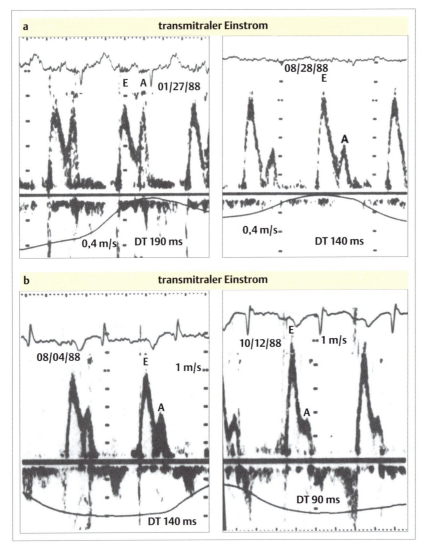

Abb. 14.**4** Entwicklung transmitraler Dopplerprofile im Verlauf der Amyloidose.
a Entwicklung eines restriktiven aus einem pseudonormalen Profil (Abstand 7 Monate).
b Zunahme des restriktiven Musters (Abstand 2 Monate) (mit freundlicher Genehmigung aus 7).

Klappenvitien vorliegen. Die Hypertrophie der linksventrikulären Wände hat eine prognostische Bedeutung: Nach einer älteren Studie (1) liegt die mittlere Überlebensdauer bei einer enddiastolischen Wanddicke ≥ 15 mm unter 1/2 Jahr, bei einer Wanddicke ≤ 12 mm bei 2 1/2 Jahren. Meist besteht ein kleiner Perikarderguss. Die Vorhöfe sind vergrößert, die Kammern i. d. R. dagegen nicht. Die systolische Funktion des linken Ventrikels ist anfangs normal oder nur leicht reduziert, später zunehmend eingeschränkt. Das Myokard kann eine auffällig vermehrt echogebende, körnige, „glitzernde" Struktur haben, mit einem ausgeprägten Hell-dunkel-Fleckenmuster („speckle pattern", „granular sparkling"); dieses ist jedoch für die Erkrankung nicht spezifisch und findet sich auch bei anderen Hypertrophien. Auffällig ist die durch die Myokardtextur, Hypertrophie und den Perikarderguss vermittelte, häufig exzeptionell gute Bildqualität (viele Werbeaufnahmen für Echogeräte zeigen Bilder von Amyloidosen).

Dopplerparameter. Die behinderte Füllung des linken (und oft auch rechten) Ventrikels führt zu charakteristischen Füllungsmustern (7, 8). Das transmitrale Einstromprofil (Abb. 14.4) zeigt im gepulsten Doppler in der Frühphase, insbesondere bei geringer Wandverdickung (enddiastolische linksventrikuläre Wanddicke 12–15 mm) das Bild der eingeschränkten oder verlangsamten Relaxation mit niedriger, breiter E-Welle und überhöhter A-Welle. Bei weiterem Fortschreiten der Erkrankung bzw. ausgeprägter Wandverdickung (> 15 mm) kommt es zur Pseudonormalisierung und schließlich zur Herausbildung des klassischen restriktiven Profils mit überhöhter E-Welle (maximale E-Geschwindigkeit doppelt so hoch wie maximale A-Geschwindigkeit oder höher), kurzer Dezelerationszeit (< 150 ms) und niedriger A-Welle (Abb. 14.5); oft kommt es auch zu Vorhofflimmern. Das Auftreten eines restriktiven Mitralprofils mit einer Dezelerationszeit unter 150 ms ist mit einer extrem schlechten Prognose behaftet; 50 % der Patienten sterben im folgenden Jahr (6) (Abb. 14.6). Im pulmonalvenösen Einstromprofil ist die diastolische Welle überhöht und die systolische reduziert; die reverse Welle kann ebenfalls überhöht (> 25 cm/s) und verlängert sein, insbesondere im Verhältnis zur A-Welle.

M-Mode. Im M-Mode kann die abrupt beendete frühdiastolische Füllung des linken Ventrikels zu einer horizontalen Bewegung des posterioren Myokards während der mittleren und späten Diastole führen, im Gegensatz zur normalen, leicht posterior, d. h. auswärts verlaufenden Endokardkontur (Abb. 14.**8**). Dieses Zeichen ist jedoch nur mäßig sensitiv und spezifisch.

Rechtsventrikulär fällt typischerweise ebenfalls eine Verdickung der freien Wand auf. Über die meist vorhandene Trikuspidalinsuffizienz lässt sich der pulmonale Hypertonus quantifizieren.

Hämochromatose und Sarkoidose

Hämochromatose und Sarkoidose können sowohl unter dem Bild der dilatativen als auch der restriktiven Kardiomyopathie bzw. einer Mischform von beiden ablaufen (3). Bei der Hämochromatose liegen oft eine Verdickung der Kammerwände und Dilatation der Kavitäten vor mit Einschränkung der globalen systolischen Funktion. Die Sarkoidose geht oft mit regionalen (meist nicht apikalen) Wandbewegungsstörungen und kleinen Perikardergüssen einher. Eine Hypertrophie kann vorhanden sein.

Idiopathische restriktive Kardiomyopathie, Endomyokardfibrose (Endokardfibroelastose), Löffler-Endokarditis, eosinophile Endokarditis

Diese seltene Gruppe von Krankheitsbildern zeichnet sich durch eine Beteiligung sowohl des ventrikulären Endokards als auch des Myokards aus. Die eigentliche Ätiologie und die Beziehung der Formen untereinander ist unklar. Die Endomyokardfibrose oder Endokardfibroelastose ist eine tropische Erkrankung jüngerer Patienten ohne Eosinophilie, während die eosinophile oder Löffler-Endokarditis Patienten gemäßigter Klimazonen im mittleren Alter befällt und mit einer persistierenden peripheren Eosinophilie einhergeht. Pathologisch sind sich beide Formen sehr ähnlich oder gleich.

Echkardiographische Befunde. Die Erkrankungen zeichnen sich echokardiographisch durch eine stark echogene Verdickung des Endokards – v. a. in der Nachbarschaft der Mitral- und Trikuspidalklappe – mit wandadhärenten, manchmal ausgedehnten ventrikulären Thromben aus. Die Beteiligung der Atrioventrikularklappen führt zu Mitral- und Trikuspidalinsuffizienz, vereinzelt kann es auch zu Stenosierungen kommen. Eine Myokardhypertrophie kommt vor, kann aber auch fehlen. Dopplerechokardiographisch liegen die beschriebenen Dopplerzeichen eines restriktiven Fül-

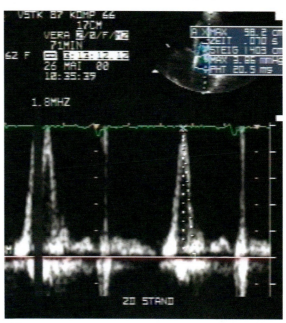

Abb. 14.**5** Extremes Beispiel eines restriktiven transmitralen Füllungsmusters mit kaum noch erkennbarer A-Welle und sehr kurzer Dezelerationszeit von 70 ms.

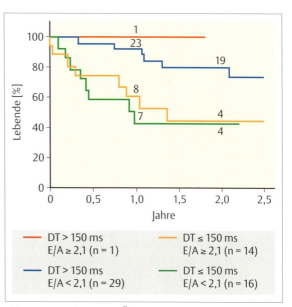

Abb. 14.**6** Kaplan-Meier-Überlebenskurven bei Patienten mit Amyloidose in Abhängigkeit von Parametern des transmitralen Dopplerprofils (DT = Dezelerationszeit, E/A = Verhältnis der E- und A-Maximalgeschwindigkeiten). Patienten mit DT < 150 ms und E/A > 2,1 hatten eine Überlebenswahrscheinlichkeit im folgenden Jahr von nur 50 % (mit freundlicher Genehmigung aus 6).

lungsmusters vor, eine Verdickung der Kammerwände fehlt jedoch meist. Die Verdickung des Endokards kann mehrere Millimeter betragen und zu einer Stenosierung der Atrioventrikularklappen führen.

Differenzierung restriktive Kardiomyopathie – konstriktive Perikarditis

Diese Differenzierung ist klinisch sehr wichtig, da es sich bei der konstriktiven Perikarditis um eine chirurgisch behandelbare Erkrankung handelt, deren Inzidenz durch die Zunahme voroperierter Patienten zunimmt (s. a. Kap. 20).

2 D-Bild. Restriktiver Kardiomyopathie und konstriktiver Perikarditis gemeinsam ist die meist erhaltene oder nur mäßig herabgesetzte systolische Funktion des linken und rechten Ventrikels, mit normalen Dimensionen des Kavums. Die konstriktive Perikarditis weist meist normale Wanddicken auf; das Perikard kann verdickt (> 5 mm) imponieren, doch ist dieses Zeichen wenig sensitiv und die Messung unzuverlässig. Dagegen besteht bei den restriktiven Erkrankungen, v. a. der Amyloidose, meist eine ausgeprägte Wandverdickung; bei den seltenen endomyokardialen Formen kann das basale Endokard deutlich verdickt sein.

Dopplerechokardiographie. Gemeinsam ist beiden Erkrankungen (der Amyloidose allerdings erst bei deutlicher Wandverdickung) im Doppler das „restriktive"

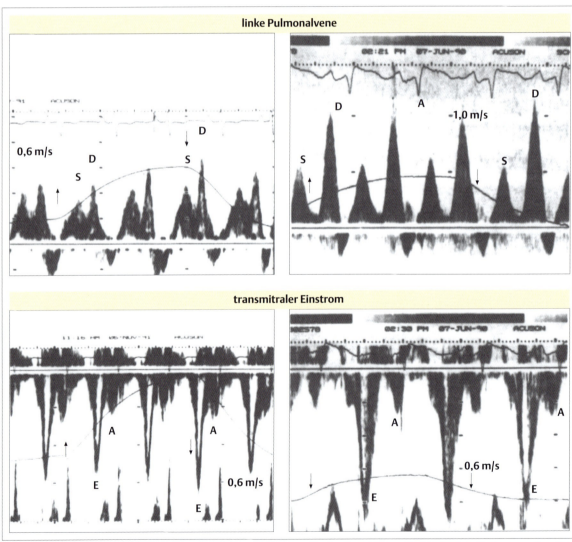

Abb. 14.**7** Registrierung des pulmonalvenösen (oben, Einstrom nach oben) und transmitralen (unten, Einstrom nach unten) Einstromprofils bei Patienten mit konstriktiver Perikarditis (links) und mit restriktiver Kardiomyopathie (rechts). Bei restriktiver Kardiomyopathie fehlt die respiratorische Schwankung mit inspiratorischer Reduktion der diastolischen Welle (D) des pulmonalvenösen Einstroms und der E-Welle des transmitralen Einstroms. Nach oben gerichtete Pfeile bezeichnen den Beginn der Inspiration, nach unten gerichtete Pfeile den Beginn der Exspiration (mit freundlicher Genehmigung aus 5).

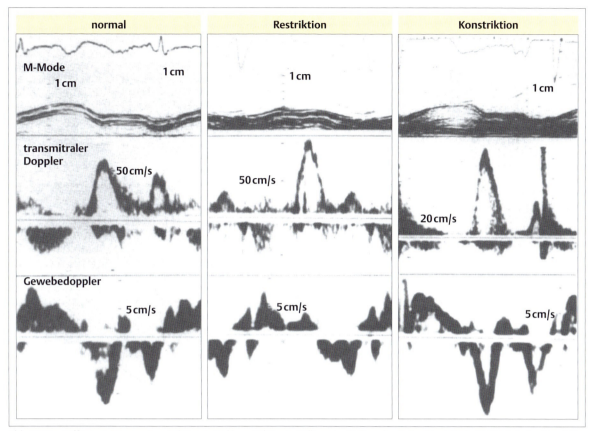

Abb. 14.8 Differenzierung von restriktivem und konstriktivem Füllungsverhalten des linken Ventrikels. M-Mode (oben) und Gewebedoppler (unten) des lateralen Mitralrings im Vierkammerblick sowie transmitraler Doppler (Mitte) bei Normalperson (links), einem Patienten mit restriktiver Kardiomyopathie (Mitte) und einem Patienten mit konstriktiver Perikarditis (rechts). Während die transmitralen Dopplerprofile in der Mitte und rechts sich ähneln („restriktives Muster"), unterscheiden sich die M-Modes und Gewebedopplerregistrierungen v. a. durch hohe frühdiastolische Geschwindigkeiten bei der konstriktiven Perikarditis (ähnlich dem Normalbefund), aber nicht bei der restriktiven Kardiomyopathie (mit freundlicher Genehmigung aus 2).

linksventrikuläre Füllungsprofil mit überhöhter E-Welle, kleiner A-Welle und infolge der geringen Dehnbarkeit des linken Ventrikels verkürzter Dezelerationszeit (< 150 ms). Allerdings fehlt bei der restriktiven Kardiomyopathie im Gegensatz zur Konstriktion die erhöhte respiratorische Variabilität der transmitralen, transtrikuspidalen und diastolischen pulmonalvenösen Flussgeschwindigkeiten sowie der isovolumischen Relaxationszeit (4) (Abb. 14.7). Ein wesentlicher pulmonaler Hypertonus (pulmonalarterieller systolischer Druck über 50 mmHg) ist typisch für die restriktive Kardiomyopathie, nicht aber die konstriktive Perikarditis. Das Pulmonalvenenprofil zeigt bei der konstriktiven Perikarditis im Vergleich zur restriktiven Kardiomyopathie eine erhöhte respiratorische Variabilität der transmitralen E-Welle (im Mittel 29 % gegenüber 16 %) und ein höheres Verhältnis von pulmonalvenöser systolischer zu diastolischer Welle. Als beste Trennwerte wurden in einer Studie eine respiratorische transmitrale E-Wellen-Variabilität über 40 % und ein inspiratorisches Verhältnis von pulmonalvenösem systolischem zu diastolischem Flusswellenintegral über 0,65 zur Identifikation einer konstriktiven Perikarditis gefunden (5).

Gewebedoppler. Die Messung der Gewebegeschwindigkeit mit dem Gewebedoppler kann ebenfalls zur Differenzialdiagnose einer Restriktion beitragen (Abb. 14.8). Die frühdiastolische E'-Welle des Mitralanulus, gemessen im gepulsten Gewebedoppler von apikal, war bei Patienten mit restriktiver Kardiomyopathie deutlich niedriger als bei Normalpersonen oder Patienten mit konstriktiver Perikarditis (5,1 ± 1,4 versus 14,5 ± 4,7 bzw. 14,8 ± 4,8 cm/s) (2).

■ Literatur

1. Cueto-Garcia L, Reeder GS, Kyle RA et al. Echocardiographic findings in systemic amyloidosis: spectrum of cardiac involvement and relation to survival. J Am Coll Cardiol 1985;6:737–43.
2. Garcia MJ, Rodriguez L, Ares MA, Griffin BP, Thomas JD, Klein AL. Differentiation of constrictive pericarditis from restrictive cardiomyopathy: Assessment of left ventricular diastolic velocities in the longitudinal axis by Doppler tissue imaging. J Am Coll Cardiol 1996;27:108–14.
3. Grossmann W, Baim DS. Cardiac Catheterization, Angiography and Intervention. 4th. ed. Philadelphia: Lea & Febiger 1991.

4. Hatle LK, Appleton CP, Popp RL. Differentiation of constrictive pericarditis and restrictive cardiomyopathy by Doppler echocardiography. Circulation 1989;79:357–70.
5. Klein AL, Cohen GI, Pietrolungo JF et al. Differentiation of constrictive pericarditis from restrictive cardiomyopathy by Doppler transesophageal echocardiographic measurements of respiratory variations in pulmonary venous flow. J Am Coll Cardiol 1993;22:1935–43.
6. Klein AL, Hatle LK, Taliercio CP et al. Prognostic significance of Doppler measures of diastolic function in cardiac amyloidosis. A Doppler echocardiographic study. Circulation 1991;83:808–16.
7. Klein AL, Hatle LK, Taliercio CP et al. Serial Doppler echocardiographic follow-up of left ventricular diastolic function in cardiac amyloidosis. J Am Coll Cardiol 1990;16:1135–41.
8. Klein AL. Two-dimensional and Doppler echocardiographic assessment of infiltrative cardiomyopathy. J Am Soc Echocardiogr 1988;1:48:737–43.
9. Richardson P, McKenna W, Bristow M et al. Report of the 1995 World Health Organization/International Society and Federation of Cardiology Task Force on the Definition and Classification of Cardiomyopathies. Circulation 1996;3:841–2.

15 Erkrankungen der Mitralklappe

E. Schwammenthal

Die Mitralklappe trennt zwar hämodynamisch linken Vorhof und Ventrikel, liegt jedoch anatomisch nicht *zwischen* diesen Herzhöhlen, sondern gänzlich im Ventrikel. Unbehinderte linksventrikuläre Füllung und Entleerung erfordern daher eine besondere Konstruktion des Mitralklappenapparates, deren Kenntnis für das Verständnis der verschiedenen Mitralklappenerkrankungen und deren echokardiographische Untersuchung unabdingbar ist.

Funktionelle Anatomie des Mitralklappenapparates

Im Gegensatz zum rechten Ventrikel, bei dem Trikuspidalostium und Conus pulmonalis räumlich voneinander getrennt sind, stellen Mitral- und Aortenöffnung eine Einheit dar, die den linken Ventrikel basal begrenzt. Die beiden Komponenten des aortomitralen Ostiums bilden einen Winkel von 100–110° und sind nur durch das vordere Mitralsegel voneinander getrennt. Aufgrund dieser besonderen anatomischen Anordnung wird die gesamte linke Herzhöhle durch die Mitralklappenöffnung in eine Einstromkammer und durch den Mitralklappenschluss in eine Ausstromkammer umgewandelt, wobei das vordere Mitralsegel wie ein Relais wirkt (Abb. 15.1). Der reibungslose Ablauf dieses Mechanismus setzt die strukturelle und funktionelle Integrität der einzelnen Komponenten des Mitralklappenapparates voraus.

Mitralanulus

Dorsal der Aortenklappe liegen rechtes und linkes Trigonum fibrosum (Abb. 15.2), Verankerungsstrukturen für operativ implantierbare Ringe vom Typ Carpentier-Edwards. Dazwischen spannt sich das fibröse aortomitrale Septum aus, von dem das vordere Mitralsegel entspringt. Nach lateral strahlt diese bindegewebige Einheit kollagene Faserzüge aus, sodass das Mitralostium von einer fibrösen Klammer umfasst wird, die seine posteriore Seite komplett frei lässt. Hier wird der Mitralanulus von aneinander grenzender Ventrikel- und Vorhofmuskulatur gebildet.

Veränderungen während des Herzzyklus. Wegen dieses inhomogenen Aufbaus des Mitralanulus mit einer gering beweglichen fibrösen anterioren Zirkumferenz und einer kontraktilen posterioren Zirkumferenz gehen die Änderungen seiner Größe während des Herzzyklus mit einer Änderung seiner Form einher (Abb. 15.3). Seine maximale Ausdehnung erreicht der Mitralanulus in der späten Diastole unmittelbar vor der Vorhofkontraktion, die seine Fläche um 15–20% vermindert. Dies

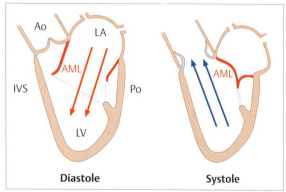

Abb. 15.**1** Umwandlung des linken Ventrikels von einer Einstromkammer (in der Diastole) in eine Ausstromkammer (in der Systole) durch die „Relaiswirkung" des vorderen Mitralsegels (AML), das dem abgewinkelten aortomitralen Ostium entspringt. Ao = Aorta; LA = linker Vorhof; LV = linker Ventrikel; IVS = Ventrikelseptum; Po = Hinterwand des linken Ventrikels.

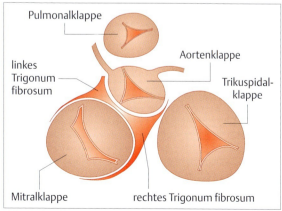

Abb. 15.**2** Klappenebene des Herzens (von oben gesehen).

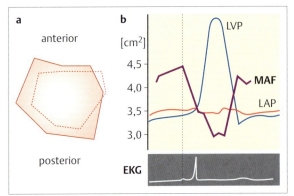

Abb. 15.3 Phasische Änderungen von Größe und Form des Mitralanulus während des Herzzyklus. Links: systolisch-diastolische Änderung der Form des Mitralanulus. Rechts: phasische Änderung der Mitralanulusfläche (MAF). LVP = linksventrikulärer Druck, LAP = linksatrialer Druck.

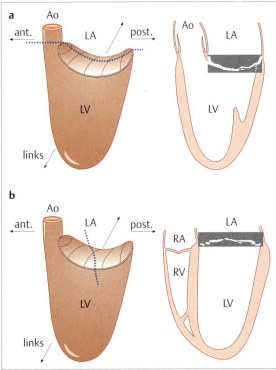

Abb. 15.4 Sattelform der Mitralanulusebene. Oben: Längsachsenschnitt; unten: Vierkammerblick. Die Sattelhochpunkte liegen anterior (aortal) und posterior, dazwischen liegt die bezogen auf den linken Vorhof konkave Sattelebene. Die Tiefpunkte liegen medial (septal) und lateral, dazwischen liegt die konvexe Sattelebene. Der echokardiographische Vierkammerblick zeigt stets die Sattelkonvexität, also auch bei normaler Mitralklappe deren „Vorwölbung" in den linken Vorhof. Ao = Aorta, ant. = anterior, LA = linker Vorhof, LV = linker Ventrikel, post. = posterior, RA = rechter Vorhof, RV = rechter Ventrikel (nach 27, mit freundlicher Genehmigung der American Heart Association).

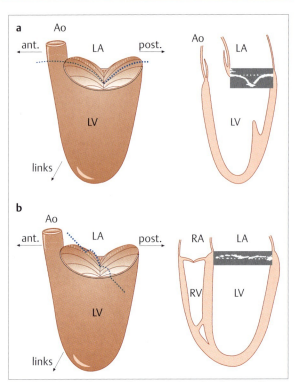

Abb. 15.5 Lage der gewölbten Mitralsegel in der sattelförmigen Mitralanulusebene. Scheinprolaps der Mitralsegel im Vierkammerblick, der im Längsachsenschnitt ausgeschlossen werden kann. Abkürzungen wie in Abb. 15.4 (nach 26, mit freundlicher Genehmigung der American Heart Association).

erleichtert die Abdichtung des Mitralostiums während der Ventrikelkontraktion, die seine Fläche um weitere 10–15 % reduziert. Mitt- bis endsystolisch kommt es wieder zu einer Ausdehnung des Mitralanulus, die sich kontinuierlich in die Diastole fortsetzt.

Lage des Mitralanulus. Da der Mitralanulus die Referenzebene für die Bestimmung eines Mitralsegelprolaps bildet, ist es klinisch von entscheidender Bedeutung, sich seine dreidimensionale Konfiguration vor Augen zu halten: Er hat die Form eines Sattels, d. h. eines geometrischen Körpers, der im Längs- und Querschnitt genau entgegengesetzte Krümmungsebenen aufweist (Abb. 15.4). Seine höchsten Punkte liegen anterior (aortal) und posterior, dazwischen liegt die bezogen auf den linken Vorhof konkave Sattelebene; die tiefsten Punkte liegen medial (septal) und lateral, dazwischen liegt die konvexe Sattelebene. Der echokardiographische Vierkammerblick, ein Schnittbild durch den linken Ventrikel, der Septum und Lateralwand darstellt, wird daher stets die Sattelkonvexität zeigen, also auch bei normaler Mitralklappe deren „Vorwölbung" in den linken Vorhof. Deshalb kann ein Mitralklappenprolaps nur in einem Schnittbild durch die lange Achse des linken Ventrikels sicher festgestellt werden, der im Normalfall die Sattelkonkavität darstellt (Abb. 15.5).

3

Mitralsegel

Die Mitralsegel entspringen kontinuierlich entlang der gesamten Zirkumferenz des Mitralanulus (Abb. 15.6). Der freie Rand des Mitralklappengewebes weist mehrere Einkerbungen auf, von denen zwei, die anterolaterale und die posteromediale Kommissur, regelhaft vorhanden sind und eine Unterteilung in ein vorderes und hinteres Mitralsegel erlauben. Das vordere Mitralsegel (AML) ist etwa 2–3 cm lang und dreiecks- bis halbkreisförmig. Das hintere Mitralsegel (PML) ist weniger als halb so lang, besitzt eine längere Anheftung am Mitralanulus und ist aufgrund zweier Einkerbungen dreigelappt, gewöhnlich mit einem dominanten zentralen Lobus (central scallop, medial scallop, lateral scallop). Die basalen zwei Drittel des AML sind glatt, dünn und bei Transillumination lichtdurchlässig; durch eine nahtartige Linie wird davon eine halbmondförmige, an den freien Rand grenzende Zone abgetrennt, die rau, dicker und lichtundurchlässig ist (Insertionsfläche von Chordae). Das PML weist eine korrespondierende, etwas kleinere raue Zone auf. Während des Mitralklappenschlusses kommt es zur Apposition der rauen Zonen, wobei deren nahtartige Demarkationen die Koaptationslinie bilden. Für einen effektiven Mitralklappenschluss ist erforderlich, dass sich die distalen Enden der Mitralsegel nicht nur berühren, sondern auch über eine ausreichend lange Strecke koaptieren.

Papillarmuskeln und Chordae

Die Verankerung des Mitralklappenapparates im linken Ventrikel erfolgt über die Papillarmuskeln aus denen die Chordae entspringen. Im Gegensatz zum anterolateralen Papillarmuskel ist der posteromediale Papillarmuskel meist zweigeteilt, wobei seine Hälften konvex bzw. konkav geformt sind, sodass sie sich während ihrer Kontraktion ohne Zwischenraum ineinander fügen und als Einheit wirken (Abb. 15.7). Jeder Papillarmuskel besitzt an seiner Oberfläche etwa 6 spitzenartige Papillarmuskelköpfe, von denen je 2 Chordae erster Ordnung ausgehen, die sich jeweils in etwa 5 terminale Chordae auffächern. Der Abriss eines Papillarmuskelkopfes würde so-

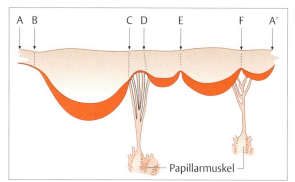

Abb. 15.**6** Mitralsegelanhaftung an der Zirkumferenz des Mitralanulus. A-B = anterolaterale Kommissur, B-C = vorderes Mitralsegel, C-D = posteromediale Kommissur, D-E = medialer Lobus des hinteren Mitralsegels, E-F = zentraler Lobus, F-A' = lateraler Lobus, I = Inzisuren des hinteren Mitralsegels, PM = Papillarmuskeln. Die raue Zone der Mitralsegel ist schraffiert dargestellt.

mit den Verlust von 10 (der insgesamt 120) terminalen Chordae bedeuten, die alle zu einem Segel ziehen, so dass es zum Prolaps des betroffenen Segels käme. Im Gegensatz dazu versorgt ein Papillarmuskel *beide* Mitralsegel, sodass dessen Abriss oder Dysfunktion stets beide Mitralsegel betrifft.

Blutversorgung. Beide Papillarmuskeln sind arteriell doppelversorgt: Der anterolaterale Muskel erhält Zufluss vom zweiten septalen Ast des R. interventricularis anterior sowie von Ästen des R. circumflexus, der posterolaterale Muskel wird von einem septalen Ast des R. interventricularis posterior (meist rechtes Kranzgefäß) sowie von Ästen des R. circumflexus versorgt. Obwohl die Hauptperfusion über intramural verlaufende Arterien erfolgt, werden die peripheren subendokardialen Regionen zusätzlich durch Sauerstoffdiffusion aus dem Kavum versorgt. Durch diese Mehrfachversorgung ist eine komplette Ischämie oder Infarzierung der Papillarmuskeln nur schwer möglich und daher selten; der hintere Papillarmuskel ist wegen seiner variableren Versorgung stärker rupturgefährdet als der vordere.

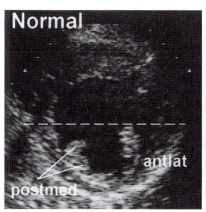
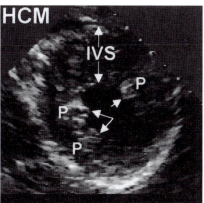

Abb. 15.**7** Parasternaler Querschnitt des linken Ventrikels auf Höhe der Papillarmuskeln. Links Normalbefund, rechts hypertrophe Kardiomyopathie (HCM). Im Normalfall liegen beide Papillarmuskeln in der hinteren Ventrikelhälfte (posterior der unterbrochenen Linie). Der posteromediale Papillarmuskel ist deutlich zweigeteilt. Bei HCM sind die Papillarmuskeln (P) nach anterior verlagert, der vordere liegt sogar knapp unter dem Septum (IVS).

Lage der Papillarmuskeln. Die anatomische Bezeichnung anterolateraler und posteromedialer Papillarmuskel bezieht sich auf die Lagebeziehung zu den Wandabschnitten des linken Ventrikels und nicht auf die Herzachse bzw. die Orientierung von Ein- und Ausstrombahn. Vom funktionell-anatomischen Standpunkt aus unterteilt das AML den Ventrikel in eine anterior gelegene Ausstrombahn, deren Boden es bildet, und eine posterior gelegene Einstrombahn, deren Dach es bildet (das Dach der Ausstrombahn wird durch das anteriore Septum und nicht durch die „Vorderwand" des linken Ventrikels gebildet, die deren linksseitige Begrenzung darstellt). Koaptierte Mitralsegel und Papillarmuskeln, deren Spitzen auf die Kommissuren weisen, liegen in einer Ebene, d. h. die Papillarmuskeln sind mediolateral ausgerichtet (der „hintere" Papillarmuskel liegt medial, der „vordere" lateral). Beide Papillarmuskeln liegen in der posterioren Hälfte des linken Ventrikels (Abb. 15.7). Ihre Kontraktion bewirkt daher eine Anspannung der Mitralsegel in posteriorer Richtung, was eine Obstruktion der Ausstrombahn in der Systole verhindert. Auch sorgt die Verkürzung der Papillarmuskeln dafür, dass der Abstand zwischen Papillarmuskelspitze und Mitralanulusebene während der Systole relativ konstant bleibt –trotz des systolischen Deszensus der „Ventilebene" und der Einwärtsbewegung der inferioren Wand des linken Ventrikels (vgl. „Papillarmuskelzug", S. 285 f.).

Verhalten während des Herzzyklus. Die Papillarmuskeln verhalten sich im Wesentlichen wie Myokard der freien Wand. Da sie jedoch nicht komplett in die Wand integriert sind, sondern frei enden bzw. über die Chordae mit der Mitralklappe verbunden sind, wirken während des Herzzyklus andere Zugkräfte auf sie ein. Folglich unterscheiden sich das Muster ihrer Vordehnung und die entsprechende Antwort gemäß dem Frank-Starling-Mechanismus: Während das Myokard der freien Wand durch die Ventrikelfüllung rasch gedehnt wird, nimmt die Papillarmuskellänge in der Diastole nur gering zu. Erst mit Beginn der isovolumetrischen Kontraktionsphase des Ventrikels werden die Papillarmuskeln durch den Mitralklappenschluss abrupt deutlich vorgedehnt. Das Ausmaß der Vordehnung bestimmt die Kraft der sich daran anschließenden Papillarmuskelkontraktion. Ihr passives Verhalten zu Beginn der Anspannungsphase erlaubt die ungehinderte Annäherung der Mitralsegel zueinander sowie zum Mitralanulus.

Untersuchung der Mitralklappe

Wegen der komplexen dreidimensionalen Form des Mitralklappenapparates erfordert dessen komplette Untersuchung die Benutzung aller Schnittebenen. Dabei ist zu berücksichtigen, dass wegen der Dreiteilung des hinteren Mitralsegels in verschiedenen Schnittebenen unterschiedliche Lobi (scallops) dargestellt werden (Abb. 15.8).

Parasternaler Längsachsenschnitt. Im (parasternalen) Längsachsenschnitt kommen der zentrale Anteil des AML und der zentrale Lobus des hinteren Mitralsegels zur Darstellung. Gleichzeitig wird die Lagebeziehung der Segel zum anterioren und posterioren Hochpunkt des Mitralanulus klar (Abb. 15.4 und 15.5 sowie Abschnitt „Mitralklappenprolaps – myxomatöse Mitralklappenerkrankung", S. 282 ff.) .

Vier- und Zweikammerblick. Im Vierkammerblick wird neben dem zentralen Anteil des AML meist der laterale Lobus des PML dargestellt, je nach Angulation auch der zentrale Lobus. Die Darstellung der Mitralklappe im Zweikammerblick wird häufig missverstanden, obwohl sie in der exakten Beurteilung der Pathologie des PML oft wegweisend ist: Wegen der in der Systole nach posterior gerichteten konkaven Biegung der geschlossenen Mitralsegel („Smiley-Form", Abb. 15.8 links) wird die Mitralklappe so angeschnitten, dass seitlich jeweils der mediale Lobus (inferior) und der laterale Lobus (anterior) des PML dargestellt werden. Dazwischen wird der tangential getroffene zentrale Anteil des

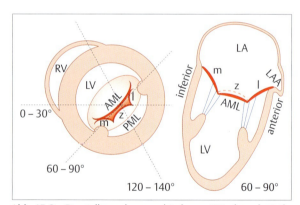

Abb. 15.**8** Darstellung der verschiedenen Mitralsegelanteile in Anhängigkeit vom Untersuchungswinkel der echokardiographischen Schnittebene. Die Winkelangaben beziehen sich auf die transösophageale Untersuchung, sind jedoch auch auf die transthorakale Untersuchung übertragbar. Links Querschnitt; rechts Zweikammerblick (60–90°). Zu beachten ist, dass im Zweikammerblick zwischen medialem (m) und lateralem (l) Lobus normalerweise das vordere Mitralsegel (AML) zur Darstellung kommt und nur im Falle eines Prolaps zusätzlich der zentrale Lobus (z) des hinteren Mitralsegels (PML). Die 3 Lobi des PML werden in jüngster Zeit auch als P1, P2 und P3 bezeichnet (von lateral nach medial), die gegenüberliegenden Anteile des AML als A1, A2, A3. LAA = linkes Vorhofohr (Referenzstruktur für die korrekte Darstellung des Zweikammerblicks).

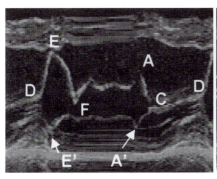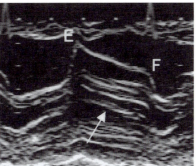

Abb. 15.**9** M-Mode-Echokardiogramm. Normalbefund (links), Mitralstenose (rechts). D-E = Öffnungsbewegung, E-F = frühdiastolische Schließungsbewegung, A = Vorhofkontraktion, C = Mitralklappenschluss. Bei normaler Segelseparation finden sich in der Diastole stets eine gegensinnige Bewegung des hinteren Mitralsegels (E' und A') sowie keine diastolischen Mehrfachechos. Bei Mitralstenose ist die Öffnungsbewegung des vorderen Mitralsegels vermindert, vor allem aber die diastolische Schließungsbewegung (EF-Slope), und die Bewegung des hinteren Segels ist durchgehend gleichsinnig. Es finden sich zahlreiche diastolische Mehrfachechos (Pfeil).

AML abgebildet (der weiter posterior darunter liegende zentrale Lobus befindet sich in der Regel nicht in dieser Schnittebene).

Parasternaler Querschnitt. Der parasternale Querschnitt der Mitralklappe erlaubt nicht nur die Beurteilung von Mitralostium und Kommisuren, sondern ebenso wie der Zweikammerblick die Lokalisation des Ursprungs von (exzentrischen) Regurgitations-Jets. Zudem ermöglicht er, festzustellen, ob die Papillarmuskeln in der posterioren Hälfte des linken Ventrikels liegen (Normalbefund) oder nach anterior verlagert sind (Abb. 15.7).

2D-Mode und Farbdoppler. Die vollständige Untersuchung der Mitralklappe erfordert die genaue Erfassung von Morphologie und Funktion (Klappenbeschaffenheit und Geometrie, Beweglichkeit, pathologisch-anatomische Lokalisation des Defekts, Identifizierung der Ätiologie, Schweregradbeurteilung des Defekts). Hierzu ist eine ausreichend lange konventionelle zweidimensionale Untersuchung unabdingbar. Untersuchungen, die überwiegend aus Farbdoppleraufzeichnungen bestehen, sind z. B. für die Planung einer klappenerhaltenden Korrektur einer Mitralinsuffizienz wertlos. Die farbdopplerechokardiographische Darstellung von Regurgitations-Jets sollte vor allem bei exzentrischem Ursprung und Verlauf in allen Standardschnittebenen erfolgen und zusätzlich dem Jet-Verlauf angepasste Angulationen einschließen. Abb. 15.9 (links) zeigt den normalen Bewegungsablauf der Mitralklappe im M-Mode.

Mitralstenose

Rheumatische Mitralstenose

Die rheumatische Mitralstenose stellt die bei weitem häufigste Ursache einer Obstruktion des Einstroms in den linken Ventrikel dar. Pathologisch ist die Fusion von Kommissuren und Chordae kennzeichnend, die zusammen mit einer Verdickung und Verkürzung der Segel und des subvalvulären Apparates die Mitralklappenöffnung beeinträchtigt und die Öffnungsfläche vermindert.

Die Diagnose erfolgt mittels zweidimensionaler Echokardiographie aufgrund der folgenden pathologischen Kriterien (Abb. 15.**10** und 15.**11**):
➤ verdickte, deformiert erscheinende Segel, insbesondere distal und nahe der Kommissuren, im fortgeschrittenen Stadium auch weiter basal und mit Kalzifikation,
➤ abnorme diastolische Öffnungsbewegung mit „Doming" im Längsschnitt und im Vierkammerblick,
➤ Fusion der Kommissuren im parasternalen Querschnitt,
➤ Verminderung der Mitralklappenöffnungsfläche im parasternalen Querschnitt.

Die M-Mode-echokardiographischen Zeichen der Mitralstenose (Abb. 15.9 rechts) sind nur noch von historisch-didaktischem Interesse.

Quantifizierung der Mitralstenose

Gradientenbestimmung

Ein transmitraler Druckgradient tritt nicht auf, bevor sich die Mitralklappenöffnungsfläche von normalerweise 4–6 cm² auf unter 2,5 cm² vermindert. Die CW-

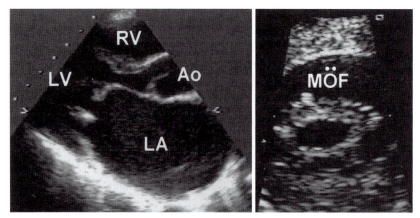

Abb. 15.**10** Mitralstenose. Längsachsenschnitt (links): Doming der verdickt und deformiert erscheinenden Mitralsegel in der Diastole, Verkalkung des distalen hinteren Mitralsegels, erheblich vergrößerter linker Vorhof (LA). Ao = Aorta; RV = rechter Ventrikel, LV = linker Ventrikel. Querschnitt (rechts): Zoom der stenotischen Mitralklappenöffung (MÖF) zwecks Planimetrie. Fusion der Kommissuren, die medial kaum mehr auszumachen ist.

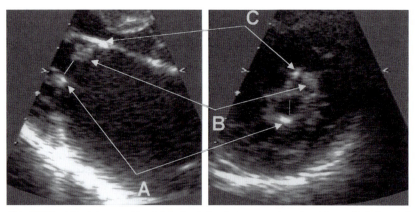

Abb. 15.**11** Mitralstenose. Vergleich der Befunde im parasternalen Längs- (links) und Querschnitt (rechts). A = Übereinstimmung der Verkalkung des distalen hinteren Mitralsegels, B = Übereinstimmung der Verdickung des distalen vorderen Mitralsegels, C = Übereinstimmung der Verkalkung des vorderen Mitralsegels im Bereich der Insertion seiner (ebenfalls verkalkten) Chordae. Der Vergleich dieser morphologischen Befunde sowie der anteroposterioren Segelseparation in beiden Ebenen (eingezeichnete Linie) zeigt, dass der Mitralklappenquerschnitt auch tatsächlich die zu planimetrierende distale stenotische Öffnung darstellt.

Dopplerregistrierung der maximalen transvalvulären Strömungsgeschwindigkeit ermöglicht gemäß der vereinfachten Bernoulli-Gleichung ($\Delta P = 4\ v^2$) eine genaue Bestimmung von maximalem und mittlerem Druckgradienten. Obwohl auch vom transmitralen Fluss abhängig, erlaubt der mittlere Druckgradient, den Schweregrad der Stenose bereits brauchbar abzuschätzen (Tab. 15.1), da das Ruhe-Herzzeitvolumen auch bei bedeutsamer Mitralstenose meist noch im Normbereich liegt. Bei fortgeschrittener schwerer Mitrastenose, bedeutsamer Trikuspidalinsuffizienz oder bei zufällig bestehender linksventikulärer Funktionsstörung kommt es jedoch zur Verminderung des Herzzeitvolumens und damit des Gradienten. In diesem Fall wird die Schwere der Stenose durch den Gradienten unterschätzt. Umgekehrt kann ein erhöhtes Pendelvolumen bei gleichzeitig bestehender Mitralinsuffizienz den Gardienten erhöhen und zur Überschätzung der Stenosekomponente führen.

Bei Vorhofflimmern sollten zumindest je eine kurze und eine lange Diastole erfasst werden, um die gesamte Schwankungsbreite des Gradienten zu dokumentieren.

Planimetrie

Das Mitralklappenostium selbst kann im parasternalen Querschnitt direkt dargestellt und vermessen werden (Abb. 15.10 rechts). Wegen der Trichterform der stenotischen Mitralklappe kann es insbesondere bei ausgeprägtem Doming schon zu einer bedeutsamen Überschätzung der Öffnungsfläche kommen, wenn die gewählte Schnittebene nur gering oberhalb des Ostiums liegt. Dies kann vermieden werden, indem der parasternale Querschnitt in superior-inferiorer Richtung (kraniokaudal) anguliert wird, bis sich während der maximalen initialen diastolischen Segelseparation das

Tabelle 15.**1**   Schweregradeinteilung der Mitralstenose

Parameter	Leichtgradig	Mittelgradig	Schwer
MOF	> 1,5 cm²	1,0–1,5 cm²	< 1,0 cm²
Mittlerer Gradient in Ruhe	< 5 mmHg	5–10 mmHg	> 10 mmHg*
Mittlerer Gradient unter Belastung	< 15 mmHg	15–20 mmHg	> 20 mmHg
SPAP in Ruhe	< 50 mmHg	> 50 mmHg	> 60–80 mmHg
SPAP unter Belastung	< 60 mmHg	> 60 mmHg	> 70–90 mmHg

*   > 15 mmHg = höchstgradig; MOF = anatomische Mitralklappenöffnungsfläche (Angaben beziehen sich auf Erwachsene mit normaler Körperoberfläche); SPAP = systolischer Pulmonalarteriendruck

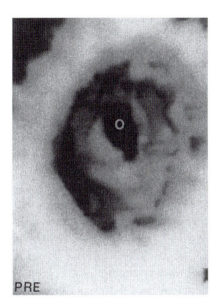 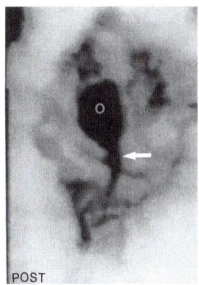

Abb. 15.**12**   Dreidimensionale Rekonstruktion einer stenotischen Mitralklappenöffnung vor (links) und nach (rechts) Ballonvalvuloplastie; ventrikelseitige Ansicht. Die Öffnungsfläche nahm von 1,0 auf 2,0 cm² zu. Der Pfeil kennzeichnet die Aufspaltung der Kommissur nach Valvuloplastie (aus 2, mit freundlicher Genehmigung des American College of Cardiology).

kleinste Ostium darstellt. Durch Lokalisation der Mitralklappenöffnung im parasternalen Längsschnitt und Vergleich der anterior-posterioren Segelseparation in beiden Schnittebenen kann überprüft werden, ob die vermessene Öffnungsfläche auch tatsächlich das stenotische Mitralostium darstellt (Abb. 15.**11**).

3D-gesteuerte Planimetrie. Die Limitationen der zweidimensionalen Schnittbildtechnik können durch die 3D-gesteuerte Planimetrie der Mitralöffnungsfläche völlig überwunden werden (Abb. 15.**12**). Die Gefahr der bedeutsamen Unterschätzung der Mitralklappenöffnungsfläche durch Mehrfachechos stellt bei den neueren, weniger verstärkungsempfindlichen Geräten kein besonderes Problem mehr dar. Signalverlust im Lateralbereich (Drop-out) kann die Genauigkeit der Messung beeinträchtigen.

Druckhalbwertszeitmethode

Die Druckhalbwertszeit ($T_{1/2}$) ist die Zeit, die der Druckgradient benötigt, um auf die Hälfte seines ursprünglichen Maximalwertes abzufallen. Wegen der quadratischen Beziehung zwischen Gradient und Strömungsgeschwindigkeit entspricht dies der Zeit in der Letztere auf $1/\sqrt{2}$ ihres ursprünglichen Wertes abfällt. $T_{1/2}$ kann daher aus der Abfallsteilheit der E-Welle im CW-Dopplersignal bestimmt werden (Abb. 15.**13**). Je kleiner die Mitralöffnungsfläche (MÖF) ist, desto langsamer sind Vorhofentleerung und Abfall des Druckgradienten und desto länger ist $T_{1/2}$. Dementsprechend existiert zwischen MÖF und $T_{1/2}$ eine empirische Beziehung:

$$\text{MÖF [cm}^2\text{]} = 220/T_{1/2}\text{ [ms]} \qquad \text{(Hatle-Formel)}$$

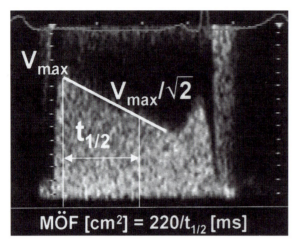

Abb. 15.**13** Bestimmung der Druckhalbwertszeit ($T_{1/2}$) und der Mitralklappenöffnungsfläche (MÖF) anhand des diastolischen CW-Dopplersignals bei Mitralstenose. V_{max} = maximale Strömungsgeschwindigkeit.

Die Bestimmung der MÖF entsprechend dieser Formel ist bei linearem Abfall der E-Welle gut reproduzierbar und von mäßigen Änderungen des Herzzeitvolumens und der Herzfrequenz nicht beeinflusst. $T_{1/2}$ ist jedoch nicht nur von der MÖF, sondern auch von der Gesamt-Compliance von Vorhof und Ventrikel (C_{net}) und dem initialen Druckgradienten ΔP_{max} abhängig (Abb. 15.**14**):

$$T_{1/2} = 11{,}6 \times C_{net} \times \sqrt{\Delta P_{max}} / \text{MÖF}$$

Die relative Konstanz des Zählers dieser Gleichung („220") erklärt sich dadurch, dass sich C_{net} und ΔP_{max} meist gegensinnig verhalten: Bei Anstieg von linksatrialem Druck und damit ΔP_{max} befindet sich der Vorhof auf dem steilen Teil seiner Druck-Volumen-Kurve, sodass C_{net} sinkt – und umgekehrt. Dies ist jedoch bei starken oder akuten Änderungen der Hämodynamik sowie unmittelbar nach perkutaner Ballon-Mitralkomissurotomie nicht gewährleistet. Bei Funktionsstörung des linken Ventrikels mit verminderter Compliance führt der steile Anstieg des diastolischen Ventrikeldrucks zu einer Verkürzung von $T_{1/2}$ und somit Überschätzung der MÖF (Abb. 15.**15**). Denselben Effekt hat eine gleichzeitig bestehende Aorteninsuffizienz, da sich hierbei der Ventrikel aus einer zusätzlichen Quelle füllt.

Besteht zusätzlich zur Mitralstenose ein Vorhofseptumdefekt (Lutembacher-Syndrom), so kann sich der Vorhof in eine zusätzliche Kammer entleeren, was $T_{1/2}$ ebenfalls verkürzt. Hat der linke Vorhof eine sehr geringe Compliance (etwa bei jüngeren Frauen mit bedeutsamer Mitralstenose, oft mit erhaltenem Sinusrhythmus), so kommt es nicht nur bei dessen Füllung zu einem steileren Anstieg des Vorhofdruckes, sondern bei Entleerung entsprechend zu einem steileren Druckabfall und somit zu einer Verkürzung von $T_{1/2}$ (Abb. 15.**16**). Mit Ausnahme des Zustands nach Mitralvalvulotomie haben alle diese beschriebenen Situationen in praktischer Hinsicht eines gemeinsam:

➤ Die Limitationen der Druckhalbwertszeitmethode führen häufig zur Überschätzung der MÖF, jedoch praktisch nie zu deren Unterschätzung. Ergibt die korrekte Messung von $T_{1/2}$ Werte von mehr als 220 ms, so handelt es sich daher stets um eine schwere Mitralstenose.

a
Druck [mmHg]

Compliance = 6 cm³/mmHg
Initialer Druckgradient = 10 mmHg
Variation der Öffnungsfläche in cm²

● Halbwertszeit

0,5
1,0
1,5
2,0

b
Druck [mmHg]

Öffnungsfläche = 1,5 cm²
Initialer Druckgradient = 10 mmHg
Variation der Compliance in cm³/mml Ig

● Halbwertszeit

12
9
6
3

c
Druck [mmHg]

Öffnungsfläche = 1,5 cm²
Compliance = 6 cm³/mmHg
Variation des initialen Druckgradienten in mmHg

● Halbwertszeit

20
15
10
5

Zeit [ms]

Abb. 15.**14** Abhängigkeit des Abfalls des Druckgradienten bei Mitralstenose von der Mitralklappenöffnungsfläche (**a**), der linksatrialen Compliance (**b**) und der Höhe seines initialen Wertes (**c**). Der Pfeil kennzeichnet eine Kurve mit identischen Bedingungen in allen 3 Graphen (Öffnungsfläche 1,5 cm², Compliance 6 cm³/mmHg, initialer Druckgradient 10 mmHg). Jeder Graph demonstriert die Resultate bei Variation jeweils einer Variablen. Das mathematische Modell zeigt, dass die Druckhalbwertszeit mit der Mitralklappenöffnungsfläche abnimmt und mit der Compliance und dem initialen Druckgradienten zunimmt (nach 45, mit freundlicher Genehmigung des American College of Cardiology).

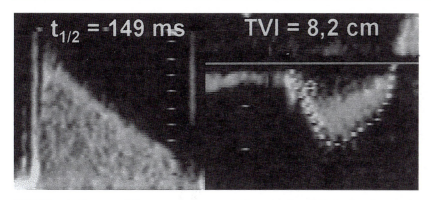

MPG = 4,6 mm Hg

MVA (t$_{1/2}$) = 1,48 cm^2

MVA (plan) = 0,8 cm^2

Max vel = 37,5 cm/s

SV = 25 cm^3

MVA (eff) = 0,7 cm^2

Abb. 15.**15**   Überschätzung der Mitralklappenöffnungsfläche durch die Druckhalbwertszeitmethode bei einem Patienten mit linksventrikulärer Funktionsstörung und hohem enddiastolischen Druck (Verkürzung der Druckhalbwertszeit). t$_{1/2}$ betrug 149 ms, die entsprechend errechnete Öffnungsfläche MVA (t$_{1/2}$) lag deutlich sowohl über der planimetrierten MVA (plan) als auch über der nach der Kontinuitätsgleichung bestimmten Öffnungsfläche MVA (eff). Das niedrige Schlagvolumen schlägt sich in einer erheblich verminderten Schlagdistanz nieder (TVI = Zeit-Geschwindigkeits-Integral im Ausflusstrakt). Wegen des niedrigen Schlagvolumens war der mittlere Druckgradient trotz schwerer Stenose vergleichsweise niedrig.

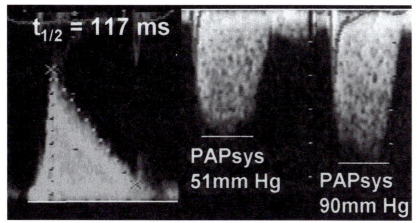

Abb. 15.**16**   Überschätzung der Mitralklappenöffnungsfläche durch die Druckhalbwertszeitmethode bei einem Patienten mit niedriger Vorhof-Compliance (Verkürzung der Druckhalbwertszeit). t$_{1/2}$ betrug 119 ms, entsprechend einer Öffnungsfläche von 1,85 cm^2, die planimetrierte Öffnungsfläche betrug 1,2 cm^2. Der maximale Druckgradient lag bei 24 mmHg. Der nach der Strömungsgeschwindigkeit im Trikuspidalregurgitations-Jet (unter Annahme eines Vorhofdrucks von 10 mmHg) geschätzte systolische Pulmonalarteriendruck lag schon in Ruhe bei 50 mmHg und stieg nach 4-minütiger fahrradergometrischer Belastung auf 90 mmHg an. Die Katheteruntersuchung bestätigte die Diagnose einer schweren Mitralstenose, die Pulmonalkapillar-Verschlussdruck-Kurve zeigte extrem hohe V-Wellen.

Kontinuitätsgleichung

Ähnlich wie bei der Aortenstenose (Kap. 16) kann auch bei der Mitralstenose das Kontinuitätsprinzip angewendet werden, das auf dem Massenerhaltungssatz beruht: In Abwesenheit einer Klappeninsuffizienz ist das systolisch durch den Ausflusstrakt strömende Volumen mit dem diastolisch durch die Mitralklappenöffnung strömenden Volumen identisch (SV$_{LVOT}$ = SV$_{MÖF}$). SV$_{LVOT}$ ist das Produkt aus der Querschnittsfläche des Ausfluss-traktes (LVOT-F) und dem Zeitintegral der dort mittels PW-Doppler gemessenen Strömungsgeschwindigkeit (TVI$_{LVOT}$) (Abb. 15.**15** rechts). SV$_{MÖF}$ ist entsprechend das Produkt aus MÖF und dem aus dem CW-Dopplersignal bestimmten transmitralen Zeit-Geschwindigkeits-Integral TVI$_{MÖF}$. Enstprechend kann MÖF bestimmt werden nach:

$$MÖF = LVOT - F \times TVI_{LVOT}/TVI_{MÖF}$$

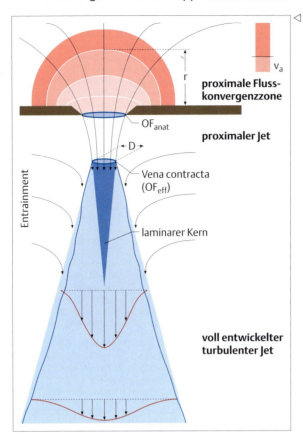

◁ Abb. 15.**17** Schema eines freien turbulenten Jets. Flusskonvergenz proximal der restriktiven Öffnung (Mitralstenose oder Mitralregurgitation). Wegen der Massenträgheit konvergieren die durch die Öffnung durchgetretenen Stromlinien noch über eine kurze Distanz, sodass die minimale Jet-Querschnittsfläche (Vena contracta), die die effektive hämodynamische Öffnungsfläche (OF_{eff}) darstellt, stets kleiner ist als die anatomische Öffnungsfläche (OF_{anat}). Das Verhältnis von effektiver zu anatomischer Öffnungsfläche wird als Kontraktionskoeffizient bezeichnet. Enstprechend ist der proximale Jet-Durchmesser D im Bereich der Vena contracta stets kleiner als der Durchmesser der anatomischen Öffnung. Der aus der Regurgitationsöffnung mit hoher Geschwindigkeit in den Vorhof tretende Regurgitationsstrahl ist zunächst laminar (laminarer Kern). Die Scherkräfte an der Grenze zwischen Hochgeschwindigkeits-Jet und der umgebenden stagnierenden Flüssigkeit verursachen turbulente Wirbel, die in den Jet eindringen und den laminaren Kern aufbrauchen, sodass nach einer Strecke, die etwa dem 6fachen Durchmesser der Regurgitationsöffnung entspricht, ein voll entwickelter turbulenter Jet vorliegt.

LVOT-F wird dabei unter Annahme einer Kreisform des Ausflusstraktes aus dessen Durchmesser D bestimmt ($D^2 \times \pi/4$).

Im Gegensatz zur Bestimmung der MÖF nach der $T_{1/2}$-Methode, die empirisch die anatomische MÖF abschätzt, wird hier die hämodynamische MÖF bestimmt, die stets kleiner ist (Abb. 15.**17**), im Mittel um etwa 85 %. Die Kontinuitätsgleichung führt wie die Gorlin-Formel (die sich aus Ersterer leicht ableiten lässt) beim Vorliegen einer bedeutsamen Mitralinsuffizienz zur Unterschätzung der MÖF. Beim Vorliegen einer Aorteninsuffizienz kann alternativ das pulmonale Schlagvolumen in der Gleichung verwendet werden.

Flussfläche

Anstatt die eingeschränkte Mitralöffnung direkt darzustellen, können im Farbdoppler die Durchmesser des durchtretenden Stenose-Jets unmittelbar bei dessen Austritt in den linken Ventrikel in zwei orthogonalen Ebenen gemessen werden, um daraus die MÖF als Ellipsenfläche zu berechnen (Abb. 15.**18** und 15.**19**). Da der Jet-Durchmesser distal des Ostiums expandiert, muss darauf geachtet werden, den „Flaschenhals" des Stroms zwischen proximaler Flusskonvergenz und distaler Jet-Expansion zu messen, um Überschätzungen der MÖF zu vermeiden (Abb. 15.**17** und 15.**19**). Diese Methode entspricht weitgehend der Bestimmung des proximalen Jet-Durchmessers bei Mitralregurgitation. Sie weist eine gute Übereinstimmung mit invasiven Messungen auf, wird vom Bestehen einer Mitral- oder Aorteninsuffizienz nicht beeinflusst und sollte auch von Vorhofdruck und Ventrikelfunktion unabhängig sein. Sie unterstellt jedoch stets eine elliptische Form der MÖF (was bei schwerer Segeldeformation nicht unbedingt der Fall ist) und ist zudem durch das schlechtere laterale Auflösungsvermögen des Farbdopplers limitiert.

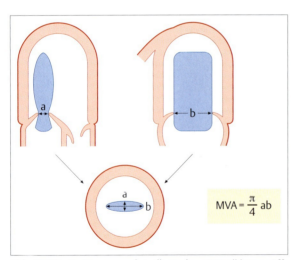

Abb. 15.**18** Bestimmung der elliptischen Mitralklappenöffnungsfläche nach der Flussflächenmethode: Bestimmung des kürzeren Ellipsendurchmessers a aus dem apikalen Längsachsenschnitt (links oben) und des langen Ellipsendurchmessers b aus einer etwa 90° zum Längsachsenschnitt rotierten Ebene (rechts oben) (nach 22, mit freundlicher Genehmigung des American College of Cardiology).

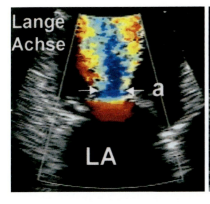 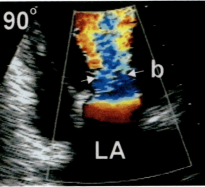

Abb. 15.**19** Farbflussflächenmethode. Beispiel der Vermessung von a und b bei einem Patienten mit Mitralstenose (vgl. Abb. 15.**18**). LA = linker Vorhof.

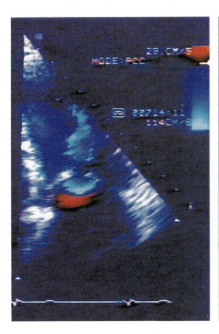 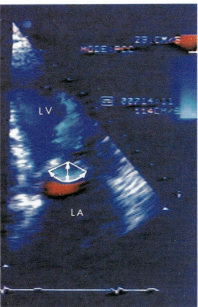

Abb. 15.**20** Darstellungen der Flusskonvergenzzone proximal einer Mitralstenose im Vierkammerblick. Die Alias-Geschwindigkeit wurde in diesem Fall auf 28 cm/s reduziert. Der gerade Doppelpfeil kennzeichnet den Radius der entsprechenden isokinetischen Halbschale. Der gebogene Doppelpfeil kennzeichnet den von den Mitralsegeln gebildeten Einstromwinkel α. LA = linker Vorhof, LV = linker Ventrikel (aus 35, mit freundlicher Genehmigung der American Heart Association).

Proximale Flusskonvergenzmethode

Proximal einer eingeschränkten Öffnung kommt es allseitig zu einer stetigen Beschleunigung der Strömungsgeschwindigkeit, die unmittelbar nach Austritt aus der Öffnung ihren Maximalwert erreicht (Abb. 15.**17**). Verbindet man die Punkte gleicher Geschwindigkeit auf den Strömungslinien (Isokinetische), so zeigt sich, dass der Fluss in Form halbkugelförmiger Schalen mit abnehmender Oberfläche und zunehmender Geschwindigkeit konvergiert (Abb. 15.**17**). Mittels Nulllinienverschiebung der Farbdopplerskala kann eine beliebige isokinetische Halbschale gewählt werden (Abb. 15.**20**) und deren Oberfläche aus dem Radius r nach der hemisphärischen Formel als $2 \pi r^2$ berechnet werden. Die Geschwindigkeit auf dieser Halbkugel ist die gewählte Alias-Geschwindigkeit v_{alias}. Der die Halbschale durchströmende Fluss, der letztlich vollständig durch das Mitralostium strömt (Kontinuitätsprinzip), kann als Produkt aus Halbschalenoberfläche und Alias-Geschwindigkeit berechnet werden. Die Division von maximalem Fluss durch die maximale Strömungsgeschwindigkeit im CW-Doppler (v_{max}) ergibt die MÖF:

$$MÖF = 2 \pi r^2 \times v_{alias}/v_{max} \times \alpha/180°$$

α ist der von den Mitralsegeln gebildete Einstromwinkel; der Korrekturfaktor α/180° berücksichtigt bei der Flussberechnung die trichterförmige Einstromgeometrie der stenosierten Mitralklappe (Abb. 15.**20**).

In der Praxis werden Farbdopplerdarstellungen des Mitraleinstroms im Vierkammerblick durchgeführt (Abb. 15.**20**). Zur Bestimmung des maximalen transmitralen Flusses wird der Radius der proximalen Flusskonvergenzzone als maximaler diastolischer Abstand der Alias-Grenze vom Ostium gemessen. Dabei wird v_{alias} möglichst niedrig gewählt, um die Alias-Grenze relativ weit vom Ostium zu entfernen und damit die Messgenauigkeit des Radius zu erhöhen sowie das Problem der Abflachung der Halbschalen nahe des Ostiums zu umgehen.

Wertung

Routinemäßig sollten mittlerer Gradient, $T_{1/2}$ und MÖF mittels Planimetrie bestimmt werden (falls Bildqualität und Klappenmorphologie dies erlauben). Die Planimetrie ist zeitaufwendiger als die $T_{1/2}$-Methode, stellt jedoch bei guter Bildqualität und sorgfältiger Messung den Goldstandard dar. Ist $T_{1/2} > 220$, so handelt es sich stets um eine schwere Mitralstenose. Bei Vorliegen einer $T_{1/2} < 220$ oder einer der oben erwähnten Limitationen, die die Benutzung der $T_{1/2}$-Methode ausschließen, sollte zur Kontrolle der Planimetrie die Flussflächenmethode oder proximale Flusskonvergenzmethode benutzt werden. Auch die Kontinuitätsgleichung stellt eine gute Alternative dar, falls keine bedeutsame Klappeninsuffizienz vorliegt. Die Abschätzung des Pulmonalarteriendrucks in Ruhe (CW-Doppler, Trikuspidalregurgitation) und ggf. unter Belastung (Abb. 15.16) ist bei diskrepanten Befunden bzw. zur Komplettierung des hämodynamischen Befundes von großem Wert.

Hämodynamische Auswirkungen der Mitralstenose

Da die rheumatische Erkrankung den Vorhof direkt betreffen kann, entspricht die Vorhofgröße nicht immer der Schwere bzw. Dauer der Mitralklappenerkrankung. Bedeutsame Vorhofdilatationen können schon bei mäßiggradiger Mitralstenose auftreten, umgekehrt werden relativ mäßig dilatierte Vorhöfe gelegentlich auch in fortgeschrittenen Fällen gesehen. Bei einem Teil der Patienten, insbesondere bei solchen mit niedriger Vorhof-Compliance, wird infolge einer reaktiven pulmonalen Hypertonie schon bei mittelgradiger Stenose ein hoher Pulmonalarteriendruck in Ruhe oder ein unverhältnismäßiger Anstieg unter Belastung beobachtet (Abb. 15.16). Die Belastungsechokardiographie erlaubt zudem Patienten nach dem Verhalten der MÖF (Kontinuitätsgleichung) in zwei Gruppen zu unterteilen: solche, die durch Vergrößerung der MÖF das Schlagvolumen unter Belastung steigern können und solche, bei denen die MÖF nicht „dehnbar" ist, und die das Herzzeitvolumen nur durch einen Anstieg der Herzfrequenz auf Kosten der Füllungszeit steigern können (unverändertes oder abfallendes Schlagvolumen).

Echokardiographie und Valvuloplastie

Die Einführung der perkutanen Ballonvalvulotomie und die Erkenntnis, dass Patienten mit bedeutsamer Mitralstenose und schon relativ mäßiggradigen Beschwerden ohne Intervention einen ungünstigen Verlauf haben, hat die Indikationsschwelle zur invasiven Therapie erheblich gesenkt.

Indikationen. Nach den Richtlinien der American Heart Association besteht in folgenden Fällen eine Indikation zur Intervention:

➤ symptomatische Patienten mit MÖF < 1,5 cm²,
➤ asymptomatische Patienten mit MÖF < 1,5 cm², falls der systolische pulmonalarterielle Druck > 50 mmHg in Ruhe beträgt oder > 60 mmHg unter Belastung,
➤ symptomatische Patienten mit MÖF > 1,5 cm², falls unter Belastung der mittlere Gradient auf > 15 mmHg ansteigt oder der SPAP auf > 60 mmHg.

Boston-Score. Um abzuschätzen, ob eine gegebene Mitralklappenmorphologie für eine Ballonvalvuloplastie geeignet ist (hohe Erfolgschance bei niedrigem Risiko von Segelruptur und bedeutsamer Mitralinsuffizienz), wurden verschiedene Methoden vorgeschlagen. Beim Boston- oder Wilkins-Score werden 4 Parameter (Segelmobilität, -dicke und -verkalkung sowie Verdickung bzw. Verkürzung des subvalvulären Apparates) nach einer Vierpunkteskala beurteilt. Bei einem Score von ≥ 8 sind die Ergebnisse ungünstiger. Ein niedriger Score ist zwar sehr spezifisch, jedoch nicht sehr sensitiv, da viele Patienten trotz ungünstigem Score gute Ergebnisse zeigen.

Beurteilung im parasternalen Querschnitt. Da der Erfolg der Valvulotomie und die Vermeidung von Komplikationen in erster Linie von der „Spaltbarkeit" der Kommissuren abhängen, ist eine Beurteilung der Mitralklappe im parasternalen Querschnitt von hohem prädiktivem Wert. Sind beide Kommissuren schwer verkalkt und unbeweglich, so ist die Mitralklappe für eine Valvulotomie schlecht geeignet. Die besten Ergebnisse werden beobachtet, wenn beide Kommissuren nicht wesentlich verkalkt und relativ beweglich sind. Die Nützlichkeit beider Ansätze wurde in transthorakalen Studien entwickelt und belegt.

Transösophageale Echokardiographie. Obwohl die transösophageale Echokardiographie wegen besserer Detaildarstellung und zum Ausschluss von Thromben im Vorhofohr (vor transseptaler Punktion) vielerorts routinemäßig vor Ballonvalvulotomie durchgeführt wird, ist deren Überlegenheit nie prospektiv demonstriert worden.

Beurteilung der Trikuspidalklappe. Bei der Entscheidung zwischen Operation und Katheterintervention sollten stets auch die Trikuspidalklappe und der Schweregrad der Trikuspidalinsuffizienz beurteilt werden. Nicht nur die organische, sondern auch die lange bestehende funktionelle Trikuspidalinsuffizienz ist wegen irreversibler Dilatation des Trikuspidalanulus durch erfolgreiche Mitralvalvulotomie mit Absenkung des Pulmonalarteriendruckes nicht zu beeinflussen. Patienten mit Mitralstenose und mittel- oder schwergradiger Trikuspidalinsuffizienz, die einer Valvulotomie zugeführt werden oder die operiert werden, ohne dass eine Trikuspidalanuloraphie (DeVega-Plastik) durchgeführt wird, haben eine ungünstige Prognose.

Mitralklappeninsuffizienz

Quantifizierung der Mitralklappeninsuffizienz

Regurgitations-Jet und Jet-Fläche

Der aus der Regurgitationsöffnung mit hoher Geschwindigkeit in den Vorhof tretende Regurgitationsstrahl ist zunächst laminar (laminarer Kern) (Abb. 15.17). Die Scherkräfte an der Grenze zwischen Hochgeschwindigkeits-Jet und der umgebenden stagnierenden Flüssigkeit verursachen turbulente Wirbel, die in den Jet eindringen und den laminaren Kern aufbrauchen, sodass nach einer Strecke, die etwa dem 6fachen Durchmesser der Regurgitationsöffnung entspricht, ein voll entwickelter turbulenter Jet vorliegt. Da der turbulente Jet somit zu einem nicht unbeträchtlichen Teil aus in den Regurgitationsstrahl hineingezogener Flüssigkeit besteht, die sich schon im Vorhof befand (fluid entrainment), ist das Volumen des Jets nicht mit dem Regurgitationsvolumen gleichzusetzen (Massenerhaltungssatz nicht anwendbar). Die planimetrierte Jet-Fläche korreliert daher nur mäßig mit dem Regurgitationsfluss.

Die Jet-Größe wird am besten durch den Begriff des Impulses (Masse × Geschwindigkeit) beschrieben. Der Impuls des Jets entspricht der Größe des „turbulenten Schadens", den die Regurgitation im laminaren Flussfeld des Vorhofs anrichtet.

Strömungsgeschwindigkeit. Das Ausmaß dieses Schadens (eben die Jet-Fläche) hängt nicht nur von der Regurgitationsmasse ab, sondern auch von der Strömungsgeschwindigkeit, ähnlich wie die Größe der Delle, die durch eine auf eine Motorhaube fallende Kugel bewirkt wird, nicht nur von deren Masse abhängt, sondern auch von der Fallhöhe (Fallgeschwindigkeit). Der Impuls des Jets bleibt in jedem seiner Querschnitte entlang seines Verlaufs konstant (Impulserhaltungsatz anwendbar). Die Jet-Fläche (Jet-F) ist dem Impulsfluss (Regurgitationsfluss Q × Strömungsgeschwindigkeit v) proportional:

$$\text{Jet-F} \sim Q \times v$$

Da Q das Produkt von Regurgitationsöffnungsfläche ROF und v ist, gilt auch:

$$\text{Jet-F} \sim \text{ROF} \times v^2$$

(v^2 ist entsprechend der Bernoulli-Gleichung proportional ΔP).

Wegen der quadratischen Abhängigkeit von v, führt ein Hochgeschwindigkeits-Jet (hohe transmitrale Druckdifferenz) somit bei gleichem Regurgitationsfluss zu einer größeren Jet-Fläche als ein Jet niedriger Geschwindigkeit (niedrige Druckdifferenz). Bei arterieller Hypertonie, Aortenstenose und hypertropher obstruktiver Kardiomyopathie kann die Jet-Fläche für vergleich-

bare Schweregrade der Regurgitation daher größer ausfallen als bei Patienten mit normalem Druck im linken Ventrikel.

Wandadhärenz. Ein weiterer hydrodynamischer Faktor, der die Jet-Größe beeinflusst, ist der Coanda-Effekt (Wandadhärenz). Bei einem nahe der Vorhofwand austretenden Jet bildet sich zwischen Jet und Wand eine Unterdruckzone, die den Jet in Richtung Wand ablenkt und dadurch sein Ausbreitungsmuster im dreidimensionalen Raum ändert: Verläuft der Jet praktisch komplett entlang der Wand (häufig), so vermindert dies seine Größe in der vertikalen Ebene (entspricht den apikalen Schnittebenen) deutlich (Abb. 15.21). In der horizontalen Jet-Ebene (entspricht einem parasternalen Querschnitt) vergrößert sich seine Fläche mäßig. Dies ist jedoch echokardiographisch nur schwer darstellbar, da Wand-Jets dem gebogenen Verlauf der Vorhofwand folgen, die Schallebene jedoch planar ist.

In der Praxis haben Wand-Jets im Vergleich zu zentralen Jets daher bei vergleichbarem Regurgitationsvolumen eine im Mittel 40 % geringere maximale Jet-Fläche. Dies muss bei der Schweregradbeurteilung exzentrischer Jets berücksichtigt werden.

Geräteeinstellung. Eine weitere Limitation bei der Beurteilung der Jet-Größe stellt deren Abhängigkeit von Instrumenteneinstellung (Verstärkung) und Schallkopffrequenz dar.

Proximaler Jet-Durchmesser

Da die Strömungslinien distal der Regurgitationsöffnung noch über eine kurze Strecke konvergieren (Abb. 15.17), wird der minimale Durchmesser des Jets erst unmittelbar nach dem Austritt aus der Regurgitationsöffnung in der sog. Vena contracta erreicht. Dieser

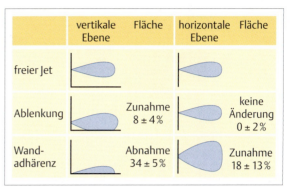

Abb. 15.**21** Veränderung des Ausbreitungsmusters eines Jets durch Wandadhärenz (Coanda-Effekt) in vitro (nach 5, mit freundlicher Genehmigung des American College of Cardiology).

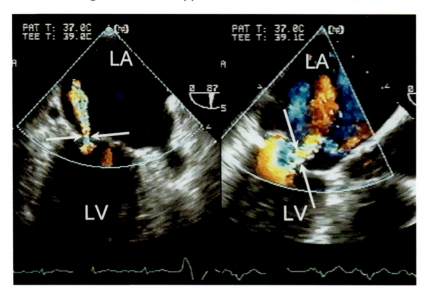

Abb. 15.**22** Messung des proximalen Jet-Durchmessers (transösophageale Untersuchung). Links ein Patient mit einer Mitralinsuffizienz vom angiographischen Schweregrad I (proximaler Jet-Durchmesser 0,3 cm). Rechts ein Patient mit einer Mitralinsuffizienz vom Schweregrad III und einem exzentrisch verlaufenden, aber nicht wandadhärenten Jet (proximaler Jet-Durchmesser 0,7 cm) (aus 10, mit freundlicher Genehmigung der American Society of Echocardiography).

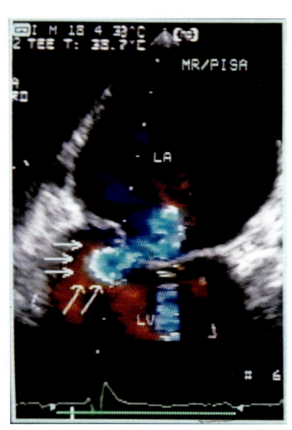

Abb. 15.**23** Messung des proximalen Flusskonvergenzradius (transösophageale Untersuchung). Beispiel eines Patienten mit einer Mitralinsuffizienz vom angiographischen Schweregrad IV. Bei einer Alias-Geschwindigkeit von 36 cm/s war der Flusskonvergenzradius 1,0 cm. Entsprechend ergab sich ein maximaler Regurgitationsfluss von 1,0 cm³/s (aus 10, mit freundlicher Genehmigung der American Society of Echocardiography).

proximale Jet-Durchmesser ist theoretisch etwas kleiner als die anatomische Regurgitationsöffnung (es gelten dieselben hydrodynamischen Prinzipien wie für stenotische Öffnungen). Seine Größe ist von der transmitralen Druckdifferenz weitgehend unabhängig und lässt sich insbesondere bei transösophagealer Untersuchung zuverlässig als „Flaschenhals" zwischen der proximalen Flusskonvergenzzone und distalem turbulenten Jet vermessen (Abb. 15.**22**). Hierbei sollte möglichst der schmalere Jet-Durchmesser (meist im Längsachsenschnitt oder Vierkammerblick) vermessen werden und nicht der breitere Durchmesser (im Zweikammerblick). Der Messfehler (Überschätzung) wird im Wesentlichen durch das Auflösungsvermögen des Farbdopplers bestimmt.

Proximale Flusskonvergenzmethode

Das Prinzip der Methode wurde unter „Quantifizierung der Mitralstenose" erklärt. Anders als bei der Mitralstenose erübrigt sich eine Winkelkorrektur.

Maximaler Regurgitationsfluss. Der maximale Regurgitationsfluss Q_{max} wird bestimmt als:

$$Q_{max} = 2\,\pi\,r^2 \times v_{alias} \text{ (hemisphärische Formel)}$$

Wegen der Abflachung der isokinetischen Halbschalen nahe der Regurgitationsöffnung mit der Gefahr der Unterschätzung ihrer Oberfläche durch die hemisphärische Formel sowie zur Vergrößerung des zu messenden Flusskonvergenzradius wird die Alias-Grenze zu den niedrigen Geschwindigkeiten verschoben (Abb. 15.**23** und 15.**24**). Andererseits darf diese jedoch auch nicht zu niedrig gewählt werden, da es sonst wegen der Elongation der Halbschalen bei zu weiter Entfernung von der Regurgitationsöffnung, bei zu großer Nähe zur freien Wand (Flail des PML) oder zum Ausflusstrakt (Flail des AML, Gefahr der Vermischung mit dem Ventrikelausstrom) zu einer Überschätzung von Q_{max} kommt (Abb. 15.**24**). Entsprechend der individuellen Geometrie kommen meist Geschwindigkeiten zwischen 24 und 58 cm/s zum Einsatz. Die Verwendung zu hoher Wandfilter kann theoretisch dazu führen, dass die angezeigte Alias-Geschwindigkeit die tatsächliche Geschwindigkeit unterschätzt. In der Praxis ist die Vermeidung von Überschätzungen aufgrund der beschriebenen geometrischen Faktoren wichtiger. Die Methode ist unabhängig von der verwendeten Verstärkung und der Höhe der transmitralen Druckdifferenz.

Regurgitationsöffnungsfläche. Durch Division von Fluss durch Strömungsgeschwindigkeit lässt sich die Regurgitationsöffnungsfläche (ROF) bestimmen. Da diese während der Systole variiert, müssten eigentlich die instantanen Quotienten über die gesamte Regurgitationsperiode gemittelt werden. Als Näherung kann alternativ, wie bei der Benutzung der Gorlin-Formel, das Integral des Regurgitationsflusses durch das Integral der Regurgitationsgeschwindigkeit dividiert werden. Da hierbei Fluss und Geschwindigkeit über dieselbe Regurgitationsperiode integriert werden, die sich dadurch wegkürzt, ergibt das Verhältnis von Q_{max} und v_{max} (maximale Strömungsgeschwindigkeit mittels CW-Doppler) einen guten Schätzwert der mittleren ROF, selbst wenn Q_{max} und v_{max} zu unterschiedlichen Zeitpunkten auftreten (Abb. 15.**25**).

Konventionelle Dopplerechokardiographie

Regurgitationsvolumen und -fraktion. Aus der Differenz von aortalem und mitralem Schlagvolumen kann, falls nicht gleichzeitig eine Aorteninsuffizienz oder ein Ventrikelseptumdefekt besteht, das Regurgitationsschlagvolumen abgeschätzt werden. Das aortale Schlagvolumen wird als Produkt von Querschnittsfläche des Ausflusstraktes und Zeitintegral der dort gemessenen Strömungsgeschwindigkeit bestimmt (s. Abschnitt „Kontinuitätsgleichung", S. 271). Das mitrale Schlagvolumen wird als Produkt der Querschnittsfläche des Mitralanulus und des dort gemessenen Zeit-Geschwindigkeits-Integrals bestimmt. Die Fläche des Mitralanulus wird dabei aus zwei in ungefähr orthogonalen Schnittebenen bei geöffneter Mitralklappe gemessenen Durchmessern nach der Ellipsenformel bestimmt (a × b × π/4). Division des Regurgitationsvolumens durch das mitrale Schlagvolumen ergibt die Regurgitationsfraktion. Division des Regurgitationsvolumens durch das Zeit-Geschwindigkeits-Integral der maximalen Regurgitationsgeschwindigkeit (CW-Doppler) ergibt einen Schätzwert der ROF.

Um Überschätzungen zu vermeiden, empfiehlt sich, bei der Vermessung des Dopplersignals im Mitralanulus die modale und nicht die äußere Geschwindigkeitskontur zu umfahren. Die Bestimmung der Mitralanulusfläche und die lange Kette von Messungen und Berechnungen (mit entsprechender Fehlerfortpflanzung) stellen die Achillesferse der Methode dar.

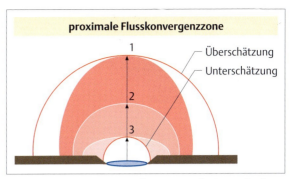

proximale Flusskonvergenzzone

Überschätzung
Unterschätzung

Abb. 15.**24** Bei zu weiter Entfernung von der Regurgitationsöffnung kommt es zur Elongation der Halbschalen und somit bei Verwendung der hemisphärischen Formel zur Überschätzung ihrer Oberfläche durch den axialen Flusskonvergenzradius (1). Nahe der Regurgitationsöffnung kommt es zur Abflachung der Halbschalen und somit zu einer Unterschätzung ihrer Oberfläche durch den axialen Flusskonvergenzradius (3).

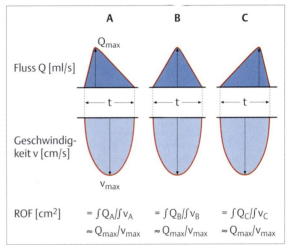

Abb. 15.**25** Schematische Darstellung von Regurgitationsfluss Q und Strömungsgeschwindigkeit v bei 3 unterschiedlichen Regurgitationsmustern. Frühsystolisches Maximum (A), mittsystolisches Maximum (B), spätsystolisches Maximum (C). Q_{max} = maximaler Regurgitationsfluss, v_{max} = maximale Strömungsgeschwindigkeit (CW-Doppler). Die Berechnung der mittleren Regurgitationsöffnungsfläche (ROF) kann näherungsweise durch Division des Integrals von Q durch das Integral von v erfolgen (im gewählten Beispiel ist sie in allen 3 Fällen identisch). Da Fluss und Geschwindigkeit über dieselbe Regurgitationsperiode (t) integriert werden, kürzt sich diese weg. Daher ergibt das Verhältnis von Q_{max} und v_{max} denselben (korrekten) Schätzwert der mittleren ROF, auch wenn Q_{max} und v_{max} zu unterschiedlichen Zeitpunkten auftreten (A und C).

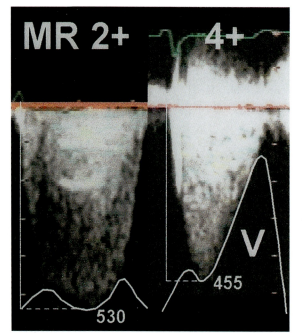

Abb. 15.**26** Vergleich des CW-Dopplersignals eines Patienten mit einer Mitralinsuffizienz vom Schweregrad II (links) und eines Patienten mit einer Mitralinsuffizienz vom Schweregrad IV (rechts). Bei dem Patienten mit schwerer Mitralinsuffizienz ist die Signalintensität wesentlich höher (satt-weißes Signal), die maximale Strömungsgeschwindigkeit ist niedriger (Verminderung der ventrikuloatrialen Druckgradienten wegen des hohen Vorhofdrucks), und das Maximum der Strömungsgeschwindigkeit wird extrem früh erreicht (rascher Druckanstieg im Vorhof). Dieser asymmetrische Kurvenverlauf mit Schulterbildung entspricht gleichsam einem Abdruck der V-Welle (V) in der Vorhofdruckkurve.

CW-Doppler

Die Signalintensität des CW-Dopplersignals in der Regurgitationsöffnung korreliert (bei parallelem Verlauf zur Jet-Richtung) grob mit der Menge durchtretender reflektierender Partikel (Erythrozyten) und somit mit dem Schweregrad der Regurgitation. Eine hohe Signalintensität ist für eine schwere Mitralregurgitation typisch (Abb. 15.26). Eine zuverlässige quantitative Anwendung ist in der Praxis nicht möglich.

Pulmonalvenöser Fluss

Phasen. Das pulmonalvenöse Flussmuster besteht bei Sinusrhythmus aus 3 Phasen:

➤ dem systolischen Vorwärtsfluss (S), der der Vorhoffüllung entspricht,
➤ dem diastolischen Vorwärtsfluss (D) bei geöffneter Mitralklappe (der Vorhof fungiert hier als Conduit) und

➤ der retrograden A-Welle (A_R), einer kurzdauernden und geringfügigen Strömungsumkehr durch die Vorhofkontraktion.

Bei niedrigem (normalem) Vorhofdruck kann durch eine Einkerbung der S-Welle die frühe Füllung des Vorhofs durch die Vorhofrelaxation von der späteren durch den Mitralanulusdeszensus unterschieden werden. Mit zunehmendem Vorhofdruck (V-Welle) nimmt das Verhältnis von S/D ab und kann negativ werden, wenn es zur systolischen Strömungsumkehr kommt (Abb. 15.27).

Chronische Mitralinsuffizienz. Bei chronischer Mitralinsuffizienz mit Vorhofdilatation ist die V-Welle jedoch auch bei bedeutsamer Regurgitation nicht unbedingt hoch (abgesehen vom Schweregrad 4), solange die linksventrikuläre Funktion normal ist. S/D korreliert daher schlecht mit dem Ausmaß der Regurgitation.

Automatische Quantifizierung des Farbdopplersignals

Eine vielversprechende Methode zur Flussquantifizierung, die auch bei der Mitralregurgitation zur Anwendung kommen könnte, beruht auf der automatischen Integration der Geschwindigkeitssignale entlang eines beliebig gewählten Querschnitts durch eine Flusszone (Gefäß, Ausflusstrakt, Anulus) (Abb. 15.28). Hierbei muss im Gegensatz zur konventionellen Dopplermethode der Durchmesser des durchströmten Querschnitts nicht gemesssen werden, da er sich automatisch aus der Aneinanderreihung der Farbdopplergeschwindigkeitspixel ergibt. Die Methode ist weitgehend unabhängig vom Untersuchungswinkel α. Bei schrägem Anschnitt entspricht nämlich die Unterschätzung der axialen Strömungsgeschwindigkeit ($v \times \cos \alpha$) genau der Überschätzung der Querschnittsfläche ($A/\cos \alpha$):

$$Q = A/\cos \alpha \times \int v \times \cos \alpha = A \times \int v$$

Wertung

Die derzeit besten Methoden zur Quantifizierung der Mitralregurgitation sind die Messung des proximalen Jet-Durchmessers (insbesondere transösophageal) sowie die Bestimmung von maximalem Regurgitationsfluss und vor allem der Regurgitationsöffnungsfläche nach dem Prinzip der proximalen Flusskonvergenz (Tab. 15.2). Bei transthorakaler Beschallung und exzentrischem Jet-Verlauf ist die Vermessung des Flusskonvergenzradius oft einfacher. In extremen Fällen, in denen der Jet distal der Regurgitationsöffnung überhaupt nur schwer darzustellen ist, erlaubt sie dennoch eine zuverlässige Beurteilung der Mitralregurgitation (Abb. 15.29). Ein proximal breiter Jet und eine ohne Verschiebung der Alias-Grenze bereits prominente Flusskonvergenzzone erlauben schon bei qualitativer Betrachtung die Diagnose einer bedeutsamen Regurgitation (Abb. 15.29 und 15.30).

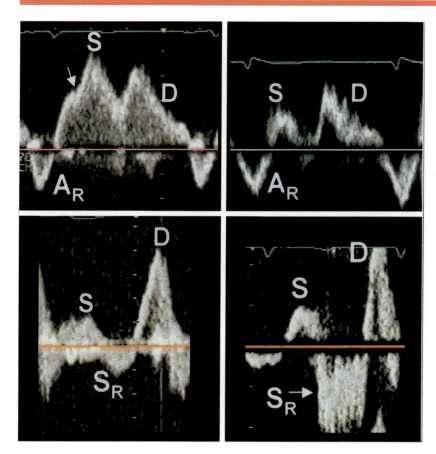

Abb. 15.**27** Pulmonalvenöse Flussmuster bei 4 verschiedenen Patienten mit zunehmendem linksatrialen Druck (von links oben nach rechts unten). Links oben: Bei niedrigem (normalem) Vorhofdruck ist die S-Welle größer als die D-Welle, zusätzlich kann durch eine Einkerbung der S-Welle die frühe Füllung des Vorhofs durch die Vorhofrelaxation von der späteren durch den Mitralanulusdeszensus unterschieden werden. Rechts oben: Bei Erhöhung des Vorhofdrucks geht die Einkerbung der S-Welle verloren; die S-Welle ist kleiner als die D-Welle. Links unten: Bei weiter zunehmendem Vorhofdruck (V-Welle) nimmt das Verhältnis von S/D weiter ab, es kommt zu einer geringen spätsystolischen Strömungsumkehr. Rechts unten: Bei schwerer linksatrialer Druckerhöhung (Mitralinsuffizienz vom Schweregrad IV) kommt es zu einer systolischen Strömungsumkehr in den Lungenvenen mit einer maximalen (negativen) Geschwindigkeit von mehr als 40 cm/s („pulmonalvenöse Regurgitation").

Schweregrad. Tab. 15.2 fasst die optimalen farbdopplerechokardiographischen Trennwerte zur Unterscheidung einer bedeutsamen (Grad III und IV) von einer weniger bedeutsamen Mitralregurgitation (Grad I und II) zusammen. Die routinemäßige quantitative Auswertung ist bei offensichtlich trivialer oder eindeutig schwerer Regurgitation von relativ geringem Wert. Sie ist jedoch unverzichtbar, um innerhalb des breiten Spektrums der „mittelgradigen" Regurgitation hämodynamisch bedeutsame Formen von weniger bedeutsamen zu unterscheiden oder wenn diskrepante Befunde vorliegen. Entsprechend dem jeweiligen Mechanismus der Mitralregurgitation muss stets der besondere zeitliche Verlauf der Regurgitation berücksichtigt werden.

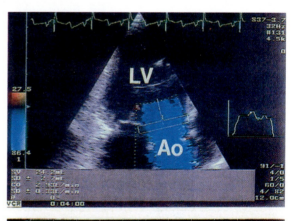

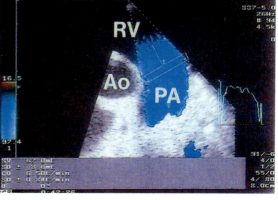

Abb. 15.**28** Semiautomatische Quantifizierung von aortalem (Ao) und pulmonalem (Pa) Fluss mittels Farbdoppler. Die Strömungsgeschwindigkeit wird über den gesamten Querdurchmesser des Messfensters integriert (nach 42, mit freundlicher Genehmigung des American College of Cardiology). ▷

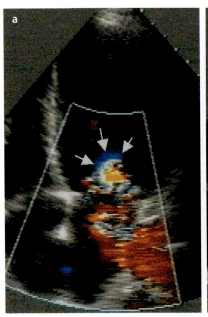
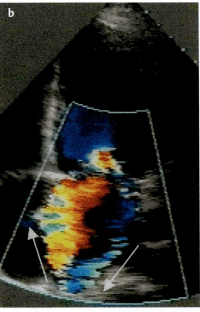

Abb. 15.**29** Beurteilung der proximalen Flusskonvergenz bei exzentrisch verlaufendem Jet („anterior leaflet flail") und Mitralinsuffizienz vom Schweregrad IV.

a Die beträchtliche Größe des proximalen Flusskonvergenzradius (ohne jegliches Baseline-Shifting) weist auf eine schwere Mitralinsuffizienz hin, obwohl der Jet distal der Regurgitationsöffnung nur schwer auszumachen ist.

b Im weiteren Verlauf der Systole kann im Vorhof ein rotierender Fluss dargestellt werden (in Pfeilrichtung zunächst nach lateral-superior und dann nach medial-inferior ziehend), der auf eine bedeutsame Mitralinsuffizienz hinweist. Der turbulente Regurgitations-Jet selbst ist jedoch weiterhin kaum darstellbar.

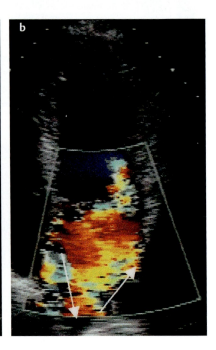

Abb. 15.**30** Beurteilung des proximalen Jet-Durchmessers bei exzentrisch verlaufendem Jet („posterior leaflet flail") und Mitralinsuffizienz vom Schweregrad IV.

a Der proximale Jet-Durchmesser von 0,9 cm beweist das tatsächliche Ausmaß der Mitralinsuffizienz, obwohl der Jet zu keinem Zeitpunkt in seiner gesamten Ausdehnung dargestellt werden kann.

b Im weiteren Verlauf der Systole kann im Vorhof ein rotierender Fluss dargestellt werden (in Pfeilrichtung zunächst nach medial-superior und dann nach lateral-inferior ziehend). Obwohl der Schweregrad der Mitralinsuffizienz jetzt klarer wird, kann der Jet immer noch nicht komplett erfasst werden.

Tabelle 15.**2** Quantifizierung der Mitralregurgitation mittels Farbdopplerechokardiographie: diagnostische Genauigkeit für die Erfassung der angiographischen Schweregrade III und IV

Parameter	Trennwert (III + IV vs I + II)	Positiver prädiktiver Wert	Negativer prädiktiver Wert
Jet-Fläche	6–8 cm²	74 %	89 %
Proximaler Jet-Durchmesser	0,55–0,65 cm	79 %	92 %
Q_{max} – PFK	130–190 ml/s	91 %	100 %
ROF – PFK	0,3–0,4 cm²	91 %	100 %

Um die Variation der in verschiedenen Studien gefundenen Trennwerte zu berücksichtigen, ist statt eines einzelnen Wertes ein Bereich angegeben. Die prädiktiven Werte (nach 10) gelten für die höheren Trennwerte. Bei transthorakaler Bestimmung des proximalen Jet-Durchmessers sollte ein noch höherer Trennwert verwendet werden (0,7–0,8 cm). PFK = proximale Flusskonvergenzmethode; Q_{max} = maximaler Regurgitationsfluss; ROF = Regurgitationsöffnungsfläche.

Hämodynamische Auswirkungen der Mitralinsuffizienz

Neben der direkten Beurteilung des Mitralklappendefektes sind eine Reihe von Parametern in der Beurteilung von Schweregrad und Akuität der Mitralregurgitation hilfreich.

Volumenbelastung. Ein dilatierter Ventrikel und Vorhof weisen bei organischer Mitralinsuffizienz auf eine zumindest mittelschwere Regurgitation hin, jedoch nur bei chronischer, nicht bei akuter Insuffizienz. Die (serielle) Bestimmung von linksventrikulärer Größe und Funktion ist nicht nur für die Abschätzung der Bedeutsamkeit der Volumenbelastung wichtig, sondern vor allem, um zu erfassen, wie gut der linke Ventrikel diese Volumenbelastung toleriert. Dies ist für die Operationsplanung bei asymptomatischen Patienten mit bedeutsamer Mitralregurgitation ausschlaggebend (Tab. 15.3).

Verstärkte Septumbewegung. Neben der hyperdynamen Ventrikelkontraktion wird bei bedeutsamer Mitralinsuffizienz eine verstärkte Septumbewegung (M-Mode/2D) beobachtet: Da die Septumbewegung durch das relative Füllungsverhalten beider Ventrikel bestimmt wird, führt eine vermehrte linksventrikuläre Füllung zu einer verstärkten anterioren Bewegung in der Diastole. Das erhöhte linksventrikuläre Schlagvolumen führt dann in der Systole zu einer verstärkten posterioren Septumbewegung.

Transmitrales und pulmonalvenöses Flussprofil. Bei schwerer Mitralinsuffizienz kann (selten) auch eine systolische Pulsation der Vorhofwand beobachtet werden. Bei erheblich verstärktem Pendelvolumen (bzw. erhöhtem Füllungsdruck) ist die E-Welle des transmitralen Flussprofils (PW-Doppler) überhöht (> 1,2 m/s) bis hin zum restriktiven Füllungsmuster (Abb. 15.31). Das pulmonalvenöse Strömungsprofil zeigt einen verminderten (früh-)systolischen Vorwärtsfluss und bei schwerer Regurgitation bzw. hoher V-Welle eine spätsystolische Flussumkehr (pulmonalvenöse Regurgitation) (Abb. 15.27).

Strömungsgeschwindigkeit im Regurgitations-Jet. Mit zunehmendem linksatrialem Druck vermindert sich die maximale Strömungsgeschwindigkeit im Regurgitations-Jet (CW-Doppler), da die ventrikuloatriale Druckdifferenz abnimmt. Da eine hohe V-Welle die Druckdifferenz vor allem in der zweiten Systolenhälfte reduziert, wird das Maximum der Strömungsgeschwindigkeit ungewöhnlich früh erreicht („Schulterbildung", „cut-off sign") (Abb. 15.26).

Mechanismen der Mitralklappeninsuffizienz (Prinzip)

Nach Carpentier werden die Formen der Mitralinsuffizienz entsprechend der intraoperativen Mitralsegelmobilität in drei Gruppen unterteilt:

Tabelle 15.**3** Vergleich präoperativer Parameter der linksventrikulären Funktion zur Vorhersage einer postoperativen linksventrikulären Funktionsstörung (EF < 50 %) nach Mitralklappenkorrektur bei asymptomatischen oder gering symptomatischen Patienten (nach 25)

Parameter	Optimaler Trennwert	Spezifität	Sensitivität
$ESVI_{BEL}$	25 cm³/m²	83 %	83 %
EF_{BEL}	68 %	80 %	81 %
△ EF	4 %	75 %	79 %
LVdP/dt	1000 mmHg/s	73 %	65 %
$ESWS_{RUHE}$	52,4 × dynes/cm²	65 %	64 %
$ESVI_{RUHE}$	29 cm³/m²	63 %	66 %
EF_{RUHE}	66 %	51 %	67 %

BEL = Belastung; △ = Änderung unter Belastung; EF = Ejektionsfraktion; ESVI = endsystolischer Volumenindex; ESWS = endsystolische Wandspannung, LVdP/dt = maximale linksventrikuläre Druckanstiegsgeschwindigkeit.

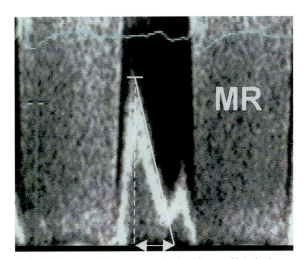

Abb. 15.**31** Restriktives transmitrales Flussprofil (sehr kurze Dezelerationszeit) bei einem Patienten mit schwerer Mitralinsuffizienz und erhöhtem linksventrikulärem enddiastolischem Druck.

➤ exzessive Mobilität (Ruptur oder Elongation jedweder Komponente des Mitralklappenapparates, einschließlich Papillarmuskeln, Chordae tendineae oder Mitralsegel); Anomalien von Chordae und Mitralsegeln sind hierbei meist auf myxomatöse Degeneration zurückzuführen,

➤ verminderte Mobilität („restricted leaflet motion") durch chronisch fibrotische Effekte der rheumatischen Herzerkrankung oder (selten) durch Papillarmuskelinfarkt,

➤ normale Mobilität bei ventrikuloanulärer Dilatation (global bei dilatativer Kardiomyopathie, regional bei Hinterwandinfarkt), Mitralsegelspaltbildungen oder endokarditischer Segelperforation.

Tabelle 15.**4**   Verschiedene Pathomechanismen der Mitralregurgitation

Wirkprinzip	Länge der Mitral-segel/ Chordae	Symmetrie	Papillarmuskel-position	Ergebnis
Verminderung der Mitral-segelspannung	verlängert	symmetrisch	superiore Verlagerung (oder normale Position)	MVP ohne bedeut-same MR
	verlängert	asymmetrisch	superiore Verlagerung (oder normale Position)	MVP mit bedeut-samer MR
	verlängert	symmetrisch	anteriore Verlagerung	SAM ohne bedeut-same MR
	verlängert	asymmetrisch	anteriore Verlagerung	SAM mit bedeut-samer MR
Erhöhung der Mitralsegel-spannung	normal	symmetrisch/ asymmetrisch	posteriore, laterale, api-kale Verlagerung	unvollständiger Mitralklappen-schluss (funktio-nelle MR)
	verkürzt	symmetrisch/ asymmetrisch	normal (bei LV-Dilata-tion wie bei funktionel-ler MR)	unvollständige Mitralsegelfläche (organische MR)

MR = Mitralklappenregurgitation; MVP = Mitralklappenprolaps; SAM = systolische Vorwärtsbewegung der Mitralklappe

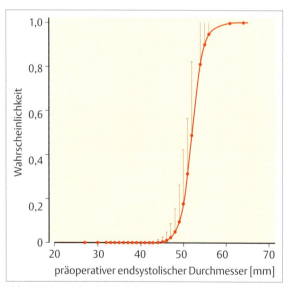

Abb. 15.**32** Wahrscheinlichkeit von postoperativem Tod oder schwerer Herzinsuffizienz in Anhängigkeit vom präoperativen endsystolischen Durchmesser. S-förmiger Kurvenverlauf mit besonders steilem Anstieg des Risikos jenseits eines Durchmessers von 50 mm (nach 49, mit freundlicher Genehmigung der American Heart Association).

Die sorgfältige Analyse der Mitralklappengeometrie und -beweglichkeit in vivo mittels zweidimensionaler Echokardiographie erlaubt meist nicht nur den Pathomechanismus zu klären, sondern auch den zu erwartenden Schweregrad des Defektes abzuschätzen. Dies ist in Tab. 15.4 zusammengefasst und in den folgenden Abschnitten zu den einzelnen Krankheitsbildern detailliert dargestellt.

Rheumatische Mitralklappeninsuffizienz

Da zum einen die Inzidenz der rheumatischen Herzerkrankung rückläufig ist, zum anderen die Stenosekomponente beim rheumatischen Befall der Mitralklappe meist dominiert, ist die reine oder überwiegend rheumatische Mitralregurgitation relativ selten. Durch Verkürzung von Segeln und subvalvulärem Apparat stehen die Mitralsegel während der Systole unter vermehrtem Zug (Tab. 15.4). Verminderte Segelfläche und eingeschränkte Beweglichkeit führen zur mangelhaften Segelkoaptation mit oft zentralem Regurgitations-Jet.

Prognose. Das Risiko von postoperativem Tod oder Herzinsuffizienz steigt massiv an, wenn Patienten einer Operation zugeführt werden, nachdem der endsystolische Durchmesser > 50 mm erreicht hat. Wird operiert bevor der endsystolische Durchmesser > 40 mm beträgt, sind die Ergebnisse exzellent (Abb. 15.32).

Diese Parameter sind auch bei organischer Mitralinsuffizienz anderer Ätiologie nützlich und entsprechen Ergebnissen einer Studie bei der eine postoperativ persistierende Ventrikeldilatation vermieden werden konnte, wenn operiert wurde, bevor der endsystolische Durchmesser > 2,6 cm/m² erreichte (bei einer durchschnittlichen Körperoberfläche sind dies etwa 45 mm).

Mitralklappenprolaps – myxomatöse Mitralklappenerkrankung

Diagnostische Kriterien

Überschätzung der Inzidenz. Der Mitralklappenprolaps (MVP) ist die häufigste Ursache einer isolierten organischen Mitralregurgitation. Aufgrund mangelhafter

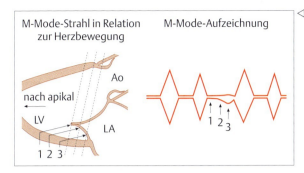

M-Mode-Strahl in Relation zur Herzbewegung	M-Mode-Aufzeichnung

◁ Abb. 15.**33** Pseudoprolaps im M-Mode. Durch den apikalen Deszensus der Mitralklappenebene während der Ventrikelkontraktion wandert das hintere Mitralsegel bei fixer Schallkopfposition unter dem M-Mode-Strahl ebenfalls nach apikal. Während der M-Mode-Strahl in der frühen Systole (1) auf den distalen Teil des hinteren Mitralsegels trifft, trifft er in der späten Systole auf den weiter posterioren Teil des hinteren Mitralsegels (3), was im M-Mode-Echokardiogramm zu einer spätsystolischen Dorsalbewegung des Echos und somit zum falschen Eindruck eines „spätsystolischen Prolaps" führt.

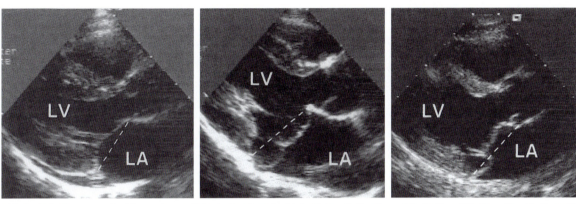

Abb. 15.**34** Parasternaler Längsachsenschnitt in der Systole. Links Normalbefund: ventrikelseitige Mitralsegelkoaptation; die Mitralsegel wölben sich nicht über die Mitralanulusebene (unterbrochene Linie) in den linken Vorhof. Mitte: deutlicher Prolaps beider Mitralsegel jenseits der Mitralanulusebene (symmetrischer Prolaps). Rechts: Prolaps nur des hinteren Mitralsegels (asymmetrischer Prolaps). Ao = Aorta, LA = linker Vorhof, LV = linker Ventrikel.

diagnostischer Kriterien wurde seine Inzidenz in der Vergangenheit maßlos überschätzt und in bis zu 20 % aller untersuchten Personen diagnostiziert, denen damit – obwohl gesund – eine zweifelhafte Prognose bescheinigt wurde, welche die Möglichkeit von Endokarditis, Schlaganfall und plötzlichem Herztod einschloss. Ursache dieser „Prolapsepidemie" war die irrige Annahme, dass eine scheinbare Vorwölbung der Mitralsegel über den Mitralanulus hinaus in jeder beliebigen Schnittebene (auch im Vierkammerblick) die Diagnose eines Prolaps ermöglicht. Dieses Vorgehen impliziert die stillschweigende Annahme, dass der Mitralanulus planar ist, sodass es gleichgültig ist, in welcher Schnittebene die Diagnose gestellt wird. Die dreidimensionale echokardiographische Rekonstruktion des Mitralklappenapparates hat jedoch gezeigt, dass der Mitralanulus nicht planar ist, sondern Sattelform hat (Abb. 15.**4** und 15.**5**). Daher kann auch bei Herzgesunden, bei denen im Längsachsenschnitt eine normale Mitralsegelgeometrie beobachtet wird, im Vierkammerblick eine Vorwölbung des AML in den linken Vorhof festgestellt werden.

Eine weitere Ursache der übertiebenen Diagnosestellung war die Verwendung M-Mode-echokardiographischer Kriterien. Häufig kann auch bei normaler Mitralklappe aufgrund eines Bewegungsartefaktes besonders bei hyperdynamischer Herzaktion ein MVP fehldiagnostiziert werden, wie in Abb. 15.**33** erläutert wird („Pseudoprolaps" bei „swinging heart" bei Perikarderguss).

Definition. Heutzutage wird daher nur die folgende Definition akzeptiert:

➤ Ein Mitralklappenprolaps stellt die superiore Verlagerung (Vorwölbung) eines oder beider Mitralsegel um mehr als 2 mm über die im parasternalen oder apikalen Längsachsenschnitt dargestellte Mitralanulusebene dar (Abb. 15.**34**).

Unter Verwendung dieser Kriterien sinkt die beobachtete Inzidenz des MVP auf unter 2 %, was dessen Vorkommen im Sektionsgut entspricht.

Prognose – Komplikationen. Entscheidend für die Prognosestellung ist die morphologische Beurteilung der Mitralsegel, die die Einteilung in klassischen und nichtklassischen MVP ermöglicht (Abb. 15.**35** und 15.**36**):

➤ Ein klassischer Mitralklappenprolaps liegt vor, wenn die betreffenden Segel in der Diastole eine maximale Dicke von mindestens 5 mm aufweisen (meist distal).
➤ Bei normaler Mitralsegelmorphologie (maximale diastolische Segeldicke < 5 mm) wird von einem nichtklassischen Prolaps gesprochen.

Ursache der Segelverdickung ist zum einen die myxomatöse Proliferation der Spongiosa (Abb. 15.**37**) und

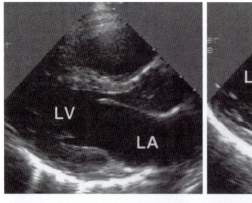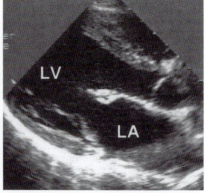

a

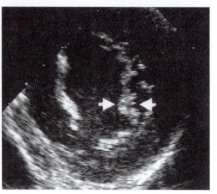

b

Abb. 15.**35** Myxomatös verdickte Mitralsegel. LA = linker Vorhof, LV = linker Ventrikel.

a Parasternaler Längsschnitt in der Diastole. Links normale Segeldicke; rechts über 5 mm verdickte myxomatöse Mitralsegel (Patient mit symmetrischem Prolaps aus Abb. 15.**34**).

b Myxomatös verdickte Mitralsegel im Querschnitt. Links parasternal; rechts transgastrisch.

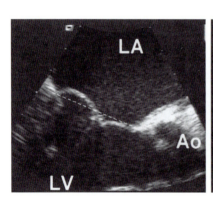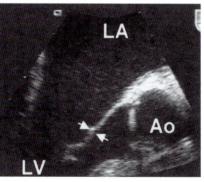

Abb. 15.**36** Transösophageale Darstellung eines nichtklassischen Prolaps. Systolischer Prolaps des hinteren Mitralsegels (links) bei normaler diastolischer Segeldicke (rechts). Ao = Aorta, LA = linker Vorhof, LV = linker Ventrikel.

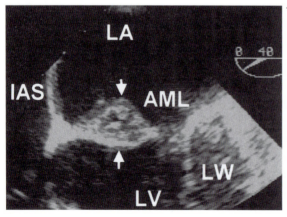

◁ Abb. 15.**37** Transösophageale Darstellung einer extremen myxomatösen Spongiosaproliferation bei einem Patienten mit Mitralklappenprolaps und schwerer Mitralinsuffizienz. Das vordere Mitralsegel ist bis auf einen Durchmesser von 1,8 cm aufgetrieben. Ein Klappenerhalt war wegen der Schwere der morphologischen Veränderungen nicht sinnvoll. Die differenzialdiagnostische Möglichkeit eines infektiösen Mitralsegelaneurysmas konnte histologisch sicher ausgeschlossen werden.

Tabelle 15.**5** Vergleich der Komplikationen von klassischem und nichtklassischem Mitralklappenprolaps (nach 28)

Komplikation	Mitralklappenprolaps		Signifikanz
	Klassisch (n = 319)	Nichtklassisch (n = 137)	
	Prozent (Anzahl der Patienten)		
Endokarditis	3,5 (11)	0	p < 0,02
Schwere Mitralregurgitation	11,9 (30)	0	p < 0,01
Mitralklappenersatz	6,6 (21)	0,7 (1)	p < 0,02

zum anderen die „Redundanz" des Mitralklappenapparates: Überschüssige Segelfläche und Elongation der Chordae führen dazu, dass die in der Diastole nicht gestrafften Segel noch dicker erscheinen als in der Systole, in der Zugkräfte auf sie wirken, die die Segel dehnen, sodass ihre Dicke abnimmt.

Während Patienten mit klassischem Prolaps ein erhöhtes Komplikationsrisiko aufweisen (Tab. 15.5), entspricht die Prognose von Patienten mit nichtklassischem Prolaps etwa der der Normalbevölkerung. Hauptkomplikationen des klassischen MVP sind Endokarditis, Progression der Mitralregurgitation und die Notwendigkeit einer Mitralklappenoperation.

Bei diesen Patienten ist daher insbesondere bei Vorliegen einer Mitralinsuffizienz eine Endokarditisprophylaxe erforderlich (die sich bei nichtklassischem Prolaps mit normaler Segelmorphologie und dopplerechokardiographisch nicht mehr als trivialer Mitralinsuffizienz wahrscheinlich erübrigt). Patienten mit klassischem MVP sollten zudem regelmäßig kardiologisch und echokardiographisch kontrolliert werden.

Entgegen früheren Vermutungen kommen transitorisch ischämische Attacken oder Schlaganfälle bei jungen Patienten mit MVP nicht häufiger vor als in der altersentsprechenden Normalbevölkerung.

Obwohl die prognostische Bedeutung des Trennkriteriums „5 mm" in sorgfältigen Studien belegt wurde, kommt es bei der Einteilung in klassischen und nichtklassischen Prolaps mehr auf den morphologischen Aspekt als auf einen absoluten Messwert an. Bei Verwendung hoher Schallfrequenzen und neuerer echokardiographischer Geräte mit besserem Auflösungsvermögen kann bei einem durchaus myxomatösen Mitralsegel auch eine geringere Dicke gemessen werden (die der wahren Segeldicke näher kommt). Umgekehrt können bei Verwendung der harmonischen Bildgebung normale Klappensegel verdickt erscheinen. Patienten mit verdickt erscheinenden Segeln sollten daher stets auch mittels fundamentaler Bildgebung untersucht werden sollten.

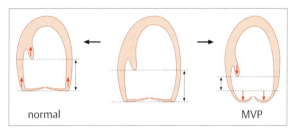

Abb. 15.**38** Bewegung von Papillarmuskeln und Mitralsegel während der Systole. Bildmitte: Situation zu Beginn der Systole. Links: Im Normalfall sorgt die Papillarmuskelkontraktion dafür, dass trotz des Deszensus der Mitralklappenebene der Abstand zwischen Mitralanulus und Papillarmuskelspitze auch in der Spätsystole konstant bleibt. Rechts: Bei Patienten mit Mitralklappenprolaps kommt es systolisch zur Verlagerung der Papillarmuskelspitzen nach superior (Papillarmuskelzug) (nach 37, mit freundlicher Genehmigung des American College of Cardiology).

traktion in der Systole dafür sorgt, dass trotz des Deszensus der Mitralklappenebene der Abstand zwischen Mitralanulus und Papillarmuskelspitze konstant bleibt, kommt es bei Patienten mit MVP systolisch zur Verlagerung der Papillarmuskelspitzen nach superior. Ob es sich hierbei um ein sekundäres (passives) Phänomen handelt – Zug an den Papillarmuskelspitzen durch die in den Vorhof prolabierenden Segel – oder um ein primäres Phänomen – Papillarmuskeldysfunktion, die den Prolaps erst ermöglicht oder zumindest entscheidend verstärkt – ist umstritten. Experimentelle Untersuchungen haben jedenfalls gezeigt, dass Papillarmuskelzug zur elektrischen Instabilität führt und die Kammerflimmerschwelle senkt. Das Risiko ventrikulärer Arrhythmien nimmt wie stets zu, wenn sich die Ventrikelfunktion (etwa infolge der chronischen Volumenbelastung) verschlechtert.

Papillarmuskelzug

Obwohl der plötzliche Herztod bei MVP eine Rarität darstellt, kommen ventrikuläre Arrhythmien häufiger vor. Als Ursache der Arrhythmien wird allgemein das Phänomen des Papillarmuskelzuges (papillary muscle traction) angenommen (Abb. 15.38 und 15.39): Während bei gesunden Probanden die Papillarmuskelkon-

Mechanismus von Prolaps und Mitralregurgitation

Zum Prolaps kommt es dadurch, dass die Redundanz des Mitralklappenapparates zur erhöhten Beweglichkeit der Mitralsegel führt, insbesondere wenn sich die Papillarmuskelposition systolisch nach superior verlagert (Tab. 15.4).

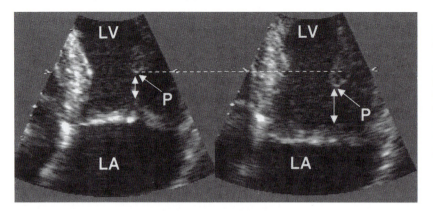

Abb. 15.**39** Papillarmuskelzug bei einem Patienten mit Mitralklappenprolaps. Links Beginn der Systole; rechts Spätsystole. Die Papillarmuskelspitze (P) ist systolisch nach superior verlagert. Obwohl sich der Papillarmuskel somit dem Anulus annähert, nimmt der Abstand zu den Mitralsegeln wegen des Prolaps zu (Doppelpfeil).

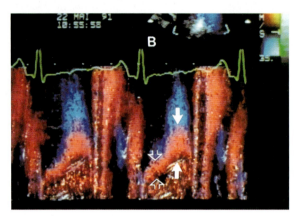

Abb. 15.**40** Farb-Mode-Echokardiogramm der proximalen Flusskonvergenzzone bei einem Patienten mit Mitralklappenprolaps. In der frühen Systole ist der Flusskonvergenzradius relativ klein (offene Pfeile), entsprechend einem geringeren Regurgitationsfluss in dieser Periode. Deutlicher Anstieg in der späten Systole (geschlossene weiße Pfeile) (aus 38, mit freundlicher Genehmigung der American Heart Association).

Schweregrad. Für den Schweregrad der Mitralklappenregurgitation ist jedoch nicht so sehr das Ausmaß des Prolaps entscheidend, sondern die Asymmetrie bzw. Symmetrie des Prolaps. Während der Prolaps vorwiegend eines Mitralsegels (asymmetrisch) zu einer Separation der Mitralsegel und damit zum Entstehen einer bedeutsamen Regurgitationsöffnung führt, muss ein schwerer Prolaps *beider* Mitralsegel (symmetrisch) nicht unbedingt zu einer Separation der Segel führen, sodass es auch nicht unbedingt zu einer nennenswerte Regurgitation kommen muss. So kann aufgrund der im zweidimensionalen Echokardiogramm beobachteten Geometrie des Mitralklappenapparates oft schon der resultierende Effekt (Schweregrad der Regurgitation) vorausgesagt werden (Tab. 15.4).

Zeitliches Muster. Häufig findet der Prolaps und somit die Regurgitation erst in der zweiten Systolenhälfte statt, was leicht mittels PW- und CW-Doppler (und auskultatorisch) nachweisbar ist. Ein hoher Regurgitations-

fluss in der Spätsystole muss daher nicht unbedingt bedeuten, dass das Regurgitationsvolumen insgesamt mehr als mittelgradig ist. Das zeitliche Muster der Regurgitation (Änderung der Jet-Dimensionen sowie der Größe der proximalen Flusskonvergenzzone) sollte daher stets bei der Schweregradbeurteilung berücksichtigt werden (Abb. 15.**40**).

Prolaps versus Flail

Degenerative Veränderungen oder Endokarditis können insbesondere bei der myxomatösen Mitralklappenerkrankung zur Ruptur von Chordae führen (Sehnenfadenabriss). Je nachdem wie viele Chordae rupturieren, führt dies zur partiellen oder kompletten Mobilisation des betroffenen distalen Segelteils, der in der Systole zusammen mit dem proximalen Ende der abgerissenen Chordae in den Vorhof umschlägt (Abb. 15.**41**). Dies wird als „flail mitral leaflet" bezeichnet (flail von lateinisch flagrum, deutsch Flegel/Dreschflegel). Entsprechend dem (asymmetrischen) Mechanismus entsteht eine klaffende Regurgitationsöffnung mit meist schwerer, zumindest jedoch mittelgradiger Mitralinsuffizienz. Die Regurgitationsöffnung kann daher, insbesondere bei transösophagealer Untersuchung, in der Regel direkt (messbar) dargestellt werden. Der Unterschied zum reinen Prolaps sieht folgendermaßen aus:

➤ Beim reinen Prolaps wölbt sich lediglich der Mitralsegelkörper in den Vorhof, die Mitralsegelspitze weist in den Ventrikel (Abb. 15.**34**).
➤ Beim „flail leaflet" weist die Mitralsegelspitze in den Vorhof (gegen das Vorhofdach) (Abb. 15.**41**).

Eine differenzialdiagnostische Schwierigkeit resultiert aus dem Umstand, dass das mit dem Mitralsegel verbundene proximale Ende des abgerissenen Sehnenfadens wie eine oszillierende Vegetation systolisch im Vorhof flottiert und von einer Vegetation praktisch nicht zu unterscheiden sein kann, selbst wenn der Mechanismus des Sehnenfadenabrisses degenerativ und nicht endokarditisch ist. Obwohl er in den meisten Fällen degenerativer Ätiologie ist, muss bei jedem Sehnenfadenabriss geprüft werden, ob klinische Hinweise für eine Endokarditis vorliegen.

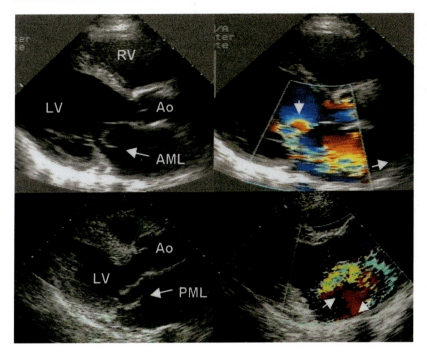

Abb. 15.**41** Oben: Flail des vorderen Mitralsegels (AML), dessen Spitze gegen das Vorhofdach weist. Aufgrund des resultierenden Regurgitationskanals ist der exzentrische Jet nach posterior gerichtet. Die proximale Flusskonvergenzzone weist eine beträchtliche Größe auf (Mitralinsuffizienz des Schweregrades IV). Unten: Flail des hinteren Mitralsegels (PML, zentraler Lobus = P2). Der Regurgitations-Jet wird durch den resultierenden Regurgitationskanal nach anterior gerichtet und haftet der Unterseite des vorderen Mitralsegels an. Im weiteren Verlauf rotierender Fluss im Vorhof (Pfeile).

Anatomisch exakte Diagnose des prolabierenden Mitralsegelteils

Richtung des Jets. Prolaps oder Flail eines Mitralsegels führen entsprechend der Form und Richtung des entstehenden Regurgitationskanals zu einem entgegengesetzt gerichteten (exzentrischen) Regurgitations-Jet: Bei Prolaps/Flail des PML ist der Regurgitations-Jet nach anterior gerichtet, ist das AML betroffen, so ist er nach posterior gerichtet (Abb. 15.**41**). Im Vierkammerblick ist der Regurgitations-Jet bei Flail des AML meist nach lateral gerichtet (Abb. 15.**29**), bei Flail des PML nach medial (Abb. 15.**30**). Während beim Flail die Jet-Richtung stets vollständig entgegengesetzt ist, kann sie beim Prolaps auch initial entgegengesetzt sein, der Jet kann dann aber auch auf die Rückseite des prolabierenden Segels ziehen.

Diese Zusammenhänge kann man sich auch bei der auskultatorischen Diagnose nutzbar machen: Im Falle des nach anterior gerichteten Regurgitations-Jets eines Flail-PML strahlt das systolische Mitralsinsuffizienzgeräusch mehr in Richtung Brustwand aus als in die Axilla.

Differenzierung AML – PML. Beim PML ergibt sich die besondere Schwierigkeit, dass jeder seiner drei Lobi (scallops) einzeln betroffen sein kann. Ist der zentrale Lobus betroffen, so ist die Diagnose relativ einfach zu stellen. Ein Prolaps/Flail des medialen oder lateralen Lobus kann jedoch leicht mit einem des AML verwechselt werden. Dies liegt daran, dass die beiden seitlichen Lobi wegen der systolisch konkaven Form der Mitralsegel weiter anterior liegen als der posteriore zentrale Lobus (Abb. 15.**8**). Dadurch können diese Lobi leicht für einen prolabierenden Teil des AML gehalten werden. Zudem ist die Jet-Richtung im Falle eines prolabierenden seitlichen PML-Lobus mediolateral ausgerichtet (Abb. 15.**42**)

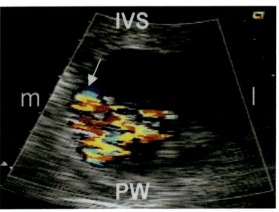

Abb. 15.**42** Flail des medialen Lobus des hinteren Mitralsegels (P3) im parasternalen Querschnitt. Der Pfeil kennzeichnet die proximale Flusskonvergenzzone. Der Jet zieht bei Austritt aus der Regurgitationsöffnung im Wesentlichen von medial nach lateral. Obwohl es sich um ein Flail eines Teils des hinteren Mitralsegels handelt, weist die Jet-Ausbreitung auch eine posteriore Komponente auf.

und nicht eindeutig anterior-posterior (ähnlich wie bei einem Abriss von seitlichen Sehnenfäden des AML).

Die genaue anatomische Identifizierung des betroffenen Mitralsegels kann jedoch ausschlaggebend sein, wenn bei einem asymptomatischen Patienten ein früher operativer Eingriff erwogen wird, und ist keineswegs nur von akademischem Interesse: Die Erfolgsaussicht eines klappenerhaltenden korrigierenden Eingriffes liegt beim PML – je nach lokaler Expertise – bei 90–95 %, beim AML sind die Ergebnisse jedoch deutlich schlechter.

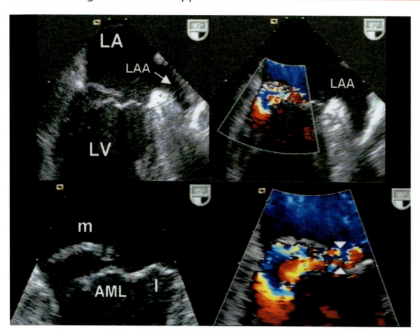

Abb. 15.**43** Transösophageale Darstellung eines Flail des medialen Lobus des hinteren Mitralsegels (P3). Oben: Das linke Vorhoffohr (LAA) muss als Referenzstruktur sichtbar sein, um eine adäquate Darstellung der in Abb. 15.**8** erläuterten Lageverhältnisse zu verbürgen. Unten: Vergrößerungsaufnahme (Zoom) der Lageverhältnisse, m = medialer Lobus des hinteren Mitralsegels (P3), AML = vorderes Mitralsegel, l = lateraler Lobus des hinteren Mitralsegels (P1). Sowohl der Einstrom in den Regurgitationskanal als auch der Austritt des Jets sind deutlich zu erkennen (Pfeilspitzen).

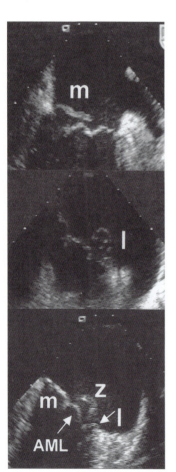

Abb. 15.**44** Flail Leaflet. Identifizierung des betroffenen Teils des hinteren Mitralsegels mittels transösophagealer Echokardiographie. Oben: Flail des medialen Lobus (m = P3). Mitte: Flail des lateralen Lobus (l = P2). Unten: Flail des zentralen Lobus (z = P2), das jetzt parallel zum vorderen Mitralsegel im linken Vorhof sichtbar ist.

Kriterien. Folgend sollen anhand von Beispielen, entsprechend den in Abb. 15.**8** erläuterten Schnittebenen, die Kriterien zur exakten anatomischen Lokalisation des betroffenen Segelanteils erläutert werden. Bei ausreichender Übung ist dies meist schon bei transthorakaler Beschallung möglich, obwohl die transösophageale Untersuchung einfacher und eindeutiger ist.

➤ Ein Flail oder Prolaps des zentralen Lobus des PML (P2) kommt am besten im Längsachsenschnitt zur Darstellung (zwischen 120 und 140°) (Abb. 15.**41** unten),

➤ ein Flail oder Prolaps des medialen Lobus (P3) am besten im Zweikammerblick (60–90°) nahe der inferioren Wand (Abb. 15.**43**–15.**45**) und

➤ ein Flail oder Prolaps des lateralen Lobus (P1) ist am besten im Vierkammerblick (0–30°) oder im Zweikammerblick (Abb. 15.**44** und 15.**45**) anterolateral zu sehen.

Die Diagnose eines Prolaps von medialem und lateralem Lobus des PML ist (im Gegensatz zu dem des AML) somit im Vier- bzw. Zweikammerblick zulässig, da diese Formen überhaupt nur in diesen Schnittebenen darstellbar sind. Der Scheinprolaps im Vierkammerblick stellt ohnehin hauptsächlich ein Problem des AML dar, da der Mitralsattel nach anterior gekippt ist: Sein anteriorer Hochpunkt liegt höher als der posteriore, der sich mit den Tiefpunkten fast in einer Ebene befindet (nahezu planar).

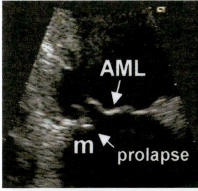

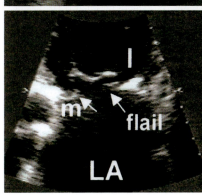

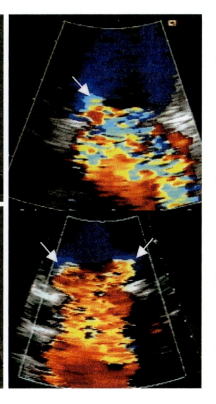

Abb. 15.**45** Darstellung der Progression von Sehnenfadenabrissen innerhalb von 3 Monaten mittels transthorakaler Echokardiographie (Zweikammerblick). Oben: Prolaps des medialen Lobus des hinteren Mitralsegels (m = P3) mit schwerer Mitralinsuffizienz. Der Pfeil kennzeichnet den Einstrom in den Regurgitationskanal. Der Regurgitations-Jet zieht entsprechend nach lateral. Der Patient war zum Zeitpunkt der Untersuchung nahezu asymptomatisch. Unten: Durch zusätzlichen Sehnenfadenabriss ist es zum Flail des lateralen Lobus des hinteren Mitralsegels (l = P1) gekommen. Es resultiert zusätzlich zur Regurgitation an der medialen Kommissur jetzt auch eine schwere Regurgitation an der lateralen Kommissur. Die Pfeile weisen auf die beiden proximalen Flusskonvergenzzonen. Der Patient war jetzt deutlich symptomatisch.

Rolle der Echokardiographie bei Mitralklappenchirurgie

Wegen der Vorzüge der klappenerhaltenden Korrektur im Vergleich zum Klappenersatz hinsichtlich postoperativer Ventrikelfunktion und Langzeitkomplikationen wird heute auch beim asymptomatischen Patienten mit bedeutsamer organischer Mitralinsuffizienz die frühzeitige Operation erwogen. Hier kommt es jedoch entscheidend darauf an, wie hoch die Erfolgschancen der klappenerhaltenden Korrektur wirklich sind, was präoperativ mittels Echokardiographie zuverlässig abgeschätzt werden kann. Wird ein abwartendes Vorgehen beschlossen, so erlaubt die Bestimmung von endystolischem Volumen und Ejektionsfraktion unter Belastung eine bessere Abschätzung des optimalen Operationszeitpunkts als die Burteilung dieser Parameter in Ruhe (Tab. 15.3). In jedem Fall sollte die Operationsindikation bei asymptomatischen Patienten gestellt werden, bevor die Ejektionsfraktion unter 60 % (besser 66 %) fällt oder der endsystolische Durchmesser des linken Ventrikels 40–45 mm erreicht (Tab. 15.3). Die intraoperative transösophageale Echokardiographie ist während der klappenerhaltenden Korrektur sowohl zur Kontrolle des Resultates als auch zur Entdeckung und Korrektur von Komplikationen, wie dem „post-Carpentier-SAM", unerlässlich (Abb. 15.**46**).

Mitralklappenregurgitation bei hypertropher Kardiomyopathie

Bei der hypertrophen Kardiomyopathie kommt es durch primäre pathologische Veränderung des Mitralklappenapparates zur systolischen Vorwärtsbewegung der Mitralklappe (SAM) mit Obstruktion des Ausflusstraktes (vgl. Kap. 13).

Die Verlagerung der Papillarmuskeln nach anterior sowie die Elongation von Mitralsegeln und Chordae führen zu einer Verminderung der Mitralsegelspannung, welche die Bewegungsfreiheit der Segel nach anterior begünstigt (Tab. 15.**4**). Ob es dabei zu einer bedeutsamen Mitralregurgitation kommt oder nicht, hängt vom Verhältnis der Länge und Beweglichkeit der Mitralsegel ab (Abb. 15.**47** und 15.**48**): Sind beide Mitralsegel elongiert und beweglich, so bewegen sie sich gemeinsam und weitgehend koaptiert nach anterior (symmetrisches SAM). Ähnlich wie beim symmetrischen MVP kommt es dabei zu keiner bedeutsamen Mitralregurgitation (Obstruktion ohne Regurgitation). Ist das hintere Mitralsegel (nebst Chordae) deutlich weniger elongiert, so reicht dessen Bewegungsspielraum nicht aus, um dem längeren und weiter anterior gelegenen AML in Richtung Septum zu folgen (asymmetrisches SAM). Ähnlich wie beim asymmetrischen Prolaps entsteht dann durch die Separation der Mitralsegel eine bedeutsame Regurgitationsöffnung (Obstruktion mit Regurgitation).

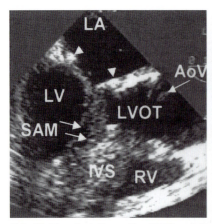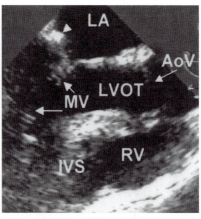

Abb. 15.**46** „Post-Carpentier-SAM" nach Korrektur einer schweren Mitralregurgitation bei myxomatöser Mitralklappenerkrankung (intraoperative transösophageale Beschallung). Links: Obstruktion des Ausflusstraktes (LVOT) durch die systolische Vorwärtsbewegung der Mitralsegel (SAM). Ursache ist die zu starke Verlagerung der Mitralsegelkoaptationsebene nach anterior durch den Carpentier-Ring. Die Pfeilköpfe kennzeichnen die hintere und vordere Zirkumferenz des Rings. Rechts: Nach Kappen der anterioren Enden des Carpentier-Rings (Umwandlung in einen „halben Ring" entsprechend dem Prinzip der posterioren Anuloplastie) normale systolische Mitralklappenposition mit posteriorer Mitralsegelkoaptation und freier Ausstrombahn. Jetzt ist der Reflex des Rings nur noch posterior zu erkennen (Pfeilkopf). AoV = Aortenklappe, IVS = Ventrikelseptum, LA = linker Vorhof, LV = linker Ventrikel, RV = rechter Ventrikel.

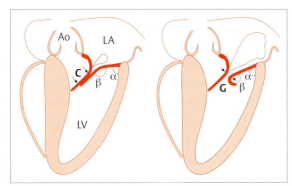

Abb. 15.**47** Schematische Darstellung der Mitralklappengeometrie bei hypertropher obstruktiver Kardiomyopathie mit und ohne bedeutsame Regurgitation. Links: Bei Elongation beider Mitralsegel bewegen sich diese gemeinsam nach anterior (symmetrischer SAM) und bleiben dabei über die Strecke C koaptiert (Obstruktion ohne Regurgitation). Rechts: Ist das hintere Mitralsegel deutlich weniger elongiert, so reicht dessen Bewegungsspielraum nicht aus, um dem längeren und weiter anterior gelegenen AML in Richtung Septum zu folgen (asymmetrischer SAM). Durch die Separation der Mitralsegel ensteht dann eine bedeutsame Regurgitationsöffnung (Obstruktion mit Regurgitation) (nach 40, mit freundlicher Genehmigung der American Heart Association).

Das SAM-Phänomen kann letztlich als Prolaps der Mitralsegel in den Ausflusstrakt verstanden werden und folgt den gleichen geometrischen Prinzipien. Bei etwa 3 % aller Patienten mit hypertropher Kardiomyopathie und 9 % derjenigen, die operiert werden, finden sich zusätzlich ein Mitralsegelprolaps oder abgerissene Sehnenfäden als weitere Ursache der Mitralregurgitation.

Mitralklappenapparat bei dilatativer Kardiomyopathie – funktionelle Mitralklappenregurgitation

Unvollständiger Mitralklappenschluss. Kennzeichen der funktionellen („relativen") Mitralregurgitation bei idiopathischer oder ischämischer dilatativer Kardiomyopathie ist der sog. unvollständige Mitralklappenschluss bei normaler Mitralsegelmorphologie. Im Vierkammerblick, aber auch im Längsachsenschnitt zeigt sich, dass die Mitralsegel ihre normale systolische Schlussposition in Bezug auf den Mitralanulus nicht erreichen (Abb. 15.**49**).

Mechanismus. Die Mitralsegel, die zwischen Mitralanulus und Papillarmuskeln aufgespannt sind, werden durch die Verlagerung der Papillarmuskeln im dilatierten Ventrikelkavum (nach lateral, posterior und apikal) und die Dilatation des Mitralanulus stärker gestrafft und sind daher weniger beweglich (Tab. 15.**4**). Dadurch bekommen sie zu wenig Spiel, um sich ungehindert dem Mitralostium anzunähern und in der Mitralanulusebene zu koaptieren. Der Koaptationspunkt wandert von der Anulusebene weg nach apikal, und die Mitralsegel müssen jetzt gleichsam die Wände eines Zeltes abdecken, um den Zeltboden, der dem Anulus entspricht, zu überbrücken. Die resultierende charakteristische Form des Mitralklappenschlusses wird daher auch als „apical tenting" bezeichnet (Abb. 15.**49**). Dies bedeutet, dass die abzudichtende Fläche jetzt wesentlich größer ist als die des Mitralanulus. Überschreitet diese Fläche die anatomisch gegebene Mitralsegelfläche, so kommt es zum unvollständigen Mitralklappenschluss mit Regurgitation (Abb. 15.**50**).

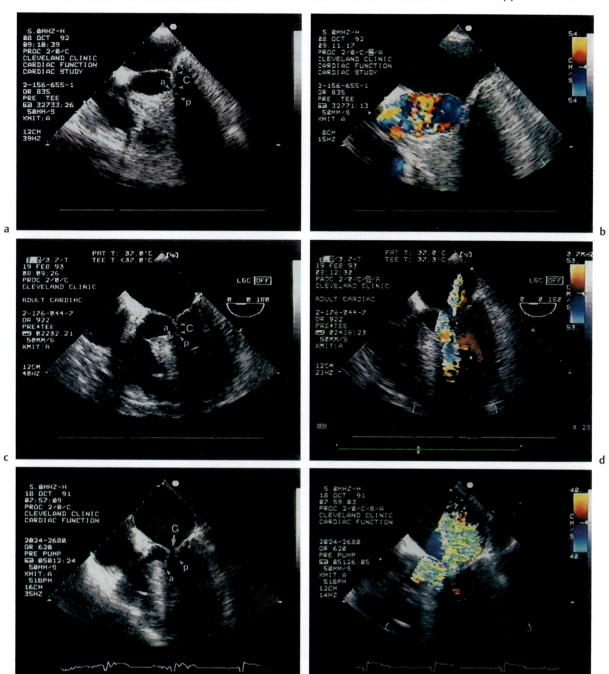

Abb. 15.**48** Klinische Beispiele dreier Patienten mit hypertropher obstruktiver Kardiomyopathie und vergleichbarer Ausflusstraktobstruktion (transösophageale Untersuchung).

a und **b** Elongation beider Segel (a und p kennzeichnen das Ende von vorderem und hinterem Mitralsegel) führt zu einer guten Koaptation über die Strecke C (Obstruktion ohne Regurgitation).

c und **d** Kürzere Kontaktlänge C führt zu einer leichtgradigen Mitralregurgitation.

e und **f** Wegen mangelnder Elongation vermag das hintere Segel dem vorderen nicht zu folgen. Dies führt zu einer sichtbar klaffenden Regurgitationsöffnung (G) (Obstruktion mit schwerer Regurgitation) (aus 40, mit freundlicher Genehmigung der American Heart Association).

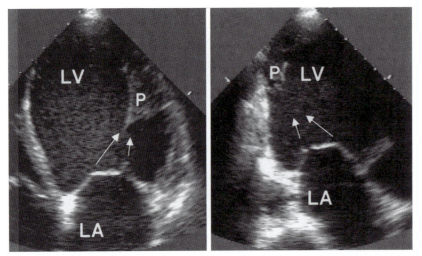

Abb. 15.**49** Mitralklappengeometrie bei funktioneller Mitralsegelregurgitation. Dilatierter linker Ventrikel mit großem Querdurchmesser (sphärisch) im Vierkammerblick (links) und im apikalen Längsachsenschnitt. Die erhöhte Zugspannung der Mitralsegel zwischen den Papillarmuskeln und dem dilatierten Mitralanulus verhindert eine effektive Segelkoaptation in der Mitralanulusebene (inkompletter Mitralklappenschluss). Die Pfeile kennzeichnen den auf die Papillarmuskeln (P) gerichteten Vektor der Zugspannung. Der Koaptationspunkt der Mitralsegel ist nach apikal verschoben. Durch das Insertionsmuster der Chordae, über das die Zugkraft ausgeübt wird, entsteht die Form eines Zeltes („apical tenting") sowie die Abwinkelung des vorderen Mitralsegels („hockey-stick configuration").

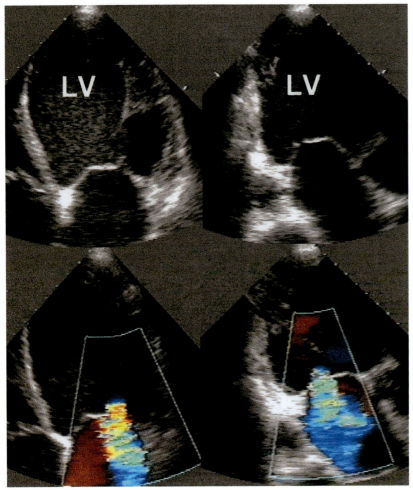

Abb. 15.**50** Der Regurgitations-Jet ist bei funktioneller Mitralregurgitation zentral oder (vor allem bei Dominanz einer posterioren Wandbewegungsstörung) posterolateral ausgerichtet.

Weitere Ursachen. Neben der idiopathischen und der ischämischen Kardiomyopathie kann auch eine adriamycininduzierte Kardiomyopathie zur funktionellen Mitralregurgitation führen. Bei Patienten, die wegen eines thorakalen Tumors kombiniert chemo- und strahlentherapiert wurden, kann es zusätzlich zur fibrotischen Verkürzung der Mitralsegel kommen – wenn das Herz im Strahlenfeld lag –, die den effektiven Mitralklappenschluss weiter beeinträchtigt.

Linksventrikuläre Dilatation versus Dysfunktion

Die Hypothese, dass die linksventrikuläre Dysfunktion selbst zum unvollständigen Mitralklappenschluss führt, weil durch die Verminderung der Druckanstiegsgeschwindigkeit im linken Ventrikel den Mitralsegeln eine zu geringe Kraft mitgeteilt werde, um effektiv zu schließen, ist experimentell und klinisch widerlegt worden. So haben Patienten mit nur geringer linksventrikulärer und anulärer Dilatation selbst bei extrem verminderter Ejektionsfraktion häufig keine bedeutsame Mitralregurgitation.

Ventrikelform. Dreidimensionale echokardiographische Untersuchungen des Mitralklappenapparates haben im Tierexperiment demonstriert, dass die Verlagerung der Papillarmuskeln in mediolateraler Richtung (voneinander weg) und posteriorer Richtung für die Entstehung einer Mitralregurgitation bedeutsamer ist als die Verlagerung nach apikal. Dies erklärt nicht nur die Bedeutung einer normalen posterioren Wandbewegung für die Mitralklappenkompetenz (s. Mechanismen der Mitralregurgitation, S. 281), sondern auch, warum Ventrikel, die bei Dilatation die normale Form des Rotationsellipsoids verlieren und sich der Kugelform annähern (erhöhter Sphärizitätsindex), mehr Mitralregurgitation erzeugen (Abb. 15.49–15.51). Je runder der Ventrikel wird, desto mehr werden die Papillarmuskeln voneinander weg und nach posterior verschoben. Die Form des dilatierten Ventrikels ist für die 3D-Geometrie des Mitralklappenapparates bedeutsamer als dessen tatsächliches Volumen.

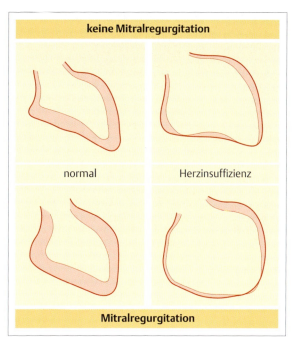

keine Mitralregurgitation

normal   Herzinsuffizienz

Mitralregurgitation

Abb. 15.**51** Einfluss der Ventrikelform auf die Genese der funktionellen Mitralklappenregurgitation. Links jeweils Kontrolle, rechts Herzinsuffizienz. Eine bedeutsame Mitralregurgitation ensteht nur, wenn der Ventrikel bei Dilatation die normale Form des Rotationsellipsoids verliert und sich der Kugelform annähert (erhöhter Sphärizitätsindex, unten) (nach 36, mit freundlicher Genehmigung der American Heart Association).

Verminderte frühdiastolische Öffnungsbewegung. Die erhöhte Mitralsegelanspannung („mitral leaflet tethering") und verminderte Mitralsegelbeweglichkeit durch Ventrikeldilatation manifestieren sich nicht nur in der Systole, sondern auch in der Diastole als verminderte frühdiastolische Öffnungsbewegung der Mitralklappe (Abb. 15.52). Ursprünglich wurde dieses Phänomen als direkter Ausdruck eines niedrigen Herzzeitvolumens angesehen. Eine einfache Überlegung reicht

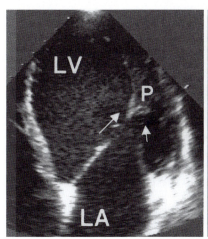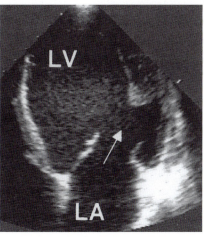

Abb. 15.**52** Verminderte diastolische Öffnungsbewegung der Mitralklappe bei Ventrikeldilatation. Links: Die erhöhte Straffung der Mitralsegel (in Pfeilrichtung) limitiert deren Beweglichkeit. Rechts: Die Limitierung der gegen das Septum gerichteten Öffnungsbewegung des vorderen Mitralsegels führt dazu, dass der Ventrikeleinstrom in posterolaterale Richtung erfolgt (Pfeilrichtung), also in deutlichem Winkel zur anatomischen Längsachse des Ventrikels.

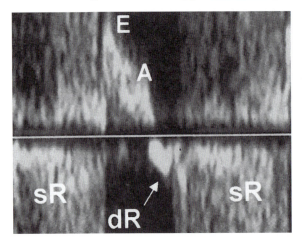

Abb. 15.53 Diastolische (präsystolische) Mitralklappenregurgitation (dR) bei linksventrikulärer Funktionsstörung. Die dR erfolgt unmittelbar nach der A-Welle und unmittelbar vor der systolischen Regurgitation (sR), die erst mit Ventrikelkontraktion einsetzt. Die maximale Strömungsgeschwindigkeit der dR ist relativ niedrig (im vorliegenden Beispiel knapp 40 cm/s).

jedoch aus, um die Unzulänglichkeit dieser Erklärung zu demonstrieren: Bei denselben Patienten ist die initiale Öffnungsbewegung der Aortenklappe (selbst bei sich daran anschließender früher systolischer Schließungsbewegung) unbehindert, obwohl das die Aortenklappe durchströmende Herzzeitvolumen bei kompetenter Mitralklappe identisch und bei Mitralinsuffizienz sogar geringer ist.

Diastolische Mitralregurgitation. Bei schwerer dilatativer Kardiomyopathie kann ein erheblicher enddiasto-lischer Druckanstieg bei noch geöffneter, eingeschränkt beweglicher Mitralklappe zur diastolischen Mitralregurgitation führen (Abb. 15.53). Die diastolische Regurgitation wird durch ein langes PQ-Intervall (oder höhergradigere AV-Blockierung) begünstigt, weil sich der atrioventrikuläre Druckgradient mit der Vorhofkontraktion umkehrt, bevor das Einsetzen der Ventrikelkontraktion die Mitralklappe endgültig zu schließen vermag. Bei Patienten mit DDD-Schrittmacherfunktion kann dies durch Programmierung des AV-Intervalls behoben werden.

Ventrikuläre versus anuläre Dilatation

Die Bedeutsamkeit der anulären Dilatation für den Schweregrad der Mitralinsuffizienz variiert stark. Nicht selten ist sie im Vergleich zur Ventrikeldilatation gering, was die häufig unbefriedigenden Ergebnisse der klappenerhaltenden Korrektur der Mitralinsuffizienz durch Implantation eines Carpentier-Rings erklärt. Eine Verkleinerung des Mitralanulus kann zwar insbesondere bei Verwendung eines kleinen Ringes („undersized ring") durch die Herabsetzung der Mitralsegelanspannung die Segelbeweglichkeit verbessern und somit die Regurgitation vermindern; unvollständiger Mitralklappenschluss und bedeutsame Regurgitation persistieren jedoch nicht selten trotz Ringimplantation, da der primäre Mechanismus der Regurgitation (Verschiebung der Papillarmuskeln im dilatierten Ventrikel) dabei nicht angegangen wird (Abb. 15.54).

Bestimmung der Mitralanulusgröße. Der echokardiographischen Bestimmung der Mitralanulusdimensionen kommt hier eine entscheidende Rolle bei der Operationsplanung zu: Eine erhebliche Mitralanulusdilatation

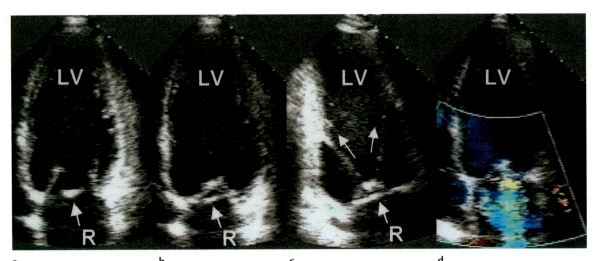

a   b   c   d

Abb. 15.54 Nach Carpentier-Mitralanuloplastie persistierende funktionelle Mitralklappenregurgitation.
a und **b** Vierkammerblick in der Diastole (verminderte Öffnungsbewegung) und Systole (persistierendes „apical tenting" mit inkomplettem Mitralklappenschluss).
c Apikaler Zweikammerblick in der Systole. Die Pfeile kennzeichnen die divergierenden Zugkräfte der beiden Papillarmuskeln, die in mediolateraler Richtung (voneinder weg) verlagert sind.
d Es verbleibt eine bedeutsame Mitralklappenregurgitation. R = Carpentier-Ring.

3

stellt ein Erfolg versprechendes Substrat dar. Wird jedoch trotz schwerer funktioneller Mitralinsuffizienz eine relativ geringe Mitralanulusdilatation festgestellt, so sind die Aussichten einer erfolgreichen Korrektur durch Ringimplantation gering.

Batista-Operation und Alfieri-Stitch. Einen alternativen Operationsansatz stellt die Batista-Operation dar, bei der das Volumen des linken Ventrikels durch Resektion von Myokard der posterolateren Wand zwischen den Papillarmuskeln reduziert (Abb. 15.**55**) wird. Dadurch kommt es nicht nur zur Volumenreduktion des linken Ventrikels, sondern zur Annäherung der Papillarmuskeln, d. h. zur Korrektur der mediolateralen Papillarmuskelverschiebung, und dadurch zur Reduktion der Mitralsegelspannung. Dies beseitigt zwar den ursprünglichen Mechanismus der funktionellen Mitralregurgitation; da jedoch die Papillarmuskeln jetzt praktisch direkt nebeneinander liegen, kommt es zu einer übermäßigen Verminderung der Mitralsegelstraffung (Überkorrektur). Die Mitralsegel weisen jetzt eine zu starke Mobilität auf und würden ohne zusätzliche Intervention aus dem chirurgisch verkleinerten linken Ventrikel in den Vorhof prolabieren (Tab. 15.**4**). Um eine bedeutsame Mitralregurgitation durch Segelprolaps zu verhindern, wird daher oft zusätzlich die Mobilität der Mitralsegel begrenzt, indem sie durch eine Naht (Alfieri-Stitch) verbunden werden. Die Mitralklappenöffnung weist nach dieser Korrektur in der Diastole eine Doppelöffnung in Form einer Acht auf (Abb. 15.**55**) ähnlich wie bei der angeborenen Anomalie der „double-orifice mitral valve".

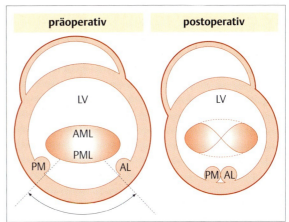

Abb. 15.**55** Schematische Darstellung des Prinzips der Batista-Operation. Resektion von Myokard der posterolateren Wand zwischen den Papillarmuskeln. Postoperativ deutliche Volumenreduktion. Anterolateraler (AL) und posteromedialer Papillarmuskel (PM) kommen jetzt praktisch direkt nebeneinander zu liegen. Es resultiert eine erhebliche Verminderung der Mitralsegelstraffung. Um eine bedeutsame Mitralregurgitation durch Segelprolaps zu verhindern, wird die Mobilität der Mitralsegel begrenzt, indem sie durch eine Naht (Alfieri-Stitch) verbunden werden. Die Mitralklappenöffnung weist nach dieser Korrektur in der Diastole eine Doppelöffnung in Form einer Acht auf (ähnlich wie bei der angeborenen „double-orifice mitral valve").

Konstante versus dynamische Regurgitationsöffnung

Veränderungen während des Herzzyklus. Die Mitralsegelanspannung hängt von der Position der Papillarmuskeln im linksventrikulären Kavum und der Größe des Mitralanulus ab. Da Form und Größe von Ventrikel und Mitralanulus während des Herzzyklus periodisch variieren, ändert sich entsprechend auch die Größe der Regurgitationsöffnung während der Systole. Mittels der proximalen Flusskonvergenzmethode kann die zeitliche Variation des Regurgitationsflusses (die sich auch in der zeitlichen Änderung der Jet-Größe niederschlägt) und der Regurgitationsöffnung demonstriert werden (Abb. 15.**56**–15.**58**). Klinisch wie auch tierexperimentell zeigt sich ein biphasisches Regurgitationsmuster: eine Abnahme von Regurgitationsfluss und -öffnung bis zur Mitt- oder Spätsystole und eine Zunahme während der isovolumischen Relaxation.

Linksventrikulärer Druck. Die Variation der Regurgitationsöffnung lässt sich nicht durch die Variation des Mitralanulus erklären, da sie sich auch bei Patienten nach Implantation eines starren Mitralklappenrings nachweisen lässt. Die CW-Dopplerkurven der Strömungsgeschwindigkeit in der Regurgitationsöffnung, die die transmitrale Druckdifferenz wiedergeben, stellen gleichsam das Negativ des Kurvenverlaufs der instantanen Regurgitationsfläche dar. Die klinisch beobachtete biphasische Variation der Regurgitationsöffnung lässt sich in vitro durch Anwendung der physiologischen ventrikulären Druckwelle auf eine angespannte Mitralklappe reproduzieren (Abb. 15.**59**). Der systolische Druckanstieg im linken Ventrikel und die damit ansteigende ventrikuloatriale Druckdifferenz stellen zwar einerseits die treibende Kraft der Regurgitation dar, führen jedoch andererseits dazu, dass die Mitralsegel stärker zusammengepresst werden (Abb. 15.**60**). Dies wird durch die Größenabnahme des linken Ventrikels während der Austreibungsphase erleichtert (Abnahme der Mitralsegelspannung). Der rapide Abfall des linksventrikulären Drucks während der isovolumetrischen Relaxation führt daher zu einer Zunahme von Regurgitationsöffnung und -fluss, die den beobachteten biphasischen Verlauf erklärt.

Einfluss auf den Schweregrad. Die zeitliche Variation des Regurgitationsflusses muss, wie auch bei anderen Formen der Mitralregurgitation, bei der Beurteilung des Schweregrades der Regurgitation berücksichtigt werden. Je stärker die Mitralsegelanspannung (je „unvollständiger" der Mitralklappenschluss), desto weniger kann der Anstieg des ventrikulären Drucks in der Systole zur Koaptation der Mitralsegel beitragen; in extremen Fällen findet sich daher eine pansystolische Regurgitation ohne wesentliche zeitliche Variation.

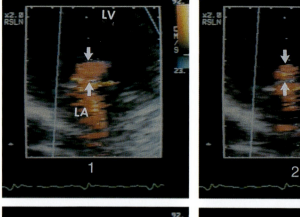

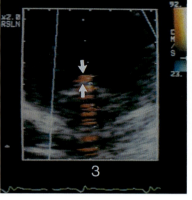

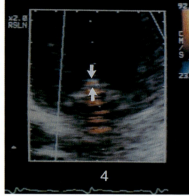

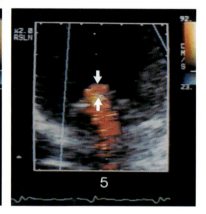

Abb. 15.**56** Zeitliche Variation des Flusskonvergenzradius während der Systole bei funktioneller Mitralklappenregurgitation (2D-Bild). Der Radius nimmt zunächst stetig ab (von Bild 1–4) und dann spätsystolisch wieder zu (Bild 5) (aus 38, mit freundlicher Genehmigung der American Heart Association.

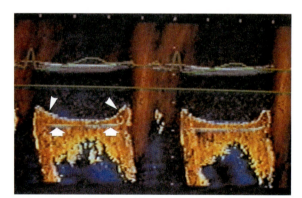

Abb. 15.**57** Zeitliche Variation des Flusskonvergenzradius während der Systole bei funktioneller Mitralklappenregurgitation (M-Mode). Der Flusskonvergenzradius nimmt bis zur Mitt- bis Spätsystole zunächst ab (erster Pfeilkopf) – was eine Verminderung des Regurgitationsflusses in dieser Periode widerspiegelt – und während des linksventrikulären Druckabfalls in der isovolumetrischen Relaxationszeit wieder zu (zweiter Pfeilkopf), was einer Zunahme des Regurgitationsflusses entspricht (aus 38, mit freundlicher Genehmigung der American Heart Association).

Mitralklappeninsuffizienz bei koronarer Herzkrankheit

Die Mitralinsuffizienz ist eine häufige Komplikation der koronaren Herzkrankheit, die nur selten durch strukturellen Schaden des Mitralklappenapparates verursacht wird. Der Mechanismus der Mitralinsuffizienz durch ischämisch bedingte globale Ventrikeldilatation und -dysfunktion unterscheidet sich prinzipiell nicht von dem der Mitralinsuffizienz bei idiopathischer dilatativer Kardiomyopathie und ist im Abschnitt „Mitralklappenapparat bei dilatativer Kardiomyopathie", S. 290, erklärt.

Funktionelle Mitralklappeninsuffizienz bei regionaler Wandbewegungstörung – „Papillarmuskelsyndrom"

Infolge eines Hinterwandinfarktes oder (seltener) bei regionaler Ischämie der Hinterwand kann es auch bei Abwesenheit einer relevanten globalen Ventrikeldilatation zur Mitralinsuffizienz kommen.

Falsche Hypothesen. Das Fehlen pathologischer Veränderungen der Mitralklappe selbst hat vor Einführung der Echokardiographie, die erst die direkte Beobachtung

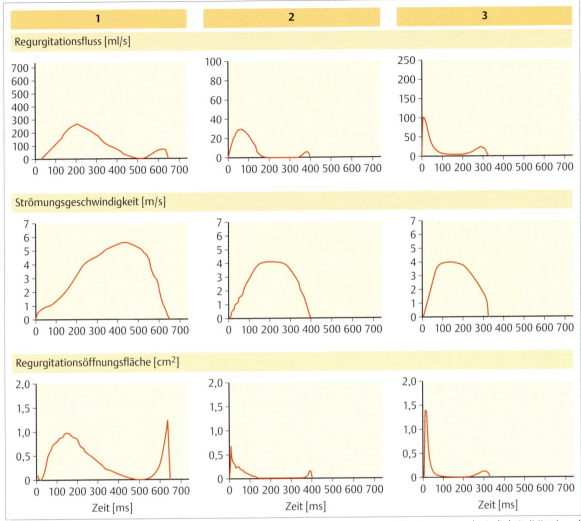

Abb. 15.**58** Computerausdruck von korrespondierendem Regurgitationsfluss (oben), Strömungsgeschwindigkeit (Mitte) und Regurgitationsöffnungsfläche (unten) bei 3 Patienten mit funktioneller Mitralklappenregurgitation (1, 2, 3). In allen Fällen lässt sich ein biphasisches Regurgitationsmuster erkennen: eine Abnahme von Regurgitationsfluss und -öffnung bis zur Mittsystole und eine Zunahme während der isovolumischen Relaxation (nach 38, mit freundlicher Genehmigung der American Heart Association).

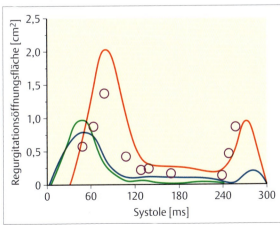

Abb. 15.**59** Biphasische Variation der Regurgitationsöffnungsfläche (Ordinate) in Abhängigkeit von der Zeit (Abszisse) bei Anwendung einer physiologischen linksventrikulären Druckwelle auf eine angespannte Mitralklappe in vitro (nach 19, mit freundlicher Genehmigung der American Heart Association).

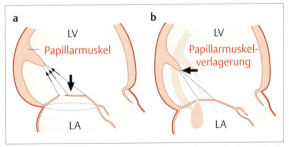

Abb. 15.**60** Schematische Darstellung der auf die Mitralklappe einwirkenden Kräfte.

a Zugkraft („tethering force") in Richtung der Papillarmuskeln versus Verschlusskraft („closing force"), die aus der ventrikuloatrialen Druckdifferenz resultiert.

b Eine posteriore Papillarmuskelverlagerung („papillary muscle displacement") bewirkt eine Zunahme der auf die Klappensegel wirkenden Zugkraft, die deren effektive Koaptation in der Mitralanulusebene verhindert (nach 19, mit freundlicher Genehmigung der American Heart Association).

297

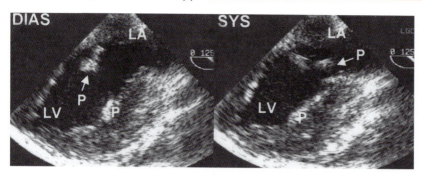

Abb. 15.**61** Trangastrische Darstellung eines rupturierten posteromedialen Papillarmuskels (Pfeil), der frei zwischen Ventrikel (LV) und Vorhof (LA) pendelt. Links Diastole; rechts Systole. Freundliche Überlassung durch Prof. Z. Vered, Assaf-Harofeh Hospital, Zerifin, Israel.

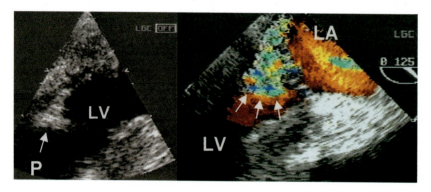

Abb. 15.**62** Links: Vergrößerung des Befundes aus Abb. 15.**59**. Rechts: massive Mitralregurgitation (Pfeile). Freundliche Überlassung durch Prof. Z. Vered, Assaf-Harofeh Hospital, Zerifin, Israel.

der Mitralklappendynamik in vivo ermöglichte, zu irrigen Hypothesen hinsichtlich des Mechanismus dieser ischämischen Mitralinsuffizienz geführt, die sich trotz klinischer und experimenteller Widerlegungen hartnäckig halten. Wegen des häufig ähnlichen Auskultationsbefundes (mitt- bis spätsystolisches Geräusch) wurde angenommen, dass eine Papillarmuskelischämie in der Austreibungsphase wegen fehlender Verkürzung eines Papillarmuskels zu einem Mitralklappenprolaps führe. Eine experimentell induzierte isolierte Papillarmuskeldysfunktion hat jedoch nie eine Mitralregurgitation erzeugen können.

Regionale Ventrikeldilatation. Lediglich wenn auch das unter den Papillarmuskeln liegende Myokard der posterioren freien Wand geschädigt wird, kommt es bei schwerer Hypokinesie, insbesondere jedoch bei Dyskinesie bzw. regionaler Ventrikeldilatation, zu einer Verschiebung der Papillarmuskeln nach posterior und apikal. Dies führt zu einer erhöhten Mitralsegelspannung mit Beeinträchtigung der Segelmobilität und zur Mitralinsuffizienz durch unvollständigen Mitralklappenschluss (Tab. 15.**4**). Der Mechanismus der Mitralregurgitation bei regionaler Ventrikeldilatation ist somit prinzipiell derselbe wie bei globaler Ventrikeldilatation. Entsprechend ist das echokardiographische Bild praktisch identisch: Nahezu ausnahmslos wird eine Verschiebung des Koaptationspunktes nach apikal/posterior/lateral beobachtet (apical tenting) und kein Mitralklappenprolaps.

Prognose. Sowohl experimentell wie auch klinisch ist die durch Hinterwandinfarkt bedingte Mitralregurgitation initial selten schwer. Bei erfolgloser Revaskularisation kommt es innerhalb von Wochen durch zunehmendes Remodeling zur weiteren Papillarmuskelverschiebung und Mitralanulusdilatation und dadurch zur Zunahme der Mitralregurgitation. Aus diesem Grunde ist das Auftreten einer nur leicht- bis mäßiggradigen Mitralregurgitation bei akutem Hinterwandinfarkt prognostisch ungünstig und eine rasche Revaskularisation (Thrombolyse/PTCA) von erheblicher Bedeutung.

Papillarmuskelruptur

Wie im Abschnitt „Papillarmuskeln und Chordae", S. 265, erklärt, ist eine Papillarmuskelruptur selten und betrifft ganz überwiegend den posteromedialen Papillarmuskel (rechtes Kranzgefäß/Hinterwandinfarkt) (Abb. 15.**61** und 15.**62**).

Klinik und Befund. Die Papillarmuskelruptur tritt in der Regel 2–7 Tage nach Infarkt auf, gelegentlich jedoch schon kurz nach Verschluss der Koronararterie. Auch bei nur partieller Ruptur kommt es meist zu massiver Regurgitation in einen normal großen linken Vorhof, der eine geringe Compliance hat, und dadurch zu einem erheblichen systolischen Druckanstieg. Dies führt unmittelbar zum (meist intubationspflichtigen) Lungenödem und zum kardiogenen Schock. Im krassen Gegensatz dazu steht das echokardiographische Bild der normalen

3

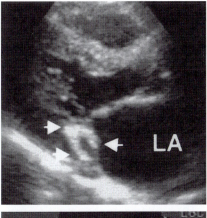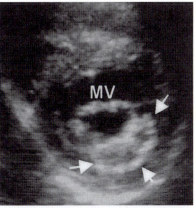
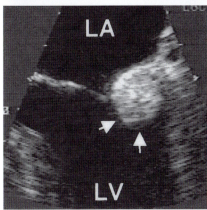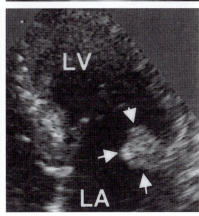

Abb. 15.**63** Verschiedene Erscheinungsformen des käsigen Abszesses. Oben: Im Bereich des Mitralanulus zeigt sich sowohl im parasternalen Längsschnitt (links) als auch im Querschnitt (rechts) eine Verkalkung, die ringförmig einen zentral relativ echoarmen Kern umgibt. Die Verkalkung ist mäßig und führt praktisch nie zum Auftreten von Schallschatten. Unten: Transösophageale (links) und transthorakale Darstellung zweier käsiger Abszesse mit tumorförmiger Präsentation. Charakteristisch sind die fokalen Verkalkungsherde.

bzw. hyperdynamischen Ventrikelfunktion mit oft nur geringer Hinterwandhypokinesie, die leicht übersehen werden kann!

Bei Lungenödem bei Hinterwandinfarkt gilt es daher Folgendes zu beachten:
➤ Bei partieller Papillarmuskelruptur können bei transthorakaler Beschallung des intubierten Patienten der Mitralprolaps übersehen und die Mitralregurgitation unterschätzt werden (exzentrischer Jet).
➤ Jedes Lungenödem bei Hinterwandinfarkt mit normaler oder hyperkinetischer Ventrikelfunktion sollte daher unmittelbar zur Durchführung einer transösophagealen Echokardiographie veranlassen.
➤ Zur Beurteilung der Papillarmuskelintegrität eignet sich der transgastrische Zweikammerblick am besten (Abb. 15.**61** und 15.**62**).

Mitralklappeninsuffizienz bei infektiöser Endokarditis

Bei Endokarditis kann es akut durch direkten Gewebeverlust (Segelperforation/ Einschmelzung/ Sehnenfadenabriss) oder durch sekundäre fibrotische Schrumpfung zur bedeutsamen Mitralinsuffizienz kommen. Weiteres s. Kapitel 23.

Mitralringkalzifizierung

Eine Mitralanuluskalzifikation (MAC) wird häufig bei 3 Gruppen von Patienten beobachtet:
➤ bei Druckbelastung des linken Ventrikels (arterielle Hypertonie, Aortenstenose, hypertrophe obstruktive Kardiomyopathie), insbesondere bei älteren Patienten,
➤ Patienten mit Kollagenosen,
➤ Dialysepatienten.

Sie betrifft häufig vor allem die posteriore Zirkumferenz und kann durch Beeinträchtigung der Mobilität, insbesondere des PML, zur Mitralregurgitation führen. Große Kalkmassen können den Eindruck der Mitralsegelverkalkung hervorrufen, auch wenn diese nicht in den Prozess mit einbezogen sind. Selbst wenn mobile Elemente beobachtet werden, ist die direkte Embolie eine absolute Rarität. Die Mitralanuluskalzifikation ist jedoch, wie kürzlich gezeigt wurde, mit einer erhöhten Wahrscheinlichkeit des Vorliegens prominenter Aortenbogenatheromata und damit indirekt mit einem erhöhten Schlaganfallrisiko assoziiert.

Differenzialdiagnosen. Eine echokardiographisch ähnliche Erscheinung (jedoch geringer echogen reflektierend, „weicher") stellt der sog. käsige Abszess dar (Abb. 15.**63**). Differenzialdiagnostisch muss der Befund von einem Mitralringabszess im Rahmen einer Endokarditis abgegrenzt werden, was meist schon anhand der Klinik gelingt. Leider gelangen mangels Kenntnis dieses Befundes einzelne Patienten mit der Verdachtsdiagnose „Fibrom des Mitralanulus" zur Operation. Bei der intraoperativen Inspektion findet sich dann eine verflüssigte (sterile) Masse, die etwa die Konsistenz von Zahnpasta hat. Der Versuch der operativen Entfernung endet praktisch ausnahmslos mit dem Klappenersatz und ist potenziell komplikationsträchtig. Der Spontanverlauf ist hingegen auch beim Vorliegen mobiler Komponenten meist unauffällig.

Angeborene Mitralklappenerkrankungen

Im Vergleich zur Häufigkeit rheumatischer Formen ist die Inzidenz angeborener Mitralstenosen verschwindend gering. Zwei besondere Formen sollen kurz erwähnt werden: Inserieren alle Chordae in einen einzigen Papillarmuskel (das Vorliegen nur eines Papillarmuskels lässt sich am besten im parasternalen Querschnitt feststellen), so spricht man entsprechend dem Öffnungsmechanismus der Mitralklappe von einer „parachute mitral valve". Bei der „double-orifice mitral valve" zeigt sich im Querschnitt eine Achterfigur ähnlich wie nach Alfieri-Naht.

Unter den angeborenen Formen der Mitralklappenregurgitation wird im Erwachsenenalter die Spaltbildung des vorderen Mitralsegels – mit dem Vorhofseptumdefekt vom Primumtyp/AV-Kanal assoziiert oder isoliert – noch am häufigsten gesehen.

■ Literatur

1. Abascal VM, Wilkins GY, O'Shea JP et al. Prediction of successful outcome in 130 patients undergoing percutaneous balloon mitral valvotomy. Circulation 1990;82:448–56.
2. Appelbaum RM, Kasliwal RR, Kanojia A et al. Utility of three-dimensional echocardiography during balloon valvuloplasty. J Am Coll Cardiol 1998;32:1405–9.
3. Bargiggia GS, Tronconi L, Dahn DJ et al. A new method for quantitation of mitral regurgitation based on color flow Doppler imaging of flow convergence proximal to regurgitant orifice. Circulation 1991;84:1481–9.
4. Borowski A, Korb H, Voth E, de Vivie ER. Asymptomatic myocardial abscess. Thorac Cardiovasc Surg 1988;36:338–40.
5. Cape EG, Yoganathan AP, Weyman AE, Levine RA. Adjacent solid boundaries alter the size of regurgitant jets on Doppler color flow maps. J Am Coll Cardiol 1991;17:1094–102.
6. Chen C, Thomas JD, Anconina J et al. Impact of impinging wall jet on color Doppler quantification of mitral regurgitation. Circulation 1991;84:712–20.
7. Dujardin KS, Enriquez-Sarano M, Bailey KR, Nishimura RA, Seward JB, Tajik AJ. Grading of mitral regurgitation by quantitative Doppler echocardiography. Calibration by left ventricular angiography in routine clinical practice. Circulation 1997;96:3409–15.
8. Fatkin D, Roy P, Morgan JJ, Fenley MP. Percutaneous balloon mitral valvotomy with the Inoue single-balloon catheter: commissural morphology as a determinant of outcome. J Am Coll Cardiol 1993;21:390–7.
9. Fehske W, Omran H, Manz M, Kohler J, Hagendorff A, Luderitz B. Color-coded Doppler imaging of the vena contracta as a basis for quantification of pure mitral regurgitation. Am J Cardiol 1994;73:268–74.
10. Flachskampf FA, Frieske R, Engelhard B et al. Comparison of transesophageal Doppler methods with angiography for evaluation of the severity of mitral regurgitation. J Am Soc Echocardiogr 1998;11:882–92.
11. Flachskampf FA, Weyman AE, Gillam L, Liu CM, Abascal VM, Thomas JD. Aortic regurgitation shortens Doppler pressure half-time in mitral stenosis: clinical evidence, in vitro simulation and theoretical analysis. J Am Coll Cardiol 1990;16:396–404.
12. Flachskampf FA, Weyman AE, Guerrero JL, Thomas JD. Calculation of atrioventricular compliance from the mitral flow profile: analytical and in vitro study. J Am Coll Cardiol 1992;19:998–1004.
13. Freed LA, Levy D, Levine RA et al. Prevalence and clinical outcome of mitral valve prolapse. N Engl J Med 1999;341:1–7.
14. Gilbert HM, Grodman R, Chung MH, Hartman G, Krieger KH, Hartman BJ. Sterile, caseous mitral valve „abscess" mimicking infective endocarditis. Clin Infect Dis 1997;24:1015–6.
15. Gilon D, Buonanno FS, Joffe MM et al. Lack of evidence of an association between mitral valve prolapse and stroke in young patients. N Engl J Med 1999;341:8–13.
16. Gilon D, Cape EG, Handschumacher MD et al. Insights from three-dimensional echocardiographic laser stereolithography. Effects of leaflet funnel geometry on the coefficient of orifice contraction, pressure loss, and the Gorlin formula in mitral stenosis. Circulation 1996;94:452–9.
17. Grayburn PA, Fehske W, Omran H, Brickner ME, Luederitz B. Multiplane transesophageal echocardiographic assessment of mitral regurgitation by Doppler color flow mapping of the vena contracta. Am J Cardiol 1994;74:912–7.
18. Hatle L, Angelsen B. Doppler ultrasound in Cardiology. 2nd ed. Philadelphia: Lea and Febiger 1985:110–24.
19. He S, Fontaine AA, Schwammenthal E, Yoganathan AP, Levine RA. An integrated mechanism for functional mitral regurgitation: leaflet restriction vs coapting force – in vitro studies. Circulation 1997;96:1826–34.
20. Hung J, Otsuji Y, Handschumacher MD, Schwammenthal E, Levine RA. Mechanism of dynamic regurgitant orifice area variation in functional mitral rgeurgitation. J Am Coll Cardiol 1999;33:538–45.
21. Kautzner J, Vondracek V, Jirasek A, Belohlavek M. Tumorlike annular calcification with central liquefaction. Echocardiography 1993;10:459–63.
22. Kawahara T, Yamagishi M, Seo H et al. Application of Doppler Color Flow imaging to determine valve area in mitral stenosis. J Am Coll Cardiol 1991;18:85–92.
23. Klein AL, Stewart WJ, Bartlett J. Effects of mitral regurgitation on pulmonary venous flow and left atrial pressure: an intraoperative transesophageal echocardiographic study. J Am Coll Cardiol 1992;20:1345–52.
24. Kronzon I, Winer HE, Cohen ML. Sterile, caseous mitral annular abscess. J Am Coll Cardiol 1983;2:186–90.
25. Leung DY, Griffin BP, Stewart WJ, Cosgrove DM, Thomas JD, Marwick TH. Left ventricular valve repair for chronic mitral regurgitation: predictive value of preoperative assessment of contractile reserve by exercise echocardiography. J Am Coll Cardiol 1996;28:1198–205.

26. Levine RA, Handschumacher MD, Sanfillipo AJ et al. Three-dimensional echocardiographic reconstruction of the mitral valve, with implications for the diagnosis of mitral valve prolapse. Circulation 1989;80:589–98.

27. Levine RA, Triulzi MO, Harrigan P, Weyman AE: The relationship of mitral annular shape to the diagnosis of mitral valve prolapse. Circulation 1987;75:756–67.

28. Marks AR, Choong CY, Sanfillipo AJ, Ferré M, Weyman AE. Identification of high-risk and low-risk subgroups of patients with mitral valve prolapse. N Engl Med 1989;320:1031–6.

29. Mele D, Vandervoort P, Palacios I et al. Proximal jet size by Doppler color flow mapping predicts severity of mitral regurgitation. Clinical studies. Circulation 1995;91:746–54.

30. Nakatani S, Masuyama T, Kodama K, Kitabatake A, Fuji K, Kamada T. Value and limitations of Doppler echocardiography in the quantification of stenotic mitral valve area: comparison of the pressure half-time and the continuity equation methods. Circulation 1988;77:78–85.

31. Otsuji Y, Gilon D, Jiang L et al. Restricted diastolic opening of the mitral leaflets in patients with left ventricular dysfunction: evidence for increased valve tethering. J Am Coll Cardiol 1998;32:398–404.

32. Otsuji Y, Handschumacher MD, Schwammenthal E et al. Insights from three-dimensional echocardiography into the mechanism of functional mitral regurgitation: direct in vivo demonstration of altered leaflet geometry. Circulation 1997;96:1999–2008.

33. Pomerance A. Mitral ring calcification in age related cardiovascular changes and mechanically induced endocardial pathology. In Solver MD (eds.). Cardiovascular pathology. New York: Churchill Livingstone 1991; pp. 169–72.

34. Pomerance A. Pathological and clinical study of calcification of the mitral valve ring. J Clin Path 1970;23:354–61.

35. Rodriguez, L, Thomas JD, Monterosso V et al. Validation of the proximal flow convergence method. Calculation of orifice area in patients with mitral stenosis. Circulation 1993;88:1157–65.

36. Sabbah HN, Kono T, Rosmann H, Jafri S, Stein SD, Goldstein S. Left ventricular shape: factor in the etiology of functional mitral regurgitation in heart failure. Am Heart J 1992;123:961–6.

37. Sanfillipo AJ, Harrigan P, Popovic, Weyman AE, Levine RA. Papillary muscle traction in mitral valve prolapse: quantitation by two-dimensional echocardiography. J Am Coll Cardiol 1992;19:564–71.

38. Schwammenthal E, Chen C, Benning F, Block S, Breithardt G, Levine RA. Dynamics of mitral regurgitant flow and orifice area. Physiologic application of the proximal flow convergence method: clinical data and experimental testing. Circulation 1994;90:307–22.

39. Schwammenthal E, Chen C, Giesler M et al. New method for accurate calculation of regurgitant flow rate based on analysis of Doppler color flow maps of the proximal flow field. Validation in a canine model of mitral regurgitation with initial application in patients. J Am Coll Cardiol 1996;27:161–72.

40. Schwammenthal E, Nakatani S, He S et al. Mechanism of mitral regurgitation in hypertrophic cardiomyopathy. Mismatch of posterior to anterior leaflet length and mobility. Circulation 1998;98:856–65.

41. Schwammenthal E, Vered Z, Agranat O, Kaplinsky E, Rabinowitz B, Feinberg MS. The impact of atrioventricular compliance on pulmonary artery pressure in mitral stenosis: an exercise echocardiographic study. Circulation 2000; 102:2378–84.

42. Shiota T, Jones M, Aida S, Chikada M, Tsujino H, El-Kadi T, Sahn DJ. Validation of the accuracy of both right and left ventricular outflow volume determinations and semiautomated calculation of shunt volumes though atrial septal defects by digital color Doppler flow mapping in a chronic animal model. J Am Coll Cardiol 1999;34:587–93.

43. Teja K, Gibson RS, Nolan SP. Atrial extension of mitral annular calcification mimicking intracardiac tumor. Clin Cardiol 1987;10:546–8.

44. Thomas JD, Liu CM, Flachskampf FA, O'Shea JP, Davidoff R, Weyman AE. Quantification of jet flow momentum analysis: an in vitro Doppler color flow study. Circulation 1990;81:247–59.

45. Thomas JD, Weyman AE. Doppler Mitral pressure half-time: a clinical tool in search of theoretical justification. J Am Coll Cardiol 1987;10:923–9.

46. Thomas JD, Wilkins GT, Choong CY et al. Inaccuracy of mitral pressure half-time immediately after percutaneous mitral valvotomy. Dependence on transmitral gradient and left atrial and ventricular compliance. Circulation 1988;78:980–93.

47. Tribouilloy C, Shen WF, Quéré JP. Assessment of the severity of mitral regurgitation by measuring regurgitant jet width at its origin with transesophageal Doppler color flow imaging. Circulation 1992;85:1248–53.

48. Vandervoort P, Rivera JM, Mele D et al. Application of color Doppler flow mapping to calculate effective regurgitant orifice area: an in vitro study and initial clinical observations. Circulation 1993;88:1150–6.

49. Wisenbaugh T, Skudicky D, Sareli P. Prediction of outcome after valve replacement for rheumatic mitral regurgitation in the era of chordal preservation. Circulation 1994;89:191–7.

50. Zile MR, Gaasch W, Carroll JD, Levine HJ. Chronic mitral regurgitation: predictive value of preoperative echocardiographic indexes of left ventricular function and wall stress. J Am Coll Cardiol 1984;3:235–42.

16 Erkrankungen der Aortenklappe

W. Voelker

Aortenstenose

Prävalenz und Ätiologie

Die Aortenklappenstenose ist der häufigste erworbene Herzklappenfehler, die Inzidenz der Erkrankung nimmt mit dem Alter zu: 2 % der 75-Jährigen, 3 % der 80-Jährigen und 8 % der 85-Jährigen haben eine signifikante Aortenstenose (Öffnungsfläche ≤ 1,0 cm²) (68). Eine Sklerose der Aortenklappe, d. h. eine unregelmäßige Verdickung der Segel ohne wesentliche Öffnungsbehinderung, findet sich bei 25 % der über 65-jährigen Patienten (86).

Häufigste Ursache der Aortenstenose ist die Degeneration der bikuspid (Abb. 16.**1a**) oder der trikuspid angelegten Aortenklappe (Abb. 16.**1b**) (39, 102). Eine kommissurale Verschmelzung sowie die meist gleichzeitig bestehende morphologische Veränderung an der Mitralklappe sprechen für eine rheumatische Genese der Aortenstenose. In chirurgischen Patientenkollektiven ist die Ursachenverteilung abhängig vom Alter der Patienten; bei den ≥ 70-jährigen Patienten steht die Degeneration der trikuspiden Aortenklappe zahlenmäßig im Vordergrund, während bei den jüngeren Patienten (< 70 Jahre) die Aortenstenose am häufigsten auf dem Boden einer bikuspiden Aortenklappe entsteht (Tab. 16.**1**).

Klinische Fragestellung

In der diagnostischen Beurteilung von Aortenstenosen weist die Echokardiographie einen überragenden Stellenwert auf und ist die Methode der Wahl sowohl in der Primärdiagnostik als auch in der präoperativen Evaluation des Vitiums.

Integrativer Einsatz der Methoden. Bei Patienten mit Aortenstenose erfordert die Echokardiographie einen integrativen Einsatz der zur Verfügung stehenden Methoden (M-Mode, 2D-, PW-, CW- und Farbdoppler). So können Fragen nach der Ätiologie der Erkrankung, der Morphologie der Aortenklappe, dem Schweregrad des Vitiums sowie der LV-Funktion und -Hypertrophie beantwortet werden. Eine gleichzeitig vorliegende Aorteninsuffizienz, ein zusätzlicher Mitralklappenfehler oder weitere Zusatzbefunde können ebenfalls zuverlässig diagnostiziert werden (Tab. 16.**2**).

Die echokardiographische Befunderhebung und -dokumentation sollten nach standardisierten Kriterien erfolgen und die Anforderungen an eine Qualitätssicherung in der Echokardiographie erfüllen (127). Bei der überwiegenden Mehrzahl der Patienten können die

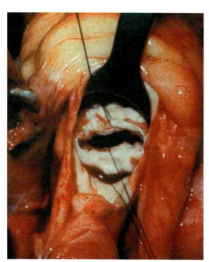 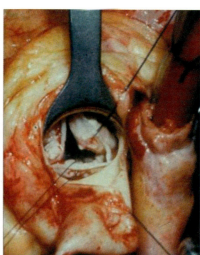

a　　　　　　　　　b

Abb. 16.**1** Pathologisch-anatomische Beispiele der erworbenen Aortenstenose (intraoperative Bilder).
a Befund einer Aortenstenose auf dem Boden einer bikuspiden Aortenklappe.
b Typische Aortenstenose des älteren Menschen mit einer degenerativ veränderten trikuspiden Klappe.

entscheidenden diagnostischen Informationen bereits mittels transthorakaler Echokardiographie gewonnen werden. So kann die Aortenklappe sowohl in der parasternalen langen als auch in der kurzen Achse meist gut dargestellt werden. Die M-Mode- und 2D-Echokardiographie erlauben die sichere Diagnose bzw. den Ausschluss einer erworbenen Aortenklappenstenose. Bei einer eingeschränkten Separation der Aortenklappe ist die CW-Dopplerechokardiographie zur Quantifizierung des Stenosegrades indiziert.

Spezialmethoden. In Einzelfällen, z.B. bei Patienten mit schlechten Ableitungsbedingungen, kann der Einsatz von Spezialmethoden (Kontrast, TEE, Stressecho) sinnvoll sein. Die Gabe von Echokontrast kann zur Verbesserung des Dopplersignals des Stenose-Jets, eine ergänzende transösophageale Untersuchung zur Bestimmung der Aortenklappenöffnungsfläche oder zur Quantifizierung einer begleitenden Mitralinsuffizienz und eine Stressechokardiographie zur Beurteilung der hämodynamischen Relevanz des Vitiums beitragen (s. u.).

Klappenmorphologie

Bikuspide versus trikuspide Klappe

Bei jeder echokardiographischen Untersuchung sollte die Anzahl der Aortenklappentaschen identifiziert werden. Die Erkennung einer bikuspiden Aortenklappe, die eine Prävalenz in der „Normalbevölkerung" von 0,5–2,0 % hat (16, 101, 129), ist auch bei Fehlen einer signifikanten Aorteninsuffizienz oder -stenose von prognostischer Bedeutung, da bei Vorliegen einer bikuspiden Klappe das Risiko der Entstehung einer Aortenstenose, einer Aorteninsuffizienz oder einer Endokarditis erhöht ist. Bereits im Kindes- und Jugendalter kann es zu einer Degeneration der bikuspiden Klappe mit Sklerose bzw. Verkalkung der Taschen kommen, aus der sich dann ab der 4. Lebensdekade zunehmend häufiger eine Stenose entwickelt. Da bei ca. 50 % der Patienten mit einer bikuspiden Aortenklappe gleichzeitig eine Dilatation der Aorta (99) vorliegt, sollten bei allen Patienten die Aortenwurzel und die Aorta ascendens sorgfältig vermessen werden.

Hinweis im M-Mode. Die exzentrische Darstellung des Klappenschlussechos in der M-Mode-Echokardiographie kann den Verdacht auf eine bikuspide Aortenklappe lenken, dieses Zeichen ist jedoch weder ein spezifischer noch ein sensitiver Hinweis auf das Vorliegen einer bikuspiden Aortenklappe (Abb. 16.2). Die Anzahl der Segel kann am besten in der parasternalen kurzen Achse bestimmt werden.

Identifizierung mittels TEE. Bei schlechten Ableitungsbedingungen oder morphologisch stark veränderten Segeln kann es allerdings manchmal schwierig sein, die einzelnen Klappensegel zweifelsfrei voneinander abzugrenzen. Die Differenzierung kann auch dadurch erschwert werden, dass 95 % aller bikuspiden Klappen eine

Tabelle 16.**1** Ätiologie der Aortenstenose und ihre prozentuale Häufigkeit in Abhängigkeit vom Alter der Patienten

Ätiologie	Alter ≥ 70 Jahre	Alter < 70 Jahre
Bikuspid	36 %	50 %
Trikuspid	51 %	19 %
Postrheumatisch (mit kommissuraler Verschmelzung)	9 %	25 %
Sonstige	4 %	6 %

Tabelle 16.**2** Echokardiographische Untersuchungsparameter bei Patienten mit Aortenstenose

M-Mode und 2D-Darstellung

- ► Klappenmorphologie
- ► LV-Funktion (qualitativ und quantitativ)
- ► LV-Hypertrophie
- ► LV-Masse
- ► Öffnungsfläche (TEE)
- ► Begleitende Erkrankungen der Herzkammern und -klappen (z. B. Mitralinsuffizienz)
- ► Aortenwurzel und Aorta ascendens
- ► Größe des linken Vorhofs

PW-, CW- und Farbdoppler

- ► Jet-Geschwindigkeit
- ► Hinweise für eine dynamische Obstruktion im LVOT
- ► Öffnungsfläche (Kontinuitätsgleichung)
- ► Pulmonalarteriendruck
- ► Diastolische Funktion
- ► Aorteninsuffizienz
- ► Begleitender Mitralklappenfehler

Raphe innerhalb des größeren Segels aufweisen, die echokardiographisch eine trikuspide Klappe vortäuschen kann (106). Obwohl die diagnostische Sicherheit durch den Einsatz neuer Ultraschallsysteme, insbesondere durch das Second Harmonic Imaging (60), deutlich verbessert worden ist, so kann die Klappenmorphologie bei Aortenstenosen auch unter Verwendung neuer Techniken nur bei ca. der Hälfte der Patienten mittels transthorakaler Echokardiographie einwandfrei festgestellt werden (33). Die multiplane transösophageale Echokardiographie ist dann die echokardiographische Methode der Wahl und erlaubt die Beurteilung der Klappenmorphologie (bikuspid versus trikuspid) mit hoher diagnostischer Sicherheit (Abb. 16.**3**). In einer Studie von Espinal et al. (48) wurde bei 710 Patienten (410 dieser Patienten hatten eine Aortenstenose) ein transösophagealer Befund der Aortenklappe erhoben und anschließend intraoperativ evaluiert. Sensitivität und Spezifität der Erkennung der Klappenmorphologie (bikuspid versus trikuspid) mittels TEE betrugen 87 und 91 %.

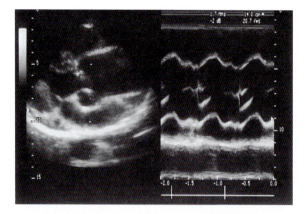

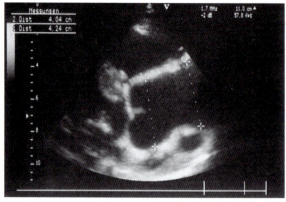

Abb. 16.**2** Von transthorakal aufgezeichneter echokardiographischer Befund einer bikuspiden Aortenklappe. Das M-Mode (links oben) zeigt ein zentrales Mittelecho, der Aortenbulbus und die Aorta ascendens sind auf 4,0 bzw. 4,2 cm leicht erweitert (rechts oben), die von transthorakal bestimmte Aortenklappenöffnungsfläche beträgt 2,2 cm² (links).

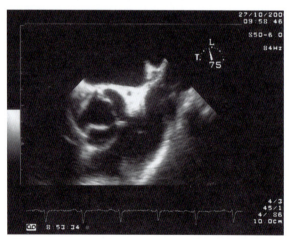

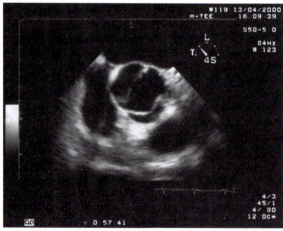

Abb. 16.**3** Transösophageale Darstellung einer trikuspiden (links) und einer bikuspiden Aortenklappe (rechts), jeweils in der Systole.

Sklerose versus Stenose einer Aortenklappe

Eine wichtige diagnostische Aufgabe der M-Mode- und 2D-Echokardiographie ist Differenzierung zwischen einer Klappensklerose, d. h. einer Verdickung und ggf. Verkalkung der Segel ohne relevante Einschränkung der Öffnungsbewegung (Abb. 16.**4**), und einer Stenose der Klappe. Vorliegen und Ausmaß der meist an den Segel-rändern lokalisierten und z. T. verkalkten Verdickungen sollten für jede einzelne Taschenklappe beurteilt werden. Da eine Aortenklappensklerose mit einer erhöhten kardiovaskulären Mortalität und Gesamtmortalität einhergeht (86, 119) und möglicherweise Indikator oder Prädiktor einer koronaren Herzerkrankung ist (29), sollte die Befunderhebung sorgfältig durchgeführt werden.

Verkalkungsgrad

Das Ausmaß der Verkalkung einer Aortenklappe ist für die Progression der Erkrankung von entscheidender Bedeutung. Deshalb sollte bei jeder echokardiographischen Untersuchung von Aortenstenosen eine Aussage zum Vorliegen und zum Ausmaß einer Verkalkung der Klappe gemacht werden. Es empfiehlt sich eine semiquantitative Einteilung des Verkalkungsgrades modifiziert nach Rosenhek (104) (Abb. 16.5).

Quantifizierung des Stenosegrades

Die Öffnungsfläche einer normalen Aortenklappe beim Erwachsenen beträgt 3–4 cm². In den Richtlinien der ACC/AHA (1) wurden 1998 3 Schweregrade, basierend auf der Aortenklappenöffnungsfläche, definiert. Im Vergleich zu früheren Einteilungen wurden die Grenzwerte nach oben verlagert, sodass nun bei einer Öffnungsfläche von 1,0 cm² oder weniger bereits von einer schweren (hochgradigen) Aortenstenose gesprochen wird. Eine mittelgradige Aortenstenose liegt vor bei einer Öffnungsfläche von > 1,0 bis 1,5 cm² und eine leichtgradige Stenose bei einer Öffnungsfläche von > 1,5 cm².

Neben der echokardiographischen Bestimmung der Öffnungsfläche wurde eine Vielzahl echokardiographischer Parameter beschrieben, um den Schweregrad einer Aortenstenose zu bestimmen (Tab. 16.3). Die in Tab. 16.3 aufgelisteten Grenzwerte für eine höhergradige Aortenstenose können nur als grobe Anhaltspunkte dienen und müssen im Zusammenhang mit den Limitationen der einzelnen Parameter gesehen werden, die im Folgenden besprochen werden.

Separation der Klappensegel

M-Mode- und 2D-Echokardiographie sind zur Darstellung der Klappenseparation geeignet. Bereits in der Frühphase der Echokardiographie wurden diese Methoden zur Diagnose und Quantifizierung der Aortenklappenstenose propagiert (34, 131). Sofern eine der zwei bzw. drei Taschenklappen in ihrer Öffnung unbehindert ist, kann eine signifikante Aortenstenose ausgeschlossen werden. Unter Annahme einer kreisförmigen Öffnungsfläche kann aus der Separation der Segel die Aortenklappenöffnungsfläche berechnet werden:

Separation 12 mm → AÖF 1,13 cm²,
Separation 11 mm → AÖF 0,95 cm²,
Separation 10 mm → AÖF 0,8 cm²,
Separation   9 mm → AÖF 0,65 cm²,
Separation   8 mm → AÖF 0,5 cm².

Bei nicht kreisrunder Öffnung wird die Öffnungsfläche, abhängig von der Schallstrahlrichtung relativ zur Separation, entweder über- oder unterschätzt. Schließlich kann bei einer starken Verkalkung der Klappe die Separation unter- und damit der Stenosegrad überschätzt werden. Somit ist die korrekte Darstellung der Separation mittels M-Mode und 2D-Echokardiographie zum Ausschluss einer Aortenstenose zwar hilfreich, als alleiniger Parameter zur Quantifizierung des Stenosegrades jedoch nicht geeignet.

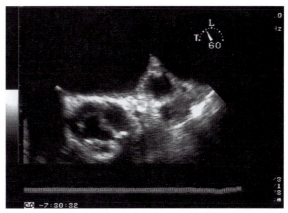

Abb. 16.**4** Transösophagealer echokardiographischer Befund einer Aortensklerose auf dem Boden einer trikuspiden Aortenklappe. Es zeigen sich verdickte und gering verkalkte Segelränder ohne wesentliche systolische Öffnungsbehinderung.

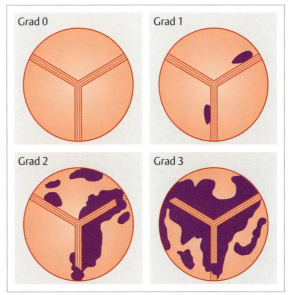

Abb. 16.**5** Semiquantitative Darstellung des Verkalkungsgrades einer Aortenstenose (mod. nach Rosenhek et al. [104]).
Grad 0: keine Verkalkung,
Grad 1: geringe Verkalkung mit einzelnen isolierten Verkalkungsinseln,
Grad 2: mäßiggradige Verkalkung, z. T. über die Kommissuren hinausgehend,
Grad 3: erhebliche Verkalkung aller Segel.

Tabelle 16.**3** Quantifizierung des Stenosegrades

Methode	Grenzwerte
Klappenseparation	< 1 cm
Maximale Jet-Geschwindigkeit	> 4 m/s
Maximale und mittlere Gradienten	> 60 mmHg (> 50 mmHg)
Maximale Öffnungsfläche (Kontinuitätsgleichung)	< 0,8–1,0 cm²
Mittlere Öffnungsfläche (Kontinuitätsgleichung)	< 0,8–1,0 cm²
Maximale Öffnungsfläche (Planimetrie)	< 0,8–1,0 cm²
Fractional-Shortening-Geschwindigkeitsindex FS/$4v^2$	< 0,8
v_1/v_2	< 0,25
Mittlere Öffnungsfläche (Doppler und Thermodilution)	< 0,8–1,0 cm²
Akzelerations-/Dezelerationszeit	> 0,3
Schlagarbeitsverlust (Dp_{mean}/LVSP)	> 25 %

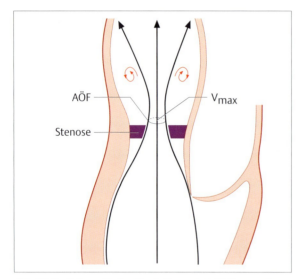

Abb. 16.**6** Schematische Darstellung der Strömungsdynamik bei Aortenstenosen.

Maximale Flussgeschwindigkeit

Bei einer Aortenstenose kommt es in Höhe der Klappe zu einer Strömungsakzeleration; es bildet sich ein gebundener Jet aus. Die zunächst laminare Strömung erreicht wenige Millimeter hinter der Stenose ihren engsten Querschnitt, die sog. Vena contracta. An dieser Stelle wird auch die maximale Strömungsgeschwindigkeit erreicht. Weiter distal kommt es, bedingt durch die zunehmende Turbulenzbildung, zu einer Strömungsverlangsamung (Abb. 16.**6**).

Die maximale Jet-Geschwindigkeit ist ein einfacher Parameter zur Schweregradbestimmung von Aortenklappenstenosen. In der Arbeit von Otto et al. (85) konnte die prognostische Bedeutung dieses Parameters bei Patienten mit Aortenstenosen dokumentiert werden.

Ableitung. Voraussetzung für die korrekte Bestimmung der maximalen Strömungsgeschwindigkeit ist die orthogonale Anlotung des Jets. Da die Schallrichtung des Stenose-Jets von der Klappenmorphologie und der Lage der Aortenklappenebene abhängt und interindividuell variiert, muss von verschiedenen Ableitungspunkten versucht werden, die maximale Flussgeschwindigkeit zu registrieren. Am häufigsten ist dies von apikal möglich, in anderen Fällen ist eine linksparasternale, eine rechtsparasternale (in Rechtsseitenlage), suprasternale und selten auch eine subkostale Ableitungsposition günstiger.

Geräteeinstellungen. Die bei der Aortenstenose auftretenden hohen Jet-Geschwindigkeiten erfordern den Einsatz eines Continuous-wave-Dopplers. Im Einzelfall kann das Auffinden des Jets unter Zuhilfenahme des Farbdopplers erleichtert werden. Die Palpation der Thoraxwand kann hilfreich sein, da ein thorakales Schwirren die Transducer-Position markieren kann, an welcher der Stenose-Jet am besten zu erfassen ist. In Einzelfällen kann es sinnvoll sein, Stand-alone-Dopplersonden („Pedoff-Sonden") zu verwenden, die im Vergleich mit kombinierten B-, M- und Doppler-Transducern ein besseres Signal-Rausch-Verhältnis aufweisen.

Mit der heutigen Gerätegeneration kann die maximale Jet-Geschwindigkeit bei über 90 % der Patienten erfasst werden. Nur bei Registrierung eines Geschwindigkeitsprofils mit klar definierter Hüllkurve sollte von einer adäquaten Erfassung des Jets ausgegangen werden (Abb. 16.**7**). Dies ist die Voraussetzung für die exakte Bestimmung der Jet-Geschwindigkeit.

Echokontrastmittel. Bei unzureichender Signalqualität infolge Abschwächung des Dopplersignals (z. B. bei Patienten mit Adipositas und Lungenemphysem) oder nichtzentraler Ausrichtung des Dopplerkursors (z. B. bei Patienten mit Thoraxdeformitäten) kann die Gabe eines lungengängigen Echokontrastmittels zur Signalverstärkung sinnvoll sein (Abb. 16.**8**). Die Gabe des Kontrastmittels (Levovist, Optison, Sonovue, Albunex) verbes-

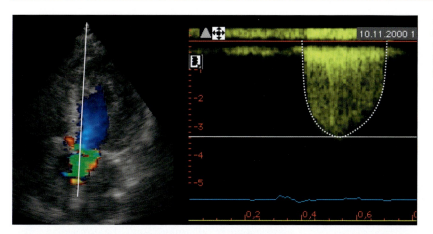

Abb. 16.**7** Ein unter Zuhilfenahme des Farbdopplers abgeleitetes CW-Dopplerprofil bei einem Patienten mit mittelgradiger Aortenstenose (DP$_{max}$ 46 mmHg).

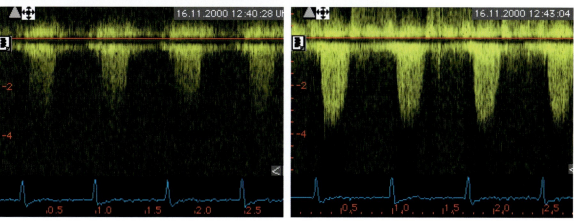

Abb. 16.**8** Darstellung des Jets bei einem Patienten mit Aortenstenose vor (links) und nach (rechts) Gabe eines lungengängigen Kontrastmittels.

sert das Signal-Rausch-Verhältnis, sodass das Dopplerprofil klarer dargestellt wird, ohne dass es zu einer „Übersteuerung" des Signals und damit zu einer Überschätzung der Geschwindigkeiten kommt. In Vergleichsuntersuchungen konnte gezeigt werden (14, 18, 77), dass die Genauigkeit der Druckgradientenbestimmung durch die Gabe von Kontrastmittel gesteigert werden kann. Es sei betont, dass die Kontrastmittelgabe selbstverständlich nur dann sinnvoll ist, wenn die Signalintensität aufgrund schlechter Ableitungsbedingungen, z. B. bei Lungenemphysem oder Adipositas, für die Abgrenzung zwischen maximalen Geschwindigkeiten und Artefakten nicht ausreicht. Ein „Winkelfehler" kann durch die Gabe eines Echokontrastmittels nicht ausgeglichen werden!

Maximaler und mittlerer Druckgradient

Aus der Geschwindigkeit vor der Stenose v_1 und der maximalen Jet-Geschwindigkeit v_2 kann der transvalvuläre Druckgradient nach der Bernoulli-Gleichung berechnet werden:

$$\Delta P = 4\,(v_2^2 - v_1^2)$$

Sofern die Geschwindigkeit vor der Stenose niedrig ($v_1 < 1{,}3$ m/s) und die Jet-Geschwindigkeit hoch ist ($v_1^2 \ll v_2^2$), kann die Bernoulli-Gleichung wie folgt vereinfacht werden:

$$\Delta P = 4\,v_2^2$$

Aus der höchsten Geschwindigkeit, die während der Systole auftritt, errechnet sich der maximale instantane Druckgradient.

Für den mittleren Gradienten muss der jeweilige Druckgradient aus den einzelnen Geschwindigkeiten zu jedem Zeitpunkt der Systole nach der o. g. Formel berechnet werden; aus den Einzelwerten wird dann der Mittelwert als mittlerer Gradient bestimmt:

$$\Delta P_m = 4\left[\frac{v_1^2 + v_2^2 + v_3^2 + \ldots + v_n^2}{n}\right]$$

Nach manueller bzw. automatischer Konturierung der Geschwindigkeitskurve erfolgt diese Rechenoperation in den handelsüblichen Geräten normalerweise automatisch.

Tabelle 16.**4** Einflussfaktoren auf den Dopplergradienten (DG) bzw. Kathetergradienten (KG)

Einflussfaktoren	Konsequenz
„Winkelfehler"	DG unterschätzt KG
Vernachlässigung von v_1	DG überschätzt KG
Unterschied zwischen Peak-to-Peak- und Peak-instantanem Gradienten	DG > KG
Druckerholung	DG > KG
Auswahl nichtrepräsentativer Schläge	DG überschätzt (unterschätzt) KG
Erfassung einer Mitralinsuffizienz	DG überschätzt KG

Die Bestimmung des maximalen und mittleren Druckgradienten nach der vereinfachten Bernoulli-Gleichung ist ein etabliertes Verfahren. In mehreren experimentellen und klinischen Vergleichsstudien fanden sich enge Korrelationen zwischen Doppler- und Kathetergradienten (25, 38, 52, 58, 112, 133).

Obwohl aus Geschwindigkeiten berechnete Gradienten keinen höheren Informationswert besitzen als die Geschwindigkeiten selbst (eine Ausnahme sind die Fälle, bei denen die v_1 hoch ist und in der Bernoulli-Gleichung berücksichtigt wird), so erleichtert die Angabe des Gradienten doch vielen Ärzten die Interpretation des Stenosegrades und erlaubt den Vergleich mit invasiv gewonnenen Daten.

Ursachen für Diskrepanzen zwischen Doppler- und Kathetergradienten

In Einzelfällen finden sich z. T. erhebliche Diskrepanzen zwischen Doppler- und Kathetergradienten. Für diese Abweichungen kommen verschiedene Ursachen in Betracht. Das Nichterfassen des Stenose-Jets und ein Winkelfehler sind die Ursache falsch niedriger Dopplergradienten. Die Fehlregistrierung einer Mitralinsuffizienz anstatt des tatsächlichen Stenose-Jets kann zu einer Überschätzung des Gradienten führen. Der methodische Unterschied zwischen Peak-to-Peak- und Peak-instantanem Gradienten kann Ursache vermeintlich überhöhter Dopplergradienten sein. Aufgrund der Auswahl nichtrepräsentativer Schläge kann der Gradient dopplerechokardiographisch überschätzt, aber auch unterschätzt werden. Schließlich kann das Phänomen der Druckerholung als Erklärung vermeintlich überhöhter Dopplergradienten dienen (Tab. 16.**4**).

Nichtregistrierung der maximalen Jet-Geschwindigkeit. Die Nichterfassung des schmalen hochfrequenten Geschwindigkeits-Jets ist meist Folge ungünstiger Ableitungsbedingungen oder limitierter Erfahrungen des Untersuchers. So kann die prästenotische Geschwindigkeit v_1 mit der maximalen Jet-Geschwindigkeit verwechselt werden. Dieser Fehler führt zu einer erhebli-

chen Unterschätzung des Druckgradienten. Der Fehler kann dann ausgeschlossen werden, wenn im „Jet-Profil" noch ein zweites niederfrequentes Profil enthalten ist, das der prästenotischen Geschwindigkeit v_1 entspricht.

„Winkelfehler". Bei nichtorthogonaler Einstellung des Schallstrahls in der Jet-Richtung kann die Geschwindigkeit und damit der Gradient unterschätzt werden. Da ein „Winkelfehler" mit seinem Kosinus in die Berechnung der Geschwindigkeit eingeht, wird die Geschwindigkeit bei einem Winkel zwischen Jet- und Dopplerstrahlrichtung von 20° um 6 %, bei 40° um 24 % und bei 60° um 50 % unterschätzt. Eine rechnerische Berücksichtigung dieses Schallwinkels („Winkelkorrektur") ist zwar heute mit allen Echokardiographiegeräten technisch möglich; allerdings kann die Winkelkorrektur ebenfalls zu Fehlern führen, da sowohl eine „Über"- wie auch eine „Unterkorrektur" des Winkels stattfinden kann. Deshalb empfiehlt es sich, auf diese Winkelkorrektur ganz zu verzichten und besser zu versuchen, die Jet-Richtung und damit die maximale Jet-Geschwindigkeit unter Verwendung verschiedener Schallkopfpositionen und unter Zuhilfenahme des Audiosignals möglichst ohne relevante Winkelabweichung zu erfassen.

Vernachlässigung der subvalvulären Geschwindigkeit. Wie oben beschrieben, wird bei Berechnung des Gradienten mithilfe der vereinfachten Bernoulli-Gleichung ($\Delta P = 4\,v_2{}^2$) die Geschwindigkeit vor der Stenose v_1 vernachlässigt. Bei hohen Geschwindigkeiten im linksventrikulären Ausflusstrakt, z. B. bei Vorliegen einer bedeutsamen Aorteninsuffizienz oder einer Strömungsakzeleration infolge einer subvalvulären Membran oder einer hypertrophen obstruktiven Kardiomyopathie, kommt es dadurch jedoch zu einer Überschätzung des transvalvulären Gradienten. In diesen Fällen sollte v_1 berücksichtigt und der transstenotische Gradient ΔP mithilfe der Formel $\Delta P = 4\,(v_2{}^2 - v_1{}^2)$ berechnet werden.

Dopplersonographische Erfassung des „falschen" Jets. Bei Vorliegen einer exzentrischen Mitralinsuffizienz kann irrtümlicherweise ein Mitralinsuffizienz-Jet erfasst und mit dem Aortenstenose-Jet verwechselt werden. Dies führt in der Regel zu einer erheblichen Überschätzung der transstenotischen Flussgeschwindigkeit. Dieser Irrtum muss bei Registrierung einer unerwartet hohen Jet-Geschwindigkeit in Betracht gezogen werden. Der Fehler kann durch die zweidimensionale Echokardiographie, ggf. mit Zuschaltung des Farbbildes, aufgeklärt werden. Auch anhand des Zeitverlaufs des Jets ist eine Differenzierung zwischen Aortenstenose und Mitralregurgitation möglich, der Mitralinsuffizienz-Jet beginnt früher und dauert länger an als der Ausstrom durch die Aortenklappe.

Unterschied zwischen Peak-to-Peak- und Peak-instantanem Gradienten. Der methodische Unterschied zwischen Peak-to-peak- und Peak-instantanem Gradienten kann die Ursache vermeintlich überhöhter Dopplergradienten sein. Es ist zu berücksichtigen, dass der Maximalwert der Dopplerkurve, der sog. maximale „Dopplergradient" dem maximalen instantanen „Kathetergradienten" entspricht (Abb. 16.9). Bei der Herzkatheteruntersuchung wird meist im Rahmen des üblichen Katheterrückzugs über die Klappe der sog. „Peak-to-Peak"-Gradient gemessen.

Da die Drucke im linken Ventrikel und in der Aorta ihre Maximal-(„Peak"-) Werte nicht gleichzeitig erreichen, handelt es sich bei dem „Peak-to-Peak"-Gradienten um einen fiktiven Parameter, der dopplersonographisch nicht bestimmt werden kann. Der Peak-instantane Druckgradient ist in der Regel größer als der Peak-to-Peak-Gradient. In einer hämodynamischen Studie (108) lag der maximale instantane Druckgradient im Mittel 20 mmHg über dem Peak-to-Peak-Gradienten.

Auswahl nichtrepräsentativer Schläge. Bei unterschiedlichen RR-Intervallen im Rahmen von Vorhofflimmern oder Extrasystolen können die maximalen Flussgeschwindigkeiten der Einzelschläge sehr unterschiedlich sein. Bei Verwendung nur der größten Geschwindigkeiten, die z. B. nach einem langen RR-Intervall oder postextrasystolisch erreicht werden, kann es zu einer Überschätzung des Druckgradienten kommen (Abb. 16.10).

Druckerholung. Die Druckerholung (sog. „pressure-recovery") ist eine weitere potenzielle Ursache für Diskrepanzen zwischen Doppler- und Kathetergradienten (s. a. Kapitel Klappenprothesen). Der hiermit bezeichnete Wiederanstieg des Drucks hinter einer Stenose ist ein bekanntes Phänomen aus der Strömungsdynamik (Abb. 16.11). Bei einer Aortenstenose kann der niedrigste Druck an der Stelle der höchsten Flussgeschwindigkeit, der sog. „Vena contracta" gemessen werden. Weiter distal kommt es zu einer partiellen „Rückgewinnung" des an der Stenose abgefallenen Drucks, d. h. ein Teil der Strömungsgeschwindigkeit wird wieder in Druck zurückverwandelt. Die Druckrückgewinnung ist umso größer, je geringer die Turbulenzentwicklung und damit der Energieverlust distal der Stenose ist. Bei leichtgradiger Stenose und gleichzeitig schmaler Aorta ist die Turbulenzentwicklung und damit der Verlust an kinetischer Energie gering (Abb. 16.11b). Ein beträchtlicher Teil der kinetischen Energie kann in potenzielle Energie zurückgewandelt und damit als Druck wiedergewonnen werden. Bei hochgradiger Stenose und dilatierter Aorta ist die Turbulenzentwicklung dagegen so ausgeprägt, dass die Druckrückgewinnung gering ist (Abb. 16.11a).

Dieses Phänomen der Druckerholung kommt deshalb als die Ursache für Diskrepanzen zwischen Doppler- und Kathetergradienten in Betracht, weil dopplerechokardiographisch die maximale Flussgeschwindigkeit in der Vena contracta gemessen wird, die dem minimalen Druck entspricht, während bei der Herzkatheteruntersuchung üblicherweise distal der Region der Druckerholung, d. h. deutlich hinter der Klappe und außerhalb des Jets, der Druck gemessen wird. Im Gegensatz zur Dopplerechokardiographie wird bei der Herzkatheteruntersuchung somit üblicherweise ein Druck-

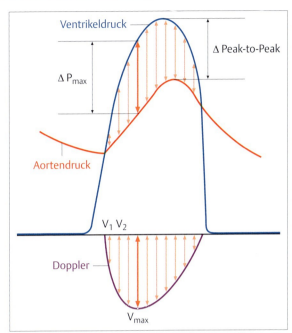

Abb. 16.**9** Vergleichende schematische Darstellung des Peak-to-Peak-Gradienten („Kathetergradienten") und des Peak-instantanen Gradienten Δp_{max}, der aus der maximalen Strömungsgeschwindigkeit V_{max} berechnet werden kann (= „Dopplergradient").

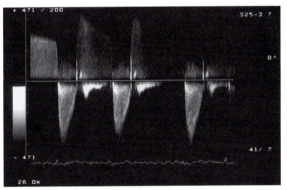

Abb. 16.**10** Beispiel für die Schlag-zu-Schlag-Variabilität des Gradienten bei Vorhofflimmern.

gradient zwischen Ventrikel und Aorta angegeben, der die Druckgewinnung berücksichtigt.

Dass das Phänomen der Druckerholung in Einzelfällen eine klinische Bedeutung hat und beim Vergleich zwischen Doppler- und Kathetergradienten berücksichtigt werden muss, konnte in mehreren Studien gezeigt werden. Weiterhin ergab sich, dass das Ausmaß der Druckerholung vom Schweregrad der Stenose und vom Durchmesser der Aorta abhängt (12, 125). In der Studie von Baumgartner et al. (12) wiesen immerhin 7 von 23 Patienten mit Aortenstenose eine Druckerholung über 20 mmHg auf. In dieser Arbeit fand sich eine Diskrepanz zwischen Katheter- und Dopplergradienten von mehr

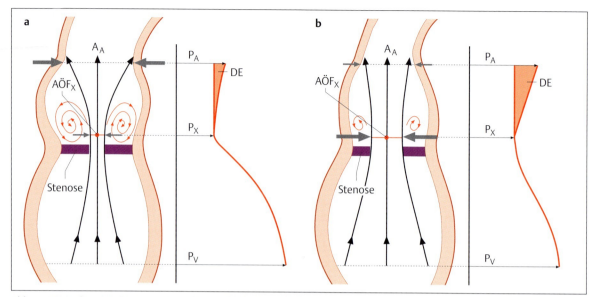

Abb. 16.11 Schematische Darstellung der Druckerholung (DE) bei zwei unterschiedlichen pathologisch-anatomischen Voraussetzungen.

a Bei einer hochgradigen Stenose (AÖF$_X$) und einer gleichzeitig dilatierten Aorta (A$_A$) kommt es zu einer bedeutsamen Turbulenzentwicklung und damit nur zu einer geringgradigen DE.

b Bei einer geringgradigen Stenose (AÖF$_X$) und gleichzeitig schmaler Aorta (A$_A$) kommt es dagegen nur zu einer mäßigen Turbulenzentwicklung und damit zu einer signifikanten Druckerholung.

als 20 mmHg nur bei Patienten mit einer schmalen Aorta (< 3 cm). Bei einem Patienten mit einer hypoplastischen Aorta (1,7 cm) betrug die Druckerholung sogar 75 mmHg.

Die prozentuale Druckerholung kann aus der effektiven Öffnungsfläche (AÖF$_x$) und dem Querschnitt der Aorta ascendens (A$_A$) berechnet werden (12, 108, 125). In der aus dem Massen- und dem Impulserhaltungssatz abgeleiteten Formel ist der Quotient aus Druckerholung und maximalem Druckgradient proportional zur Stenosefläche AÖF$_x$ und umgekehrt proportional zur Querschnittsfläche der Aorta A$_A$:

$$\text{Druckerholung/maximaler Gradient} = 2\,(\text{AÖF}_x/A_A - \text{AÖF}_x^2/A_A^2)$$

Zwei Beispiele, die die Relevanz des Phänomens verdeutlichen:

➤ Bei einem Patienten mit bedeutsamer Aortenstenose (AÖF 0,5 cm²) und einem Aortendiameter von 4 cm (Aortenquerschnitt 12,6 cm²) errechnet man eine Druckerholung von 8 %.

➤ Bei einer mittelgradigen Aortenstenose (AÖF 1,2 cm²) und gleichzeitig schmaler Aorta (Durchmesser 2,5 cm ≙ Aortenquerschnitt 4,9 cm²) beträgt die Druckerholung dagegen 37 %.

Somit ist das Phänomen bei Patienten mit hochgradiger Aortenstenose für die klinische Entscheidungsbildung ohne Bedeutung, während es als Ursache für Unterschiede zwischen Doppler- und Kathetergradienten bei Patienten mit leicht- bis mittelgradiger Aortenstenose

und gleichzeitig schmaler Aorta berücksichtigt werden sollte.

Aortenklappenöffnungsfläche

Bekanntermaßen ist der Druckgradient an der stenosierten Klappe flussabhängig und daher zur Quantifizierung des Stenosegrades nur bedingt geeignet (87). Abb. 16.12 demonstriert die eingeschränkte Bedeutung des Gradienten zur Schweregradbeurteilung einer Stenose: Bei Patienten mit Aortenstenose findet sich nur eine lockere Beziehung zwischen Druckgradient und Öffnungsfläche (55). Entsprechend ist die alleinige Bestimmung des Druckgradienten zur Erkennung einer bedeutsamen Aortenstenose in ihrer diagnostischen Wertigkeit limitiert. Ein mittlerer Druckgradient von > 50 mmHg ist zwar spezifisch (84 %), aber nur wenig sensitiv (66 %) zur Erkennung einer bedeutsamen Aortenstenose (AVA ≤ 0,8 cm²) (55).

Es gibt zwei unterschiedliche echokardiographische Verfahren, um die Aortenklappenöffnungsfläche zu bestimmen. Zum einen kann die Öffnungsfläche unter Verwendung der Kontinuitätsgleichung berechnet werden. Zum anderen ist die Darstellung und Planimetrie der Öffnungsfläche von transthorakal oder von transösophageal aus möglich. Die Berechnung der Öffnungsfläche nach der Gorlin-Formel unter Verwendung der Dopplerdaten ist nicht sinnvoll, da die Gorlin-Formel aus der Kontinuitätsgleichung abgeleitet ist. Es ist ein überflüssiger Rechenprozess, die dopplerechokardiographisch erhobenen Geschwindigkeiten zunächst in

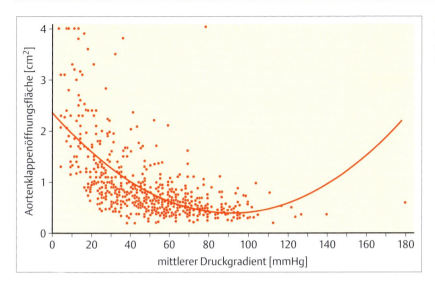

Abb. 16.**12** Zusammenhang zwischen Druckgradient und Öffnungsfläche bei Aortenstenosen (aus 55).

Druckgradienten umzurechnen, um sie dann in die Gorlin-Formel einzufügen.

Planimetrie. Bei der transösophagealen Echokardiographie kann die Aortenklappenebene in einer kurzen Achse vom mittleren Ösophagus aus senkrecht angelotet werden (Winkeleinstellung zwischen 30 und 70°). Die Planimetrie der Öffnungsfläche erfolgt dann mindestens dreimal entlang der Innenkante der maximal geöffneten Klappe (Abb. 16.13). In mehreren Arbeiten fanden sich gute Korrelationen zwischen der transösophageal und der invasiv nach Gorlin bestimmten Öffnungsfläche (37, 115, 118, 122).

Die Planimetrie der Aortenklappenöffnungsfläche ist unter Verwendung neuer Techniken (Second Harmonic Imaging) heute auch von transthorakal aus möglich. In neueren Studien konnte die Öffnungsfläche reproduzierbar und mit guter Korrelation zu anderen Methoden (Gorlin/Kontinuitätsgleichung) planimetriert werden (23, 60). Imbert et al. (60) konnten sogar bei über 90% ihrer Patienten mit Aortenstenose die Öffnungsfläche von transthorakal planimetrisch bestimmen.

Es ist allerdings zu betonen, dass selbst bei scheinbar guten Ableitungsbedingungen erhebliche Messfehler bei der Bestimmung der Öffnungsfläche auftreten können. Häufig gelingt es nicht, die Öffnungsränder exakt abzugrenzen und den Stenosegrad zuverlässig zu quantifizieren. Dies trifft insbesondere bei morphologisch stark veränderten Aortenklappen mit ausgeprägter Verkalkung zu. Zu einer Überschätzung der Öffnungsfläche kann es kommen, wenn die Planimetrie fälschlicherweise in Höhe der Klappenbasis und nicht, wie erforderlich, auf Höhe der Segelränder erfolgt.

Die transösophageale Echokardiographie ist der transthorakalen Technik bei der Planimetrie der Aortenklappenöffnungsfläche weiterhin eindeutig überlegen. Insbesondere bei nichtverkalkten und nur mäßig stenosierten Klappen ist die Methode meist problemlos möglich. Bei verkalkten Stenosen mit komplexer Geometrie ist die transösophageale Technik jedoch häufig ebenso

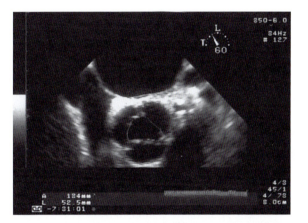

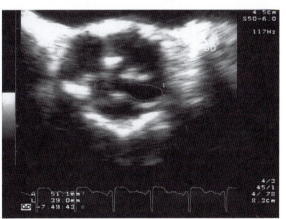

Abb. 16.**13** Planimetrie der Aortenklappenöffnungsfläche im Rahmen einer transösophagealen Untersuchung bei einem Patienten mit leichtgradiger Aortenstenose (AÖF 1,8 cm²) (oben) und einem Patienten mit hochgradiger Aortenstenose (AÖF 0,5 cm²) (unten).

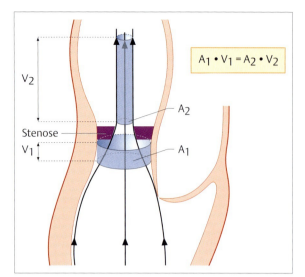

Abb. 16.14 Berechnung der Aortenklappenöffnungsfläche (A_2) nach der Kontinuitätsgleichung. Aus dem Diameter des LVOT (A_1), der Geschwindigkeit an dieser Stelle (v_1) und der Maximalgeschwindigkeit (v_2), die an der engsten Öffnung erreicht wird, kann die unbekannte Aortenklappenöffnungsfläche A_2 berechnet werden ($A_2 = A_1 \times v_1/v_2$).

wie die transthorakale Echokardiographie in ihrer diagnostischen Wertigkeit limitiert. Manchmal ist die Klappenöffnung aufgrund der Wiederholungsechos und Verkalkung mit Schallschatten überhaupt nicht sauber abgrenzbar. Unabhängig hiervon ist zu berücksichtigen, dass eine verkalkte und fibrosierte Aortenstenose eine komplexe Ein- und Auslaufgeometrie haben kann, die mit einem Schnittbildverfahren nicht erfasst werden kann (17). Inwieweit die 3D-Echokardiographie mit einer verbesserten räumlichen Auflösung zukünftig imstande sein wird, die komplexe Stenosegeometrie von Aortenstenosen zu erfassen (50, 56), ist noch ungeklärt.

Kontinuitätsgleichung. Die aus dem Massenerhaltungssatz abgeleitete Kontinuitätsgleichung setzt voraus, dass in einem geschlossenen Röhrensystem die Flussrate Q für alle Querschnitte des Systems konstant ist. Auf die Aortenstenose übertragen bedeutet dies, dass die Flussrate vor und in der Stenose gleich ist, wobei Q dem Produkt aus Querschnittsfläche (A) und Durchschnittsflussgeschwindigkeit über dem Querschnitt (v) entspricht (Abb. 16.14).

Effektive Öffnungsfläche. Bei Quantifizierung einer Aortenstenose wird unter Annahme eines zirkulären Querschnittes der Diameter des linksventrikulären Ausflusstraktes (d) bestimmt [$A_1 = \pi (d/2)^2$]. Um die axiale Auflösung des Ultraschalls auszunützen und die Messstelle exakt zu lokalisieren, erfolgt die Messung in der parasternalen langen Achse. Der Diameter des linksventrikulären Ausflusstraktes (LVOT = d) wird in Mittsystole unmittelbar proximal der Aortenklappenringfläche zwischen dem Septum und dem vorderen Mitralsegel aus-

gemessen (Abb. 16.15b), wobei üblicherweise 3–5 Messungen erfolgen und ein Mittelwert gebildet wird. Die Flussgeschwindigkeit im linksventrikulären Ausflusstrakt (v_1) wird mit dem gepulsten Doppler im apikalen Fünfkammerblick oder apikalen Langachsenschnitt gemessen. In Übereinstimmung mit der Position der Diametermessung wird auch die Geschwindigkeit ca. 0,5 cm unterhalb der Aortenklappenebene proximal der prästenotischen Akzelerationszone gemessen (Abb. 16.15a). Schließlich wird noch die Jet-Geschwindigkeit (v_2) mittels CW-Doppler unter Zuhilfenahme des Audiosignals aufgezeichnet (Abb. 16.15c). Die effektive Aortenklappenöffnungsfläche (AÖF = A_2) wird dann berechnet nach der Formel:

$$A_2 = A_1 \times v_1/v_2$$

Man kann entweder die Maximalgeschwindigkeiten oder die mittleren Geschwindigkeiten in die Formel einsetzen und so die maximale oder mittlere Öffnungsfläche berechnen. In mehreren experimentellen (63, 92) und klinischen Studien (79, 80, 81, 100, 115) konnten die Methoden validiert werden. Bei erfahrenen Untersuchern beträgt die Reproduzierbarkeit der Öffnungsflächenbestimmung 5–8 %, sodass eine Differenz zweier Messungen von > 0,15 cm², z. B. bei Follow-up-Untersuchungen oder bei der Dobutamin-Echokardiographie, als klinisch signifikant angesehen werden kann (87).

Standardvorgehen zur Berechnung der Öffnungsfläche nach der Kontinuitätsgleichung ist die transthorakale Echokardiographie. Alternativ kann die Methode bei schlechten transthorakalen Ableitungsbedingungen auch von transösophageal angewendet werden. Hierbei wird die maximale Jet-Geschwindigkeit in einem transgastrischen Langachsenschnitt dopplerechokardiographisch aufgesucht (105). Dass die transösophageale Methode bei dieser Fragestellung zukünftig einen wesentlichen diagnostischen Stellenwert erlangen könnte, muss aber in Anbetracht der guten Ergebnisse des transthorakalen Vorgehens bezweifelt werden.

Ein Vorteil der Öffnungsflächenbestimmung nach der Kontinuitätsgleichung ist es, dass mit der Berechnung der effektiven Öffnungsfläche die hämodynamische Bedeutung der Stenose bestimmt wird. Die größte Schwierigkeit bei der Berechnung der Öffnungsfläche mittels Kontinuitätsgleichung ist die Durchmesserbestimmung des linksventrikulären Ausflusstraktes (LVOT), insbesondere bei schlechten Ableitungsbedingungen. Da die Messung des LVOT quadratisch in die Berechnung der Öffnungsfläche eingeht, bedeutet eine Überschätzung um 2 mm (z. B. 22 statt 20 mm) eine Überschätzung der Öffnungsfläche um 21 % (z. B. 1,0 statt 0,8 cm²). Als weiteres Problem kommt hinzu, dass die Annahme eines zirkulären Ausflusstraktes und eines flachen Strömungsprofils häufig nicht erfüllt ist (11, 45). Neue Techniken, die die Geschwindigkeit über den gesamten Querschnitt erfassen und die direkte Ausmessung des Ausflusstraktes überflüssig machen (45), könnten prinzipiell sehr hilfreich sein, wurden bei Patienten mit Aortenstenosen aber noch nicht systematisch evaluiert.

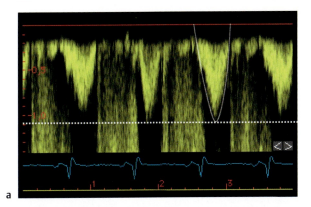

a

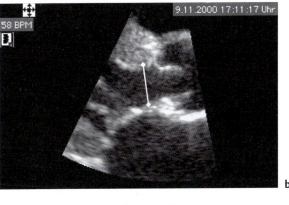

b

c

Abb. 16.**15** Beispiel der Öffnungsflächenberechnung nach der Kontinuitätsgleichung bei einem Patienten mit mittelgradiger Aortenstenose: AÖF = $(A_1 \times v_1)/v_2$ = $(1{,}2^2 \times \pi \times 110)/400$ = 1,24 cm².
a gepulster Doppler im LVOT: v_1 = 110 cm/s.
b 2D-Echo des LVOT: D = 2,4 cm.
c CW-Doppler im Stenose-Jet: v_2 = 400 cm/s.

CW-Doppler	Thermodilution
V_m = VTI/SEZ	Fluss = SV/SEZ

AÖF = Fluss/V_m = SV/VTI

V_m	= mittlere transaortale Flussgeschwindigkeit
SV	= Schlagvolumen
SEZ	= systolische Ejektionszeit
VTI	= Geschwindigkeitszeitintegral (Aortenstenose-Jet)

Abb. 16.**16** Berechnung der Aortenklappenöffnungsfläche nach der Kontinuitätsgleichung durch „Hybrid"-Einsatz der Thermodilution und der Dopplerechokardiographie an der Aortenklappe.

Insbesondere bei Patienten mit schlechten parasternalen Ableitungsbedingungen kann die Flussmessung im Ausflusstrakt umgangen werden, indem die Schlagvolumenbestimmung im Rahmen einer Rechtsherzkatheteruntersuchung mittels Thermodilution erfolgt (130). In die Berechnung der Öffnungsfläche gehen dann das invasiv bestimmte Schlagvolumen SV und das dopplerechokardiographisch bestimmte Geschwindigkeits-Zeit-Integral VTI ein (Abb. 16.**16**). Dieses „Hybrid"-Ver-

fahren ist, trotz der Limitationen der Thermodilution, derzeitig die genaueste Methode zur Öffnungsflächenbestimmung und bietet sich insbesondere bei den Patienten an, bei denen eine Rechtsherzkatheteruntersuchung aus anderen Gründen ohnehin indiziert ist.

Funktionelle Öffnungsfläche. Während die nach der Kontinuitätsgleichung berechnete effektive Öffnungsfläche ($AÖF_x$) nur die strömungsdynamischen Verhältnisse vor und in der Stenose beschreibt, muss zur Beurteilung der kompletten funktionellen Bedeutsamkeit einer Stenose auch die poststenotische Turbulenz- und Druckrückgewinnung berücksichtigt werden (53, 78, 126). Dies ist durch die Berechnung der „funktionellen Öffnungsfläche" möglich, bei der ergänzend zur effektiven Öffnungsfläche auch der Durchmesser der aufnehmenden Kammer, d. h. der Aorta ascendens (A_A), berücksichtigt wird. Die funktionelle Öffnungsfläche ($AÖF_F$), die sich aus dem Impuls- und dem Massenerhaltungssatz ableitet, berechnet sich wie folgt (53, 108, 126):

$$AÖF_F = \frac{AÖF_x \cdot A_A}{A_A - AÖF_x}$$

Beispielhaft bedeutet dies, dass
➤ bei einer $AÖF_x$ von 1,0 cm² und einem Aortendurchmesser von 2,5 cm (→ Aortenquerschnitt A_A 5 cm²) die funktionelle Aortenklappenöffnungsfläche 1,25 cm² beträgt und

Tabelle 16.**5** Umrechnungstabelle zur Bestimmung der funktionellen Öffnungsfläche $AÖF_F$ aus dem Aortendiameter und der effektiven Öffnungsfläche ($AÖF_F = AÖF_x \cdot A_A/(A_A - AÖF_x)$); markiert ist die Beziehung zwischen funktioneller und effektiver Öffnungsfläche für einen mittleren Aortendiameter von 3,5 cm (12, 108, 121).

$AÖF_x$	Diameter der Aorta ascendens										
	2,1	**2,3**	**2,5**	**2,7**	**2,9**	**3,1**	**3,3**	**3,5**	**3,7**	**3,9**	**4,1**
0,5	0,58	0,57	0,56	0,55	0,54	0,54	0,53	0,53	0,52	0,52	0,52
0,6	0,73	0,70	0,68	0,67	0,66	0,65	0,65	0,64	0,64	0,63	0,63
0,7	0,88	0,84	0,82	0,80	0,78	0,77	0,76	0,75	0,75	0,74	0,74
0,8	1,04	0,99	0,96	0,93	0,91	0,89	0,88	0,87	0,86	0,86	0,85
0,9	1,22	1,15	1,10	1,07	1,04	1,02	1,01	0,99	0,98	0,97	0,97
1	1,41	1,32	1,26	1,21	1,18	1,15	1,13	1,12	1,10	1,09	1,08
1,1	1,61	1,50	1,42	1,36	1,32	1,29	1,26	1,24	1,23	1,21	1,20
1,2	1,84	1,69	1,59	1,52	1,47	1,43	1,40	1,37	1,35	1,33	1,32
1,3	2,08	1,89	1,77	1,68	1,62	1,57	1,53	1,50	1,48	1,46	1,44
1,4	2,35	2,11	1,96	1,85	1,78	1,72	1,67	1,64	1,61	1,59	1,57
1,5	2,65	2,35	2,16	2,03	1,94	1,87	1,82	1,78	1,74	1,72	1,69
1,6	2,97	2,60	2,37	2,22	2,11	2,03	1,97	1,92	1,88	1,85	1,82
1,7	3,34	2,88	2,60	2,42	2,29	2,19	2,12	2,07	2,02	1,98	1,95
1,8	3,75	3,18	2,84	2,63	2,47	2,36	2,28	2,21	2,16	2,12	2,08

➤ bei einer $AÖF_x$ von 0,5 cm² und einem Aortendurchmesser von 3,6 cm ($\rightarrow$ Aortenquerschnitt A_A 10 cm²) die funktionelle Aortenklappenöffnungsfläche 0,53 cm² beträgt.

In Tab. 16.5 ist der Zusammenhang zwischen effektiver und funktioneller Öffnungsfläche für unterschiedliche Aortendiameter zusammengestellt. Markiert sind die Werte für einen mittleren Aortendiameter von 3,5 cm, der sich aus den Ergebnissen von drei klinischen Studien bei insgesamt 175 Patienten mit Aortenstenose ergibt: Schöbel et al. (108): 3,7 ± 0,8 cm; Baumgartner et al. (12): 3,1 ± 0,6 cm; Treat et al. (121): 3,55 ± 0,4 cm.

Die Berücksichtigung des Aortendiameters zusätzlich zur effektiven Öffnungsfläche ermöglicht die Erfassung des Energieverlustes an der Stenose und der Arbeitslast des linken Ventrikels, die das Auftreten klinischer Symptome möglicherweise besser determinieren als die effektive Öffnungsfläche (53, 57). Beispielhaft bedeutet eine zunehmende Dilatation der Aorta selbst bei unverändertem Klappenbefund mit konstanter anatomischer bzw. effektiver Öffnungsfläche eine Abnahme der funktionellen Öffnungsfläche (57). Ein zusätzlicher Vorteil der funktionellen Öffnungsfläche ist die Vergleichbarkeit mit der invasiv bestimmten Gorlin-Fläche, die ebenfalls die Strömungsverhältnisse und Hämodynamik distal der Stenose berücksichtigt.

Zusätzliche Dopplerparameter

Klappenwiderstand („valvular resistance"). Der Klappenwiderstand ist der Quotient aus dem maximalen Druckgradienten und dem transvalvulären Fluss und basiert, im Gegensatz zur Bernoulli-Gleichung und der daraus abgeleiteten Gorlin-Formel, auf der Annahme einer linearen Beziehung zwischen Gradient und Fluss (103). Der Klappenwiderstand R kann dopplerechokardiographisch bestimmt und für die Aortenklappe nach folgender Formel berechnet werden:

$$R \text{ [in dyn} \times s \times cm^{-5}] = 1333 \times 4 \, (v_{max})^2/LVOT_{Fläche} \times v_{LVOT}$$

Es wurde postuliert, dass dieser Index die Hämodynamik bei Aortenstenosen besser beschreibt als die Klappenöffnungsfläche (28, 51). Allerdings konnte in mehreren Arbeiten gezeigt werden, dass der Klappenwiderstand kein flussunabhängiger Parameter ist und damit keinen Vorteil gegenüber den konventionellen Parametern zur Quantifizierung der Aortenstenose darstellt (Öffnungsfläche, Gradient, Geschwindigkeit) (4, 20, 126).

Schlagarbeitsverlust („stroke work loss"). Mit dem Schlagarbeitsverlust SWL wurde ein Parameter zur Quantifizierung der Aortenstenose vorgeschlagen, der auf die Berechnung des Flusses komplett verzichtet. Der Schlagarbeitsverlust berechnet sich wie folgt (114):

$$SWL \text{ (in \%)} = \Delta P_{mean}/LVSP$$

Als Indikator einer bedeutsamen Aortenstenose wurde ein Grenzwert für den SWL von 25 % vorgeschlagen. Auch dieser Parameter zeigt allerdings eine deutliche Flussabhängigkeit (126). Dies spricht ebenso wie die schwierige Bestimmung des mittleren systolischen LV-Drucks gegen eine routinemäßige Anwendung des Parameters zur echokardiographischen Quantifizierung der Aortenstenose.

Quotient aus der Ausflusstraktgeschwindigkeit und der Jet-Geschwindigkeit. Der Quotient aus der Ausflusstrakt- und der Jet-Geschwindigkeit v_1/v_2 stellt eine Vereinfachung der Kontinuitätsgleichung dar (82, 97, 133) und ist insbesondere bei unzureichenden parasternalen Ableitungsbedingungen als Ersatz für die Öffnungsflächenbestimmung hilfreich. Ein Wert < 0,25 gilt als Hinweis auf eine bedeutsame Aortenstenose (87). Der Parameter eignet sich insbesondere für Verlaufsuntersuchungen, da davon ausgegangen werden kann, dass der Ringdurchmesser konstant bleibt und sich die Änderungen im Stenosegrad und in der Hämodynamik durch das Geschwindigkeitsverhältnis erfassen lassen.

Quotient aus Verkürzungsfraktion bzw. Ejektionsfraktion und Geschwindigkeit (FSVR bzw. EFVR). Der Quotient aus der Verkürzungsfraktion („fractional shortening", FS) und dem nach der vereinfachten Bernoulli-Gleichung berechneten maximalen Gradienten $\Delta P = 4v^2$ wurde zur Quantifizierung der Aortenstenose vorgeschlagen (71). Der Parameter berücksichtigt neben der transstenotischen Geschwindigkeit auch die LV-Funktion, die durch die Verkürzungsfraktion (M-Mode) repräsentiert wird. Die Aussagen über die diagnostische Wertigkeit dieses Parameters sind diskrepant. Während Karpuz et al. (62) für einen Grenzwert von 0,8 eine gute Sensitivität (97 %) und Spezifität (78 %) zur Erkennung einer bedeutsamen Aortenstenose (AÖF ≤0,53 cm²/m²) demonstrieren konnten, fanden Otto et al. (83) bei 382 Patienten mit Aortenstenose nur eine sehr schlechte Korrelation zwischen FSVR und der Gorlin-Öffnungsfläche. Die Verkürzungsfraktion FS ist bekanntermaßen bei lokalen Kontraktionsstörungen limitiert; des Weiteren besteht kein enger Zusammenhang zwischen der FS bzw. der globalen LV-Funktion und dem Herzzeitvolumen bzw. dem Vorwärtsfluss über die Klappe. Dies könnte eine Erklärung für die schlechte Korrelation mit der invasiv bestimmten Gorlin-Öffnungsfläche sein (83). Unter Berücksichtigung dieser Limitationen wurde von Antonini-Canterin et al. (3) ein modifizierter Quotient vorgeschlagen, der die zweidimensional bestimmte linksventrikuläre Ejektionsfraktion zur maximalen „Jet-Geschwindigkeit" in Beziehung setzt. Dieser Index zeigte eine enge Korrelation zur invasiv bestimmten Öffnungsfläche. Limitiert ist die Aussagekraft dieses Parameters allerdings bei Vorliegen einer Mitral- oder Aorteninsuffizienz sowie bei einem kleinen hypertrophierten linken Ventrikel, der eine gute LVEF, aber ein erniedrigtes Schlagvolumen haben kann.

Quotient aus Akzelerations- und Ejektionszeit. Der Quotient aus Akzelerationszeit und Ejektionszeit AZ/EZ

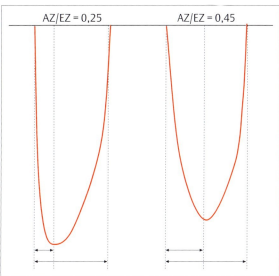

Abb. 16.17 Schematische Darstellung des Quotienten aus Akzelerations- und Ejektionszeit. Links Patient mit leichter Aortenstenose; rechts Patient mit schwerer Aortenstenose.

(Abb. 16.17) berücksichtigt das seit langem bekannte klinische Phänomen, dass bei einer bedeutsamen Aortenstenose der Druck im linken Ventrikel langsam ansteigt und sein Maximum erst in der späten Systole erreicht. Für die Echokardiographie wurde für AZ/EZ ein Grenzwert von > 0,3 als Indikator einer bedeutsamen Aortenstenose beschrieben. Da jedoch die Akzelerations- und die Ejektionszeit von der Ventrikelfunktion beeinflusst werden, ist die diagnostische Wertigkeit des Parameters zur Erkennung einer bedeutsamen Aortenstenose begrenzt (87).

Zusammenfassung – Stellenwert der Dopplerechokardiographie

Zusammenfassend ist festzuhalten, dass keiner der genannten zusätzlichen Dopplerparameter für die echokardiographische Quantifizierung von Aortenstenosen von Bedeutung und in seiner Aussagekraft den etablierten Parametern (Maximalgeschwindigkeit, Druckgradient und Öffnungsfläche) überlegen ist (87). Lediglich die Anwendung des Quotienten v_1/v_2 kann unter gewissen Voraussetzungen sinnvoll sein (s. u.).

Funktionelle Öffnungsfläche. Um die hämodynamische Bedeutung einer Aortenstenose komplett zu erfassen, sollte die funktionelle Öffnungsfläche bestimmt werden. Voraussetzung ist allerdings, dass sämtliche Messparameter (der linksventrikuläre Ausflusstrakt, die Strömungsgeschwindigkeit subvalvulär im Aortenklappenring, die maximale Jet-Geschwindigkeit und der Diameter der Aorta ascendens) exakt bestimmt werden können.

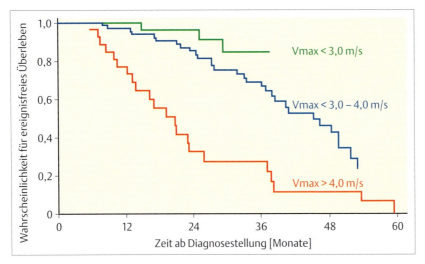

Abb. 16.18 Die Wahrscheinlichkeit, dass primär asymptomatische Patienten mit Aortenstenose ereignisfrei überleben (d. h. ohne plötzlichen Herztod oder Klappenersatz), ist vom initialen Stenosegrad der Stenose abhängig, hier repräsentiert durch die v_{max} (aus 85).

Effektive Öffnungsfläche. Sofern die aszendierende Aorta von links- oder rechtsparasternal nicht exakt vermessen werden kann, ist die Berechnung der effektiven Öffnungsfläche sinnvoll, die in konventioneller Weise nach der Kontinuitätsgleichung erfolgt.

v_1/v_2. Wenn die parasternalen Ableitungsbedingungen unzureichend sind, so dass der Aortenklappenring nicht sauber ausgemessen werden kann, beschränkt man sich auf das Geschwindigkeitsverhältnis v_1/v_2 (87, 133).

Jet-Geschwindigkeit v_2 und Gradient. Ist auch die Geschwindigkeit im linksventrikulären Ausflusstrakt nicht zuverlässig messbar, limitieren sich die Angaben auf die Jet-Geschwindigkeit v_2 bzw. den sich daraus ergebenden Gradienten. Ist auch der Jet, mit oder ohne Kontrastmittelgabe, dopplersonographisch nicht zu erfassen, sollte sich der Befundbericht auf die Auflistung der dokumentierten Befunde (Verkalkung, Separation, Hypertrophie, LV-Funktion ggf. mit Angabe der von transösophageal oder transthorakal planimetrisch bestimmten Aortenklappenöffnungsfläche) beschränken.

Prognose der Aortenstenose – Stellenwert der Echokardiographie

LV-Funktion und Symptome. Patienten mit Aortenstenose haben eine günstige Prognose, solange sie asymptomatisch sind, keine wesentlichen Begleiterkrankungen aufweisen und eine normale linksventrikuläre Funktion haben. Bei Auftreten von Symptomen (Angina pectoris, Dyspnoe, Synkopen) verschlechtert sich die Prognose bekanntermaßen erheblich. In der Regel treten Symptome auf, bevor es zur Entwicklung einer manifesten linksventrikulären Dysfunktion oder zum plötzlichen Herztod kommt. Das Risiko von Patienten mit Aortenstenose, Symptome zu entwickeln, eine linksventrikuläre Dysfunktion bzw. einen plötzlichen

Herztod zu erleiden, ist von einer Vielzahl klinischer Variablen abhängig, z. B. dem Alter der Patienten, dem Vorliegen einer koronaren Herzkrankheit, einer begleitenden Aorteninsuffizienz, dem aktuellen Sauerstoffverbrauch (erhöht bei Schwangerschaft, Fieber, Anämie) u. a.

Die Prognose wird entscheidend durch den initialen Stenosegrad (85) und die Progressionsgeschwindigkeit der Stenose bestimmt. Die Echokardiographie kann sowohl den Stenosegrad als auch die Progressionsgeschwindigkeit der Aortenstenose quantifizieren und nimmt damit einen wichtigen Stellenwert bei der Abschätzung der Prognose ein.

Bedeutung des initialen Stenosegrades

Otto et al. konnten in einer prospektiven Studie zeigen, dass der initiale Stenosegrad der wichtigste Prädiktor der Prognose bei primär asymptomatischen Patienten ist (85). In dieser Arbeit wurde die dopplerechokardiographisch bestimmte Maximal- oder Jet-Geschwindigkeit als einfacher Parameter des Stenosegrades gewählt. Bei den 123 Patienten dieser Studie betrug das Risiko, innerhalb von 2 Jahren einen Endpunkt zu erreichen (d. h. zu versterben oder aufgrund neu aufgetretener Symptomatik operiert zu werden), bei einer initialen Jet-Geschwindigkeit über 4 m/s 79 %, bei einer Geschwindigkeit zwischen 3,0–4,0 m/s 34 % und einer Jet-Geschwindigkeit von < 3 m/s nur 16 % (Abb. 16.**18**). Innerhalb eines Jahres entwickelten 40 % der Patienten mit einer maximalen Flussgeschwindigkeit über 4 m/s Symptome, im Vergleich dazu nur 8 % mit einer initialen Flussgeschwindigkeit unter 3,0 m/s.

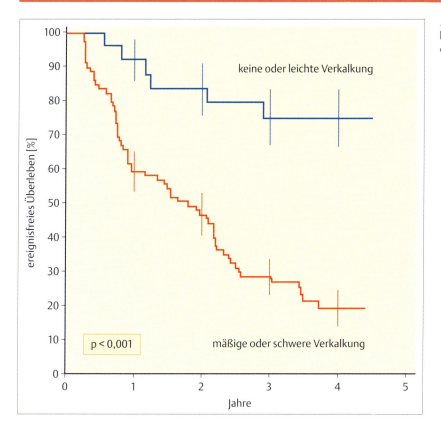

Abb. 16.**19** Einfluss des Verkalkungsgrades auf die Progression der Aortenstenose (aus 104).

In der Grafik:
keine oder leichte Verkalkung
mäßige oder schwere Verkalkung
p < 0,001
ereignisfreies Überleben [%]
Jahre

Bedeutung der Progressionsgeschwindigkeit

Neben dem initialen Stenosegrad ist auch die Progressionsgeschwindigkeit des Stenosegrades für die Prognose der Patienten von Bedeutung (85, 104).

Die Progressionsgeschwindigkeit, d. h. die Abnahme der Öffnungsfläche pro Zeit, kann bei Patienten mit Aortenstenose im Rahmen echokardiographischer Verlaufsuntersuchungen sehr gut quantifiziert werden. In einer Follow-up-Studie von Palta et al. (91) bei 170 asymptomatischen Patienten mit Aortenstenose nahm die dopplerechokardiographisch bestimmte Öffnungsfläche im Mittel um 0,1 cm² pro Jahr ab. Dies entspricht genau den Ergebnissen anderer Studien, bei denen entweder die Echokardiographie oder die invasive Diagnostik zur Öffnungsflächenbestimmung bei Aortenstenosen eingesetzt wurde. Die mittlere Abnahme der Öffnungsfläche betrug in diesen Studien ebenfalls ca. 0,1 cm² pro Jahr (85, 87, 94). Die Progressionsgeschwindigkeit war allerdings in den einzelnen Studien interindividuell sehr unterschiedlich ausgeprägt; während die Öffnungsfläche bei einzelnen Patienten sehr rasch abnahm, blieb sie bei anderen Patienten über lange Jahre stabil.

Verkalkungsgrad. Ein Zusammenhang zwischen Progressionsgeschwindigkeit und Anzahl der Taschenklappen (bikuspid versus trikuspid) konnte nicht dokumentiert werden (87). Dagegen ist der Verkalkungsgrad der Klappe ein wichtiger unabhängiger prognostischer Parameter. Patienten mit deutlich verkalkter Herzklappe zeigen häufig eine signifikant schnellere Progression ihres Stenosegrades (9, 41, 94, 104). Insbesondere Patienten mit einem gestörten Calciumstoffwechsel (bei Hyperparathyreoidismus, Morbus Paget, Hyperkalzämie, Niereninsuffizienz, chronischer Hämodialyse) weisen eine rasche Progression auf (9, 90, 113).

In der Arbeit von Rosenhek et al. (104) wurde der Verkalkungsgrad echokardiographisch bestimmt; Patienten, die eine mäßiggradige oder schwere Verkalkung der Aortenklappe aufwiesen (Grad 3 oder 4), hatten eine deutlich schlechtere Prognose als Patienten mit einem Verkalkungsgrad 1 oder 2 (ereignisfreies Überleben 47 % versus 84 %) (Abb. 16.**19**).

Bestimmung von Gradient und Öffnungsfläche. Bei echokardiographischen Verlaufsuntersuchungen sollte nicht nur der transstenotische Druckgradient, sondern auch die Öffnungsfläche bestimmt werden. Denn eine Progression des Stenosegrades kann sich durchaus lediglich in einer Abnahme des transvalvulären Flusses manifestieren, während der Gradient unverändert bleibt. Die 2D-Echokardiographie ist zur Erkennung dieser Konstellation nicht hilfreich, denn die Angabe einer unverändert normalen linksventrikulären Globalfunktion im 2D-Echo schließt eine zwischenzeitliche Abnahme des transaortalen Flusses nicht aus. Der transvalvuläre Fluss ist von der Vorlast, der Nachlast und der Kontraktilität des linken Ventrikels abhängig. Beispielhaft kann der Fluss alleine infolge einer leichten Größenreduktion des linken Ventrikels, einer diastolischen

Dysfunktion oder einer zunehmenden Mitralinsuffizienz abfallen. Bei der Berechnung der Öffnungsfläche wird diese Problematik berücksichtigt und eine Progression der Erkrankung auch bei konstantem oder abfallendem Gradienten erkannt. Bei echokardiographischen Verlaufskontrollen kann ein konstanter Aortenklappenringdurchmesser angenommen und – als Alternative zur Öffnungsfläche – lediglich das Geschwindigkeitsverhältnis v_1/v_2 bestimmt werden.

LV-Remodeling bei Aortenstenosen

Pathomechanismus

Konzentrische Hypertrophie oder Dilatation. Bei Aortenstenosen reagiert der linke Ventrikel auf die Druckbelastung mit Ausbildung einer konzentrischen Hypertrophie, um die Wandspannung konstant zu halten (Laplace-Gesetz). Nicht jeder Patient mit Aortenstenose ist jedoch in der Lage, auf die Druckbelastung mit einer LV-Hypertrophie zu reagieren. In dieser Hinsicht besteht ein eindeutiger Geschlechtsunterschied: Bei Frauen findet sich bei bedeutsamer Aortenstenose deutlich häufiger eine LV-Hypertrophie als bei Männern (81% versus 54%) (46). Sofern die chronische Nachlasterhöhung nicht durch eine adäquate Hypertrophie und eine Erhöhung der Wandspannung kompensiert werden kann, kommt es zu einer Dilatation des nicht oder nur gering wandhypertrophierten linken Ventrikels und zur Abnahme der LV-Globalfunktion („afterload mismatch"). Diese Form des Remodeling tritt bei Männern mit Aortenstenose häufiger und früher auf als bei Frauen. Der Abfall der systolischen linksventrikulären Auswurfleistung geht einher mit einer Abnahme des transvalvulären Flusses und nachfolgend des transvalvulären Druckgradienten.

Selbst wenn die Kontraktilität des linken Ventrikels nicht beeinträchtigt und die Ejektionsfraktion noch normal ist, so können sich doch bereits in früheren Krankheitsstadien infolge der Nachlasterhöhung und der LV-Hypertrophie eine diastolische Dysfunktion und eine eingeschränkte systolische Auswurfleistung entwickeln (87).

Stellenwert der Echokardiographie

Stadien des LV-Remodeling. Eine wichtige Aufgabe der Echokardiographie bei Patienten mit Aortenstenose ist es, die verschiedenen Stadien des LV-Remodeling zu erfassen und zu quantifizieren. Insbesondere die rechtzeitige Diagnose einer reduzierten systolischen LV-Funktion ist von entscheidender klinischer Bedeutung, da Patienten mit höhergradiger Aortenstenose und eingeschränkter LV-Funktion selbst bei fehlender Symptomatik eine schlechte Prognose aufweisen und vom Aortenklappenersatz eindeutig profitieren (30).

LVEF. Im Rahmen der echokardiographischen Untersuchung sollte deshalb eine qualitative und quantitative Beurteilung der systolischen LV-Globalfunktion erfolgen. Für die quantitative Auswertung eignet sich neben der Verkürzungsfraktion im M-Mode die nach Simpson bestimmte LVEF (s. Kap. 9).

LV-Hypertrophie und diastolische Funktion. Des Weiteren sollte das Ausmaß der LV-Hypertrophie bestimmt und die diastolische Funktion (E/A, LVRT u. a.) beurteilt werden. Bei Patienten mit normaler systolischer Funktion ist das Auftreten einer diastolischen Dysfunktion bzw. einer Vorhofvergrößerung mit einer postoperativ verminderten Belastbarkeit assoziiert (89).

Belastungs-/Stressechokardiographie bei Aortenstenosen

Körperliche Belastung

Belastungsuntersuchungen können bei Patienten mit Aortenstenose zur Objektivierung der Symptomatik beitragen. Kommt es bei vermeintlich asymptomatischen Patienten mit signifikanter Aortenstenose bei einem Belastungstest zu Symptomen (Schwindel, Brustenge u. a.), so ist die Indikation zum Aortenklappenersatz gegeben. Auch ein Blutdruckabfall unter Belastung ist ein prognostisch ungünstiges Zeichen und ein Argument zum Aortenklappenersatz. Belastungsinduzierte ST-Strecken-Senkungen sind meist Folge der LV-Hypertrophie und kein spezifisches Zeichen einer koronaren Herzkrankheit.

Kontraindikationen. Patienten mit typischer Symptomatik (Angina pectoris, Schwindel, Synkopen unter Belastung) oder einer bereits eingeschränkten LV-Funktion in Ruhe sollten körperlich nicht belastet werden.

Methodik. Bei asymptomatischen Patienten mit Aortenstenose ist eine Belastungsuntersuchung mit niedrigem Risiko möglich (7, 27, 32). Es empfiehlt sich, die Untersuchung im Liegen oder in halb liegender Position durchzuführen und den Blutdruck engmaschig (minütlich) zu kontrollieren. Abbruchkriterien sind das Auftreten von Angina pectoris, Schwindel oder Dyspnoe, eines Blutdruckabfalls oder ventrikulärer Rhythmusstörungen (84).

Bei körperlicher Belastung kann die Geschwindigkeit im Jet und im linksventrikulären Ausflusstrakt dopplerechokardiographisch gemessen und so der Einfluss der Flusssteigerung auf die Aortenklappenöffnungsfläche bestimmt werden (84). Da die Ableitungsbedingungen unter Belastung schlechter werden und bei Patienten mit Aortenstenose in der Regel nur ein schmales Zeitfenster für die Aufzeichnung zur Verfügung steht, ist der klinische Stellenwert der Belastungsdopplerechokardiographie bei Aortenstenosen allerdings gering.

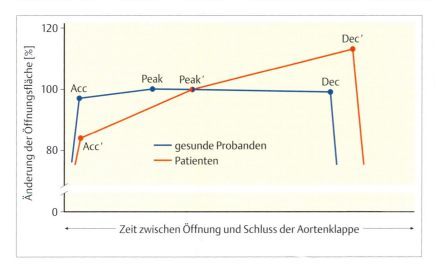

Abb. 16.20 Verhalten der instantanen Öffnungsfläche während der Ejektionsphase bei Patienten mit Aortenstenose (8). Acc = Akzeleration, Dec = Dezeleration.

Stressechokardiographie mit Dobutamin

Im Gegensatz zur körperlichen Belastung ermöglicht die Dobutamin-Stressechokardiographie die dopplerechokardiographische Registrierung des Jets unter „Steady-State-Bedingungen" und in „optimierter" Linksseitenlagerung, sodass die Darstellungsqualität gesteigert wird.

Risiko. Die maximale Dobutamindosis, die zur Beurteilung der hämodynamischen Bedeutsamkeit der Stenose eingesetzt werden muss, ist mit 20 µg/kg/min üblicherweise geringer als die Dosis, die zum Nachweis einer Myokardischämie notwendig ist. Sie reicht jedoch in der Regel aus, um die Inotropie des Ventrikels und das Schlagvolumen zu steigern. Andererseits ist das Risiko hypotensiver Reaktionen bei dieser Dosis geringer. In einer Studie von Lin et al. (67) fanden sich selbst bei Verwendung höherer Dobutamindosen (bis zu 40 µg/kg/min und zusätzlicher Gabe von Atropin) keine schwerwiegenden Komplikationen, insbesondere keine höhergradigen Rhythmusstörungen. In dieser Studie kam es allerdings bei 33 % der Patienten zu ventrikulären Extrasystolen.

Einfluss des transvalvulären Flusses auf die Aortenklappenöffnungsfläche

Der Effekt des transvalvulären Flusses auf die Aortenklappenöffnungsfläche wurde bei Patienten mit Aortenstenose mehrfach untersucht (2, 5, 6, 7, 10, 13, 15, 19, 31, 43, 44, 111). In einigen Studien fand sich eine signifikante Zunahme der Aortenklappenöffnungsfläche entweder unter körperlicher Belastung bzw. unter Katecholaminen (2, 7, 10, 15, 31, 90). Von mehreren Arbeitsgruppen wurde jedoch bezweifelt, dass die verdickte und häufig verkalkte Aortenklappe bei Patienten mit einer erworbenen Aortenklappenstenose überhaupt dazu imstande ist, auf die Steigerung des transvalvulären Flusses mit einer weiteren Öffnung zu reagieren (118). Vielmehr wurde spekuliert, dass es sich bei der ver

meintlichen Zunahme der Öffnungsfläche um einen „Rechenfehler" in der Gorlin-Formel handeln könnte (9, 28).

Flussabhängige Zunahme der Öffnungsfläche. Aus eigenen experimentellen Untersuchungen (126) ist bekannt, dass der flussabhängige Anstieg der Aortenklappenöffnungsfläche jedoch keinen „Rechenfehler in der Gorlin-Formel" und kein „Artefakt" darstellt, sondern als reale Zunahme der Öffnungsfläche interpretiert werden muss. Auch bei Anwendung der Kontinuitätsgleichung konnte eine flussabhängige Zunahme dokumentiert werden. So fand sich in der Studie von Bermejo et al. (15) bei Patienten mit Aortenstenose unter Dobutamin (20 µg/kg/min) ein Anstieg um 28 %. Auch Lin et al. (67) konnten bei 27 Patienten mit Aortenstenose eine signifikante Zunahme der Öffnungsfläche unter Dobutamin (0,77 ± 0,14 → 0,97 ± 0,21 cm²) dokumentieren. Im Gegensatz zu diesen Studien fand sich in zwei Studien, bei denen die Öffnungsfläche planimetrisch mittels transösophagealer Echokardiographie bestimmt wurde, keine signifikante Änderung der Öffnungsfläche (19, 118). Der vermeintliche Widerspruch konnte in zwei weiteren Arbeiten aufgeklärt werden (8, 13). In diesen Studien wurde die Kontinuitätsgleichung angewandt und nicht nur die mittlere systolische Öffnungsfläche, sondern auch die „instantane" Aortenklappenöffnungsfläche zu mehreren Zeitpunkten in der Systole berechnet. Es konnte gezeigt werden, dass sich die stenosierte Aortenklappe verzögert öffnet und erst endsystolisch ihre maximale Öffnung erreicht (Abb. 16.20).

Mittlere und maximale Öffnungsfläche. Es kann somit davon ausgegangen werden, dass mit Steigerung des transvalvulären Flusses die verdickten Taschenklappen schneller geöffnet werden können. Dieses Öffnungsverhalten weisen insbesondere verkalkte trikuspide Klappen ohne kommissurale Verschmelzung auf. Eine Restflexibilität der verdickten und verkalkten Taschenklappen ist die Voraussetzung dafür, dass es zu einer flussin-

319

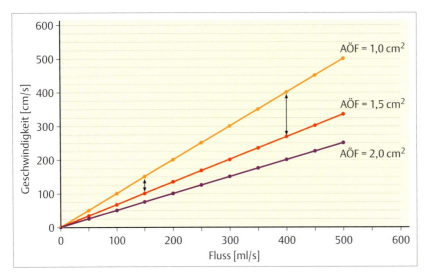

Abb. 16.**21** Rationale der Flusssteigerung zur Verbesserung der Genauigkeit der Öffnungsflächenbestimmung: Die dargestellten Geschwindigkeits-Fluss-Beziehungen repräsentieren unterschiedliche Öffnungsflächen. Beispiel: Bei einem niedrigen Fluss (hier z. B. 150 ml/s) beträgt der Abstand zwischen der 1,0-cm²- und der 1,5-cm²-Geraden nur 50 cm/s, im hohen Flussbereich (hier 400 ml/s) dagegen 125 cm/s.

duzierten Zunahme der Öffnungsfläche („Klappenreserve") kommen kann (8, 15, 26, 27, 31, 32, 66, 69, 73, 118). Die beschleunigte Klappenöffnung bedeutet eine Zunahme der *mittleren* systolischen Öffnungsfläche, die mit der Gorlin-Formel und der Kontinuitätsgleichung berechnet wird. Die bei der transösophagealen Echokardiographie bestimmte *maximale* Öffnungsfläche kann dagegen nicht weiter gesteigert werden. Dies erklärt die unterschiedlichen Ergebnisse in Abhängigkeit von der gewählten Methode der Öffnungsflächenbestimmung.

Rationale der Stressechokardiographie bei Patienten mit Aortenstenose

Die Stressechokardiographie kann bei Aortenstenosen mit folgender Rationale durchgeführt werden (42):
➤ Optimierung der Öffnungsflächenbestimmung durch Verschiebung des Messbereichs nach rechts (höherer Flussbereich),
➤ Differenzierung zwischen einer primär myokardialen und einer primär valvulären Ursache einer eingeschränkten Ventrikelfunktion bei Patienten mit Aortenstenose.

Erkennung einer koronaren Herzkrankheit. Bei Patienten mit Aortenstenose hat die Stressechokardiographie zur Erkennung einer zusätzlich vorliegenden koronaren Herzkrankheit keine diagnostische Bedeutung. Bei diesen Patienten kann es infolge der LV-Hypertrophie, des erhöhten systolischen Drucks und der Verlängerung der Ejektionszeit (87) zu Wandbewegungsstörungen kommen, auch ohne dass eine koronare Herzerkrankung vorliegt.

Steigerung der Genauigkeit der Öffnungsflächenbestimmung. Durch körperliche Belastung oder die Gabe von Dobutamin können der transvalvuläre Fluss und der Gradient gesteigert werden. Bekanntermaßen besteht an diskreten Stenosen eine quadratische Beziehung zwischen Gradient und transvalvulärem Fluss bzw. eine lineare Beziehung zwischen der transvalvulären Flussgeschwindigkeit und dem Fluss. Die einzelnen Geschwindigkeits-Fluss-Beziehungen divergieren mit ansteigendem Fluss. Dies bedeutet, dass bei höheren Flüssen die Geraden zuverlässiger voneinander differenziert werden können. Im Niedrigflussbereich liegen die jeweiligen Geraden sehr eng beieinander, während der Abstand bei höherem Fluss deutlich größer wird (Abb. 16.**21**).

Differenzierung zwischen valvulärer und myokardialer Ursache einer Herzinsuffizienz. Ein diagnostisches Dilemma stellen Patienten mit Aortenstenose, eingeschränkter Ventrikelfunktion und niedrigem transvalvulären Gradienten dar. In diesen Fällen kann oft anhand der Ruhemessung alleine nicht entschieden werden, ob der niedrige Gradient Ausdruck einer hochgradigen Aortenstenose mit konsekutiver Beeinträchtigung der LV-Funktion ist oder als „relative" Stenose bei primär eingeschränkter LV-Funktion interpretiert werden muss. Bei diesen Patienten kann eine Flusssteigerung im Rahmen einer Stressdopplerechokardiographie zur Ursachenklärung beitragen. Eine „fixierte" höhergradige Stenose liegt vor, wenn der Flussanstieg unter Dobutamin zu einer deutlichen Zunahme des primär niedrigen Gradienten führt, während die Öffnungsfläche weiterhin ≤ 1,0 cm² bleibt. Die betroffenen Patienten profitieren von einem Aortenklappenersatz. Bei einer „relativen" Aortenstenose kommt es dagegen mit der Flusssteigerung unter Dobutamin zu einer deutlichen Zunahme der effektiven Öffnungsfläche über den Grenzwert von 1,0 cm² hinaus, ohne dass der Gradient wesentlich ansteigt. Bei diesen Patienten dürfte ein Klappenersatz keinen wesentlichen Effekt bringen, da das eigentliche myokardiale Problem hiermit nicht gelöst wird.

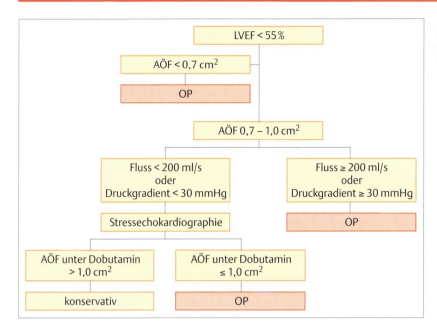

Abb. 16.**22** Aortenstenose und eingeschränkte LV-Funktion – potenzielle Bedeutung der Stressechokardiographie.

Es gibt nur eine publizierte Studie, bei der die Stressechokardiographie unter dieser Fragestellung durchgeführt wurde. DeFillipi et al. (43) haben bei 18 Patienten mit Aortenstenose eine Dobutamin-Stressechokardiographie durchgeführt. Alle Patienten hatten initial eine deutlich eingeschränkte Globalfunktion mit einer LVEF < 45 %, einem maximalen Gradienten < 60 mmHg, einem mittleren Gradienten < 30 mmHg und einer Öffnungsfläche zwischen 0,6 und 0,9 cm². 6 der 18 Patienten zeigten unter Dobutamin keine kontraktile Reserve und keinen Flussanstieg, sodass die Relevanz der Stenose bei diesen Patienten nicht weiter beurteilt werden konnte. Bei den restlichen 12 Patienten führte die Gabe von Dobutamin in steigender Dosierung zu zwei unterschiedlichen hämodynamischen Reaktionsmustern. 7 dieser 12 Patienten zeigten keinen signifikanten Anstieg der Öffnungsfläche; dies wurde als Hinweis auf eine relevante Aortenstenose interpretiert. Bei 5 Patienten kam es dagegen zu einer signifikanten Zunahme der Öffnungsfläche um mehr als 0,3 cm².

Möglicher Stellenwert der Stressechokardiographie. Der Stellenwert, den die Stressechokardiographie für die Therapieentscheidung bei Patienten mit Aortenstenose und eingeschränkter LV-Funktion haben könnte, ist in Abb. 16.**22** dargestellt.

Ob eine Dobutamin-Stressechokardiographie beim individuellen Patienten sinnvoll ist, hängt nicht nur von der systolischen LV-Globalfunktion, sondern in erster Linie vom Fluss bzw. Herzzeitvolumen ab. Bei Patienten mit eingeschränkter systolischer LV-Funktion kann der Fluss durchaus normal sein, während bei Patienten mit normaler LV-Funktion der Fluss erniedrigt sein kann. Bei Patienten mit normalem transvalvulären Fluss bzw. normalem Herzzeitvolumen in Ruhe (> 200 ml/s bzw. > 5 l/min) bringt eine Flusssteigerung keinen diagnostischen Zugewinn. Ebenfalls nicht indiziert ist die Dobutamin-Stressechokardiographie bei Patienten mit bedeutsamer Aortenstenose, die bereits in Ruhe eine effektive Öffnungsfläche < 0,7 cm² aufweisen, da in diesen Fällen eine Steigerung der Öffnungsfläche auf Werte über 1,0 cm² hinaus und damit eine Änderung des Schweregrades (hochgradig → mittelgradig) nicht zu erwarten ist (98). Die Stressechokardiographie kann dagegen bei Patienten mit einer Öffnungsfläche zwischen 0,7 und 1,0 cm² und gleichzeitig niedrigem mittleren Druckgradienten (< 30 mmHg) bzw. niedrigem transvalvulären Fluss (< 200 ml/s) von klinischer Bedeutung sein. Ein zusätzliches Argument für eine Stressechokardiographie ist eine Diskrepanz zwischen M-Mode-, 2D- und Dopplerechokardiographie, z. B. eine dopplerechokardiographisch bestimmte Öffnungsfläche < 1,0 cm² bei gleichzeitig nur geringer Verkalkung und noch darstellbarer Klappenseparation.

Insgesamt muss betont werden, dass die Erfahrungen mit der Stressechokardiographie bei Aortenstenosen noch limitiert sind und dass prospektive Studien an größeren Patientenkollektiven ausstehen, bevor der Stellenwert des Verfahrens definitiv beurteilt werden kann.

Therapieentscheidung bei Aortenstenosen – Bedeutung der Echokardiographie

Normale LV-Funktion

Symptomatische Patienten. Da die Prognose bei symptomatischen Patienten mit bedeutsamer Aortenstenose selbst bei Vorliegen einer normalen LV-Funktion sehr ungünstig ist (2-Jahres-Überlebensrate 59 %, 5-Jahres-Überlebensrate 20 %) (88), ist die Operationsindikation bei diesen Patienten eindeutig gegeben.

Asymptomatische Patienten. Bei asymptomatischen Patienten ist die Therapieentscheidung dagegen schwieriger. Die Patienten haben in der Regel eine sehr gute Prognose. Nur sehr selten erleiden primär asymptomatische Patienten aus vollem Wohlbefinden heraus eine Synkope oder einen plötzlichen Herztod. In prospektiven Studien bei diesen Patienten konnte gezeigt werden, dass die von einem solchen Ereignis betroffenen Patienten meist zuvor Symptome entwickeln, z. B. eine Belastungsdyspnoe oder eine belastungsinduzierte Angina pectoris (85). Obwohl für den Homograft-Klappenersatz bzw. die Ross-Operation mittlerweile positive Berichte vorliegen (40, 95), sind diese Operationstechniken aufgrund ihrer Komplexität und der noch fehlenden Langzeiterfahrungen in den meisten Fällen noch keine Alternative zum Klappenersatz. Deshalb müssen bei der Therapieentscheidung das unmittelbare Operationsrisiko des konventionellen Klappenersatzes einerseits (Mortalität 3–5 %) sowie die Gefahr klappenassoziierter Komplikationen und der zu erwartende Effekt auf die Überlebensrate und das Auftreten schwerwiegender Komplikationen (z. B. Entwicklung einer Herzinsuffizienz) andererseits abgewogen werden. Bei Patienten mit Aortenstenose, die auch bei körperlicher Belastung keine Beschwerden haben, ist häufig ein primär konservatives Vorgehen gerechtfertigt (1).

Zusätzliche Herzerkrankungen. Bei Patienten mit Aortenstenose und gleichzeitig vorliegender koronarer Herzerkrankung ist dagegen der Aortenklappenersatz mit gleichzeitiger Koronarrevaskularisation auch im asymptomatischen Stadium indiziert (98). Bei asymptomatischen Patienten mit bedeutsamer Aortenstenose ist der Aortenklappenersatz weiterhin dann indiziert, wenn eine Herzoperation aus anderem Grunde notwendig ist (Mitralklappenersatz o. a.). Auch bei asymptomatischen Patienten, bei denen eine starke körperliche Belastung, z. B. eine schwere Operation, ansteht, kann der „prophylaktische" Aortenklappenersatz zur Risikoreduktion indiziert sein. Als weitere Indikationen zur Operation beim asymptomatischen Patienten gelten ein Blutdruckabfall unter Belastung sowie eine rasche Progression des Stenosegrades (Abnahme der Öffnungsfläche um >> 0,1 cm^2/Jahr) bei verkalkter Klappe (1).

Eingeschränkte LV-Funktion

Patienten mit bedeutsamer Aortenstenose und eingeschränkter LV-Funktion sollten auch bei kompletter Beschwerdefreiheit einer Operation zugeführt werden. Mit Wegnahme der Nachlast kommt es meist zu einer dramatischen Verbesserung der Ventrikelfunktion selbst bei primär schwer eingeschränkter LV-Funktion (30, 36, 93, 96). Das Risiko einer Klappenoperation liegt meist unter 10 %, es sei denn, dass die Patienten bereits einen Myokardinfarkt durchgemacht haben (96).

Es ist allerdings zu berücksichtigen, dass 25–50 % der Patienten mit präoperativer LV-Dysfunktion nur eine inkomplette Erholung ihrer LV-Funktion zeigen. Dies ist am ehesten dadurch bedingt, dass bei diesen Patienten bereits präoperativ eine Myokardschädigung mit irreversibler interstitieller myokardialer Fibrose vorliegt (36, 59). Welcher echokardiographisch zu erhebende präoperative Funktionsparameter (diastolische Funktion?, Lang-Achsen-Funktion?, Ventrikelfunktion unter Belastung?, LA-Dilatation?, LV-Masse?) die postoperative Entwicklung der LV-Funktion (59, 70) am besten vorhersagen kann, muss in prospektiven Studien geklärt werden.

Auch bei Patienten mit eingeschränkter LV-Funktion und niedrigem transvalvulärem Gradienten (ΔP < 20 mmHg) kann die Operation meist mit akzeptablem Risiko und gutem postoperativen Erfolg durchgeführt werden, vorausgesetzt, es liegt tatsächlich eine höhergradige Aortenstenose vor (30, 93). Da die linksventrikuläre Funktion bei diesen Patienten jedoch zum Teil bereits irreversibel geschädigt ist, sind die postoperativen Ergebnisse in der Regel schlechter als bei Patienten mit Aortenstenose, eingeschränkter Ventrikelfunktion und einem präoperativen Druckgradienten > 30 mmHg (36, 98).

Aorteninsuffizienz

Klinische Fragestellung

Die Echokardiographie nimmt in der Diagnostik der Aorteninsuffizienz einen wichtigen Stellenwert ein. Sie spielt in der Primärdiagnostik der Klappenerkrankung eine bedeutende Rolle. Darüber hinaus erlaubt die Echokardiographie die weitere ätiologische Abklärung der Aorteninsuffizienz, die für die Therapieplanung von Bedeutung sein kann. Wichtige Aspekte sind weiterhin die Quantifizierung bzw. die Semiquantifizierung der Regurgitation und schließlich die Beurteilung der linksventrikulären Funktion, die zur Schweregradbestimmung des Vitiums, zur Therapieplanung, zur Prognoseabschätzung und als Follow-up-Untersuchung von entscheidender Bedeutung ist.

„Primärdiagnostik"

Die Echokardiographie ist ein sehr sensitives Verfahren zur Erkennung einer Aorteninsuffizienz und in ihrer Sensitivität allen anderen Methoden (Auskultation, MRT, Angiographie) überlegen. Die Farbdopplerechokardiographie der Aortenklappe sollte Bestandteil einer jeden echokardiographischen Untersuchung sein (127), sodass das Vorliegen einer Aorteninsuffizienz auch ohne eine entsprechende klinische Fragestellung erkannt wird.

Ätiologie der Insuffizienz

Die ätiologische Abklärung der Aorteninsuffizienz umfasst die folgenden Aspekte (Tab. 16.6):
➤ morphologische Veränderungen der Klappensegel,
➤ Koaptationsstörungen, d. h. Verlust der Schlussfähigkeit der Segel,
➤ Dilatation der Aortenwurzel.

Morphologische Veränderungen der Klappensegel. Eine Veränderung bzw. Zerstörung der Klappensegel ist meist Folge einer Endokarditis, die insbesondere auf dem Boden einer bikuspiden Aortenklappe entstehen kann. Es ist zu berücksichtigen, dass 10–30 % aller Patienten mit einer bikuspiden Aortenklappe im Laufe ihres Lebens eine Endokarditis durchmachen bzw. umgekehrt 25 % aller Aortenklappenendokarditiden bei Patienten mit bikuspiden Aortenklappen auftreten (129). Die infektiöse Endokarditis kann durch eine direkte Zerstörung der Segel oder durch eine Perforation zu einer Insuffizienz führen. Schließlich kann es bei einem Ventrikelseptumdefekt zu einer durch den Jet bedingten Schädigung der Aortenklappe und damit zu einer Aorteninsuffizienz kommen. Weitere seltene Ursachen einer Aorteninsuffizienz sind ein Lupus erythematodes, eine rheumatoide Arthritis, ein Morbus Bechterew, ein Morbus Takayasu, ein Morbus Whipple und ein Morbus Crohn. Schließlich kann eine Bestrahlung bzw. die Einnahme von Appetitzüglern eine Aortenklappendegeneration mit konsekutiver Aorteninsuffizienz verursachen.

Koaptationsstörungen. Postrheumatisch kann es zu einer progredienten Bewegungseinschränkung der Segel und Verdickung der Segelränder kommen, die zur Schlussunfähigkeit der Klappe führen. Das rheumatische Fieber ist immer noch eine häufige Ursache einer Aorteninsuffizienz. Z. T. kommt es gleichzeitig noch zu einer partiellen Verklebung der Segelränder, die zusätzlich zu einer Öffnungsbehinderung der Klappe führt. Des Weiteren besteht bei der rheumatischen Genese der Aorteninsuffizienz typischerweise auch eine Mitralklappenbeteiligung. Als weitere Ursache einer Aorteninsuffizienz kommt ein Aortenklappenprolaps bei bikuspider Aortenklappe in Betracht, der sich infolge einer Überlänge des freien Randes des fusionierten Segels entwickeln kann. Ein Aortenklappenprolaps kann auch bei myxomatös veränderten Klappen auftreten. Schließlich kann es bei Klappenausriss nach Trauma und bei Stabilitätsverlust infolge eines subaortalen Ventrikelseptumdefektes zu einer Koaptationsstörung der Segel mit Aorteninsuffizienz kommen.

Dilatation der Aortenwurzel. Eine Aortenwurzeldilatation mit konsekutiver Aorteninsuffizienz kann infolge eines langjährigen Hypertonus, bei bikuspider Aortenklappe sowie im Rahmen vielfältiger Systemerkrankungen auftreten: Marfan-Syndrom, Spondylitis ankylosans, rheumatoide Arthritis, Morbus Reiter, Lues, Lupus erythematodes, Psoriasis arthropathica sowie sehr selten beim Morbus Whipple, Morbus Crohn, bei der Takayasu-Arteriitis, beim Morbus Fabry und beim Morbus Behçet.

Tabelle 16.**6** Echokardiographie bei Aorteninsuffizienz – Untersuchungsziele

➤ Nachweis und Schweregradabschätzung der Aorteninsuffizienz einschließlich Erkennung der Zeichen einer akuten Aorteninsuffizienz
➤ Ätiologische Abklärung der Insuffizienz
– Klappenmorphologie
– Koaptation
– Aortenwurzel
➤ Beurteilung des LV
– Hypertrophie
– Größe (M-Mode-Dimension oder 2D-Volumen)
– LV-Funktion (LVEF)
➤ Aorta

Akute versus chronische Aorteninsuffizienz

Eine akute Aorteninsuffizienz ist die Folge plötzlich auftretender morphologischer Klappenveränderungen, z. B. bei einer Aortendissektion, einer Endokarditis mit oder ohne Klappenperforation oder bei einem Klappenausriss im Rahmen eines Thoraxtraumas.

Unterscheidungsmerkmale. Es gibt charakteristische hämodynamische Unterscheidungsmerkmale zwischen einer akuten und einer chronischen Aorteninsuffizienz: Während die schwere chronische Aorteninsuffizienz infolge der Volumenbelastung zu einem Remodeling und einer Größenzunahme des linken Ventrikels führt, ist die LV-Dilatation bei einer akuten Aorteninsuffizienz infolge des plötzlichen Einsetzens der Regurgitation nur gering ausgeprägt.

Ein charakteristisches hämodynamisches Zeichen der akuten Aorteninsuffizienz ist der schnelle diastolische Druckangleich zwischen Aorta und linkem Ventrikel, der sich in einer kurzen Druckhalbwertszeit des Regurgitations-Jets, einer kurzen Dezelerationszeit des Mitraliseinstroms (< 150 ms) sowie in einem vorzeitigen Schluss der Mitralklappe manifestieren kann. Diese Zeichen sind allerdings nicht spezifisch für eine akute Aorteninsuffizienz, sondern können durchaus auch bei einer schweren chronischen Aorteninsuffizienz bestehen.

Echokardiographische Untersuchungsparameter

Die M-Mode- und 2D-Darstellung erlauben die Beurteilung der Klappenmorphologie (Anzahl der Taschen, Ausmaß einer Fibrosierung, Vorliegen eines Segelprolaps, Vorhandensein von Klappenauflagerungen oder Vegetationen), der Größe und Konfiguration der Aortenwurzel und der aszendierenden Aorta (ggf. Vorliegen eines Aortenaneurysmas, Dissektion u. a.) sowie die Bestimmung der Diameter und der Funktion des linken Ventrikels.

Eine weitere wichtige Aufgabe der echokardiographischen Untersuchung ist die Größenbestimmung der an-

Tabelle 16.**7** Quantifizierung der Aorteninsuffizienz mittels Echokardiographie

	Grenzwerte einer bedeutsamen Aorteninsuffizienz
Druckhalbwertszeit	< 350–400 ms
Proximale Flusskonvergenzzone	„Pisa"-Radius > 0,7 cm (bei Alias-Geschwindigkeit 0,30 cm/s)
Fluss in der Aorta thoracalis (descendens)	diastolisch retrograd
Vena contracta (Diameter/% Fläche)	≥ 6 mm/ > 21 %
Quantitativer Doppler	– Regurgitationsfläche ≥ 0,3 mm² – Regurgitationsfraktion > 45 %

deren Herzhöhlen, die Beurteilung der rechtsventrikulären Funktion, die Erfassung des Pulmonalarteriendrucks und die Erkennung pathologischer Zusatzbefunde, wie z. B. eines gleichzeitig vorliegenden Mitralvitiums.

Flattern des vorderen Mitralsegels. Das Flattern des vorderen Mitralsegels ist ein hochspezifisches Zeichen einer Aorteninsuffizienz, das im M-Mode bzw. der 2D-Echokardiographie dargestellt werden kann. Bei Nachweis eines typischen Flatterns liegt in über 90 % der Fälle tatsächlich eine Aorteninsuffizienz vor. Das Flattern des vorderen Mitralsegels setzt allerdings einen exzentrischen, zur Mitralklappe hin gerichteten Jet voraus. Während bei Vorliegen eines zentralen Jets häufig kein Flattern nachweisbar ist, kann es bei entsprechender Jet-Richtung auch zu einem Flattern des hinteren Mitralsegels, des Kammerseptums oder der Hinterwand kommen. Weder die Intensität noch die Dauer der Flatterbewegungen korrelieren jedoch mit dem Schweregrad der Insuffizienz. In einigen Fällen bedeutsamer Aorteninsuffizienz kann eine durch den Regurgitations-Jet induzierte konkave Verformung des vorderen Mitralsegels zweidimensional dargestellt werden („Reversed Doming").

Bei Patienten mit einer Aorteninsuffizienz auf dem Boden einer bikuspiden Klappe besteht überproportional häufig eine Aortendilatation oder eine Aortenisthmusstenose, sodass insbesondere bei diesen Patienten die Aorta sorgfältig untersucht werden sollte.

■ Quantifizierung der Aorteninsuffizienz

Methoden und Geräteeinstellungen

Mehrere echokardiographische Methoden stehen zur Quantifizierung einer Aorteninsuffizienz zur Verfügung (Tab. 16.7). Das vor der Einführung der Farbdoppler-

echokardiographie weit verbreitete „Mapping" des linken Ventrikels mit der gepulsten Dopplerechokardiographie spielt für die Quantifizierung der Aorteninsuffizienz keine Rolle mehr.

Eine chronisch bestehende bedeutsame Aorteninsuffizienz führt zu einer progredienten Dilatation des linken Ventrikels; dies unterstreicht umgekehrt die Bedeutung der LV-Größe und LV-Funktion zur Schweregradbeurteilung einer Aorteninsuffizienz. Die Ventrikelfunktion ist für die Prognoseabschätzung von größerer Bedeutung als der Schweregrad der Klappenregurgitation.

Mithilfe der Farbdopplerechokardiographie kann das Vorliegen einer Aorteninsuffizienz schnell und sensitiv diagnostiziert werden. Dies erfolgt üblicherweise in der parasternalen langen Achse und im apikalen Fünf- bzw. Zweikammerblick. Die Methode ist in ihrer Sensitivität sowohl der Auskultation als auch der Angiographie überlegen. Bei Normalpersonen besteht in 5–10 % der Fälle eine geringe sog. „physiologische" Regurgitation, die nur frühdiastolisch nachweisbar ist (87).

Für die saubere Quantifizierung von Aorteninsuffizienzen ist eine optimale Geräteeinstellung von entscheidender Bedeutung (75): Der Farb-„Gain" wird so weit gesteigert, dass eine maximale Farbintensität des Regurgitations-Jets ohne Artefakte außerhalb des Jets erreicht wird. Des Weiteren empfiehlt sich eine Minimierung des Farbdopplerwinkels, um eine möglichst hohe Farbbildrate zu erreichen (8–15 Hz). Die Aliasing-Geschwindigkeit sollte initial zwischen 0,4 und 0,7 m/s eingestellt werden.

Farbfläche

Zur Quantifizierung der Aorteninsuffizienz weit verbreitet ist die Bestimmung der Jet-Fläche mittels „Color-Flow-Mapping", die üblicherweise im apikalen Zwei- oder Fünfkammerblick durchgeführt wird. Die diagnostische Wertigkeit des Verfahrens ist allerdings begrenzt. So gibt es nur eine sehr lockere Korrelation zwischen der Länge, der Breite und der Fläche des Jets sowie dem Schweregrad der Insuffizienz. Bekanntermaßen ist die Jet-Fläche von einer Vielzahl weiterer Einflussfaktoren abhängig, z. B. von der Geräteeinstellung, der Nachlast, dem Jet-Typ (freier Jet bzw. „Wand"-Jet), der Compliance des linken Ventrikels und der Aorta. Des Weiteren kann die Abgrenzung des Regurgitations-Jets vom Mitraleinstrom insbesondere bei Vorliegen einer begleitenden Mitralstenose und bei Ausrichtung des Aorteninsuffizienz-Jets in Richtung Mitralklappe problematisch sein.

Screeningmethode. Die Beurteilung der Jet-Fläche ist deshalb nur eine Screeningmethode und erlaubt nur eine semiquantitative Abschätzung der Klappenregurgitation (49). Der negative prädiktive Wert der Methode ist allerdings hoch, d. h. eine Aorteninsuffizienz kann in der Regel ausgeschlossen werden, wenn trotz technisch korrekter „fächerförmiger" Untersuchung der gesamten Klappenebene möglichst von parasternal und apikal kein Regurgitations-Jet nachgewiesen werden kann.

3

Während ein schmaler und ausschließlich in der Nähe der Aortenklappe nachweisbarer Jet die Diagnose einer leichtgradigen Insuffizienz mit hoher diagnostischer Sicherheit ermöglicht (Abb. 16.23), ist bei Vorliegen eines größeren Regurgitations-Jets die Unterscheidung zwischen mittel- und hochgradiger Aorteninsuffizienz dagegen meist nicht möglich.

Druckhalbwertszeit

Die Druckhalbwertszeit (PHT) wird durch Anlegen einer Tangente an das Jet-Profil bestimmt. Bekanntermaßen hängt die Abfallsgeschwindigkeit davon ab, wie rasch sich die Drücke in der Aorta und im linken Ventrikel angleichen (65). Bei einer schweren Aorteninsuffizienz fällt der Aortendruck rasch ab und der LV-Druck steigt sehr schnell an. Der Druckangleich vollzieht sich somit sehr rasch, die Tangente fällt steil ab, die Druckhalbwertszeit ist kurz (Abb. 16.24). Umgekehrt verläuft der Druckangleich bei einer geringen Aorteninsuffizienz langsam, die Druckhalbwertszeit ist lang.

Ein Vorteil der Methode ist ihre gute Reproduzierbarkeit. Ein Nachteil ist dagegen, dass der Jet mittels CW-Doppler aufgrund der häufig exzentrischen Jet-Richtung nicht immer orthogonal erfasst und damit kein optimales Profil der Jet-Geschwindigkeit aufgezeichnet werden kann.

In einer vergleichenden Doppler-Katheter-Untersuchung (132) wurde eine PHT ≤ 400 ms als Indikator einer bedeutsamen Aorteninsuffizienz (AI III+ nach Sellers) (109) ermittelt. Insbesondere bei PHT-Werten < 250–300 ms liegt meist eine bedeutsame Aorteninsuffizienz vor, während im Grenzbereich (300–400 ms) die diagnostische Wertigkeit des Parameters eher eingeschränkt ist. Es ist zu berücksichtigen, dass die PHT nicht nur vom Schweregrad der Aorteninsuffizienz, sondern auch vom diastolischen LV-Druck, dem diastolischen Aortendruck, der Herzfrequenz und dem systemischen Gefäßwiderstand abhängig ist. Marchi et al. (72) untersuchten den Einfluss einer LV-Relaxationsstörung auf die diagnostische Wertigkeit der PHT und kamen zu dem Schluss, dass die Methode bei Patienten mit eingeschränkter Ventrikelfunktion und LV-Hypertrophie nicht geeignet ist.

Proximale Konvergenzzone

Das Konzept der „proximal isovelocity surface area" (PISA) zur Quantifizierung einer Klappenregurgitation basiert auf dem Phänomen, dass Blut vor dem Durchtritt durch die Regurgitationsöffnung in der sog. Konvergenzregion beschleunigt wird und die Blutkörperchen mit gleicher Fließgeschwindigkeit („iso-velocity") auf der Oberfläche einer Halbkugel angeordnet sind, die ihren Mittelpunkt in der Regurgitationsöffnung hat. Die Konvergenzzone wird aus vielen konzentrisch um die Regurgitationsöffnung angeordneten Halbschalen gebildet. Prinzipiell gilt nach der Kontinuitätsgleichung, dass der Fluss, d. h. das Produkt aus Oberfläche und Ge-

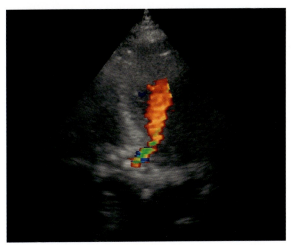

Abb. 16.**23** Patient mit leichtgradiger Aorteninsuffizienz: Farb-Jet im apikalen Vierkammerblick.

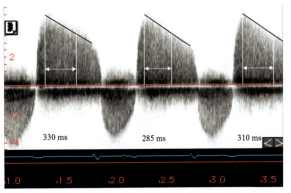

Abb. 16.**24** Druckhalbwertszeit von im Mittel 310 ms bei einem Patienten mit hochgradiger Aorteninsuffizienz.

schwindigkeit, für die jeweiligen Halbschalen gleich ist. Je kleiner der Radius, desto höher ist die Oberflächengeschwindigkeit der entsprechenden Halbschale. Mithilfe der Farbdopplerechokardiographie ist es möglich, diejenige Halbschale farblich darzustellen, die der Aliasing-Geschwindigkeit und damit der Farbumschlagszone entspricht.

Abb. 16.**25** zeigt die Konvergenzregion bei einem Patienten mit bedeutsamer Aorteninsuffizienz. Unter Kenntnis der eingestellten Nyquist-Geschwindigkeit v (hier 69 cm/s) und des Radius r der Halbschale in Mittdiastole (= Abstand zwischen Farbumschlagszone und Regurgitationsöffnung, hier 0,71 cm), kann der Regurgitationsfluss wie folgt berechnet werden:

$$\text{Regurgitationsfluss Q (ml/s)} = 2\pi \times r^2 \times v =$$
$$2\,\pi \times 0{,}71^2\ cm^2 \times 69\ cm/s = 218\ ml/s$$

Aus dem so bestimmten Regurgitationsfluss und der zusätzlich von apikal bestimmten mittleren diastolischen Regurgitationsgeschwindigkeit im Jet kann die effektive Regurgitationsfläche berechnet werden:

3

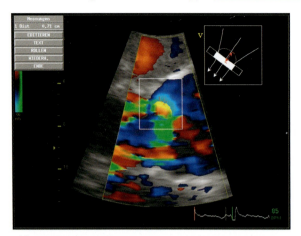

Abb. 16.**25** Proximale Konvergenzzone bei einem Patienten mit schwerer Aorteninsuffizienz. „PISA-Radius" = 0,71 cm; Aliasing-Geschwindigkeit = 69 cm/s; Regurgitationsfluss = 218 ml/s.

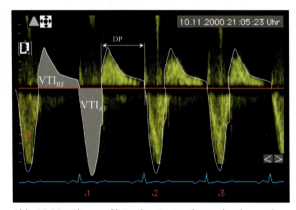

Abb. 16.**26** Flussprofil in der Aorta thoracalis descendens bei einem Patienten mit bedeutsamer Aorteninsuffizienz: Das Blut fließt während der gesamten Diastole DP retrograd, der Quotient VTI_{RF}/VTI_{AF} beträgt 60 %.

$$\text{Regurgitationsfläche A} = \frac{\text{Regurgitationsfluss}}{\text{Q/mittlere diastolische Regurgitationsgeschwindigkeit des Jets}} = 218/300 = 0{,}72 \text{ cm}^2$$

Limitationen. Bei der hier beschriebenen „PISA"-Methode müssen allerdings einige methodisch bedingte Limitationen berücksichtigt werden:
➤ Eine Verkalkung der Aortenklappe bzw. der Aortenwand kann die Darstellung der proximalen Konvergenzzone beeinträchtigen.
➤ Die Stellen gleicher Geschwindigkeiten bilden häufig keine Halbkugeln, sondern Halbschalen mit unterschiedlicher Breite und Höhe (61).
➤ Die PISA-Methode setzt voraus, dass eine zirkuläre Öffnung vorliegt. Diese Voraussetzung ist jedoch häufig, z. B. bei einer Aorteninsuffizienz auf dem Boden einer Endokarditis oder eines Aortenklappenprolaps, nicht erfüllt. In diesen Fällen kann die Re-

gurgitationsfläche sehr komplex konfiguriert sein und entspricht keiner einfachen Lochblende.
➤ Aufgrund des offenen Winkels, den die Klappenränder bilden, entstehen niedrige Geschwindigkeiten in unmittelbarer Nähe des Ostiums, die zur Unterschätzung des Regurgitationsflusses führen.
➤ Die Flusskonvergenzregion kann bei exzentrischen Jets am besten von parasternal, bei zentralen Jets dagegen am besten von apikal aus dargestellt werden. Bei Vorliegen eines zentralen Jets kann es von parasternal schwierig sein, Analyse- und Schallstrahlrichtung in Einklang zu bringen.
➤ Die Aorta verhindert die seitliche Ausbildung der Flusskonvergenzregion, was zur Überschätzung des Flusses führen kann.

Lösungsansätze. Um die genannten Probleme zu lösen, gibt es verschiedene Ansätze:
➤ die Darstellung der Konvergenzregion vom 2. oder 3. Interkostalraum rechts parasternal bei Rechtsseitenlage des Patienten (110),
➤ die Anwendung von Berechnungsmodellen basierend auf nichthemisphärischen Halbschalen (61),
➤ die Vermeidung der Geschwindigkeitsmessung sehr nahe (< 5 mm) an der bzw. sehr weit von der Regurgitationsöffnung entfernt (54).

Auch für die PISA- Methode ist eine 3D-Erfassung und Rekonstruktion der häufig asymmetrisch konfigurierten proximalen Konvergenzzone ein vielversprechender Ansatz (35).

Sofern es möglich ist, die Flusskonvergenzregion orthogonal einzustellen, können die in der Arbeit von Giesler et al. (54) erarbeiteten Kriterien für eine bedeutsame Aorteninsuffizienz (PISA-Radius > 0,7 cm bei einer Aliasing-Geschwindigkeit von mindestens 30 cm/s) als orientierender Hinweis auf eine bedeutsame Aorteninsuffizienz hilfreich sein.

Fluss in der Aorta thoracalis

Ein anderer Ansatz zur Quantifizierung der Aorteninsuffizienz ist die Darstellung des Flusses im Aortenbogen und in der Aorta descendens von suprasternal. Während das Blut bei funktionsfähiger Aortenklappe in der Aorta diastolisch antegrad fließt, kommt es bei einer Aorteninsuffizienz zu einem retrograden diastolischen Fluss. Aus dem Ausmaß der diastolischen Flussumkehr kann auf den Schweregrad der Insuffizienz geschlossen werden. Mittels gepulster Dopplerechokardiographie kann der Fluss in der deszendierenden Aorta (unmittelbar distal der linken A. subclavia) von suprasternal gemessen werden (Abb. 16.**26**). Zur Quantifizierung der Aorteninsuffizienz bieten sich folgende Parameter an:
➤ Zeitdauer des retrograden diastolischen Flusses bezogen auf die gesamte Diastolendauer: T_{RF}/T_{Diast} (in %),
➤ Quotient der Geschwindigkeits-Zeit-Integrale des retrograden und des antegraden Flusses: VTI_{RF}/VTI_{AF} (in %) (120).

Die Methode ist bei den meisten Patienten durchführbar, Zarauza et al. (132) gelang es immerhin bei 45 von 51 Patienten (90 %), ein adäquates Flussprofil in der Aorta thoracalis zu erhalten und die o. g. Parameter zu bestimmen. In Einzelfällen kann das entsprechende Flussprofil auch von subxiphoidal in der abdominellen Aorta registriert werden. Das Sample Volume wird hierbei 2–3 cm unterhalb des Zwerchfells platziert.

Bei Touche et al. (120) und Zarauza et al. (132) wiesen nahezu alle Patienten mit hochgradiger Aorteninsuffizienz einen pandiastolischen retrograden Fluss in der Aorta thoracalis auf; bei Fehlen dieses Zeichens konnte eine bedeutsame Aorteninsuffizienz in der Regel ausgeschlossen werden. Der Quotient TVI_{RF}/TVI_{AF} ist zur Diskriminierung zwischen hoch- und mittelgradiger Aorteninsuffizienz nur bedingt geeignet (132), da der Parameter nicht nur vom Ausmaß der Regurgitation, sondern zusätzlich auch von der Compliance der Aorta und dem Strömungsprofil des antegraden und retrograden Flusses abhängt, das sowohl im Aortenbogen als auch in der deszendierenden Aorta nicht flach ist.

Abb. 16.**27** Schematische Darstellung der Vena contracta (links) und der Jet-Breite (rechts).

Vena contracta

Bei einer Aorteninsuffizienz regurgitiert das Blut aus der Aorta in den linken Ventrikel und erreicht seine maximale Blutflussgeschwindigkeit an der Stelle des engsten Strömungsquerschnitts, der sog. effektiven Regurgitationsfläche oder Vena contracta. Bis zu dieser Stelle ist die Blutströmung laminar, erst distal der Vena contracta kommt es zur Turbulenz- und Jet-Bildung.

Die effektive Regurgitationsfläche determiniert das Ausmaß der Regurgitation und ist prinzipiell der beste Parameter zur Quantifizierung einer Insuffizienz; eine direkte Bestimmung der Regurgitationsfläche mittels 2D-Echokardiographie oder Farbdoppler ist jedoch aufgrund der unzureichenden lateralen Auflösung des Schallstrahls nicht möglich.

Als „Surrogat" der Regurgitationsfläche kann der zweidimensional bestimmte Durchmesser der Vena contracta verwendet werden (123). Die Vena contracta wird hierbei in der parasternalen langen Achse in Höhe des Aortenklappenrings gemessen. Das Messprinzip hat sich in mehreren Studien als valide Methode zur Quantifizierung einer Aorteninsuffizienz herausgestellt (49, 123). Die Methode hat im Vergleich zur Bestimmung der Jet-Breite den entscheidenden Vorteil, dass in Höhe der Vena contracta ein laminarer Fluss und damit reproduzierbare Messbedingungen bestehen. Mit Entstehung des Jets kommt es dagegen zur Turbulenzentwicklung, sodass die Jet-Breite einer Vielzahl von Einflussfaktoren unterworfen ist, die ihre Reproduzierbarkeit beeinträchtigt. Bedingt durch die Turbulenzentstehung ist der Jet bereits in seinem proximalen Anteil breiter als die Vena contracta. Die Jet-Breite ist im Gegensatz zur Vena contracta abhängig von der Geräteeinstellung, den hämodynamischen Bedingungen und der Compliance der aufnehmenden Kammer (123). In der Studie von Tribouilloy et al. (123) bei 79 Patienten mit Aorteninsuffizienz betrug die Jet-Breite 10 ± 5 mm und war damit

doppelt so breit wie die Vena contracta (5 ± 2 mm). Der prinzipielle Unterschied zwischen den beiden Messparametern ist in Abb. 16.**27** dargestellt. Auch der Quotient Jetbreite/linksventrikulärer Ausflusstrakt (Grenzwert für eine bedeutsame Aorteninsuffizienz > 40 %) (132) ist der alleinigen Bestimmung der Vena-contracta-Breite zur Quantifizierung der Aorteninsuffizienz unterlegen (123). In der genannten Studie von Tribouilloy et al. (123) fand sich eine hervorragende Korrelation zwischen der Vena contracta und der dopplerechokardiographisch bestimmten effektiven Regurgitationsfläche; dies galt sowohl für exzentrische als auch für konzentrische Jets (123). Eine bedeutsame Aorteninsuffizienz, definiert als eine Insuffizienz mit einer effektiven Regurgitationsfläche von ≥ 30 mm², konnte für einen Vena-contracta-Grenzwert von ≥ 6 mm mit einer Sensitivität von 95 % und einer Spezifität von 90 % vorhergesagt werden. Abb. 16.**28** zeigt die Vena contracta beispielhaft bei jeweils einem Patienten mit leichter bzw. schwerer Aorteninsuffizienz.

Limitationen. In bis zu 30 % der Fälle, insbesondere bei multiplen oder exzentrischen Jets, bikuspiden Aortenklappen, verkalkter Aortenklappe und dilatierter Aorta (110) kann es allerdings unmöglich oder zumindestens schwierig sein, die Vena contracta exakt auszumessen. In diesen Fällen können alternative Ableitungspunkte, d. h. hohe rechts- bzw. linksparasternale Transducer-Positionen (2. oder 3. Interkostalraum) bei Rechtsseitenlage des Patienten die Darstellungsqualität verbessern (110).

Weiterhin ist zu berücksichtigen, dass die effektive Regurgitationsfläche nur in den seltensten Fällen kreisrund ist; nur in diesen Einzelfällen kann aus der Breite der Vena contracta im 2D-Bild mathematisch korrekt auf die zugrunde liegende effektive Regurgitationsfläche geschlossen werden. Bei einer kreisrunden Regurgi-

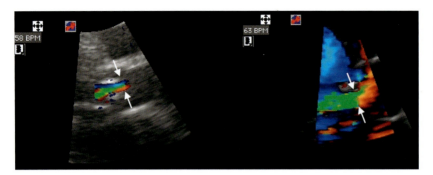

Abb. 16.**28** Vena contracta von 4 mm (links) und 11 mm (rechts) bei leichter bzw. schwerer Aorteninsuffizienz.

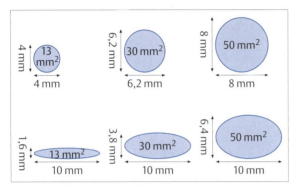

Abb. 16.**29** Schematische Darstellung der Vena-contracta-Breite für unterschiedlich konfigurierte Regurgitationsöffnungen. Bei einer kreisförmigen Regurgitationsöffnung (oben) ist die Vena-contracta-Breite bei zwei senkrecht aufeinander stehenden Schallrichtungen gleich. Bei einer elliptischen Regurgitationsöffnung (unten) ist die Vena-contracta-Breite dagegen sehr stark abhängig von der Schallrichtung („Dopplerwinkel").

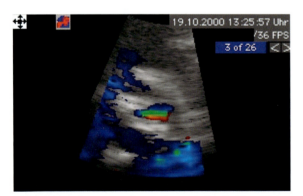

Abb. 16.**30** Planimetrie des Jet-Querschnitts bei kombiniertem Aortenvitium.

tationsfläche von 30 mm² beträgt die Vena contracta tatsächlich 6,2 mm unabhängig von der Schallrichtung (Abb. 16.29). Bei einer schlitzförmigen Regurgitationsfläche derselben Größe kann die V. contracta dagegen, wie in Abb. 16.29 dargestellt, z. B. aus der einen Richtung 3,8 mm, aus der anderen Richtung 10 mm betragen. Dieser Zusammenhang wird bei der Bestimmung der Vena contracta im 2D-Bild nicht berücksichtigt und kann Ursache für eine Unter-, aber auch eine Überschätzung einer Aorteninsuffizienz sein.

Lösungsansätze. Ein prinzipiell vielversprechender Ansatz zur Lösung dieses Problems ist die 3D-Rekonstruktion der Vena contracta (76). Eine alternative Methode ist die Erfassung des regurgitierenden Blutvolumenflusses als Integral der Doppler-„Power" (= Anzahl der reflektierenden Teilchen) multipliziert mit der Geschwindigkeit in der Vena contracta (24). Bereits in früheren Studien wurde aus der Intensität des CW-Dopplersignals auf den Schweregrad der Regurgitation geschlossen (21). Bei diesen CW-Dopplerstudien war die Beziehung zwischen Signalintensität und Blutvolumenfluss allerdings sehr variabel, da der gesamte CW-Doppler-Jet mit seinen turbulenten Flussanteilen für die Intensitätsbestimmung verwendet wurde. Bei der von Buck et al. beschriebenen Methode wird dagegen nur der laminare Fluss in der Vena contracta untersucht. Die ersten experimentellen und klinischen Untersuchungen ergaben vielversprechende Ergebnisse zur Quantifizierung von Aorteninsuffizienzen (24).

Direkte Darstellung der Regurgitationsfläche

Die direkte Darstellung und Planimetrie der Querschnittsfläche der Vena contracta (75) wurde propagiert, um der irregulären Konfiguration der Regurgitationsfläche Rechnung zu tragen (Abb. 16.**30**). Es ist allerdings zu berücksichtigen, dass die laminare Strömung in der Vena contracta in einem senkrechten Anlotwinkel nicht dargestellt werden kann. Sofern die Strömung in der kurzen Achse farbdopplerechokardiographisch sichtbar gemacht werden kann, muss eine schräge Anlotung der Vena contracta oder ein Anschnitt des Jets im turbulenten Strömungsbereich, also distal der V. contracta, angenommen werden.

Quantitativer Doppler

Die effektive Regurgitationsfläche ERF kann, analog zur Öffnungsflächenbestimmung bei der Aortenstenose (s. S. 312), nach der Kontinuitätsgleichung berechnet werden (43).

Regurgitierendes Volumen (RVol). Hierzu muss zunächst das regurgitierende Volumen (RVol) bestimmt werden, das dem systolisch über die Aortenklappe fließenden Gesamtvolumen SV_{Total} abzüglich des effektiven Schlagvolumens SV_{EFF} entspricht:

$$RVol = SV_{TOTAL} - SV_{EFF}$$

Gesamtvolumen SV_{TOTAL}. Zur Quantifizierung des Gesamtvolumens SV_{TOTAL} stehen folgende Methoden zur Verfügung:

➤ Bestimmung des Schlagvolumens im linksventrikulären Ausflusstrakt,
➤ volumetrische Bestimmung des Schlagvolumens des linken Ventrikels nach der modifizierten Simpson-Methode (s. Kap. 9).

Effektives Schlagvolumen SV_{EFF}. Das effektive Schlagvolumen SV_{EFF} kann

➤ als Schlagvolumen an der Pulmonalklappe oder
➤ als Schlagvolumen an der Mitralklappe

bestimmt werden.

Die Schlagvolumina an der Mitral- sowie an der Pulmonalklappe entsprechen dem Produkt aus den jeweiligen Querschnittsflächen und den an diesen Stellen dopplersonographisch gemessenen Geschwindigkeits-Zeit-Integralen (47). Die Genauigkeit der Schlagvolumenbestimmung wird insbesondere durch die Messung der Ringdurchmesser beeinflusst, die quadratisch in die Berechnung eingeht. Bei der Messung des Pulmonalklappenrings, die üblicherweise in der parasternalen kurzen Achse erfolgt, kann die laterale Begrenzung schwer erkennbar sein. Die Schlagvolumenmessung an der Mitralklappe wird insbesondere durch die Schwierigkeiten der Ringvermessung limitiert. Der Mitralklappenring (MKR) ist elliptisch, sodass in die Flächenmessung der MKR-Durchmesser im apikalen Vierkammerblick (d_{4KB}) und der Durchmesser im Zweikammerblick (d_{2KB}) eingehen sollte (MKR-Fläche = $d_{4KB} \times d_{2KB} \times \pi/4$). Die Messung wird dadurch sehr aufwendig, des Weiteren ist die Messgenauigkeit der Ringmessung aufgrund der großen Distanz zwischen Schallkopf und Mitralklappenring sowie der unzureichenden lateralen Auflösung des Ultraschalls limitiert. Schließlich ist diese Methode bei gleichzeitig vorliegender Mitralinsuffizienz nicht anwendbar. Aufgrund der genannten Limitationen der Mitralklappenringvermessung bevorzugen wir die Bestimmung des Schlagvolumens an der Pulmonalklappe.

Regurgitationsfraktion RF. Die Regurgitationsfraktion RF berechnet sich als Quotient aus dem Regurgitationsvolumen und dem Gesamtvolumen (Abb. 16.**31**):

$$RF = RV/SV_{TOTAL}$$

Bei einer RF von < 30 % liegt eine leichtgradige Aorteninsuffizienz (AI 1+) vor, bei einer RF von 30–45 % eine mittelgradige (AI 2+), bei einer RF von 45–60 % eine hochgradige (AI 3+) und bei einer RF > 60 % eine höchstgradige Aorteninsuffizienz (AI 4 +) (64, 132).

Effektive Regurgitationsfläche ERF. Die effektive Regurgitationsfläche ERF kann, wie eingangs erwähnt, nach der Kontinuitätsgleichung aus dem regurgitierenden Volumen RVol und dem Geschwindigkeits-Zeit-Profil (VTI) des Regurgitations-Jets (mittels CW gemessen) berechnet werden (64, 75):

$$ERF = RVol/VTI_{Jet}$$

Sie ist im Vergleich zum Regurgitationsvolumen und zur Regurgitationsfraktion weniger abhängig von den bestehenden Vor- und Nachlastbedingungen.

Grenzwerte. Als Grenzwerte für eine bedeutsame Aorteninsuffizienz gelten eine Regurgitationsfläche > 30 mm², ein Regurgitationsvolumen > 60 ml und eine Regurgitationsfraktion > 45 %.

Stellenwert. Die beschriebenen quantitativen Dopplermethoden sind sehr zeitaufwendig und erfordern große Erfahrung. Durch die Vielzahl der notwendigen Messungen sind sie fehleranfällig und in ihrer Reproduzierbarkeit limitiert. Auch für diese Methoden gilt, wie dies allgemein für zusammengesetzte Parameter der Fall ist, dass die berechneten Werte nur dann in die klinische Entscheidungsfindung eingehen sollten, wenn die zugrunde liegenden Einzelparameter exakt bestimmt werden können (49).

Zusammenfassung

Die beschriebenen Methoden sind aufgrund der genannten Einschränkungen in ihrer diagnostischen Wertigkeit limitiert, sodass es häufig sinnvoll ist, die Methoden zur Diagnosesicherung komplementär einzusetzen (49). Wenn zwei unterschiedliche Methoden übereinstimmende Ergebnisse erbringen, so ist die Festlegung auf einen Schweregrad mit großer Sicherheit möglich. So kann z. B. eine leichtgradige Aorteninsuffizienz dann angenommen werden, wenn bei einer nur klappennah lokalisierten Farbfläche im apikalen Vierkammerblick gleichzeitig ein diastolisch vorwiegend antegrader Fluss in der Aorta thoracalis dokumentiert werden kann. Umgekehrt bedeuten z. B. eine Vena contracta von ≥ 7 mm und eine PHT < 400 ms in der Regel eine bedeutende Aorteninsuffizienz.

Die Ventrikelfunktion ist ein wichtiger indirekter Hinweis auf den Schweregrad und sollte bei der Schweregradbeurteilung unbedingt berücksichtigt werden. So ist das Vorliegen eines „volumenbelasteten" Ventrikels ein wichtiger Hinweis auf eine bedeutsame Aorteninsuffizienz, selbst wenn ein einzelner Dopplerparameter (z. B. eine V. contracta von nur 5 mm) gegen diesen Verdacht spricht (Abb. 16.**32**).

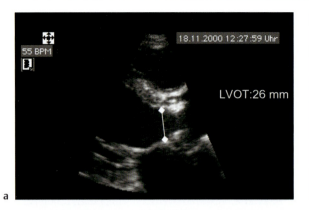
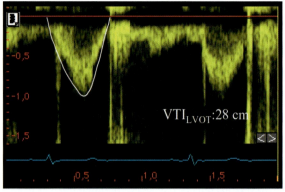
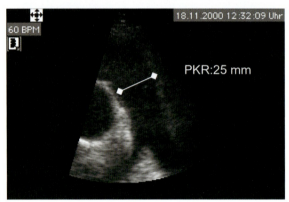
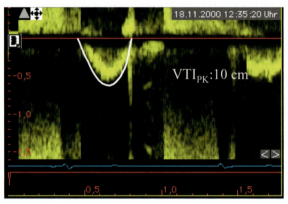

Abb. 16.31 Bestimmung der Regurgitationsfraktion (RF) bei einem Patienten mit schwerer Aorteninsuffizienz (AI 4+).

a SV im linksventrikulären Ausflusstrakt: $SV_{LVOT} = 1{,}3^2 \times \pi \times 28 = 149$ ml

b SV am Pulmonalklappenring PK: $SV_{PK} = 1{,}25^2 \times \pi \times 10 = 49$ ml

c Regurgitationsvolumen RV: $SV_{LVOT} - SV_{PK} = 149 - 49 = 100$ ml

d Regurgitationsfraktion RF: $RV/SV_{LVOT} = 100/149 = 0{,}67 = 67\%$

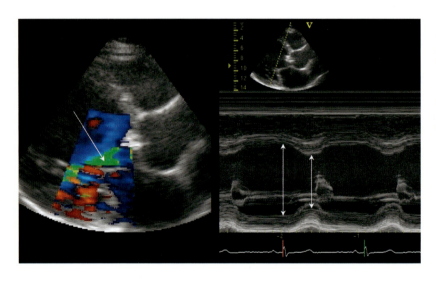

Abb. 16.32 Patient mit schwerer chronischer Aorteninsuffizienz und den Zeichen der Volumenbelastung (EDD 73 mm; ESD 49 mm). Im M-Mode (rechts unten) zeigt sich ein vorzeitiger Mitralklappenschluss bedingt durch den exzentrischen, auf die Mitralklappe gerichteten Regurgitations-Jet (links).

Therapieentscheidung bei Aorteninsuffizienz – Bedeutung der Echokardiographie

Aortenklappenrekonstruktion. Bei einem kleinen Teil der Patienten mit operationswürdiger Aorteninsuffizienz kann die Aortenklappe mit sehr guten Akut- und Langzeitergebnissen rekonstruiert werden (40). In diesen Fällen rechtfertigen die Vorteile, die sich durch den Verzicht auf eine künstliche Herzklappe ergeben (geringeres OP-Risiko, keine Antikoagulation, fehlendes Risiko einer prothesenassoziierten Endokarditis bzw. einer Thrombose), eine Klappenoperation zu einem früheren Zeitpunkt als üblicherweise empfohlen (1). So kann bei diesen Patienten eine fortschreitende Alteration der Klappenmorphologie und gleichzeitig eine progrediente Ventrikeldilatation verhindert werden. Ob eine Rekonstruktion bei Aorteninsuffizienz möglich ist, ist von der zugrunde liegenden Klappenmorphologie und der Ursache der Aorteninsuffizienz abhängig. Zur Patientenselektion vor potenzieller Aortenklappenrekonstruktion sollte eine transösophageale Echokardiographie durchgeführt werden, da so der zugrunde liegende Pathomechanismus geklärt und die Klappenmorphologie exakt beurteilt werden kann. Eine Rekonstruktion der Aortenklappe ist z. B. bei einer bikuspiden Aortenklappe mit einem Prolaps des größeren fusionierten Segels technisch einfach und mit gutem Langzeiterfolg möglich (40). Für den Erfolg dieser Operation ist entscheidend, dass die Aortenklappe morphologisch nicht wesentlich verändert ist (40).

Weitere klappenerhaltende Operationen. Bei Patienten mit einem Aneurysma der Aorta ascendens (z. B. beim Marfan-Syndrom) kann es infolge der Dilatation des sinotubulären Übergangs zu einer relativen Aorteninsuffizienz kommen, die durch eine Aorta-ascendens-Prothese alleine behoben werden kann. Auch bei einem Aortenwurzelaneurysma, einer anuloaortalen Ektasie oder einer Typ-A-Dissektion kann klappenerhaltend operiert werden, sofern die Aortenklappe morphologisch unauffällig ist (ohne Verkalkung oder Fibrosierung). In seltenen Fällen ist eine Aorteninsuffizienz Folge eines subaortal gelegenen Ventrikelseptumdefektes und kann durch die alleinige Korrektur des Defektes behoben werden.

LV-Funktion. Bei asymptomatischen Patienten mit bedeutsamer Aorteninsuffizienz, die für eine Aortenklappenrekonstruktion nicht in Betracht kommen, kann die Wahl des richtigen Operationszeitpunktes schwierig sein. Der Aortenklappenersatz sollte einerseits so rechtzeitig erfolgen, dass der Entwicklung einer irreversiblen LV-Dysfunktion vorgebeugt wird, andererseits jedoch auch nicht vorzeitig, um die Patienten nicht unnötig den prothesenassoziierten Problemen auszusetzen. Bei Patienten mit bedeutender Aorteninsuffizienz und eingeschränkter LV-Funktion ist die Prognose bei allein konservativer Therapie sehr ungünstig, sodass in diesen Fällen die Indikation zum Klappenersatz auch bei fehlender Symptomatik eindeutig gegeben ist (1). Dagegen haben asymptomatische Patienten mit normaler LV-Globalfunktion eine gute Prognose (Mortalität < 0,5 %/Jahr), sodass bei diesem Patientenkollektiv keine generelle Operationsindikation besteht. Allerdings entwickeln jährlich ca. 4 % der Patienten Symptome und/oder eine linksventrikuläre Dysfunktion (1, 117). Um bei diesen Patienten der Entwicklung einer LV-Dysfunktion rechtzeitig vorzubeugen, sind verschiedene echokardiographische Parameter zur Verlaufskontrolle bzw. als Operationskriterien vorgeschlagen worden.

LV-Diameter. Bei Patienten mit bedeutsamer Aorteninsuffizienz führt die Volumenbelastung zur Steigerung des Vorwärtsvolumens und zur Größenzunahme des linken Ventrikels. Das Auftreten von Symptomen ist die Folge einer komplexen Interaktion zwischen linkem Ventrikel und Peripherie und zeigt eine enge Korrelation mit der Größe des linken Ventrikels. Symptome manifestieren sich bei 0 % der Patienten mit einem endsystolischen LV-Durchmesser LVSD < 40 mm, bei 6 % der Patienten mit einem Diameter zwischen 40 und 50 mm und bei 19 % der Patienten mit einem LVSD > 50 mm. Die Leitlinien der ACC/AHA (1) empfehlen bei einem enddiastolischen Ventrikeldiameter unter 75 mm, einem endsystolischen Diameter unter 55 mm und einer LVEF > 50 % ein konservatives Vorgehen mit regelmäßigen echokardiographischen Kontrollen (1). Die Indikation zum Aortenklappenersatz ist gegeben, wenn die genannten M-Mode-Parameter überschritten werden oder die LV-Globalfunktion abfällt (LVEF < 50 %).

Die prognostische Bedeutung dieser Parameter wird allerdings sehr unterschiedlich beurteilt. So wurde in einer Studie von Tarasoutchi et al. (117) der Langzeitverlauf bei insgesamt 68 Patienten mit bedeutsamer Aorteninsuffizienz untersucht. Mit keinem der M-Mode-Parameter (z. B. LVEDD > 70 mm, LVESS > 55 mm, FS ≤ 25 %) konnte für den individuellen Patienten die Prognose sicher abgeschätzt werden.

Die Beurteilung des ES-Abstands als Parameter der LV-Globalfunktion ist ebenfalls nicht hilfreich, kann doch der Jet die Öffnung des vorderen Mitralsegels behindern und den ES-Abstand vergrößern, ohne dass eine Einschränkung der Kontraktilität vorliegt.

Ejektionsfraktion unter Belastung. Um bei Patienten mit Aorteninsuffizienz eine latente LV-Dysfunktion zu erkennen, kann die Durchführung eines Belastungstests sinnvoll sein. So wurde in einer Studie von Borer et al. (22) bei 104 asymptomatischen Patienten mit Aorteninsuffizienz eine Radionuklidventrikulographie in Ruhe und unter Belastung durchgeführt. Der belastungsinduzierte Abfall der LVEF um mehr als 5 % war der beste Prädiktor für das Auftreten eines der Endpunkte (Tod, Neuauftreten von Symptomen oder eine LV-Dysfunktion) während eines Follow-up von 7 Jahren.

Auch in der Follow-up-Studie von Wahi et al. (128) bei 61 asymptomatischen Patienten mit Aorteninsuffizienz konnte die Entwicklung der Ventrikelfunktion am besten anhand des LVEF-Verhaltens unter Belastung, das in dieser Studie echokardiographisch bestimmt wurde, vorhergesagt werden. Nur bei Patienten ohne „kontraktile Reserve" (d. h. Abfall der EF unter Belastung) fiel die Ejektionsfraktion in Ruhe im weiteren Follow-up-Zeitraum ab.

Die quantitative Echokardiographie ist allerdings methodisch schwierig, technisch anspruchsvoll und in ihrer diagnostischen Wertigkeit sehr untersucherabhängig (1). Auch wenn in neueren Studien (124, 128) sehr günstige Intraobservervariabilitäten gefunden wurden, reicht die Trennschärfe der Methode im Einzelfall nicht aus.

Beurteilung der Langachsenfunktion. Bei Patienten mit Aorteninsuffizienz kommt es im Rahmen des Remodelings zu einer Änderung der Ventrikelkonfiguration, sodass der Querdiameter des Ventrikels stärker zunimmt als der Längsdurchmesser. Im Rahmen der chronischen Volumenbelastung erhöht sich der Wandstress; infolge der subendokardialen Ischämie und Fibrose werden primär die longitudinal angeordneten Muskelfasern und damit die Langachsenfunktion des Ventrikels beeinträchtigt (124).

Die Langachsenfunktion kann im M-Mode echokardiographisch als Exkursion des Mitralklappenrings bestimmt werden. Dazu wird der mediale Anteil des Mitralklappenrings im apikalen Zweikammerblick eingestellt und die zum Apex gerichtete systolische Ringbewegung im M-Mode vermessen. In Analogie kann mit dem Gewebedoppler die longitudinal gerichtete Maximalgeschwindigkeit bestimmt werden, die – im Gegensatz zur M-Mode-Exkursion – unabhängig von der Herzfrequenz ist. Auch in der Studie von Vinereanu et al. (124) fand sich bei 21 asymptomatischen Patienten mit bedeutsamer Aorteninsuffizienz eine Einschränkung der Langachsenfunktion (Geschwindigkeit im Gewebedoppler < 9,5 cm/s) als Indikator einer eingeschränkten Belastungstoleranz und einer latenten LV-Dysfunktion.

Dobutamin-Echokardiographie. Möglicherweise könnte zukünftig auch die Dobutamin-Echokardiographie dazu beitragen, eine latente myokardiale Dysfunktion und die Gefahr einer progressiven LV-Dilatation bei Patienten mit einer Aorteninsuffizienz zu erkennen. In einer Studie von Meltzer et al. (74) wurden 28 asymptomatische Patienten mit Aorteninsuffizienz über einen 5-Jahres-Zeitraum nachbeobachtet. Alle Patienten hatten initial eine normale LV-Globalfunktion mit einem enddiastolischen Diameter des LV < 75 mm und einem endsystolischen Diameter < 55 mm. 18 der 28 Patienten waren während des Follow-up-Zeitraums asymptomatisch; die Ventrikeldiameter blieben konstant (Gr. A). Von den restlichen 10 Patienten (Gr. B) verstarb ein Patient und 9 Patienten mussten aufgrund einer progressiven Dysfunktion bzw. Dilatation einem Aortenklappenersatz zugeführt werden.

Die beiden Patientengruppen unterschieden sich signifikant in ihrer kontraktilen Reserve unter Dobutamin, die zu Beginn des Beobachtungszeitraums bestimmt wurde. Bei gleichen enddiastolischen und endsystolischen Ventrikeldiametern in Ruhe war die systolische Verdickung in Gruppe A mit 7,1 ± 1,2 mm unter Dobutamin signifikant stärker ausgeprägt als in Gruppe B (5,3 ± 0,9 mm).

■ Literatur

1. ACC/AHA Guidelines for the management of patients with valvular heart disease. A report of the American College of Cardiology/American Heart Association. Task Force on Practice Guidelines (Committee on Management of Patients with Valvular Heart Disease). J Am Coll Cardiol 1998;32:1486–1588.
2. Anderson FL, Tsagaris TJ, Tikoff G, Thorne JL, Schmidt AM, Kuida H. Hemodynamic effects of exercise in patients with aortic stenosis. Am J Med 1969;46:872–85.
3. Antonini-Canterin F, Pavan D, Burelli C, Cassin M, Cervesato E, Nicolosi GL. Validation of the ejection-fraction-velocity ratio: A new simplified „function-corrected" index for assessing aortic stenosis severity. Am J Cardiol 2000;86:427–33.
4. Antonini-Canterin F, Faggiano E, Zanuttini D. Is aortic valve resistance more clinically meanful than valve area in aortic stenosis? Heart 1999;82:9–10.
5. Arsenault M, Masani N, Mangi G, Yao J, Deras L, Pandian N. Variation of anatomic valve area during ejection in patients with valvular aortic stenosis evaluated by two-dimensional echocardiographic planimetry: comparison with traditional Doppler data. J Am Coll Cardiol 1998;32:1931–7.
6. Atwood JE, Kawanishi S, Myers J et al. Exercise testing in patients with aortic stenosis. Chest 1988;93:1083.
7. Bache RJ, Wang Y, Jorgensen CR. Hemodynamic effects of exercise in isolated valvular aortic stenosis. Circulation 1971;44:1003–13.
8. Badano L, Cahssottana P, Bertoli D, Carratino L, Lucatti A, Spirito P. Changes in effective aortic valve area during ejection in adults with aortic stenosis. Am J Cardiol 1996;78:1023–8.
9. Bahler RC, Desser DR, Finkelhor RS, Brener SJ, Youssefi M. Factors leading to progression of valvular aortic stenosis. Am J Cardiol 1999;84:1044–8.
10. Battle RW, Crumb S, Tischler MD. Hemodynamic characteristics of congenital aortic stenosis: A quantitative stress echocardiography study. Am Heart J 2000;139:346–51.
11. Baumgartner H, Kratzer H, Helmreich G, Kühn G. Determination of aortic valve area by Doppler echocardiography using the continuity equation: A critical evaluation. Cardiology 1990;77:101–11.
12. Baumgartner H, Stefenelli T, Niederberger J, Schirma H, Maurer G. "Overestimation" of catheter gradients by Doppler ultrasound in patients with aortic stenosis – a predictable manifestation of pressure recovery. J Am Coll Cardiol 1999;33:1655–61.
13. Beauchesne LM, Chan KL, Burwash IG. Temporal variations in effective orifice area during ejection: Relationship to hemodynamic severity in patients with valvular aortic stenosis. J Am Coll Cardiol 2000;35Suppl.A:535(abstract).
14. Becher H, von Bibra H. Verstärkung von Doppler-Signalen bei Aorten- und Mitralvitien. Z Kardiol 1997;86:1033–9.
15. Bermejo J, Garcia-Fernandez MA, Torrecilla EG et al. Effects of Dobutamine on Doppler echocardiographic indexes of aortic stenosis. J Am Coll Cardiol 1996;28:1206–13.
16. Beppu S, Suzuki S, Matsuda H, Ohmori F, Nagata S, Miyatake R. Rapidity of progression of aortic stenosis in patients with congenital bicuspid aortic valves. Am J Cardiol 1993;71:322–7.
17. Bernard Y, Meneveau N, Vuillemenot A et al. Is planimetry of aortic valve area using multiplane transesophageal echocardiography a reliable method for assessing severity of aortic stenosis? Heart 1997;78:68–73.
18. Bibra von H, Sutherland G, Becher H, Neudert J, Nihoyannopoulos P. Clinical evaluation of left heart Doppler contrast enhancement by a saccaride-based transpulmonary contrast agent. J Am Coll Cardiol 1995;25:500–8.

19. Blackshear JL, Kapples EJ, Lane GE, Safford RE. Beat-to-beat valve area measurements indicate constant orifice area in aortic stenosis: analysis of Doppler data with varying RR-intervals. J Am Soc Echocardiogr 1992;5:414–20.

20. Blais C, Pirabot P, Garcia D, Chen D, Duran LG, Dumesnil JG. The valve resistance is much more flow dependent than the effective orifice area. J Am Coll Cardiol 2000;35Suppl.A:535(abstract).

21. Bolger AF, Eidenvall L, Ask P et al. Understanding continuous-wave Doppler signal intensity as a measure of regurgitant severity. J Am Soc Echocardiogr 1997;10:613–22.

22. Borer JS, Hochreiter C, Herold EM et al: Prediction of indications for valve replacement among symptomatic or asymptomatic patients with chronic aortic regurgitation and normal left ventricular performance. Circulation 1998;97:523–34.

23. Brasch AV, Luo H, Khan SS, DeRobertis MA, Siegel RJ. Planimetry of the aortic valve by transthoracic echocardiography is a feasible and reproducible method for assessing the severity of aortic stenosis. J Am Coll Cardiol 2000;35Suppl.A:535(abstract).

24. Buck T, Mucci RA, Guerrero JL, Holmvang G, Handshoemacher MD, Levine RA. The power-velocity integral at the vena contracta. A new method for direct quantification of regurgitant volume flow. Circulation 2000;102:1053–61.

25. Burstow DJ, Nishimura RA, Bailey KR, Holmes DR, Sequard JB, Tajik AJ. Continuous-wave Doppler echocardiographic measurements of prosthetic valve gradients: A simultaneous Doppler-catheter correlative study. Circulation 1989;80:504–14.

26. Burwash IG, Thomas DD, Sadahiro M et al. Dependence of Gorlin formula and continuity equation valve areas on transvalvular volume flow rate in valvular aortic stenosis. Circulation 1994;89:827–35.

27. Burwash IG, Pearlman AS, Kraft CD, Miyatake-Hull C, Healy NL, Otto CM. Flow dependence of measures of aortic stenosis severity during exercise. J Am Coll Cardiol 1994;24:1342–50.

28. Cannon JD, Zile MR, Crawford FA, Carabello BA. Aortic valve resistance as an adjunct to the Gorlin formula in assessing the severity of aortic stenosis in symptomatic patients. J Am Coll Cardiol 1992;20:1517–23.

29. Carabello BA. Aortic sclerosis – a window to the coronary arteries? N Engl J Med 1999;341:193–5.

30. Casabe H, Stutzbach P, Guevara E et al. Outcome of aortic valve replacement in patients without coronary artery disease and with severely depressed left ventricular function. J Am Coll Cardiol 2000;35Suppl.A:533 (abstract).

31. Casale PN, Palacios IF, Abrascal VM et al. Effects of Dobutamine on Gorlin and continuity equation valve areas and valve resistance in valvular aortic stenosis. Am J Cardiol 1992;70:1175–9.

32. Chambers J. Exercise testing to guide surgery in aortic stenosis. Heart 1999;82:7–8.

33. Chan KL, Stinson WA, Veinot JP. Reliability of transthoracic echocardiography in the assessment of aortic valve morphology: pathological correlation in 178 patients. Can J Cardiol 1999;15:48–52.

34. Chang S, Clemens S, Chang J. Aortic stenosis: echocardiographic cusp separation and surgical description of aortic valve in 22 patients. Am J Cardiol 1977;39:499–504.

35. Chang TY, Li X, Irvine T, Hussain M, Sahn DJ: Quantitation of valvular regurgitation with proximal flow confinement: In vitro studies using a new-on-board 3D Color Doppler acquisition and reconstruction method (abstract). J Am Coll Cardiol 2000;35 Suppl A: 436.

36. Connoly HM, Oh JK, Schaff HV et al. Severe aortic stenosis with low transvalvular gradient and severe left ventricular dysfunction. Circulation 2000;101:1940–6.

37. Cormier B, Iung B, Porte J, Barbant S, Vahanian A. Value of multiple transesophageal echocardiography in determining aortic valve area in aortic stenosis. Am J Cardiol 1996;77:882–5.

38. Currie P, Seward JB, Reeder GS et al. Continuous-wave Doppler echocardiographic assessment of severity of calcific aortic stenosis. A simultaneous Doppler-catheter correlative study in 100 adult patients. Circulation 1985;71:1162–9.

39. Dare AJ, Veinot JP, Edwards WD, Tazelaar HD, Schaff HV. New observations on the etiology of aortic valve disease: a surgical pathologic study of 236 cases. Hum Pathol 1993;24:1336.

40. David TE. Aortic valve surgery: Where we are and where we shall go. J Heart Valve Dis 1999;8:495–8.

41. Davies SW, Gershlick AH, Balcon R. Progression of valvular aortic stenosis. A long term retrospective study. Eur Heart J 1991;12:10–4.

42. Decena BF, Tischler MD. Stress echocardiography in valvular heart diesase. Cardiol Clin North America 1999;17:555–72.

43. DeFilippi CR, DuWayne L, Willet L et al. Usefulness of Dobutamine Echocardiography in distinguishing severe from nonsevere valvular aortic stenosis in patients with depressed left ventricular function and low transvalvular gradients. Am J Cardiol 1995;75:191–4.

44. DeGroff CG, Shandas R, Valdes Cruz L. Analysis of the effect of flow rate on the Doppler continuity equation for stenotic orifice area calculations. Circulation 1998;97:1597–605.

45. Dennig K, Haase HU. Improved assessment of aortic valve stenosis with an automated color Doppler method for evaluation of flow volume. Circulation 1999; Suppl.100:574 (abstract).

46. Douglas PS, Otto CM, Mickel MC, Labovitz A, Reid CL, Davis KB. Gender differences in left ventricular geometry and function in patients undergoing balloon dilatation of the aortic valve for isolated aortic valve disease. Br Heart J 1995;73:548–54.

47. Enriquez-Sarano M, Bailey KR, Sewart JB et al. Quantitative Doppler assessment of valvular regurgitation. Circulation 1993;87:841–8.

48. Espinal M, Fuisz AR, Nanda NC, Aaluri SR, Mukhtar O, Sekar PC. Sensitivity and specificity of transesophageal echocardiography for determination of aortic valve morphology. Am Heart J 2000;139:1071–6.

49. Evangelista A, del Castillo HG, Calvo F et al. Strategy for optimal aortic regurgitation quantification by Doppler echocardiography: Agreement among different methods. Am Heart J 2000;139:773–81.

50. Flachskampf FA, Franke A, Kühl HP, Krebs W, Hoika J, Hanrath P. 3-D-Echokardiographie. Technisches Spielzeug auf der Suche nach klinischer Anwendung oder logische Weiterentwicklung des diagnostischen Armentariums? Z Kardiol 1997;86:336–45.

51. Ford LE, Feldman T, Chiu YC, Carroll JD. Hemodynamic resistance as a measure of functional impairment in aortic valvular stenosis. Circulation Res 1990;66:1–7.

52. Galan A, Zoghbi WA, Quinones A. Determination of severity of valvular aortic stenosis by Doppler echocardiography and relation to findings of clinical outcome and agreement with hemodynamic measurements determined at cardiac catheterization. Am J Cardiol 1991;67:1007–12.

53. Garcia D, Pibarot P, Dumesnil JG, Sakr F, Durand LG. Assessment of aortic valve stenosis severity. Circulation 2000;101:756–71.

54. Giesler M, Bajtay D, Levine RA, Stein M, Grossmann G, Kochs M, Höher M, Hombach V: Aortic regurgitant flow by color Doppler measurement of the local velocity 7 mm above the leak orifice – Part 2: comparison with cardiac catheterization. Z Kardiol 1999;88:896–905.

55. Griffith MJ, Carey C, Coltart DJ, Jenkins BS, Webb-Peploe MM. Inaccuracies in using aortic valve gradients alone to grade the severity of aortic stenosis. Br Heart J 1989:62:372–8.

56. Handke M, Schaefer DM, Schoechlin A, Magosaki E, Geibel A. Quantification of aortic stenosis by 3D Anyplane and 3D Volume-rendered echocardiography: Evaluation of a new 3D technique for planimetry. Circulation 1999;100 Suppl.I:572 (abstract).

57. Heinrich RS, Marcus RH, Ensley AE, Gibson DE, Yoganathan AP. Valve orifice area alone is an insufficient index of aortic stenosis severity: Effects of the proximal and distal geometry on transaortic energy loss. J Heart Valv Dis 1999;8:509–15.

58. Holen J, Waag RC, Gramiak R. Doppler ultrasound in aortic stenosis: in vitro-studies of pressure gradient determination. Ultrasound Med Biol 1987;13:321–8.

59. Hwang MH, Hammermeister KE, Oprian C. Preoperative identification of patients likely to have left ventricular dysfunction after aortic valve replacement. Participants in the Veterans Administration cooperative study on valvular heart disease. Circulation 1998;80:165–76.

60. Imbert S, Laffort P, Labeque JN et al. Planimetry of aortic valve stenosis area using transthoracic two-dimensional echocardiography associated with the harmonic imaging technique. J Am Coll Cardiol 2000;35Suppl.A:535 (abstract).

61. Iwanochko RM, Hiscoke B, Sellens RW, Small CF, Sanfilippo AJ: In vitro analysis of color Doppler flow with the use of proximal isovelocity surface area: improved flow estimates using a nonhemispherical model. Can J Cardiol 1999;15:89–94.

62. Karpuz H, Ozsahin M, Aebischer N, Goy JJ, Kappenberger L, Jeanrenaud X. Usefulness of the echocardiographic velocity ratio for detection of significant aortic stenosis. Am J Cardiol 1999;84:1101–3.

63. Kitabatake A, Fujii K, Tanouchi J et al. Doppler echocardiographic quantification of cross-sectional area under various hemodynamic conditions. An experimental validation in a canine model of supravalvular aortic stenosis. J Am Coll Cardiol 1990;15:1654–61.

64. Kitabatake A, Ito H, Inoue M et al. A new approach to non-invasive evaluation of aortic regurgitation fraction by two-dimensional Doppler echocardiography. Circulation 1985;72:523–9.

65. Labovitz AJ, Ferrara RP, Kern MJ et al. Quantitative evaluation of aortic insufficiency by continuous wave Doppler echocardiography. J Am Coll Cardiol 1986;8:1341–7.

66. Lester SJ, McElhinney DB, Miller JP, Lutz JT, Otto CM, Redberg RF. Rate of change of aortic valve area during a cardiac cycle can predict the rate of hemodynamic progression of aortic stenosis. Circulation 2000;101:1947–52.

67. Lin SS, Roger VL, Pacoe R, Seward JB, Pellikka PA. Dobutamine stress Doppler hemodynamics in patients with aortic stenosis: Feasibility, safety, and surgical correlation. Am Heart J 1998;136:1010–6.

68. Lindroos M, Kupari M, Heikkila J, Tilvis R. Prevalence of aortic valve abnormalities in the elderly: an echocardiographic study of a random population sample. J Am Coll Cardiol 1993;21:1220–5.

69. Lloyd TR. Variation in Doppler-derived stenotic aortic valve area during ejection. Am Heart J 1992;124:529–32.

70. Lund O, Nielsen TT, Emmertsen K et al. Mortality and worsening of prognostic profile during waiting time for valve replacement in aortic stenosis. Thorac Cardiovasc Surg 1996;44:289–95.

71. Mann DL, Usher BW, Hammerman S, Bell A, Gillam LD. The fractional shortening-velocity ratio: Validation of a new echocardiographic Doppler method for identifying patients with significant aortic stenosis. J Am Coll Cardiol 1990;15:1578–84.

72. Marchi SF, Windecker S, Aeschbacher BC, Seiler C: Influence of left ventricular relaxation on the pressure half time of aortic regurgitation. Heart 1999;82:607–13.

73. Martin TW, Moody JM, Bird JJ, Slife D, Murgo JP. Effects of exercise on indices of valvular aortic stenosis. Cathet Cardiovasc Diagn 1992;25:265–71.

74. Meltzer HM, Laurinzo JM, Curiel RV, Panza JA. Diminished contractile reserve at baseline is associated with the need for valve replacement during follow-up in asymptomatic patients with chronic severe aortic regurgitation (abstract) Circulation 2000;102:Suppl. II:446.

75. Mizushige K, Nozaki S, Ohmori K, Matsuo H. Evaluation of effective aortic regurgitant orifice area and its effect on aortic regurgitant volume with Doppler echocardiography. Angiology 2000;51:241–6.

76. Mori Y, Shiota T, Jones M, Wanitkun S, Irvine T, Li X, Delabays A, Pandian NG, Sahn DJ: Three-dimensional reconstruction of the color Doppler-imaged vena contracta for quantifying aortic regurgitation: studies in a chronic animal mode. Circulation 1999;99:1661–17.

77. Nakatani S, Imanishi T, Terasawa A, Beppu S, Nagata S, Miyatake K. Clinical application of transpulmonary contrast-enhanced Doppler technique in the assessment of the severity of aortic stenosis. J Am Coll Cardiol 1992;20:973–8.

78. Niederberger J, Schirma H, Maurer G, Baumgartner H. Importance of pressure recovery for the assessment of aortic stenosis by Doppler ultrasound – the role of aortic size, aortic valve area, and direction of the stenotic jet in vitro. Circulation 1996;94:1934–40.

79. Oh JK, Taliercio CP, Holmes DR et al. Prediction of the severity of aortic stenosis by Doppler aortic valve area determination: prospective Doppler-catheterization correlation in 100 patients. J Am Coll Cardiol 1988;11:1227–34.

80. Ohlsson J, Wranne B. Non invasive assessment of valve area in patients with aortic stenosis. J Am Coll Cardiol 1986;7:501–8.

81. Otto CM, Pearlman AS, Gordon CL et al. Determination of the stenotic aortic valve area in adults using Doppler echocardiography. J Am Coll Cardiol 1986;7:509–17.

82. Otto CM, Pearlman AS, Gordon CL et al. Simplification of the Doppler continuity equation for calculating stenotic aortic valve area. J Am Soc Echo 1988;1:155–7.

83. Otto CM, Nishimura RA, Davis KB, Kisslo KB, Bashore TM. Doppler echocardiographic findings in adults with severe symptomatic valvular aortic stenosis. Am J Cardiol 1991;68:1477–84.

84. Otto CM, Pearlman AS, Kraft CD, Miyake-Hull CY, Burwash IG, Gardner CJ. Physiologic changes with maximal exercise in asymptomatic valvular aortic stenosis assessed by Doppler echocardiography. J Am Coll Cardiol 1992;20:1160–7.

85. Otto CM, Burwash IG, Legget ME et al. Prospective study of asymptomatic valvular aortic stenosis. Clinical, echocardiographic and exercise predictors of outcome. Circulation 1997;95:2262–70.

86. Otto CM, Lind BK, Kitzman DW, Gersh BJ, Siscovick DS. Association of aortic valve sclerosis with cardiovascular mortality and morbidity in the elderly. N Engl J Med 1999;341:142–7.

87. Otto CM. Valvular heart disease. WB Saunders 1999.

88. Otto CM. Aortic stenosis – listen to the patient, look at the valve. N Engl J Med 2000;343:652–4.

89. Otto CM. Timing of aortic valve surgery. Heart 2000;84:211–8.

90. Paulus WJ, Sys SU, Heyndrickx GR, Andries E. Orifice variability of the stenotic aortic valve: Evaluation before and after balloon aortic valvuloplasty. J Am Coll Cardiol 1991;17:1263–9.

91. Palta S, AM Pai, KS Gill, RG Pai. New insights into the progression of aortic stenosis: implications for secondary prevention. Circulation 2000;101:2492–502.

92. Perakis AC, Montarello JK, Rosenthal E et al. In vitro measurement of stenotic human aortic valve orifice area in a pulsatile flow model. Validation of the continuity equation. Eur Heart J 1990;11:492–9.

93. Pereira JJ, Asher CR, Blackstone EH, Afridi I. Long term survival after aortic valve replacement in patients with low gradient severe aortic stenosis and significant left ventri-

cular dysfunction. J Am Coll Cardiol 2000;35 Suppl. A:533(abstract).

94. Piper C, Bergemann R, Schulte HD, Koerfer R, Horstkotte D. Is the estimation of the progression of valvular aortic stenosis possible? Dtsch Med Wochenschr 2000; 125:484–8.

95. Porter GF, Skillington PD, Bjorksten AR, Morgan JG, Yapanis AG, Grigg LE. Exercise hemodynamic performance of the pulmonary autograft following the Ross procedure. J Heart Valve Dis 1999;8:516–21.

96. Powell DE, Tunick PA, Rosenzweig BP et al. Aortic valve replacement in patients with aortic stenosis and severe left ventricular dysfunction. Arch Intern Med 2000; 160:1337–41.

97. Raggi P, Vasavada BC, Rodney E, El-Jandali A, Dogan O, Sacchi TJ. Doppler echocardiographic methods to estimate severity of aortic stenosis. Am J Cardiol 1995; 76:615–8.

98. Rahimtoola SH. Severe aortic stenosis with low systolic gradient. The good and bad news. Circulation 2000;101:1892–4.

99. Reul H, Vahlbruch A, Giersiepen M, Schmitz-Rode T, Hirtz V, Effert S. The geometry of the aortic root in health, at valve disease and after valve replacement. J Biomechanics 1990;23:181–91.

100. Richards KL, Cannon SR, Miller JF et al. Calculation of aortic valve area by Doppler echocardiography: A direct application of the continuity equation. Circulation 1986;73:964–9.

101. Roberts WC. The congenitally bicuspid aortic valve: a study of 85 autopsy cases. Am J Cardiol 1970;26:72–83.

102. Roberts WC. The structure of the aortic valve in clinically isolated aortic stenosis. Circulation 1970;42:91.

103. Rodrigo FA. Estimation of valve area and „valvular resistance". Am Heart J 1953;45:1–12.

104. Rosenhek R, Binder T, Porenta G et al. Predictors of outcome in severe, asymptomatic aortic stenosis. N Engl J Med 2000;343:611–7.

105. Royse CF, Royse AG, Blake D, Grigg LE. Aortic valve area: Measurement by transesophageal echocardiography and prediction by left ventricular outflow tract area. Ann Thorac Cardiovasc Surg 1999;5:168–73.

106. Sabet HY, Edwards WD, Tazelaar HD, Daley RC. Congenitally bicuspid aortic valves: a surgical pathology of 542 cases (1991 through 1996) and a literature review of 2,715 additional cases. Mayo Clinic proceedings 1999;74:14–26.

107. Sato Y, Kawazoe K, Nasu M, Hiramori K: Clinical usefulness of the proximal isovelocity surface area method using echocardiography in patients with eccentric aortic regurgitation. J Heart Valv Dis 1999;8:104–111.

108. Schöbel WA, Voelker W, Haase KK, Karsch KR. Extent, determinants and clinical importance of pressure recovery in patients with aortic valve stenosis. Eur Heart J 1999;20:1355–63.

109. Sellers RD, Levy MI, Amplatz K, Lilley CW: Left retrograde cardioangiography in acquired disease-technique, indications and interpretation in 700 cases. Am J Cardiol 1964;14:437–47.

110. Shiota T, Jones M, Agler DA, McDonald RW, Marcella CP, Qin JX, Zetts AD, Greenberg NL, Cardon LA, Sun JP, Sahn DJ, Thomas JD: New echocardiographic windows for quantitative determination of aortic regurgitation volume using color Doppler flow convergence and vena contracta. Am J Cardiol 1999;83:1064–1068.

111. Shively BK, Charlton GA, Crawford MH. Flow dependence of valve area in aortic stenosis: relation to valve morphology. J Am Coll Cardiol 1998;31:654–60.

112. Smith MD, Dawson PL, Elion JL et al. Correlation of continuous wave Doppler velocities with cardiac catheterization gradients: An experimental model of aortic stenosis. J Am Coll Cardiol 1985;6:1306–14.

113. Snyder CA, Smith RH, Fishbane S, Maesaka J, Lazar JM. Progression of aortic stenosis in hemodialysis patients. J Am Coll Cardiol 2000;35Suppl.A:533.

114. Sprigings DC, Chambers JB, Cochrane T, Allen J, Jackson G. Ventricular stroke work loss. Validation of a method of quantifying the severity of aortic stenosis and derivation of an orifice formula. J Am Coll Cardiol 1990;16:1608–14.

115. Stoddard MF, Hammons RT, Longaker RA. Doppler transesophageal echocardiographic determination of aortic valve area in adults with aortic stenosis. Am Heart J 1996;132:337–42.

116. Takeda S, Rimington H, Chambers J. The relation between transaortic pressure difference and flow during dobutamine stress echocardiography in patients with aortic stenosis. Heart 1999;82:11–4.

117. Tarasoutchi F, Grinberg M, Filho JP, Izaki M, Cardoso LF, Pomerantezeff P, Nuschbacher A, da Luz PI: Symptoms, left ventricular function, and timing of valve replacement surgery in patients with aortic regurgitation. Am Heart J 1999;138:477–85.

118. Tardif JC, Miller DS, Pandian NG et al. Effect of variations in flow on aortic valve area in aortic stenosis based on in vivo planimetry of aortic valve area by multiplane transesophageal echocardiography. Am J Cardiol 1995;76:193–8.

119. Teerlink JR, Newman TB, Schiller NB, Forster E. Aortic sclerosis, as well as aortic stenosis, is a significant predictor of mortality. Circulation 1997;96Suppl.I:82(abstract).

120. Touche T, Prasquier R, Nitenberg A, de Zuttere D, Gourgon R. Assessment and follow-up of patients with aortic regurgitation by an updated Doppler echocardiographic measurement of the regurgitant fraction in the aortic arch. Circulation 1985;72:819–24.

121. Treat SA, Roldan CA, Gurule FT, Jones J, Crawford MH. Aortic root size in aortic stenosis. J Am Coll Cardiol 2000;106(abstract).

122. Tribouilloy C, Shen WF, Peltier M, Mirode A, Rey JL, Lesbre JP. Quantitation of artic valve area in aortic stenosis with multiplane transesophageal echocardiography: Comparison with monoplane transoesophageal approach. Am Heart J 1994;128:526–32.

123. Tribouilloy CM, Enriquez-Sarano M, Bailcy KR, Seward JB, Tajik AJ: Assessment of severity of aortic regurgitation using the width of the vena contracta: A clinical color Doppler imaging study. Circulation 2000;102:558–64.

124. Vinereanu D, Ionescu A, Fraser AG: Assessment of left ventricular long axis contraction can detect early myocardial dysfunction in asymptomatic patients with severe aortic regurgitation. Heart 2001;85:30–36.

125. Voelker W, Reul H, Stelzer T, Schmidt A, Karsch KR. Pressure recovery in aortic stenosis: an in-vitro study in a pulsatile flow model. J Am Coll Cardiol 1992;20:1585–93.

126. Voelker W, Reul H, Nienhaus G et al. Comparison of valvular resistance, stroke work loss, and Gorlin valve area for quantification of aortic stenosis – An in-vitro study in a pulsatile aortic flow model. Circulation 1995;95:1196–204.

127. Voelker W, Metzger F, Fehske W et al. Eine standardisierte Dokumentationsstruktur zur Befunddokumentation in der Echokardiographie. Z Kardiol 2000;89:176–85.

128. Wahi S, Haluska B, Pasquet A, Case C, Rimmerman CM, Marwick TH: Exercise echocardiography predicts development of left ventricular dysfunction in medically and surgically treated patients with asymptomatic severe aortic regurgitation. Heart 2000;84:606–14.

129. Ward C. Clinical significance of the bicuspid aortic valve. Heart 2000;83:81–85.

130. Warth DC, Stewart WJ, Block PC, Weyman AE. A new method to calculate aortic valve area without left heart catheterization. Circulation 1984;70:978–83.

131. Weyman AE, Feigenbaum H, Dillon JC, Chang S. Cross sectional echocardiography in assessing the severity of valvular aortic stenosis. Circulation 1975;52:828–34.

132. Zarauza J, Ares M, Vilchez FG et al. An integrated approach to the quantification of aortic regurgitation by Doppler echocardiography. Am Heart J 1998;136:1030–41.

133. Zoghbi WA, Galan A, Quinones MA. Accurate assessment of aortic stenosis severity by Doppler echocardiography independent of aortic jet velocity. Am Heart J 1988;116:855–63.

17 Klappenprothesen

H. Baumgartner

Stellenwert der Echokardiographie

Seit in den 60er-Jahren des 20. Jahrhunderts die ersten erfolgreichen prothetischen Klappenersatzoperationen durchgeführt wurden, ist diese Methode zu einem Routineeingriff der Herz-Thorax-Chirurgie und zu einer sehr erfolgreichen Behandlungsmöglichkeit von erworbenen und angeborenen Herzklappenfehlern geworden. Trotz aller Fortschritte, sowohl was die Technik der Klappenprothesen selbst wie auch die Operationsverfahren betrifft, stellt der Klappenersatz in aller Regel keine Heilung der Klappenerkrankung dar (18, 33). Neben evtl. bereits irreversiblen Schädigungen von Myokard und Pulmonalgefäßen sowie persistierenden Rhythmusstörungen können vor allem die sog. „klappenassoziierten Komplikationen", wie Thromboembolien, Blutungskomplikationen bei Antikoagulation, Prothesenendokarditis, Prothesenthrombose, paravalvuläre Insuffizienz oder mechanisches Versagen der Prothese potenzielle Probleme im weiteren Krankheitsverlauf darstellen (Tab. 17.1). Eine sorgfältige Nachbetreuung dieser Patienten ist daher von entscheidender Bedeutung. Der Echokardiographie kommt hierbei eine zentrale Rolle zu (18).

Dementsprechend stellen die Untersuchungen von Klappenprothesen einen bedeutsamen Teil der Ultraschalluntersuchungen im kardiologischen Patientengut dar. In unserem eigenen Labor werden ca. 1200 Untersuchungen an Patienten mit Klappenprothesen pro Jahr durchgeführt, was knapp 10 % der Gesamtuntersuchungen entspricht. Die Methode erlaubt einerseits eine morphologische und funktionelle Evaluierung der Klappenprothese selbst, andererseits die Beurteilung der kardialen Gesamtsituation mit Evaluierung von Ventrikelfunktionen, des Zustandes der nativen Klappen sowie des Pulmonalisdrucks. Als nichtinvasive Untersuchungstechnik stellt die Echokardiographie die ideale Methode zur Evaluierung des Operationsergebnisses sowie zur Erhebung der Ausgangsbefunde für weitere serielle Untersuchungen als Monitoring der Prothesenfunktion und schließlich zur Abklärung eventueller Prothesendysfunktionen und anderer Spätkomplikationen dar.

Zusätzlich ist zu bedenken, dass alternative Methoden wie die invasive Herzkatheteruntersuchung bei Vorliegen einer Klappenprothese wesentlich erschwert sein können. So ist eine retrograde Sondierung von mechanischen Aortenklappenprothesen nicht möglich und somit zur Messung transvalvulärer Gradienten bzw. Sondierung des linken Ventrikels in diesem Fall prinzipiell eine transseptale Punktion erforderlich. Im Falle eines mechanischen Doppelklappenersatzes kann der linke Ventrikel überhaupt nur mehr durch eine transthorakale Punktion erreicht werden, sodass die Herzkatheteruntersuchung dann keine wirklich praktikable Alternative darstellt. Umso wünschenswerter ist es, mit der Echokardiographie eine verlässliche Methode zur Beurteilung der Klappenprothesen zur Verfügung zu haben.

Obwohl vieles von dem, was für die echokardiographische Beurteilung von nativen Klappen gesagt wurde, auch auf Klappenprothesen angewendet werden kann, gibt es doch eine Reihe spezifischer Probleme, in denen sich die Untersuchung von Klappenprothesen von jener nativer Klappen wesentlich unterscheidet. Ein zusätzliches Problem stellt die Vielzahl der doch sehr unterschiedlichen Klappentypen dar, die sich derzeit auf dem Markt befinden und implantiert werden. In diesem Kapitel soll nun einerseits ein Überblick über die verschiedenen Prothesenmodelle und Operationstechniken ge-

Tabelle 17.**1** Klappenassoziierte Komplikationen nach prothetischem Klappenersatz

Komplikation	Durchschnittlich zu erwartende Inzidenz/Jahr[1]
Thromboembolien	1–2 %[2]
Blutungskomplikationen	1–2 %
Endokarditis	0,3 %
Obstruierende Klappenthrombose	0,3 %
Klinisch relevante paravalvuläre Insuffizienz	0,3 %
Bioprothesendegeneration[3]	
Strukturelles Versagen mechanischer Prothesen	heute Rarität

[1] In der Literatur liegen hier stark unterschiedliche Daten vor. Die angegebenen Zahlen entsprechen eher jüngeren Untersuchungen, und es handelt sich bereits um günstige Annahmen.
[2] In den meisten Berichten sind Mitralklappen stärker betroffen als Aortenklappen.
[3] Die Zahlen schwanken hier besonders stark und sind von Patientenalter und Klappenposition abhängig. Mitralprothesen und Implantate bei jüngeren Patienten degenerieren rascher.

geben werden und andererseits sollen vor allem die spezifischen Aspekte in der Ultraschallbeurteilung von Klappenprothesen dargestellt werden. Neben den technischen Grundlagen und klinisch echokardiographischen Aspekten der verschiedenen Komplikationen sollen eine Darstellung aus problembezogener Sicht sowie Gedanken zum routinemäßigen Follow-up nach Klappenersatz die Darstellung abrunden.

Klappentypen und operative Techniken des Klappenersatzes

In Europa befindet sich eine fast unüberschaubare Menge verschiedener Klappenprothesen auf dem Markt. Tab. 17.2 versucht, einen möglichst weitreichenden Überblick über derzeit implantierte Prothesen bzw. auch ältere Modelle, wie sie nach wie vor bei der Untersuchung von Patienten nach Klappenersatz angetroffen werden können, zu geben. Prinzipiell ist zwischen mechanischen und biologischen Klappen zu unterscheiden (18).

Mechanische Prothesen

Kugelprothese

Prinzip. Den ältesten Typ einer mechanischen Klappe stellt die sog. Kugelprothese dar (Abb. 17.1). Der Verschlussteil wird von einer Kunststoff- oder Metallkugel gebildet, die durch einen Käfig in ihrer Bewegungsmöglichkeit definiert wird. In offener Positon wird sie von einem abstromwärts gerichteten Käfig gehalten; beim Klappenschluss sitzt die Kugel entweder im Ring alleine fest (Starr-Edwards) oder wird – seltener – durch einen zweiten kleinen Käfig an der Einstromseite gesichert (Smeloff-Cutter).

Vor- und Nachteile. Diese Prothesen zeichnen sich durch eine extrem gute Haltbarkeit (54) und eine geringe Inzidenz thrombotischer Okklusion aus. Wesentliche Nachteile bestehen in dem hohen Profil der Klappe und der ungünstigen Hämodynamik (Abb. 17.2) mit vor allem in Aortenposition bei mittleren und kleineren Klappen relativ hohen Gradienten (65). Weitere Nachteile bestehen in einer höheren Hämolyserate sowie wahrscheinlich auch höheren Thromboembolierate selbst bei adäquater Antikoagulation (54). Abgesehen von einem kurzen Rückfluss während der Schlussbewegung der Kugel besteht bei diesem Typ im weiteren Verlauf der geschlossenen Phase keine Regurgitation. Kugelprothesen werden heute kaum noch implantiert, vielmehr haben sich Kippscheiben- und Doppelflügelklappen durchgesetzt.

Doppelflügelprothese

Prinzip. Überwiegend wird heute im Falle der Implantation einer mechanischen Klappe dem Design der Doppelflügelprothese der Vorzug gegeben (Abb. 17.1). Diese Klappen besitzen 2 gleich große, halbzirkuläre Flügel, die in der Mittellinie mit Scharnieren im Gehäuse gehalten werden.

Vor- und Nachteile. Ein Öffnungswinkel bis zu 80° ist bei diesem Design möglich und der Durchstrom wird durch die offenen Flügel relativ wenig behindert (65). Diese Klappen weisen dadurch eine sehr günstige Hämodynamik auf. Der Durchstrom erfolgt symmetrisch und achsenzentrisch (Abb. 17.2) (86). Im Vergleich zu anderen Designs ist allerdings mehr Rückfluss für den Klappenschluss erforderlich. Auch im geschlossenen Zustand besteht ein geringer Rückfluss zwischen den beiden Flügeln sowie zwischen Flügeln und Gehäuse und durch die Scharnierhaltepunkte. Dieser Rückstrom ist mengenmäßig nicht relevant und insofern durchaus erwünscht, als dadurch möglicherweise das Freihalten von thrombotischen Auflagerungen erleichtert wird.

Tabelle 17.2   Klappentypen

Mechanische Klappen	
➤ Doppelflügelklappen	St. Jude Medical, Carbomedics, Duromedics, Tekna, On-X, ATS Medical, Sorin Bicarbon, Jyros Bileaflet, Baxter Mira
➤ Kippscheibenprothesen	Björk-Shiley, Medtronic-Hall, Sorin Allcarbon, Omnicarbon, Omniscience, Lillehei-Kaster
➤ Kugelprothesen	Starr-Edwards, Smeloff-Cutter
Bioprothesen	
➤ Gerüsttragende Bioprothesen	
– Schweineklappen	Hancock Porcine, Carpentier-Edwards, Medtronic Intact, Medtronic Mosaic Porcine, Wessex
– Rinderperikard	Carpentier Edwards Pericardial, Hancock Pericardial, Ionescu-Shiley, Mitroflow, Bioflo Pericardial, Sorin Pericarbon, Labcor-Santiago Pericardial
➤ Gerüstfreie Bioprothesen	Edwards PRIMA Stentless, Medtronic Freestyle Stentless, CryoLife-O'Brien Stentless, Toronto Stentless Porcine, Stentless Quadrileaflet Bovine, Biocor Stentless

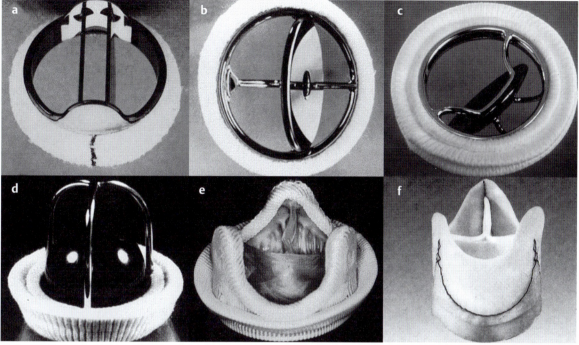

Abb. 17.**1** Prothesenmodelle.
a Doppelflügelklappe (St. Jude Medical).
b Kippscheibenprothese (Medtronic-Hall).
c Kippscheibenprothese (Sorin).

d Kugelprothese (Starr-Edwards).
e Gerüsttragende Bioprothese (Hancock).
f Gerüstfreie Bioprothese.

Kippscheibenprothesen

Prinzip. Diese bestehen aus einer einzelnen runden Scheibe als Verschlussteil, die exzentrisch durch bei den einzelnen Produkten unterschiedlich gestaltete Bügel gehalten wird (Abb. 17.1). Der Öffnungswinkel für die Scheibe beträgt je nach Modell zwischen ca. 55 und 70°.

Vor- und Nachteile. Die Prothese weist jeweils eine größere und eine kleinere Öffnung sowie eine stärkere Ablenkung des Durchstroms im Vergleich zu Doppelflügelklappen auf (Abb. 17.2) (86). Je kleiner der Öffnungswinkel ist, umso größer ist die Zone hinter der Scheibe in der Blutstagnation resultiert, was mit einer erhöhten Gefahr von Thrombusbildung verbunden ist. Dies kann nicht nur zu thromboembolischen Ereignissen, sondern auch zu einer thrombotischen Okklusion der Klappe führen. Bei der Medtronic-Hall-Klappe z. B. ist eine Verbesserung des Designs insofern erreicht, als der geschwungene Haltebügel durch ein Loch in der Scheibe verläuft (Abb. 17.1) und ein relativ großer Bewegungsradius der Scheibe gegeben ist. Dadurch wird nicht nur die Hämodynamik verbessert, sondern auch die Thrombogenität verringert. Auch bei Kippscheibenprothesen besteht im geschlossenen Zustand ein geringer Rückfluss zwischen Scheibe und Gehäuse.

Biologische Prothesen

Schweineklappen

Prinzip. Die bereits am längsten verwendeten biologischen Prothesen sind Schweineklappen wie die Hancock- und die Carpentier-Edwards-Bioprothesen (Abb. 17.1). In der traditionellen Form handelt es sich um präservierte Schweineaortenklappen, die in einen gewebeüberzogenen Drahtrahmen und den Nahtring montiert sind.

Vor- und Nachteile. Der wesentliche Vorteil dieser Prothesen besteht in ihrer niedrigeren Thrombogenität, die keine Antikoagulation erforderlich macht. Der große Nachteil besteht in der relativ geringen Haltbarkeit (18). Im Durchschnitt muss ein großer Teil der Prothesen nach 5–10 Jahren wegen starker Degeneration neuerlich ausgetauscht werden. Die Haltbarkeit hängt allerdings stark vom Alter der Patienten und von der Klappenposition ab. Im höheren Alter hält die Klappe wesentlich länger als bei jungen Patienten, des Weiteren ist die Degenerationstendenz in Aortenposition geringer als in Mitralposition (23, 62, 79). Bei der neuen Generation von Bioprothesen wurde auch versucht, durch Präservation bei niedrigeren Drucken sowie durch Verwendung neuer Konservierungsmittel (ursprünglich Glutaraldehyd) die Haltbarkeit zu verbessern. Ein weiteres Problem dieser Prothesen besteht darin, dass der Gerüstaufbau relativ viel Platz einnimmt und das Verhältnis

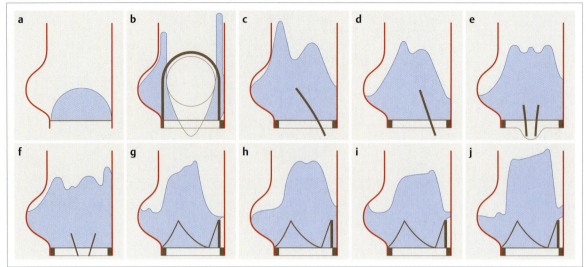

Abb. 17.**2** Schematische Darstellung des Einstroms durch verschiedene Prothesentypen in Aortenposition: Vergleich der Fluss-profile für (**a**) native Aortenklappe, (**b**) Kugelprothese, (**c**) Björk-Shiley-Kippscheibenprothese, (**d**) Medtronic-Hall-Kippscheiben-prothese, (**e**) St.-Jude-Doppelflügelklappe, (**f**) Duromedics-Doppelflügelklappe, (**g**) Hancock-Bioprothese, (**h**) Carpentier-Ed-wards-Bioprothese, (**i**) Mitroflow-Bioprothese, (**j**) Ionescu-Shiley-Bioprothese (nach Horstkotte D, Loogen F. Erworbene Herz-klappenfehler. Urban & Schwarzenberg, München 1987, S. 247).

von Nahtring und effektiver Klappenöffnung dadurch relativ ungünstig ist. Vor allem bei schlechten Platzver-hältnissen (z. B. kleiner Aortenring) können dadurch auch bei normaler Klappenprothesenfunktion bedeut-same transvalvuläre Gradienten bestehen. Für dieses Problem wurden verschiedene Lösungen versucht. Durch einen speziellen Nahtring kann ein supraanulärer Sitz der Prothese erreicht und dadurch eine größere ef-fektive Öffnungsfläche erzielt werden. Eine andere Möglichkeit besteht in chirurgischen Ringerweiterungs-techniken.

Gerüstfreie Bioprothesen. Neuerdings werden auch gerüstfreie Bioprothesen verwendet (Abb. 17.1). Dabei werden die Schweineaortenklappen ähnlich wie ein Ho-mograft (s. u.) implantiert. Dies kann entweder mit Aus-sparung der Koronarostien (subkoronar) erfolgen oder im Sinne eines Wurzeleinschlusses oder -ersatzes mit Reimplantation der Koronarien.

Perikardprothesen

Rinderperikard. Weniger bewährt hat sich die Kon-struktion von Bioprothesen aus Rinderperikard. Es han-delt sich dabei ebenfalls um gerüsttragende Klappen, die von der Form her einer Aortenklappe ähneln. Das Verhältnis von Nahtring und effektiver Klappenöff-nungsfläche kann hier zwar günstiger gestaltet werden und die Größe flexibler gewählt werden. Es besteht aber ebenfalls eine hohe Degenerationsrate, und akute Ab-risse von Taschen sind keine Seltenheit (23).

Autologe Perikardklappen. Diese werden intraoperativ aus dem Perikard des Patienten mit einem vorgeferti-ten Rahmen hergestellt und ähneln morphologisch den oben beschriebenen Prothesen.

Homograft

Prinzip. Beim sog. Homograft handelt es sich um eine menschliche Aorten- oder Pulmonalklappe, die von ei-ner Leiche so früh nach dem Tod entnommen wird, dass das Endothel noch vital ist (69). Je nach Operationstech-nik werden entweder nur die Aortenanteile, die Kom-missuren tragend sind, stehen gelassen und die dazwi-schen liegenden Teile abpräpariert, sodass ein Einnähen des Ringes in den Aortenring des Empfängers sowie ein Einnähen der Aortenwand unter Aussparung der Koro-narostien möglich sind (subkoronare Implantation). Zwei weitere Varianten bestehen in Form eines Wurze-leinschlusses (Implantation der Spender- in die Emp-fängerwurzel) und des Wurzelersatzes, bei dem jeweils die Koronarien in das Implantat eingenäht werden müs-sen (Abb. 17.**3**).

Vor- und Nachteile. Der Vorteil dieser Klappe besteht in der ausgezeichneten Hämodynamik, die praktisch der einer normalen Aortenklappe entspricht sowie in der fehlenden Notwendigkeit der Antikoagulation (18). Der Nachteil besteht in der mit zunehmender Lebensdauer zu erwartenden Klappendegeneration. Die Lebensdauer der Implantate konnte in letzter Zeit durch Einführung der Kryopräservation wahrscheinlich wesentlich ver-längert werden (3).

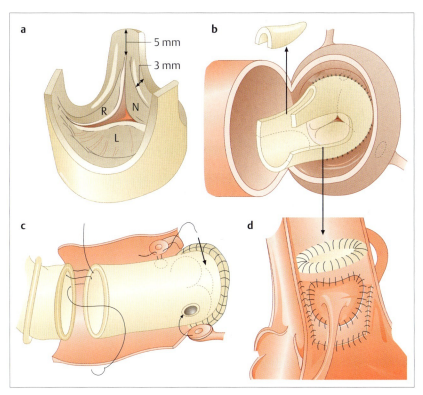

Abb. 17.**3** Operationstechniken bei Homograft.

a Homograft getrimmt für die subkoronare Implantation.

b Subkoronare Implantation (die Abgänge der Koronarien bleiben ausgespart).

c Wurzelersatz mit Reimplantation der Koronarien.

d Wurzeleinschluss (die Wurzel wird in die aszendierende Aorta eingesetzt; die äußerste Schicht wird von der nativen Aorta gebildet) (nach Kirklin JW, Barnatt-Boyes BG. Cardiac Surgery. Churchill Livingstone, New York 1993, 502–515 [a–c], Baur LHB et al. Echocardiographic parameters of the freestyle bioprosthesis in aortic position: The European Experience. J Am Soc Echocardiogr 1999;12:729–35 [d]).

Neuerdings wird auch versucht, menschliche Mitralklappen für den Mitralklappenersatz zu verwenden. Dabei handelt es sich allerdings um ein technisch aufwendiges Verfahren, das sich noch im experimentellen Stadium befindet.

Autograft

Prinzip. Beim sog. Autograft („Ross-Operation") wird die eigene Pulmonalklappe exzidiert und in Aortenposition implantiert, während in Pulmonalposition ein Homograft gesetzt wird.

Vor- und Nachteile. Die Operation ist technisch aufwendig, der Vorteil besteht aber darin, dass der Homograft in der weniger beanspruchten Pulmonalposition implantiert wird, in der auch einfacher reinterveniert werden kann. Bei der dann mit Sicherheit vitalen Klappe in Aortenposition, bei der bei Kindern auch ein weiteres Wachstum nachgewiesen ist, können auch keine immunologischen Probleme auftreten. Auch hier besteht wieder der Vorteil einer ausgezeichneten Hämodynamik und nicht erforderlicher Antikoagulation (18).

Methodische Grundlagen zur Beurteilung von Klappenprothesen

Im Vergleich zu nativen Klappen bestehen bei der Beurteilung von Klappenprothesen einige wesentliche methodische Unterschiede, die bei der Untersuchung berücksichtigt werden müssen. Die weiteren Ausführungen betreffen in erster Linie mechanische Prothesen sowie zum Teil gerüsttragende Bioprothesen. Bei Homograft, Autograft sowie gerüstfreien Bioprothesen ergeben sich hingegen keine methodischen Unterschiede zur Evaluierung nativer Klappen.

Bildgebende Methoden

2D-Echokardiographie

Akustische Eigenschaften. Probleme ergaben sich hier insofern, als das prothetische Material im Vergleich zum umgebenden Herzgewebe wesentlich unterschiedliche akustische Eigenschaften hat. So kann die unterschiedliche Schallgeschwindigkeit zu Verzerrungen in der Bildwiedergabe führen. Die verstärkte Schallreflexion und Absorption bedingen, dass interne Komponenten der Prothesen nur schlecht dargestellt werden können so-

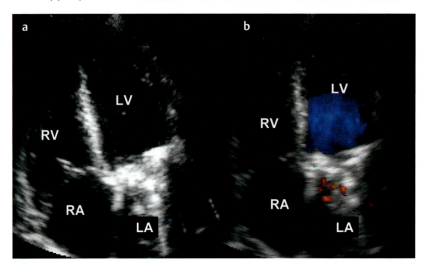

Abb. 17.**4** Mechanische Mitralklappenprothese. Der Schallschatten verhindert bei Untersuchung von apikal weitgehend
eine Beurteilung des linken Vorhofs sowohl in Hinblick auf strukturelle Veränderung wie auch von
Strömungsphänomenen.
a 2D-Untersuchung.
b Farbdoppleruntersuchung.

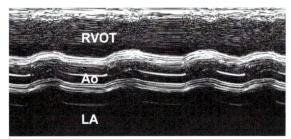

Abb. 17.**5** M-Mode einer normalen Bioprothese in Aortenposition. Die Bewegungen der normalen Taschen sind innerhalb
der gerüstbedingten Echos erkennbar.

wie eine schlechte laterale Auflösung und verstärkte Reverberationen vorliegen. Letztere können hinter der
Prothese gelegene Strukturen verbergen bzw. Artefakte
kreieren, die zu Falschbefunden (z. B. intrakardiale Massen) führen können. Hinter mechanischen Prothesen –
aber auch hinter den Gerüstteilen von Bioprothesen –
treten akustische Schatten (Schallschatten) auf, die sowohl eine strukturelle Beurteilung wie auch das Registrieren von Dopplersignalen in diesem Bereich nicht erlauben (Abb. 17.4) (76).

Geräteeinstellung. Prinzipiell ist für die Beurteilung
der Klappe selbst eine andere Geräteeinstellung notwendig als für die umgebenden Strukturen. Dies betrifft
vor allem die Verstärkung, die entsprechend zurückge-
nommen werden muss, sowie die Niedergeschwindig-
keitsfilter.

Wahl des Schallfensters. Die Probleme der akustischen Schattenbildung können durch entsprechende
Wahl des Schallfensters verringert werden. So ist z. B.
bei einer mechanischen Mitralprothese von apikal eine
Beurteilung des linken Vorhofs sowohl morphologisch
wie auch dopplersonographisch nur sehr beschränkt

möglich, von parasternal kann aber durchaus eine viel
weitreichendere Untersuchungsmöglichkeit bestehen
(Abb. 17.25). Bei speziellen Fragestellungen kann es allerdings häufig erforderlich sein, den transösophagealen Zugang zu verwenden (s. u.). Dies wird vor allem
bei der Feindiagnostik mit Suche nach kleinen thrombotischen Auflagerungen, Vegetationen oder Ringabs-
zessen erforderlich sein.

M-Mode-Echokardiographie

Der M-Mode-Echokardiographie kommt heute nur noch
eine untergeordnete Rolle zu. Sie ist in dieser Fragestellung vielerorts fast völlig in Vergessenheit geraten.
Trotzdem sollte man nicht ganz auf diese Technik verzichten. In bestimmten Situationen ist es durchaus
möglich, eine wertvolle Zusatzinformation zu erhalten.
Die hohe axiale Auflösung sowie die gute zeitliche Auflösung von Bewegungsabläufen können so z. B. bei der
Beurteilung von Bioprothesen Vorteile bringen, wenn
die Darstellung der Taschen und ihrer Bewegung im
Mittelpunkt steht (Abb. 17.5). Wie bei nativen Klappen
kann die M-Mode-Untersuchung darüber hinaus auch
bei Prothesen hilfreich sein, wenn es um die Darstellung
von Vegetationen mit ihrer hohen Mobilität, lockeren
Echostruktur und vibrierenden Oberfläche geht.

Die M-Mode-Registrierung normaler mechanischer
Prothesen zeichnet sich durch kantige Bewegungen mit
sehr rascher Schluss- und Öffnungsbewegung aus. Die
Abrundung dieser Bewegungen kann einen Hinweis auf
eine Dysfunktion im Rahmen einer Thrombosierung
oder vermehrten Prothesenkippbewegung bei Nahtdehiszenz sein (Abb. 17.6) (16). Gerade bei unklaren dopplersonographischen Befunden (s. u.) können mitunter
derartige Zeichen die Diagnose einer Prothesendysfunktion erhärten.

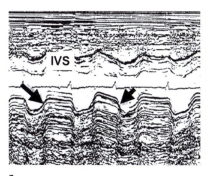
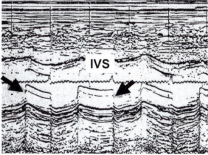

a   b

Abb. 17.6 M-Mode einer Kippscheibenprothese (Björk-Shiley) in Mitralposition.
a Abgerundete, verlangsamte Öffnungs- und Schlussbewegung im Rahmen einer Prothesenthrombose (Pfeile).
b Postoperativ normale Funktion mit schneller, kantiger Öffnungs- und Schlussbewegung (Pfeile) (mit freundlicher Genehmigung aus 16).

Kardiovaskuläre Strukturen

Dopplersonographische Funktionsbeurteilung von Klappenprothesen

Die dopplersonographische Funktionsbeurteilung umfasst einerseits die Evaluierung des Vorwärtsflusses mit Bestimmung von Flussgeschwindigkeiten, transvalvulären Gradienten und evtl. der Berechnung von Öffnungsflächen zur Festlegung der obstruktiven Wirkung einer Klappe im Normalzustand bzw. Diagnostik eventueller Prothesenstenosen. Andererseits kann ein Rückfluss entdeckt und näher evaluiert werden, wobei zwischen „normalen" Insuffizienzen bei bestimmten Prothesentypen sowie pathologischer transvalvulärer und paravalvulärer Insuffizienz zu differenzieren ist.

Transvalvuläre Flussgeschwindigkeiten und Druckgradienten

„Winkelfehler". Wie immer bei der dopplersonographischen Berechnung von Flussgeschwindigkeiten ist die Voraussetzung dafür, exakte und verlässliche Ergebnisse zu erhalten, dass Flussrichtung und Dopplerstrahl bei der Messung annähernd parallel verlaufen, da es bei Winkelabweichungen von mehr als ca. 20° zu wesentlichen Unterschätzungen kommen kann. Bei der Untersuchung von Prothesen ist insofern Augenmerk auf diese Tatsache erforderlich, als je nach Implantation und damit Orientierung der Prothese wie auch je nach Prothesentyp ein Abweichen von der Einstromrichtung, wie sie bei normalen, nativen Klappen besteht, gegeben sein kann. Dies trifft vor allem auf Kippscheibenprothesen zu. Im Falle von Klappendysfunktion kann dieses Problem noch gravierender werden. Bei Mitral- und Trikuspidalprothesen ist es in der Regel hilfreich, farbdopplersonographisch den Einstrom durch die Prothese darzustellen und auf diese Weise die günstigste Schallkopfposition zu suchen, von der aus eine optimale Winkelangleichung zwischen Schallstrahl und Strömungsrich-

tung möglich erscheint. Auch hier sollte eine Winkelkorrektur vermieden werden und stattdessen mit Änderung der Schallkopfposition gearbeitet werden. Bei Aortenklappenprothesen ist es in der Regel wenig hilfreich, die Farbdopplersonographie zur Winkeloptimierung heranzuziehen. Vielmehr ist es – ähnlich wie bei der Aortenstenose – erforderlich, durch entsprechende Variation der Schallkopfpositionen (apikal, suprasternal, rechtsparasternal in unterschiedlicher Höhe) eine optimale Spektrenqualität zu erzielen.

Vereinfachte Bernoulli-Gleichung. Wie bei nativen Herzklappen wird die vereinfachte Bernoulli-Gleichung verwendet, um die transvalvulären Flussgeschwindigkeiten in Druckgradienten umzurechnen. Befürchtungen, dass die Bernoulli-Gleichung nicht in gleicher Weise anwendbar wäre, weil die komplexere Situation des Blutstroms durch eine mechanische Prothese mit höheren Energieverlusten durch Viskosität bzw. Trägheitsüberwindung bedingt sein könnte, haben sich in experimentellen Untersuchungen nicht bestätigt (4, 12, 75). Prinzipiell dürfte die Bernoulli-Gleichung auch bei mechanischen Prothesen anwendbar sein. Dabei bestehen die gleichen Fehlerquellen wie bei nativen Klappen. So darf die stark vereinfachte Form der Gleichung ($\Delta p = 4\, v^2$), bei der die Flussgeschwindigkeit proximal der Flow-Obstruktion vernachlässigt wird, nur dann angewandt werden, wenn Letztere nicht wesentlich höher als 1 m/s ist. Zusätzlich ist allerdings bei mechanischen Klappen zu beachten, dass die komplexen Strömungsverhältnisse dazu führen können, dass die dopplersonographisch errechneten Gradienten nicht dem Nettodruckabfall über die Klappe entsprechen (12). Das bedeutet aus praktischer Sicht, dass bedeutsame Unterschiede zu den mit Kathetern invasiv gemessenen Gradienten auftreten können. Dieses Problem wird weiter unten näher erläutert.

Normwerte. Die Interpretation von Flussgeschwindigkeiten und Druckgradienten über Klappenprothesen ist

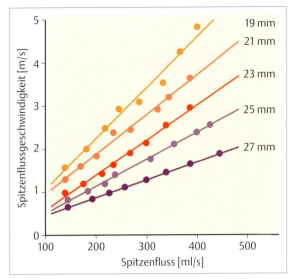

Abb. 17.7 Flow-Abhängigkeit der maximalen, mittels CW-Doppler gemessenen Flussgeschwindigkeiten über die verschiedenen Größen von St.-Jude-Aortenklappenprothesen im In-vitro-Versuch (mod. nach 13).

im Vergleich zu nativen Klappen dadurch wesentlich erschwert, dass – Homograft, Autograft und nichtgerüsttragende Bioprothesen ausgenommen – nach Klappenersatz in aller Regel noch eine mehr oder weniger stark ausgeprägte Flussobstruktion vorliegt (66). Das bedeutet, dass nach Klappenersatz auch bei normalem Funktionszustand höhere Flussgeschwindigkeiten als über nativen Klappen und damit messbare Druckgradienten vorliegen. Die Schwierigkeit besteht nun darin, zu differenzieren, inwieweit eine erhöhte Flussgeschwindigkeit bzw. ein Druckgradient noch einem normalen Funktionszustand oder aber einer Prothesendysfunktion entsprechen. Der Normbereich wird natürlich stark vom Klappentyp abhängen.

Moderne Doppelflügel- oder Kippscheibenprothesen werden in der Regel niedrigere Flussgeschwindigkeiten und Gradienten aufweisen als etwa eine Kugelprothese oder eine gerüsttragende Bioprothese (13). Des Weiteren ist natürlich die Klappengröße von wesentlicher Bedeutung (13, 66). Daraus ergibt sich, dass die sinnvolle Interpretation dieser Messwerte prinzipiell nur in Kenntnis von Klappentyp und Klappengröße erfolgen kann. In Tab. 17.3 wurde versucht, aus den in der Literatur zur Verfügung stehenden Daten eine umfassende Darstellung von Normwerten, bezogen auf Klappentyp und -größe, darzustellen. Bei genauerem Hinsehen wird man allerdings feststellen müssen, dass vor allem bei kleinen Klappengrößen die Schwankungsbreite der angegebenen Normwerte noch immer sehr groß ist (13, 20, 66). So finden sich z. B. bereits in einer einzelnen Arbeit für 19-mm-St.-Jude-Doppelflügelklappen Werte zwischen 2,2 und 4,2 m/s für die Spitzengeschwindigkeit entsprechend 19–71 mmHg für Spitzengradienten (20). Der Grund für diese starke Schwankungsbreite liegt in der Flow-Abhängigkeit der Flussgeschwindigkeiten und

transvalvulären Gradienten (13). Abb. 17.7 illustriert dies am Beispiel experimentell gewonnener Daten für die verschiedenen Größen von St.-Jude-Aortenklappenprothesen. Daraus ergibt sich, dass für die schlüssige Interpretation von Flussgeschwindigkeiten und Dopplergradienten nicht nur Klappentyp und Klappengröße bekannt sein müssen, sondern vor allem bei kleinen Klappen auch eine zumindest grobe Information über den Flow-Status bzw. die Linksventrikelfunktion erforderlich sein kann (67). Bei Aortenklappenprothesen kann diese aus Flussgeschwindigkeit im Ausflusstrakt sowie Dimension des Ausflusstraktes ermittelt werden. Um einen Parameter zu generieren, der weniger flussabhängig ist, wurde auch die Ermittlung eines Quotienten aus Ausflusstraktgeschwindigkeit und transvalvulärer Geschwindigkeit vorgeschlagen (20). Die Normbereichsbreite für diesen Parameter ist tatsächlich geringer; er bleibt aber natürlich von der Größe des Ausflusstrakts abhängig. Generell hat sich die Berechnung dieses Parameters zur Beurteilung der Klappenfunktion letztlich nicht durchgesetzt.

Prinzipiell hat die Berechnung von Flussgeschwindigkeiten und Gradienten bei der Beurteilung von Aortenklappenprothesen mehr Bedeutung als bei Mitralprothesen. Bei Letzteren ergibt sich vor allem für den mittleren Gradienten eine extreme Frequenzabhängigkeit. Die Angabe dieses Messwertes sollte daher auch immer mit gleichzeitiger Angabe der Herzfrequenz erfolgen.

Prinzipiell wird die dopplersonographische Funktionsbeurteilung von Klappenprothesen bzw. die richtige Interpretation von gemessenen Parametern wesentlich erleichtert, wenn Basisdaten zum Vergleich vorliegen (7, 60, 85). Es sollte daher immer danach getrachtet werden, früh postoperativ präzise Ausgangswerte zu erheben, um diese Messungen im späteren Follow-up zum Vergleich heranziehen zu können.

Beziehung zwischen Doppler- und Kathetergradienten über Klappenprothesen. Wie weiter oben ausgeführt, haben experimentelle Untersuchungen gezeigt, dass die Bernoulli-Gleichung zur Berechnung von Gradienten aus Flussgeschwindigkeiten auch bei mechanischen Prothesen angewandt werden kann. Damit würde man annehmen, dass bei Klappenprothesen – wie auch bei den nativen Klappen – eine gute Übereinstimmung zwischen Doppler- und Kathetergradienten gegeben sein müsste, soweit die von dort bekannten Fehlerquellen ausgeschlossen sind. Eine Reihe von älteren klinischen Studien schien diese Annahme auch tatsächlich zu unterstützen (19, 72, 84). So haben z. B. Burstow et al. (19) bei einer Gruppe von Patienten mit verschiedensten Typen von Aorten- wie auch Mitralprothesen mittels simultaner Doppler- und Kathetermessung über eine akzeptable Übereinstimmung zwischen beiden Methoden berichtet (Abb. 17.8). Andere Untersuchungen (5, 70, 87), wie z. B. jene von Rothbart et al. (70) an Patienten mit Kugelprothesen, zeigten allerdings gravierende Diskrepanzen mit systematischer Überschätzung des Kathetergradienten durch die Doppleruntersuchung (Abb. 17.9).

Tabelle 17.**3** Normalwerte der Dopplermessungen für die wichtigsten Klappenprothesen (gesammelte Daten von 8794 Prothesen aus 109 Publikationen)

a Aortenklappenprothesen

Klappentyp	Größe	n	Maximaler instantaner Gradient (mmHg)	Mittlerer Gradient (mmHg)	Vmax (m/s)	Effektive KÖF (cm²)
ATS Medical AP	16	6	47,7 ±12	27 ±7,3	3,44±0,47	0,61±0,09
ATS Medical Standard	19	9	47 ±12,6	26,2 ±7,9	3,41±0,43	0,96±0,18
(Doppelflügel)	21	15	25,5 ± 6,1	14,4 ±3,5	2,4 ±0,39	1,58±0,37
	23	8	19 ± 7	12 ±4		1,8 ±0,2
	25	12	17 ± 8	11 ±4		2,2 ±0,4
	27	10	14 ± 4	9 ±2		2,5 ±0,3
	29	5	11 ± 3	8 ±2		3,1 ±0,3
Biocor Stentless	21	45	35,97± 4,06	18 ±4		
(Bioklappe)	23	115	29,15± 8,28	18,64±7,14	3 ±0,6	1,4 ±0,5
	25	100	28,65± 6,6	17,72±6,99	2,8 ±0,5	1,6 ±0,38
	27	55	25,87± 2,81	18 ±2,8	2,7 ±0,2	1,9 ±0,46
	29	16	24 ± 2			
Biocor Extended Stentless	19–21	12	17,5 ± 5,8	9,7 ±3,5		1,3 ±0,4
(Bioklappe)	23	18	14,8 ± 5,9	8,1 ±3,1		1,6 ±0,3
	25	20	14,2 ± 3,5	7,7 ±1,9		1,8 ±0,3
Bioflo Pericardial	19	16	37,25± 8,65	24,15±5,1		0,77±0,11
(Bioklappe)	21	9	28,7 ± 6,2	18,7 ±5,5		1,1 ±0,1
	23	4	20,7 ± 4	12,5 ±3		1,3 ±0,09
Björk-Shiley Monostrut	19	37	46,0	26,67±7,87	3,3 ±0,6	0,94±0,19
(Kippscheibe)	21	161	32,41± 9,73	18,64±6,09	2,9 ±0,4	
	23	153	26,52± 9,67	14,5 ±6,2	2,7 ±0,5	
	25	89	22,33± 7	13,3 ±4,96	2,5 ±0,4	
	27	61	18,31± 8	10,41±4,38	2,1 ±0,4	
	29	9	12 ± 8	7,67±4,36	1,9 ±0,2	
Björk-Shiley Spherical	17	1			4,1	
(bzw. nicht spezifiziert)	19	2	27,0		3,8	1,1
(Kippscheibe)	21	18	38,94±11,93	21,8 ±3,4	2,92±0,88	1,1 ±0,25
	23	41	33,86±11	17,34±6,86	2,42±0,4	1,22±0,23
	25	39	20,39± 7,07	11,5 ±4,55	2,06±0,28	1,8 ±0,32
	27	23	19,44± 7,99	10,67±4,31	1,77±0,12	2,6
	29	5	21,1 ± 7,1		1,87±0,18	2,52±0,69
	31	2			2,1 ±0,14	
Carbomedics	17	7	33,4 ±13,2	20,1 ±7,1		1,02±0,2
(Doppelflügel)	19	63	33,3 ±11,19	11,61±5,08	3,09±0,38	1,25±0,36
	21	111	26,31±10,25	12,68±4,29	2,61±0,51	1,42±0,36
	23	120	24,61± 6,93	11,33±3,8	2,42±0,37	1,69±0,29
	25	103	20,25± 8,69	9,34±4,65	2,25±0,34	2,04±0,37
	27	57	19,05± 7,04	8,41±2,83	2,18±0,36	2,55±0,34
	29	6	12,53± 4,69	5,8 ±3,2	1,93±0,25	2,63±0,38
Carbomedics reduced	19	10	43,4 ± 1,8	24,4 ±1,2		1,22±0,08
(Doppelflügel)						
Carbomedics	19	4	29,04±10,1	19,5 ±2,12	1,8	1 ±0,18
Supraannular Top Hat	21	30	29,61± 8,93	16,59±5,79	2,62±0,35	1,18±0,33
(Doppelflügel)	23	30	24,38± 7,53	13,29±3,73	2,36±0,55	1,37±0,37
	25	1	22,0	11,0	2,4	
Carpentier-Edwards	19	56	43,48±12,72	25,6 ±8,02		0,85±0,17
(Bioklappe)	21	73	27,73± 7,6	17,25±6,24	2,37±0,54	1,48±0,3
	23	100	28,93± 7,49	15,92±6,43	2,76±0,4	1,69±0,45
	25	85	23,95± 7,05	12,76±4,43	2,38±0,47	1,94±0,45
	27	50	22,14± 8,24	12,33±5,59	2,31±0,39	2,25±0,55
	29	24	22,0	9,92±2,9	2,44±0,43	2,84±0,51
	31	4			2,41±0,13	

Tabelle 17.**3a** (Fortsetzung)

Klappentyp	Größe	n	Maximaler instantaner Gradient (mmHg)	Mittlerer Gradient (mmHg)	Vmax (m/s)	Effektive KÖF (cm²)
Carpentier-Edwards pericardial (Bioklappe)	19	14	32,13± 3,35	24,19± 8,6	2,83±0,14	1,21±0,31
	21	34	25,69± 9,9	20,3 ± 9,08	2,59±0,42	1,47±0,36
	23	20	21,72± 8,57	13,01± 5,27	2,29±0,45	1,75±0,28
	25	5	16,46± 5,41	9,04± 2,27	2,02±0,31	
	27	1	19,2 ± 0	5,6	1,6	
	29	1	17,6 ± 0	11,6	2,1	
Carpentier-Edwards supraannular (CE-SAV) (Bioklappe)	19	15	34,1 ± 2,7			1,1 ±0,09
	21	8	25 ± 8	14 ± 5		1,06±0,16
CryoLife-O'Brien Stentless (Bioklappe)	19	47		12 ± 4,8		1,25±0,1
	21	163		10,33± 2		1,57±0,6
	23	40		8,5		2,2
	25	40		7,9		2,3
	27	39		7,4		2,7
Duromedics (Tekna) (Doppelflügel)	19	1			3,6	
	21	3	19,08±16	8,98± 5		1,3
	23	12	19,87± 7	7 ± 2	2,64±0,27	
	25	18	21 ± 9	5 ± 2	2,34±0,38	
	27	15	22,5 ±12	6 ± 3	1,88±0,6	
	29	1	13,0	3,4	2,1	
Edwards PRIMA Stentless (Bioklappe)	19	7	30,9 ±11,7	15,4 ± 7,4		1 ±0,3
	21	30	31,22±17,35	16,36±11,36		1,25±0,29
	23	62	23,39±10,17	11,52± 5,26	2,8 ±0,4	1,49±0,46
	25	97	19,74±10,36	10,77± 9,32	2,7 ±0,3	1,7 ±0,55
	27	46	15,9 ± 7,3	7,1 ± 3,7		2 ±0,6
	29	11	11,21± 8,6	5,03± 4,53		2,49±0,52
Hancock I (Bioklappe)	21	1			3,5	
	23	14	19,09± 4,35	12,36± 3,82	2,94±0,24	
	25	26	17,61± 3,13	11 ± 2,85	2,36±0,37	
	27	20	18,11± 6,92	10 ± 3,46	2,4 ±0,36	
	29	2			2,23±0,04	
	31	1			2,0	
Hancock II (Bioklappe)	21	39	20 ± 4	14,8 ± 4,1		1,23±0,27
	23	119	24,72± 5,73	16,64± 6,91		1,39±0,23
	25	114	20 ± 2	10,7 ± 3		1,47±0,19
	27	133	14 ± 3			1,55±0,18
	29	35	15 ± 3			1,6 ±0,15
Ionescu-Shiley (Bioklappe)	17	11	42,0	21,1 ± 3,21		0,86±0,1
	19	63	23,17± 6,58	20,44± 8,47	2,63±0,32	1,15±0,18
	21	11	27,63± 8,34	15,1 ± 1,56	2,75±0,25	
	23	5	18,09± 6,49	9,9 ± 2,85	2,1 ±0,38	
	25	1	18,0			
	27	3	14,75± 2,17	8,97± 0,57	1,92±0,14	
	29	1	16,0	7,3 ± 0	2,0	
Jyros Bileaflet (Doppelflügel)	22	4	17,3	10,8		1,5
	24	7	18,6	11,4		1,5
	26	8	14,4	8,4		1,7
	28	3	10,0	5,7		1,9
	30	1	8,0	6,0		1,6
Lillehei-Kaster (Kippscheibe)	14	1			2,7	
	16	2			3,43±0,39	
	18	2			2,85±0,21	
	20	1			1,7	

Tabelle 17.**3 a**   (Fortsetzung)

Klappentyp	Größe	n	Maximaler instantaner Gradient (mmHg)	Mittlerer Gradient (mmHg)	Vmax (m/s)	Effektive KÖF (cm²)
Medtronic Freestyle Stentless (Bioklappe)	19	11		13,0		
	21	85		7,99± 2,6		1,6 ±0,32
	23	141		7,24± 2,5		1,9 ±0,5
	25	164		5,35± 1,5		2,03±0,41
	27	105		4,72± 1,6		2,5 ±0,47
Medtronic Hall (Kippscheibe)	20	24	34,37±13,06	17,08± 5,28	2,9 ±0,4	1,21±0,45
	21	30	26,86±10,54	14,1 ± 5,93	2,42±0,36	1,08±0,17
	23	27	26,85± 8,85	13,5 ± 4,79	2,43±0,59	1,36±0,39
	25	17	17,13± 7,04	9,53± 4,26	2,29±0,5	1,9 ±0,47
	27	8	18,66± 9,71	8,66± 5,56	2,07±0,53	1,9 ±0,16
	29	1			1,6	
Medtronic Intact (Bioklappe)	19	16	39,43±15,4	23,71± 9,3	2,5	
	21	55	33,9 ±12,69	18,74± 8,03	2,73±0,44	1,55±0,39
	23	110	31,27± 9,62	18,88± 6,17	2,74±0,37	1,64±0,37
	25	41	27,34±10,59	16,4 ± 6,05	2,6 ±0,44	1,85±0,25
	27	16	25,27± 7,58	15 ± 3,94	2,51±0,38	2,2 ±0,17
	29	5	31,0	15,6 ± 2,1	2,8	2,38±0,54
Medtronic Mosaic Porcine (Bioklappe)	21	51		12,43± 7,3		1,6 ±0,7
	23	121		12,47± 7,4		2,1 ±0,8
	25	71		10,08± 5,1		2,1 ±1,6
	27	30		9,0		
	29	6		9,0		
Mitroflow (Bioklappe)	19	4	18,7 ± 5,1	10,3 ± 3		1,13±0,17
	21	7	20,2	15,4	2,3	
	23	5	14,04± 4,91	7,56± 3,38	1,85±0,34	
	25	2	17 ±11,31	10,8 ± 6,51	2 ±0,71	
	27	3	13 ± 3	6,57± 1,7	1,8 ±0,2	
O'Brien-Angell Stentless (annular position) (Bioklappe)	23	50		14,5 ± 7,77		1,15±0,07
	25	50		19 ±12,72		1,12±0,25
	27	50		18 ±12,72		1,55±0,21
	29	50		12 ± 7,07		2,05±1,2
O'Brien-Angell Stentless (supraannular position) (Bioklappe)	23	50		9 ± 1,4		1,58±0,58
	25	50		7,5 ± 0,7		2,37±0,18
	27	50		8,5 ± 0,7		2,85±0,87
	29	50		7 ± 1,4		2,7 ±0,42
Omnicarbon (Kippscheibe)	21	71	36,79±12,59	19,41± 5,46	2,93±0,47	1,25±0,43
	23	83	29,33± 9,67	17,98± 6,06	2,66±0,44	1,49±0,34
	25	81	24,29± 7,71	13,51± 3,85	2,32±0,38	1,94±0,52
	27	40	19,63± 4,34	12,06± 2,98	2,08±0,35	2,11±0,46
	29	5	17,12± 1,53	10 ± 1,53	1,9 ±0,06	2,27±0,23
Omniscience (Kippscheibe)	19	2	47,5 ± 3,5	28 ± 1,4		0,81±0,01
	21	5	50,8 ± 2,8	28,2 ± 2,17		0,87±0,13
	23	8	39,8 ± 8,7	20,1 ± 5,1		0,98±0,07
On-X (Doppelflügel)	19	6	21,3 ±10,8	11,8 ± 3,4		1,5 ±0,2
	21	11	16,4 ± 5,9	9,9 ± 3,6		1,7 ±0,4
	23	23	15,9 ± 6,4	8,5 ± 3,3		2 ±0,6
	25	12	16,5 ±10,2	9 ± 5,3		2,4 ±0,8
	27–29	8	11,4 ± 4,6	5,6 ± 2,7		3,2 ±0,6
Sorin Allcarbon (Kippscheibe)	19	7	44 ± 7	29 ± 8	3,3 ±0,3	0,9 ±0,1
	21	25	36,52± 9,61	21,07± 6,72	2,93±0,2	1,08±0,19
	23	37	34,97±10,97	18,72± 6,49	2,9 ±0,41	1,31±0,2
	25	23	22 ± 4,68	13,85± 3,97	2,37±0,23	1,96±0,71
	27	13	16,3 ± 3,3	10,15± 3,76	2 ±0,25	2,51±0,57
	29	4	13 ± 4	8 ± 2	1,8 ±0,3	4,1 ±0,7

Tabelle 17.**3a** (Fortsetzung)

Klappentyp	Größe	n	Maximaler instantaner Gradient (mmHg)	Mittlerer Gradient (mmHg)	Vmax (m/s)	Effektive KÖF (cm²)
Sorin Bicarbon (Doppelflügel)	19	19	29,53± 4,46	16,35±1,99	2,5 ±0,1	1,36±0,13
	21	70	24,52± 7,1	12,54±3,3	2,46±0,31	1,46±0,2
	23	71	17,79± 6,1	9,61±3,3	2,11±0,24	1,98±0,23
	25	40	18,46± 3,1	10,05±1,6	2,25±0,19	2,39±0,29
	27	8	12 ± 3,25	7 ±1,5	1,73±0,21	3,06±0,47
	29	4	9 ± 1,25	5 ±0,5	1,51±0,1	3,45±0,02
Sorin Pericarbon (Bioklappe)	23	15	39 ±13	25 ±8		2,0
St. Jude Medical (Doppelflügel)	19	100	35,17±11,16	18,96±6,27	2,86±0,48	1,01±0,24
	21	207	28,34± 9,94	15,82±5,67	2,63±0,48	1,33±0,32
	23	236	25,28± 7,89	13,77±5,33	2,57±0,44	1,6 ±0,43
	25	169	22,57± 7,68	12,65±5,14	2,4 ±0,45	1,93±0,45
	27	82	12,85± 7,55	11,18±4,82	2,24±0,42	2,35±0,59
	29	18	17,72± 6,42	9,86±2,9	2 ±0,1	2,81±0,57
	31	4	16,0	10 ±6	2,1 ±0,6	3,08±1,09
St. Jude Medical HP (Doppelflügel)	19	19	25,81± 7,52	16,44±3,57		1,65±0,2
	21	30	18,9 ± 7,31	9,62±3,37		2,15±0,29
Starr Edwards (Kugel)	21	5	29,0			1,0
	22	2			4 ±0	
	23	22	32,6 ±12,79	21,98±8,8	3,5 ±0,5	1,1
	24	43	34,13±10,33	22,09±7,54	3,35±0,48	
	26	29	31,83± 9,01	19,69±6,05	3,18±0,35	
	27	14	30,82± 6,3	18,5 ±3,7		1,8
	29	8	29 ± 9,3	16,3 ±5,5		
Stentless Porcine	21	3	14 ± 5	8,7±3,5		1,33±0,38
Xenografts (Bioklappe)	22	3	16 ± 5,6	9,7 ±3,7		1,32±0,48
	23	4	13 ± 4,8	7,7 ±2,3		1,59±0,6
	24	3	13 ± 3,8	7,7 ±2,2		1,4 ±0,01
	25	6	11,5 ± 7,1	7,4 ±4,5		2,13±0,7
	26	3	10,7	7 ±2,1		2,15±0,2
	27	1	9,2	5,5		3,2
	28	1	7,5	4,1		2,3
Toronto Stentless Porcine (Bioklappe)	20	1	10,9	4,6		1,3
	21	9	18,64±11,8	7,56±4,4		1,21±0,7
	22	1	23,0			1,2
	23	84	13,55± 7,28	7,08±4,33		1,59±0,84
	25	190	12,17± 5,75	6,2 ±3,05		1,62±0,4
	27	240	9,96± 4,56	4,8 ±2,33		1,95±0,42
	29	200	7,91± 4,17	3,94±2,15		2,37±0,67

3

Tabelle 17.**3**   Normalwerte der Dopplermessungen für die wichtigsten Klappenprothesen (gesammelte Daten von 8794 Prothesen aus 109 Publikationen)
b Mitralklappenprothesen

Klappentyp	Größe	n	Maximaler instantaner Gradient (mmHg)	Mittlerer Gradient (mmHg)	Vmax (m/s)	Druckhalb-wertszeit (ms)	Effektive KÖF (cm²)
Biocor	27	3	13 ±1				
(Bioklappe)	29	3	14 ±2,5				
	31	8	11,5 ±0,5				
	33	9	12 ±0,5				
Bioflo Pericardial	25	3	10 ±2	6,3 ±1,5			2 ±0,1
(Bioklappe)	27	7	9,5 ±2,6	5,4 ±1,2			2 ±0,3
	29	8	5 ±2,8	3,6 ±1			2,4 ±0,2
	31	1	4,0	2,0			2,3
Björk-Shiley	23	1			1,7	115	
(Kippscheibe)	25	14	12 ±4	6 ±2	1,75±0,38	99±27	1,72±0,6
	27	34	10 ±4	5 ±2	1,6 ±0,49	89±28	1,81±0,54
	29	21	7,83±2,93	2,83±1,27	1,37±0,25	79±17	2,1 ±0,43
	31	21	6 ±3	2 ±1,9	1,41±0,26	70±14	2,2 ±0,3
Björk-Shiley Monostrut	23	1		5,0	1,9		
(Kippscheibe)	25	102	13 ±2,5	5,57±2,3	1,8 ±0,3		
	27	83	12 ±2,5	4,53±2,2	1,7 ±0,4		
	29	26	13 ±3	4,26±1,6	1,6 ±0,3		
	31	25	14 ±4,5	4,9 ±1,6	1,7 ±0,3		
Carbomedics	23	2			1,9 ±0,1	126± 7	
(Doppelflügel)	25	12	10,3 ±2,3	3,6 ±0,6	1,3 ±0,1	93± 8	2,9 ±0,8
	27	78	8,79±3,46	3,46±1,03	1,61±0,3	89±20	2,9 ±0,75
	29	46	8,78±2,9	3,39±0,97	1,52±0,3	88±17	2,3 ±0,4
	31	57	8,87±2,34	3,32±0,87	1,61±0,29	92±24	2,8 ±1,14
	33	33	8,8 ±2,2	4,8 ±2,5	1,5 ±0,2	93±12	
Carpentier-Edwards	27	16		6 ±2	1,7 ±0,3	98±28	
(Bioklappe)	29	22		4,7 ±2	1,76±0,27	92±14	
	31	22		4,4 ±2	1,54±0,15	92±19	
	33	6		6 ±3		93±12	
Carpentier-Edwards pericardial	27	1		3,6	1,6	100	
	29	6		5,25±2,36	1,67±0,3	110±15	
(Bioklappe)	31	4		4,05±0,83	1,53±0,1	90±11	
	33	1		1,0	0,8	80	
Duromedics	27	8	13 ±6	5 ±3	161±40	75±12	
(Doppelflügel)	29	14	10 ±4	3 ±1	140±25	85±22	
	31	21	10,5 ±4,33	3,3 ±1,36	138±27	81±12	
	33	1	11,2	2,5		85	
Hancock I	27	3	10 ±4	5 ±2			1,3 ±0,8
(bzw. nicht spezifiziert)	29	13	7 ±3	2,46±0,79		115±20	1,5 ±0,2
(Bioklappe)	31	22	4 ±0,86	4,86±1,69		95±17	1,6 ±0,2
	33	8	3 ±2	3,87±2		90±12	1,9 ±0,2
Hancock II	27	16					2,21±0,14
(Bioklappe)	29	64					2,77±0,11
	31	90					2,84±0,1
	33	25					3,15±0,22
Hancock pericardial	29	14		2,61±1,39	1,42±0,14	105±36	
(Bioklappe)	31	8		3,57±1,02	1,51±0,27	81±23	
Ionescu-Shiley	25	3		4,87±1,08	1,43±0,15	93±11	
(Bioklappe)	27	4		3,21±0,82	1,31±0,24	100±28	
	29	6		3,22±0,57	1,38±0,2	85±8	
	31	4		3,63±0,9	1,45±0,06	100±36	

Tabelle 17.**3 b**   (Fortsetzung)

Klappentyp	Größe	n	Maximaler instantaner Gradient (mmHg)	Mittlerer Gradient (mmHg)	Vmax (m/s)	Druckhalb-wertszeit (ms)	Effektive KÖF (cm²)
Ionescu-Shiley low profile (Bioklappe)	29	13		3,31±0,96	1,36±0,25	80±30	
	31	10		2,74±0,37	1,33±0,14	79±15	
Labcor-Santiago Pericardial (Bioklappe)	25	1	8,7	4,5		97	2,2
	27	16	5,6±2,3	2,8 ±1,5		85±18	2,12±0,48
	29	20	6,2±2,1	3 ±1,3		80±34	2,11±0,73
Lillehai-Kaster (Kippscheibe)	18	1			1,7	140	
	20	1			1,7	67	
	22	4			1,56±0,09	94±22	
	25	5			1,38±0,27	124±46	
Medtronic Hall (Kippscheibe)	27	1			1,4	78	
	29	5			1,57±0,1	69±15	
	31	7			1,45±0,12	77±17	
Medtronic Intact Porcine (Bioklappe)	29	3		3,5 ±0,51	1,6 ±0,22		
	31	14		4,2 ±1,44	1,6 ±0,26		
	33	13		4 ±1,3	1,4 ±0,24		
	35	2		3,2 ±1,77	1,3 ±0,5		
Mitroflow (Bioklappe)	25	1		6,9	2,0	90	
	27	3		3,07±0,91	1,5	90±20	
	29	15		3,5 ±1,65	1,43±0,29	102±21	
	31	5		3,85±0,81	1,32±0,26	91±22	
Omnicarbon (Kippscheibe)	23	1		8,0			
	25	16		6,05±1,81	1,77±0,24	102±16	
	27	29		4,89±2,05	1,63±0,36	105±33	
	29	34		4,93±2,16	1,56±0,27	120±40	
	31	58		4,18±1,4	1,3 ±0,23	134±31	
	33	2		4 ±2			
On-X (Doppelflügel)	25	3	11,5±3,2	5,3 ±2,1			1,9 ±1,1
	27–29	16	10,3±4,5	4,5 ±1,6			2,2 ±0,5
	31–33	14	9,8±3,8	4,8 ±2,4			2,5 ±1,1
Sorin Allcarbon (Kippscheibe)	25	8	15 ±3	5 ±1	2 ±0,2	105±29	2,2 ±0,6
	27	20	13 ±2	4 ±1	1,8 ±0,1	89±14	2,5 ±0,5
	29	34	10 ±2	4 ±1	1,6 ±0,2	85±23	2,8 ±0,7
	31	11	9 ±1	4 ±1	1,6 ±0,1	88±27	2,8 ±0,9
Sorin Bicarbon Bileaflet (Doppelflügel)	25	3	15 ±0,25	4 ±0,5	1,95±0,02	70±1	
	27	25	11 ±2,75	4 ±0,5	1,65±0,21	82±20	
	29	30	12 ±3	4 ±1,25	1,73±0,22	80±14	
	31	9	10 ±1,5	4 ±1	1,66±0,11	83±14	
St. Jude Medical (Doppelflügel)	23	1		4,0	1,5	160	1,0
	25	4		2,5 ±1	1,34±1,12	75± 4	1,35±0,17
	27	16	11 ±4	5 ±1,82	1,61±0,29	75±10	1,67±0,17
	29	40	10 ±3	4,15±1,8	1,57±0,29	85±10	1,75±0,24
	31	41	12 ±6	4,46±2,22	1,59±0,33	74±13	2,03±0,32
Starr-Edwards (Kugelprothese)	3	5			1,79±0,26	127±24	
	26	1		10,0			1,4
	28	27		7 ±2,75			1,9 ±0,57
	30	25	12,2±4,6	6,99±2,5	1,7 ±0,3	125±25	1,65±0,4
	32	17	11,5±4,2	5,08±2,5	1,7 ±0,3	110±25	1,98±0,4
	34	1		5,0			2,6
Stentless Quadrileaflet Bovine Pericardial (Bioklappe)	26	2		2,2 ±1,7	1,6	103±31	1,7
	28	14			1,58±0,25		1,7 ±0,6
	30	6			1,42±0,32		2,3 ±0,4
Wessex (Bioklappe)	29	9		3,69±0,61	1,66±0,17	83±19	
	31	22		3,31±0,83	1,41±0,25	80±21	

Anhand von experimentellen Untersuchungen konnte schließlich gezeigt werden, dass die Beziehung zwischen Doppler- und Kathetergradienten wesentlich vom Klappentyp abhängt (13). Während bei Bioprothesen sowie Kippscheibenprothesen, wie der Medtronic-Hall-Klappe, keine klinisch relevanten Messunterschiede zwischen den beiden Methoden auftreten dürften, müssen bei Doppelflügelklappen und auch bei Kugelprothesen gravierende Diskrepanzen erwartet werden (Abb. 17.**10**). Dabei hat sich gezeigt, dass es sich hier nicht um einen Messfehler einer der beiden Methoden handelt, sondern prinzipiell unterschiedliche Druckdifferenzen gemessen werden. Dieser Mechanismus ist mittlerweile besonders gut für die Doppelflügelklappen geklärt (12). Abb. 17.**11** zeigt schematisch den Fluss durch eine Doppelflügelklappe. Im zentralen Kanal zwischen den beiden Flügeln kommt es durch Flow-Kontraktion lokal zu hohen Flussgeschwindigkeiten bzw. kann sich hier im Eingangsbereich der Prothese zwischen den beiden Flügeln ein Niedrigdruckfeld aufbauen. Die mittels CW-Doppler gemessenen maximalen Flussgeschwindigkeiten über die Klappe entsprechen dieser zentralen hohen Flussgeschwindigkeit. Der aus dieser Flussgeschwindigkeit berechnete Gradient entspricht der Druckdifferenz zwischen proximaler Kammer und dem Niedrigdruckfeld zwischen den beiden Prothesenflügeln. Die beiden leicht divergierenden Flügel bilden einen zentralen Flusskanal mit idealen Bedingungen für Druckerholung. Mit Erweiterung des Flusskanals und Abnahme der Flussgeschwindigkeit kann es durch Rückgewinnung von potenzieller aus kinetischer Energie zu einem relativ raschen Wiederanstieg des Drucks kommen („pressure recovery"). Stromabwärts der Klappe kann es zumindest bei Aortenklappenprothesen in Abhängigkeit von der Aortengröße zu weiterer Druckerholung kommen. Der Nettodruckabfall über die Klappe (Differenz zwischen Druck proximal der Prothese und Druck einige cm stromabwärts der Prothese) ist dann schließlich wesentlich geringer als die dopplersonographisch ermittelte Druckdifferenz. Bei der Katheteruntersuchung wird hingegen in aller Regel mit einer gewissen Distanz zur Prothese der distale Druck gemessen und somit der Nettodruckabfall über die Klappe berechnet. Der Katheterwert liegt somit wesentlich niedriger als der Dopplergradient (Abb. 17.**12**). Da es sich dabei um eine streng lineare Beziehung handelt, würde man primär annehmen, dass unter Kenntnis der Regressionsgeraden eine Rückrechnung vom Dopplergradienten auf den Kathetergradienten bzw. Nettodruckabfall über die Prothese möglich sein müsste. Dies trifft allerdings nur für den Normalfunktionszustand einer Doppelflügelklappe zu. Ebenfalls in experimentellen Untersuchungen (14) konnte gezeigt werden, dass bei zunehmender Blockade eines Flügels die Differenz zwischen der zentralen Flussgeschwindigkeit in der Prothese und der Durchschnittsgeschwindigkeit über die Klappe abnimmt und durch die zunehmende Entstehung von Turbulenzen auch die Möglichkeiten für Druckerholung immer schlechter gegeben sind. Bei völliger Blockade eines Flügels verschwindet das Phänomen der lokalen hohen Flussgeschwindigkeit bzw. das umschriebene Nied-

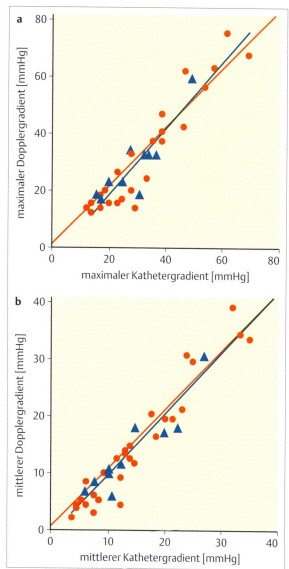

Abb. 17.**8** Vergleich simultan gemessener Doppler- und Kathetergradienten über verschiedene Mitral- und Aortenklappenprothesen (die vollen Kreise entsprechen Daten von mechanischen, die Dreiecke von Bioprothesen). In dieser Untersuchung konnte eine relativ gute Übereinstimmung gefunden werden (mod. nach 19).
a Maximaler Gradient.
b Mittlerer Gradient.

rigdruckfeld im Zentrum der Prothese überhaupt, sodass dann keine bedeutsame Differenz zwischen Doppler- und Kathetermessung mehr gegeben ist (Abb. 17.**13**). Da nun der Grund für die Messung des Dopplergradienten eigentlich die Beurteilung des Funktionszustands der Prothese ist und Letzterer somit bei der Untersuchung nicht bekannt ist, ist eine Korrektur des Wertes nicht möglich.

Das gesamte Phänomen wird in erster Linie bei kleinen Prothesengrößen und bei hohen Flussgeschwindigkeiten relevant. So können bei Aortenklappenprothesen

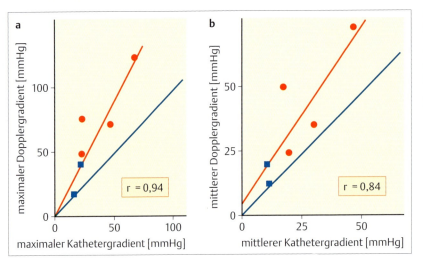

Abb. 17.**9** Vergleich zwischen Doppler- und Kathetergradient über Starr-Edwards-Kugelprothesen. Die Kathetergradienten wurden signifikant und systematisch überschätzt (mod. nach 70).
a Maximaler Gradient.
b Mittlerer Gradient.

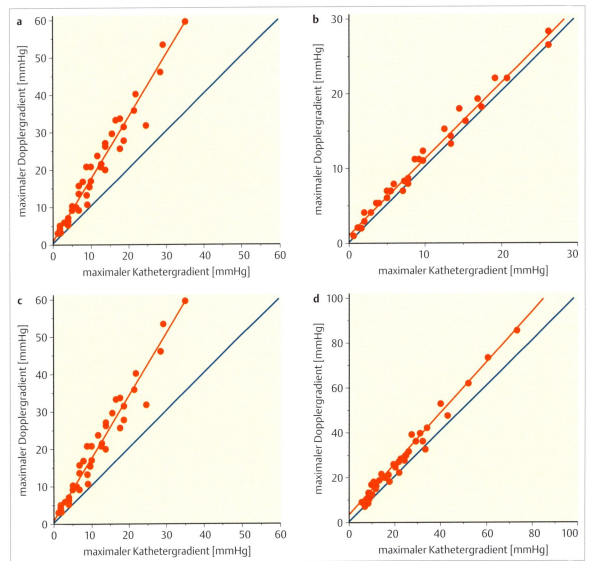

Abb. 17.**10** Vergleich von in einem pulsatilen Flussmodell simultan gemessenen Doppler- und Kathetergradienten über verschiedene Typen von Aortenklappenprothesen. Doppelflügel- und Kugelprothesen zeigen klinisch relevante Diskrepanzen (mod. nach 13).
a St.-Jude-Doppelflügelklappen.
b Medtronic-Hall-Kippscheibenprothesen.
c Starr-Edwards-Kugelprothesen.
d Hancock-Bioprothesen.

mit 19 mm Größe im Extremfall Diskrepanzen zwischen Doppler- und Kathetergradient von bis zu 30–40 mmHg auftreten. Bei größeren Aortenklappenprothesen sowie Mitralprothesen, bei denen ohnedies nur geringe Druckgradienten über die Klappe bestehen, sind die Absolutwerte für die Differenzen zwischen Doppler- und Kathetergradienten in einem Bereich, der keine klinische Relevanz findet. Bei hohen Dopplergradienten über kleine Doppelflügelklappen sollte man aber auf alle Fälle an dieses Phänomen denken.

Abb. 17.14 zeigt das Beispiel einer 75-jährigen Patientin mit einer 19-mm-Carbomedics-Doppelflügelklappe. Der Dopplerspitzengradient von 85 mmHg und der mittlere Gradient von 53 mmHg würden eine Prothesenstenose vermuten lassen. Der invasiv mittels transseptaler Punktion simultan gemessene Gradient beträgt tatsächlich aber nur 31 mmHg. Im Zweifelsfall sollte in solchen Situationen eine Durchleuchtung durchgeführt werden, um das Klappenspiel zu beurteilen. Es handelt sich dabei um eine einfache, nichtinvasive Ergänzungsuntersuchung, die rasche Klärung bringen kann. Bei der Patientin konnte auch tatsächlich ein normales Klappenspiel nachgewiesen werden. Der besonders hohe Dopplergradient über die Klappe war durch den hohen Flow mitbedingt, der aus einer gleichzeitig bestehenden mittelgradigen Aorteninsuffizienz mit entsprechendem Regurgitationsvolumen resultierte.

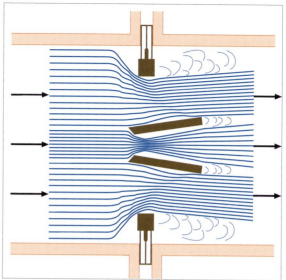

Abb. 17.11 Schematische Darstellung des Flusses durch eine Doppelflügelklappe.

Berechnung der Klappenöffnungsfläche

Da – wie auch bei nativen Klappen – transvalvuläre Flussgeschwindigkeiten und Druckgradienten prinzipiell flussabhängig sind, wäre auch bei Klappenprothesen zur Funktionsbeurteilung die Berechnung einer Klappenöffnungsfläche wünschenswert. Wegen der im Abschnitt „2D-Echokardiographie" beschriebenen Probleme ist es bei Klappenprothesen in aller Regel nicht möglich, die Klappenöffnungsfläche echokardiographisch direkt darzustellen. Davon ausgenommen sind Homografts, Autografts und teilweise Aortenklappen-

bioprothesen, bei denen zumindest von transösophageal eine Darstellung der Klappenöffnung und Planimetrie der Öffnungsfläche möglich ist. In den meisten Fällen kann die Öffnungsfläche aber nur indirekt berechnet werden. Zu diesem Zweck wird, wie auch bei den nativen Klappen, die Kontinuitätsgleichung verwendet (20, 27, 55, 56, 60).

Aortenklappenprothesen. Bei Aortenklappenprothesen wird wie bei der Aortenstenose der Fluss im linksventrikulären Ausflusstrakt berechnet und durch die Flussgeschwindigkeit über die Prothese dividiert. Dies hat den Vorteil, dass hier der tatsächlich über die Klappe stattfindende Blutfluss berechnet wird und die Anwendung der Methode auch bei gleichzeitig bestehender Protheseninsuffizienz möglich ist.

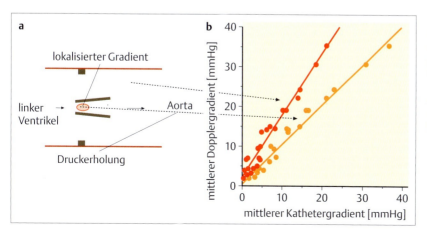

Abb. 17.12 Vergleich zwischen Doppler- und Kathetergradient über St.-Jude-Doppelflügelklappen in Abhängigkeit von der Lokalisation der distalen Druckmessung: zwischen den beiden Flügeln (orange Punkte), 4 cm stromabwärts der Prothese (rote Punkte) (mod. nach 12).

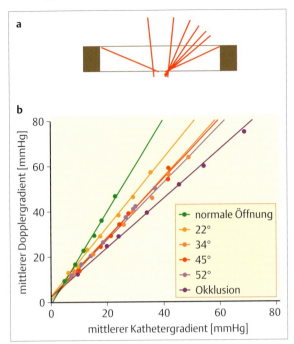

Abb. 17.**13** Vergleich zwischen Doppler- und Kathetergradient über St.-Jude-Doppelflügelklappen in Abhängigkeit von der Prothesenfunktion (normale Funktion und unterschiedliches Ausmaß von Bewegungseinschränkung eines Flügels) (mod. nach 14).
a Schematische Darstellung der Klappe mit den unterschiedlichen Öffnungswinkeln eines Flügels.
b Gradientenvergleich.

Mitralklappenprothesen. Die Situation ist bei Mitralprothesen schwieriger. Der Fluss über den linksventrikulären Ausflusstrakt kann nur dann zur Berechnung herangezogen werden, wenn weder eine Mitralprotheseninsuffizienz noch eine Aorteninsuffizienz besteht (56). Der direkte Fluss über die Mitralprothese ist mittels konventionellem Doppler nicht verlässlich bestimmbar. Bei Fehlen von Shunts und Mitralinsuffizienz kann zur Flussberechnung evtl. auf die Pulmonal- oder

Trikuspidalklappe ausgewichen werden, wenn keine bedeutsame Pulmonal- oder Trikuspidalinsuffizienz besteht. Als Alternative wurde vorgeschlagen, den Fluss über die Mitralklappe mit der PISA-Methode farbdopplersonographisch zu ermitteln (51). Diese Methode ist allerdings nicht ausreichend validiert. Auf die Verwendung der Druckhalbwertszeit zur Berechnung von Mitralöffnungsflächen wird weiter unten im entsprechenden Abschnitt eingegangen.

Abweichungen beim Einsatz der Kontinuitätsgleichung. Bei der Untersuchung von mechanischen Prothesen und Verwendung der Kontinuitätsgleichung zur Ermittlung der Öffnungsfläche besteht im Vergleich zu nativen Klappen ein gravierender Unterschied. Die Anwendung der Kontinuitätsgleichung setzt voraus, dass die gemessene transvalvuläre Flussgeschwindigkeit der Druchschnittsgeschwindigkeit über den Querschnitt der Klappenöffnung entspricht. Wie weiter oben ausgeführt, besteht bei Doppelflügelklappen und auch bei Kugelprothesen das Problem, dass die dopplersonographisch gemessenen transvalvulären Flussgeschwindigkeiten den Spitzengeschwindigkeiten über die Prothese entsprechen (bei Doppelflügelklappen den hohen Flussgeschwindigkeiten zwischen den beiden Flügeln), die weit über der Durchschnittsgeschwindigkeit über den Prothesenquerschnitt liegen. Bei Einsetzen dieser hohen Flussgeschwindigkeiten in die Kontinuitätsgleichung kommt es naturgemäß zu einer gravierenden Unterschätzung der effektiven Öffnungsfläche (Abb. 17.15) (10, 36). Trotz dieser Limitationen wurde in einer Arbeit berichtet, dass die Kontinuitätsgleichung zur Differenzierung zwischen normaler Prothesenfunktion und Prothesenstenose bzw. zur Erkennung hoher Gradienten durch gleichzeitige Insuffizienz hilfreich sein kann (71). Prinzipiell muss aber festgehalten werden, dass eine korrekte Berechnung der Klappenöffnungsfläche mittels Kontinuitätsgleichung bei Doppelflügel- und Kugelprothesen nicht möglich ist (10, 36, 57), während ihre Verwendung bei Kippscheibenprothesen zulässig sein dürfte (36) (Abb. 17.**15**).

Zu beachten ist, dass bei mechanischen Prothesen die effektive Öffnungsfläche selbst experimentell kaum

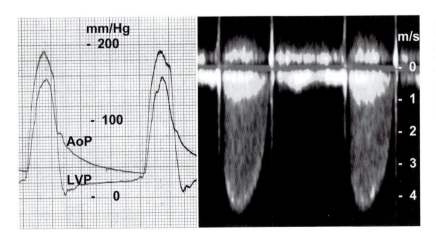

Abb. 17.**14** Simultan in Aorta (AoP) und linkem Ventrikel (LVP) registrierte Druckkurven und CW-Dopplerspektrum einer Patientin mit Doppelflügelklappe in Aortenposition. Der invasiv gemessene mittlere Gradient liegt mit 31 mmHg wesentlich niedriger als der dopplersonographisch berechnete mittlere Gradient von 53 mmHg.

exakt berechnet werden kann. Von den Herstellern wird meistens die Fläche innerhalb des Klappenrings angegeben, die effektive Öffnungsfläche wird aber mit dem Okkluder, der auch in geöffnetem Zustand den Durchstrom mehr oder weniger behindert, entsprechend reduziert. Auch die Gorlin-Gleichung mit ihren Konstanten, die teilweise empirisch von nativen Klappenstenosen erhalten und teilweise willkürlich festgelegt wurden, ist für die Berechnung von Klappenöffnungsflächen von Prothesen nicht wirklich validiert und daher eigentlich auch nicht als Goldstandard zu betrachten.

Druckhalbwertszeit

Bei Mitralprothesen kann die Druckhalbwertszeit zur Beurteilung des obstruierenden Effekts einer Klappe berechnet werden (66, 72). Die Beziehung zwischen Druckhalbwertszeit und Mitralöffnungsfläche ist selbst bei nativen Mitralstenosen komplex. Sie wird vom initialen Druckgradienten über die Klappe sowie von Ventrikel- und Vorhof-Compliance beeinflusst (80, 81). Die einfache Formel 220/gemessene Druckhalbwertszeit wurde empirisch für rheumatische Mitralstenosen ermittelt, um die Mitralöffnungsfläche zu erhalten. Die Anwendung dieser Formel zur Berechnung einer Mitralprothesenöffnungsfläche ist nicht validiert und insbesondere bei kurzen Halbwertszeiten um 100 ms, wie sie bei normal funktionierenden Klappen zu finden sind, mit hoher Wahrscheinlichkeit nicht geeignet (17, 56). Es sollte daher bei Prothesen prinzipiell die Druckhalbwertszeit selbst angegeben und nicht in eine Öffnungsfläche umgerechnet werden.

Die Normwerte für diesen Parameter sind in Tab. 17.3 zusammengestellt. Auch hier finden sich selbst bei Spezifikation von Klappengrößen für den jeweiligen Klappentyp mitunter relativ große Normwertsbereiche, die die sichere Interpretation des gemessenen Wertes beim individuellen Patienten schwierig machen können. Die Druckhalbwertszeit ist aber insbesondere bei vorhandenen Basisdaten ein sehr hilfreicher Parameter zur Diagnostik von Prothesendysfunktion. Sie sollte daher routinemäßig gemessen werden. Insbesondere erlaubt die gemeinsame Interpretation von Druckhalbwertszeit und Gradient die Differenzierung eines Gradientenanstiegs bedingt durch eine Prothesenstenose von einem Gradientenanstieg bedingt durch das Regurgitationsvolumen bei signifikanter Protheseninsuffizienz, da bei Letzterer die Druckhalbwertszeit unverändert bleibt (s. auch „Besondere Aspekte der Quantifizierung von Protheseninsuffizienzen").

Insuffizienz von Klappenprothesen

Normale Insuffizienzen. Homografts, Autografts sowie Bioprothesen sollten normalerweise keine Insuffizienz aufweisen. Bei mechanischen Klappen ist je nach Typ ein unterschiedliches Ausmaß an Rückfluss während des Klappenschlusses vorhanden (Abb. 17.16). Dieser Rückfluss kann zwar farbdopplersonographisch prinzi-

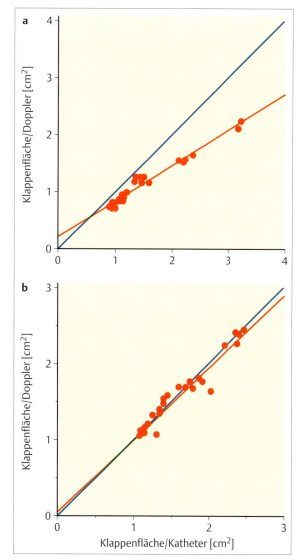

Abb. 17.15 Öffnungsflächen von Klappenprothesen.
a St.-Jude-Doppelflügelklappen.
b Medtronic-Hall-Kippscheibenprothesen. Vergleich der Dopplerberechnung (Kontinuitätsgleichung) mit den aus direkter Druck- und Flussmessung (Gorlin-Gleichung) errechneten Werten (mod. nach 10). Bei der Doppelflügelklappe besteht eine beträchtliche Unterschätzung der Öffnungsfläche durch die Dopplermethode, während bei der Kippscheibenprothese eine akzeptable Übereinstimmung zwischen den beiden Methoden gegeben ist.

piell detektiert werden, wegen des nur sehr kurzen Anhaltens sowie mangels eines definierten Insuffizienz-Jets wird diese Regurgitation aber kaum Anlass zur Verwirrung geben und nicht als pathologischer Befund fehlinterpretiert werden. Neben diesem Rückfluss bei Klappenschluss hält bei den modernen Kippscheiben- und Doppelflügelklappen, wie oben beschrieben, während der Zyklusphase, in der die Klappe geschlossen ist, ein geringer Leckfluss an (Abb. 17.16) (65). Obwohl es

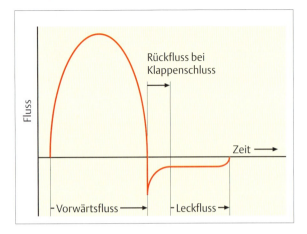

Abb. 17.**16** Schematische Darstellung des Flusses über eine mechanische Aortenklappenprothese. An den Vorwärtsfluss schließt ein Rückfluss an, der zum Klappenschluss führt. Ein sehr geringer Leckfluss besteht während der geschlossenen Phase weiter.

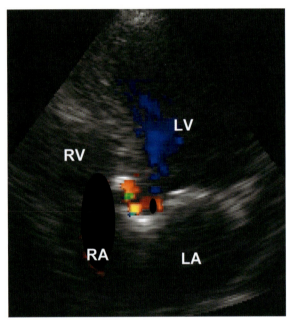

Abb. 17.**17** Doppelflügelklappe in Aortenposition: In einem transthorakalen Fünfkammerblick sind die normalen Regurgitationen erkennbar.

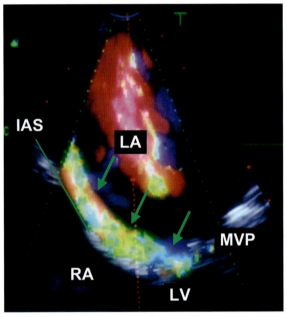

Abb. 17.**18** Mechanische Mitralklappe (MVP) von transösophageal dargestellt. Exzentrischer, mondförmiger Jet (Pfeile) bei paravalvulärer Insuffizienz.

sich dabei nur um sehr geringe Flussmengen handelt (3–6 ml/Schlag bei modernen Klappen) (11), kann diese Insuffizienz dopplersonographisch detektiert werden (11, 29). Von transthorakal war in der früheren Literatur nur eine relativ niedrige Detektionsrate beschrieben (konventioneller Doppler 0–38 % [24, 42, 50, 60, 63], Farbdoppler 0–6 % [42, 1]). Bei der heute verwendeten Technik scheint dies allerdings im Wesentlichen eine Frage der Klappenposition zu sein.

Bei Aortenklappenprothesen können diese normalen Insuffizienzen in einem sehr hohen Prozentsatz auch von transthorakal erkannt werden (Abb. 17.17), während bei Mitralprothesen wegen des akustischen Schattens durch die Prothese und der dadurch erschwerten Untersuchung des Vorhofs die normalen Insuffizienzen von transthorakal in der Regel nicht erkannt werden können (76). Sie sind aber dafür von transösophageal

praktisch in 100 % darstellbar (2, 77, 82). Umgekehrt bestehen bei der Untersuchung von Aortenklappenprothesen eher bei der transösophagealen Untersuchung Probleme mit akustischer Schattenbildung, sodass hier normale Insuffizienzen nur in 0–44 % in der Literatur beschrieben sind (2, 49, 58).

Es ist wichtig, diese normalen Insuffizienzen als solche zu erkennen, um die Fehldiagnose einer Klappendysfunktion zu vermeiden. Für die Differenzierung zwischen normaler und pathologischer Insuffizienz ist es entscheidend, die typischen Jet-Muster für die jeweiligen Prothesentypen zu kennen. Diese sind im Abschnitt „Echokardiographische Beurteilung der verschiedenen Typen von Klappenersatz", S. 361–367 jeweils im Detail beschrieben. Neben der Form der Regurgitations-Jets kann die Geschwindigkeitsverteilung hilfreich sein. Abgesehen von Medtronic-Hall-Klappen, bei denen zent-

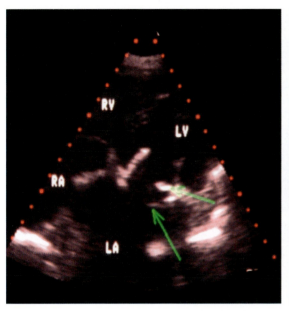

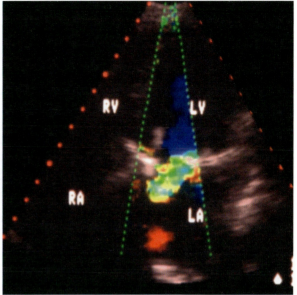

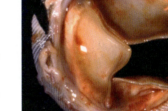

Abb. 17.**19**   Hochgradige Mitralinsuffizienz bei akutem Bioprothesenversagen.
a   Transthorakales Echokardiogramm mit Darstellung des Taschenprolaps (langer Pfeil), bedingt durch Teilabriss der Klappe vom Gerüst (kürzerer Pfeil).
b   Breiter transvalvulärer Insuffizienz-Jet.
c   Foto der explantierten Prothese.

rale Jets mit relativ hohen Flussgeschwindigkeiten und damit Aliasing noch relativ weit von der Klappe entfernt beobachtet werden können (s. „Kippscheibenprothesen", S. 363–367), weisen die meisten normalen Insuffizienz-Jets hohe Geschwindigkeiten und damit das Alias-Phänomen nur nahe der Klappe auf (11, 77). Des Weiteren hilft die Erkennung des Ursprungs der Insuffizienz bei der Unterscheidung zwischen normal und pathologisch. Dies trifft vor allem im Fall von paravalvulären Insuffizienzen, die außerhalb des Klappenrings entspringen, zu. Letztere verlaufen auch meist exzentrisch und weisen oft mondförmige Jet-Form auf (Abb. 17.**18**)

Pathologische transvalvuläre Insuffizienz. Diese ist weit häufiger bei Homografts und Bioprothesen als bei mechanischen Klappen zu finden. Als Ursache besteht dabei entweder ein Einriss von Taschen (Abb. 17.**19**)

bzw. Abriss von dem Gerüst der Klappe (die Folge ist eine akute Insuffizienz), oder es liegen verdickte geschrumpfte Taschen im Sinne eines chronisch degenerativen Prozesses vor.

Bei mechanischen Klappen können Thromben oder auch Pannusbildung nicht nur zu einer mangelnden Öffnung des Okkluders und damit Stenose, sondern auch zu einem mangelnden Schluss und damit Insuffizienz führen. Die Jets sind dann häufig hochgradig exzentrisch.

Pathologische paravalvuläre Insuffizienz. Die Differenzierung zwischen paravalvulär und transvalvulär erfordert teilweise eine bessere Bildauflösung, als sie von transthorakal geboten werden kann. Die transösophageale Echokardiographie erlaubt dies aber in der Regel durch Darstellung des Jet-Ursprungs außerhalb des

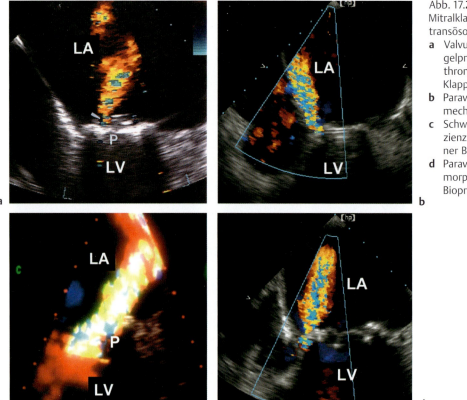

a
b
c
d

Abb. 17.**20** Insuffizienz bei Mitralklappenprothesen von transösophageal (P = Prothese).
a Valvuläre Insuffizienz eine Kugelprothese, bedingt durch thrombotisch behinderten Klappenschluss.
b Paravalvuläre Insuffizienz bei mechanischer Klappe.
c Schwere transvalvuläre Insuffizienz bei akutem Versagen einer Bioprothese.
d Paravalvuläre Insuffizienz bei morphologisch unauffälliger Bioprothese.

Klappenringes (Abb. 17.**20**) (43, 61). Zur besseren Kommunikation mit dem Herzchirurgen sollte die Lokalisation einer paravalvulären Insuffizienz bei Mitralklappen in 4 Quadranten unterteilt werden (Abb. 17.**21**) (53). Von medial würde man bei einem Jet sprechen, der im Vierkammerblick im Bereich des interatrialen Septums erkannt werden kann, anterior im Nahbereich der Aortenwurzel, lateral im Bereich der freien Vorhofwand in einem Fünfkammerblick und posterior im Bereich der freien Vorhofwand im Vierkammerblick.

Besondere Aspekte der Quantifizierung von Protheseninsuffizienzen. Prinzipiell können die gleichen Parameter zur Quantifizierung von Protheseninsuffizienzen herangezogen werden, wie sie auch bei nativen Klappeninsuffizienzen verwendet werden. Es sind allerdings einige spezifische Probleme zu beachten:
➤ *Akustische Schattenbildung.* Ein Problem stellt die schon mehrfach erwähnte akustische Schattenbildung durch prothetisches Material dar. Dies betrifft vor allem die mechanischen Prothesen, teilweise auch das Gerüst von Bioprothesen. Bei der Untersuchung von transthorakal wird dadurch bei Mitralprothesen die Beurteilung des Regurgitations-Jets erschwert (76), bei Aortenprothesen die des Konvergenzstroms.
➤ *Stark exzentrische Regurgitations-Jets.* Ein Großteil der Protheseninsuffizienzen weist stark exzentrische Regurgitations-Jets auf. Bei zu starker Gewichtung

der Jet-Größe im Rahmen der Quantifizierung kann es dadurch zu beträchtlicher Unterschätzung des Insuffizienzschweregrades kommen. Dies ist bedingt durch Übertragung von Jet-Momentum auf die Herzwand, an die der Jet anprallt bzw. entlang der er verläuft, sowie durch das Versprühen des Jets entlang der Wand (22).
➤ *Pulmonalvenenflussmuster.* Wenn das Pulmonalvenenflussmuster zur Quantifizierung einer Mitralprotheseninsuffizienz herangezogen wird, ist darauf zu achten, dass dieses Muster durch die Prothese selbst bereits beeinflusst wird. Auch ohne Vorhandensein einer Insuffizienz ist der systolische Vorwärtsfluss in der Pulmonalvene signifikant niedriger als bei Patienten mit nativen Mitralklappen (48). Wie auch bei nativen Klappen wird der Venenfluss natürlich nicht nur vom Ausmaß der Mitralinsuffizienz (Abnahme des systolischen Vorwärtsflusses bzw. retrograder systolischer Fluss) bestimmt, sondern auch von der Ventrikelfunktion, der Nachlast, dem Herzrhythmus, der Vorhof-Compliance etc. beeinflusst (41, 46, 48).
➤ *Zunahme der antegraden Flussgeschwindigkeit.* Ein hilfreicher Hinweis für die hämodynamische Relevanz einer Insuffizienz kann die durch das Regurgitationsvolumen bedingte Zunahme der antegraden Flussgeschwindigkeit über die Prothese sein. Dies ist besonders dann entsprechend aussagekräftig, wenn ein Vergleich zu Ausgangsbefunden gegeben ist. Bei Mitralprothesen kommt es dabei typischerweise zur

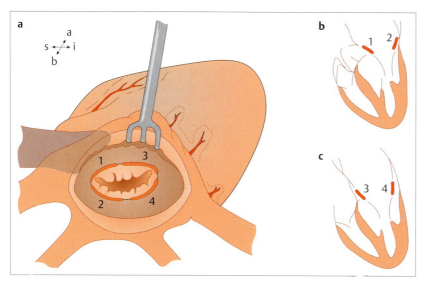

Abb. 17.**21** Quadranteneinteilung der paravalvulären Mitralinsuffizienz. Korrelation zwischen anatomischer Lokalisation und echokardiographischer Darstellung.

a Schematische Darstellung des chirurgischen Blicks auf die Mitralklappe vom linken Vorhof aus (a = anterior, b = basal, s = superior, i = inferior).

b Fünfkammerblick.

c Vierkammerblick (1 = anteriorer, 2 = lateraler, 3 = medialer, 4 = posteriorer Quadrant) (nach 53).

Zunahme der Flussgeschwindigkeit und des mittleren Gradienten, während die Druckhalbwertszeit bzw. Klappenöffnungsfläche unverändert bleibt (43).

Die wichtigsten Grundlagen, in denen sich die dopplersonographische Beurteilung von Klappenprothesen von jener bei nativen Klappen unterscheidet, sind in Tab. 17.4 zusammengefasst.

Transösophageale Echokardiographie – Rolle bei Herzklappenersatz

Die transösophageale Echokardiographie hat zu einer dramatischen Verbesserung der diagnostischen Möglichkeiten der Ultraschalluntersuchung von Herzklappenprothesen geführt.

Mitralklappenprothesen. Dies betrifft vor allem die Mitralprothese. Hier kann durch den Zugang vom linken Vorhof her das Problem der „Maskierung" des linken Atriums durch den akustischen Schatten der Prothese vermieden werden (76). Dadurch können einerseits Mitralinsuffizienz-Jets optimal dargestellt werden (43, 61), andererseits ist durch die hohe Bildauflösung die Erkennung von Auflagerungen vorhofseitig an der Mitralprothese bzw. am Ring im Sinne von Thromben und Vegetationen (25, 35, 43, 83, 88) sowie schließlich die

Tabelle 17.**4** Übersicht: Grundlagen der dopplersonographischen Beurteilung von Klappenprothesen

➤ **Auch normale Prothesen sind mehr oder weniger obstruktiv:**
Richtige Interpretation von Flussgeschwindigkeit, Dopplergradient und Druckhalbwertszeit → Differenzierung zwischen normaler Funktion und Prothesenstenose erfordert Kenntnis von Klappentyp – Klappengröße – Flow-Status (Linksventrikelfunktion)

➤ **Lokale hohe Flussgeschwindigkeiten und Druckerholung** führen bei Doppelflügelklappen (Kugelprothesen) zu signifikanter Überschätzung von Kathetergradienten (bzw. Nettodruckabfall über Prothese) durch die Dopplermethode (im Zweifelsfall Durchleuchtung verwenden)

➤ **Kontinuitätsgleichung** liefert falsch kleine Öffnungsflächen bei Doppelflügelklappen (nichtrepräsentative hohe transvalvuläre Dopplergeschwindigkeiten)

➤ **Kenntnis der normalen farbdopplersonographischen Regurgitationsmuster** verhindert Fehldiagnose von Prothesendysfunktion

➤ **Exzentrische Insuffizienz-Jets** (Gefahr der Schweregradunterschätzung)

➤ **Immer Basisdaten dokumentieren!!** (zum späteren Vergleich)

Tabelle 17.**5** Wertigkeit der transösophagealen Untersuchung (TEE) bei verschiedenen Fragestellungen

> ➤ Fragestellungen, bei denen die TEE prinzipiell der TTE überlegen ist und bei denen – entsprechende klinische Indikation vorausgesetzt – in der Regel die TEE erforderlich sein wird:
>   – Thromben*
>   – Vegetationen*
>   – Abszesse*
>   – Fistulöse Kommunikationen und weitere Endokarditiskomplikationen
>
> ➤ Fragestellungen, bei denen die TEE der TTE eindeutig überlegen ist, die aber bei einem Teil der Patienten auch von transthorakal ausreichend beantwortet werden können:
>   – Mitralinsuffizienz – qualitative und quantitative Diagnostik
>   – Mitralinsuffizienz – Ursprung
>   – Klappenspiel bei mechanischen Prothesen in Mitralposition
>   – Morphologie von Bioprothesen (Aorten- und Mitralposition)
>
> ➤ Fragestellungen, bei denen die TEE prinzipiell keine Vorteile gegenüber der TTE bietet und nur bei entsprechend schlechter TTE-Qualität indiziert ist:
>   – Aortenprotheseninsuffizienz+
>
> ➤ Fragestellungen, zu denen die TEE in der Regel keine Beantwortung liefern kann:
>   – Klappenspiel bei Aortenprothesen

* Bessere Ausbeute bei Klappen in Mitralposition im Vergleich zu Aortenposition
+ Bezüglich Mechanismus und Lokalisation der Insuffizenz teilweise TEE überlegen

Erkennung von Abszessen und Endokarditiskomplikationen (26, 37, 64, 88) mit hoher Sensitivität möglich. Während für eine derartige morphologische Diagnostik die transösophageale Echokardiographie immer wesentlich überlegen ist und damit bei entsprechender klinischer Indikation durchgeführt werden sollte, ist zu bedenken, dass zur Beurteilung der Mitralprotheseninsuffizienz auch von transthorakal häufig ausreichende Rückschlüsse gezogen werden können. Dies kann gegeben sein durch entsprechend atypische Schallkopfpositionen von parasternal, die eine Maskierung des linken Vorhofs vermeiden oder zumindest reduzieren können sowie durch Beurteilung des proximalen Konvergenzstromes und der antegraden Flussgeschwindigkeit über die Prothese. Ein weiterer Vorteil der transösophagealen Echokardiographie bei Mitralprothesen kann in der besseren Beurteilung der Okkluderbewegung liegen. Während bei transthorakaler Untersuchung nur bei einem Teil der Patienten die Flügel- bzw. Scheibenbewegung ausreichend dargestellt werden kann, ist dies bei Verwendung der multiplanen transösophagealen Echokardiographie praktisch immer gegeben.

Aortenklappenprothesen. Zur Beurteilung der Aortenklappenprothesen bietet die transösophageale Echokardiographie im Vergleich zur transthorakalen nicht derartig gravierende Vorteile (2, 37, 61). Bezüglich der Diagnostik von Thromben, Vegetationen und Abszessen ist durch die höhere Bildauflösung aber auch hier ein wesentlicher Vorteil gegeben (2, 37, 64). Im Vergleich zur Mitralprothese sind die Bedingungen aber ungleich schlechter, da für die Aortenklappe eine nur ungünstigere Schnittführung mit mehr oder weniger Artefaktstörung, Schallschattenproblemen etc. möglich ist. Auch eine schlüssige Beurteilung der Okkluderbewegung ist bei Aortenklappenprothesen von transösophageal aus Schnittführungsgründen in aller Regel nicht möglich.

Morphologische und farbdopplersonographische Beurteilung. Generell ist festzustellen, dass die Überlegenheit der transösophagealen gegenüber der transthorakalen Echokardiographie in erster Linie die morphologische und farbdopplersonographische Beurteilung, nicht aber die hämodynamische Evaluierung wie Berechnung von Gradienten, Druckhalbwertszeit etc. betrifft. Hierbei bietet Erstere in der Regel keine wesentlichen Vorteile. Die Indikationen zur transösophagealen Echokardiographie und die unterschiedliche Wertigkeit der Methode bei verschiedenen Fragestellungen sind in Tab. 17.**5** dargestellt.

Belastungsechokardiographie

Der Einsatz der Belastungsechokardiographie zur echokardiophischen Funktionsbeurteilung von Klappenprothesen wurde von einigen Gruppen berichtet (40, 89). Die Veränderung hämodynamischer Parameter unter Belastung mit Dobutamin wurde untersucht und ein 100%-Anstieg des Gardienten über Aortenklappenprothesen unter voller Dobutamindosis beschrieben (40, 89). Der klinische Wert der Untersuchung für die Beurteilung von Klappenprothesen bleibt allerdings noch offen, und die Methode wird in dieser Fragestellung derzeit nicht routinemäßig eingesetzt.

Echokardiographische Beurteilung der verschiedenen Typen von Klappenersatz

Homograft und Autograft („Ross-Operation")

Normalbefund. Homografts in Aortenposition bzw. Autografts haben das Erscheinungsbild einer nativen Aortenklappe. Sie sind im 2D-Bild und M-Mode praktisch nicht von einer nativen Klappe zu unterscheiden (Abb. 17.22) und weisen auch die gleiche Hämodynamik auf (32, 73). Das bedeutet, es liegen Flussgeschwindigkeiten wie über eine normale Aortenklappe und damit im Normalzustand keine Gradienten vor. Im Idealfall sollte keine Insuffizienz nachweisbar sein.

Wenn der Homograft oder Autograft in die Aortenwand eingenäht wurde (subkoronare Technik, Wurzeleinschluss), kann die Aortenwand im entsprechenden Bereich verdickt erscheinen und eine erhöhte Echogenität aufweisen. Sollte beim Aortenklappenersatz die Technik eines Wurzelersatzes angewandt worden sein, ist es wichtig, die Dimension der Aortenwurzel regelmäßig zu überprüfen, da eine zunehmende Dilatation möglich ist.

Pathologien. Im Falle der Entwicklung von Pathologien (Stenose, Insuffizienz) unterscheidet sich die echokardiographische Beurteilung nicht von der bei pathologischen nativen Klappen.

Homografts in Pulmonalposition. Im Falle eines Autografts in Aortenposition findet sich in Pulmonalposition ein Homograft (aortaler oder pulmonaler Homograft). Im Idealfall sind diese Klappen nicht von einer nativen Pulmonalklappe zu unterscheiden. Ihre sorgfältige Untersuchung ist aber von hoher Bedeutung, da Homo-grafts auch in Pulmonalposition zu Degeneration neigen und zunehmend stenotisch oder insuffizient werden können. Die weitere Evaluierung unterscheidet sich aber auch hier nicht von der einer pathologischen nativen Pulmonalklappe. Ein Unterschied besteht lediglich darin, dass hier auch Probleme an der Anastomosestelle (Stenose) möglich sind. Daraus resultiert dann das Bild einer supravalvulären Pulmonalstenose.

Gerüsttragende Bioprothesen

Diese Klappen werden in Aorten-, Mitral- und selten Trikuspidalposition implantiert. Am häufigsten wurden und werden noch Schweineklappen verwendet, wie Hancock- und Carpentier-Edwards-Prothesen.

Untersuchungstechnik und Normalbefund. Das echokardiographische Bild der Taschen innerhalb des Klappenrahmens entspricht, soweit darstellbar, dem einer Aortenklappe. Diese Klappen weisen allerdings relativ viel Gerüstmaterial auf, das die Untersuchung vor allem von transthorakal stören kann (Abb. 17.23). Durch Reverberationen und Schallschatten kann es mitunter schwierig sein, die Klappentaschen zu erkennen. Es ist daher wichtig, die Verstärkungseinstellung zu optimieren. Die Verwendung des M-Modes kann hilfreich sein (Abb. 17.5). Im Gegensatz zur Untersuchung von transthorakal ist es sowohl in Aorten- wie in Mitralposition von transösophageal in aller Regel möglich, zu einer guten morphologischen Beurteilbarkeit der Bioprothesen zu kommen (Abb. 17.24). Da ein relativ ungünstiges Ver-

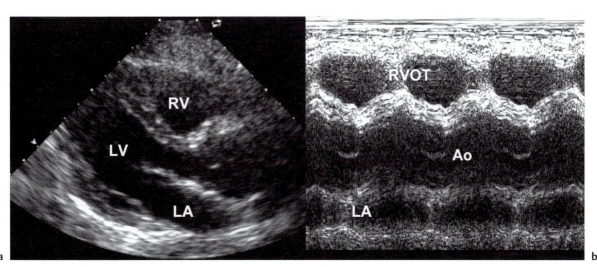

Abb. 17.22 Unauffälliger Homograft in Aortenposition.
a Im parasternalen Längsschnitt.
b Im M-Mode.

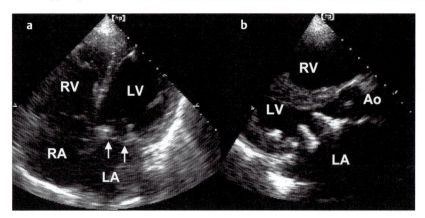

Abb. 17.**23** Transthorakale 2D-Echokardiogramme von Patienten mit Carpentier-Edwards-Bioprothesen in Mitralposition.
a Vierkammerblick, zwei zarte Klappentaschen sind erkennbar (Pfeile).
b Parasternaler Längsschnitt.

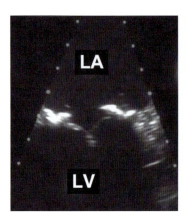

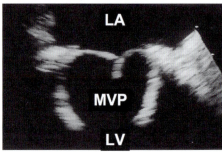

Abb. 17.**24** Transösophageale Echokardiogramme normaler Bioprothesen in Mitralposition (MVP).

hältnis zwischen Nahtring und effektiver Öffnungsfläche besteht, können bei kleineren Klappen bedeutsame Gradienten gemessen werden (Tab. 17.2). Im Normalzustand sollten diese Prothesen keine Insuffizienz aufweisen (in der Literatur werden geringe Undichtigkeiten in bis zu 10% berichtet) (66).

Auch die aus Rinderperikard gefertigten Bioprothesen, die wegen ihrer meist schlechteren Haltbarkeit seltener verwendet wurden, weisen das echokardiographische Erscheinungsbild einer Aortenklappe auf. Da sie, wie z. B. die Mitralflow-Klappe, weniger Gerüstmaterial enthalten, ist die Untersuchung leichter und weniger artefaktgestört.

Pathologien. Die Beurteilung von Insuffizienzen ist selbst bei Mitralklappen von transthorakal meist gut möglich, bei apikaler Schallkopfposition kann es aber zu Beeinträchtigungen durch Schallschatten des Gerüsts kommen.

Insgesamt weisen alle Bioprothesen eine mehr oder weniger rasche Tendenz zur Degeneration auf. Die entsprechenden Pathologien sind im Abschnitt „Bioprothesendegeneration", S. 372–373 beschrieben.

Gerüstfreie Bioprothesen

Diese Typen von Bioprothesen wurden bisher noch weit weniger verwendet. Das echokardiographische Erscheinungsbild ist ähnlich dem der Homografts. Sie werden nur in Aortenposition implantiert und sind im Normalzustand von einer nativen Aortenklappe nicht zu unterscheiden.

Doppelflügelklappen

Sie sind wahrscheinlich die heute am häufigsten implantierten mechanischen Klappen. Es sind mittlerweile verschiedenste Produkte auf dem Markt (Tab. 17.1). In ihrem echokardiographischen Erscheinungsbild und den verschiedenen technischen Aspekten der Untersuchung unterscheiden sie sich aber praktisch nicht. Bei der morphologischen Beurteilung mittels 2D-Echokardiographie weisen sie alle die oben geschilderten Probleme mit Reverberationen, Schallschattenbildung etc. auf.

Untersuchungstechnik. Die beiden Flügel und das Klappenspiel können bei einem Teil der Patienten mit Mitralklappen bei günstigen Untersuchungsbedingun-

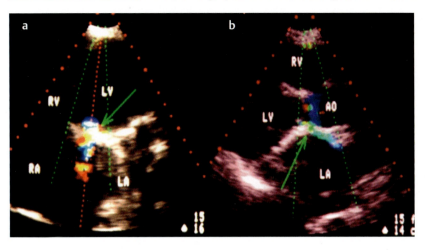

Abb. 17.**25** Transthorakale Echokardiographie bei mechanischen Prothesen und paravalvulärer Insuffizienz.

a Leicht modifizierter apikaler Vierkammerblick. Obwohl der linke Vorhof durch den Schallschatten weitgehend nicht beurteilbar ist, kann die paravalvuläre Insuffizienz mit dem Konvergenzstrom gut erkannt werden.

b Parasternaler Längsschnitt bei einem anderen Patienten mit mechanischer Mitralklappe. In dieser Position wird der Schallschatten der Prothese vermieden. Eine geringe paravalvuläre Insuffizienz ist erkennbar.

gen von apikal dargestellt werden (Abb. 17.**26**). Von transösophageal ist dies bei Verwendung von multiplanen Sonden praktisch immer möglich. Es ist dabei sorgfältig darauf zu achten, in die richtige Schallebene zu rotieren, da für eine gute Darstellung die Schallebene normal zur Flügelebene und Scharnierachse stehen muss.

Alle Doppelflügelklappen weisen das im Abschnitt „Beziehung zwischen Doppler- und Kathetergradienten über Klappenprothesen" geschilderte Problem der lokalen hohen Flussgeschwindigkeiten zwischen den Flügeln bzw. lokalisierter Druckgradienten und Druckerholung auf (12, 15). Dies ist bei Interpretation der gemessenen Dopplergeschwindigkeiten und -gradienten vor allem bei Aortenprothesen zu beachten. Im Zweifelsfall ist bei hohen Werten eine Durchleuchtung als ergänzende Maßnahme heranzuziehen. Auch hier ist die sorgfältige Einstellung der Durchleuchtungsebene Voraussetzung für die Beurteilbarkeit des Klappenspiels (Abb. 17.**27**). Sowohl die falsch gewählte Durchleuchtungsebene wie die falsch gewählte Schallebene können eine Klappendysfunktion vortäuschen! Die Berechnung einer effektiven Klappenöffnungsfläche mittels Kontinuitätsgleichung ist wegen des Phänomens der hohen zentralen Flussgeschwindigkeiten nicht möglich (s. o.) (10). Vielmehr muss man mit stark unterschätzten Werten rechnen.

Normalbefund. Alle Doppelflügelklappen weisen normale Insuffizienzen auf, wobei das Erscheinungsbild für die verschiedenen Produkte praktisch identisch ist (Abb. 17.**28**). Es können mehrere schmale, relativ kurze Jets mit hohen Geschwindigkeiten nur im Nahbereich der Klappe dargestellt werden (11, 29). Sie entspringen aus dem schmalen Spalt zwischen den beiden geschlossenen Flügeln bzw. aus dem schmalen Spalt zwischen Flügeln und Gehäuse sowie aus den Aufhängepunkten der Scharniere. Je nach Schallebene können daher entweder 2 konvergierende Jets (aus den Aufhängepunkten der Scharniere) oder ein zentraler zentrisch verlaufender und jeweils periphere divergierende Jets gefunden werden (Abb. 17.**28**).

Kippscheibenprothesen

Untersuchungstechnik. Bei der morphologischen Darstellung bestehen die gleichen Probleme wie bei Doppelflügelklappen. Auch hier kann in Mitralposition von transthorakal mitunter das Klappenspiel relativ gut beurteilbar sein. Die Bildqualität ist aber von transösophageal naturgemäß besser (Abb. 17.**29**). Bei der Messung von Flussgeschwindigkeiten und Gradienten ist zu beachten, dass durch die geöffnete Scheibe der transvalvu-

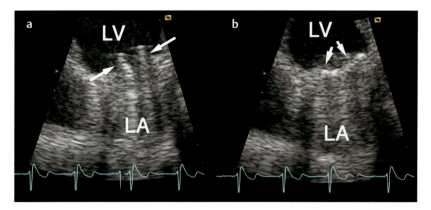

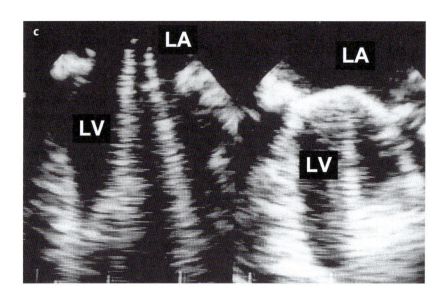

Abb. 17.**26** Transthorakales Echokardiogramm (Zoom) einer Doppelflügelklappe in Mitralposition.
a Offene Position.
b Geschlossene Position. Das Klappenspiel ist gut erkennbar.
c Transösophageale Darstellung einer offenen und geschlossenen Doppelflügelklappe in Mitralposition.

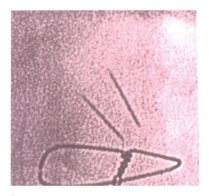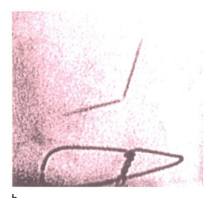

Abb. 17.**27** Klappenfilm einer St.-Jude-Doppelflügelklappe in Aortenposition mit normalem Klappenspiel.
a Offene Position.
b Geschlossene Position.

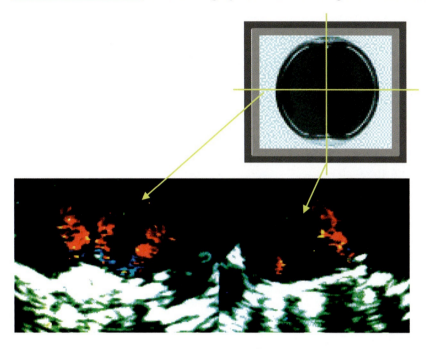

Abb. 17.**28** Normale Regurgitation einer Doppelflügelklappe (St. Jude Medical). In einer Aufsicht auf die Klappe sind die korrespondierenden Schnittebenen eingezeichnet.

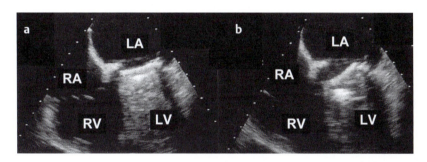

Abb. 17.**29** Transösophageales Echokardiogramm einer Kippscheibenprothese in Mitralposition (Björk Shiley).
a Offene Position mit reduziertem Öffnungswinkel von 45°.
b Geschlossene Position.

läre Fluss mehr oder weniger stark abgelenkt wird und somit mehr oder weniger exzentrisch durch die Prothese verläuft. Die Schallkopfposition muss deshalb entsprechend variiert werden, um mit dem Schallstrahl annähernd parallel zur Blutstromrichtung zu kommen. Es bestehen jeweils eine größere und eine kleinere Öffnung, da die Scheibe exzentrisch aufgehängt ist (Abb. 17.**30**).

Normalbefund. Auch diese Klappen weisen prinzipiell normale Insuffizienzen auf. Das farbdopplersonographische Erscheinungsbild hängt hier stark vom Klappentyp ab.

Die Medtronic-Hall-Klappe, eines der am häufigsten verwendeten Modelle, weist hier eine Besonderheit auf. Der Aufhängebügel verläuft bei dieser Klappe durch ein Loch in der Scheibe (Abb. 17.**31**). Zwischen dem Loch und dem Bügel besteht ein kleiner Spalt. Das minimale Regurgitationsvolumen von ca. 1 ml/Schlag bildet einen eindrucksvollen, zentralen Insuffizienz-Jet (11, 29), der

leicht als pathologischer Befund fehlinterpretiert werden kann (Abb. 17.**31**). Zusätzlich besteht ein geringer Regurgitationsfluss zwischen Scheibe und Gehäuse. Hier können kleine schmale Insuffizienz-Jets farbdopplersonographisch detektiert werden.

Bei Björk-Shiley-Klappen und ähnlichen Modellen bestehen jeweils nur kleine Regurgitations-Jets, die aus dem Spalt zwischen Scheibe und Gehäuse entspringen (77). Dabei können jeweils ein größerer und ein kleinerer Jet vorhanden sein (Abb. 17.**32**).

Kugelprothesen

Normalbefund. Sie sind durch die Fülle an Material, das zu starker Artefakt- und Schattenbildung führt, einer morphologischen Beurteilung besonders schlecht zugänglich (Abb. 17.**33**). Der Fluss, der zentral von der Kugel behindert ist und rund um diese ausweichen muss,

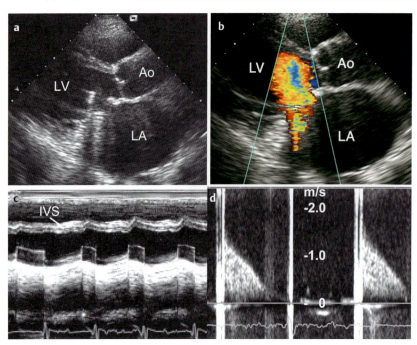

Abb. 17.**30** Transthorakales Echokardiogramm einer Kippscheibenprothese in Mitralposition.
a Parasternaler Längsschnitt im 2D-Bild (die offene Scheibe ist erkennbar).
b Farbdopplersonographische Darstellung des normalen Einstroms, der stark exzentrisch zum interventrikulären Septum gerichtet ist, im korrespondierenden Schnittbild.
c Normaler M-Mode mit kantiger Öffnungs- und Schlussbewegung.
d Dazugehöriges CW-Spektrum.

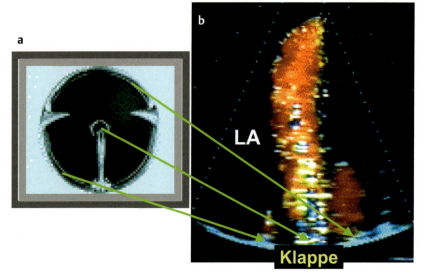

Abb. 17.**31** Farbdopplersonographische Darstellung der normalen Regurgitationen einer Medtronic-Hall-Kippscheibenprothese und Aufsicht auf die Klappe. Die Pfeile verbinden den Ursprungsort mit dem jeweiligen Jet (mod. nach 11).

unterscheidet sich besonders stark von den natürlichen Gegebenheiten. Dies dürfte auch ein Grund sein, warum es bei diesen Prothesen besonders schwierig ist, ein sauberes Dopplerspektrum zu registrieren. Im Nahbereich der Kugel treten hohe Strömungsgeschwindigkeiten auf, deren Umwandlung in einen Druckgradienten Werte liefert, die signifikant über dem Nettodruckabfall über diese Prothese liegen (13, 70) (s. o.). Während der Schlussphase kann ein kurzer Rückfluss farbdopplersonographisch registriert werden (Abb. 17.33). Sobald die Klappe geschlossen ist, ist im Normalzustand aber keine Insuffizienz mehr nachweisbar.

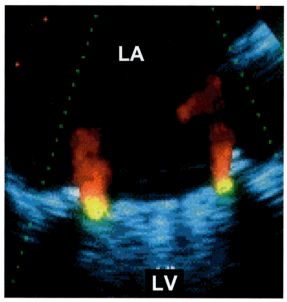

Abb. 17.**32** Normale Regurgitation einer Björk-Shiley-Kippscheibenprothese in Mitralposition von transösophageal.

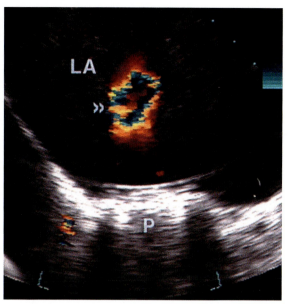

Abb. 17.**33** Transösophageales Echokardiogramm einer Kugelprothese in Mitralposition: normaler Rückfluss bei Klappenschluss (P = Prothese).

Aspekte der Klappenposition

Aortenposition

Morphologische Beurteilung. Mechanische Prothesen sind in Aortenposition einer morphologischen Beurteilung besonders schlecht zugänglich. Weder von transthorakal noch von transösophageal können die Exkursionen der Flügel bzw. der Scheibe ausreichend genau dargestellt werden. Thromben, Vegetationen etc. können von transthorakal nur erkannt werden, wenn sie ein großes Ausmaß erreichen. Detailliertere Diagnostik erfordert eine transösophageale Untersuchung, die aber bei Aortenklappen ebenso häufig enttäuschend ist, da bei den für diese Position möglichen Anlotungen die Beurteilung durch Reverberationen und Schallschatten häufig gestört ist.

Dopplersonographie. Die dopplersonographische Registrierung der antegraden Flussgeschwindigkeiten erfolgt von apikal, rechtsparasternal und suprasternal. Bei Doppelflügel- und Kugelprothesen ist darauf zu achten, dass die aus diesen Geschwindigkeiten errechneten Spitzen- und mittleren Gradienten deutlich über dem Nettodruckgradienten über die Prothese liegen. Bei diesen Klappen ist eine Anwendung der Kontinuitätsgleichung auch nicht sinnvoll. Bei den anderen Klappen kann zur Funktionsbeurteilung neben den Gradienten die errechnete Öffnungsfläche herangezogen werden.

Mit den heute verwendeten hochsensitiven Geräten kann die normale Regurgitation bei Kippscheiben- und Doppelflügelklappen häufig von transthorakal bei der Untersuchung von apikal detektiert werden. Generell bietet die transösophageale Untersuchung bei der Beurteilung von Aortenklappenprotheseninsuffizienzen keinen wesentlichen Vorteil, solange eine ausreichende Schallbarkeit von transthorakal gegeben ist.

Beurteilung der Aorta. Besonderes Augenmerk ist bei den Kontrolluntersuchungen auf die Beurteilung der Aorta zu legen. Vor allem bei kongenitalen Aortenklappenerkrankungen (bikuspide Klappe) ist die Aorta in der Regel miterkrankt. Es sind hier nicht selten nach Aortenklappenersatz progrediente Aneurysmen der Aorta ascendens zu beobachten, die im späteren Verlauf einer chirurgischen Intervention bedürfen können. Typischerweise findet sich die Ausweitung hier nach dem sinotubulären Übergang. Sie kann daher bei fehlender entsprechender Aufmerksamkeit leicht übersehen werden (Abb. 17.**34**).

Mitralposition

Morphologische Beurteilung. Bei mechanischen Prothesen ist auch in dieser Position die morphologische Beurteilung von transthorakal häufig nur eingeschränkt möglich. Im Gegensatz zu Aortenklappenprothesen kann aber zum Teil die Exkursion der Flügel bzw. Scheibe relativ gut beurteilt werden (Abb. 17.**26**).

Dopplersonogarphie. Die dopplersonograhische Funktionsdiagnostik ist, soweit der antegrade Fluss durch die

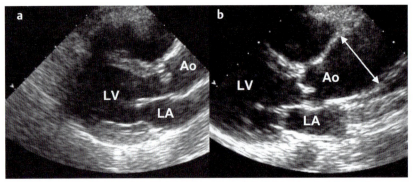

Abb. 17.34 Typische Morphologie eines Aneurysmas der Aorta ascendens bei kongenital veränderter Aortenklappe. Die Ektasie besteht hauptsächlich jenseits des sinotubulären Übergangs.
a Bei lediglich typischer Schnittführung für den parasternalen Längsschnitt kann die Pathologie leicht übersehen werden.
b Erst bei gezielter Untersuchung ist das tatsächliche Ausmaß der Ektasie erkennbar.

Klappe betroffen ist, von transthorakal in der Regel gut möglich. Dazu wird eine apikale Schallposition verwendet. Je nach Stellung der Prothese und Klappentyp kann die Exzentrizität des Einstroms (vor allem bei Kippscheibenprothesen) eine entsprechende Modifikation der Schallkopfposition erforderlich machen. Die Funktionsbeurteilung sollte aus einer Kombination von maximaler Flussgeschwindigkeit, mittlerem Gradienten unter Angabe der Herzfrequenz (stark anbhängig von der Diastolendauer!) und der Druckhalbwertszeit erfolgen. Bei Kippscheibenprothesen und Doppelflügelklappen können auch hier lokalisierte hohe Flussgeschwindigkeiten und Druckerholung gefunden werden. Bei den generell niedrigeren Gradienten fallen diese Unterschiede klinisch aber weniger ins Gewicht.

Insuffizienzen und Vorhofbeurteilung. Bei mechanischen Prothesen schränken Reverberationen und akustische Schattenbildung die Evaluierung des linken Vorhofs beträchtlich ein, sodass bei Untersuchung von transthorakal sowohl die Beurteilung von Klappeninsuffizienzen wie auch von Thromben und Vegetationen, die sich vorwiegend auf der Vorhofseite finden, stark beeinträchtigt ist. Bei sorgfältiger Untersuchung können parasternale Schallkopfpositionen, vor allem was Insuffizienzen betrifft, doch noch ein positives Ergebnis liefern (Abb. 17.25). Indirekter Hinweis auf ein wirksames Regurgitationsvolumen kann eine erhöhte antegrade Geschwindigkeit (bzw. erhöhter Gradient) bei normaler Druckhalbwertszeit sein. Die Beurteilung des Konvergenzstroms, der von apikal ebenfalls gut dargestellt werden kann (Abb. 17.25), hilft Insuffizienzen von transthorakal zu erkennen und näher zu beurteilen.

Transösophageale Untersuchung. Die zusätzliche Ausbeute bei transösophagealer Untersuchung ist bei Mitralprothesen besonders hoch. Von hier ist nicht nur eine morphologische Beurteilung in der Regel sehr gut möglich, sondern auch die dopplersonographische Evaluierung von Insuffizienzen.

Trikuspidalposition

In Trikuspidalposition werden künstliche Herzklappen nur selten implantiert. Wann immer möglich, wird versucht, mit rekonstruktiven Maßnahmen auszukommen. Bioprothesen neigen zu rascher Degeneration und mechanische Prothesen zur Thrombosierung. Die Untersuchung erfolgt ähnlich wie bei der Mitralklappe von apikalen Positionen; die Untersuchung von transösophageal bietet für Trikuspidalklappen deutlich schlechtere Bedingungen als für die Mitralklappe (größere Distanz und schlechterer Anlotungswinkel).

Pulmonalposition

In Pulmonalposition werden fast ausschließlich Homografts implantiert. Im Normalzustand unterscheiden sie sich morphologisch nicht von einer nativen Pulmonalklappe. An der distalen Anastomose können Stenosierungen gefunden werden. Die Untersuchung der pathologischen Zustände der Klappe unterscheidet sich ansonsten nicht von der einer nativen Pulmonalklappe.

Klappentragendes Conduit

Auch hier werden heute überwiegend Homografts verwendet, da Bioprothesen eine sehr schlechte Haltbarkeit aufweisen. Es werden nicht nur Stenosierungen der Klappe, sondern auch des Conduits selbst zu erwarten sein. Die Darstellung erfolgt von parasternalen Anlotungspunkten. Bei der Verlaufsuntersuchung gibt die Berechnung des rechtsventrikulären Drucks über die Trikuspidalinsuffizienz einen guten Hinweis für eine progrediente Stenosierung, da der Gradient über das Conduit wegen des häufig ungünstigen Schallwinkels teilweise nicht ausreichend gut messbar ist.

Echokardiographie bei klappenassoziierten Komplikationen

Klappenfunktionsstörung durch Thrombose oder Pannusbildung

Wenn man davon absieht, dass gelegentlich einmal bei Bioprothesen in Mitralposition eine massive Thrombosierung, die allerdings dann vom Vorhof selbst ausgeht, zu einer Obstruktion des Durchstroms durch die Klappe führen kann, sind von dieser Komplikation mechanische Prothesen betroffen (68).

Ursache. In der Regel sind sie Folge unzureichender Antikoagulation, wobei als Ursache nicht selten ein Absetzen der Antikoagulation wegen nichtkardialer chirurgischer Eingriffe ohne gleichzeitig ausreichende Heparinisierung zugrunde liegt. Die Dysfunktion der Prothese im Sinne einer Obstruktion kann dabei entweder direkt durch die Einengung der Öffnung durch thrombotisches Material bedingt sein und/oder durch die Beeinträchtigung der Okkluderbewegung.

Folgen. Je nach Ausmaß der Funktionsstörung und damit hämodynamischen Kompromittierung sind die Folgen Herzinsuffizienzerscheinungen bis hin zum kardiogenen Schock. Daneben kann ein Ablösen thrombotischen Materials sich in Embolien manifestieren. Wenn auch meistens die obstruktive Wirkung im Vordergrund steht, so kann die Klappenthrombose natürlich auch zu einer Behinderung des Okkluderschlusses und zu einer Insuffizienz führen.

Transthorakale Untersuchung. Die eindeutige Identifizierung des Thrombus ist selten von transthorakal her möglich (eher in Mitral- als in Aortenposition) (35). Vielmehr werden sich hier Hinweise im Rahmen der Funktionsbeurteilung ergeben, d. h. es werden die erhöhte Flussgeschwindigkeit und der erhöhte Gradient bzw. bei Mitralprothesen die verlängerte Druckhalbwertszeit auffallen (9, 45) sowie ggf. eine Klappeninsuffizienz. Bei Mitralprothesen kann teilweise das Klappenspiel ausreichend erkannt werden und damit aus der pathologischen Scheiben- bzw. Flügelbewegung der Verdacht auf eine Thrombose gestellt werden. M-Mode-echokardiographisch kann die abgerundete Schluss- und Öffnungsbewegung im Gegensatz zu den sonst kantigen normalen Bewegungen ein Hinweis auf eine thrombotische Okklusion der Prothese sein (Abb. 17.6) (16). Alle diese Hinweise können mitunter intermittierend auftreten, wenn ein Klappenthrombus nur intermittierend zu Funktionsstörungen führt (74). Es kann daher bei entsprechendem Verdacht notwendig sein, ausreichend lange Doppler- bzw. M-Mode-Aufzeichnungen zu registrieren.

Transösophageale Untersuchung. Von transösophageal ist die Ausbeute bei Mitralprothesen mit dieser Pathologie besonders hoch (28). In aller Regel kann hier das thrombotische Material gut erkannt werden, wie auch die daraus resultierende abnorme Bewegung der Okkluder (Abb. 17.35). Evtl. kann hier auch aus der Echogenität des Materials eine Zusatzinformation darüber erhalten werden, wie frisch das thrombotische Material ist, was zur Entscheidung für eine Thrombolyse evtl. hilfreich sein wird (8). In Aortenposition ist selbst von transösophageal die Beurteilung häufig schwierig. Bei unklaren Situationen ist es empfehlenswert, die Durchleuchtung zur Beurteilung des Klappenspiels heranzuziehen.

Doppelflügelklappen. Bei Doppelflügelklappen ist häufig nur ein Flügel von der thrombotischen Okklusion betroffen. Die normale Bewegung des zweiten Flügels kann hier leicht zu einem falsch negativen Untersuchungsbefund führen, vor allem wenn dem Untersucher der Klappentyp nicht bekannt ist. Wenn es sich um eine entsprechend große Doppelflügelklappe handelt, kann die Veränderung der Hämodynamik (Gradient, Druckhalbwertszeit) evtl. auch wenig eindrucksvoll sein, wenn nur ein Flügel betroffen ist.

Ein indirekter Hinweis auf eine Obstruktion der Prothese kann der farbdopplersonographisch dargestellte exzentrische Einstrom durch die Klappe sein (35).

Pannusbildung. Die beschriebenen funktionellen Veränderungen einer Prothese können nicht nur durch thrombotisches Material, sondern auch durch das Einwachsen von Bindegewebe (Pannus) bedingt sein. Im Gegensatz zur Thrombose handelt es sich prinzipiell um einen langsam fortschreitenden Prozess. Durch Behinderung der Flügel- bzw. Scheibenbewegung durch das Pannusgewebe kann ebenfalls nicht nur eine Obstruktion, sondern auch eine Insuffizienz entstehen. Echokardiographisch ist Pannusgewebe echodicht und unbe-

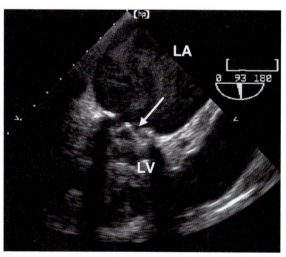

Abb. 17.**35** Transösophageales Echokardiogramm einer Doppelflügelklappe in Mitralposition mit thrombotischer Okklusion eines Flügels (Pfeil).

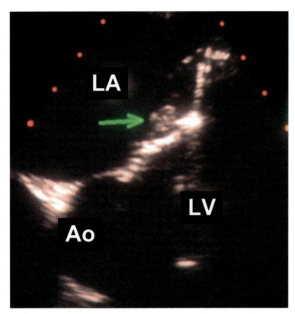

Abb. 17.**36** Transösophageales Echokardiogramm einer Doppelflügelklappe in Mitralposition (geschlossene Position) mit kleinem, nichtobstruierendem Thrombus (Pfeil).

weglich, was teilweise eine Abgrenzung zur Klappenthrombose erlaubt. Ein alter Thrombus ohne zusätzlich frische Auflagerungen kann aber von einem Pannus nicht zu unterscheiden sein. In der Regel ist eine Klappenfunktionsstörung durch Pannusbildung mit einer abnormen Okkluderbewegung verbunden. Als Rarität kann aber auch ein subvalvulärer Pannus mit resultierender Stenose aber normalem Klappenspiel vorkommen.

Klappenthrombose ohne Funktionsstörung

Kleinere thrombotische Auflagerungen an mechanischen Klappen werden auch in Kombination mit norma-

ler Prothesenfunktion beobachtet. Da es sich in aller Regel dabei um diskretere Befunde handelt, sind sie meist nicht von transthorakal erkennbar, sondern nur bei transösophagealer Untersuchung (37, 43). Auch hier ist die Sensitivität in Mitralposition weit höher als in Aortenposition (Abb. 17.**36**). Die Gefährdung des Patienten besteht vor allem durch das Auftreten embolischer Ereignisse, aber auch durch ein Fortschreiten des thrombotischen Prozesses mit Entwicklung einer Prothesenfunktionsstörung. Die transösophageale Echokardiographie wurde auch hier für die prognostische Beurteilung und die Therapieentscheidungen als hilfreich beschrieben (34).

Differenzialdiagnose. Bei sehr kleinen Strukturen ist differenzialdiagnostisch auch an Nahtmaterial zu denken. Kleine mobile, fädige Strukturen an Prothesen werden als sog. „Strands" bezeichnet (Abb. 17.**37**) (39). Ihre Definition und der dahinter liegende Pathomechanismus werden nach wie vor kontrovers diskutiert. Möglicherweise handelt es sich um Fibrinfäden. Die Assoziation mit embolischen Ereignissen wurde vermutet, ist aber nicht endgültig gesichert. In diesem Zusammenhang muss aber auch festgehalten werden, dass eine multizentrische Studie für derartig diskrete Befunde eine extrem hohe Interobserver- bzw. Interlaboratoriumsvariabilität gezeigt hat (38), die eine Interpretation der derzeit vorhandenen Studien entsprechend erschwert.

Als weitere diskrete mobile Strukturen können kleine Gasbläschen beim Klappenschluss bzw. in der Phase der geschlossenen Klappe auf der vom Strom abgewandten Seite gesehen werden (78). Auch hier ist der zugrunde liegende Mechanismus nicht endgültig geklärt. Es wurde zwar gemutmaßt, dass es sich um Kavitationen handeln könnte (31), dagegen spricht aber unter anderem die relativ lange Zeitdauer über die diese Phänomene verfolgt werden können.

Insgesamt ist festzuhalten, dass bei sehr kleinen mobilen Strukturen neben thrombotischem Material auch andere Pathologien differenzialdiagnostisch in Betracht gezogen werden müssen.

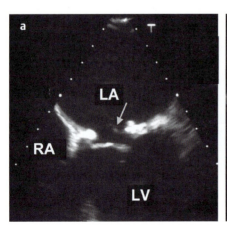
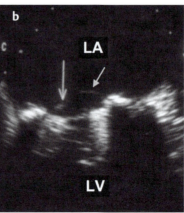

Abb. 17.**37** Transösophageale Darstellung von „Strands" (Pfeile) in Mitralposition.
a An einer Doppelflügelklappe.
b An einer Kippscheibenprothese.

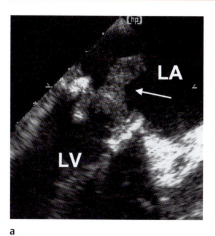
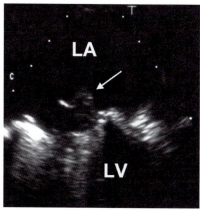

Abb. 17.**38** Transösophageale Echokardiogramme mit jeweils großer Vegetation in Mitralposition.
a An einer Bioprothese.
b An einer Kippscheibenprothese.

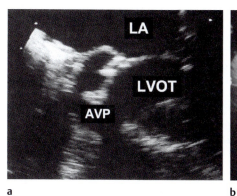
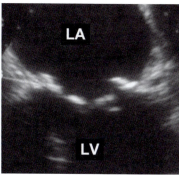

Abb. 17.**39** Transösophageale Echokardiogramme degenerierter Bioprothesen. Die Verdickungen können jeweils die Differenzialdiagnose zur Endokarditits schwierig machen.
a In Aortenposition (AVP).
b In Mitralpositon.

Prothesenendokarditis

Da der Endokarditis ein eigenes Kapitel gewidmet ist, soll hier nur in groben Zügen auf diese Komplikation bei Prothesenträgern eingegangen werden.

Nachweis von Vegetationen. Der echokardiographische Hinweis auf das Bestehen einer Endokarditis ist – wie bei nativen Klappen – der Nachweis von Vegetationen (Abb. 17.**38**). Bei gerüsttragenden Bioprothesen und noch mehr bei den mechanischen Klappen ist die Sensitivität für die Entdeckung von Vegetationen von transthorakal sehr niedrig, kann aber wesentlich gesteigert werden bei Untersuchung von transösophageal (so war in einer Studie die Detektionsrate für Vegetationen von transthorakal 27%, von transösophageal 77%) (59). Sie bleibt allerdings auch hier deutlich hinter der Sensitivität für die Entdeckung von Vegetationen an nativen Klappen zurück. Differenzialdiagnostisch müssen nichtinfizierte Thromben und die o. g. anderen Ursachen für mobile Echos bei Klappenprothesen in Erwägung gezogen werden. Bei Bioprothesen können degenerative Veränderungen der Klappentaschen teilweise die Abgrenzung zu Vegetationen schwer machen (Abb. 17.**39**). In Mitralposition ist darüber hinaus an Reste von Segelgewebe bzw. Chordae der nativen Klappe zu denken. Mit-

unter können Vegetationen auch ein Ausmaß annehmen, das zu einer Dysfunktion der Prothese in Form von Beeinträchtigung der Okkluderbeweglichkeit führt.

Komplikationen. Eine typische Komplikation der Protheseninfektion ist die Entwicklung von paravalvulären Abszessen (Abb. 17.**40**). Die Detektionsrate für Abszesse ist schon für native Klappen von transthorakal relativ niedrig und aus den mehrfach beschriebenen Gründen für Klappenprothesen noch schlechter. Während die Detektionsrate von transösophageal für native Klappen sehr gut ist (26), bleibt sie auch hier für Prothesen unbefriedigend. Häufig wird die paravalvuläre Abszedierung erst durch ihre Folgeerscheinungen entdeckt. Dabei ist die am häufigsten auftretende Komplikation die paravalvuläre Insuffizienz. Eine neu aufgetretene paravalvuläre Insuffizienz bzw. zunehmende paravalvuläre Insuffizienz sollte immer an eine Prothesenendokarditis denken lassen. Wie bei nativen Klappen können infolge der Prothesenendokarditis auch verschiedenste Fistelverbindungen zwischen Herzkammern als Komplikation auftreten und echokardiographisch detektiert werden.

Insgesamt ist die Diagnostik der Endokarditis und ihrer Komplikationen bei Prothesenträgern also deutlich schwieriger als bei Patienten mit nativen Klappen. Bei entsprechendem klinischen Verdacht kommt auch hier der seriellen Untersuchung eine hohe Bedeutung zu.

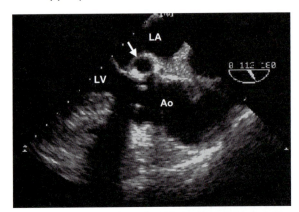

Abb. 17.**40** Transösophageales Echokardiogramm einer Bioprothese in Aortenpositon mit Ringabszess (Pfeil).

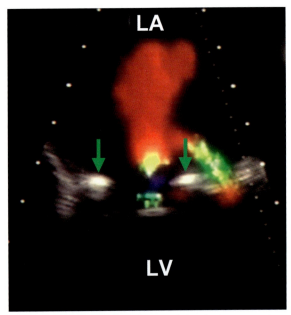

Abb. 17.**41** Transösophageales Echokardiogramm einer Doppelflügelklappe in Mitralposition mit kleinem paravalvulärem Leak (zusätzlich ist zentral eine normale Regurgitation erkennbar; die Pfeile markieren das Klappengehäuse).

Paravalvuläre Insuffizienz

Kleine paravalvuläre Leaks sind relativ häufig zu sehen (Abb. 17.**41**) (21). Bei Aortenklappenprothesen werden sie meist von transthorakal erkannt, bei Mitralklappen ist häufig eine transösophageale Untersuchung dazu erforderlich.

Frühes und spätes Auftreten. Es ist zwischen frühem und spätem Auftreten von paravalvulären Insuffizienzen zu unterscheiden. Minimale Insuffizienzen, die direkt postoperativ vorhanden sind (z. B. bei intraoperativer Untersuchung) können im weiteren Verlauf noch verschwinden. In den ersten postoperativen Wochen auftretende paravalvuläre Insuffizienzen sind in der Regel Folge des Versagens von Nähten. Paravalvuläre Insuffizienzen, die erst mit einem größeren Abstand zur Operation auftreten, sollten immer an eine Endokarditis denken lassen.

Nachweis. Bei massiver Nahtdehiszenz kann der Defekt auch im 2D-Bild erkannt werden (Abb. 17.**42**). Es kann zu Instabilität der Prothese kommen und damit abnormen Bewegungen der gesamten Klappe (47, 52). In der Regel beschränkt sich aber die echokardiographische Diagnostik eines paravalvulären Leaks auf die dopplersonographische Detektion des außerhalb des Klappenrings entspringenden Insuffizienz-Jets. In der Regel sind diese Insuffizienzen stark exzentrisch (Abb. 17.**42**), und die Regurgitationsöffnung ist schlitzförmig entlang des Ringes, sodass bei alleiniger Beurteilung des Regurgitations-Jets der Schweregrad einer solchen Insuffizienz leicht unterschätzt werden kann (s. auch „Besondere Aspekte der Quantifizierung von Protheseninsuffizienzen", S. 358–359). Kleine paravalvuläre Leaks, die zwar hämodynamisch unbedeutsam bleiben, können durch das Auftreten von mechanischer Hämolyse zu einem klinischen Problem werden.

Prothesenversagen

Bioprothesendegeneration

Akutes Versagen. Ein Einreißen von Klappentaschen bzw. das Abreißen von Gewebe vom Gerüst, wie es häufiger bei Rinderperikardklappen als bei den Schweineklappen beobachtet wurde, kann zu akuten schweren Insuffizienzen mit entsprechender massiver Klinik führen (Abb. 17.**19**) (6). Diese Insuffizienzen können in der Regel von transthorakal entdeckt werden. Je nach Mechanismus kann der Insuffizienz-Jet aber hochgradig exzentrisch sein und der Schweregrad der Insuffizienz bei Beurteilung auf Basis des Regurgitations-Jets massiv unterschätzt werden. Bei guter Schallbarkeit kann das Prolabieren von Taschen bzw. das freie Durchschlagen (Flail) von transthorakal erkannt werden; bei einem Teil der Patienten wird zur eindeutigen Klärung des Mechanismus aber eine transösophageale Untersuchung erforderlich sein (43, 61). Die Diagnostik muss bei dieser Komplikation entsprechend rasch abgewickelt werden, da diese Patienten in der Regel akut operiert werden müssen. Überraschenderweise können Patienten mit einer derartigen Komplikation aber gelegentlich auch mit weniger dramatischen Symptomen den Arzt aufsuchen. Nicht selten berichten sie dabei über das plötzliche Wahrnehmen eines Geräusches. Das Vibrieren von eingerissenem Klappenmaterial kann im CW-Dopplerspektrum zum sog. Möwenschrei-Phänomen führen (Abb. 17.**43**) (44).

Chronische Degeneration. In Abhängigkeit vom Alter des Patienten, Implantationsort und Prothesentyp treten bei Bioprothesen früher oder später Degenerations-

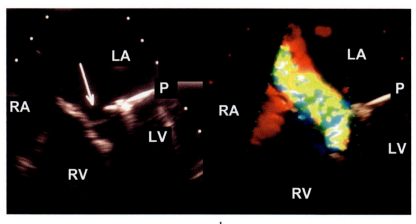

a   b

Abb. 17.**42** Transösophageales Echokardiogramm einer Doppelflügelklappe in Mitralposition mit Dehiszenz und resultierendem großen paravalvulären Leak (Pfeil).
a 2D-Echokardiogramm.
b Farbdopplersonographie (P = Prothese).

erscheinungen auf. Es kommt zu zunehmender Verdickung der Taschen bzw. Verkalkung. Damit verbunden ist eine zunehmende Rigidität, die zu progredienter Stenose der Prothese führen kann (Abb. 17.**44**). Ein Schrumpfen der Taschen führt auf der anderen Seite auch zu Insuffizienzen (30). Der Prozess ist häufig von transthorakal erkennbar; in der detaillierten Evaluierung ist die transösophageale Untersuchung aber natürlich überlegen (37, 43). Das Ausmaß der Funktionsstörung wird dopplersonographisch erkannt durch Registrierung zunehmend hoher Gradienten über die Klappe bzw. zunehmender Verlängerung der Druckhalbwertszeit bei Mitralklappen. Bezüglich der Insuffizienzbeurteilung sei auf den Abschnitt „Besondere Aspekte der Quantifizierung von Protheseninsuffizienzen", S. 358–359 verwiesen.

Versagen von mechanischen Prothesen

Das Versagen von mechanischen Prothesen ist glücklicherweise zu einer ausgesprochenen Rarität geworden. Während sich Kugelprothesen von Anfang an als relativ robust erwiesen haben, kam es während der Entwicklung von Doppelflügel- und Kippscheibenprothesen in der Anfangszeit zu technischen Problemen. Materialbrüche führten zum Loslösen von Scheiben oder Flügeln und deren Embolie sowie der Entwicklung akuter hochgradiger Insuffizienz. Beim Entweichen einer Scheibe und damit freiem Rückfluss durch die Prothese ist in der Regel eine Rettung des Patienten nicht möglich. Das wiederholte Auftreten dieser Komplikation bei Björk-

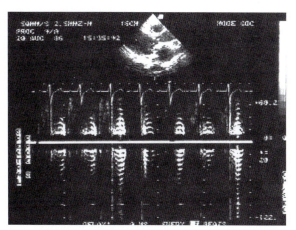

Abb. 17.**43**   CW-Spektrum einer Mitralinsuffizienz mit Möwenschrei-Phänomen. Die Bänder mit hoher Amplitude resultieren aus den Vibrationen von Gewebe wie es beim Einreißen von biologischen Klappen der Fall sein kann (mit freundlicher Genehmigung aus Weyman AE. Principles and Practice of Echocardiography. Lea & Febiger, Philadelphia 1994:1228).

Shiley-Konvex-Konkav-Klappen hatte zur Folge, dass ein Teil dieser Klappen prophylaktisch wieder explantiert werden musste. Auch von diesem Produkt konnte mit Björk-Shiley-Monostrut aber wieder eine sichere Prothese konstruiert werden. Generell hat die Entwicklung der Technik dazu geführt, dass diese Komplikation bei der heutigen Generation von mechanischen Klappen weitgehend auszuschließen ist.

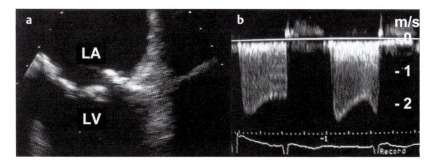

Abb. 17.**44** Transösophageales Echokardiogramm einer degenerierten Bioprothese in Mitralposition mit resultierender Stenose.
a 2D-Echokardiogramm.
b CW-Dopplerspektrum.

Operationstechnische Probleme

Größenmissverhältnis (Mismatch). Aus operationstechnischen Gründen kann der Chirurg vor allem bei Aortenklappenprothesen teilweise gezwungen sein, eine für den Patienten zu kleine Klappengröße implantieren zu müssen. Die Folge ist eine unerwünscht ausgeprägte obstruktive Wirkung. Dies kann vor allem bei Klappen mit einem ungünstigen Verhältnis von effektiver Öffnungsfläche und Nahtring (gerüsttragende Bioprothesen) gegeben sein. Als eine der möglichen Abhilfen wurden Prothesen konstruiert, die oberhalb des Nahtringes positioniert sind. Als Komplikation können hier Beeinträchtigungen der Koronargefäßabgänge auftreten.

Einklemmung von Klappenmaterial. Bei mechanischen Mitralprothesen kann es bei Erhaltung des Mitralklappenapparates, was hinsichtlich einer besseren LV-Funktion wünschenswert ist, in seltenen Fällen zur Einklemmung von Klappenmaterial und dadurch Blockade eines Flügels einer Doppelflügelklappe kommen.

Größenangleichung. Bei Homografts und Autografts kann es bei entsprechender Größenangleichung zu Verziehungen und damit Taschenprolaps und Insuffizienz, bei zu großen Homografts durch Plikation von Gewebe auch zu Obstruktionen kommen.

Hämatome und Pseudoaneurysmen. Bei Homografts und Autografts können, wenn diese in die Aorta eingenäht werden, durch Nahtdehiszenz Hämatome zwischen Graft und Aortenwand entstehen und dadurch eine Dysfunktion der Klappe oder ein obstruierender Effekt auftreten. Derartige Befunde können auch wegen der Differenzialdiagnose zu paravalvulären Abszessen Probleme machen. In seltenen Fällen sind nach Klappenimplantationen Pseudoaneurysmen beschrieben.

Echokardiographie nach Klappenersatz – klinische Aspekte

Übersicht über die möglichen Probleme

Neben den beschriebenen klappenassoziierten Komplikationen sind nach Klappenersatz die folgenden Probleme möglich.
➤ **LV-Funktionsstörung** mit etwaiger Entwicklung von Linksherzinsuffizienz:
  – Eine LV-Funktionsstörung kann Folge einer irreversiblen Myokardschädigung, bedingt durch den ursprünglichen Klappenfehler, sein.
  – Eine Prothesendysfunktion, z. B. eine länger bestehende, höhergradige paravalvuläre Insuffizienz, kann zur Entwicklung einer LV-Funktionsstörung führen.
  – Eine LV-Funktionsstörung kann Folge eines bei der Erstoperation nicht korrigierten zusätzlichen (progredienten) Klappenfehlers sein.
  – Daneben kommen andere Ursachen einer Myokardschädigung, wie entzündliche, ischämische und myopathische Genese, infrage.
➤ **Rhythmusstörungen** können den Verlauf nach Klappenersatz komplizieren.
➤ **Progrediente Dysfunktion primär nicht korrigierter weiterer Klappenfehler** kann im weiteren Verlauf zu Problemen führen.
  – Ein typisches Beispiel hierfür ist eine persistierende Trikuspidalinsufizienz nach Korrektur von Mitralklappenfehlern. Sie kann später zur Entwicklung von Rechtsherzinsuffizienzerscheinungen führen.
➤ **Eine fixierte pulmonale Hypertension** kann in weiterer Folge Ausgangspunkt für Probleme sein.

➤ **Eine koronare Herzkrankheit** kann sich im weiteren Verlauf entwickeln oder bei bereits primär gleichzeitigem Bestehen progredient sein.

Problembezogene Echokardioghraphie

Hier soll aufgezeigt werden, mit welchen Symptomen ein Patient nach Klappenersatz auffällig werden kann und nach welchen Befunden dann jeweils echokardiographisch zu suchen ist.
➤ **Progrediente Dysnoe** (pulmonale Stauung).
  – *Klappendysfunktion.* Primär wäre an eine Klappendysfunktion (Stenose oder Insuffizienz zu denken). Von transthorakal kann dabei das Vorliegen einer Stenose in der Regel relativ gut erhärtet oder ausgeschlossen werden, indem nach erhöhten Flussgeschwindigkeiten bzw. erhöhten Gradienten, bei Mitralprothesen nach verlängerter Druckhalbwertszeit gesucht wird. Eine Insuffizienz einer Aortenprothese ist von transthorakal ebenfalls in der Regel ausreichend erkennbar. Vor allem bei mechanischen Mitralprothesen kann es von transthorakal aber schwierig sein, über das Bestehen einer Insuffizienz Sicherheit zu bekommen. Als indirekter Hinweis kann eine erhöhte antegrade Flussgeschwindigkeit bei normaler Druckhalbwertszeit angesehen werden. Im Zweifelsfall ist als nächster Schritt eine transösophageale Untersuchung angebracht.
  – *Störung der LV-Funktion.* Neben eine Prothesendysfunktion wäre an eine Störung der Linksven-

trikelfunktion zu denken bzw. nach evtl. progredienten Problemen weiterer (nativer) Klappen zu suchen.

- ➤ **Rechtsherzinsuffizienz** wird in erster Linie nach Mitralklappenersatz beobachtet.
  - – *Trikuspidalinsuffizienz.* Als Erstes wäre hier zu klären, ob eine höhergradige Trikuspidalinsuffizienz als Ursache infrage kommt. Falls diese vorhanden ist, wäre als Nächstes zu klären, ob sie sekundär bedingt ist durch ein sanierungsbedürftiges Problem an der Mitralklappe. Wenn dies ausgeschlossen ist, kann sie sekundär durch eine persistierende Pulmonalgefäßerkrankung mit der Folge zunehmender Rechtsventrikelbelastung und Trikuspidalringdilatation bedingt sein, oder die Trikuspidalinsuffizienz besteht tatsächlich als primäres Problem. Diese Unterscheidung ist für das weitere Vorgehen von hoher Bedeutung. Sollte eine Reoperation mit Trikuspidalrekonstruktion in Erwägung gezogen werden, ist die Beurteilung der Rechtsventrikelfunktion von hoher Wichtigkeit (sie sollte hierzu relativ gut erhalten sein).
  - – *Chronische Druckbelastung.* Auch ohne höhergradige Trikuspidalinsuffizienz ist eine Rechtsherzinsuffizienz infolge von Rechtsventrikeldysfunktion durch chronische Druckbelastung möglich. Hierbei kann Letztere wieder Folge eines Linksherzproblemes oder primär pulmonalgefäßbedingt sein.
- ➤ **Embolieverdächtige Symptome** (neurologische Symptome, periphere Embolien).
  - – *Klappenthrombose.* Hier ist primär eine Klappenthrombose auszuschließen, wobei in der Regel eine transösophageale Echokardiographie erforderlich sein wird (adäquate Antikoagulation?).
  - – *Linksventrikuläre und -atriale Thromben.* Daneben ist nach der Möglichkeit für linksventrikuläre Thromben (Linksventrikeldysfunktion? regionale Wandbewegungsstörung bei koronarer Herzkrankheit?) sowie linksseitige Vorhofthromben (bei jeder Form von Mitralprothesen, Vorhofflimmern) zu suchen.
- ➤ **Angina pectoris** kann Ausdruck sein für
  - – Aortenprothesenstenose oder
  - – koronare Herzkrankheit.
- ➤ **Neu aufgetretene Rhythmusstörungen** veranlassen von echokardiographischer Seite die Suche nach
  - – Klappendysfunktion und
  - – Linksventrikeldysfunktion.
- ➤ **Schwindel und Synkopen** sind Anlass zum Ausschluss von
  - – Klappendysfunktion und
  - – Embolien.
- ➤ **Fieberhafte Prozesse,** die von Klinik und Laborbefunden her an eine Endokarditis denken lassen, sollten primär eine transthorakale Echokardiographie zur Folge haben. In der Regel wird dies nicht ausreichen und bei entsprechend begründetem Verdacht auf eine Prothesenendokarditis wird eine transösophageale Echokardiographie anzuschließen sein.

Wann und wie oft Echokontrollen nach Klappenersatz

- ➤ **Erste Kontrolluntersuchung nach der Operation.** 3–4 Wochen nach der Operation sollte routinemäßig eine erste kardiologische Kontrolluntersuchung erfolgen, die neben der exakten Erhebung von Anamnese und klinisch-physikalischem Status, EKG, Thoraxröntgen und Laborbefunden unbedingt eine echokardiographische Untersuchung beinhalten sollte. Dabei liegt das besondere Augenmerk auf der Prothesen- und Ventrikelfunktion sowie auf Hinweisen für Infektion, perioperativen Myokardinfarkt, Pathologien der nativen Klappen, pulmonale Hypertension, Perikard- und Pleuraerguss. Neben dem Ziel der Evaluierung des Operationserfolges kommt dieser Untersuchung dadurch ein sehr hoher Stellenwert zu, dass die erhobenen Ausgangsparameter für Gradienten, Druckhalbwertszeit etc. Voraussetzung für eine richtige Interpretation späterer Folgeuntersuchungen darstellen (7).
- ➤ **Routinemäßiges Follow-up bei Patienten ohne Komplikationen bzw. ohne Änderung der Klinik.** Soweit es sich um asymptomatische, unkomplizierte Patienten handelt (gute Prothesenfunktion, keine bedeutsame Störung von Linksventrikelfunktion, Funktion nativer Klappen oder pulmonale Hypertension) besteht Einigkeit, dass einmal pro Jahr eine genaue Anamneseerhebung und eine physikalische Untersuchung stattfinden sollten. Die Indikation für weitere Routineechokardiographiekontrollen wird kontrovers beurteilt (18). Ein Teil der Spezialisten ist der Meinung, dass weitere Ultraschalluntersuchungen nur bei speziellen Verdachtsmomenten indiziert seien. Selbst die routinemäßige Echokardiographiekontrolle zur Beurteilung einer evtl. Prothesendegeneration ab 5 Jahre nach Mitral- und 8 Jahre nach Aortenklappenersatz wird kontrovers beurteilt.
- ➤ **Patienten ohne Änderung der Klinik, aber mit pathologischem Vorbefund.** Abzugrenzen dürften Patienten sein, die zwar keine Änderung der Klinik zeigen, aber einen pathologischen Vorbefund aufweisen (Prothese mit relativ hohem Gradienten, paravalvuläre Insuffizienz noch ohne Interventionsnotwendigkeit, beginnende Bioprothesendegeneration, pathologische Linksventrikelfunktion, zusätzliche Klappenfehler, pulmonale Hypertension). In dieser Situation scheint eine einmal jährliche Echokardiographiekontrolle gerechtfertigt. Individuell werden je nach Bedarf natürlich auch kürzere Abstände indiziert sein (z. B. hämodynamisch relevante paravalvuläre Insuffizienz mit Ventrikeldynamik, progrediente Prothesendysfunktion etc.).
- ➤ **Patienten mit Änderung der Klinik bzw. Auftreten von Komplikationen.** Bei Änderung der Klinik, wie Einschränkung der Leistungsfähigkeit, Zunahme von Dyspnoe, Auftreten von Angina pectoris, Schwindel bei Belastung, Beinödemen und Ähnlichem ist natürlich in jedem Fall eine Kontrolluntersuchung indiziert, die immer eine Echokardiographiekontrolle einschließen wird.

Kardiovaskuläre Strukturen

375

■ Literatur

1. Alam M, Rosman HS, McBroom D et al. Color flow Doppler evaluation of St. Jude Medical prosthetic valves. Am J Cardiol 1989;64:1387–8.
2. Alam M, Serwin JB, Rosman HS et al. Transesophageal color flow Doppler and echocardiographic features of normal and regurgitant St. Jude medical prostheses in the mitral valve position. Am J Cardiol 1990;66:871–3.
3. Angell WW, Angell JD, Oury JH, Lamberti JJ, Grehl TM. Long-term follow-up of viable frozen aortic homografts: a viable homograft valve bank. J Thorac Cardiovasc Surg 1987;93:815–22.
4. Arabia FA, Talbot TL, Jones M, Clark RE. Simultaneous in vitro maximum measured and Doppler derived pressure differences across prosthetic heart valves. Circulation 1987;76(Suppl.IV):IV-389.
5. Arabia FA, Talbot TL, Stewart SF, Nast EP, Clark RE. A computerized physiologic pulse duplicator for in-vitro hydrodynamic and ultrasonic studies of prosthetic heart valves. Biomed Instrum Technol 1989;23:205–15.
6. Bansal RC, Morrison DL, Jacobson JG. Echocardiography of porcine aortic prosthesis with flail leaflets due to degeneration and calcification. Am Heart J 1984;107:591–3.
7. Barbetseas J, Zoghbi WA. Evaluation of prosthetic valve function and associated complications. Cardiol Clin 1998;16:505–30.
8. Barbetseas J, Nagueh SF, Pitsavos C, Toutouzas PK, Quinones MA, Zoghbi WA. Differentiating thrombus from pannus formation in obstructed mechanical prosthetic valves: an evaluation of clinical, transthoracic and transoesophageal echocardiographic parameters. J Am Coll Cardiol 1998;32:1410–7.
9. Barzilai B, Eisen HJ, Saffitz JE, Perez JE. Detection of thrombotic obstruction of a Bjork-Shiley prosthesis by Doppler echocardiography. Am Heart J 1986;112:1088–90.
10. Baumgartner H, Khan S, De Robertis M, Czer L, Maurer G. Doppler assessment of prosthetic valve orifice area: An in vitro study. Circulation 1992;85:2275–83.
11. Baumgartner H, Khan S, DeRobertis M, Czer L, Maurer G. Color Doppler regurgitant characteristics of normal mechanical mitral valve prostheses in vitro. Circulation 1992;85:323–32.
12. Baumgartner H, Khan S, DeRobertis M, Czer L, Maurer G. Discrepancies between Doppler and catheter gradients in aortic posthetic valves in vitro: A manifestation of localized gradients and pressure recovery. Circulation 1990;82:1467–75.
13. Baumgartner H, Khan S, DeRobertis M, Czer L, Maurer G. Effect of prosthetic aortic valve design on the Doppler-catheter gradient correlation: An in vitro study of normal St. Jude, Meditronic-Hall, Starr-Edwards and Hancock valves. J Am Coll Cardiol 1992;19:324–32.
14. Baumgartner H, Schima H, Kühn P. Effect of prosthetic valve malfunction on the Doppler-catheter gradient relation for bileaflet aortic valve prostheses. Circulation 1993;87:1320–7.
15. Baumgartner H, Schirma H, Kühn P. Discrepancies between Doppler and Catheter Gradients across Bileaflet aortic valve prostheses. Am J Cardiol 1993;71:1241–3.
16. Bernal-Ramirez JA, Phillips JH. Echocardiographic study of malfunction of the Björk-Shiley prosthetic heart valve in the mitral position. Am J Cardiol 1977;40:449–53.
17. Bitar JN, Lechin ME, Salazar G, Zoghbi WA. Doppler echocardiographic assessment with the continuity equation of St. Jude Medical mechanical prostheses in the mitral valve position. Am J Cardiol 1995;76:287–93.
18. Bonow RO, Carabello B, de Leon AC et al. ACC/AHA guidelines for the management of patients with valvular heart disease. A report of the American College of Cardiology/ American Heart Association. Task Force on Practice Guidelines (Committee on Management of Patients with Valvular Heart Disease). J Am Coll Cardiol 1998;32:1486–588.
19. Burstow DJ, Nishimura RA, Bailey KR, Holmes DR, Seward JB, Tajik AJ. Continous-wave Doppler echocardiographic measurements of prosthetic valve gradients: A simultaneous Doppler-catheter correlative study. Circulation 1989;80:504–14.
20. Chafizadeh ER, Zoghbi WA. Doppler echocardiographic assessment of the St. Jude medical prosthetic valve in the aortic position using the continuity equation. Circulation 1991;83:213–23.
21. Chambers J, Monaghan M, Jackson G. Colour flow Doppler mapping in the assessment of prosthetic valve regurgitation. Br Heart J 1989;62:1–8.
22. Chen C, Thomas JD, Anconina J et al. Impact of impinging wall jet on color Doppler quantification of mitral regurgitation. Circulation 1991;84:712–20.
23. Cohn LH, Mudge GH, Pratter F, Collins JJ Jr. Five to eight-year follow-up of patients undergoing porcine heart valve replacement. N Engl J Med 1981;304:258–62.
24. Cooper DM, Stewart WJ, Schiavone WA et al. Evaluation of normal prosthetic valve function by Doppler echocardiography. Am Heart J 1987;114:576–82.
25. Daniel WG, Mugge A, Grote J et al. Comparison of transthoracic and transoesophageal echocardiography for detection of abnormalities of prosthetic and bioprosthetic valves in the mitral and aortic positions. Am J Cardiol 1993;71:210–5.
26. Daniel WG, Mügge A, Martin RP et al. Improvement in the diagnosis of abscesses associated with endocarditis by transesophageal echocardiography. N Engl J Med 1991;321:795–800.
27. Dumesnil JG, Honos GN, Lemieux M, Beauchemin J. Validation and applications of mitral prosthetic valvular areas calculated by Doppler echocardiography. Am J Cardiol 1990;65:1443–8.
28. Dzvik V, Cohen G, Chan KL. Role of transesophageal echocardiography in the diagnosis and management of prosthetic valve thrombosis. J Am Coll Cardiol 1991;18:1829–33.
29. Flachskampf FA, O'Shea JP, Griffin BP, Guerrero L, Weyman AE, Thomas JD. Patterns of normal transvalvular regurgitation in mechanical valve prostheses. J Am Coll Cardiol 1991;18:1493–8.
30. Forman MB, Phelan BK, Robertson RM, Virmani R. Correlations of two-dimensional echocardiography and pathological findings in porcine valva dysfunction. J Am Coll Cardiol 1985;5:224–30.
31. Graf T, Fischer H, Reul H, Rau G. Cavitation potential of mechanical heart valve prostheses. Int J Artif Organs 1991;14:169–74.
32. Grenadier E, Sahn DJ, Roche AH et al. Detection of deterioration or infection of homograft and porcine xenograft bioprosthetic valves in mitral and aortic positions by two-dimensional echocardiographic examination. J Am Coll Cardiol 1983;2:452–9.
33. Grunkemeier GL, Starr A, Rahimtoola SH. Prosthetic heart valve performance: long-term follow-up. Curr Probl Cardiol 1992;17:329–406.
34. Gueret P, Vignon P, Fournier P et al. Transoesophageal echocardiography for the diagnosis and management of nonobstructive thrombosis of mechanical mitral valve prosthesis. Circulation 1995;91:103–10.
35. Habib G, Cornen A, Mesana T, Monties JR, Djiane P, Luccioni R. Diagnosis of prosthetic heart valve thrombosis. The respective values of transthoracic and transoesophageal Doppler echocardiography. Eur Heart J 1993;14:447–55.
36. Henneke KH, Pongratz G, Pohlmann M, Bachmann K. Doppler echocardiographic determination of geometric orifice areas in mechanical aortic valve prostheses. Cardiology 1995;86:508–13.
37. Herrera CJ, Chaudhry FA, DeFrino PF et al. Value of limitations of transesophageal echocardiography in evaluating prosthetic of bioprosthetic valve dysfunction. Am J Cardiol 1992;69:697–9.

38. Ionescu AA, Moreno de la Santa P, Dunstan FD, Butchart EG, Fraser A. Mobile echoes on prosthetic valves are not reproducible – results of a multicenter study. Eur Heart J 1999;20:140–7.

39. Isada L, Klein AL, Torelli J et al. „Strands" on mitral valve prostheses by transesophageal echocardiography – Another potential embolic source. J Am Coll Cardiol 1992;19(Suppl.A):32A.

40. Izzat MB, Birdi I, Wilde P, Bryan AJ, Angelini GD. Evaulation of the hemodynamic performance of small CarboMedics aortic prostheses using dobutamine-stress Doppler echocardiography. Ann Thorac Surg 1995;60:1048–52.

41. Jain S, Helmcke F, Fan PH et al. Limitations of pulmonary venous flow criteria in the assessment of mitral regurgitation severity by transesophageal echocardiography. Circulation 1990;82(Suppl.III):III-551.

42. Kapur KK, Fan P, Nanda NC, Yoganathan AP, Goyal RG. Doppler color flow mapping in the evaluation of prosthetic mitral and aortic valve function. J Am Coll Cardiol 1989;13:1561–71.

43. Khandheria BK, Seward JB, Oh JK et al. Value and limitations of transesophageal echocardiography in assessment of mitral valve prostheses. Circulation 1991;83:1956–68.

44. Kinney EL, Machado H, Cortado X. Cooing intracardiac sound in a perforated porcine mitral valve detected by pulsed Doppler echocardiography. Am Heart J 1986;112:420–3.

45. Koblic M, Carey C, Webb-People MM, Braimbridge MV. Streptokinase treatment of thrombosed mitral valve prosthesis monitored by Doppler ultrsound. Thorac Cardiovasc Surg 1986;34:333–4.

46. Konstadt SN, Loule EK, Black S et al. Pulmonary venous flow dynamics before and after acute increases in afterload in patients with mitral regurgitation. J Am Coll Cardiol 1992;19(Suppl.A):200A.

47. Kotler MN, Mintz GS, Panidis I, Morgenroth J, Segal BL, Ross J. Noninvasive evaluation of normal and abnormal prosthetic valve function. J Am Coll Cardiol 1983;2:151–73.

48. Kreis A, Lambertz H, Hanrath P. Variation of pulmonary venous flow pattern in patients with different types of normal mitral valve prostheses. Circulation 1990;82(Suppl.III):III-18.

49. Kyo S, Takamoto S, Matsumura M et al. Immediate and early postoperative evaluation of results of cardiac surgery by transesophageal two-dimensional Doppler echocardiography. Circulation 1987;76(Suppl.V):V-113.

50. Labovitz AJ. Assessment of prosthetic heart valve function by Doppler echocardiography. Circulation 1989;80:707–9.

51. Leung DY, Wong J, Rodriguez L, Pu M, Vandervoort PM, Thomas JD. Application of color Doppler flow mapping to calculate orifice area of St Jude mitral valve. Circulation 1998;98:1205–11.

52. Mehta A, Kessler KM, Tamer D, Pefkaros K, Kessler RM, Myerburg RJ. Two-dimensional echocardiographic ovservations in major detachment of prosthetic aortic valve. Am Heart J 1981;101:231–3.

53. Meloni L, Aru GM, Abbruzzese PA, Cardu G, Martelli V, Cherchi A. Localization of mitral periprothetic leaks by transesophageal echocardiography. Am J Cardiol 1992;69:276–9.

54. Millar DC, Oyer PE, Stinson EB et al. Ten-to-fifteen year reassessment of the perfomance characteristics of the Starr-Edwards Model 6120 mitral valve prosthesis. J Thorac Cardiovasc Surg 1983;85:1–20.

55. Miller FA, Khanderia BK, Freeman WK et al. Mitral prosthesis effective orifice area by a new method using continuity of flow between left atrium and prosthesis. J Am Coll Cardiol 1992;19(Suppl.A):214A.

56. Mohan JC, Agrawal R, Arora R, Khalilullah M. Improved Doppler assessment of the Bjork-Shiley mitral prosthesis using the continuity equation. Int J Cardiol 1994;43:321–6.

57. Mohan JC, Bhargawa M. Doppler echocardiographic assessment of prosthetic aortic valve area: estimation with the continuity equation compared to the Gorlin formula. Int J Cardiol 1996;55:177–81.

58. Mohr-Kahaly S, Kupferwasser I, Erbel R, Oelert H, Meyer J. Regurgitant flow in apparently normal valve prostheses: Improved detection and semiquantitative analysis by transesophageal two-dimensional color-coded Doppler echocardiography. J Am Soc Echocardiogr 1990;3:187–95.

59. Mügge A, Daniel WG, Frank G, Lichtlen PR. Echocardiography in ineffective endocarditis: Reassessment of prognostic implications of vegetation size determined by the transthoracic and the transesophageal approach. J Am Coll Cardiol 1989;14:631–8.

60. Nanda NC, Cooper JW, Mahan III EF et al. Echocardiographic assessment of prosthetic valves. Circulation 1991; 84(Suppl.I):I-228.

61. Nellessen U, Schnittger I, Appleton CP et al. Transesophageal two-dimensional echocardiography and color Doppler flow velocity mapping in the evaluation of cardiac valve prostheses. Circulation 1988;78:848–55.

62. Oyer PE, Stinson EB, Reitz BA, Miller DC, Rossiter SJ, Shumway NE. Long-term evaluation of the porcine xenograft bioprosthesis. J Thorac Cardiovasc Surg 1979;78:343–50.

63. Panidis IP, Ross J, Mintz GS. Normal and abnormal prosthetic valve function as assessed by Doppler echocardiography. J Am Coll Cardiol 1986;8:317–26.

64. Pinto FJ, Wranne B, Schnittger I. Transesophageal echocardiography for study of bioprostheses in the aortic valve position. Am J Cardiol 1992;69:274–6.

65. Rashtian MY, Stevenson DM, Allen DT et al. Flow characteristics of four commonly used mechanical heart valves. Am J Cardiol 1986;58:743–52.

66. Reisner SA, Meltzer RS. Normal values of prosthetic valve Doppler echocardiographic parameters: A review. J Am Soc Echocardiogr 1988;1:201–10.

67. Ren JF, Mintz GS, Chandrasekaran K, Ross JJ Jr, Pennock RS, Frankl WS. Effect of depressed left ventricular function on hemodynamics of normal St. Jude Medical prosthesis in the aortic valve position. Am J Cardiol 1990;65:1004–9.

68. Rissoli G, Guglielmi C, Toscano G et al. Reoperations for acute prosthetic thrombosis and pannus: an assessment of rates, relationship and risk. Eur J Cardiothorac Surg 1999;16:74–80.

69. Ross DN. Aortic valve replacement. Lancet 1966; 2(7462):461–3.

70. Rothbart RM, Smucker ML, Gibson RS. Overestimation by Doppler echocardiography of pressure gradients across Starr-Edwards prosthetic valves in the aortic position. Am J Cardiol 1988;61:475–6.

71. Saad RM, Barbetseas J, Olmos L, Rubio N, Zoghbi WA. Application of the continuity equation and valve resistance to the evaluation of St. Jude Medical prosthetic aortic valve dysfunction. Am J Cardiol 1997;80:1239–42.

72. Sagar KB, Wann S, Paulsen WHJ, Romhilt DW. Doppler echocardiographic evaluation of Hancock and Bjork-Shiley prosthetic valves. J Am Coll Cardiol 1986;7:681–7.

73. Schramm D, Baldauf W, Meisner H. Flow pattern an velocity field distal to human aortic and artificial heart valves as measured simultaneously by ultramicroscope anemometry in cylindrical glass tubes. Thorac Cardiovasc Surg 1980; 28:133–40.

74. Shahid M, Sutherland G, Hatle L. Diagnosis of intermittent obstruction of mechanical mitral valve prostheses by Doppler echocardiography. Am J Cardiol 1995;76:1305–9.

75. Simpson IA, Fisher J, Raece IJ, Houston AB, Hutton I, Wheatley DJ. Comparison of Doppler ultrasound velocity measurements with pressure differences across bioprosthetic valves in a pulsatile flow model. Cardiovasc Res 1986;20:317–21.

76. Sprecher DL, Adamick R, Adams D, Kisslo J. In vitro color flow, pulsed and continuous wave Doppler ultrasound masking of flow by prosthetic valves. J Am Coll Cardiol 1987;9:1306–10.

77. Taams MA, Gussenhoven EJ, Cahalan MK et al. Transesophageal Doppler color flow imaging in the detection of native and Bjork-Shiley mitral valve regurgitation. J Am Coll Cardiol 1989;13:95–9.

78. Taylor D, Chan KL. Transesophageal echocardiography identification of two types of left atrial spontaneous contrast in patients with mitral mechanical prosthetic valves. Circulation 1991;84(Suppl.II):II-161.

79. Teoh KH, Ivanov J, Weisel RD, Daniel LB, Darcel IC, Rokowski H. Clinical and Doppler echocardiographic evaluation of bioprosthetic valve failure after 10 years. Circulation 1990;82(Suppl.IV)IV-110-6.

80. Thomas JD, Weyman AE. Doppler mitral pressure half-time: A clinical tool in search of theoretical justification. J Am Coll Cardiol 1987;10:923-9.

81. Thomas JD, Wilkins GT, Choong CYP et al. Inaccuracy of mitral pressure half-time immediately after percutaneous mitral valvulotomy. Circulation 1988;78:980-93.

82. Van den Brink RB, Visser CA, Basart DC, Duren DR, de Jong AP, Dunning AJ. Comparison of transthoracic and transesophageal Doppler color flow imaging in the patients with mechanical prostheses in the mitral valve position. Am J Cardiol 1989;63:1471-4.

83. Vered Z, Mossinson D, Peleg E, Kaplinsky E, Motro M, Beker B. Echocardiographic assessment of prosthetic valve endocarditis. Eur Heart J 1995;16(Suppl.B):63-7.

84. Wilkins GT, Gilliam LD, Kritzer GL, Levine RA, Palacios IF, Weyman AE. Validation of continous-wave Doppler echocardiographic measurements of mitral and tricuspid prosthetic valve gradients: A simultaneous Doppler-catheter study. Circulation 1986;74:786-95.

85. Wiseth R, Hegrenaes L, Rossvoll O, Skaerpje T, Hatle L. Validity of an early postoperative baseline Doppler recording after aortic valve replacement. Am J Cardiol 1991;67:869-72.

86. Yoganathan AP, Chaux A, Gray RJ et al. Bileaflet, tilting disc and porcine aortic valve substitutes: in vitro hydrodynamic characteristics. J Am Coll Cardiol 1984;3:313-20.

87. Yoganathan AP, Jones M, Sahn DJ, Ridgeway A, Jimoh A, Tamura T. Bernoulli gradient calculations for mechanical prosthetic aortic valves: In vitro Doppler Study. Circulation 1986;74(Suppl.II):II-391.

88. Zabalgoitia M, Herrera CJ, Chadhry FA, Calhoon JH, Mehlman DJ, O'Rourke RA. Improvement in the diagnosis of bioprosthetic valve dysfunction by transoesophageal echocardiography. J Heart Valve Dis 1993;2:595-603.

89. Zabalgoitia M, Kopec K, Abochamh DA, Oneschuk L, Herrera CJ, O'Rourke RA. Usefulness of dobutamine echocardiography in the hemodynamic assessment of mechanical prostheses in the aortic valve position. J Cardiol 1997;80:523-6.

18 Rechtsherzerkrankungen

H. Lambertz und O. Ekinci

Trikuspidalklappe

Echokardiographische Darstellbarkeit

Transthorakale Beschallung. Die Trikuspidalklappe besitzt ein anteriores, ein septales sowie ein kleineres posteriores Segel (14, 15). Die zweidimensionale transthorakale Echokardiographie ermöglicht die simultane Darstellung sowohl des anterioren wie auch des septalen Trikuspidalsegels während der gesamten Herzaktion. Dies gelingt am besten von linksparasternal im Kurzachsenschnitt als auch bei apikaler Schallkopfpositionierung. Dopplerechokardiographisch kann der Trikuspidalklappenfluss von apikal ebenso wie häufig von linksparasternal aufgezeichnet werden.

Mittels transthorakaler Bildgebung lässt sich bei guter Schallbarkeit das kleine posteriore Trikuspidalsegel nur von parasternal darstellen. Hierzu wird nach Kippen des Schallgebers zur linken Schulter hin der „right ventricular inflow view" gewählt.

Transösophageale Beschallung. Zur adäquaten Beurteilung der Trikuspidalmorphologie, speziell im Bereich der Segelkommissuren und des subvalvulären Halteapparates, kommt der transösophagealen Beschallung eine entscheidende Bedeutung zu. Doch auch hiermit gestaltet sich die Darstellung des posterioren Trikuspidalsegels schwierig. Wird das Echoskop im unteren Ösophagus nach Aufsuchen des Koronarvenensinus maximal anteflektiert, so gelingt es bei einem Teil der Patienten, einen transvalvulären Kurzachsenschnitt der Trikuspidalklappe aufzuzeichnen; eine transösophageale Darstellung des posterioren Segels ist dann möglich. Die beste Darstellung der Trikuspidalklappe gelingt im transösophagealen Vierkammerblick sowie im basalen Kurzachsenschnitt mit einer angulierten Anlotebene um 60° und gleichzeitiger Darstellung der Aortenklappe (23).

Trikuspidalstenose

2D-Darstellung. Bei der äußeren Beschallung ist eine Trikuspidalstenose durch verdickte, in ihrer Beweglichkeit eingeschränkte Segel mit verminderter Separation der Segelspitzen, die eine diastolische Domstellung aufweisen, gekennzeichnet (Abb. 18.1). Die Kommissuren zeigen eine mögliche Adhäsion (32). Der linksparasternale Kurzachsenschnitt in Höhe der Herzbasis sowie der apikale Vierkammerblick sind hierbei die diagnostisch ergiebigsten Schnittebenen. Der rechte Vorhof ist in aller Regel vergrößert.

Doppleruntersuchung. Dopplerechokardiographisch ist die Trikuspidalstenose durch eine gesteigerte frühdiastolische Einstromgeschwindigkeit, ein verbreitertes Frequenzspektrum sowie durch einen verlangsamten mesodiastolischen Geschwindigkeitsabfall gekennzeichnet (Abb. 18.2) (12, 17). Es finden sich somit vergleichbare Kriterien wie bei der Mitralstenose, jedoch ist die diastolische Flussbeschleunigung wegen des meist geringeren diastolischen Druckgradienten an der rechtsseitigen AV-Klappe in der Regel weniger stark ausgeprägt. Die Druckhalbwertszeit wird analog zu der der Mitralis bestimmt; die Normwerte betragen 50–70 ms.

TEE. Eine Trikuspidalstenose, die praktisch ausschließlich rheumatisch bedingt ist, lässt sich auch gut transösophageal anhand der verdickten bewegungsgeminderten und selten verkalkten Segel darstellen. Die Doppleruntersuchung kann aufgrund des meist nicht vernachlässigbaren Winkels zwischen transtrikuspidalem Einstrom und Ultraschall von transösophageal problematisch sein und wird besser transthorakal vorgenommen, da die auftretenden Geschwindigkeiten bzw. Gradienten selbst bei stenosierten Klappen relativ gering sind.

Gradient. Ein mittlerer diastolischer Gradient über der Trikuspidalis von bis zu 4 mmHg zeigt eine leichte Stenose, von 4–7 mmHg eine mittelgradige Stenose und oberhalb von 7 mmHg eine höhergradige Trikuspidalstenose an. Auch nach Trikuspidalklappenrekonstruktion (Raffung) mittels Implantation eines Carpentier- oder Duran-Ringes, unter Verwendung der DeVega-Plastik oder nach der Minale-Methode, kann es zu einer operationsinduzierten, leichten Trikuspidalstenose kommen.

Trikuspidalinsuffizienz

Die Ursachen der Trikuspidalinsuffizienz sind in Tab. 18.1, die Kriterien der Schweregradbestimmung in Tab. 18.2 aufgeführt.

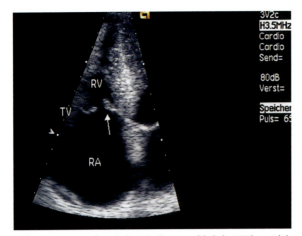

Abb. 18.**1** Transthorakaler Vierkammerblick bei Trikuspidalstenose. Die Verdickung und Domstellung der Trikuspidalsegel sind mittels Pfeil gekennzeichnet. Der rechte Vorhof ist entsprechend vergrößert.

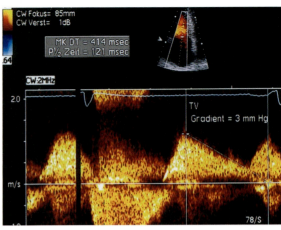

Abb. 18.**2** Spektraldoppleranalyse des rechtsventrikulären Bluteinstroms bei gleichem Patient wie in Abb. 18.**1**. Verlängerung der Druckhalbwertszeit des passiven transtrikuspidalen Bluteinstroms in den rechten Ventrikel auf 121 ms, entsprechend einem mittleren diastolischen Gradienten über der Trikuspidalklappe von 3 mmHg.

Tabelle 18.**1** Ursachen der Trikuspidalinsuffizienz

	Maximale Regurgitations-geschwindigkeit	Rechter Ventrikel	Weitere Kennzeichen
Bei pulmonaler Hypertonie			
➤ akut, z. B. Lungenembolie	erhöht, aber meist <3,5 m/s	dilatiert, je nach Schweregrad global hyperkinetisch oder hypokinetisch	Pulmonalarterie dilatiert
➤ chronisch, z. B. Mitralvitium, Shuntvitium, idiopathische pulmonale Hypertonie, Lungenerkrankung	massiv erhöht	hypertrophiert, meist mäßig dilatiert, oft normokinetisch	Pulmonalarterie dilatiert
Ohne pulmonale Hypertonie			
➤ Eingeschränkte systolische Funktion des rechten Ventrikels (Rechtsherzinfarkt bei KHK, dilatative Kardiomyopathie)	normal oder niedrig	dilatiert und hypokinetisch	bei KHK meist Wandbewegungsstörung im Territorium der rechten Kranzarterie; bei dilatativer Kardiomyopathie globale Hypokinesie des linken Ventrikels (isolierter Rechtsherzbefall sehr selten)
Endokarditis			
➤ Infektiöse Endokarditis	normal	bei schwerer Insuffizienz dilatiert und hyperkinetisch	Vegetationen
➤ Löffler-Endokarditis	normal	bei schwerer Insuffizienz dilatiert und hypokinetisch	Fibrosierung
Posttraumatisch			
➤ z. B. nach Myokardbiopsie	normal	bei schwerer Insuffizienz dilatiert und hyperkinetisch	evtl. Chordaruptur

Tabelle 18.**2** Schweregradbeurteilung der Trikuspidalinsuffizienz im Doppler

Parameter	Trennwert (leicht versus schwer)	Limitationen und Bemerkungen
Farb-Jet-Fläche	>8 cm² schwere Trikuspidalinsuffizienz	wandadhärente Jets werden unterschätzt; Pulsrepetitionsfrequenz reduzieren
Proximaler Jet-Durchmesser ("Vena contracta")	>8 mm schwere Trikuspidalinsuffizienz	gute Bildqualität erforderlich
Lebervenenprofil und V. cava inferior	bei schwerer Insuffizienz Dilatation der V. cava inferior mit fehlendem inspiratorischem Kollaps; systolische Flussumkehr (Rückstrom) in den Lebervenen	tritt bei erhöhtem Druck im rechten Vorhof (bzw. Zentralvenendruck) auf, auch ohne dass eine Trikuspidalinsuffizienz ursächlich ist (z. B. bei Perikardtamponade, Überwässerung)

2D-Darstellung. Die morphologische Beurteilung der Trikuspidalklappe sowie die Größenbestimmung des Trikuspidalanulus im Vierkammerblick geben Hinweise darauf, ob eine Trikuspidalinsuffizienz organischer oder sekundär funktioneller Natur ist. Beim Vorliegen einer relevanten sekundären Trikuspidalinsuffizienz infolge einer pulmonalen Hypertonie beträgt der Trikuspidalanulusdurchmesser > 20 mm/m² KOF (24). Der maximale Anulusdurchmesser wird im apikalen Vierkammerblick zeitlich nach dem Ende der P-Welle bestimmt (Abb. 18.**3**).

Farbdoppleruntersuchung. Die Farbdopplerechokardiographie ermöglicht bei linksparasternaler Kurzachsendarstellung der Trikuspidalklappe oder bei apikaler Beschallung bzw. von subkostal aus eine semiquantitative Abschätzung ihres Schwergrades (Abb. 18.**4**) (11, 28). Bei etwa 80 % der Patienten gelingt es, mit hochauflösenden Ultraschallgeräten von transthorakal eine geringe physiologische Trikuspidalinsuffizienz ohne Krankheitswert nachzuweisen (1, 9).

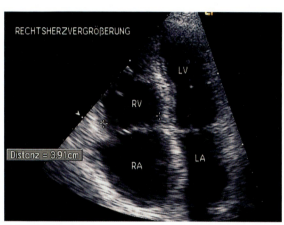

Abb. 18.**3** Patient mit deutlicher Rechtsherzvergrößerung als Ausdruck der hämodynamisch relevanten Volumenbelastung des rechten Herzens. Bezogen auf die Körperoberfläche des Patienten beträgt der Trikuspidalanulusdurchmesser 28 mm/m² KOF.

Trikuspidalprolaps

Der Trikuspidalprolaps kommt meistens begleitend bei Mitralklappenprolaps vor und betrifft oft sämtliche Segel (Abb. 18.**5**). Er ist regelmäßig von einer Trikuspidalinsuffizienz begleitet (38). Ähnlich wie bei der Mitralklappe kann es auch hier zur Ruptur von Chordafäden mit anschließendem „flail leaflet" und schwerer Trikuspidalinsuffizienz kommen.

Trikuspidalendokarditis

Der endokarditische Befall der Trikuspidalklappe ist deutlich seltener als der der Mitral- oder Aortenklappe. Die Erkrankung gilt als typisch bei Intensivpatienten, intravenös spritzenden Drogensüchtigen und immunkompromitierten Patienten. Häufig liegt eine Pilzendokarditis vor, mit oft sehr großen Vegetationen (2, 3, 37). Embolien laufen häufig inapparent als disseminierte Lungenembolien, manchmal mit Bildung septischer

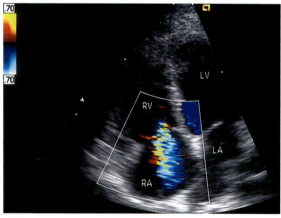

Abb. 18.**4** Farbdopplerechokardiographischer Nachweis einer mäßigen Trikuspidalinsuffizienz im apikalen Vierkammerblick.

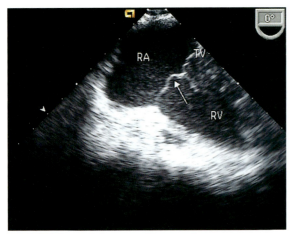

Abb. 18.**5** Trikuspidalprolaps bei Patienten mit Marfan-Syndrom.

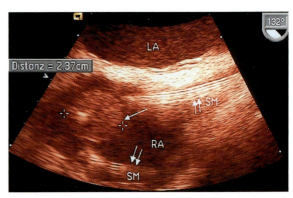

Abb. 18.**6** Transösophagealer Sagittalschnitt mit Darstellung von zwei Schrittmacherelektroden im rechten Vorhof (Doppelpfeile). Der große Pfeil kennzeichnet einen großen Appositionsthrombus. SM = Schrittmacher.

Lungenabszesse ab. Die Erkrankung führt, wie an anderen Klappen, zur Destruktion und Insuffizienz der Trikuspidalklappe.

Zur Beurteilung einer entzündlichen bzw. traumatischen Schädigung der Trikuspidalklappe ist neben der Visualisierung der Segelkommissuren die Beurteilung des Halteapparates unerlässlich. Dies gelingt am besten mittels transösophagealer Echokardiographie vom un-

teren Ösophagus aus mit longitudinaler Anlottechnik (23). Sehnenfadenrupturen, entzündliche bzw. thrombotische Auflagerungen auf Schrittmacherelektroden oder zentralen venösen Verweilkathetern sowie eigenständige oder begleitende Vegetationen auf den Trikuspidalsegeln lassen sich auf diese Weise mit hoher Treffsicherheit verifizieren oder ausschließen (Abb. 18.**6**).

Pulmonalklappe

Echokardiographische Darstellung

Transthorakale Beschallung. Die Pulmonalklappe lässt sich mittels transthorakaler Beschallung am besten im linksparasternalen Kurzachsenschnitt mit leicht nach links sowie anterokranial anguliertem Schallgeber darstellen (Abb. 18.**7** und 18.**8**). Häufig gelingt eine Darstellung auch mittels subkostaler Schallkopfpositionierung.

Transösophageale Beschallung. Von allen Herzklappen ist die Pulmonalklappe bei der transösophagealen Beschallung am weitesten vom Schallkopf entfernt und am schlechtesten zu beurteilen. Sie lässt sich hier entweder im transösophagealen Kurzachsenschnitt der Herzbasis (Abb. 18.**9**) oder in einem modifizierten transgastrischen Schnitt des rechten Ventrikels darstellen. Beide Schnittebenen bilden die Klappe in einer langen Achse ab. In der transgastrischen Untersuchungsebene besteht auch die Möglichkeit zur kontinuierlichen Doppleruntersuchung.

Pulmonalstenose

2D-Darstellung. Im transthorakalen Echokardiogramm zeigt die kongenital stenosierte Pulmonalklappe in gleicher Weise eine Domstellung wie die angeborene Aortenstenose (42, 43). Die Taschen sind meist dünn und nicht verkalkt. Neben der linksparasternalen Anlotung, die außer der Klappe auch eine Beurteilung der Weite des Pulmonalarterienstammes sowie dessen Aufzweigung in die rechte und linke Pulmonalarterie erlaubt, ist immer eine Anlotung in der subkostalen Querachsenebene empfehlenswert. Je nach hämodynamischer Relevanz der Pulmonalstenose ist der rechte Ventrikel hypertrophiert.

Doppleruntersuchung. Dopplerechokardiographisch liegen rechtsventrikulärer Ausflusstrakt und Pulmonalarterie bei der transthorakalen Beschallung für den Untersucher in einem günstigen Winkel, da der Blutstrom bei linksparasternaler Anschallung nahezu parallel zum Ultraschall verläuft. Mithilfe des gepulsten Spektraldopplers kann eine Lokalisation der Stenose (infundibulär, valvulär oder supravalvulär) durchgeführt werden (13, 20).

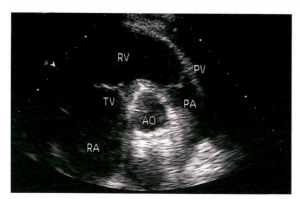

Abb. 18.**7** Darstellung des rechtsventrikulären Ausflusstraktes sowie der Pulmonalklappe und des Truncus pulmonalis im linksparasternalen Kurzachsenschnitt.

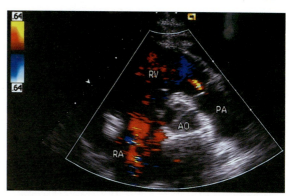

Abb. 18.**8** Farbdopplerechokardiographischer Nachweis einer physiologischen Pulmonalinsuffizienz. Weder der rechtsventrikuläre Ausflusstrakt noch der Truncus pulmonalis sind erweitert.

Gradient. Eine chirurgische Intervention an der Pulmonalklappe ist bei einem mittleren systolischen Gradienten von mehr als 50 mmHg oder einem systolischen Druck im rechten Ventrikel von mehr als 70 mmHg indiziert.

Pulmonalinsuffizienz

Vorkommen. Eine Pulmonalinsuffizienz wird bei Patienten mit pulmonaler Hypertonie, nach Pulmonalkommissurotomie oder Ballon-Valvuloplastie einer angeborenen Pulmonalstenose ebenso wie bei idiopathischer Pulmonalarterienektasie sowie nach Endokarditis oder beim Karzinoidsyndrom beobachtet. Auch beim Marfan-Syndrom kann ein Pulmonalprolaps mit begleitender Pulmonalinsuffizienz vorliegen (Abb. 18.**10**).

2D-Darstellung. Im zweidimensionalen Echokardiogramm sind die Kriterien der rechtsventrikulären Volumenbelastung mit zum Teil paradoxer Septumbewegung sowie vermehrter Pulsation des häufig erweiterten Pulmonalishauptstammes für eine bedeutsame Pulmonalinsuffizienz richtungsweisend (8, 34).

Farbdoppleruntersuchung. Farbdopplerechokardiographisch erfolgt die Untersuchung in der Regel bei linksparasternaler Beschallung wobei sowohl die Länge als auch die Breite des Regurgitations-Jets nur grob zur semiquantitativen Schweregradbeurteilung herangezogen werden können (Abb. 18.**11**–18.**13**) (40). Bei schlecht schallbaren Patienten mit Lungenüberblähung ist eine Anlotung von subkostal hilfreich. Aus der Geschwindigkeit des Rückflusssignals, welche quantitativ wegen des Aliasing-Effektes häufig nur mit dem kontinuierlich abgeleiteten Doppler zu erfassen ist, kann die Druckdifferenz zwischen der Pulmonalarterie und dem rechten Ventrikel während der Diastole bestimmt werden (25). Der Dopplerechokardiographische Nachweis einer Pul-

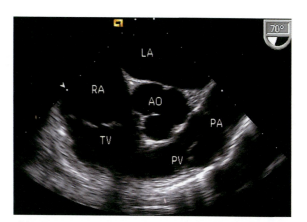

Abb. 18.**9** Dargestellt ist ein transösophagealer Kurzachsenschnitt. Anterior der Aortenklappe kommt der Ausflusstrakt des rechten Ventrikels zur Darstellung. Eine adäquate Detailbeurteilung der Pulmonalklappe ist wegen der Distanz zwischen dem Schallgeber und der Klappe häufig nicht möglich.

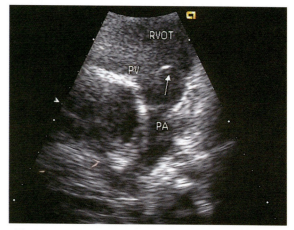

Abb. 18.**10** Pulmonalklappenprolaps (mittels Pfeil gekennzeichnet) bei einem Patienten mit Marfan-Syndrom.

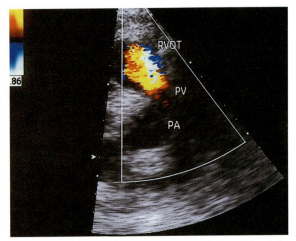

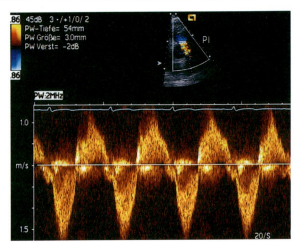

Abb. 18.**11** Transthorakaler Kurzachsenschnitt mit farb-dopplerechokardiographischem Nachweis einer hämodyna-misch relevanten Pulmonalinsuffizienz. Die Breite des Regur-gitations-Jets kann zur semiquantitativen Schweregradbeur-teilung herangezogen werden.

Abb. 18.**12** Spektraldoppleranalyse bei gleichem Patienten wie in Abb. 18.**11**.

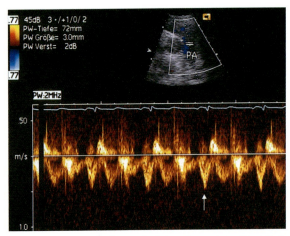

Abb. 18.**13** Diastolische Dysfunktion des rechten Ventrikels im Sinne einer Restriktion. Durch die Elastizitätsabnahme des rechtsventrikulären Myokards wird die Vorhofkontraktion auf das transpulmonale Flussprofil übertragen (vorhofkontrakti-onsinduzierte antegrade Welle mit Pfeil markiert).

monalinsuffizienz gelingt auch bei leichten Formen ohne entsprechenden Auskultationsbefund mit hoher Genauigkeit.

Bei den meisten Patienten ohne Pulmonalispatholo-gie lässt sich ein schmalbasiger, weniger als 1,5 cm mes-sender Regurgitations-Jet mittels Farbdopplertechnik erfassen. Diese ist physiologisch, ein Krankheitswert be-steht nicht (Abb. 18.**8**).

Pulmonalklappenendokarditis

Die Pulmonalklappe ist unter den 4 nativen Herzklap-pen selten betroffen. Eine Endokarditis wird am häu-figsten bei intravenös spritzenden Drogenabhängigen beobachtet. Aufgrund der schlechten Darstellbarkeit der Pulmonalklappe sowohl im transthorakalen als auch im transösophagealen Echokardiogramm kann eine endo-karditische Läsion übersehen werden.

Abschätzung einer pulmonalen Hypertonie

Trikuspidalinsuffizienzmethode

Transthorakale Beschallung. Im Vierkammerblick aber auch im parasternalen Kurzachsenschnitt und ggf. von subkostal gelingt es, nach Aufsuchen des Trikuspidalregurgitationsstrahls im Farbdopplerverfahren die maximale Regurgitationsgeschwindigkeit zuverlässig zu bestimmen (Abb. 18.**14** und 18.**15**) (5, 10, 45). Aus der maximalen Strömungsgeschwindigkeit des Regurgitations-Jets wird anhand der vereinfachten Bernoulli-Gleichung (4 v^2) die Druckdifferenz zwischen dem rechten Ventrikel und dem rechten Vorhof berechnet. Nach Addition des rechtsatrialen Druckes (= zentralvenöser Druck, ZVD) lässt sich somit der systolische Druck im rechten Ventrikel der bei fehlender Pulmonalstenose dem systolischen Pulmonalarteriendruck entspricht, abschätzen. In aller Regel wird als rechtsatrialer Druck ein Druck von 8–10 mmHg addiert. Falls die V. cava inferior kein Kollapsverhalten bei subkostaler Darstellung aufweist oder falls sich bei sitzender Position in 45° die Jugularvenen als gestaut erweisen, addieren wir 15 mmHg zur bestimmten Druckdifferenz zwischen dem rechten Ventrikel und dem rechten Vorhof dazu. Die Abschätzung des rechtsventrikulären systolischen Druckes ist klinisch sehr hilfreich und ersetzt häufig eine Einschwemmkatheteruntersuchung. In den Fällen, bei denen die CW-Spektraldoppler-Qualität des Trikuspidalinsuffizienzstrahls nicht optimal ist, hat sich die Gabe eines Ultraschallsignalverstärkers, der periphervenös appliziert wird, als hilfreich bewährt (4).

Vorsicht ist geboten bei Patienten mit einem Ventrikelseptumdefekt vom membranösen Typ. Hier kann die Flussgeschwindigkeit des Links-rechts-Shunts die CW-Spektraldoppler-Erfassung des Trikuspidalinsuffizienzstrahls beeinflussen und so zu einer fälschlich hohen Abschätzung des rechtsventrikulären systolischen Druckes führen.

Transösophageale Beschallung. Falls die Abschätzung einer pulmonalen Hypertonie mittels transthorakaler Echokardiographie nicht möglich ist, empfiehlt sich die Durchführung einer transösophagealen Beschallung (Abb. 18.**16**). Dem Vorliegen oder Fehlen einer pulmonalen Drucksteigerung kommt bei der ätiologischen Abklärung einer Rechtsherzdilatation eine entscheidende Bedeutung zu. Immer dann, wenn von transthorakal wegen anlottechnischer Gründe eine Trikuspidalinsuffizienz nicht fassbar ist, z. B. nach Sternotomie des Patienten, bei vorbestehender Thoraxdeformität oder bei intensivpflichtigen und mechanisch beatmeten Patienten, sollte die transösophageale Echokardiographie unter Verwendung mehrerer Anlotebenen zum Einsatz kommen. Mit diesem Verfahren gelingt es, in einer dem transthorakalen Verfahren vergleichbaren Genauigkeit und Häufigkeit eine Trikuspidalinsuffizienz zu objektivieren bzw. den Druck im rechten Ventrikel zuverlässig abzuschätzen (30).

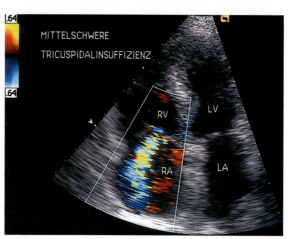

Abb. 18.**14** Farbkodierte Darstellung des Trikuspidalregurgitations-Jets im apikalen Vierkammerblick.

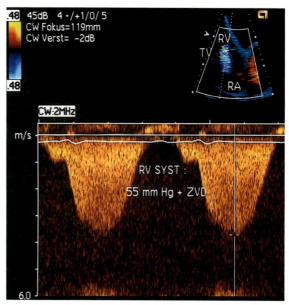

Abb. 18.**15** Spektraldoppleranalyse bei gleichem Patienten wie in Abb. 18.**14**. Unter Verwendung der vereinfachten Bernoulli-Gleichung wird der systolische Druck im rechten Ventrikel mit 55 mmHg + ZVD abgeschätzt.

Eine Limitierung des transösophagealen Beschallungsverfahrens besteht beim Vorliegen einer Mitralinsuffizienz mit auf das Vorhofseptum gerichtetem Insuffizienz-Jet. Bedingt durch die Richtung des Spektraldopplerstrahls kann es zur Kontamination des Trikuspidalinsuffizienzsignals durch das Mitralinsuffizienzsignal kommen mit entsprechend falsch zu hohen Geschwindigkeiten. Eine pulmonale Hypertonie würde somit fälschlich überschätzt.

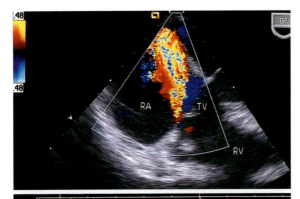

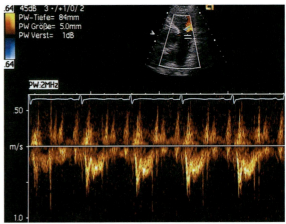

Abb. 18.**17** Spektraldoppleranalyse des transpulmonalen Flussprofils bei Patienten mit pulmonaler Hypertonie. Neben der verkürzten Akzelerationsdauer imponiert eine partielle mesosystolische transpulmonale Flussverlangsamung.

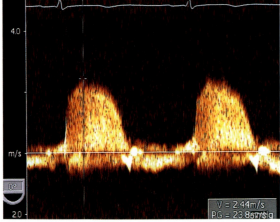

Abb. 18.**16** Farbkodierte dopplerechokardiographische Erfassung einer Trikuspidalinsuffizienz mittels transösophagealer Beschallung. Man erkennt die für die CW-Doppler-Untersuchung günstige Richtung des Regurgitationsstrahls zur Berechnung der Druckdifferenz zwischen dem rechten Ventrikel und dem rechten Vorhof.

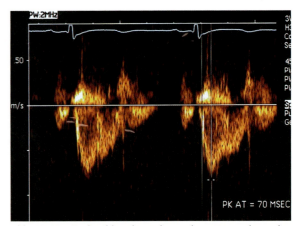

Abb. 18.**18** Spektraldoppleranalyse des transpulmonalen Flussprofils bei Patienten mit pulmonaler Hypertonie. Die Akzelerationsdauer während der frühen transpulmonalen Austreibung ist auf 70 ms verkürzt.

Pulmonalklappe und Pulmonalisflussprofil

Die Genauigkeit der M-Mode-Echokardiographie der Pulmonalklappe in der Abschätzung einer pulmonalen Hypertonie ist begrenzt. Häufig findet sich jedoch eine partielle mesosystolische Schließungsbewegung bei deutlicher pulmonaler Hypertonie vergesellschaftet (Abb. 18.**17**).

Die Akzelerationsdauer während der frühen transpulmonalen Austreibung ist mit zunehmender pulmonaler Drucksteigerung verkürzt. Werte von weniger als 90 ms sind als pathologisch anzusehen; diese sind umso kürzer, je höher der Pulmonalarteriendruck ist (Abb. 18.**18**) (6, 39).

Akutes und chronisches Cor pulmonale

Akute Lungenembolie

Bezeichnend für die Echokardiographie ist ihre nahezu ubiquitäre Verfügbarkeit, des Weiteren zeichnet sich das Verfahren durch eine schnelle und bettseitige Durchführbarkeit aus. Die Echokardiographie stellt folglich eines der wichtigsten bildgebenden Verfahren dar, mit dem es gelingt, die hämodynamische Relevanz einer Lungenembolie entweder nachzuweisen oder zumindest mit großer Wahrscheinlichkeit zu vermuten (s. a. Kap. 24, S. 485).

Richtungsweisende Befunde. Echokardiographisch werden bei Patienten mit akuter Lungenembolie richtungsweisende Befunde wie eine Vergrößerung des rechten Ventrikels (> 25 mm) (Abb. 18.19) und bei Vorliegen einer relevanten Trikuspidalinsuffizienz auch des rechten Vorhofes erhoben (Abb. 18.20, Tab. 18.3). Bei normaler Dimension des linken Ventrikels findet sich in aller Regel eine paradoxe Bewegung des Kammerseptums (Abb. 18.21 und 18.22). Der Durchmesser der rechten Pulmonalarterie wird bei suprasternaler Anlotung erweitert mit mehr als 1,2 cm/m² KOF bestimmt (33). Die transthorakale bzw. suprasternale Beschallung – falls bei zum Teil erheblicher Dyspnoe des Patienten möglich – besser aber noch die transösophageale Echokardiographie eignen sich zur Erkennung intraluminärer Fremdechos im Bereich der Pulmonalarterie, des rechten Ventrikels oder Vorhofes bzw. der Hohlvenen (44). Hierbei weisen Thromben im rechten Vorhof bzw. rechten Ventrikel häufig eine starke Beweglichkeit im Blutstrom auf (Abb. 18.6 und Abb. 18.23–18.25). Der Nachweis eines Koagels in der rechten Pulmonalarterie – diese ist ebenfalls der TEE zugänglich – ist Beweis für das Vorliegen einer Lungenembolie (23, 35). Diese

Thromben sind häufig fest und nur gering beweglich bei chronisch rezidivierender Embolie. Neben dem direkten Thrombennachweis sind Zeichen der akuten rechtsventrikulären Druckbelastung vorhanden. Der in aller Regel dilatierte rechte Ventrikel kann in der Frühphase einer Lungenembolie hyperkinetisch sein. Insbesondere bei der schweren Lungenembolie ist er diffus hypokinetisch.

Pulmonalarterieller Druck. Akute Erhöhungen des mittleren pulmonalarteriellen Drucks über 40 mmHg werden von bis dahin gesunden Patienten nicht toleriert und führen zum sofortigen Kreislaufversagen. Eine Erhöhung des PA-Mitteldrucks auf über 40 mmHg gilt daher als Ausdruck einer bereits präexistenten Druckerhöhung im kleinen Kreislauf mit chronischer Druckbelastung des rechten Herzens.

Chronisches Cor pulmonale

Zu einer pulmonalarteriellen Hypertonie, einem chronischen Cor pulmonale, führen neben Erkrankungen des Lungenparenchyms vor allem primäre oder sekundäre pulmonalvaskuläre Erkrankungen sowie auch eine alveoläre Hypoventilation. Die Folgen ähneln den Schädigungen bei vermehrtem Lungendurchfluss oder bei pulmonalvenöser Hypertonie bei angeborenen oder erworbenen Erkrankungen des Herzens. Der rechte Ventrikel und die Pulmonalarterie sind erweitert. Wesentlich ist der Nachweis einer Rechtsherzhypertrophie, die Wanddicke des rechten Ventrikels übersteigt in aller Regel 6 mm. Das Kammerseptum ist je nach Druck im rechten Ventrikel nach links verlagert; die Beweglichkeit ist paradox (7, 22).

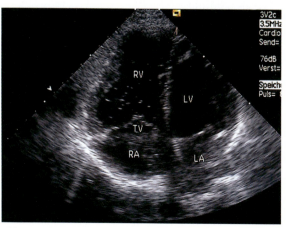

Abb. 18.19 Transthorakaler Vierkammerblick bei einem Patienten mit akuter Lungenembolie. Die rechtsseitigen Herzhöhlen sind deutlich erweitert.

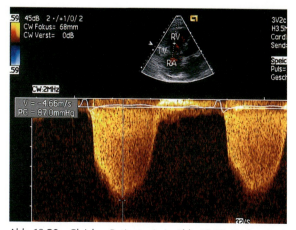

Abb. 18.20 Gleicher Patient wie in Abb. 18.19. Nachweis einer deutlichen pulmonalen Hypertonie mit einem systolischen Druck im rechten Ventrikel von 87 mmHg + ZVD (erhöht). Der Befund spricht für eine chronische pulmonale Drucksteigerung mit aufgepropfter akuter Lungenembolie.

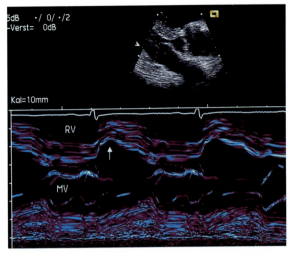

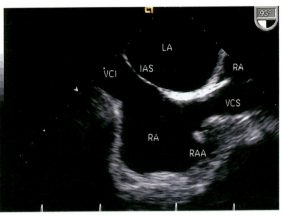

Abb. 18.**21** Gleicher Patient wie in Abb. 18.**19** und 18.**20** mit akuter Lungenembolie bei präexistenter leichter pulmonaler Hypertonie. Mittels Pfeil gekennzeichnet ist die paradoxe Beweglichkeit des Septum interventriculare.

Abb. 18.**23** Transösophagealer Sagittalschnitt durch den rechten Vorhof und das rechte Herzohr. Einmündend kommen sowohl die untere als auch die obere Hohlvene zur Darstellung. Bei klinischem Verdacht auf Lungenembolie sollte in dieser Schnittführung immer nach etwaigen intrakavitären Thromben gefahndet werden.

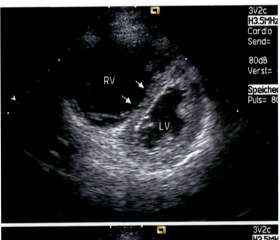

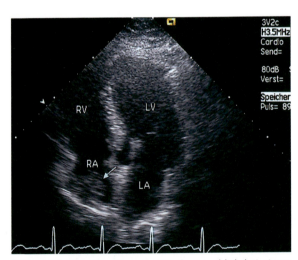

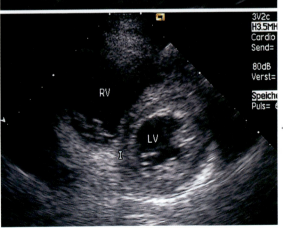

Abb. 18.**24** Transösophagealer Vierkammerblick bei einem Patienten nach Lungenembolie zwei Wochen zuvor. Ein zu weit in das rechte Herz eingebrachter zentraler Verweilkatheter führt zur Entstehung eines großen rechtsatrialen Thrombus (mittels Pfeil markiert).

◁ Abb. 18.**22** Oben: Gleicher Patient wie in Abb. 18.**19**–18.**21**. Die Drucksteigerung im rechten Ventrikel führt zu einer Abflachung bzw. zu einer Eindellung des Kammerseptums nach links (mittels Pfeilen gekennzeichnet). Unten: Eine entsprechende Lysebehandlung bewirkte nahezu eine Normalisierung des rechtsventrikulären Druckes nach zwölf Stunden. Die druckinduzierte Linksverschiebung des Kammerseptums (oben) ist nicht mehr erkennbar.

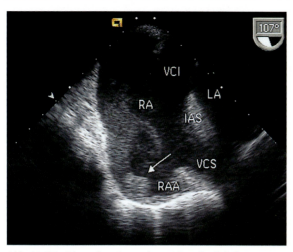

Abb. 18.**25** Thrombus im rechten Herzohr (Pfeil) sowie erheblicher Echospontankontrast bei transösophagealer Darstellung.

Tabelle 18.**3**   Echokardiographische Zeichen der akuten Lungenembolie

Zeichen/Hinweise für akute Lungenarterienembolie
➤ Dilatation des rechten Ventrikels
➤ Dilatation des Truncus pulmonalis
➤ Abflachung des Kammerseptums
➤ Trikuspidalinsuffizienz
➤ Dilatation des rechten Vorhofs
➤ Dilatation der V. cava inferior (fehlender inspiratorischer Kollaps)
➤ Direkter Nachweis von Thromben in den rechtsseitigen Herzhöhlen bzw. der Pulmonalarterie

Primäre pulmonale Hypertonie

Wird echokardiographisch eine Vergrößerung der rechtsseitigen Herzhöhlen nachgewiesen, sollte in erster Linie an das Vorliegen einer Kurzschlussverbindung auf Vorhofebene gedacht werden. Falls sich mit der transthorakalen Echokardiographie auch nach Kontrastgabe keine diesbezüglichen Hinweise ergeben, sollte in allen Fällen die transösophageale Echokardiographie Einsatz finden, mit der gezielt nach einer etwaigen Lungenvenenfehleinmündung gefahndet werden kann.

Differenzialdiagnosen. Ob eine Rechtsherzdilatation Ausdruck eines chronischen Cor pulmonale, z. B. bei rezidivierenden kleineren Lungenembolien, ist oder Ausdruck einer primären pulmonalen Hypertonie, muss durch den Einsatz weiterer diagnostischer Verfahren wie der Lungeninhalations- bzw. Perfusionsszintigraphie differenziert werden. Bevor die Diagnose einer primären pulmonalen Hypertonie gestellt wird, sollten immer die in Tab. 18.**4** aufgelisteten Erkrankungen mittels transösophagealer Echokardiographie ausgeschlossen werden. Sie stellen die häufigsten „Fehldiagnosen" bei der ätiologischen Abklärung einer Rechtsherzdilatation dar. Durch den Einsatz der transösophagealen Beschallung können Fehldiagnosen wie die einer primären pulmonalen Hypertonie vermieden werden.

Tabelle 18.**4**   Rechtsherzvergrößerung – typische Fehldiagnosen bei transthorakaler Beschallung

Inadäquate Erfassung oder Übersehen
➤ eines hoch sitzenden Vorhofseptumdefektes vom Sinus-venosus-Typ
➤ einer ASD-assoziierten oder isolierten Lungenvenenfehlkonnektion
➤ eines kongenitalen Shuntvitiums mit Druckangleich in beiden Kammern
➤ der detaillierten Trikuspidalismorphologie

Kongenitale und erworbene Shuntvitien mit rechtsventrikulärer Volumenbelastung

Der postinfarzielle bzw. posttraumatische Ventrikelseptumdefekt stellt einen im Erwachsenenalter erworbenen bzw. durch äußere Gewalteinwirkung bedingten Links-rechts-Shunt mit Volumenbelastung der rechten Kammer dar. Auf diese Erkrankungen wird gezielt u. a. in Kapitel 9 eingegangen.

Die häufigsten kongenitalen Shuntvitien, die zu einer Volumenbelastung des rechten Herzens führen, sind in Tab. 18.5 aufgelistet. In Kapitel 26 wird der Stellenwert der transösophagealen Echokardiographie in deren Diagnostik im Detail beschrieben.

Vorhofseptumdefekt

Ostium-secundum-Defekt. Der Ostium-secundum-Defekt (ASD II) stellt die häufigste Form einer intraatrialen Kurzschlussverbindung auf Vorhofebene dar (75 % aller Vorhofseptumdefekte); er entsteht durch eine Entwicklungsstörung des Septum secundum und ist im Bereich der Fossa ovalis gelegen.

Der ASD II kann mittels transthorakaler Beschallung sowohl im linksparasternalen Kurzachsenschnitt als auch im apikalen Vierkammerblick bzw. von subkostal mit hoher Genauigkeit erfasst werden (Abb. 18.26 und 18.27). Neben dem Substanzdefekt lässt sich farbdopplerechokardiographisch der defektbedingte Shunt auf Vorhofebene zuverlässig nachweisen.

Ostium-primum-Defekt. Der Ostium-primum-Defekt (ASD I, 15 %) wird durch eine Wachstumshemmung des Endokardkissens hervorgerufen und stellt eine partielle Form einer AV-Kanal-Fehlbildung dar. Die untere Ausdehnung des Defektes bezieht in etwa 30 % der Fälle das membranöse Ventrikelseptum mit ein. Diese Form des ASD ist im Allgemeinen mit einer Fehlbildung der AV-Klappe vergesellschaftet. Meist liegt ein gespaltenes anteriores Mitralsegel vor. In seltenen Fällen kann auch das septale Trikuspidalsegel einen Spalt aufweisen.

Sinus-venosus-Defekt. Der Sinus-venosus-Defekt ist im oberen Abschnitt des Vorhofseptums nahe der Einmündungsstelle der oberen Hohlvene in den rechten Vorhof gelegen. Bei jedem Patienten mit ungeklärter Rechtsherzvergrößerung sollte nach dem Vorliegen eines Sinus-venosus-Defektes gefahndet werden. Dieser sowie auch eine assoziierte Lungenvenenfehlmündung werden bei der transthorakalen Echokardiographie auch bei guter Beschallbarkeit des Patienten in der Regel nicht erkannt.

Bei der gezielten transösophagealen Diagnostik des Sinus-venosus-Defektes wird das Echoskop mit transversaler Schnittführung im transösophagealen Vierkammerblick sukzessive bis zur Darstellung der V. cava superior links neben der Aorta ascendens zurückgezogen (23). Das Vorhofseptum kann auch im transösophagealen Sagittalschnitt mit gleichzeitiger Aufzeichnung der Einmündung der oberen Hohlvene in den rechten Vorhof dargestellt werden. Auch hierbei wird der hoch sitzende Sinus-venosus-Defekt sichtbar.

Lungenvenenfehlkonnektion. Eine Lungenvenenfehlkonnektion ist dem Sinus-venosus-Defekt häufig vergesellschaftet. Sie kann aber auch isoliert ohne begleitenden ASD vorliegen. Zumeist ist es die rechte obere Lungenvene, die nicht in den linken Vorhof sondern in die V. cava superior kurz vor ihrer Einmündung in den rechten Vorhof mündet (36).

Beim Nachweis eines Vorhofseptumdefektes sowie bei jeder unklaren Rechtsherzdilatation sollte nach einer Lungenvenenfehlkonnektion mittels transösopha-

Tabelle 18.**5** Shuntvitien mit Volumenbelastung des rechten Herzens

Kongenital
➤ ASD I
➤ ASD II
➤ Sinus-venosus-Defekt
➤ Lungenvenenfehlkonnektion
➤ Ductus arteriosus apertus
➤ Ventrikelseptumdefekt
➤ Intrapulmonale bzw. Koronarfisteln

Erworben
➤ Traumatischer Ventrikelseptumdefekt
➤ Postinfarzieller Ventrikelseptumdefekt
➤ Iatrogene Links-rechts-Shunts (nach Katheterintervention, postoperativ)

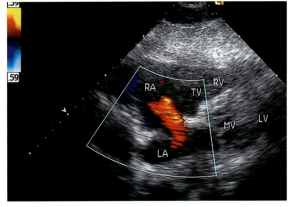

Abb. 18.**26** Vorhofseptumdefekt vom Sekundumtyp bei subkostaler Darstellung.

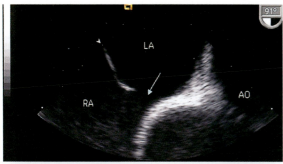

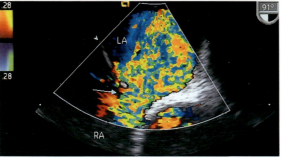

Abb. 18.**27** Oben: Vorhofseptumdefekt vom Sekundumtyp bei sagittaler transösophagealer Beschallung (Pfeil). Unten: Mittels farbkodiertem Dopplerverfahren erkennt man eindrucksvoll den hochturbulenten Blutübertritt vom linken in den rechten Vorhof (Pfeil).

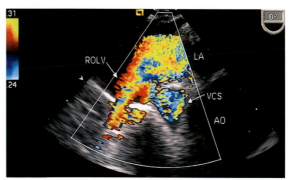

Abb. 18.**28** Transösophagealer Transversalschnitt bei korrekt in den linken Vorhof einmündender rechter oberer Lungenvene. Eine Lungenvenenfehlkonnektion in die obere Hohlvene ist nicht erkennbar.

gealer Echokardiographie gefahndet werden (23) (Abb. 18.**28**). Das Verfahren erlaubt eine einfache Überprüfung, ob sämtliche Lungenvenen in den linken Vorhof münden. Können eine oder mehrere Lungenvenen, insbesondere die rechtsseitigen, nicht nachgewiesen werden, sollte an eine Fehlmündung gedacht werden. Ein systematisches Absuchen der V. cava superior mittels transösophagealer Beschallung erscheint in diesen Fällen immer angezeigt (31).

Angeborene Fehlbildungen des rechten Ventrikels

Dysplasie des rechten Ventrikels

Anatomie. Die zugrunde liegenden histopathologischen Veränderungen der arrhythmogenen Dysplasie des rechten Ventrikels bestehen in einer ausgedehnten oder fokal umschriebenen Einlagerung bzw. vollständigem Ersatz der Myokardstruktur durch Fettgewebe oder Kollagen in der freien Wand des rechten Ventrikels. Falls Lipideinlagerungen prädominieren, ist die Wanddicke unverändert, ansonsten ist sie vermindert oder erscheint ausgebuchtet.

Klinisches Erscheinungsbild. Patienten mit einer Dysplasie des rechten Ventrikels stellen sich häufig zur diagnostischen Abklärung rezidivierender ventrikulärer Tachykardien vor.

Ursache. Die Ursache der rechtsventrikulären Dysplasie ist unbekannt. Apoptotische Vorgänge werden pathogenetisch diskutiert. Der Morbus Uhl mit dünner pergamentartiger Wandveränderung bei massiver rechtsventrikulärer Dilatation stellt eine besonders ausgeprägte Form des Symptomenkomplexes dar.

Transösophageale Echokardiographie. Die TEE ist geeignet, neben der Dilatation des rechten Ventrikels auch die Ausdehnung der rechtsventrikulären Dysplasie im Bereich der freien rechtsventrikulären Wand aufzudecken (Abb. 18.**29**). Auch zirkumskripte kleinere Aneurysmen können richtungsweisend für die Diagnosestellung sein (19, 26). Die diagnostische Überlegenheit der transösophagealen Beschallung wird insbesondere hierbei offensichtlich. Ist die rechtsventrikuläre Anatomie bei transösophagealer Beschallung im Fundus gastricus unauffällig, ist die Diagnose einer rechtsventrikulären arrhythmogenen Dysplasie nahezu ausgeschlossen. Die Erfassung einer Perikardaplasie, die eine Vergrößerung des rechten Ventrikels vortäuschen kann, ist in aller Regel mit der TEE schwierig.

Morbus Ebstein

Anatomie. Bei Herzgesunden inseriert das septale Trikuspidalsegel 3–6 mm weiter spitzenwärts als das anteriore Mitralsegel. Der Morbus Ebstein beruht auf einer Anlageanomalie der Trikuspidalsegel mit apikaler Verlagerung ihrer Angelpunkte in den rechten Ventrikel.

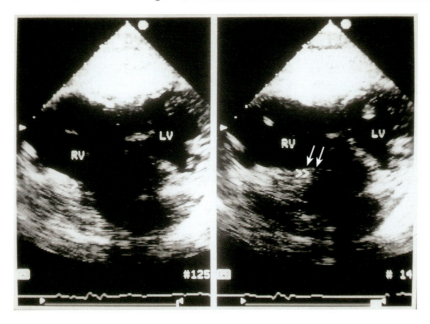

Abb. 18.**29** Rechtsventrikuläre Dysplasie erheblichen Ausmaßes (transösophagealer transgastrischer Kurzachsenschnitt). Links: Enddiastole. Rechts: Endsystolisch kommt es nur in einem zirkumskripten Anterolateralbereich des rechten Ventrikels (Doppelpfeil) zur Einwärtsbewegung des Myokards.

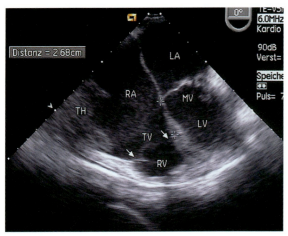

Abb. 18.**30** Transösophageales Echokardiogramm bei Morbus Ebstein. Das septale Trikuspidalsegel ist deutlich (um 2,68 cm) nach apikal verlagert. Der rechte Vorhof ist stark vergrößert und zeigt neben erheblichem Echospontankontrast einen wandständigen Thrombus (TH).

verlagerten Trikuspidalklappe wird als „atrialisierter" Ventrikel bezeichnet. Häufig ist in diesem anatomischen Abschnitt das Ventrikelmyokard dünner und funktionsgemindert (Abb. 18.**30**) (41).

Assoziierte Pathologien. Bei Patienten mit Morbus Ebstein finden sich häufig assoziierte Malformationen. Deshalb sollte bei der diagnostischen Abklärung immer auch die Suche nach einem begleitenden Vorhofseptumdefekt oder einem offenen Foramen ovale mit Rechts-links-Shunt als auch nach einem Ventrikelseptumdefekt erfolgen. Die Blutflussverlangsamung im vergrößerten rechten Vorhof kann zur Ausbildung eines Thrombus führen. Abnorm angelegte Papillarmuskeln können im rechten Ventrikel zu einer Leistenbildung mit intraventrikulärer oder infundibulärer Obstruktion führen. Mittels Farbdopplertechnik gelingt der Nachweis hieraus resultierender Turbulenzen. Allerdings gelingt die Bestimmung eines hierdurch bedingten Druckgradienten bei häufig ungünstigem Anlotwinkel nur in seltenen Fällen.

Hämodynamik. Das entscheidende hämodynamische Merkmal der Ebstein-Anomalie ist neben dem reduzierten Schlagvolumen bei funktioneller Verkleinerung der rechten Kammer das Vorliegen einer Trikuspidalinsuffizienz, die nahezu immer besteht. Diese ist meistens schwer und holosystolisch (21). Sind die Trikuspidalsegel vollständig mit den rechtsventrikulären Wandabschnitten verbacken, so ist die Trikuspidalklappe funktionell inexistent. Der systolische Regurgitationsfluss durch eine solche Klappe kann dann laminar erscheinen, eine Flussturbulenz kann gänzlich fehlen. In diesen Fällen ist die exakte Diagnosestellung naturgemäß erschwert, wird aber durch die zunehmend bessere 2D-Auflösung mittels transösophagealer 7-MHz-Beschallung erleichtert (16, 27, 36).

Die Übergänge zum Normalen sind fließend. Die Veränderungen können nur leicht ausgeprägt sein, sie sind dann klinisch inapparent. Schwere Formen manifestieren sich klinisch bereits unmittelbar nach der Geburt. Das septale Trikuspidalsegel kann völlig fehlen oder ist mit dem Kammerseptum über eine längere Distanz verbacken. Der bewegliche und in die rechte Herzkammer verlagerte valvuläre Restbereich erscheint demzufolge verkürzt und nur rudimentär ausgebildet. Das posteriore Trikuspidalsegel ist ebenfalls betroffen und spitzenwärts verlagert. Anatomischer Übergang vom Vorhof in die Kammer bleibt weiterhin die AV-Grube; die Öffnung der funktionell veränderten Trikuspidalklappe ist zum Teil weit in den rechten Ventrikel verschoben. Die Region zwischen der AV-Grube und der spitzenwärts

Rechtsherzinfarkt

Klinik. Der Rechtsherzinfarkt tritt in aller Regel im Rahmen eines Hinterwandinfarktes auf. Klinisch ist ein Rechtsherzinfarkt durch eine Hypotension, die bis zum kardiogenen Schock fortschreiten kann, und erhöhte Jugularisvenendrücke bei fehlender Lungenstauung gekennzeichnet. Die Übergänge von einem schweren Rechtsherzinfarkt zu einer zirkumskripten Infarzierung des rechten Ventrikels und folglich nur wenig ausgeprägter klinischer Beeinträchtigung sind fließend.

Transthorakale Beschallung. Kommt es im Rahmen eines Hinterwandinfarktes zu einer Dilatation des rechten Ventrikels, so stellt sich die Frage nach der Ursache. Hierbei hat sich die Abschätzung einer etwaigen pulmonalen Hypertonie mittels Trikuspidalinsuffizienzmethode bei der transthorakalen Beschallung als überaus hilfreich erwiesen. Besteht eine Drucksteigerung im kleinen Kreislauf, so ist mit großer Wahrscheinlichkeit die rechtsventrikuläre Dilatation Folge einer linksventrikulären Dysfunktion mit konsekutiver Druckbelastung der rechten Kammer. Beim Rechtsherzinfarkt ist der rechtsventrikuläre Spitzendruck dagegen niedrig.

Transösophageale Beschallung. Serielle TEE-Untersuchungen im Rahmen der Frühphase eines Hinterwandinfarktes haben gezeigt, dass nahezu bei allen Patienten mit inferiorem Infarkt des linken Ventrikels auch diaphragmale Anteile des benachbarten rechtsventrikulären Myokards involviert sind. Nur wenn auch Abschnitte der freien Wand des rechten Ventrikels mitbeteiligt sind und eine Akinesie aufweisen, findet sich das klinische Bild eines Rechtsherzinfarktes. Der transgastrische Kurzachsenschnitt ermöglicht eine Beurteilung der rechtsventrikulären Wandabschnitte sowohl im inferioren Bereich als auch im Bereich der freien Wand sensitiver als dies im transösophagealen Vierkammerblick möglich ist (23).

Hypereosinophilie-Syndrom

Die Endocarditis parietalis fibroplastica, 1936 von Löffler beschrieben, ist Ausdruck einer kardialen Beteiligung beim Hypereosinophilie-Syndrom. Da der kardiale Befall häufig die Prognose des Hypereosinophilie-Syndroms bestimmt, ist eine möglichst frühe Diagnosesicherung anzustreben. Sowohl die transthorakale als auch die transösophageale Echokardiographie sind geeignet, morphologische und dopplerflussdynamische Veränderungen frühzeitig zu erfassen. Sie sind des Weiteren als Methoden der Wahl anzusehen, um den Verlauf kardialer Veränderungen nichtinvasiv zu beurteilen.

Morphologische Veränderungen. Der häufigste Befund einer kardialen Beteiligung bei Hypereosinophilie-Syndrom ist eine thrombotische Auskleidung der Spitzenregion des rechten und (oder) linken Ventrikels (Abb. 18.31). Im Gegensatz zu appositionellen Thromben, die auf dem Boden einer regionalen Wandbewegungsstörung mit Flussverlangsamung nach Myokardinfarkt entstehen, ist die systolische Einwärtsbewegung der mit Thromben besetzten Wandbezirke bei Hypereosinophilie-Syndrom erhalten. Die strukturellen Veränderungen und Auflagerungen treten meist im Apex des rechten und linken Ventrikels sowie im Bereich der Posterolateralwand der linken Kammer auf, während der Ausflusstrakt beider Ventrikel nicht betroffen ist.

Klappenvitien entstehen durch Verklebung und daraus resultierender Bewegungsbehinderung der Segel und Taschen. Während bei Befall der Mitralklappe das

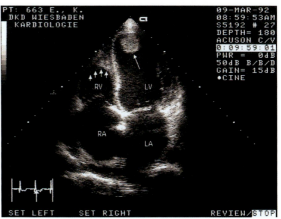

Abb. 18.**31** Transthorakaler Vierkammerblick bei Endocarditis parietalis Löffler. Neben der thrombotischen Auskleidung des rechten Ventrikels (kleine Pfeile) erkennt man einen großen mobilen Spitzenthrombus im linken Ventrikel (großer Pfeil). Die beiden Vorhöfe sind vergrößert.

vordere Segel zart bleibt, ist das posteriore Segel häufig in die fibrotisch-thrombotischen Umbauprozesse des benachbarten Myokards einbezogen (29). Oft entwickelt sich als Folge eine Mitralinsuffizienz. Über ähnliche Veränderungen an der Trikuspidalklappe wurde ebenfalls in Einzelfällen berichtet. Als seltene kardiale Befunde bei Hypereosinophilie-Syndrom wurden Perikarderguss, Aorten- bzw. Mitralstenose sowie eine Trikuspidalstenose beschrieben.

Dopplerechokardiographische Befunde. Die Doppler-echokardiographie ermöglicht die Beurteilung des dia-stolischen Bluteinstroms durch die beiden Atrioventri-kularklappen. Bedingt durch die Endomyokardfibrose, führt das Hypereosinophilie-Syndrom zu einer frühdia-stolischen Dehnbarkeitsstörung beider Kammern, die sich dopplersonographisch im Sinne einer restriktiven Kardiomyopathie nachweisen lässt. Das Dopplerfluss-profil sollte in In- und Exspiration aufgezeichnet wer-den, um zwischen einer restriktiven und einer konstrik-tiven Füllungsbehinderung beider Kammern unter-scheiden zu können (18).

■ Literatur

1. Akasaka T et al. Age-related valvular regurgitation: a study by pulsed Doppler echocardiography. Circulation 1987;76:262.
2. Bain TC, Edwards JE, Scheifley CH, Geraci JE. Right-sided bacterial endocarditis and endarteriitis. Am J Med 1958;24:98.
3. Banks T, Fletcher R, Ali N. Infective endocarditis in heroin addicts. Am J Med. 1973;55:444.
4. Beppu S et al. Contrast enhancement of Doppler signals by sonicated albumin for estimating right ventricular pres-sure. Am J Cardiol 1991;67:1148.
5. Berger M et al. Quantitative assessment of pulmonary hy-pertension in patients with tricuspid regurgitation using continous wave Doppler ultrasound. J Am Coll Cardiol 1985;6:359.
6. Bibra von H, Amberg D, Klein G, Blömer H. Die Abschätzung der pulmonalen Hypertonie. In: Curtius JM (Hrsg.) Diag-nostische Sicherheit der Echocardiographie. Berlin: Sprin-ger 1990.
7. Burghuber OC, Brunner Ch, Schenk P, Weissel M. Pulsed Doppler echocardiography to assess pulmonary artery hy-pertension in chronic obstructive pulmonary disease. Mo-naldi Arch Chest Dis 1993;48:121–5.
8. Chandraratna PA et al. Invasive and noninvasive assessment of pulmonic regurgitation: clinical angiographic, phonocar-diographic, echocardiographic, and Doppler ultrasound correlations. Clin Cardiol 1982;5:360.
9. Choong CY et al. Prevalence of valvular regurgitation by Doppler echocardiography in patients with structurally normal hearts by two-dimensional echocardiography. Am Heart J 1989;117:636.
10. Currie PJ et al. Continous wave Doppler determination of right ventricular pressure: a simultaneous Doppler-cathe-terisation study in 127 patients. J Am Coll Cardiol 1985;6:750.
11. Curtius JM, Thyssen M, Breuer HM, Loogen F. Doppler ver-sus contrast echocardiography for diagnosis of tricuspid re-gurgitation. Am J Cardiol 1985;56:333.
12. Daniels SJ, Mintz GS, Kotler MN. Rheumatic tricuspid valve disease: two dimensional echocardiographic, hemodyna-mic and angiographic correlations. Am J Cardiol 1983;51:493.
13. De Knecht S, Daniels O, Reneman RS. Non-invasive assess-ment of pulmonary valve stenosis with a mutigate pulsed Doppler system. Br Heart J 1983;50:592.
14. Grant JCB, Basmajian JV. Grant's Method of Anatomy. Balti-more: Williams & Wilkins 1965.
15. Gray H. Gray's Anatomy. CM Gross (ed.) Philadelphia: Lea & Febiger 1974; p. 589.
16. Gussenhoven WJ, Spitaels SEC, Bom N, Becker AE. Echocar-diographic criteria for Ebstein's anomaly of tricuspid valve. Br Heart J 1980;43:31.
17. Guyer DE et al. Comparison of the echocardiographic and hemodynamic diagnosis of rheumatic tricuspid stenosis. J Am Coll Cardiol 1984;3:1135.
18. Hatle LK, Appleton CP, Popp RL. Differentiation of con-strictive pericarditis and restrictive cardiomyopathy by Doppler echocardiography. Circulation 1989;79:357.
19. Jiang L, Zhu HJ, Shi YF. The morphological features of ar-rhythmogenic right ventricular dysplasia in echocardio-grams. Chinese Circulation 1991;6:191.
20. Johnson GL et al. Accuracy of combined two-dimensional echocardiography and continous wave Doppler recordings in the estimation of pressure gradient in right ventricular outlet obstruction. J Am Coll Cardiol 1984;3:1013.
21. Kezdi R, Wennemark J. Ebstein's malformation: clinical fin-dings and hemodynamic alterations. Am J Cardiol 1958;2:200.

22. Kitabatake A, Inoue M, Asao M et al. Noninvasive evaluation of pulmonary hypertension by a pulsed Doppler technique. Circulation 1983;68:302–9.

23. Lambertz H, Lethen H (Hrsg.). Transösophageale Echokardiographie. Lehratlas zur Untersuchungstechnik und sicheren Befundinterpretation. Stuttgart. Thieme 2000.

24. Lambertz H, Braun C, Krebs W. Größenbestimmung des rechten Vorhofes mittels zweidimensionaler Echokardiographie. Z Kardiol 1984;73:393–8.

25. Lee RT, Lord CP, Plappert T, Sutton MS. Prospective Doppler echocardiographic evaluation of pulmonary artery diastolic pressure in the medical intensive care unit. Am J Cardiol 1989;64:1366.

26. Marcus FI et al. Right ventricular dysplasia: a report of 24 adult cases. Circulation 1982;65:384.

27. Matsumoto M et al. Visualization of Ebstein's anomaly of the tricuspid valve by two-dimensional echocardiography and standard echocardiography. Circulation 1978;53:69.

28. Meijboom EJ et al. A Doppler echocardiographic method for calculation volume flow across the tricuspid valve: correlative laboratory and clinical studies. Circulation 1985;71:551.

29. Menzel T, Lambertz H, Rau G. Kardiale Beteiligung bei Hypereosinophilie-Syndrom – Bedeutung der Echokardiographie in der Verlaufsbeobachtung. Dtsch med Wschr 1992;117:1518–24.

30. Menzel T, Lambertz H. Diagnostischer Zugewinn bei der Bestimmung des rechtsventrikulären systolischen Drucks durch biplane transösophageale Echokardiographie. Herz Kreisl 1995;27:193–7.

31. Menzel T, Lambertz H. Partielle Lungenvenenfehlkonnektion – Nachweis einer isolierten fehleinmündenden rechten oberen Lungenvene in die Vena cava superior mittels biplaner transösophagealer Echokardiographie. Z Kardiol 1994;83:306–10.

32. Nanna M et al. Value of two-dimensional echocardiography in detecting tricuspid stenosis. Circulation 1983;67:221.

33. Niedermeyer J, Daniel WG. Stellenwert der Echokardiographie in der Diagnostik der akuten Lungenembolie. Z Kardiol 1993;82Suppl.2:13–20.

34. Patel AK et al. Pulsed Doppler echocardiography in diagnosis of pulmonary regurgitation: its value and limitations. Am J Cardiol 1982;49:1801.

35. Patel JJ, Chandrasekaran K, Maniet AR, Ross JJ Jr, Weiss RL, Guidotti JA. Impact of the incidental diagnosis of clinically unsuspected central pulmonary artery thromboembolism in treatment of critically ill patients. Chest 1994;105:986–90.

36. Ports TA, Silverman NH, Schiller NB. Two-dimensional echocardiographic assessment of Ebstein's anomaly. Circulation 1978;58:336.

37. Roberts WC, Buchbinder NE. Right-sided valvular infective endocarditis. Am J Med 1972;53:7.

38. Shapira Y, Porter A, Wurzel M, Vaturi M, Sagie A. Evaluation of tricuspid regurgitation severity: echocardiographic and clinical correlation. J Am Soc Echocardiogr 1998;11:652–9.

39. Stern H, Lusser H, Müller KD, Vogel M, Steinbauer-Rosental, Bühlmeyer K. Möglichkeiten und Grenzen in der Diagnostik der Aortenisthmusstenose mittels echokardiographischer Verfahren. In: Curtius JM (Hrsg.) Diagnostische Sicherheit der Echokardiographie. Berlin: Springer 1990.

40. Takao S et al. Clinical implications of pulmonary regurgitation in healthy individuals: detection by cross-sectional pulsed Doppler echocardiography. Br Heart J 1988;59:542.

41. Vacca JB, Bussmann DW, Mudd JG. Ebstein's anomaly. Complete review of 108 cases. Am J Cardiol 1958;2:210.

42. Weyman AE et al. Cross-sectional echocardiographic visualization of the stenotic pulmonary valve. Circulation 1977;56:769.

43. Weyman AE, Dillon JC, Feigenbaum H, Chang S. Echocardiographic patterns of pulmonary valve motion in valvular pulmonary stenosis. Am J Cardiol 1974;34:644.

44. Wittlich N, Erbel R, Eichler A et al. Detection of central pulmonary artery thromboemboli by transesophageal echocardiography in patients with severe pulmonary embolism. J Am Soc Echocardiogr 1992;5:515–24.

45. Yock PG, Popp RL. Noninvasive estimation of right ventricular systolic pressure by Doppler ultrasound in patients with tricuspid regurgitation. Circulation 1984;70:657.

19 Erkrankungen der Aorta

S. Mohr-Kahaly

Echokardiographische Beurteilung der Aorta

Die nichtinvasive Darstellung der Aorta und deren kongenitale und erworbene Erkrankungen stellen einen weiteren wichtigen Indikationsbereich für die Echokardiographie dar.

Anlotmethoden

Transthorakale Beschallung. In der transthorakalen parasternalen langen Achse gelingt die Darstellung des Aortenbulbus und der proximalen aszendierenden Aorta (Abb. 19.1). Bei Kindern oder sehr schlanken Patienten können auch Abschnitte der thorakalen deszendierenden Aorta hinter dem linken Vorhof und Ventrikel abgebildet werden.

Bei suprasternaler Anlotung gelingt die Darstellung des Aortenbogens und des Isthmusbereiches. Diese Schallkopfposition erlaubt auch die dopplersonographische Geschwindigkeits- und Gradientenbestimmung bei Aortenisthmusstenosen. Während bei jungen und/oder gut schallbaren Patienten auf diese Weise die thorakale Aorta ausreichend beurteilbar ist, kann es bei Patienten mit Emphysem, Adipositas oder in der Notfallsituation unmöglich sein, die Aorta ausreichend abzubilden, um z. B. eine Aortendissektion auszuschließen.

Transösophageale Beschallung. Die transösophageale multiplane Methode (TEE) (17, 70) erlaubt die Darstellung der aszendierenden Aorta mit hoher Bildauflösung in Transversal- und Längsschnitten von der Klappenebene bis ca. 6–8 cm kranial, unabhängig von der Thoraxkonfiguration (Abb. 19.2 und 19.3). Durch Rotation der Sonde ist die deszendierende thorakale Aorta von knapp unterhalb des Diaphragmas in multiplen Transversal- und/oder Längsschnitten bis zum Aortenbogen, d. h. von ca. 42–25 cm von der Zahnreihe gemessen, darstellbar. Wichtig ist, dass sich die räumliche Beziehung zwischen Aorta und Ösophagus ändert. Während die Aorta auf Höhe des Bogens vor dem Ösophagus verläuft, liegt der Ösophagus auf Höhe des Diaphragmas vor der Aorta, d. h. beim Rückzug der Ösophagussonde muss eine progressive Drehung des Schallkopfes erfolgen (Abb. 19.4).

Die deszendierende Aorta wird in der 0°-Ebene in transversalen Schnitten dargestellt, während in der 90°-Position ein Längsschnitt der Aorta abgebildet wird. Dabei wird die dem Schallkopf nahe Aortenwand jedoch

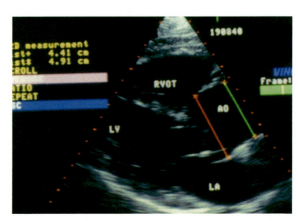

Abb. 19.**1** Transthorakale Darstellung der Aorta ascendens.

nur über ca. 1 cm, die schallkopfferne Wand über 5–6 cm abgebildet (Abb. 19.5). Die multiplane Anlotung erlaubt neben der individuellen Optimierung von Transversalschnitten und der longitudinalen Einstellung Schräg- und Tangentialschnitte (Abb. 19.3), welche eine individuelle Beurteilung von Aortenpathologien ermöglichen.

Der Aortenbogen wird in der 0°-Ebene tangential in der Längsachse abgebildet. In der 90°-Ebene gelingt eine transversale Darstellung des Aortenbogens. Auch die Abgänge der hirnversorgenden Gefäße können mit der longitudinalen Anlotmethode abgebildet werden. Die multiplane Anlotmethode erlaubt die individuelle Optimierung der Anlotpositionen, auch bei Elongation und Kinking der Aorta. Der aszendierende Anteil des Aortenbogens ist aufgrund der Interposition des linken Hauptbronchus oder der Trachea in der Regel nicht einsehbar.

Normwerte

Morphologische und funktionelle Messparameter der Aorta weisen eine deutliche Altersabhängigkeit auf (4, 17, 50, 58, 59). Alle Messparameter, wie Weite, Länge und Wanddicke, nehmen mit steigendem Lebensalter zu, während die Elastizität bis zum ca. 50. Lebensjahr wenig verändert ist, dann jedoch linear zum Lebensalter abnimmt. Im Erwachsenenalter kommt es vom 20. bis

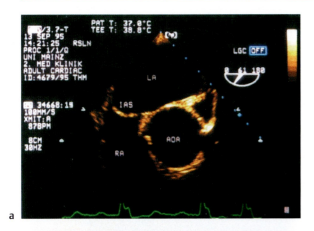

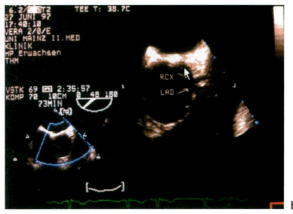

Abb. 19.**2** Darstellung der Aorta ascendens in der kurzen (**a**, **b**) und langen Achse (**c**).

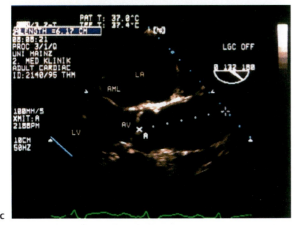

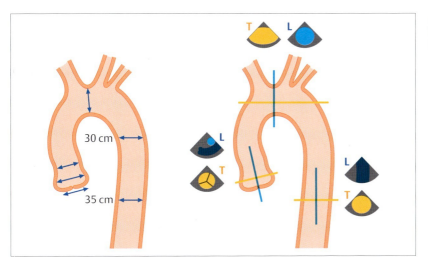

Abb. 19.**3** Messpunkte und Anlotungsmöglichkeiten der thorakalen Aorta.

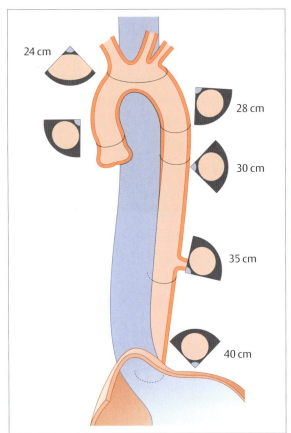

Abb. 19.**4** Verhältnis zwischen thorakaler Aorta und dem Ösophagus mit Einzeichnung des Anlotwinkels.

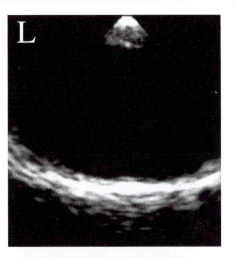

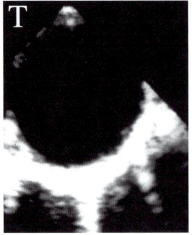

Abb. 19.**5** Transversale und longitudinale Abbildung eines Segments der Aorta descendens in der TEE.

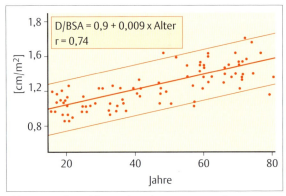

$$D/BSA = 0,9 + 0,009 \times Alter$$
$$r = 0,74$$

Abb. 19.**6** Altersabhängigkeit der Normwerte der Aorta.

zum 70. Lebensjahr zu einer 35 %igen Zunahme des Aortendurchmessers (Aortendiameter/Körperoberfläche = 0,9 + 0,009 × Alter) bei einer 90 %igen Zunahme der Gefäßquerschnittsfläche, während die Wanddicke um ca. 40 % zunimmt (Abb. 19.**6**). Die Bestimmung der Wanddicke der Aorta ist allerdings problematisch, da die Adventitia der Aortenwand nicht klar von dem umgebenden Gewebe abgegrenzt werden kann. Daher bietet sich die Messung der Intima-Media-Dicke an. Außerdem besteht eine deutliche Abhängigkeit der Aortenweite von der Körperoberfläche. Wenn die Messwerte auf die Körperoberfläche bezogen werden, besteht kaum noch ein Unterschied zwischen Frauen und Männern.

Kongenitale Fehlbildungen der Aorta

Fehlbildungen des Aortenbogens

Es gibt eine Vielzahl von Fehlbildungen des Aortenbogens. Sie werden unterteilt in Gefäßringbildungen um den Ösophagus und die Trachea herum, vaskuläre Kompressionen von Trachea, Ösophagus oder Bronchien sowie duktusbezogene Bogenfehlbildungen, wie z. B. den unterbrochenen Aortenbogen. Bei der Vielzahl der möglichen Variationen kommt es im Wesentlichen auf die Enge des Rings und die Kollateralversorgung der unteren Extremitäten an. Eine genaue Analyse der Fehlbildungen ist mittels echokardiographischer Untersuchungen häufig nur abschnittsweise möglich, in einer Angio-MRT-Untersuchung jedoch in der Komplexität und Gesamtübersicht besser erkennbar.

Aortenisthmusstenose

Transthorakale Beschallung. Die Aortenisthmusstenose stellt eine auch der echokardiographischen Beurteilung zugängliche kongenitale Fehlbildung dar, die entsprechend der Lokalisation in präduktale und postduktale Stenosen unterteilt wird. Im Erwachsenenalter werden die postduktalen Stenosen distal des Lig. arteriosum oder des Duktus beobachtet. Bei suprasternaler Anlotung kann man eine Aortenisthmusstenose im zweidimensionalen Echokardiogramm und mittels farbkodierter Doppleruntersuchung im Idealfall (bei Kindern) in über 80 %, bei Erwachsenen in ca. 50 % der Fälle lokalisieren und mittels CW-Doppler quantifizieren.

Typisch für die Aortenisthmusstenose ist der bis in die Diastole anhaltende Gradient mit Vorwärtsfluss. Bei kurzstreckiger Stenose kann man die vereinfachte Bernoulli-Gleichung $\Delta P = V_{max}^2$ verwenden, um eine Druckgradientenbestimmung durchzuführen. Diese Methode eignet sich auch zur Verlaufsbeobachtung nach interventioneller Angioplastie oder operativer Korrektur der Aortenisthmusstenose.

Transösophageale Beschallung. Mittels transösophagealer Echokardiographie gelingt die Lokalisation und Durchmesserbestimmung bei Aortenisthmusstenosen (Abb. 19.7). Die Stenosen sind in einer Tiefe von 24–28 cm von der Zahnreihe darstellbar. Wegen eines geschlängelten Verlaufs der Aorta im Bereich der Stenosen sind individuelle Einstellungen der Sonde erforderlich (Abb. 19.**8**).

Die TEE eignet sich auch zur Überwachung von interventionellen angioplastischen Prozeduren, um evtl. Intimadissektionen oder Komplikationen während der Intervention rechtzeitig zu erfassen (21).

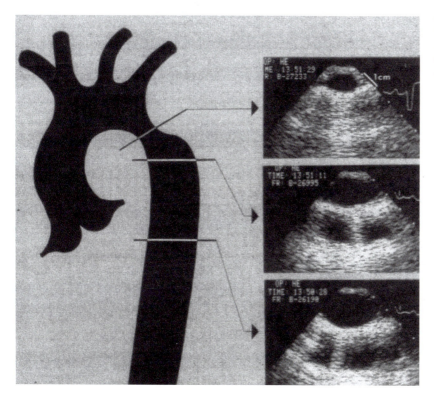

Abb. 19.**7** Sequenzielle Transversalschnitte der Aorta descendens zur Darstellung der minimalen Querschnittsfläche bei Aortenisthmusstenose.

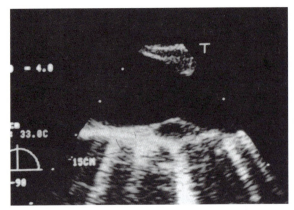

Abb. 19.**8** Longitudinalschnitt der Aorta descendens bei Aortenisthmusstenose.

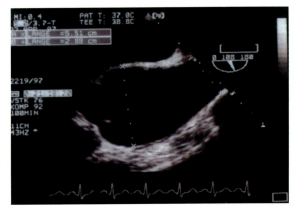

Abb. 19.**9** Typische Aneurysmabildung der Aorta ascendens bei Marfan-Syndrom.

Aorta bei Marfan-Syndrom

Das Marfan-Syndrom ist charakterisiert durch einen angeborenen Defekt des Fibrillingens, das für den Aufbau und die Anordnung der elastischen Fasern der Gefäßmedia erforderlich ist. Bei dieser Erkrankung kommt es typischerweise neben einem Mitralklappenprolaps zu einer progressiven Dilatation der Sinus Valsalvae sowie der proximalen tubulären Aorta ascendens in Form von spindelförmigen Aneurysmen (Abb. 19.**9**). Durch diese Dilatation der Aortenwurzel kommt es sekundär zu einer Aortenklappeninsuffizienz sowie gehäuft zu Aortendissektionen. Ziele der echokardiographischen Untersuchung sind die Bestimmung der Aortenweite, der Nachweis und die Schweregradabschätzung einer Aortenklappeninsuffizienz und der Ausschluss einer Aortendissektion. Es wird ein frühzeitiger Ersatz der Aorta ascendens mittels Composite Graft empfohlen, wenn der Diameter der Aorta ascendens über 5 cm beträgt. Außerdem führt die Betablockertherapie zu einer Verlangsamung der Diameterzunahme. (26, 28, 31, 38, 42, 66, 67, 71)

Sinus-Valsalvae-Aneurysmen

Sinus-Valsalvae-Aneurysmen sind seltene, angeborene Fehlbildungen und meist bedingt durch einen Kontinuitätsdefekt der Aortenmedia mit dem fibrösen Aortenring (9). Sie kommen im Bereich des rechtskoronaren (85 %) und des akoronaren (15 %) Sinus Valsalvae vor und sind in ca. 50 % der Fälle mit einem VSD und Aortenklappeninsuffizienzen kombiniert, seltener auch mit anderen Pathologien der Aorta. Rupturen der Sinus-Valsalvae-Aneurysmen treten meist in rechtsseitige Herzabschnitte hinein auf (Abb. 19.**10**).

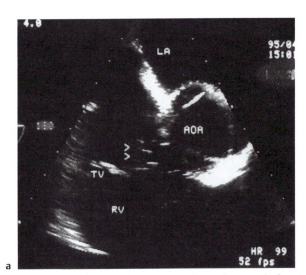
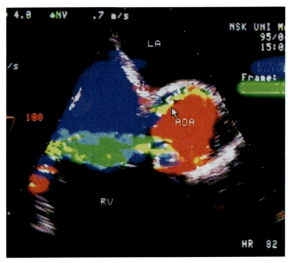

a

b

Abb. 19.**10**   TEE-Darstellung eines in den rechten Vorhof rupturierten Sinus-Valsalva-Aneurysmas.

Erworbene Aortenerkrankungen

Dissektionen der Aorta

Prinzip und Ursachen. Bei einer Dissektion der Aorta kommt es durch Einreißen der Intima zur Entwicklung eines falschen Aortenlumens innerhalb der Mediaschichten und somit zu einem zweiten Kanal in den Wandschichten (Abb. 19.**11**). Wahres und falsches Lumen sind durch eine Dissektionsmembran getrennt (16, 27, 44, 63). Beide Lumina können über einfache oder mehrere (Entry – Reentry) Einrissstellen der Membran kommunizieren (Abb. 19.**12**). Durch Abscherung können Abgangsgefäße verlegt oder mit in die Dissektion einbezogen werden (Abb. 19.**13**). Die Dissektion ist die häufigste lebensbedrohliche Erkrankung der thorakalen Aorta. Als prädisponierende Faktoren gelten die arterielle Hypertonie, das Marfan-Syndrom, Aortenisthmusstenose, bikuspide Aortenklappe (Abb. 19.**14**) und Zustand nach Aortenklappenersatz (18, 40, 60, 62).

Klassifikation. Bei einer Typ-A- (DeBakey-Typ-I-)Dissektion ist die Dissektionsmembran in der gesamten thorakalen Aorta nachweisbar. Bei dem Typ A (DeBakey Typ II) ist die Dissektion auf die Aorta ascendens, bei der Typ-B-Dissektion auf die Aorta descendens beschränkt. Die Unterteilung ist von therapeutischer und prognostischer Bedeutung (Abb. 19.**15** und 19.**16**) (15, 44). Außerdem ist es sinnvoll, zwischen kommunizierender und nichtkommunizierender Dissektion sowie der antegraden und retrograden Ausdehnung zu unterscheiden (24).

Die akute Dissektion der Aorta ascendens mit einer Letalität von ca. 1 %/Std., bedingt durch die Ruptur der Aorta in das Perikard mit Perikardtamponade stellt eine absolute chirurgische Notfallindikation dar (Abb. 19.**17**). Wegen des akut erhöhten Risikos einer Operation im Bereich der Aorta descendens (20–30 % Paraparesen) werden Patienten mit distal der A. subclavia sinistra beginnender Dissektion (Stanford Typ B, DeBakey Typ III) zunächst medikamentös mittels blutdrucksenkender Medikamente behandelt und überwacht und nur bei Progredienz bzw. Rupturgefahr operiert.

Transthorakale Beschallung. Die transthorakale Echokardiographie hat eine Sensitivität < 80 % für die Darstellung einer Dissektionsmembran in der Aorta ascendens (19, 20, 22). Außerdem deutet eine aneurysmatische Aufweitung der Aortenwurzel mit Nachweis einer Aortenklappeninsuffizienz auf eine mögliche Dissektion hin (Abb. 19.**18**). Ein Perikarderguss ist in diesem Zusammenhang meist der Hinweis auf eine gedeckte Ruptur der Aorta (Abb. 19.**17**).

Transösophageale Beschallung. Da bei vielen Patienten aufgrund der Thoraxkonfiguration eine ausreichende echokardiographische Bildgebung nicht möglich ist, sollte bei dem Verdacht auf eine Aortendissektion ohne Zeitverzug eine transösophageale echokardiographische Untersuchung unter Monitoring von Blutdruck, Herzfrequenz und O_2-Sättigung sowie Sedierung durchgeführt werden (65).

➤ Cave: Bedingt durch einen Blutdruckanstieg während der Einführung der TEE-Sonde kann es in seltenen Fällen zur Ruptur der Aorta bei einer Aortendissektion kommen (68). Daher sind eine konsequente Sedierung und antihypertensive Therapie unverzichtbar!

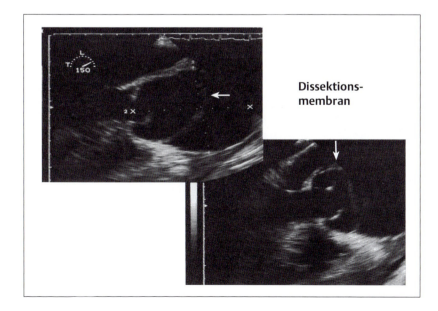

Dissektions-membran

Abb. 19.**11** Dissektion der Aorta ascendens, abgebildet in der Längsachse des TEE (150°) mit stark beweglicher Dissektionsmembran.

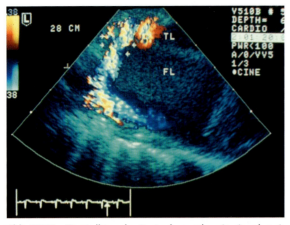

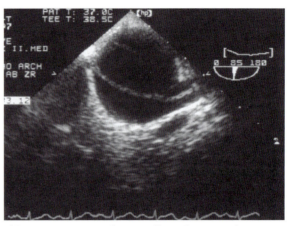

Abb. 19.**12** Darstellung der Aorta descendens in einer longitudinalen Ebene mit einer Kommunikation (Pfeile) zwischen wahrem (TL) und falschem Lumen mit farbkodierter Flussdarstellung. Im falschen Lumen (FL) erkennt man spontanen Echokontrast und eine Teilthrombosierung.

Abb. 19.**13** Transversale Darstellung des Aortenbogens im TEE mit Hineinreichen der Dissektionsmembran in die A. subclavia sinistra.

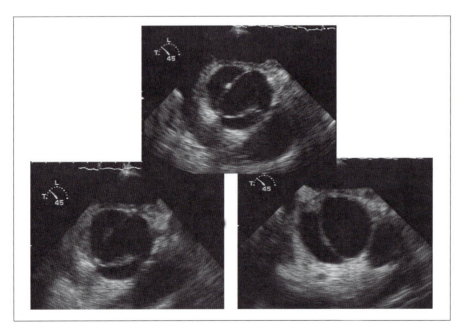

Abb. 19.**14** Typ-A-Dissektion der Aorta ascendens bei bikuspider Aortenklappe mit Darstellung des Abgangs des linken Hauptstamms.

DeBakey-Klassifikation

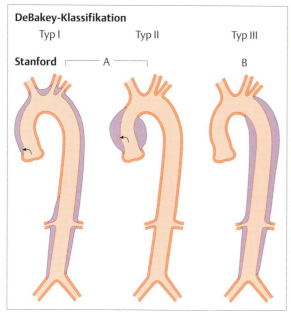

Abb. 19.**15** Einteilung der Aortendissektion nach der DeBakey- und der Stanford-Klassifikation.

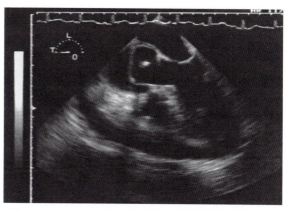

Abb. 19.**17** Akute Typ-A-Dissektion mit Nachweis eines Perikardergusses als Zeichen der gedeckten Ruptur.

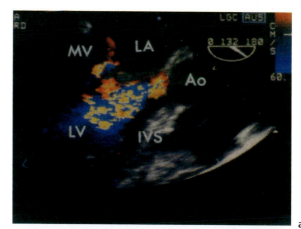

a

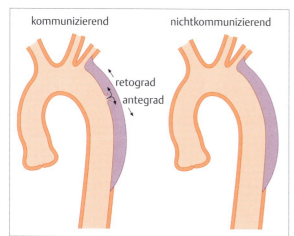

Abb. 19.**16** Einteilung in kommunizierende und nichtkommunizierende Dissektionen sowie antegrade und retrograde Ausdehnung des Dissektionsprozesses.

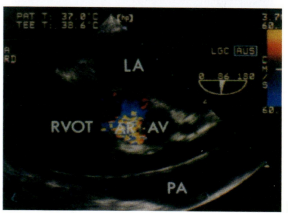

b

Abb. 19.**18** Farbkodierte Dopplerdarstellung der Aortenklappeninsuffizienz in 2 Ebenen bei einem Patienten mit Typ-A-Dissektion. Im unteren Bild erkennt man zusätzlich den Abgang des Hauptstammes.

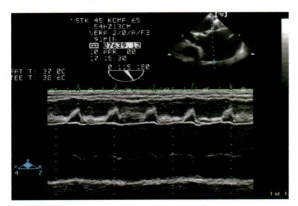

Abb. 19.**19** Flaues Artefakt in der M-Mode-Registrierung einer aneurysmatisch erweiterten Aorta als mögliche Fehlerquelle in der Dissektionsdiagnostik.

Viele Untersuchungen (6, 10, 24, 29, 36, 45, 46, 53, 61, 64) zeigen für die TEE eine Sensitivität über 95 % bei einer Spezifität über 90 % für die Erkennung einer Aortendissektion. Systematisch sollte zunächst die Aorta ascendens in der 120°-Ebene und dann in der 45°–50°- und 0°-Ebene eingestellt werden. Eine Dissektionsmembran ist als hochmobile Membran im Aortenlumen nachweisbar (Abb. 19.**11**).

➤ Cave: Ist der Durchmesser der Aorta ascendens ektatisch und größer als der Durchmesser des linken Vorhofs, können sich flaue Artefakte als Wiederholungsecho (Abb. 19.**19**) der Grenze zwischen linkem Vorhof und hinterer Aortenwand in das Lumen der Aorta ascendens projizieren und eine Dissektionsmembran vortäuschen (3, 7). Durch leichtes Angulieren der TEE-Sonde kann man diese flauen Artefakte bis in das umgebende Gewebe verfolgen und somit von einer echten Dissektionsmembran unterscheiden.

Hat man eine Dissektionsmembran festgestellt, sollte die Aortenklappe inspiziert und der Anulus ausgemessen werden. Mittels farbkodiertem Doppler werden dann das Vorhandensein, Ausmaß (Abb. 19.**18**) sowie die Ursache einer in über 70 % vorhandenen Aortenklappeninsuffizienz beurteilt (Abb. 19.**20**). Anschließend werden die proximalen Koronararterienabgänge dargestellt und im Hinblick auf ihren Ursprung vom wahren oder falschen Lumen beurteilt (23). Dann erfolgen die Drehung der TEE-Sonde und die Darstellung der Aorta descendens in tomographischen Schnittebenen von subdiaphragmal bis zum Aortenbogen (s. o.).

Beim Zurückziehen der Sonde sollte der farbkodierte oder der gepulste Doppler zugeschaltet werden, um Kommunikationen zwischen beiden Lumina zu erkennen (Abb. 19.**12** und 19.**21**). Meist ist das wahre Lumen durch das falsche Lumen komprimiert in einem Verhältnis von 1 : 2 bis 1 : 3 (Abb. 19.**22**) (51). Es ist auf aneurysmatische Erweiterungen der Aorta descendens (Durchmesserbestimmungen) und des falschen Lumens zu achten (Abb. 19.**23**). Am Ende der Untersuchung wird der Aortenbogen inspiziert, um evtl. dort vorhandene Kommunikationen nicht zu übersehen. Retrograde Dissektionen mit Entry in der Aorta descendens oder dem Aortenbogen mit Ausdehnung in die Aorta ascendens hinein sind in ca. 10 % der Dissektionsfälle vorhanden (22). Ziel einer Operation ist die Sanierung der Aorta ascendens und die Entfernung des Entry, daher ist dessen Lokalisation therapeutisch wichtig. Typ-B-Dissektionen sind lediglich in der Aorta descendens nachweisbar und haben ihren Ursprung meist knapp distal des Abgangs der A. subclavia sinistra. Flüssigkeitsextravasate, wie Perikarderguss, Pleuraerguss und mediastinales Hämatom, deuten auf eine gedeckte Ruptur hin (32). Eine weitere Form der Dissektion ist als „exzentrische Auswölbung" der meist ektatischen Aorta ascendens ohne erkennbare Dissektionsmembran von Svensson et al. beschrieben worden (72).

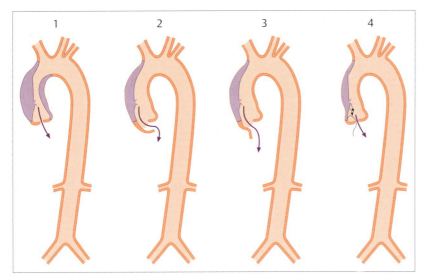

Abb. 19.**20** Schematische Darstellung der möglichen Ursache einer Aortenklappeninsuffizienz bei Aortendissektion.
1. Aneurysmatische Aufweitung mit Dehnung des Anulus.
2. Hineinreichen der Dissektion in den Klappenapparat.
3. Dehiszenz der Klappentasche durch den Dissektionsprozess.
4. Prolabieren von Anteilen der Dissektionsmembran durch die Aortenklappe.

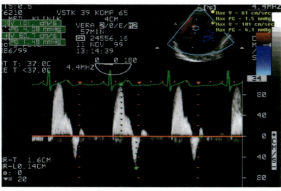

Abb. 19.**21** Gepulste Dopplerregistrierung des Flusses über eine Kommunikation zwischen wahrem und falschem Lumen bei Dissektion der Aorta descendens.

Intramurale Hämatome. Als Vorstadien oder Sonderformen der Aortendissektionen werden die intramuralen Hämatome oder Hämorrhagien (49, 54, 74) angesehen (Abb. 19.**24**). Diese Einblutungen in die Media der Aorta werden durch Rupturen der Vasa vasorum verursacht und sind in bis zu 19 % der Aortendissektionen nachweisbar. Sie treten zu ca. 30 % in der Aorta ascendens (Abb. 19.**25**) und zu 60 % in der Aorta descendens (Abb. 19.**26**) auf. Es kommt zu einer hämatombedingten Wandverdickung der Aorta und in 15–40 % zur Ausbildung einer typischen Dissektion (Abb. 19.**27**) oder Ruptur. In ca. 60 % der Fälle ist das intramurale Hämatom verbunden mit Flüssigkeitsextravasaten (Perikard-, Pleuraerguss oder mediastinales Hämatom). Als diagnostische Kriterien gelten: typisches Schmerzereignis, im Querschnitt sichelförmige Wandverdickung > 7 mm, Zentralverlagerung von Intimaverkalkungen (Abb. 19.**28**). Andererseits können sich die Hämatome im Bereich der Aorta descendens auch komplett zurückbilden. Die Behandlung der intramuralen Hämatome sollte identisch mit derjenigen von typischen Dissektionen sein.

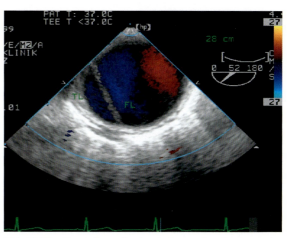

Abb. 19.**22** Darstellung der Aorta descendens in einem „individuell" eingestellten Transversalschnitt mit Abbildung des Verhältnisses zwischen wahrem Lumen (TL) und falschem Lumen (FL).

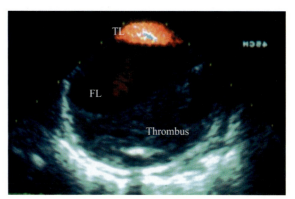

Abb. 19.**23** Aneurysmabildung des falschen Lumens der Aorta descendens.

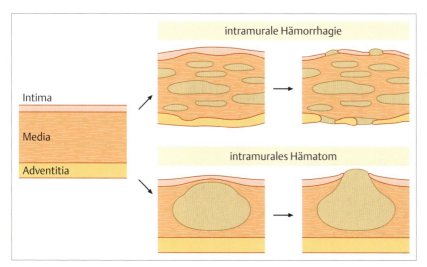

Abb. 19.**24** Schematische Differenzierung zwischen intramuraler flächenhafter Einblutung = Hämorrhagie und lokalisierter intramuraler Hämatombildung.

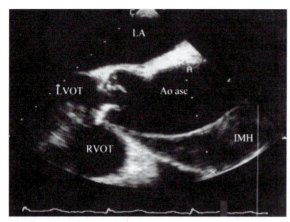

Abb. 19.**25** Intramurales Hämatom im Bereich der Aorta ascendens verbunden mit einer aneurysmatischen Aufweitung.

Penetrierende Ulzera. Bei Ruptur atherosklerotischer Plaques kann es zu penetrierenden Ulzera der Aortenwand (PAU) kommen, wobei der „Krater" häufig durch thrombotisches Material belegt ist (Abb. 19.29). Es kommt zu intramuralen Hämatomen, und es besteht Rupturgefahr bei den häufig alten Patienten. Aortale Ulzera sind in 5 % der Aortendissektionen nachweisbar (13, 37, 52, 75).

Verlaufsbeobachtung. Bei der Verlaufsbeobachtung von Aortendissektionen werden der Status und die Weite der gesamten Aorta in segmentalen Abschnitten, die Anastomosen sowie die distal belassenen dissezierten Anteile quantitativ beurteilt (Abb. 19.30) (5, 34, 41, 43, 47, 51). Ein Problem ist die im Verlauf zunehmende Elongation und Schlängelung der Aorta descendens. Daher kann es schwierig sein, anhand der Einführtiefe der Sonde vergleichbare Schnittebenen einzustellen. Ziele der Verlaufsbeobachtungen sind:
➤ Funktionsstatus der Aortenklappe,
➤ Beurteilung der Anastomosen,
➤ Bestimmung der Weite der Aortenabschnitte,

➤ das Vorhandensein von Rest- oder Redissektionen,
➤ das Ausmaß der Thrombosierung des falschen Lumens (Abb. 19.**31**),
➤ das Vorhandensein von Kommunikationen.

Die TEE-Untersuchung kann beim Platzieren und zum Monitoring bei aortalen Stentimplantationen genutzt werden (14, 35, 55).

Traumatische Aortenrupturen

Die Prädilektionsstelle traumatischer Rupturen der Aorta ist der Bereich des Aortenisthmus. Gedeckte oder komplette Rupturen treten in bis zu 12 % der Patienten mit schwerem Dezelarationsthoraxtrauma auf, meist im Rahmen von Verkehrsunfällen. Mittels TEE kann der Bereich des Aortenisthmus bei diesen häufig polytraumatisierten Patienten mit einer Sensitivität und Spezifität > 95 % wenig invasiv abgebildet werden (30, 69, 73). Typisch für eine gedeckte Ruptur sind echogene Massen, die in das Aortenlumen hineinragen und kurze, senkrecht zum Aortenverlauf nachweisbare dicke Dissektionsmembranen oder Pseudoaneurysmen. Die Aortenveränderungen sind verbunden mit einem mediastinalen Hämatom zwischen Ösophagus und Aorta. Durch dieses Hämatom ist der Abstand zwischen Ösophagus und Aorta descendens vergrößert. Mittels farbkodiertem Doppler können die Flussverhältnisse im Bereich der Rupturstelle beurteilt werden. Bei Pseudoaneurysmen findet man ein typisches, biphasisches Flussprofil mit systolischem Fluss in Richtung auf die Aneurysmahöhle und mit diastolischer Flussumkehr.

Thorakale Aortenaneurysmen

Lokalisierte Dilatationen der Aorta über das 1,5fache der Altersnorm oder > 3,5 cm werden als Aneurysmen bezeichnet (Abb. 19.**32**). Man unterscheidet zirkuläre Aufweitungen (spindelförmige Aneurysmen) von exzentrischen Aufweitungen (sackförmige Aneurysmen). Als Ur-

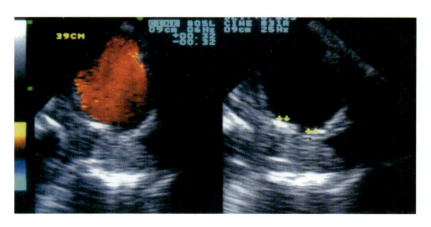

Abb. 19.**26** Intramurales Hämatom der Aorta descendens, erkennbare Zentralverlagerung von Intimakalzifizierungen.

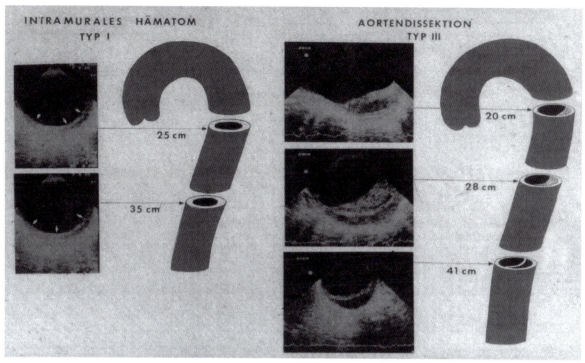

Abb. 19.**27** Progredienz eines intramuralen Hämatoms zu einer Aortendissektion Typ III nach DeBakey (B).

sachen werden die Atherosklerose, zystische Mediadegenerationen, das Marfan-Syndrom oder inflammatorische Prozesse angegeben.

Die transthorakale Echokardiographie erlaubt lediglich die Beurteilung der Aorta ascendens und, bei guter Schallbarkeit, die des Aortenbogens. Zur besseren Beurteilung ist eine TEE-Untersuchung erforderlich (11, 56, 57). Diagnostische Ziele sind die Erfassung der Lokalisation, Ausdehnung und Weite sowie die Aortenklappenbeteiligung und das Hineinreichen in abgehende Gefäße, z. B. des Aortenbogens, oder das Vorhandensein von Dissektionen. Wichtig für Verlaufsuntersuchungen sind definierte Messpunkte, um eine Wachstumsrate beurteilen zu können. Es werden Wachstumsraten von 0,1–0,5 cm/Jahr beschrieben. Sie sind abhängig vom Ausgangsaortendiameter, d. h. größere Aneurysmen expandieren schneller als kleine. Eine schnelle Expansion liegt vor bei Größenzunahmen von > 0,5 cm/Jahr. Eine Operationsindikation ist ab einem Diameter von 5,5–6 cm gegeben, da ab diesem Wert die Rupturgefahr auf > 30 %/Jahr ansteigt. Im Bereich von Aortenaneurysmen sind häufig wandständige Thrombosierungen nachweisbar (Abb. 19.**28**).

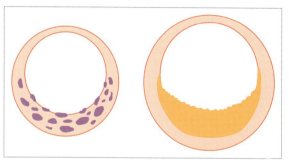

Abb. 19.**28** Schematische Darstellung der Differenzierung zwischen intramuralem Hämatom (links) und thrombotischen Auflagerungen bei Aortenaneurysma (rechts).

Atherosklerose der Aorta

Atherosklerotische Veränderungen der Aorta, insbesondere des Aortenbogens und der proximalen Aorta descendens, sind als potenzielle Emboliequellen zu betrachten. Nach abgelaufener zerebraler Embolie zeigte

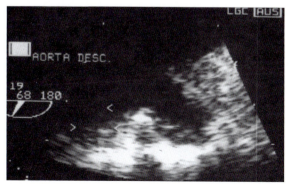

Abb. 19.**29** Penetrierendes atherosklerotisches Ulkus (PAU) der Aorta descendens mit teilweise thrombotischer Auskleidung des Ulkus.

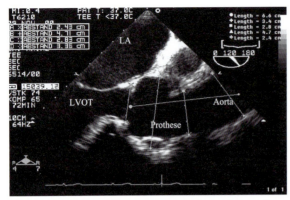

Abb. 19.**30** Längsachse der Aorta ascendens mit Darstellung der Prothese in der proximalen tubulären Aorta.

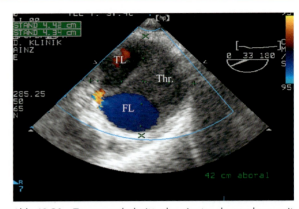

Abb. 19.**31** Transversalschnitt der Aorta descendens mit chronischer Dissektion, Teilthrombosierung (Thr.) des falschen Lumens (FL) und kleiner Kommunikation.

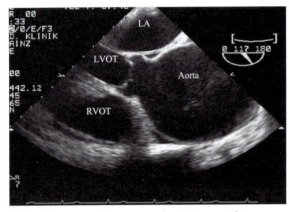

Abb. 19.**32** Großes Aneurysma der Aorta ascendens.

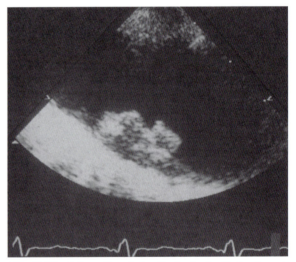

Abb. 19.**33** Atherosklerotische Plaque in der Aorta descendens in der longitudinalen Ebene.

Abb. 19.**34** Thrombotische Auflagerungen bei Atherosklerose der Aorta.

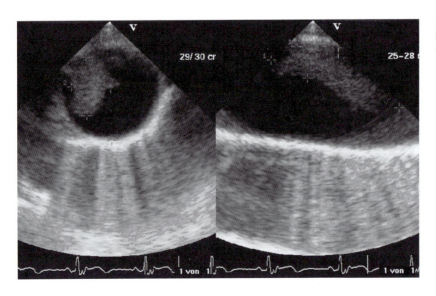

das TEE bei 14 % der Patienten atherosklerotische Plaques im Aortenbogen und bei Patienten ohne weitere erkennbare Ursache sogar in 28–60 % der Fälle. Mittels transösophagealer Untersuchung kann das Ausmaß einer Atherosklerose im Bereich der Aorta ascendens, des Bogens und der Aorta descendens mit hoher Detailgenauigkeit und Sensitivität beurteilt werden (1, 2, 8, 12, 25, 33, 39). Als einfache Plaques werden lokalisierte Verdickungen der Intima < 4 mm ohne Unregelmäßigkeiten des Aortenlumens beschrieben, während komplexe Plaques > 4 mm mit unregelmäßigen Konturen (Abb. 19.**33**), z. T. mit flottierenden thrombotischen Anteilen (Abb. 19.**34**), definiert werden. Patienten mit komplexen und mobilen Plaques haben eine deutlich schlechtere Prognose in Bezug auf Rezidivembolien und Tod im Vergleich zu Patienten mit nur geringer aortaler Atherosklerose (Risk Ratio 4,3). Mittels TEE können die Plaquemorphologie, Dicke und Ausdehnung sowie deren Veränderung im Verlauf erfasst werden. Die orale Antikoagulation führt zu einer deutlicheren Risikoreduktion im Vergleich zu Thrombozytenaggregationshemmern. Rezidivembolien treten unter oraler Antikoagulation in 6,7 % und unter Thrombozytenaggregationshemmern in 19,5 % der Fälle auf.

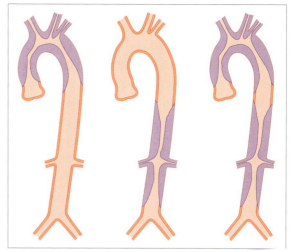

Abb. 19.**35** Typisierung der Takayasu-Aortitis.

Entzündliche Aortenerkrankungen

Takayasu-Aortitis. Diese Arteriitis betrifft junge Patienten unter 40 Jahre. Das Verhältnis Frauen : Männer beträgt 8 : 1. Es werden drei Typen unterschieden. Bei Auftreten der Erkrankung bestehen Fieber, häufig unklarer Genese, und eine entzündliche Laborkonstellation. Im Akutstadium werden Wandverdickungen der Aorta, die zu einer Lumeneinengung führen, erkennbar. Entsprechend der aortalen Beteiligung werden 3 Typen unterschieden (Abb. 19.**35**) (35). Im Spätstadium kommt es zu Vernarbungen und irregulären Lumeneinengungen mit stenotischen Komponenten.

Riesenzell-Aortitis. Hierbei handelt es sich um eine seltene (< 15 %) Beteiligung der proximalen Aorta und des Aortenbogens bei Patienten über 60 Jahre mit Riesenzell-Arteriitis. Es kommt zur Ausbildung sackförmiger Aneurysmen, und es werden Aortenklappeninsuffizienzen beobachtet.

Bakterielle Aortitiden. Im Rahmen von Salmonellen-, Staphylococcus-aureus-Infektionen und anderen bakteriellen Infekten können Aortitiden auftreten. Diese können zu einer raschen Größenprogredienz von Aneurysmen führen.

■ Literatur

1. Amarenco P, Duyckaerts C, Tzourio C, Hénin D, Bousser M, Hauw JJ. The prevalence of ulcerated plaques in the aortic arch in patients with stroke. N Engl J Med 1992;325:221–5.
2. Amarenco P, Cohen A, Tzourio C et al. Atherosclerotic disease of the aortic arch and the risk of ischemic stroke. N Engl J Med 1994;331:1474–9.
3. Appelbe AF, Walker PG, Yeoh JK, Bonitatibuus A, Yoganathan AP, Martin RP. Clinical significance and origin of artefacts in transesophageal echocardiography of the thoracic aorta. J Am Coll Cardiol 1993;21:754–60.
4. Aronberg DJ, Glazer HS, Madsen K, Sagel S. Normal thoracic aortic diameters by computed tomography. J Comput Assist Tomogr 1984;8:247–50.
5. Ballal RS, Gatewood RP, Nanda NC, Sanyal RS, Kirklin JK, Pacifico AD. Usefulness of transesophageal echocardiography in the assessment of aortic graft dehiscence. Am J Cardiol 1997;80:372–6.
6. Banning AP, Masani ND, Ikram S, Fraser AG, Hall RJC. Transoesophageal echocardiography as the sole diagnostic investigation in patients with suspected thoracic aortic dissection. Br Heart J 1994;72:461–5.
7. Bansal, RC, Chandrasekaran K, Ayala K, Smith DC. Frequency and explanation of false negative diagnosis of aortic dissection by aortography and transesophageal echocardiography. J Am Coll Cardiol 1995;25:1393–401.
8. Blackshear JL, Zabalgoitia M, Pennock G et al. Warfarin safety and efficacy in patients with thoracic aortic plaque and atrial fibrillation. Am J Cardiol 1999;83:453–5.
9. Boutefeu, J, Moret PR, Hahn C, Hauf E. Aneurysms of the sinus of valsalva. Am J Med 1978;65:18–24.
10. Chirillo F, Cavallini C, Longhini C et al. Comparative diagnostic value of transesophageal echocardiography and retrograde aortography in the evaluation of thoracic aortic dissection. Am J Cardiol 1994;74:590–5.
11. Coady MA, Rizzo JA, Hammond GL et al. What is the appropriate size criterion for resection of thoracic aortic aneurysms? J Thorac Cardiovasc Surg 1997;113:476–91.
12. Cohen A, Tzourio C, Bertrand B, Chauvel C, Bousser M, Amarenco P. Aortic plaque morphology and vascular events. A

follow-up study in patients with ischemic stroke. Circulation 1997;96:3838–41.

13. Cooke JP, Kazmier FJ, Orszulak TA. The penetrating aortic ulcer: Pathologic manifestations, diagnosis, and management. Mayo Clin Proc 1988;63:718–25.

14. Dake MD, Kato N, Mitchell RS et al. Endovascular stent-graft placement for the treatment of acute aortic dissection. N Engl J Med 1999;340:1546–52.

15. DeBakey ME, McCollum CH, Crawford ES et al. Dissection and dissecting aneurysms of the aorta: Twenty-year follow-up of five hundred twenty-seven patients treated surgically. Surgery 1982;92:1118–33.

16. Doerr W. Thoracic aortic aneurysms. Thorac Cardiovasc Surgeon 1987;35:111–21.

17. Drexler M, Erbel R, Müller U, Wittlich N, Mohr-Kahaly S, Meyer J. Measurement of intracardiac dimensions and structures in normal young adult subjects by transesophageal echocardiography. Am J Cardiol 1990;65:1491–6.

18. Epperlein S, Mohr-Kahaly S, Erbel R, Kearney P, Meyer J. Aorta and aortic valve morphologies predisposing to aortic dissection. Eur Heart J. 1994;15:1520–7.

19. Erbel R, Börner N, Steller D et al. Detection of aortic dissection by transesophageal echocardiography. Br Heart J 1987;58:45–51.

20. Erbel R, Engberding R, Daniel W et al. Echocardiography in diagnosis of aortic dissection. Lancet 1989:457–61.

21. Erbel R, Bednarczyk I, Pop T et al. Detection of dissection of the aortic intima and media after angioplasty of coarctation of the aorta. An angiographic, computer tomographic, and echocardiographic comparative study. Circulation 1990;81:805–14.

22. Erbel R, Mohr-Kahaly S, Oelert H et al. Diagnostic strategies in suspected aortic dissection: Comparison of computed tomography, aortography, and transesophageal echocardiography. Am J Cardiac Imag 1990;4:157–72.

23. Erbel R, Mohr-Kahaly S, Oelert H et al. Diagnostische Ziele bei Aortendissektion. Herz 1992;17:321–37.

24. Erbel R, Oelert H, Meyer J et al. Effect of medical and surgical therapy on aortic dissection evaluated by transesophageal echocardiography. Circulation 1993;87:1604–15.

25. Ferrari E, Vidal R, Chevallier T, Baudouy M. Atherosclerosis of the thoracic aorta and aortic debris as a marker of poor prognosis: Benefit of oral anticoagulans. J Am Coll Cardiol 1999;33:1317–22.

26. Finkbohner R, Johnston D, Crawford ES, Coselli J, Milewicz DM. Marfan syndrome: Long-term survival and complications after aortic aneurysm repair. Circulation 1995;91:728–33.

27. Gore I, Hirst AE. Dissecting aneurysms of the aorta. Progr Cardiovasc Diseases 1973;16:103–11.

28. Gott VL, Laschinger JC, Cameron DE et al. The Marfan syndrome and the cardiovascular surgeon. Eur J Cardio-thorac Surg 1996;10:149–58.

29. Hashimoto S, Kumada T, Osakada G et al. Assessment of transesophageal Doppler echocardiography in dissecting aortic aneurysm. J Am Coll Cardiol 1989;14:1253–62.

30. Herpolsheimer F, Schiessler A, Angres M, Krülls-Münch J. Traumatische Aortenruptur – Diagnosestellung mittels transösophagealer Echokardiographie. Z Kardiol 1997;86:722–6.

31. Hirata K, Triposkiadis F, Sparks E, Bowen J, Boudoulas H, Wooley CF. The Marfan syndrome: Cardiovascular physical findings and diagnostic correlates. Am Heart J 1992;123:743–51.

32. Isselbacher EM, Cigarroa JE, Eagle KA. Cardiac tamponade complicating proximal aortic dissection – Is pericardiocentesis harmful? Circulation 1994;90:2375–8.

33. Karalis DG, Chandrasekaran K, Victor MF, Ross JJ, Mintz GS. Recognition and embolic potential of intraaortic atherosclerotic debris. J Am Coll Cardiol 1991;17:73–8.

34. Kato M, Bai H, Sato K et al. Determining surgical indications for acute Type B dissection based on enlargement of aortic diameter during the chronic phase. Circulation 1995;92(Suppl.II):II-107–12.

35. Kato M, Matsuda T, Kaneko M et al. Outcomes of stent-graft treatment of false lumen in aortic dissection. Circulation 1998;98(19Suppl.):II-305–11.

36. Keren A, Kim CB, Hu BS, Eyngorina I et al. Accuracy of biplane and multiplane transesophageal echocardiography in diagnosis of typical acute aortic dissection and intramural hematoma. J Am Coll Cardiol 1996;28:627–36.

37. Kodolitsch von Y, Nienaber CA. Das Ulkus der thorakalen Aorta: Diagnostik, Therapie und Prognose. Z Kardiol 1998;87:917–27.

38. Kodolitsch von Y, Simic O, Nienaber CA. Aneurysms of the ascending aorta: Diagnostic features and prognosis in patients with Marfan's syndrome versus hypertension. Clin Cardiol 1998;21:817–24.

39. Lanza GM, Zabalgoitia-Reyes M, Frazin L et al. Plaque and structural characteristics of the descending thoracic aorta using transesophageal echocardiography. J Am Soc Echo 1991;4:19–28.

40. Larson EW, Edwards WD. Risk factors for aortic dissection: A necropsy study of 161 cases. Am J Cardiol 1984;53:849–55.

41. Maffei S, Baroni M, Terrazzi M et al. Ambulatory follow-up of aortic dissection: comparison between computed tomography and biplane transesophageal echocardiography. Int J Cardiac Imag 1996;12:105–12.

42. Marsalese DL, Moodie DS, Vacante M et al. Marfan's syndrome: Natural history and long-term follow-up of cardiovascular involvement. J Am Coll Cardiol 1989;14:422–8.

43. Masani N, Banning AP, Jones RA, Ruttley MST, Fraser AG. Follow-up of chronic thoracic aortic dissection: Comparison of transesophageal echocardiography and magnetic resonance imaging. Am Heart J 1996;131:1156–63.

44. Miller DC, Stinson EB, Shumway NE. Realistic expectations of surgical treatment of aortic dissections: The Stanford experience. World J Surg 1980;4:571–81.

45. Mohr-Kahaly S, Erbel R, Steller D, Börner N, Drexler M, Meyer J. Aortic dissection detected by transesophageal echocardiography. Int J Card Imag 1986;2:31–5.

46. Mohr-Kahaly S, Erbel R, Börner N et al. Kombination von Farb-Doppler und transösophagealer Echokardiographie in der Notfalldiagnostik bei Aortendissektion vom Typ I. Z Kardiol 1986;75:616–20.

47. Mohr-Kahaly S, Erbel R, Rennollet H et al. Ambulatory follow-up of aortic dissection by transesophageal two-dimensional and color-coded Doppler echocardiography. Circulation 1989;80:24–33.

48. Mohr-Kahaly S, Erbel R, Scharf N, Meyer J. Age-related normal values for the descending thoracic aorta analysed by biplane transesophageal echocardiography. J Am Coll Cardiol 1992;19:280A.

49. Mohr-Kahaly S, Erbel R, Kearney P, Puth M, Meyer J. Aortic intramural hemorrhage visualized by transesophageal echocardiography: Findings and prognostic implications. J Am Coll Cardiol 1994;23:658–64.

50. Mohr-Kahaly S, Erbel R. Advantages of biplane and multiplane transesophageal echocardiography for the morphology of the aorta. Am J Cardiac Imag 1995;9:115–20.

51. Mohr-Kahaly S, Erbel R, Stühn A, Hake U, Oelert H, Meyer J. Quantitative Erfassung von Veränderungen der thorakalen Aorta bei Patienten mit chronischer Aortendissektion mittels transösophagealer Echokardiographie. Z Kardiol 1999;88:507–13.

52. Movsowitz HD, David M, Movsowitz C, Kotler MN, Jacobs LE. Penetrating atherosclerotic aortic ulcers: The role of transesophageal echocardiography in diagnosis and clinical treatment. Am Heart J 1993;126:745–9.

53. Nienaber CA, von Kodolitsch Y, Nicolas V et al. The diagnosis of thoracic aortic dissection by noninvasive imaging procedures. N Engl J Med 1993;328:1–8.

54. Nienaber CA, von Kodolitsch Y, Petersen B et al. Intramural hemorrhage of the thoracic aorta. Diagnostic and therapeutic implications. Circulation 1995;92:1465–72.

55. Nienaber CA, Fattori R, Lund G et al. Nonsurgical reconstruction of thoracic aortic dissection by stent-graft placement. N Engl J Med 1999;340:1539–45.

56. Nishino M, Tanouchi J, Tanaka K et al. Transesophageal echocardiographic diagnosis of thoracic aortic dissection with the completely thrombosed false lumen: Differentiation from true aortic aneurysm with mural thrombus. J Am Soc Echocardiogr 1996;9:79–85.

57. Nistri S, Sorbo MD, Marin M, Palisi M, Scognamiglio R, Thiene G. Aortic root dilatation in young men with normally functioning bicuspid aortic valves. Heart 1999;82:19–22.

58. Pearson AC, Guo R, Orsinelli DA, Binkley PF, Pasierski TJ. Transesophageal echocardiographic assessment of the effects of age, gender, and hypertension on thoracic aortic wall size, thickness, and stiffness. Am Heart J 1994;128:344–51.

59. Pearson AC, Peterson JW, Orsinelli DA, Guo R, Boudoulas H, Gray PG. Comparison of thickness and distensibility in the carotid artery and descending thoracic aorta: in vivo ultrasound assessment. Am Heart J 1996;131:655–62.

60. Pieters FAA, Widdershoven JW, Gerardy A, Geskes G, Cheriex EC, Wellens HJ. Risk of aortic dissection after aortic valve replacement. Am J Cardiol 1993;72:1043–7.

61. Rizzo RJ, Aranki SF, Aklog L et al. Rapid noninvasive diagnosis and surgical repair of acute ascending aortic dissection. J Thorac Cardiovasc Surg 1994;108:567–75.

62. Roberts CS, Roberts WC. Dissection of the aorta associated with congenital malformation of the aortic valve. J Am Coll Cardiol 1991;17:712–6.

63. Roberts WC. Aortic dissection: Anatomy, consequences and causes. Am Heart J 1981;101:195–214.

64. Roudaut RP, Marcaggi XL, Deville C et al. Value of transesophageal echocardiography combined with computed tomography for assessing repaired type A aortic dissection. Am J Cardiol 1992;70:1468–75.

65. Sarasin FP, Louis-Simonet M, Gaspoz J, Junod AF. Detecting acute thoracic aortic dissection in the emergency department: Time constraints and choice of the optimal diagnostic test. Ann Emerg Med 1995;28:278–89.

66. Shores J, Berger KR, Murphy EA, Pyeritz RE. Progression of aortic dilatation and the benefit of long-term β-adrenergic blockade in Marfan's syndrome. N Engl J Med 1994;330,19:1335–41.

67. Silverman DI, Burton KJ, Gray J et al. Life expectancy in the Marfan syndrome. Am J Cardiol 1995;75:157–60.

68. Silvey SV, Stoughton TL, Pearl W, Collazo WA, Belbel RJ. Rupture of the outer partition of aortic dissection during transesophageal echocardiography. Am J Cardiol 1991;68:286–7.

69. Smith MD, Cassidy M, Souther S et al. Transesophageal echocardiography in the diagnosis of traumatic rupture of the aorta. N Engl J Med 1995;332:356–62.

70. Stoddard MF, Liddell NE, Vogel RL, Longaker RA, Dawkins PR. Comparison of cardiac dimensions by transesophageal and transthoracic echocardiography. Am Heart J 1992;124:675–8.

71. Svensson LG, Crawford ES, Coselli JS, Safi HJ, Hess KR. Impact of cardiovascular operation on survival in the Marfan patient. Circulation 1989;80(Suppl.1):I-233–42.

72. Svensson LG, Labib SB, Eisenhauer AC, Butterly JR. Intimal tear without hematoma. An important variant of aortic dissection that can elude current imaging techniques. Circulation 1999;99:1331–6.

73. Vignon P, Guéret P, Vedrinne J et al. Role of transesophageal echocardiography in the diagnosis and management of traumatic aortic disruption. Circulation 1995;92:2959–68.

74. Vilacosta I, San Román JA, Ferreirós J et al. Natural history and serial morphology of aortic intramural hematoma: A novel variant of aortic dissection. Am Heart J 1997;134:495–507.

75. Vilacosta I, San Román JA, Aragoncillo P et al. Penetrating atherosclerotic aortic ulcer: Documentation by transesophageal echocardiography. J Am Coll Cardiol 1998;32:83–9.

Aufgrund der hohen diagnostischen Genauigkeit ist die zweidimensionale Echokardiographie als einfache, ubiquitär verfügbare Methode fester Bestandteil des diagnostischen und therapeutischen Managements von Perikarderkrankungen. Dabei können der Perikarderguss, die Tamponade und die Perikardzyste ebenso sicher erkannt werden wie die seltene Agenesie des Perikards. Im Falle einer notwendigen Perikarddrainage kann diese unter echokardiographischer Kontrolle durchgeführt werden. Die Diagnose einer Pericarditis constrictiva ist mit der 2D-Echokardiographie allein erschwert, kann jedoch unter Zuhilfenahme der Dopplerechokardiographie aufgrund der charakteristischen atemabhängigen Veränderungen von Flussmustern mit ausreichender Sicherheit nichtinvasiv diagnostiziert werden.

Bei unzureichender Schallqualität sollte die transösophageale Echokardiographie (TEE) eingesetzt werden. Sie kann bei der Vermessung der Perikarddicke ebenso hilfreich sein wie bei der Bestimmung der diastolischen Funktion anhand des Pulmonalvenenflusses (Abschätzung der funktionellen Auswirkung einer Tamponade oder Konstriktion). Darüber hinaus sind lokale Perikardergüsse und/oder Perikardzysten von parakardialen Prozessen besser abgrenzbar.

Perikardagenesie

Die kongenitale Fehlanlage des Perikards betrifft gewöhnlich die linke Seite. Überwiegend bei Männern auftretend, ist sie selten mit Symptomen verbunden. Gelegentlich auftretende Thoraxschmerzen, Luftnot oder Synkopen sind durch die verstärkte Herzbewegung insbesondere der posterioren Wandabschnitte zu erklären (36). Durch eine Rotation der Herzachse im Uhrzeigersinn erscheinen die rechtsseitigen Herzhöhlen in den parasternalen Standardebenen volumenbelastet. Damit der rechte Ventrikel von apikal nicht vergrößert dargestellt wird, ist ein ungewöhnliches apikolaterales Fenster zu wählen (Abb. 20.1). Besteht echokardiographisch der Verdacht auf eine Fehlanlage des Perikards, kann die Diagnose mit der CT oder der MRT bestätigt werden (Abb. 20.2). Die Agenesie des Perikards kann mit einem Vorhofseptumdefekt oder einer bikuspiden Aortenklappe assoziiert sein (7).

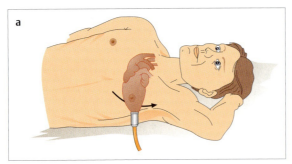
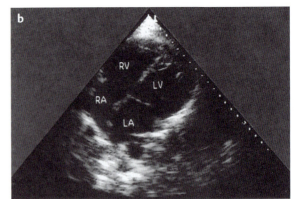

Abb. 20.1 Perikardagenesie und -fehlanlage.

a Bei einer Agenesie des Perikards ist durch die Rotation der Herzachse (Pfeil) im Vierkammerblick eine apikolaterale Ableitung zu wählen (aus 7).

b Modifizierter Vierkammerblick mit Darstellung rechtsbetonter Herzhöhlen und Fehlanlage des linksseitigen Perikards. LA = linker Vorhof, LV = linker Ventrikel, RA = rechter Vorhof, RV = rechter Ventrikel (freundliche Überlassung von Dr. A. Trojan und Prof. Dr. R. Jenni, Zürich).

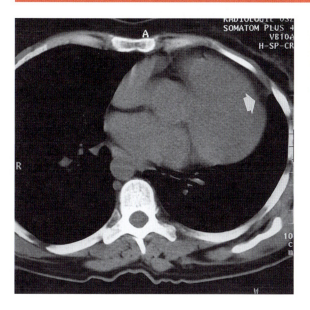

Abb. 20.**2**   Im CT ist das Fehlen des linksseitigen Perikards (Pfeil) eindeutig zu erkennen, sodass der bei einer 58-jährigen Patientin beim Tango-Tanz erstmalig auftretende Thoraxschmerz als Folge einer Normvariante ohne therapeutische Konsequenz eingestuft werden konnte (freundliche Überlassung von Dr. A. Trojan und Prof. Dr. R. Jenni, Zürich).

Perikardzyste

Die Perikardzyste als gutartige strukturelle Veränderung ist häufig ein Zufallsbefund. Lokalisiert ist sie in erster Linie im rechten – seltener im linken – kostophrenischen Winkel, kann aber auch im Hilusbereich oder oberen Mediastinum vorkommen. Sie muss von bösartigen Tumoren, Zwerchfellhernien und vergrößerten Herzhöhlen abgegrenzt werden. Da die Perikardzyste sich echokardiographisch als echofreier Raum darstellt, kann sie gut von soliden Strukturen differenziert werden (Abb. 20.**3**).

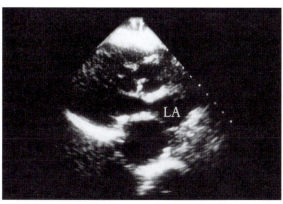

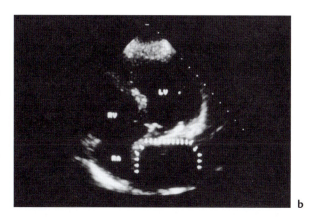

a   b

Abb. 20.**3**   Perikardzyste.
a In der parasternalen Längsachse zeigt sich eine ca. 4 × 5 cm große, retrograd zum linken Vorhof (LA) gelegene echofreie Struktur, die einer Perikardzyste entspricht.
b Modifizierter Vierkammerblick, in dem sich die Perikardzyste (kleine Pfeile) vor den linken Vorhof projiziert.

Perikarderguss/Tamponade

Flüssigkeitsmenge. Das äußere parietale Blatt des Perikards wird durch einen serösen Flüssigkeitssaum vom inneren viszeralen Blatt (Epikard) getrennt. Unter 25 ml Flüssigkeit kommt es nur zur systolischen Separation. Bei größeren Ergussmengen bleibt der echofreie Raum während des gesamten Herzzyklus bestehen, wobei die Bewegung des parietalen Perikards mit zunehmendem Ausmaß abnimmt (Abb. 20.**4**). Die absolute Menge der Flüssigkeit im Perikardsack ist hinsichtlich der hämodynamischen Relevanz jedoch nicht ausschlaggebend. Vielmehr entscheidet die Geschwindigkeit, mit der sich ein Perikarderguss ausbildet, über die Entwicklung einer Tamponade.

Hämatoperikard. Bei akuter Kreislaufdepression, z. B. nach Leberpunktion, diagnostischen und interventionellen Herzkatheteruntersuchungen, im Rahmen eines Aneurysma dissecans der Aorta ascendens, einer Herzwandruptur nach Myokardinfarkt, nach Thoraxtrauma oder kardiochirurgischen Eingriffen, sollte an eine Tamponade gedacht werden, insbesondere bei Patienten, die mit Antikoagulanzien behandelt werden. Blutkoagel oder Fibrinfäden weisen auf ein Hämatoperikard hin (Abb. 20.**5**). Dabei ist in Vorbereitung auf eine notwendige Perikardpunktion an die Ableitung von subkostal zu denken (Abb. 20.**6**).

Ätiologie. Perikardergüsse entwickeln sich in den meisten Fällen langsam, einige gehen in ein chronisches Stadium über (länger als 3 Monate). In diesen Fällen erfolgt die Indikation zur Perikardpunktion nicht nur aus therapeutischen, sondern vielmehr aus diagnostischen Erwägungen. In Abhängigkeit vom Patientengut und vom diagnostischen Aufwand kann die Ätiologie in unterschiedlichem Ausmaß geklärt werden. Der Anteil idiopathischer Perikardergüsse schwankt zwischen 7 und 45 %. Bei 187 hospitalisierten Patienten konnte in einer Studie von Eisenberg et al. in 45 % die Ursache nicht ermittelt werden. In jeweils 10 % waren ein Postkardiotomiesyndrom, ein Neoplasma, eine terminale Nieren- oder Herzinsuffizienz verantwortlich, während ein Dressler-Syndrom, Katheterinterventionen sowie Infektionen in jeweils 5 % ursächlich waren (11). In anderen Patientenkollektiven nehmen die Karzinome (bis 25 %), Autoimmunerkrankungen (10–15 %) sowie Infektionen (10 %) einen größeren Stellenwert ein (8, 22, 25).

Analyse der Perikardflüssigkeit. Eine Analyse der Perikardflüssigkeit sollte beinhalten: Bestimmung von Hämoglobin, Triglyceriden, Glucose, Protein und Zellzahl. Darüber hinaus sollte eine Blutkultur angelegt werden und eine zytologische Aufarbeitung erfolgen. Eine zusätzliche Untersuchung von Perikardgewebe kann in bis zu einem Viertel der Fälle zur Diagnose beitragen. Corey et al. haben bei der mikrobiologischen Aufarbeitung von durch subxyphoidale Perikardiotomie gewonnenen Proben den Nachweis unerwarteter Organismen, z. B. Zytomegalievirus, Mykoplasmen oder Mykobakterien erbracht (8).

Prognose. Wird nach Ausschöpfung aller zur Verfügung stehenden diagnostischen Methoden die Diagnose eines idiopathischen chronischen Perikardergusses gestellt, ist im klinischen Alltag die Beantwortung der Frage nach der geeigneten Therapieform (Perikardpunktion/Perikardektomie) sowie vor allem der Prognose erschwert. Nach den jetzt vorliegenden Ergebnissen einer Langzeitstudie (bis zu 20 Jahren Nachbeobachtung bei einem konsekutiven Einschluss von über 1100 Patienten mit Perikarditis in 15 Jahren) wird die Lebenserwartung nur

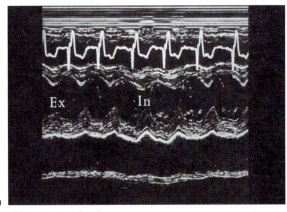

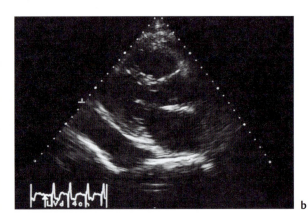

Abb. 20.**4** Perikarderguss.
a M-Mode-Echokardiographie in der parasternalen Längsachse bei einem Patienten nach kardiochirurgischem Eingriff. Die linksventrikulären Diameter nehmen während Inspiration (In) ab und nach Exspiration wieder zu (Ex).
b In der 2D-Echokardiographie kommt der bis zu 3 cm breite Erguss fast ausschließlich vor der posterioren Wand zur Darstellung.

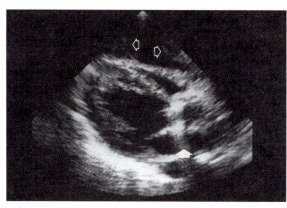

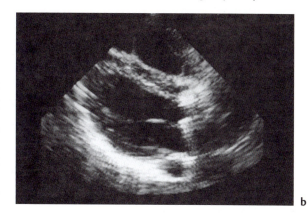

a

b

Abb. 20.5 Hämatoperikard.

a In der parasternalen Längsachse stellt sich vor dem rechten Ventrikel ein breiter, echoarmer Saum dar. Das Hämatoperikard wird bei dem mit Antikoagulanzien behandelten Patienten (7. postoperativer Tag nach mechanischem Aortenklappenersatz, großer Pfeil = Schallschatten) von Fibrinfäden durchzogen (offene Pfeile).

b In der Diastole nahezu vollständig kollabierter rechter Ventrikel bei drohender Tamponade.

selten durch einen wiederauftretenden Perikarderguss limitiert (30). Allerdings ist der klinische Verlauf nicht vorhersehbar, da eine Perikardtamponade nach zunächst erfolgreicher Punktion sich unerwartet zu jeder Zeit entwickeln kann. Somit wird empfohlen, Patienten mit idiopathischem Perikarderguss in jedem Fall zu punktieren, da hierdurch in 41 % der Patienten ein dauerhafter Therapieerfolg erzielt werden konnte. Da jedoch auf der anderen Seite ein Rezidiv nicht ungewöhnlich ist, sollte der Patient bei Entwicklung eines erneuten großen Perikardergusses der Perikardektomie zugeführt werden (30).

Abschätzung der Ergussmenge. Die quantitative Abschätzung der Ergussmenge ist limitiert (z. B. bei septierten oder lokalisierten Ergüssen) und sollte wegen der Lageabhängigkeit der Ergussverteilung in identischer Körperposition und Atemlage erfolgen (Abb. 20.7). Im Rahmen der Verlaufsbeobachtung ist eine Zu- oder Abnahme der Ergussbreite an definierten Stellen zu ermitteln. Eine möglichst präzise qualitative Beschreibung erlaubt eine Unterteilung in einen kleinen (ausschließlich posteriorer echofreier Saum < 1 cm ≅ < 100 ml), mäßigen (zirkulärer echofreier Spalt < 1 cm ≅ 100–500 ml) und großen Perikarderguss (> 1 cm breiter Spalt ≅ mehr als 500 ml).

D'Cruz und Hoffman haben ein Rechenmodell zur Abschätzung der Ergussmenge beschrieben (9). Obgleich diese Methode eine hohe Korrelation zur drainierten Ergussmenge aufwies, scheint sie für den klinischen Alltag unpraktikabel (Abb. 20.8). Allerdings kommt der Ergussmenge bei guter Einschätzung eine große prognostische Bedeutung zu. Sie war in der Arbeit von Eisenberg et al. hinsichtlich einer Tamponadeentwicklung während des einjährigen Beobachtungszeitraumes der beste prädiktive Faktor (11).

Echokardiographische Kriterien der Tamponade. Die bislang für die lebensbedrohliche Situation einer Perikardtamponade beschriebenen echokardiographischen

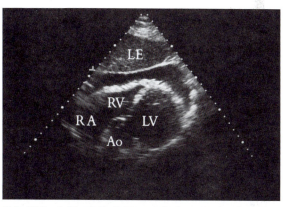

Abb. 20.6 Subkostale Anlotung. Es kommt vor der Herzspitze ein bis zu 3 cm breiter Perikarderguss zur Darstellung, der einer Punktion gut zugänglich ist (Ao = Aortenklappe, LE = Leberparenchym).

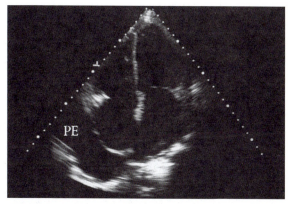

Abb. 20.7 Bei einem Patienten kommt 10 Tage nach koronarchirurgischer Versorgung im Vierkammerblick ein isolierter, bis zu 5 cm breiter Perikarderguss (PE) vor dem rechten Vorhof zur Darstellung.

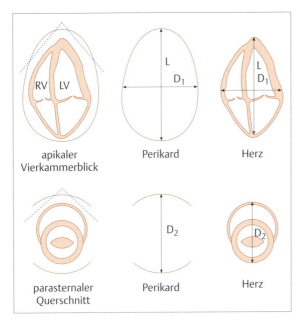

apikaler
Vierkammerblick
Perikard
Herz

parasternaler
Querschnitt
Perikard
Herz

Abb. 20.**8** Quantitative Bestimmung des Perikardergusses. Dazu wird die Ergussmenge berechnet, indem die Länge (L) und der quere Durchmesser (D₁) aus dem apikalen Vierkammerblick mit dem der parasternalen Querachse (D₂) multipliziert werden. Nach gleicher Berechnung des Herzvolumens wird dieses vom Perikardvolumen subtrahiert (mod. nach 9).

Tabelle 20.**1** Echokardiographische Zeichen der Herztamponade

> ➤ Ausgeprägte atemabhängige Veränderungen der ventrikulären Diameter
> ➤ Kompression des rechten Vorhofs
> ➤ Diastolischer Kollaps des rechten Ventrikels
> ➤ Deutliche atemabhängige Veränderungen der Flussgeschwindigkeiten über Mitral- und Trikuspidalklappe
> ➤ Dilatierte V. cava inferior mit verminderter atemabhängiger Kaliberschwankung
> ➤ Kompression des linken Vorhofs
> ➤ Linksventrikuläre diastolische Kompression

Kriterien sind wenig aussagekräftig (Tab. 20.1). Der frühdiastolische Kollaps des rechten Ventrikels war in der Studie von Merce et al. bei 110 Patienten über einen Beobachtungszeitraum von zwei Jahren mit einer Sensitivität von 60 % und einer Spezifität von 90 % versehen (25). Für die Kompression des rechten Vorhofs lagen die Werte bei 68 % bzw. 66 %. Diese Zeichen sind volumenabhängig, sodass bei Hypovolämie der diastolische Kollaps des rechten Ventrikels schon bei niedrigem intraperikardialem Druck auftreten kann (19). Darüber hinaus können noch eine paradoxe Septumbewegung sowie gegensinnige Volumenschwankungen der Ventrikel und eine vermehrte Füllung der unteren Hohlvene mit verminderten atemabhängigen Kaliberschwankungen als Ausdruck einer drohenden Tamponade gewertet werden. Bei ausgedehnten Perikardergüssen kann es auch unabhängig von einer drohenden Tamponade zu schwingenden Bewegungen im Perikardsack kommen, die für das elektrokardiographische Phänomen des „elektrischen Alternans" verantwortlich sind (Abb. 20.9).

Hämodynamische Veränderungen in der Dopplersonographie. Charakteristische atemabhängige Veränderungen der intrathorakalen und intrakardialen Hämodynamik sind Ursache des Pulsus paradoxus (Abb. 20.**10**). Während normalerweise bei tiefer Inspiration der intraperikardiale Druck in gleichem Maße wie der intrathorakale Druck sinkt, fällt bei Perikardtamponade nach einem Modell von Sharp et al. der intraperikardiale im Vergleich zum intrathorakalen Druck weniger deutlich ab (35) (Abb. 20.**11**). Diese hämodynamischen Veränderungen konnten in den letzten Jahren mittels Dopplerechokardiographie auch nichtinvasiv ermittelt werden (14). Bei Inspiration wird einerseits die Abnahme des intrathorakalen Druckes in den Lungenkreislauf fortgeleitet, kann jedoch andererseits bei ausgedehntem Perikarderguss nicht auf den linken Ventrikel übertragen werden. Demzufolge sinkt der pulmonalkapilläre Verschlussdruck, während der linksventrikuläre diastolische Druck nahezu unverändert bleibt. Hierdurch entsteht ein erniedrigter Druckgradient zwischen linkem Vorhof und Ventrikel, sodass eine Abnahme der frühdiastolischen Flussgeschwindigkeit (E-

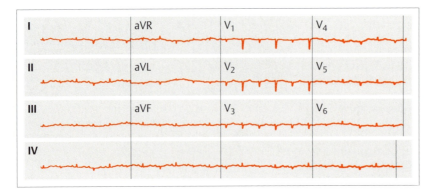

Abb. 20.**9** Elektrischer Alternans: Das 12-Kanal-EKG zeigt bei einer 42-jährigen Patientin mit Mammakarzinom und Knochenmarkmetastasen eine Sinustachykardie (110/min) und in den Extremitätenableitungen eine Niedervoltage. Der „elektrische Alternans" kommt am deutlichsten in den rechtspräkordialen Brustwandableitungen (V₁–V₃) zur Darstellung (nach 24).

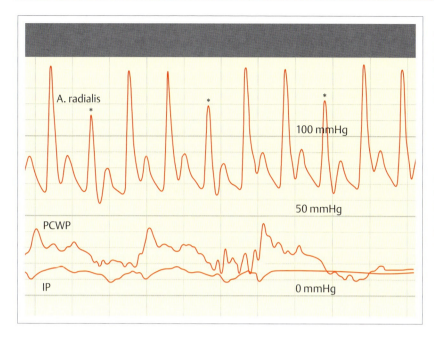

Abb. 20.**10** Pulsus paradoxus. Deutliche atemabhängige Variation des systolischen Blutdrucks (obere Druckkurve – A. radialis) bei einer 50-jährigen Patientin mit tuberkulöser Perikarditis (Mycobacterium tuberculosis). Der systolische Blutdruck fällt bei Inspiration (*) um ca. 10 % (von 140/90 mmHg auf 120/85 mmHg), wenn beide ventrikulären Füllungsdrücke equilibriert sind und gleichzeitig der intraperikardiale Druck (untere Druckkurve – IP) erhöht ist. Die mittlere Druckkurve entspricht dem pulmonalkapillären Verschlussdruck – PCWP (aus 4).

Welle) und eine verlängerte isovolumetrische Relaxationszeit (IVRT) resultieren. Während der Exspiration nimmt der intrathorakale Druck wieder zu und stellt konsekutiv den linksatrialen Füllungsdruck wieder her (Abb. 20.**12**). Da bei einer Perikardtamponade bei fixiertem Herzvolumen beide Ventrikel miteinander verbunden sind, werden in den rechtsseitigen Herzhöhlen reziproke Veränderungen registriert. Die respiratorische Variation der maximalen frühdiastolischen Flussgeschwindigkeiten (E-Welle) gilt dann als pathologisch, wenn sie über der Mitralklappe > 25 % sowie über der Trikuspidalklappe > 40 % beträgt (2). Veränderungen von bis zu 10 % bzw. 25 % gelten als physiologisch (18, 38).

Die über den Mitral- und Trikuspidalklappen ermittelten respiratorischen Flussveränderungen können auch in den Pulmonal- und Lebervenen ermittelt werden. Inspiration führt zur Abnahme, Exspiration zur Zunahme des diastolischen Vorwärtsflusses in der Pulmonalvene. Demgegenüber bewirkt Exspiration in der Lebervene eine Abnahme des Vorwärtsflusses bei gleichzeitiger Zunahme des Rückwärtsflusses (Abb. 12.**13**).

Differenzialdiagnose. Erinnert sei daran, dass diese atemabhängigen Veränderungen der Flussmuster keine hohe Spezifität aufweisen, da sie auch bei Patienten mit erhöhten rechtsatrialen und rechtsventrikulären Drücken vorkommen (2). Bei Patienten mit chronisch obstruktiver Lungenerkrankung, Lungenarterienembolie, Pericarditis constrictiva oder Myokardinfarkt mit rechtsventrikulärer Beteiligung besteht ein erhöhter rechtsventrikulärer Füllungsdruck mit konsekutivem Anstieg des intraperikardialen Druckes, sodass die linksventrikuläre Füllung behindert ist (34).

Klinische Zeichen. Im Vergleich bzw. in Ergänzung zu echokardiographischen Zeichen der Perikardtamponade lassen klinisch ein nicht erklärbarer Anstieg des systemischen venösen Druckes, eine Tachykardie, Tachypnoe und Luftnot sowie ein Pulsus paradoxus eine Tamponade vermuten (13). Im Gegensatz zu intraperikardialen Einblutungen, z. B. bei Herztrauma oder Aorten- und Herzwandruptur, entwickelt sich die Tamponadesymptomatik bei internistischen Krankheitsbildern langsam. Diese Patienten weisen im Röntgenbild große Herzsilhouetten auf und können einen normalen, erniedrigten oder sogar noch erhöhten arteriellen Blutdruck haben (13). Das klassische Zeichen eines Pulsus paradoxus weist ebenfalls eine geringe Sensitivität auf, da es bei Patienten mit linksventrikulärer Dysfunktion (erhaltener hoher atrialer Füllungsdruck), regionaler rechtsatrialer Tamponade, positivem Beatmungsdruck, Vorhofseptumdefekt, obstruktiver Lungenerkrankung und schwerer Aortenklappeninsuffizienz nicht registriert werden kann (13). Somit ergibt sich im klinischen Alltag die Indikation zur Perikarddrainage immer aus der Kombination von Ätiologie, Klinik und echokardiographischem Befund.

Differenzierung von Perikard- und Pleuraerguss

Gewöhnlich entwickelt sich ein Perikarderguss zirkulär. Wird ein schmaler echofreier Raum ausschließlich anterior registriert, ist das epikardiale Fettgewebe in die Differenzialdiagnose mit einzuschließen. Bei posterior lokalisierten Flüssigkeitsansammlungen ist der Perikar-

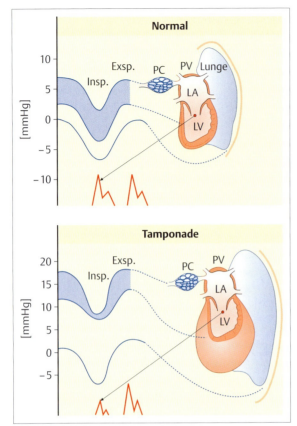

Abb. 20.11 Intrathorakale (untere Druckkurve) und intraperikardiale (mittlere Druckkurve) Druckänderungen bei tiefer Inspiration (Insp.). Unter physiologischen Bedingungen bleibt der linksventrikuläre (LV) Füllungsdruck bei konstanter Druckdifferenz (schraffierte Fläche) zwischen pulmonalkapillärem Verschlussdruck (obere Druckkurve) und linksventrikulärem diastolischem Druck atemunabhängig erhalten. Während der Tamponade ist der Druckabfall in den Lungenkapillaren (PC) ausgeprägter als im linken Ventrikel sowie im Perikard, sodass nach Inspiration die linksventrikuläre Füllung reduziert ist (jeweils schematisch als transmitrales Flussprofil in der Dopplerechokardiographie dargestellt). Nach erfolgter Exspiration (Exsp.) normalisiert sich die linksventrikuläre Füllung. PV = Pulmonalvene (mod. nach 35).

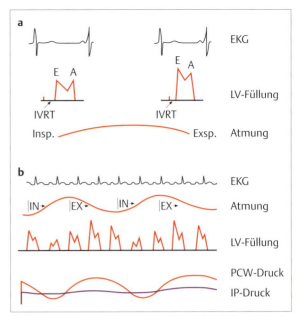

Abb. 20.12 Schematisierte Darstellung der linksventrikulären (LV) Füllung bei hämodynamisch wirksamem Perikarderguss. In der oberen Hälfte (**a**) sind in der Dopplerechokardiographie unter Inspiration (Insp.) eine Abnahme der frühdiastolischen (E) im Vergleich zur spätdiastolischen (A) Flussgeschwindigkeit und eine Verlängerung der isovolumetrischen Relaxationszeit (IVRT) zu erkennen. Während der Exspiration (Exsp.) übersteigt wieder der Füllungsdruck (PCW) den intraperikardialen Druck (IP), sodass eine Zunahme der LV-Füllung resultiert (**b**) (mod. nach 32 [**a**] und 2 [**b**]).

Abb. 20.13 Flussprofile von Pulmonal- und Lebervene, die ▷ bei Tamponade atemabhängige Veränderungen in der Dopplerechokardiographie aufweisen.
a Der diastolische Vorwärtsfluss fällt nach Inspiration (Insp.) in der Pulmonalvene ab (Pfeil) und nimmt nach Exspiration (Exsp.) wieder zu (Doppelpfeil).
b In der Lebervene erfährt der diastolische (D) Vorwärtsfluss während Inspiration eine deutliche Abnahme und während Exspiration eine Zunahme des Rückwärtsflusses (DR). S = systolischer Fluss (aus 27).

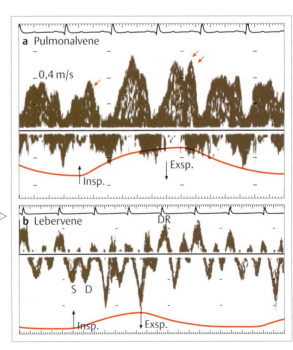

derguss anterior zur Aorta descendens gelegen. Pleuraergüsse liegen in Bezug zur Aorta posterior. Somit bieten sich bei der Differenzierung auch atypische, vorwiegend posterolateral gelegene Ableitungspunkte an (Abb. 20.**14**). Darüber hinaus kann der Ultraschall auch bei der Bestimmung der optimalen Punktionsstelle vor Pleuradrainage behilflich sein.

Perikardpunktion

Die effektivste Therapie einer Perikardtamponade ist die Drainage. Bei bestehendem Ergussspalt vor dem rechten Ventrikel ist unter echokardiographischer oder radiologischer Kontrolle mit einer geringen Komplikationsrate zu rechnen. Pneumothorax, Verletzung einer Koronararterie, Perforation des Magens oder Kolons, Hypotension, Kammerflimmern oder die Perforation des rechten Vorhofs sowie Ventrikels sind selten, Todesfälle liegen bei 1‰.

Mehrzeitige Entlastung. Nicht immer ist jedoch die vollständige Drainage eines massiven Ergusses mit einer hämodynamischen Verbesserung verbunden. Bei länger bestehenden Ergüssen größeren Ausmaßes wird eine schrittweise und ggf. mehrzeitige Entlastung des Perikardergusses empfohlen, um das Auftreten eines Lungenödems zu verhindern (20, 40, 41). Bei chronischer Herztamponade besteht als Folge der durch den hohen intraperikardialen Druck bedingten Füllungsrestriktion ein höheres Blutvolumen. Auch ist die adrenerge Stimulation aufgrund des erniedrigten Herzzeitvolumens sowie konsekutiv der periphere vaskuläre Widerstand erhöht (40). Wird bei ausgedehntem Perikarderguss durch eine rasche Drainage die Kompression der rechten Herzhöhlen aufgehoben, führt dieses bei

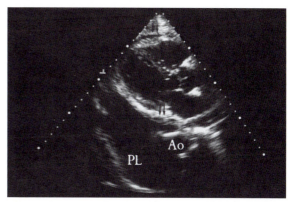

Abb. 20.**14** Ausgedehnter Pleuraerguss (PL) von nahezu 10 cm, der posterior zur angeschnittenen Aorta descendens (Ao) liegt. Die beiden Perikardblätter sind nur durch einen schmalen Flüssigkeitssaum (schwarze Pfeile) sowohl vor dem rechten Ventrikel als auch vor der posterioren Wand voneinander getrennt.

plötzlich gesteigertem venösem Rückstrom zur Volumenbelastung, bei gleichzeitig noch bestehendem erhöhtem peripherem Widerstand zur Druckbelastung des linken Ventrikels (3, 37). Somit liegt ein Missverhältnis vor zwischen Vor- und Nachlast, das insbesondere bei Patienten mit linksventrikulärer Dysfunktion ein Lungenödem verursacht (40). Hiervon sind schwerpunktmäßig Patienten mit vorbestehender Mitralklappeninsuffizienz bedroht, da durch Erweiterung des Mitralklappenringes und reduzierte Kontraktilität von Papillar- und linksventrikulärer Muskulatur die Annäherung der Mitralsegel während der Systole ausbleibt und somit zur Zunahme der Mitralklappeninsuffizienz führt (21, 41).

Pericarditis constrictiva

Ätiologie. Die Pericarditis constrictiva ist eine ungewöhnliche Erkrankung mit vielfältigen Ursachen. War sie früher häufig idiopathisch bedingt (bis zu drei Viertel der Fälle), kommt sie in den letzten Jahren in Industrieländern zunehmend nach kardiochirurgischem Eingriff (in bis zu 40%), mediastinaler Bestrahlung oder Perikarditis, in Entwicklungsländern im Rahmen von Infektionen, insbesondere der Tuberkulose, vor (23, 26, 39). Eine seltene Ursache ist z. B. das Karzinoid-Syndrom, bei dem vornehmlich das Endokard der rechtsseitigen Herzhöhlen verdickt ist und primär einer Restriktion entspricht (10, 17).

Klinik. Klinische Symptome der Herzinsuffizienz im NYHA-Stadium II–III finden sich in nahezu 70% der Patienten. Typischerweise präsentieren sich die Patienten mit Zeichen erhöhter systemischer und pulmonalvenö-

ser Füllung. Ein erhöhter Jugularvenendruck kommt nahezu immer, periphere Ödeme kommen in 75% vor. Eine Hepatomegalie und/oder Aszites finden sich bei der Hälfte, ein Pleuraerguss liegt bei einem Drittel der Patienten vor (23). Während früher Kalkspangen in Projektion auf das Perikard in ca. 45–70% beschrieben wurden, kommen sie heutzutage allerdings nur in ca. 5–25% der Fälle vor (23, 26, 28) (Abb. 20.**15**).

Pathophysiologie. Da das Herz bei der Pericarditis constrictiva von einer starren Perikardschwiele ummantelt wird, resultieren charakteristische pathophysiologische Auswirkungen, die denen der Tamponade ähneln. Hierzu gehören die gestörte diastolische Füllung beider Ventrikel, ihre verstärkte gegenseitige Abhängigkeit sowie die atemabhängige Trennung von intrakardialem und intrathorakalem Druck (Abb. 20.**16**). Werden unter

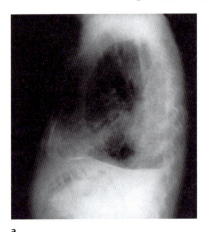

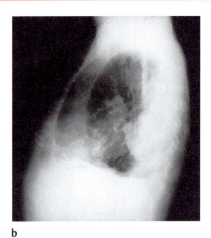

a b

Abb. 20.15 Verkalkungen bei Pericarditis constrictiva.
a Laterales Röntgenbild des Thorax eines 67-jährigen Patienten mit zirkulärer manschettenartiger Verkalkung in Projektion auf das Perikard.
b Postoperativ ist bei nahezu vollständiger Dekortikalisierung nach Perikardektomie kein Nativkalk mehr nachweisbar (für die freundliche Überlassung der Bilder danke ich Herrn Dr. J. Moesenthin und Herrn Prof. Dr. H.-F. Vöhringer, Berlin-Köpenick).

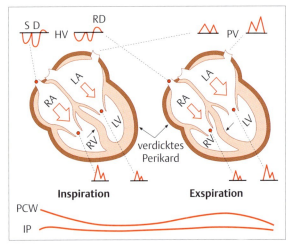

Abb. 20.16 Schematische Darstellung atemabhängiger Veränderungen von transvalvulären und zentralvenösen Flussgeschwindigkeiten bei Pericarditis constrictiva. Der Füllungsdruck nimmt infolge verminderter Druckdifferenz zwischen Pulmonalkapillaren (PCW) und linken Herzhöhlen ab, sodass eine Reduktion der transmitralen und pulmonalvenösen (PV) Flussgeschwindigkeiten resultiert. Die herabgesetzte linksventrikuläre Füllung führt zu einer linksgerichteten Septumbewegung (kleine Pfeile), die einen gesteigerten Fluss zu den rechtsseitigen Herzhöhlen erlaubt. Demzufolge kommt es zur Flussbeschleunigung über der Trikuspidalklappe sowie auch während der Diastole in der V. hepatica (HV), da das Herzvolumen aufgrund des verdickten Perikards relativ fixiert ist. Während der Exspiration werden die im Text beschriebenen Veränderungen registriert. D = Diastole, IP = intraperikardialer Druck, LA = linker Vorhof, LV = linker Ventrikel, RA = rechter Vorhof, RD = diastolischer Rückwärtsfluss, RV = rechter Ventrikel, S = Systole.

physiologischen Bedingungen atemabhängige Druckschwankungen auf alle intrathorakalen Strukturen übertragen, so bleiben die Herzhöhlen bei der Pericarditis constrictiva von intrathorakalen Druckänderungen isoliert. Während der Inspiration resultiert ein erniedrigter Druckgradient zwischen Pulmonalvenen und linkem Ventrikel, sodass die diastolische Flussgeschwindigkeit und die linksventrikuläre Füllung reduziert sind. Da gleichzeitig eine Zunahme der rechtsventrikulären Füllung besteht, kommt es zu einer linksgerichteten Bewegung des Septums. Gegensinnige Effekte werden unter Exspiration beobachtet, sodass die linksventrikuläre Füllung zunimmt und sich das Septum konsekutiv nach rechts verlagert. Dies bewirkt eine exspiratorische Abnahme der Flussgeschwindigkeit in der V. cava sowie über der Trikuspidalklappe und einen gesteigerten diastolischen Rückwärtsfluss in der Lebervene. Grundsätzlich führt die Perikardschwiele bei Füllungsrestriktion zu erhöhten enddiastolischen Drücken. Dadurch ist die Füllung in der späten Diastole verhindert, sodass zur Aufrechterhaltung des Herzzeitvolumens eine Herzfrequenzsteigerung erfolgt.

Hämodynamik

Die rechtsatriale Druckkurve ist bei Pericarditis constrictiva typischerweise M- oder W-förmig konfiguriert (Abb. 20.17). A- und V-Welle sind annähernd gleich hoch und werden durch ein weniger prominentes X-Tal (bei verminderter Vorhofrelaxation) getrennt. Nach der V-Welle kommt ein besonders ausgeprägtes Y-Tal, wobei Druckwerte unter 0 mmHg erreicht werden. Dies ist Ausdruck einer schnellen frühdiastolischen Füllung, die bei Druckangleich von einem Plateau gefolgt wird. Die rechtsventrikuläre Druckkurve ist durch einen raschen frühdiastolischen Druckabfall (dip) gekennzeichnet, der von einem diastolischen Plateau gefolgt und anschaulich als „Quadratwurzelphänomen" bezeichnet wird. Bei simultaner Druckmessung im rechten und linken Ventrikel wird ein Druckangleich registriert, der auch bei der restriktiven Kardiomyopathie zu finden ist.

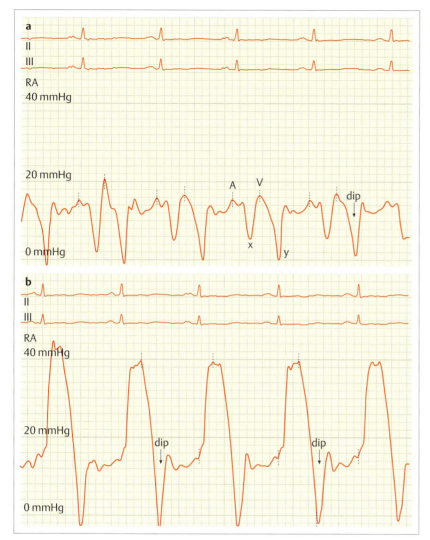

Abb. 20.**17** Druckkurven des rechten Vorhofs (**a**) und rechten Ventrikels (**b**) eines 64-jährigen Patienten mit Pericarditis constrictiva. Die rechtsatriale Druckkurve ist typischerweise M- oder W-förmig konfiguriert. Nach der Vorhofkontraktion (A-Welle) folgt im Sog der Kammersystole das X-Tal. Dieses ist bei verminderter Vorhofrelaxation weniger prominent. Der aus der Ventrikelkontraktion resultierenden V-Welle schließen sich die tiefe frühdiastolisch (dip) negative Y-Welle sowie eine restdiastolische Plateaubildung an. Das Plateau liegt mit dem des rechten Ventrikels auf gleicher Höhe und entspricht mit 12 mmHg einem deutlich erhöhten diastolischen Mitteldruck in der Kammer, während die frühdiastolisch negative Welle (diastolic dip) bis unter den Nullwert herunterreicht (mit freundlicher Genehmigung von Dr. O. Göing, Berlin-Lichtenberg).

In einer Übersichtsarbeit von Vaitkus und Kussmaul wurden hämodynamische Daten von 82 Patienten mit Pericarditis constrictiva und 37 Patienten mit restriktiver Kardiomyopathie analysiert (39). Dabei konnten aufgrund von 3 Kriterien Restriktion versus Konstriktion differenziert werden: Eine Druckdifferenz von $\leq$ 5 mmHg zwischen rechtsventrikulärem enddiastolischem und linksventrikulärem enddiastolischem Druck fand sich bei 92 % der Patienten mit Pericarditis constrictiva. Ein ähnlich hoher Anteil (90 %) hatte einen rechtsventrikulären Druck $\leq$ 50 mmHg, wohingegen dieser bei Patienten mit restriktiver Kardiomyopathie nur in 24 % vorlag. Als drittes Kriterium war in 95 % das Plateau des rechtsventrikulären diastolischen Drucks größer als ein Drittel des maximalen systolischen Drucks (Tab. 20.**2**). Bei nahezu 25 % der Patienten ließ sich keine eindeutige Zuordnung erzielen, die inzwischen jedoch nach einer Untersuchung von Hurell at al. unter Implementierung der Analyse respiratorischer Va-

Tabelle 20.**2** Differenzierung von Pericarditis constrictiva und restriktiver Kardiomyopathie nach hämodynamischen Kriterien (39)

Parameter	Konstriktion	Restriktion
LVEDP-RVEDP (mmHg)	$\leq$ 5	> 5
RVSP (mmHg)	$\leq$ 50	> 50
RVEDP/RVSP	$\geq$ 0,3	< 0,3

LVEDP = linksventrikulärer enddiastolischer Druck, RVEDP = rechtsventrikulärer enddiastolischer Druck, RVSP = rechtsventrikulärer systolischer Druck

Tabelle 20.**3** Diagnostische Genauigkeit hämodynamischer Kriterien bei Pericarditis constrictiva (16)

Kriterium	Sensitivität (%)	Spezifität (%)	PPW (%)	NPW (%)
Konventionell				
LVEDP/RVEDP ≤ 5 mmHg	60	38	4	57
RVEDP/RVSP > $^1/_3$	93	38	52	89
RVSP < 55 mmHg	93	24	47	25
Atemabhängige Druckschwankung im RA < 3 mmHg	93	48	58	92
Atemmanöver				
PCWP/LV atemabhängiger Gradient > 5 mmHg	93	81	78	94
LV/RV – interventrikuläre Abhängigkeit	100	95	94	100

NPW = negativer prädiktiver Wert, PPW = positiver prädiktiver Wert, PCWP = pulmonalkapillärer Verschlussdruck, RA = rechter Vorhof, übrige Abkürzungen s. Tab. 20.**2**

riationen erhöht werden kann (16). Werden dabei als Folge der pathologischen Trennung von intrathorakalem und intrakardialem Druck eine Differenz zwischen pulmonalkapillärem und linksventrikulärem Druck > 5 mmHg sowie eine erhöhte interventrikuläre Druckdifferenz registriert („abnormal ventricular interdependence", d. h. bei Zunahme des RV-Drucks während Inspiration fällt gleichzeitig der LV-Druck), kann z. B. der negative prädiktive Wert 94 % bzw. 100 % betragen (Tab. 20.**3**).

Echokardiographie

2D- und M-Mode. Auf der Suche nach nichtinvasiven diagnostischen Methoden schien die Echokardiographie hilfreich zu sein. Die mit der M-Mode- und 2D-Echokardiographie registrierten Parameter, wie das verdickte Perikard, die abnorme Septumbewegung, das Flattern der posterioren linksventrikulären Wand, die atemabhängige Veränderung der Ventrikelgröße sowie eine erweiterte V. cava inferior, waren allerdings weder spezifisch noch sehr sensitiv (12, 31).

Dopplerechokardiographie. Einen wesentlichen Fortschritt stellt die Dopplerechokardiographie dar, die eine Analyse transvalvulärer und zentralvenöser Flussgeschwindigkeiten ermöglicht. Die Registrierorte müssen dabei nach Praktikabilität im klinischen Alltag (Mitralfluss, Lebervenenfluss) oder vornehmlich physiologischen/pathophysiologischen Gesichtspunkten differenziert werden. Bei Letzterem verspricht insbesondere der Pulmonalvenenfluss eine hohe Aussagekraft, da er nicht nur die linksatriale und linksventrikuläre Füllung, sondern auch die resultierende atemabhängige Dissoziation zwischen intrathorakalem und intrakardialem Druck reflektiert. Obgleich von transösophageal abgeleitet, war er jedoch in zudem kleinen Patientenkollektiven selten analysierbar (28).

Lebervenenfluss

Zur Registrierung des zentralvenösen Flusses bietet sich in der täglichen Routine der Lebervenenfluss an. Unter physiologischen Bedingungen folgt dem biphasischen Vorwärtsfluss der durch die atriale Kontraktion bedingte Rückwärtsfluss (Abb. 20.**18**). Dabei ist im Sinusrhythmus die systolische höher als die diastolische Flussgeschwindigkeit. Während In- oder Exspiration beträgt der diastolische Umkehrfluss < 20 % der Vorwärtsflussgeschwindigkeiten (1). Die maximale Flussgeschwindigkeit des diastolischen Umkehrflusses ist während Exspiration geringfügig höher als bei Inspiration. Liegt Vorhofflimmern vor, ist die diastolische Vorwärtsflussgeschwindigkeit gewöhnlich höher als die systolische Flussgeschwindigkeit. Bei ausgeprägter Trikuspidalklappeninsuffizienz wird ein holosystolischer Rückwärtsfluss ermittelt. Für die Pericarditis constrictiva wird ein charakteristisches W-förmiges Flussmuster mit spätem systolischem und diastolischem Rückwärtsfluss unmittelbar vor der A-Welle beschrieben (5). Die an 51 Patienten erhobene Spezifität und Sensitivität von 100 % bzw. 69 % muss relativiert werden, da eine gleichzeitig vorliegende Trikuspidalklappeninsuffizienz diesen Befund maskieren kann. Darüber hinaus kann das Flussprofil auch bei restriktiver Kardiomyopathie ermittelt werden. Diese beiden Krankheitsbilder können nur dadurch differenziert werden, dass die exspiratorische Zunahme des diastolischen Rückwärtsflusses bei Pericarditis constrictiva > 25 % beträgt, während bei Patienten mit restriktiver Kardiomyopathie der diastolische Rückwärtsfluss inspiratorisch steigt (28).

Transmitraler Fluss

Am verbreitetsten und ausgiebigsten untersucht ist die dopplerechokardiographische Erfassung der linksventrikulären Füllung mittels transmitraler Flussgeschwindigkeiten (Abb. 20.**19**). Auch unter Berücksichtigung von Alter, Herzfrequenz oder Begleiterkrankungen (z. B. arterielle Hypertonie) beträgt bei Normalpersonen die re-

3

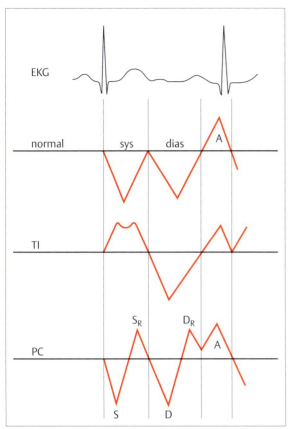

Abb. 20.**18** Schematisierter dopplerechokardiographisch ermittelter Lebervenenfluss (Flussrichtung nach unten = zum rechten Vorhof hin). Im Sinusrhythmus folgt dem biphasischen Vorwärtsfluss der durch die atriale Kontraktion (A) bedingte Rückwärtsfluss. Dabei ist die systolische (sys) Flussgeschwindigkeit höher als die diastolische (dias) Flussgeschwindigkeit. Bei ausgeprägter Trikuspidalinsuffizienz (TI) wird ein holosystolischer Rückwärtsfluss ermittelt. Patienten mit Pericarditis constrictiva (PC) weisen ein W-förmiges Flussmuster mit spätem systolischem (SR) und diastolischem (DR) Rückwärtsfluss unmittelbar vor der A-Welle (A) auf.

spiratorische Veränderung der frühdiastolischen Flussgeschwindigkeit (E-Welle) < 10%, ihre Dezelerationszeit bleibt ≥ 160 ms. Übereinstimmend wird bei der Analyse atemabhängiger Variationen der erste Herzzyklus unter Inspiration nach der Atemmittellage gewählt. Nach Untersuchungen von Hatle et al. weisen Patienten mit Pericarditis constrictiva bei tiefer Inspiration eine Abnahme der frühdiastolischen Flussgeschwindigkeit von mehr als 25% auf (15). Diese Ergebnisse konnten von Oh et al. bestätigt werden, wobei die inspiratorisch bedingte Abnahme der E-Welle > 25% mit einer Sensitivität von 88% verbunden war (28). Von 28 Patienten bestand aufgrund der dopplerechokardiographisch bestimmten Flussmuster bei 25 Patienten der Verdacht auf eine Pericarditis constrictiva, der intraoperativ in 22 Fällen bestätigt werden konnte.

Diagnostische Genauigkeit. Die diagnostische Genauigkeit der atemabhängigen Veränderung des transmit-

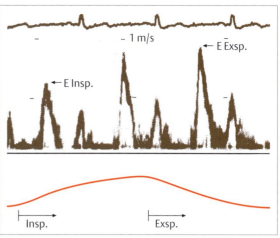

Abb. 20.**19** Respiratorische Variation der frühdiastolischen Flussgeschwindigkeit (E), die bei Pericarditis constrictiva > 25% beträgt. Exsp – Exspiration, Insp – Inspiration.

ralen Flussprofils wird durch mehrere klinische Konstellationen (Lungenarterienembolie, rechtsventrikulärer Myokardinfarkt, Perikarderguss, chronisch obstruktive Lungenerkrankung) limitiert. Während die inspiratorischen Variationen bei dem Großteil der Krankheitsbilder ähnlich denen bei Pericarditis constrictiva sind, dürfte dennoch aufgrund differenter klinischer und echokardiographischer Zeichen eine Differenzierung möglich sein.

COLD. Erschwert ist allerdings die Abgrenzung bei chronischer obstruktiver Lungenerkrankung (COLD), zumal die betroffenen Patienten häufig klinische Zeichen der Rechtsherzinsuffizienz aufweisen. Nach einer Untersuchung von Boonyaratavej et al. an 20 Patienten können einige dopplerechokardiographisch bestimmte Parameter zur Differenzierung beitragen (6). Allerdings muss die Untersuchung um die Flussmessung in der V. cava superior ergänzt werden. Patienten mit COLD weisen demnach im transmitralen Flussprofil bei fehlender Erhöhung des linksventrikulären Füllungsdrucks keine Zeichen der Füllungsrestriktion auf; die Steigerung der frühdiastolischen Flussgeschwindigkeit setzt im Gegensatz zur Pericarditis constrictiva erst gegen Ende der Exspiration ein. Während die Flussgeschwindigkeiten in der V. cava superior bei Pericarditis constrictiva keine atemabhängige Veränderung erfahren, nehmen sie bei Patienten mit COLD während Inspiration deutlich zu (Abb. 20.20).

Erhöhung des linksventrikulären Füllungsdrucks. Die Spezifität der atemabhängigen Veränderungen des transmitralen Flussprofils ist letztlich auch in allen klinischen Situationen eingeschränkt, die mit einer deutlichen Erhöhung des linksventrikulären Füllungsdrucks einhergehen. Fehlt bei klinischem Verdacht auf eine Pericarditis constrictiva die atemabhängige Variation des transmitralen Flussprofils oder ist diese abgeschwächt, so ist eine erneute Analyse nach Vorlastsenkung durch-

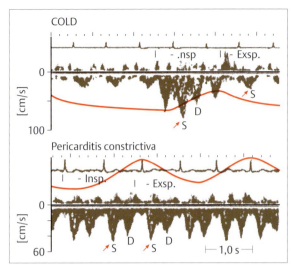

Abb. 20.20 Dopplerfluss der V. cava superior eines Patienten mit Pericarditis constrictiva, der keine wesentlichen respiratorischen Variationen der systolischen Vorwärtsflussgeschwindigkeit (Pfeile) zeigt. Im Gegensatz dazu ist bei chronisch obstruktiver Lungenerkrankung (COLD) während Inspiration eine deutliche Zunahme der systolischen Flussgeschwindigkeit zu erkennen. S = systolischer Vorwärtsfluss, D = diastolischer Vorwärtsfluss, Insp = Inspiration, Exsp = Exspiration (mod. nach 6).

zuführen. Hierbei empfiehlt sich die Untersuchung in sitzender Position, die in bis zu 75 % der Patienten das charakteristische Flussmuster bei Pericarditis constrictiva demaskieren kann (29).

Vorhofflimmern. Vorhofflimmern erschwert aufgrund unterschiedlicher Zykluslängen ebenfalls die Interpretation atemabhängiger Veränderungen der Flussgeschwindigkeiten. Typische Zeichen im zweidimensionalen Echokardiogramm und eine längere Beobachtung der Flussmuster mit der niedrigsten transmitralen Flussgeschwindigkeit während Inspiration erlauben in den meisten Fällen eine Diagnosesicherung. Zudem bleibt die diastolische Flussumkehr während Exspiration im Lebervenenfluss wegweisend.

Konstriktion versus Restriktion

Die größte diagnostische Herausforderung ist die Differenzierung von Konstriktion und Restriktion. Obgleich ihre klinischen und hämodynamischen Veränderungen ähnlich sind, sind ihre pathophysiologischen Mechanismen different. Bei erhaltener systolischer Funktion sind beide durch eine Füllungsstörung gekennzeichnet. Diese ist bei Patienten mit restriktiver Kardiomyopathie durch ein steifes, vermindert dehnbares Myokard, bei der Pericarditis constrictiva durch ein verdicktes Perikard bedingt.

Ist die restriktive Kardiomyopathie auf eine infiltrative Form zurückzuführen, bestehen bei der Mehrzahl

der Patienten typische Zeichen im zweidimensionalen Echokardiogramm sowie biochemische Veränderungen. Bei nichtinfiltrativer Form ist die Diagnose erschwert. Die häufig zu beobachtende Vergrößerung beider Vorhöfe ist aufgrund des erhöhten Füllungsdrucks sowie der Füllungsrestriktion bei restriktiver Kardiomyopathie obligat, kann aber auch bei Patienten mit Pericarditis constrictiva beobachtet werden (Abb. 20.**21a**). Ebenso sind elektrokardiographische Kriterien und Befunde im Röntgenbild des Thorax unspezifisch, wobei der inzwischen selten zu beobachtende Nativkalk in Projektion auf das Perikard eine Pericarditis constrictiva vermuten lässt. Besteht eine Niedervoltage im Elektrokardiogramm, ist eine kardiale Amyloidose wahrscheinlich.

Dopplerechokardiographie. Dopplerechokardiographisch ist die restriktive Kardiomyopathie durch eine erhöhte früh- sowie herabgesetzte spätdiastolische Flussgeschwindigkeit gekennzeichnet, sodass ein E/A-Verhältnis > 1,5 resultiert (2, 28). Darüber hinaus ist die Dezelerationszeit der E-Welle < 160 ms; die atemabhängige Veränderung ihrer maximalen Flussgeschwindigkeit beträgt < 10 % (Abb. 20.**21b**). Der Lebervenenfluss ist durch eine Zunahme des Vorwärtsflusses während der Diastole mit Anstieg des systolischen und diastolischen Umkehrflusses während Inspiration gekennzeichnet (Tab. 20.**4**) (2, 28).

Invasive Abklärung und Therapie. Letztlich erlauben die deutlichen atemabhängigen Veränderungen der LV-Füllung bei Patienten mit Pericarditis constrictiva in den meisten Fällen eine hinreichende Diagnosestellung. Allerdings gibt es in einigen Fällen auch eine Überschneidung beider Krankheitsentitäten. Eine dann erforderliche invasive Abklärung sollte heutzutage auch die Analyse respiratorischer Variationen beinhalten. Da die Myokardbiopsie vorwiegend zur Abklärung einer restriktiven Kardiomyopathie beitragen kann, ist sie lediglich in Ausnahmefällen indiziert. Wird bei nicht eindeutiger Lage in zusätzlichen bildgebenden Verfahren (CT, MRT) eine Verdickung des Perikards nachgewiesen, ist bei dringendem Verdacht auf Pericarditis constrictiva der Patient einer Perikardektomie zuzuführen. Da die Dekortikalisierung bei ca. zwei Drittel der Patienten mit Pericarditis constrictiva zu einer klinischen Verbesserung führt, ist immer eine konsequente Diagnostik und ggf. Therapie zu fordern (33).

Bei vorliegender Pericarditis constrictiva ist die Perikardektomie umgehend durchzuführen, da der postoperative Verlauf mit der Dauer der präoperativen Symptome korreliert (33). Dabei sind zur Einschätzung der Symptomatik pathologische diastolische Füllungsmuster zuverlässige Parameter, wobei neben restriktiven (in ca. 30 %) auch weiterhin konstriktive (10 %) Flussprofile registriert werden. Insgesamt ist die Langzeitprognose vom Alter des Patienten, der Ausprägung der NYHA-Klassifikation sowie vom Zustand nach Bestrahlung abhängig (23).

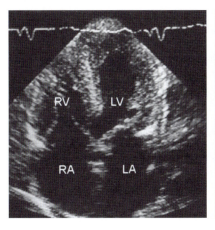
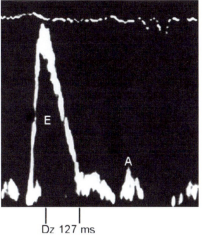

Dz 127 ms

Abb. 20.**21** Konstriktion versus Restriktion.
a Vierkammerblick mit Darstellung einer konzentrischen linksventrikulären Hypertrophie und biatrialer Vergrößerung bei Amyloidose.
b Im transmitralen Flussprofil weist der Patient eine Füllungsrestriktion mit einem E/A-Verhältnis von 6,7 sowie einer verkürzten Dezelerationszeit (Dz) der E-Welle von 127 ms auf.

Tabelle 20.**4** Atemabhängige Veränderungen von Parametern bei Normalpersonen und bei Konstriktion oder Restriktion über der Mitral- und Trikuspidalklappe sowie in der Lebervene

	Mitralfluss	**Trikuspidalfluss**	**Lebervenenfluss**
Normal	RV von E: <10 % Dz ≥ 160 ms	RV von E: ≤ 15 % Dz ≥ 160 ms	bei SR systolischer >diastolischer Vorwärtsfluss; bei AF diastolischer >systolischer Vorwärtsfluss; bei Exspiration geringe Zunahme des systolischen und diastolischen Umkehrflusses
Konstriktion	RV von E: >25 % Dz i. d. R. ≤ 160 ms	RV von E: >40 % Dz ≤160 ms	deutliche Abnahme des diastolischen Vorwärtsflusses bei gleichzeitiger Zunahme des diastolischen Rückwärtsflusses bei Exspiration >25 %
Restriktion	RV von E: keine E_{max} ≥ 1,0 m/s A_{max} ≤ 0,5 m/s E/A-Verhältnis ≥ 2,0 Dz < 160 ms	RV von E: ≤ 15 % E/A-Verhältnis ≥ 2,0 Dz ≤ 160 ms	systolischer <diastolischer Vorwärtsfluss; Zunahme des systolischen und diastolischen Rückwärtsflusses bei Inspiration

A = spätdiastolische Flussgeschwindigkeit, AF = Vorhofflimmern, Dz = Dezelerationszeit, E = frühdiastolische Flussgeschwindigkeit, RV = respiratorische Variation, SR = Sinusrhythmus

■ Literatur

1. Appleton CP, Hatle LK, Popp RL. Superior vena cava and hepatic vein Doppler echocardiography in healthy adults. J Am Coll Cardiol 1987;10:1032–9.
2. Appleton CP, Hatle LK, Popp RL. Cardiac tamponade and pericardial effusion: Respiratory variation in transvalvular flow velocities studied by Doppler echocardiography. J Am Coll Cardiol 1988;11:1020–30.
3. Amstrong WF, Feigenbaum H, Dillon JC. Acute right ventricular dilation and echocardiographic volume overload following pericardiocentesis for relief of cardiac tamponade. Am Heart J 1984;107:1266–70.
4. Barasch E, Hariharan R, Wong PF, Heck KA. Pleural and pericardial effusions in a 50-year-old woman. Circulation 1996;93:2197–202.
5. Bibra von H, Schober K, Jenni R, Busch R, Sebening H, Blömer H. Diagnosis of constrictive pericarditis by pulsed Doppler echocardiography of the hepatic vein. Am J Cardiol 1989;63:483–8.
6. Boonyaratavej S, Oh JK, Tajik AJ, Appleton CP, Seward JB. Comparison of mitral inflow and superior vena cava Doppler velocities in chronic obstructive pulmonary disease and constrictive pericarditis. J Am Coll Cardiol 1998;32:2043–8.
7. Connolly HM, Click RL, Schattenberg TT, Seward JB, Tajik AJ. Congenital absence of the pericardium: echocardiography as a diagnostic tool. J Am Soc Echocardiogr 1995;8:87–92.
8. Corey GR, Campbell PT, Trigt van P et al. Etiology of large pericardial effusions. Am J Med 1993;95:209–13.
9. D'Cruz IA, Hoffmann PK. A new cross sectional echocardiographic method for estimating the volume of large pericardial effusions. Br Heart J 1991;66:448–51.
10. Dingerkus H, Völler H, Schröder K et al. Endokardfibrose bei neuroendokrinen Tumoren des gastroenteropankreatischen Systems. Dtsch med Wschr 1994;119:647–52.
11. Eisenberg MJ, Oken K, Guerrero S, Saniei MA, Schiller NB. Prognostic value of echocardiography in hospitalized patients with pericardial effusion. Am J Cardiol 1992;70:934–9.
12. Engel PJ, Fowler NO, Tei C et al. M-mode echocardiography in constrictive pericarditis. J Am Coll Cardiol 1985;6:471–4.
13. Fowler NO. Cardiac tamponade. Circulation 1993;87:1738–41.
14. Gonzalez MS, Basnight MA, Appleton CP, Carucci M, Henry C, Olajos MJ. Experimental cardiac tamponade: a hemodynamic and Doppler echocardiographic reexamination of the relation of right and left heart ejection dynamics to the phase of respiration. J Am Coll Cardiol 1991;18:243–52.

15. Hatle LK, Appleton CP, Popp RL. Differentiation of constrictive pericarditis and restrictive cardiomyopathy by Doppler-echocardiography. Circulation 1989;79:357–70.

16. Hurrell DG, Nishimura RA, Higano ST et al. Value of dynamic respiratory changes in left and right ventricular pressures for the diagnosis of constrictive pericarditis. Circulation 1996;93:2007–13.

17. Johnston SD, Johnston PW, O'Rourke D. Carcinoid constrictive pericarditis. Heart 1999;82:641–3.

18. Klein AL, Leung DY, Murray RD, Urban LH, Bailey KR, Tajik AJ. Effects of age and physiologic variables on right ventricular filling dynamics in normal subjects. Am J Cardiol 1999;84:440–8.

19. Klopfenstein HS, Cogswell TL, Bernath GA et al. Alterations in intravascular volume affect the relation between right ventricular diastolic collapse and the hemodynamic severity of cardiac tamponade. J Am Coll Cardiol 1985;6:1057–63.

20. Konstam MA, Levine HJ. Pulmonary edema after pericardiocentesis. N Engl J Med 1984;310:391–5.

21. Lavine SJ, Campbell CA, Kloner RA, Gunther SJ. Diastolic filling in acute left ventricular dysfunction: Role of the pericardium. J Am Coll Cardiol 1988;12:1326–33.

22. Levine MJ, Lorell BH, Diver DJ, Come PC. Implications of echocardiographically assisted diagnosis of pericardial tamponade in contemporary medical patients: Detection before hemodynamic embarrassment. J Am Coll Cardiol 1991;17:59–65.

23. Ling HL, Oh JK, Schaff HV et al. Constrictive pericarditis in the modern era. Circulation 1999;100:1380–6.

24. Longo MI, Jaffe CC. Electrical alternans. N Engl J Med 1999;341:2060.

25. Mercé J, Sagristà-Sauleda J, Permanyer-Miralda G, Evangelista A, Soler-Soler J. Correlation between clinical and Doppler echocardiographic findings in patients with moderate and large pericardial effusion: Implications for the diagnosis of cardiac tamponade. Am Heart J 1999;138:759–64.

26. Myers RBH, Spodick DH. Constrictive pericarditis: Clinical and pathophysiologic characteristics. Am Heart J 1999;138:219–32.

27. Oh JK, Hatle LK, Mulvagh SL, Tajik AJ. Transient constrictive pericarditis: Diagnosis by two-dimensional Doppler echocardiography. Mayo Clin Proc 1993;68:1158–64.

28. Oh JK, Hatle LK, Seward JB et al. Diagnostic role of Doppler echocardiography in constrictive pericarditis. J Am Coll Cardiol 1994;23:154–62.

29. Oh JK, Tajik AJ, Appleton CP, Hatle LK, Nishimura RA, Seward JB. Preload reduction to unmask the characteristic Doppler features of constrictive pericarditis. Circulation 1997;95:796–9.

30. Sagrista-Sauleda J, Angel J, Pemanyer-Miralda G, Soler-Soler J. Long-term follow-up of idiopathic chronic pericardial effusion. N Engl J Med 1999;341:2054–9.

31. Schnittger, I, Boweden RE, Abrams J, Popp RL. Echocardiography: Pericardial thickening and constrictive pericarditis. Am J Cardiol 1978;42:388–95.

32. Schutzmann JJ, Obarski TP, Pearce GL, Klein AL. Comparison of Doppler and two-dimensional echocardiography for assessment of pericardial effusion. Am J Cardiol 1992;70:1353–7.

33. Senni M, Redfield MM, Ling LH, Danielson GK, Tajik AJ, Oh JK. Left ventricular systolic and diastolic function after pericardiectomy in patients with constrictive pericarditis. J Am Coll Cardiol 1999;33:1182–8.

34. Settle HP, Adolph RJ, Fowler NO, Engel P, Agruss NS, Levenson NI. Echocardiographic study of cardiac tamponade. Circulation 1977;56:951–9.

35. Sharp JT, Bunnell IL, Holland JF, Griffith GT, Greene DG. Hemodynamics during induced cardiac tamponade in man. Am J Med 1960;29:640–6.

36. Trojan A, Hauser M, Jenni R. Herzschmerz beim Tango. Schweiz Med Wochenschr 1997;127:187–9.

37. Tyberg JV, Smith ER. Ventricular diastole and the role of the pericardium. Herz 1990;15:354–61.

38. Uiterwaal C, van Dam I, de Boo Th et al. The effect of respiration on diastolic blood flow velocities in the human heart. Eur Heart J 1989;10:108–12.

39. Vaitkus PT, Kussmaul WG. Constrictive pericarditis versus restrictive cardiomyopathy: a reappraisal and update of diagnostic criteria. Am Heart J 1991;122:1431–41.

40. Vandyke WH, Cure J, Chakko CS, Gheorghiade M. Pulmonary edema after pericardiogentesis for cardiac tamponade. N Engl J Med 1983;309:595–6.

41. Völler, H, Spielberg C, Schröder K, Uhrig A, Schröder R. Lungenödem als Komplikation während Perikardpunktion bei „mixed connective tissue disease". Z Kardiol 1993;82:380–3.

3

21 Herztumoren und kardiale Zusatzstrukturen

R. Engberding

Herztumoren

Inzidenz und Klassifikation

Angaben über die Häufigkeit primärer Herztumoren beruhen auf Autopsiestudien und chirurgischen Registern (Abb. 21.**1**). McAllister und Finoglio berichteten, dass bis 1977 800–1000 primäre Herztumoren beschrieben wurden (44). Seither wurden mindestens weitere 1000 Fälle in der Literatur mitgeteilt. Die geschätzte Inzidenz für Herztumoren in den USA wird mit 0,001–0,03 % angegeben (50). Eine standardisierte Klassifikation dieser Raumforderungen fehlt. Unterscheidungen können zweckmäßigerweise auf der Grundlage zellulärer Differenzierung oder auf der Basis des Gewebetyps erfolgen. Eine Klassifikation der gutartigen Herztumoren, die 75 % der primären Tumoren des Herzens ausmachen, ist in der Tab. 21.**1** dargestellt.

Die bösartigen primären Herztumoren sind in der Tab. 21.**2** aufgeführt. Sekundäre Herztumoren werden 16- bis 40-mal häufiger als primäre Tumoren des Herzens beobachtet, wobei eine kardiale Beteiligung bei Patienten mit bösartigen Tumoren mit 1,5–21 % angegeben wird. Kardiale Metastasen eines bösartigen Tumors können hämatogen oder lymphogen entstehen oder durch direktes Wachstum über die V. cava oder über die Lungenvenen Zugang zum Herzen erlangen. Auch eine direkte Invasion von Tumormassen, die sich in unmittelbarer Nachbarschaft des Herzens befinden, ist möglich. Kardiale Metastasen treten bei Karzinomen, Sarkomen, Lymphomen, Leukämie, Kaposi-Sarkomen, Keimzelltumoren und Melanomen auf. Eine kardiale Beteiligung bei Tumoren in unmittelbarer Nachbarschaft des Herzens wurde bei Thymomen, malignen Thymomen, Neuroblastomen, malignen Histiozytomen und Fibrohistiozytomen beobachtet.

Klinische Befunde

Die Symptome und das klinische Erscheinungsbild von Herztumoren werden in erster Linie von ihrer anatomischen Lage und von ihrer Größe bestimmt. Während allerdings auch große Tumoren im Myokard häufig symptomarm verlaufen, finden sich nicht selten bereits bei kleineren intrakavitären Tumoren an den Klappen oder klappennah klinische Symptome einer Klappenobstruktion. Je nach Lokalisation kann dieses zu dem Bild einer Mitralstenose oder einer Trikuspidalobstruktion führen.

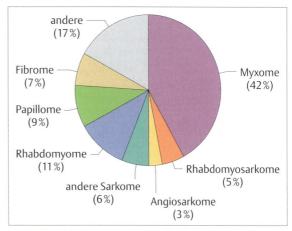

Abb. 21.**1** Primäre Herztumoren (nach 13).

Intrakavitäre Tumoren stellen außerdem potenzielle Emboliequellen dar. Neben diesen spezifischen, von der Lokalisation des Tumors abhängigen Symptomen können allgemeine Symptome wie Anorexie, Gewichtsverlust, Abgeschlagenheit, Anämie, Polyzythämie, Thrombozytose und Leukozytose auftreten.

Vor der Ära der Ultraschalldiagnostik des Herzens wurde die Diagnose eines Herztumors intra vitam nur durch die Angiographie gestellt. Heute dagegen wird die Angiographie zur reinen Tumordiagnostik kaum noch benötigt.

Gutartige Herztumoren

Myxome

Inzidenz und Histologie. Myxome des Herzens sind mit etwa 30 % aller primären kardialen Tumoren die häufigsten Neubildungen und betreffen in chirurgischen Serien sogar 75–80 % aller Herztumoren. Kardiale Myxome treten häufiger bei Frauen als bei Männern auf, wobei die Relation in der Literatur mit 1 : 1 bis 1 : 3 angegeben wird (12, 18). Das mittlere Manifestationsalter beträgt 50 Jahre. 90 % aller Patienten befinden sich im Alter von 30–60 Jahren. Kinder werden vergleichsweise selten befallen.

Tabelle 21.**1** Klassifikation der benignen Herztumoren nach dem Gewebetyp

Unklare Histogenese	Myxome Papilläre Fibroelastome (Papillome)
Aus Herzmuskelzellen	Rhabdomyome Purkinje-Zell-Hamartome – histiozytäre Kardiomyopathie Gemischte Hamartome
Aus Fasergewebe	Fibrome Solitäre fibröse Tumoren des Perikards Benigne Fibrohistiozytome Entzündliche Pseudotumoren
Aus Gefäßen	Hämangiome Hämangioendotheliome Hämangioperizytome Lymphangiome
Aus Fettgewebe	Lipomatöse Hypertrophie des interatrialen Septums Lipomatöse Hamartome der Klappen Lipome
Aus Mesotheliomgewebe	Mesotheliale Zysten Mesotheliale inzidentale kardiale Exkreszenzen (MICE) Mesotheliale Papillome
Aus Nervengewebe	Granularzelltumor Schwannome/Neurofibrome Paragangliom
Aus glatter Muskulatur	Leiomyome Intravaskuläre Leiomyomatose
Aus ektopem Gewebe	Bronchogene Zysten, enterogene Zysten Tumoren der AV-Knoten-Region Teratome Ektopes Schilddrüsengewebe Intraperikardiale Thymome

Tabelle 21.**2** Klassifikation der malignen Herztumoren

Sarkome	Angiosarkome Maligne fibröse Histiozytome Unklassifizierte Sarkome Myxosarkome Fibrosarkome Leiomyosarkome Rhabdomyosarkome Osteosarkome Synoviale Sarkome Maligne Schwannome Maligne Mesenchymome Maligne Hämangioperizytome Kaposi-Sarkome
Maligne Keimzelltumoren	
Hämatologische Tumoren	Lymphome Granulozytische Sarkome
Mesotheliale Malignome	Maligne Mesotheliome
Metastasen anderer Tumoren	

Bis vor wenigen Jahren war die Histologie der Myxome noch nicht ausreichend geklärt. Teils wurden sie als organisierte Thromben oder auch als echte Neoplasien bzw. als ein Mixtum von beiden angesehen. Erst nach differenzierten histochemischen, biochemischen und ultrastrukturellen Untersuchungen entscheidet man sich heute eindeutig für die echte Tumorgenese der Myxome. Obgleich nach der Histologie gutartig, ist ihr Verhalten dennoch potenziell maligne. So können sie eine Herzklappe verlegen und zum Sekundenherztod führen oder aber aufgrund ihrer bröckeligen Substanz multiple Embolien verursachen. Der daraus resultierende neu ortsständige Myxomembolus führt nicht nur zum Ausfall im terminalen Stromgebiet, sondern kann auch am neuen Ort weiter wachsen (70).

Klinische Symptome. Die klinische Symptomatik bei kardialen Myxomen ist in erster Linie abhängig von der Größe und der Lokalisation des Tumors. Allerdings können auch sehr große Myxome symptomarm bleiben, wie der Fall eines 250 g schweren rechtsatrialen Myxoms zeigt, das echokardiographisch zufällig entdeckt wurde (Abb. 21.**2**) (27). Als häufigste Allgemeinsymptome bei kardialen Myxomen wurden Dyspnoe und Brustschmerzen beobachtet (Tab. 21.**3**). Klinische Allgemeinsymptome, wie Gewichtsverlust und Fieber, können in Verbindung mit den laborchemischen Zeichen einer Entzündung, wie erhöhte Blutkörperchensenkungsgeschwindigkeit, Anämie und Leukozytose, zu der Notwendigkeit einer differenzialdiagnostischen Abgrenzung einer Endokarditis führen. Sekundär infizierte Myxome sind extrem selten, allerdings mit einer hohen Mortalität und einer Embolierate von über 80 % behaftet (10).

Komplikationen. Gestielte bzw. bewegliche Tumoren in der Nähe der Herzklappen können eine valvuläre Obstruktion der Mitral- oder Trikuspidalklappe, in sehr seltenen Fällen der Aorten- und Pulmonalklappe hervorrufen. Synkopen oder ein plötzlicher Herztod sind dann eine mögliche Folge (Abb. 21.**3**). In ähnlicher Häufigkeit wie Synkopen sind embolische Ereignisse zu beobachten. Systemische Embolien traten bei 72 Patienten mit kardialen Myxomen in 13,9 % der Fälle auf (Tab. 21.**3**). Ältere Studien berichten über Embolieraten bei kardialen Myxomen von 20–40 % (11, 55, 62). Diese Diskrepanz im Vergleich zu den aktuellen Daten ist dadurch erklärbar, dass früher ein Myxom oftmals erst nach Auftreten eines schweren klinischen Ereignisses, wie beispielsweise nach einer Embolie, diagnostiziert wurde, während heute vielfach bereits bei leichten kardialen Beschwerden oder bei einem Herzgeräusch eine echokardiographische Untersuchung veranlasst wird, die ein Myxom frühzeitig erkennen lässt, bevor eine Komplikation auftritt. Bei einem offenen Foramen ovale kann es im Fall eines rechtsatrialen Myxoms zu einem Rechts-links-Shunt kommen. Auch paradoxe Embolien wurden bei rechtsatrialen Myxomen beschrieben (32).

Die klinischen Symptome bei Embolie eines kardialen Myxoms sind abhängig von dem betroffenen Organ. So resultieren Ischämien der Extremitäten, der abdominellen Organe oder des Gehirns mit den entsprechenden organspezifischen Ausfällen. Besonders häufig werden zerebrale Embolien einschließlich Embolien der Netzhaut beobachtet.

Rezidive und Myxom-Syndrome. In etwa 2 % der Fälle mit kardialem Myxom entsteht nach chirurgischer Entfernung ein Rezidiv (9). Dabei ist die Lokalisation des Rezidivs oftmals entfernt von der ursprünglichen Myxomstelle zu beobachten, was bedeutet, dass ein Rezidiv nicht unbedingt mit einer unvollständigen chirurgischen Entfernung des Tumors zusammenhängen muss. Vielmehr ist als Ursache für Rezidive eine multifokale Myxomgenese zu berücksichtigen. Rezidive treten häufiger bei jüngeren Patienten auf (12). In diesen Fällen ist an ein sog. Myxom-Syndrom zu denken.

In weniger als 5 % der Fälle kann anamnestisch eine familiäre Häufung von Herztumoren beobachtet werden. 1980 wurde die Kasuistik eines Patienten beschrieben, der neben kardialen Myxomen eine verstärkte Hautpigmentierung und Neurofibrome aufwies (5). Dieses Syndrom wurde als NAME-Syndrom bezeichnet. 1984 wurde das LAMB-Syndrom beschrieben, nachdem erkannt wurde, dass es sich bei den myxoiden Hautveränderungen eher um Myxome als um Neurofibrome handelte (56). Carney et al. beschrieben 1985 als Myxom-Syndrom den Befundkomplex einer Hautpigmentierung mit Sertoli-Zelltumoren der Hoden, kutanem Myxom, myxoidem Fibroadenom der Brust, Nebennierenrindenhyperplasie und Hypophysenadenom (15). Die Vererbung bei Myxom-Syndrom scheint autosomal dominant zu sein.

Bei familiärem Auftreten kardialer Myxome finden sich häufiger Rezidive und öfter eine Lokalisation im rechten Herzen als bei sporadischen Myxomen. In diesen Fällen sind die Patienten etwa 25 Jahre jünger als bei sporadischen Myxomen. Die Verteilung zwischen Männern und Frauen ist bei familiären und sporadischen Myxomen gleich. Die geschilderten Zusammenhänge bei Myxom-Syndrom erfordern Screeninguntersuchungen in der entsprechenden Familie. Diese erfolgen zweckmäßigerweise unter Einbeziehung einer kompletten echokardiographischen Untersuchung.

Diagnostische Möglichkeiten. Es existieren nur wenige Daten im Hinblick auf das Wachstum bzw. auf den zeitlichen Verlauf bei der Entstehung von Myxomen. Zeitverläufe vom Beginn der Symptome bis zur chirurgischen Entfernung oder bis zum Tod zwischen zwei Tagen und acht Jahren wurden berichtet (63). Ein 4 cm × 6 cm großes linksatriales Myxom entstand innerhalb von acht Monaten (57).

Vor Einführung der Angiographie und der Ultraschalluntersuchungstechniken war eine korrekte Diagnose eines Herztumors zu Lebzeiten extrem selten. Wenige Jahre nach der ersten angiographischen Diagnose eines intrakardialen Tumors 1952 beschrieben Edler und Hertz 1954 die erste echokardiographische Diagnose eine atrialen Myxoms (21). Effert und Domanig berichteten als Erste 1959 über die M-Mode-echokardiographischen Befunde einer linksatrialen Raumforderung (23).

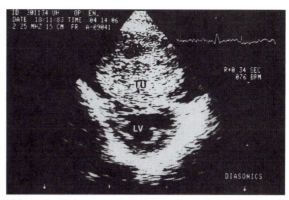

Abb. 21.**2** Linksparasternaler Kurzachsenschnitt mit Darstellung eines riesigen Myxoms (TU), das diastolisch in den rechten Ventrikel prolabiert und den linken Ventrikel (LV) komprimiert.

Tabelle 21.**3** Symptome bei Patienten mit kardialen Myxomen (European Cooperative Study)

Symptome	Patienten (%)
Dyspnoe	69,4
Thoraxschmerzen	27,8
Synkopen	13,9
Embolien	13,9
Anämie	12,5
Fieber	12,5
Palpitationen	2,8

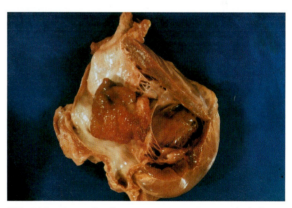

Abb. 21.**3** Autopsiepräparat eines intra vitam nicht bekannten linksatrialen Myxoms bei einem 21-jährigen Mann, der bei einem Handballspiel einen plötzlichen Herztod erlitt.

M-Mode-Echokardiographie. Das M-Mode-Echokardiogramm eines durch die Mitralklappe in den linken Ventrikel prolabierenden linksatrialen Myxoms zeigt typischerweise systolische Tumorechos im linken Vorhof, die in der Diastole durch die Mitralklappe prolabieren und das Mitralklappenecho mit einem vielschichti-

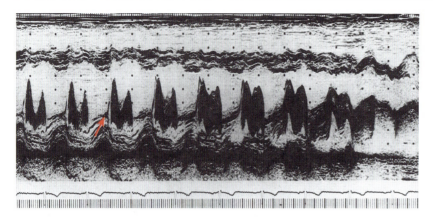

Abb. 21.**4** M-Mode-Echokardiogramm bei linksatrialem Myxom. Das Mitralklappenecho wird von den Tumorechos bis auf einen schmalen Spalt ausgefüllt (roter Pfeil).

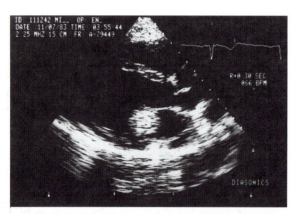

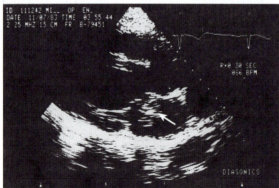

Abb. 21.**5** Linksparasternaler Längsachsenschnitt mit Darstellung eines Myxoms (Pfeil) im linken Vorhof (unten), das diastolisch durch die Mitralklappe in den linken Ventrikel prolabiert (oben).

gen zapfenförmigen Tumorecho bis auf einen schmalen Spalt ausfüllen (Abb. 21.4). Bei rechtsatrialem Myxom kommen die vielschichtigen Tumorechos nach Prolaps durch die Trikuspidalklappe diastolisch im rechten Ventrikel zur Darstellung. Der schmale echofreie Spalt im Mitralklappenecho, der zeitlich dem echofreien Intervall zwischen Mitralklappenöffnung und Tumorprolaps in den linken Ventrikel entspricht, stellt für die Diagnose eines linksatrialen Myxoms einen sehr spezifi-

schen Befund dar und kann differenzialdiagnostisch bei der Abgrenzung von rheumatischen oder infektiösen Mitralklappenfehlern herangezogen werden.

Insgesamt ist jedoch zu sagen, dass die M-Mode-Echokardiographie bei der Diagnose des Vorhofmyxoms heute eine untergeordnete Rolle spielt und lediglich ergänzend zur 2D-Echokardiographie im Hinblick auf die gute zeitliche Auflösung zur Anwendung kommt.

2D-Echokardiographie. Die 2D-Echokardiographie ist in der Diagnostik der kardialen Myxome die Methode der Wahl (28, 31). Tumorgröße, Tumorform, die Anheftungsstelle und die Mobilität des Tumors können mittels 2D-Echokardiographie in den meisten Fällen genau bestimmt werden (Abb. 21.**5**).

75–80 % der kardialen Myxome sind im linken Vorhof am interatrialen Septum, häufig in der Gegend der Fossa ovalis angeheftet. 2–5 % der kardialen Myxome treten biatrial auf (12, 28). Hierbei findet sich in der Regel die Fossa ovalis als Anheftungsstelle, sodass anzunehmen ist, dass der Tumor in diesen Fällen durch die Fossa ovalis von einem Vorhof in den anderen gewachsen ist. Selten sind einzelne Myxome mit Anheftung im linken oder rechten Ventrikel bzw. an den Atrioventrikularklappen oder an den Sehnenfäden zu beobachten (Abb. 21.**6**). Die typische Anheftung am Vorhofseptum in der Nähe der Fossa ovalis kann breitbasig oder gestielt erfolgen (Abb. 21.**7**). Die Oberfläche des gelatinösen Tumors erscheint glatt oder von unregelmäßiger Form mit ausgiebiger Eigenbewegung (Abb. 21.**8**). Bei einer Serie von 62 kardialen Myxomen fanden sich Embolien nur in den Fällen, die echokardiographisch sehr mobil erschienen oder gestielt angeheftet waren (28).

Besonders selten ist ein Vorhofmyxom im linksatrialen oder rechtsatrialen Herzohr lokalisiert (12). Die seltenen Lokalisationen im Vorhofohr oder am Dach des Vorhofes können echokardiographisch bei transthorakaler Untersuchungstechnik übersehen werden. In diesen Fällen ist die transösophageale Echokardiographie hilfreich.

Transösophageale Echokardiographie. Bei 62 Patienten mit Vorhofmyxomen konnte die Diagnose durch transthorakale Echokardiographie lediglich in drei Fällen nicht gestellt werden, während alle 62 Vorhofmyxome durch die transösophageale Untersuchungstechnik erkannt wurden. Besonders die Anheftungsstelle eines Vorhofmyxoms konnte mittels transösophagealer Echokardiographie exakt analysiert werden (28). Diese Information ist für den Chirurgen von Bedeutung. Weniger bedeutsam für das klinische Management sind andere Detailinformationen, die durch die transösophageale Echokardiographie bei kardialen Myxomen ebenfalls gewonnen werden können, wie zystische Veränderungen oder fokale Verkalkungen. Außerdem kann die transösophageale Echokardiographie herangezogen werden, um unklare Strukturen in den Vorhöfen zu analysieren und von Tumoren abzugrenzen. Die transösophageale Echokardiographie scheint auch bei sehr stark vaskularisierten Vorhoftumoren, die wegen ihrer niedrigen Echodichte von transthorakal übersehen werden können, die Diagnose zu verbessern (16, 64).

Differenzialdiagnose. Rein morphologisch ist die differenzialdiagnostische Abgrenzung zwischen Vorhofmyxomen und Vorhofthromben durch die Echokardiographie dann nicht einfach, wenn Lokalisation und Anheftungsstelle der Raumforderung nicht typisch für ein Vorhofmyxom sind (Abb. 21.9). In diesen Fällen müssen weitere Kriterien herangezogen werden. Bei Thromben im linken Vorhof findet sich häufig eine kardiale Grunderkrankung in Form eines Mitralklappenfehlers, eines Vorhofflimmerns oder einer erheblichen Vergrößerung des linken Vorhofes mit Verlangsamung des Blutflusses und Darstellung von spontanem Echokontrast.

Eine differenzialdiagnostische Schwierigkeit kann auch bei der Abgrenzung zwischen Myxomen und Klappenvegetationen entstehen, wenn der Tumor an der Herzklappe lokalisiert ist (Tab. 21.4). Wenn die Mitralklappe betroffen ist, findet sich die Anheftung des Myxoms meistens am vorderen Mitralsegel. Während die Klappe im Fall eines Myxoms morphologisch unauffällig ist, kommen bei Vegetationen oftmals Veränderungen der Klappe durch eine angeborene Fehlbildung, durch einen erworbenen rheumatischen Klappenfehler oder durch eine myxomatöse Vorschädigung zur Darstellung. Echokardiographisch erscheinen Vegetationen in ihrer Echogenität vielfach weicher, wobei diese Beobachtung kein eindeutiges Kriterium ist, weil der Eindruck in Abhängigkeit vom Alter bzw. Organisationsgrad der Vegetation oder in Abhängigkeit von der Geräteeinstellung sehr variabel ist. Außerdem sind Vegetationen oft mit einer bedeutsamen Klappeninsuffizienz verbunden. Serologische Entzündungszeichen und Fieber können sowohl bei Myxomen als auch bei Vegetationen auftreten, während positive Blutkulturen für endokarditische Vegetationen sprechen. Eine echokardiographische Differenzialdiagnose zwischen einem an einer Herzklappe angehefteten Myxom und einem papillären Fibroelastom ist in der Regel nicht möglich (34, 66). Dies gilt auch bei Einbeziehung transösophagealer Untersuchungstechniken.

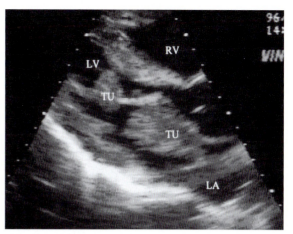

Abb. 21.**6**   Linksparasternaler Längsachsenschnitt mit Darstellung eines Myxoms (TU), das aus dem linken Vorhof (LA) in den linken Ventrikel (LV) prolabiert. Kleines Myxom (TU) an einem Sehnenfaden. RV = rechter Ventrikel.

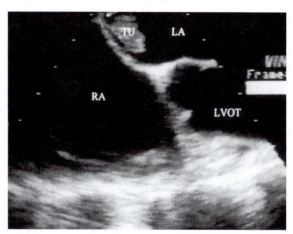

Abb. 21.**7**   Transösophageales Echokardiogramm mit Darstellung eines Myxoms (TU) im linken Vorhof (LA) , das mit einem kleinen Stiel an der Fossa ovalis angeheftet ist. RA = rechter Vorhof, LVOT = linksventrikulärer Ausflusstrakt.

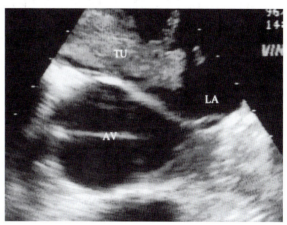

Abb. 21.**8**   Transösophageales Echokardiogramm mit Darstellung eines Myxoms (TU) im linken Vorhof (LA). Unregelmäßige Oberfläche des Tumors mit frei flottierenden Anteilen. AV = Aortenklappe.

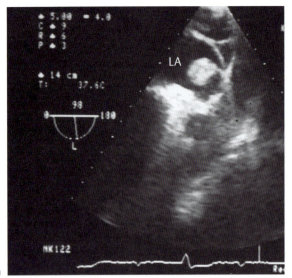 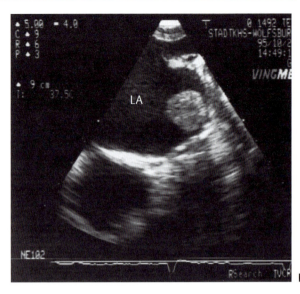

a   **b**

Abb. 21.**9**   Differenzialdiagnose Myxom – Thrombus.

a   Transösophageales Echokardiogramm mit Darstellung eines gestielt angehefteten Myxoms an der linksatrialen Wand am Eingang zum linken Herzohr. Kleiner linker Vorhof (LA). Im EKG Sinusrhythmus bei AV-Block I°.

b   Transösophageales Echokardiogramm mit Darstellung eines Thrombus an der linksatrialen Wand am Eingang zum linken Herzohr. Dilatierter linker Vorhof (LA) mit spontanem Echokontrast. Im EKG Vorhofflimmern.

Tabelle 21.**4**   Echokardiographische Differenzialdiagnose von Myxomen, Thromben und Vegetationen im Herzen

Kriterien	Myxome	Thromben	Vegetationen
Herzklappen	➤ Klappe morphologisch unauffällig	➤ normale oder rheumatisch veränderte Herzklappen (Mitralstenose)	➤ häufig morphologisch veränderte Herzklappen ➤ 33 % der Patienten haben normale Herzklappen
Lokalisation	➤ Anheftungsstelle überwiegend Fossa ovalis im LA, seltener im RA und in den Ventrikeln ➤ bei Anheftung an der Mitralklappe meistens am vorderen Segel ➤ echofreies Intervall zwischen Mitralöffnung und Tumorprolaps im M-Mode	➤ im Vorhof häufig in LAA bei Vorhofflimmern ➤ im Ventrikel häufig apikal bei globalen Kontraktionsstörungen oder Aneurysma ➤ seltener im RA	➤ an der Mitralklappe auf Vorhofseite ➤ an der Aortenklappe im LVOT ➤ zusätzliche Insuffizienzen, Destruktionen, Abszessbildungen oder Perforationen der Klappen
Größe	➤ meist >2 cm	➤ Größe variiert	➤ klein, im Allgemeinen <2 cm
Form und Bewegung	➤ teils gestielt, teils breitbasig aufsitzend ➤ hohe Eigenbewegung	➤ breitbasig aufsitzend ➤ flottierende Anteile	➤ hohe Eigenbewegung
Echogenität	➤ Echogenität heterogen bei glatter bis unregelmäßiger Oberfläche mit zystischen und echodichten Anteilen ➤ ggf. Kalzifikationen	➤ Echogenität wechselt je nach Alter und Organisationsgrad des Thrombus	➤ Echogenität weich mit echodichterem Aspekt im Verlauf
Besonderheiten		➤ spontaner Echokontrast	

LA = linker Vorhof, LAA = linkes Vorhofohr, RA = rechter Vorhof, LVOT = linksventrikulärer Ausflusstrakt

Papilläre Fibroelastome

Inzidenz und Histologie. Papilläre Fibroelastome treten in gleicher Häufigkeit bei Männern und Frauen auf und sind bei Patienten mit einem mittleren Alter von etwa 60 Jahren zu finden. Sie stellen etwa 10 % der Herztumoren dar und gehören mit über 70 % zu den häufigsten Tumoren der Herzklappen (22, 63 a).

Papilläre Fibroelastome sind gutartige Neubildungen des Endokards, die besonders an der Aorten- und Mitralklappe lokalisiert sind (Tab. 21.5). Die Mehrzahl der papillären Fibroelastome ist mit bis zu 1 cm im Durchmesser relativ klein. Sie weisen Beziehungen zu den Lambl-Exkreszenzen auf, die besonders an der Vorhofseite der Atrioventrikularklappen auftreten. Es wird vermutet, dass die Lambl-Exkreszenzen von einer Thrombusbildung an einer kleinen Endothelverletzung ausgehen (Abb. 21.10). Die histologischen Befunde von papillären Fibroelastomen und Lambl-Exkreszenzen sind ähnlich und lassen Fibrin, Hyalinsäure und elastische Fasern erkennen. Das gestielte Wachstum dieser Tumoren führt ähnlich wie bei Myxomen zu einer hohen Eigenbeweglichkeit.

Klinische Syptome. Meistens verursachen die papillären Fibroelastome keine klinischen Symptome. In einer Untersuchungsserie von 41 Fällen fanden sich allerdings bei 9 Patienten die Symptome einer Herzinsuffizienz, während jeweils zwei Patienten neurologische Symptome aufwiesen bzw. plötzlich verstarben (22). Fibroelastome, die Symptome hervorrufen, scheinen überwiegend im linken Herzen lokalisiert zu sein (67).

2D-Echokardiographie. Die Diagnose ist in der Regel durch die 2D-Echokardiographie zu leisten (30, 42) und kann in einzelnen Fällen durch die transösophageale Untersuchungstechnik verbessert werden (51, 33). Trotz der hohen Eigenbeweglichkeit der papillären Fibroelastome kommt es im Vergleich zu Myxomen seltener zu Embolien, dagegen häufiger zu Koronarokklusionen. Bei der echokardiographischen Untersuchung ist auf die Morphologie und Funktion der Herzklappe zu achten. Bei intakter Klappe besteht die Therapie der papillären Fibroelastome in einer Exzision unter Schonung der übrigen endokardialen Strukturen. Ein Rezidiv ist bisher nicht bekannt.

Andere gutartige Herztumoren

Seltener als Myxome und papilläre Fibroelastome sind die anderen gutartigen Herztumoren. Die wichtigsten sind Rhabdomyome, Fibrome, Fibrohistiozytome, Hämangiome, Lymphangiome, Lipome, mesotheliale Zysten, Neurofibrome, Leiomyome, bronchogene Zysten, Teratome, intraperikardiale Thymome.

Rhabdomyom. Das Rhabdomyom ist der häufigste kardiale Tumor bei Kindern. Es wächst vorwiegend in der Wand des linken Ventrikels und nimmt nur selten von der Vorhofwand oder vom rechten Ventrikel seinen Ausgang. Vergleichsweise häufig treten Rhabdomyome

Tabelle 21.**5** Lokalisation von papillären Fibroelastomen des Herzens (nach 33)

Lokalisation	Häufigkeit (%)
Aortenklappe	29
Mitralklappe	25
Trikuspidalklappe	17
Pulmonalklappe	13
Nicht valvulär	16

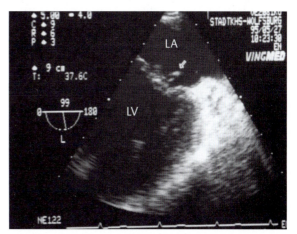

Abb. 21.**10** Transösophageales Echokardiogramm mit Darstellung von Lambl-Exkreszenzen (Pfeil) an der Mitralklappe. LA = linker Vorhof, LV = linker Ventrikel.

multipel auf. Entsprechend ihrer Lokalisation können sie zu mechanischen Beeinflussungen oder zu Herzrhythmusstörungen führen.

Lipome und lipomatöse Hypertrophie des Vorhofseptums. Lipome sind vorwiegend epikardial lokalisiert. Sie können auch subendokardial entstehen und von der Mitral- oder Trikuspidalklappe ihren Ausgang nehmen (4). Dagegen stellt die lipomatöse Hypertrophie des Vorhofseptums eher eine kardiale Dysplasie als einen echten Herztumor dar. Hierbei findet sich eine starke Fettansammlung in hypertrophierten Myozyten, die oftmals Ausdruck einer Stoffwechselstörung ist. Die Ausdehnung kann mehr als 2 cm betragen (Abb. 21.**11a**). Eine lipomatöse Hypertrophie kann in 1,1 % der Autopsien von Herzkranken gefunden werden, wobei das mittlere Alter der meist übergewichtigen Patienten 69 Jahre beträgt. Als Folge dieser Erkrankung können Vorhofarrhythmien auftreten. Ein akuter Herztod ist bei diesen Patienten ebenfalls beschrieben worden (44). Sehr ausgedehnte Formen einer lipomatösen Hypertrophie des Vorhofseptums können zu einer Kompression der V. cava superior mit entsprechender Symptomatik führen (59). Die erste prämortale Diagnose einer lipomatösen Hypertrophie des Vorhofseptums wurde erst 1982 gestellt (36). Durch die transthorakale und transösophageale Echokardiographie lässt sich die Septum-

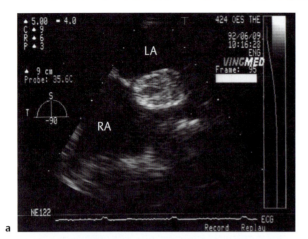

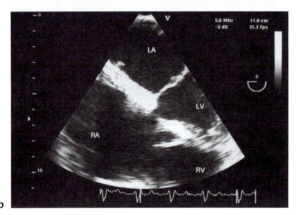

Abb. 21.**11** Verdicktes Vorhofseptum.
a Transösophageales Echokardiogramm mit Darstellung einer lipomatösen Hypertrophie des Vorhofseptums. LA = linker Vorhof, RA = rechter Vorhof.
b Verdicktes Vorhofseptum nach Operation eines Vorhofseptumdefektes. LV = linker Ventrikel, RV = rechter Ventrikel.

hypertrophie erkennen und eine Fettansammlung vermuten, die letztlich durch die MRT bewiesen werden kann. Eine fettige Infiltration kann in Einzelfällen auch mittels transösophagealer Echokardiographie im Bereich des Trikuspidalanulus zwischen dem rechten Vorhof und Ventrikel oder im Bereich der perikardialen Umschlagfalte des transversalen Sinus zwischen linkem Vorhof, Aorta ascendens und Pulmonalarterie beobachtet werden (40, 52). Differenzialdiagnostisch muss die lipomatöse Hypertrophie gegen Septumverdickungen anderer Ursache, wie z. B. nach Operation eines Vorhofseptumdefektes, abgegrenzt werden (Abb. 21.**11b**).

Kardiale Fibrome. Kardiale Fibrome treten in 85 % bei Kindern auf und gehören nach den Rhabdomyomen zu den zweithäufigsten Herztumoren im Kindesalter. In der Regel ist ein Fibrom im Interventrikularseptum oder in der linksventrikulären freien Wand lokalisiert, seltener im rechten Ventrikel oder in den Vorhöfen. Bei extremem Wachstum in der Wand des linken Ventrikels kann der Tumor das linksventrikuläre Kavum obliterieren. Im Fall der Lokalisation im Kammerseptum muss die differenzialdiagnostische Abgrenzung gegen eine hypertrophe Kardiomyopathie erfolgen (53). Da bei Fibromen nicht selten Verkalkungen zu finden sind, kann dieser Befund zur Differenzialdiagnose herangezogen werden. Zur Diagnostik kardialer Fibrome sind MRT und CT neben der Echokardiographie die wichtigsten Untersuchungsmethoden (14). Obwohl überwiegend intramural lokalisiert, können Fibrome im Einzelfall polypös intrakavitär wachsen (Abb. 21.**12**).

Kardiale Hämangiome. Kardiale Hämangiome können sowohl in den Vorhöfen als auch in den Ventrikeln und im Interventrikularseptum auftreten. Lokalisationen im Perikard und an der Mitralklappe wurden ebenfalls beschrieben (1). Intrakavitäre kardiale Hämangiome können eine differenzialdiagnostische Abgrenzung zu Myxomen erfordern. Hierbei ist zu berücksichtigen, dass Hämangiome offensichtlich niemals an der Fossa ovalis angeheftet sind. Diese Diagnose ist durch Echokardiographie zu leisten (17).

Hämangioendotheliome und Lymphangiome. Diese sind sehr seltene vaskuläre Tumoren des Herzens, die in der Regel ebenfalls solitär auftreten und in der Herzwand oder im Perikard lokalisiert sind (29).

Perikardzyste. Die häufigste zystische Raumforderung des Herzens und des Perikards ist die Perikardzyste, die in der Inzidenz etwa ein Drittel der Häufigkeit eines kardialen Myxoms erreicht. Am häufigsten treten Perikardzysten im Alter von 30–40 Jahren auf. Sie sind zwischen Männern und Frauen gleich verteilt.

Als häufigste Lokalisation einer Perikardzyste ist der rechte Herzzwerchfellwinkel zu nennen. Seltener ist sie im linken Herzzwerchfellwinkel lokalisiert, und besonders selten tritt sie im vorderen, oberen oder hinteren Mediastinum auf. Die Diagnose lässt sich neben MRT und CT besonders gut durch die transösophageale Echokardiographie stellen (Abb. 21.**13a**) (26, 58). Bei typi-

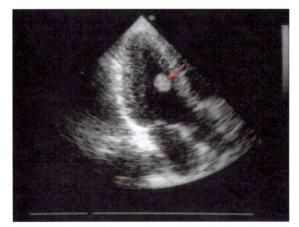

Abb. 21.**12** Apikaler Längsachsenschnitt mit Darstellung eines intrakavitären Myofibroms (roter Pfeil) an der Vorderwand des linken Ventrikels.

scher Lokalisation ist bereits das konventionelle Röntgenbild des Thorax richtungsweisend (Abb. 21.**13b**). Insgesamt sind 60 % der Patienten mit Perikardzysten symptomlos. Je nach Größe des zystischen Prozesses können Symptome wie Brustschmerz, Luftnot oder Dysphagie auftreten. In diesen Fällen muss eine chirurgische Therapie erwogen werden. Im Übrigen ist ein konservatives Vorgehen angezeigt, insbesondere bei Konstanz der Größe der Perikardzyste. Es existieren Berichte über die spontane, folgenlose Ruptur von Perikardzysten mit anschließender Resorption (38).

Echokardiographisch zeigt sich bei einer Perikardzyste typischerweise ein echofreier Raum unmittelbar neben dem Herzen. Differenzialdiagnostisch ist deshalb ein Perikarderguss oder ein ventrikuläres Pseudoaneurysma in Erwägung zu ziehen. Eine Differenzierung zwischen einer Perikardzyste und einer persistierenden linksseitigen oberen Hohlvene kann durch Nachweis von Blutfluss mittels Farbdopplerechokardiographie erfolgen. Weitere differenzialdiagnostische Abgrenzungen müssen gegen Pseudozysten, z. B. nach Traumen oder abgeheilten Infektionen, erfolgen. In der Mehrzahl sind Perikardzysten monolokulär und dünnwandig und enthalten klare Flüssigkeit. Ihr Durchmesser beträgt zwischen 2 und 16 cm.

Paragangliome, Neurofibrome und Leiomyome. Seltene gutartige Tumoren neuroneuralen Ursprungs oder aus glatter Muskulatur sind Paragangliome, Neurofibrome und Leiomyome. Bei Letzteren kann es zu einer kardialen Beteiligung bei Verschleppung von Zellen aus dem Uterus über die V. cava inferior kommen.

Bronchogene Zysten. Diese entwickeln sich aus dem Endoderm und sind in Mediastinum, Hals, Lunge und sehr selten im Herzen lokalisiert. Bei kardialem Befall befinden sie sich in der Regel epikardial auf der rechten Seite des Herzens. Eine intraperikardiale Lokalisation ist extrem selten. Die Diagnose kann durch Echokardiographie erfolgen (26). Auch CT und MRT können herangezogen werden.

Hydatidenzyste. Bei der Differenzialdiagnose zystischer Raumforderungen in Nachbarschaft des Herzens ist auch an eine thorakale Hydatidenzyste zu denken, insbesondere bei Patienten, die eine mögliche Echinokokkusexposition in der Anamnese aufweisen. Eine kardiale Lokalisation von Hydatidenzysten, die in der Mehrzahl monozystisch und selten septiert sind, wird nur bei 1 % der Patienten mit Hydatiosis beobachtet. Bei 70 % der Fälle ist die Leber beteiligt, während die Zysten in der Lunge bei 20 % der Patienten auftreten. Bei kardialer Beteiligung ist die zystische Raumforderung meistens in der Wand des linken Ventrikels lokalisiert. Je nach Größe der Zyste kann es zur Kompression des Myokards mit Atrophie und Nekrose kommen. In einer Untersuchungsreihe von 6 Patienten mit kardialer Hydatiosis wiesen 5 eine pulmonale Beteiligung mit pulmonaler Hypertonie auf. Bei 5 der 6 Fälle wurde die Zyste durch 2D-Echokardiographie im linksventrikulären Myokard identifiziert. Bei einem Patienten mit ei-

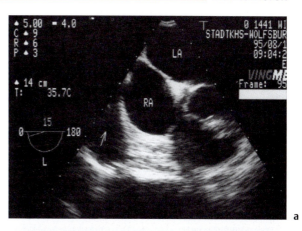

a

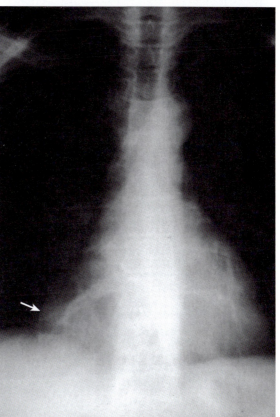

b

Abb. 21.**13** Perikardzyste.
a Transösophageales Echokardiogramm mit Darstellung einer Perikardzyste (Pfeil) neben dem rechten Vorhof (RA). LA = linker Vorhof.
b Röntgenaufnahme des Thorax in a.p.-Projektion mit Darstellung einer Perikardzyste (Pfeil) im rechten Herz-Zwerchfell-Winkel.

ner Zyste im Interventrikularseptum wurde die Ruptur ins Perikard beobachtet (3). In einem anderen Fall wurde eine Hydatidenzyste beschrieben, die im rechten Vorhof lokalisiert war und von dort in den rechten Ventrikel reichte (3). Mittels transösophagealer Echokardiographie lassen sich offensichtlich die Septen innerhalb der Zysten besser erkennen als von transthorakaler

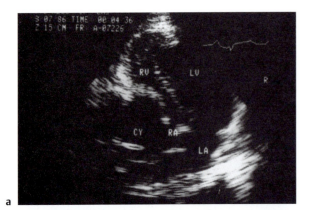

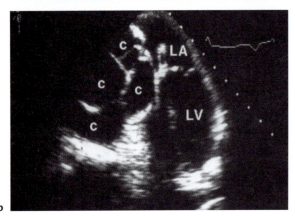

Abb. 21.14 Hydatidenzyste.
a Apikaler Vierkammerblick mit Darstellung einer Zyste (Cy), die den rechten Vorhof (RA) und den rechten Ventrikel (RV) komprimiert.
b Transösophagealer Zweikammerblick desselben Patienten. Darstellung einer großen septierten Hydatidenzyste (C). LA = linker Vorhof, LV = linker Ventrikel.

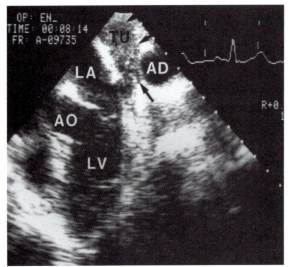

Abb. 21.15 Transösophagealer Längsachsenschnitt mit Darstellung eines malignen Fibrohistiozytoms (TU) zwischen dem linken Vorhof (LA) und der Aorta descendens thoracalis (AD). LV = linker Ventrikel, AO = Aortenwurzel.

Schallkopfposition aus (28), wodurch die Verdachtsdiagnose einer Echinokokkuszyste erleichtert werden kann (Abb. 21.**14**).

Teratome und perikardiale Thymome. Teratome können intraperikardial oder intramyokardial lokalisiert sein. Über 75 % kardialer Teratome treten bei Kindern auf (19). Perikardiale Thymome betreffen meistens Frauen und sind oftmals mit einem Perikarderguss verbunden (24).

Bösartige Herztumoren

Primäre kardiale Sarkome

Die primären kardialen Sarkome sind die häufigsten malignen primären Herztumoren. Sie entstehen aus mesenchymalen Zellen. Im Rahmen der Diagnostik primärer kardialer Sarkome muss auch immer an die Möglichkeit einer kardialen Metastase eines extrakardialen Tumors (Skelett, Retroperitoneum) gedacht werden. Kardiale Sarkommetastasen finden sich etwa 60-mal so häufig wie primäre kardiale Sarkome. Bei den klinischen Symptomen stehen Dyspnoe, Thoraxschmerzen und Perikardtamponade im Vordergrund. Seltener finden sich Embolien, Synkopen oder ein akuter Herztod (8, 50). Der Tumor lässt sich in mindestens 75 % der Fälle durch die 2D-Echokardiographie erkennen (61). Ein gleichzeitig vorhandener Perikarderguss kann dabei diagnostisch richtungsweisend sein. Auch die CT und MRT können zur Bildgebung herangezogen werden. Die transösophageale Echokardiographie ist besonders bei atrialer Tumorlokalisation hilfreich (7). Die Differenzialdiagnose zu einem atrialen Myxom ist dann einfacher zu stellen, wenn eine Tumorinfiltration in die Herzwand zu erkennen ist. Verkalkungen innerhalb des Tumors treten sowohl bei Sarkomen als auch bei Myxomen auf und können zur differenzialdiagnostischen Abgrenzung nicht herangezogen werden.

Angiosarkome. Angiosarkome sind die häufigsten primären kardialen Sarkome und überwiegend im rechten Vorhof lokalisiert. Das Perikard ist oftmals mit einbezogen, auch die Einbeziehung der Vv. cavae und der Trikuspidalklappe ist nicht ungewöhnlich. Das mittlere Alter der Patienten mit Angiosarkom liegt bei 40 Jahren. Bei der Häufigkeit überwiegen Männer. Die Prognose der Erkrankung ist sehr schlecht. Nach Diagnosestellung ist ein mittlerer Überlebenszeitraum von nur 3–4 Monaten beschrieben.

Malignes Fibrohistiozytom. Das maligne Fibrohistiozytom ist das zweithäufigste kardiale Sarkom. Es tritt im mittleren Alter von 44 Jahren bei Männern und Frauen in gleicher Häufigkeit auf. Das führende klinische Symptom ist die pulmonale Stauung (37). Zu über 90 % ist das maligne Fibrohistiozytom an der Hinterwand des linken Vorhofes lokalisiert. Mithilfe der transösophagealen Echokardiographie kann die Lokalisation zum Teil besser beurteilt werden (Abb. 21.**15**).

Seltene primäre kardiale Sarkome. Hier sind Osteosarkome, Leiomyosarkome, Fibrosarkome, Myxosarkome, Rhabdomyosarkome, synoviale Sarkome und Liposarkome zu nennen. In vielen Fällen muss bei intrakavitärer Lokalisation eine differenzialdiagnostische Abgrenzung zu kardialen Myxomen erfolgen, die dann leichter geleistet werden kann, wenn eine Infiltration der Herzwand durch den Tumor darzustellen ist.

Kaposi-Sarkom. Das Kaposi-Sarkom des Herzens tritt bei etwa 5 % der Patienten mit AIDS auf (6). Hauptsächlich sind das Epikard und das Perikard bei vergleichsweise geringer myokardialer Infiltration betroffen.

Während in der überwiegenden Zahl der Fälle die klinische Symptomatik nicht im Vordergrund steht, können in Einzelfällen eine Herztamponade durch einen hämorrhagischen Perikarderguss, eine Herzinsuffizienz und Überleitungsstörungen auftreten (2).

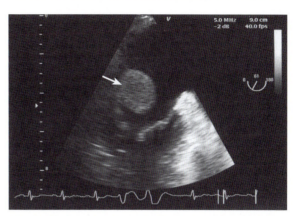

Abb. 21.**16** Transösophagealer Längsachsenschnitt mit Darstellung einer Metastase eines Bronchialkarzinoms (Pfeil) im linken Vorhof.

Primäre kardiale Lymphome

Primäre kardiale Lymphome gehören zu den hämatologischen Tumoren des Herzens. Sie sind hauptsächlich intraperikardial lokalisiert und treten sehr selten auf. Die Identifikation der Tumorlokalisation und Verlaufskontrollen unter Therapie wurden mittels transösophagealer Echokardiographie, MRT und CT beschrieben. Die MRT scheint sensitiver als die 2D-Echokardiographie zu sein (45, 46, 65).

Leukämische Infiltrate. Diese können ebenfalls das Herz betreffen. Bei 37 % der Patienten mit akuter Leukämie waren leukämische Infiltrate, insbesondere unter Beteiligung des Perikards, nachweisbar.

Tumormetastasen des Herzens

Tumormetastasen des Herzens treten bei Karzinomen, Sarkomen und Mesotheliomen auf. Eine kardiale Beteiligung durch Metastasen wird bei 15 % der Autopsien disseminierter Tumorerkrankungen beobachtet (44, 49).

Ausbreitungswege. Die Beteiligung des Herzens bei bösartigen Erkrankungen kann durch direkte Einwanderung, durch hämatogene oder lymphogene Aussaat und durch intrakavitäre Tumorausbreitung über die untere Hohlvene und in seltenen Fällen durch die Pulmonalvene erfolgen.
➤ Zu den vom Mediastinum in das Herz wachsenden Tumoren gehören Thymome und das Ösophaguskarzinom.
➤ Eine kardiale Beteiligung durch hämatogene Aussaat kann durch Melanome, Sarkome und Nierenzellkarzinome erfolgen, während eine lymphogene Aussaat zur Herzbeteiligung bei epithelialen Malignomen beobachtet werden kann.
➤ Über den intrakavitären Weg der unteren Hohlvene können Melanome, Nierentumoren einschließlich Wilms-Tumor, Nierenzellkarzinome, Nebennieren-

marktumoren, Lebertumoren und Uterustumoren das Herz erreichen (13).

Klinische Symptome. Die Symptomatik einer Herzbeteiligung durch Metastasen umfasst Dyspnoe, Pleura- und Perikardergüsse sowie Herzrhythmusstörungen. In 8–32 % der Patienten mit einer kardialen Metastase steht die Todesursache im Zusammenhang mit dem Herztumor (43, 49). Als Todesursachen wurden hierbei Herztamponade, Herzruptur, schwere Herzinsuffizienz, Kompression des Sinusknotens und Koronarembolie beobachtet (43, 68).

Lokalisationen. In 20–30 % der Fälle umfasst die metastatische Herzbeteiligung das rechte Herz und in 10–33 % das linke Herz, während 30–35 % der Patienten eine globale Herzbeteiligung aufweisen (49). Bei Bronchial- und Mammakarzinom finden sich überwiegend Perikardmetastasen und Myokardinfiltrationen, seltener ist eine endokardiale, intrakavitäre Manifestation zu beobachten (Abb. 21.**16**). Das Myokard ist nahezu in der Hälfte der Fälle von Melanommetastasen und Sarkommetastasen beteiligt.

2D-Echokardiographie. Die 2D-Echokardiographie, MRT und CT sind zur Identifikation von kardialen Metastasen geeignet (28, 39). Echokardiographisch findet sich bei Perikardmetastasen häufig ein Perikarderguss. Innerhalb des Perikardergusses können Tumormassen beobachtet werden, die unregelmäßige, zum Teil bizarre Oberflächenstrukturen aufweisen (Abb. 21.**17**). Die Kompression von Herzanteilen durch Tumormassen kann zu einer Funktionseinschränkung der entsprechenden Herzregion führen und echokardiographisch erkannt werden. Bei Tumorinfiltration weist das Myokard im echokardiographischen Bild eine mehr granuläre, echodichte Struktur auf (39), wobei dieser Befund vielfach schwer zu objektivieren ist. Das Epikard ist oftmals durchbrochen. Die Ventrikelwände kommen in den betreffenden Arealen dicker zur Darstellung und weisen vielfach ein hypokinetisches oder akinetisches Bewegungsmuster auf.

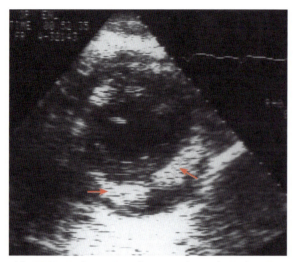

Abb. 21.**17** Linksparasternaler Kurzachsenschnitt bei Perikardmesotheliom. Tumor mit unregelmäßiger Oberfläche (Pfeile) in einem Perikarderguss.

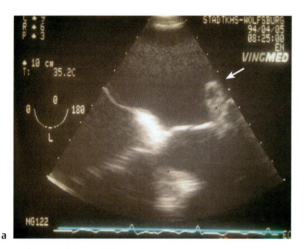

a

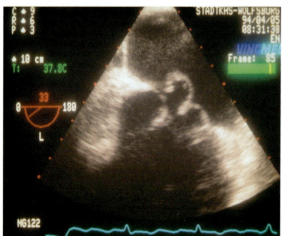

b

Abb. 21.**18** Transösophageales Echokardiogramm.
a Im Vierkammerblick Darstellung einer unklaren Struktur (Pfeil) an der Mitralklappe.
b Im Zweikammerblick wird die Struktur als ausgedehnter Mitralklappenprolaps identifiziert.

Karzinoid

Karzinoide Tumoren enthalten eine hohe Konzentration an 5-Hydroxyserotonin. Sie finden sich gewöhnlich im Magen-Darm-Trakt, weniger häufig in den Gallenwegen, Pankreas, Bronchialsystem, Hoden und Ovarien. Eine kardiale Beteiligung wird in 20–60 % der Fälle beobachtet (41). Metastatische Absiedlungen eines Karzinoids an der Trikuspidal- oder Pulmonalklappe können in einer entsprechenden Insuffizienz resultieren. Echokardiographisch erscheinen in diesen Fällen die Trikuspidalsegel verdickt mit retrahierten Klappenanteilen. Eine Trikuspidalinsuffizienz wurde in einer Häufigkeit von bis zu 83 % der Fälle beobachtet. Eine Erweiterung des rechten Vorhofes und des rechten Ventrikels werden echokardiographisch oft festgestellt. Die Beteiligung des linken Herzens ist in vergleichsweise wenigen Fällen zu beobachten.

Stellenwert der transösophagealen Echokardiographie

Die transösophageale Echokardiographie ist bei der Diagnostik von Herztumoren von besonderer Bedeutung, wie bereits 1987 berichtet wurde (25). Diese Beobachtung wurde zwischenzeitlich durch eine Reihe weiterer Publikationen bestätigt (28, 47, 54). Untersuchungen an 154 Patienten haben gezeigt, dass sich intrakardiale Tumoren mit der großen Genauigkeit von über 95 % durch die transthorakale Echokardiographie identifizieren lassen (28).

Bessere Erkennung intrakardialer Tumoren. In den Fällen, die durch die transthorakale Echokardiographie wegen reduzierter Bildqualität nicht erfasst werden, kann die transösophageale Untersuchungstechnik die Diagnostik verbessern. Dabei hat sich gezeigt, dass besonders die Anheftungsstelle kardialer Myxome durch die transösophageale Echokardiographie exakt identifiziert werden kann. Die Erkennung intrakardialer Tumoren des rechten Vorhofes ist transthorakal vergleichsweise schwierig und kann ebenfalls durch die transösophageale Untersuchungstechnik verbessert werden. Auch zu der differenzialdiagnostischen Abgrenzung intrakardialer Tumoren von nicht eindeutigen kardialen Zusatzstrukturen kann die transösophageale Echokardiographie herangezogen werden. Dies gilt für die Unterscheidung von Vorhofseptumaneurysmen und intraatrialen Membranen ebenso wie zur Identifizierung zusätzlicher Strukturen und Besonderheiten, wie beispielsweise Mitralklappenprolaps (Abb. 21.**18**), Vegetationen und Lambl-Exkreszenzen (Abb. 21.**10**). Besonders die Identifikation unbeweglicher intrakavitärer Raumforderungen kann bei alleiniger transthorakaler Untersuchung schwierig sein. Auch hierbei kann die transösophageale Echokardiographie zusätzliche Informationen liefern (28). Außerdem kam die transösophageale Echokardiographie im Rahmen von Biopsien unklarer intrakardialer Massen zum Einsatz (Abb. 21.**20**).

Diagnostik peri- oder parakardialer Tumoren. Bei der Diagnostik peri- oder parakardialer Tumoren zeigte die Röntgenaufnahme des Thorax in 80% einen pathologischen Befund. In Verbindung mit den führenden klinischen Symptomen, wie Dyspnoe, Gewichtsreduktion, Einflussstauung und Brustschmerz, führte der abnorme Röntgenbefund zu weiteren diagnostischen Maßnahmen, die Echokardiographie, CT und MRT umfassten (28). Bei einem Drittel bis der Hälfte der Patienten mit peri- oder parakardialen Raumforderungen wird der Tumor durch transthorakale Echokardiographie nicht erkannt (28, 54). In diesen Fällen kann die Ultraschalldiagnostik durch die transösophageale Untersuchungstechnik verbessert werden. Dieses gilt besonders für Tumorlokalisationen an der Herzbasis, in der Nachbarschaft der großen Gefäße und rechtsparakardial. Die Tumoren, die auch transösophageal verfehlt werden, liegen besonders anterior der aszendierenden Aorta, also in einer Region, die auch bei transösophagealer Anschallung schwieriger zu beurteilen ist. Tumorinfiltrationen der V. cava superior, der Pulmonalarterien sowie der aszendierenden und deszendierenden Aorta thoracalis können dagegen mit der transösophagealen Echokardiographie besonders gut identifiziert werden (Abb. 21.**19**a). Diese diagnostische Information kann für die Festlegung des Therapieregimes der zugrunde liegenden bösartigen Erkrankung von großer Bedeutung sein. Die Echokardiographie hat zusätzlich den großen Vorteil, dass sie neben der Erfassung der Morphologie auch Informationen zur hämodynamischen Situation bei Kompression kardialer Strukturen oder beim Auftreten von nicht seltenen Perikardergüssen liefert. Zur Beurteilung der hämodynamischen Funktion kann auch die Dopplerechokardiographie beitragen.

Erkennung der Tumorausdehnung mit CT und MRT. Während die transösophageale Echokardiographie bei der Diagnostik von peri- und parakardialen Herztumoren durch Informationen von Tumorinfiltration, gestörter Herzfunktion und Perikardergüssen für die Diagnostik besonders geeignet ist, erlauben die CT und MRT eine bessere Erkennung der Tumorausdehnung. In lediglich 13,5% der Patienten ließ sich durch transthorakale Echokardiographie und in nur 36,5% durch transösophageale Echokardiographie die gesamte Tumorzirkumferenz bei 70 Patienten mit peri- und parakardialen Tumoren darstellen (28).

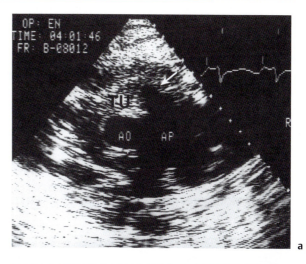
a

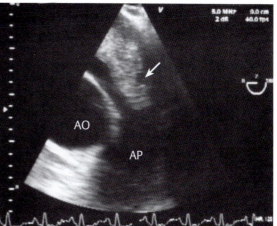
b

Abb. 21.**19** Transösophagealer Horizontalschnitt.
a Darstellung einer ausgedehnten Tumorinfiltration (Pfeil) der rechten Pulmonalarterie bei Liposarkom (TU).
b Darstellung eines großen Embolus (Pfeil) in der rechten Pulmonalarterie. AO = Aorta ascendens, AP = pulmonaler Hauptstamm.

Kardiale Zusatzstrukturen

Infiltration

Hypereosinophiles Syndrom

Das hypereosinophile Syndrom mit kardialer Beteiligung ist durch eine Erhöhung der Eosinophilen im Blutbild und durch eine diffuse eosinophile endomyokardiale Infiltration charakterisiert (Löffler-Endokarditis). Der größte Teil der Patienten zeigt eine Leukozytose von mehr als 100 000/mm³ mit einem Anteil an Eosinophilen von 30–75 %. Die endomyokardiale Beteiligung betrifft meistens den rechten Ventrikel, kann aber auch den linken oder beide Ventrikel umfassen. Das klinische Bild ist geprägt von den Zeichen einer Rechtsherz- oder Linksherzinsuffizienz (35). Perikardergüsse können auftreten. Andere echokardiographische Befunde bestehen in relativ kleinen Kammervolumina, die durch die ausgeprägten Endokardinfiltrationen und durch ausgedehnte Ablagerungen von fibrinösem, thrombotischem Material zustande kommen (Abb. 21.**20**). Bei gestörtem Füllungsverhalten bleibt die systolische Ventrikelfunktion zunächst erhalten. Außerdem finden sich echokardiographisch oftmals eine Erweiterung der Vorhöfe sowie eine Trikuspidal- oder Mitralinsuffizienz.

Zusatzstrukturen im rechten Herzen

Rechter Vorhof. Im Bereich des rechten Vorhofs sind eine Reihe anatomischer Strukturen bei der differenzialdiagnostischen Abgrenzung zu rechtsatrialen Raumforderungen zu berücksichtigen. Hierzu zählen die Eustachische Klappe, die Crista terminalis, das Chiari-Netzwerk und ein Muskelband an der Einmündung der V. cava superior.

Chiari-Netzwerk. Das Chiari-Netzwerk ist eine gefensterte Membran, die bei fehlender Rückbildung der rechten Klappe des Sinus venosus als anatomische Variante im rechten Vorhof verbleiben kann. Echokardiographisch wurde diese Anomalie erstmals 1981 beschrieben und als sehr mobile Struktur mit variabler Anheftung im rechten Vorhof charakterisiert (69). Mittels transösophagealer Echokardiographie kann das Chiari-Netzwerk in der Regel als lange membranartige flottierende Struktur, die an der medialen und lateralen Vorhofwand angeheftet ist, im rechten Vorhof identifiziert werden (Abb. 21.**21**). Zur Analyse der Struktur sollte der rechte Vorhof frei projiziert werden, was meistens durch Vorschieben des Ösophagusschallkopfes um etwa 4 cm aus dem Vierkammerblick bei Rotation der Schallkopfspitze gelingt. Die Prävalenz des Chiari-Netzwerkes scheint bei transösophagealer Echokardiographie ähnlich wie in Autopsiestudien bei 5 % zu liegen. Obwohl anhand von Einzelfällen in der Literatur das Chiari-Netzwerk in Zusammenhang gebracht wird mit Thrombusbildung, Arrhythmien oder gleichzeitigen Vorhof-

septumaneurysmen und obwohl Kasuistiken im Hinblick auf eine Umwicklung eines Thrombus oder eines Katheters durch das Netzwerk existieren, hat diese Anomalie in der Regel keine pathologische Bedeutung. Die Echokardiographie dient dazu, andere pathologische Strukturen des rechten Vorhofs hiervon abzugrenzen. Dazu können Thromben, Vegetationen, Tumoren, Fremdkörper oder als Rarität ein Sinus-Valsalvae-Aneurysma gehören (Abb. 21.**22**).

Cor triatriatum dexter. Eine pathologische Persistenz der rechten Klappe des Sinus venosus kann zu einer Membranbildung und konsekutiv zu einem Cor triatriatum dexter führen.

Eustachische Klappe. Die Eustachische Klappe findet sich an der Einmündung der V. cava inferior, die mittels transösophagealer Echokardiographie bei longitudinaler Schnittführung gut dargestellt werden kann. Bei dieser Schnittführung ist auch die Valvula Eustachii leicht zu identifizieren (Abb. 21.**23**).

Thebesische Klappe und Crista terminalis. Als weitere vom Sinus venosus abgeleitete Strukturen sind die Thebesische Klappe und die Crista terminalis zu nennen. Die Thebesische Klappe befindet sich an der Einmündung des Koronarsinus, während die Crista terminalis an der lateralen Vorhofwand gelegen ist. Die Differenzierung dieser Strukturen im rechten Vorhof und die Abgrenzung der o. g. Differenzialdiagnosen erfordern in der Regel eine Untersuchung mittels multiplaner, mindestens aber biplaner transösophagealer Echokardiographie.

Mm. pectinati und Muskelbänder. Der rechte Vorhof weist im Vergleich zum linken häufiger Trabekularisierungen auf. Außerdem können Mm. pectinati und Muskelbänder beobachtet werden, die ggf. eine differenzialdiagnostische Abgrenzung zu intraatrialen Raumforderungen erforderlich machen. Diese Strukturen können bei hypertrophierter Vorhofmuskulatur, wie zum Beispiel bei Vorhofseptumdefekt, besonders prominent in Erscheinung treten. Am Eingang zur V. cava superior kann ein Muskelband beobachtet werden, das in der Differenzialdiagnose teilweise zu Schwierigkeiten führt (60). In den meisten Fällen können auch diese Strukturen durch die multiplane transösophageale Echokardiographie als nicht pathologische Varianten erkannt werden. Hierbei ist es erforderlich, dass die entsprechende Struktur kontinuierlich in horizontaler bis transversaler Schnittführung bei gleichzeitigem Vor- oder Zurückziehen des Schallkopfes verfolgt wird. Weniger schwierig und in der Regel mittels transthorakaler Anschallung ist das Moderatorband im rechten Ventrikel zu identifizieren (Abb. 21.**24**).

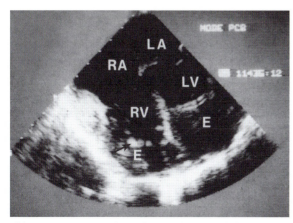

Abb. 21.**20** Transösophagealer Vierkammerblick mit Darstellung ausgedehnter endokardialer Ablagerungen (E) in beiden Ventrikeln bei hypereosinophilem Syndrom. Der Pfeil zeigt die Spitze einer Biopsiezange während transvenöser Biopsie aus dem rechten Ventrikel (RV). LV = linker Ventrikel, RA = rechter Vorhof, LA = linker Vorhof.

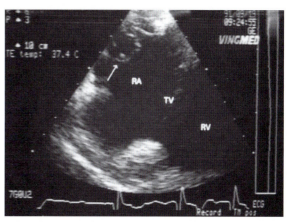

Abb. 21.**21** Transösophageales Echokardiogramm mit Darstellung eines Chiari-Netzes (Pfeil). RA = rechter Vorhof, RV = rechter Ventrikel, TV = Trikuspidalklappe.

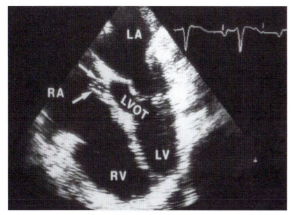

Abb. 21.**22** Transösophagealer Vierkammerblick mit Darstellung eines in den rechten Vorhof (RA) perforierten Sinus-Valsalvae-Aneurysmas (Pfeile). LA = linker Vorhof, LV = linker Ventrikel, RV = rechter Ventrikel, LVOT = linksventrikulärer Ausflusstrakt.

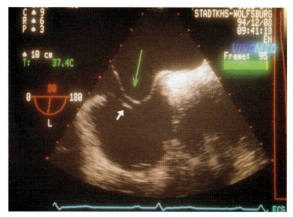

Abb. 21.**23** Transösophageales Echokardiogramm mit Darstellung eines Vorhofseptumaneurysmas (langer Pfeil) und einer Valvula Eustachii (kurzer Pfeil).

Thromben. Thromben im rechten Vorhof oder im rechten Ventrikel sind fast immer mit einer reduzierten Funktion des Vorhofes (z. B. Vorhofflimmern) oder des Ventrikels (z. B. dilatative Kardiomyopathie) verbunden. Nur in wenigen Ausnahmefällen bei Patienten mit bösartigen Erkrankungen oder Gerinnungsstörungen können Thromben auch bei normaler Vorhof- oder Ventrikelfunktion beobachtet werden. Außerdem können bei Becken- und Beinvenenthrombosen Thromben auf embolischem Weg im rechten Herzen auftreten.

Iatrogene Zusatzstrukturen. Iatrogene Zusatzstrukturen im rechten Herzen können durch transvenöse Schrittmacher- und Defibrillatorelektroden oder in Ausnahmefällen durch embolisierte Katheterfragmente und Kavaschirme hervorgerufen werden (Abb. 21.**25**). Auch hier ist bei der echokardiographischen Diagnose die Kenntnis der klinischen Gesamtsituation einschließlich der Anamnese des Patienten unerlässlich.

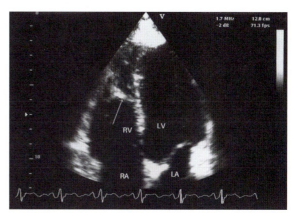

Abb. 21.**24** Apikaler Vierkammerblick mit Darstellung eines Moderatorbandes (Pfeil) im rechten Ventrikel (RV). RA = rechter Vorhof, LA = linker Vorhof, LV = linker Ventrikel.

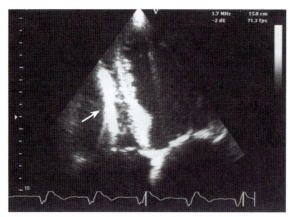

Abb. 21.**25** Apikaler Vierkammerblick mit Darstellung einer transvenösen Defibrillatorelektrode (Pfeil) im rechten Ventrikel.

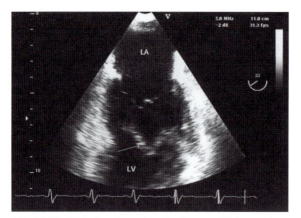

Abb. 21.**26** Transösophagealer Zweikammerblick mit Darstellung prominenter Trabekel (Pfeil) im linken Ventrikel (LV). LA = linker Vorhof.

Zusatzstrukturen im linken Herzen

Muskuläre und Sehnenstrukturen. An Zusatzstrukturen im Bereich des linken Herzens sind Varianten von Papillarmuskelanomalien und aberrierende Sehnenfäden zu nennen. Auch besondere Trabekularisierung (Abb. 21.26) oder hypertrophe Wandanteile können tumorverdächtige echokardiographische Befunde auslösen.

Fibrosen und Kalk. Dieses gilt auch für fokale Fibrosierungen der Ventrikelwände oder Kalzifikationen, die im Bereich des Mitralringes nicht selten sind. Eine umfassende echokardiographische Untersuchung unter Einschluss aller transthorakaler und subkostaler Schallfenster sowie ggf. unter Einbeziehung der transösophagealen Echokardiographie lässt in der Regel eine eindeutige Abgrenzung dieser kardialen Zusatzstrukturen von einem Tumor, von einem Thrombus oder von einer Vegetation zu (Tab. 21.**6**).

Cor triatriatum sinister. Als Residuum einer gemeinsamen Pulmonalvene kann eine prominente Gewebeleiste an der Einmündung der linken oberen Pulmonalvene und des linksatrialen Herzohrs beobachtet werden, wodurch funktionell ein Cor triatriatum sinister entstehen kann.

Weitere Strukturen. Auch eine Hiatushernie oder ein prominenter Koronarsinus können einen Tumor im Bereich des linken Vorhofs vortäuschen. Ein Mitralklappenprolaps und endokarditische Vegetationen sind differenzialdiagnostisch ebenfalls zu nennen (Abb. 21.**18**). Gleiches gilt für Lambl-Exkreszenzen an der Mitralklappe (Abb. 21.**10**).

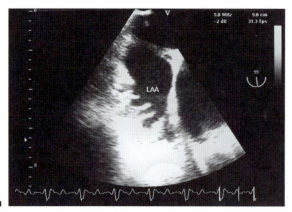

a

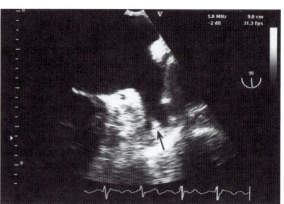

b

Abb. 21.**27** Zusatzstrukturen linksatrial.
a Transösophageale Darstellung von Mm. pectinati im linksatrialen Herzohr.
b Darstellung eines Septums (Pfeil) bei bilobulärem linksatrialen Herzohr.
c Verdickte Falte der linksatrialen freien Wand („Q-tip") (Pfeil).

Abb. 21.**27 c** ▷

Tabelle 21.**6**   Differenzialdiagnose kardialer Zusatzstrukturen

	Herz-kammern	Linker Vorhof	Rechter Vorhof	Perikard	Herzklappen	Extrakardial
Klappenverän-derungen		Flail MV, ab-gerissene Sehnenfäden, Papillarmus-kelanteile, Mitralklap-penprolaps	Flail TV, Si-nus-Valsalvae-Aneurysma		Mitralklap-penprolaps	
Angeborene Veränderun-gen		Cor triatria-tum sinister, Vorhof-septum-aneurysma	Cor triatria-tum dexter, Vorhof-septum-aneurysma			
Normvarian-ten	prominente Papillarmus-keln und Tra-bekel, aber-rierende Seh-nenfäden, Kalzifikatio-nen, Modera-torband (RV)	Mitralringkalk, Muskelbänder zwischen Pul-monalvene und LAA (Q-tip), „bilobe und multilobe LAA", Mm. pectinati	Chiari-Netz, Valvula Eusta-chii, promi-nente Trikus-pidalklappe, Crista termi-nalis, Thebesi-sche Klappe, Muskelbänder			Hiatushernie, prominenter Sinus corona-rius
Iatrogene Strukturen	Schrittma-cher- und ICD-Elektro-den, Katheter, embolisierter Kavaschirm (RV)		Schrittma-cherelektro-den, Katheter			
Andere	Artefakte, Re-verberationen	Artefakte, Re-verberationen von mechani-schen MV-Prothesen	Artefakte, Re-verberationen von mechan-dischen TV-Prothesen	Perikardverdi-ckungen und Kalzifizierun-gen		atheromatöse Plaques in der thorakalen Aorta

LAA = linkes Vorhofohr, MV = Mitralklappe, RV= rechter Ventrikel, TV = Trikuspidalklappe

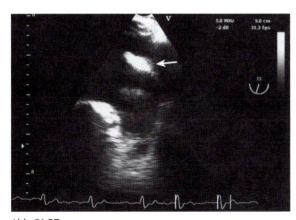

Abb. 21.**27 c**

Thromben. Im linksatrialen Herzohr kann die Identifi-kation eines Thrombus durch die Mm. pectinati (Abb. 21.**27a**) oder am Eingang des Herzohres durch Fremdechos des Vorhofdaches oder der Gewebeleiste an der Einmündung der linken oberen Pulmonalvene er-schwert oder vorgetäuscht werden. Die differenzialdi-agnostische Abklärung erfordert eine multiplane trans-ösophageale Untersuchung, wobei mittels gepulstem Doppler auch die Geschwindigkeit im linkatrialen Herz-ohr gemessen werden kann. Bei Anwesenheit eines Thrombus ist in der Regel auch die Blutflussgeschwin-digkeit im linksatrialen Herzohr deutlich vermindert. In diesen Fällen können Flussgeschwindigkeiten weit un-ter 25 cm/s gemessen werden. Bei der Abklärung zwei-felhafter thrombusverdächtiger Strukturen im links-atrialen Herzohr müssen Anatomie und Morphologie des linken Vorhofohres bedacht werden. Nicht selten besteht das linksatriale Herzohr aus zwei oder mehre-ren Anteilen, und die Wandanteile, die einen Lobus von

Kardiovaskuläre Strukturen

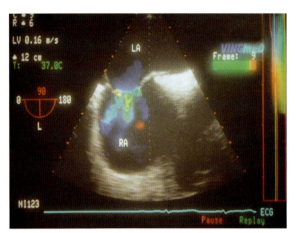

Abb. 21.**28** Transösophageales Echokardiogramm mit Darstellung eines Vorhofseptumaneurysmas mit multipler Perforation („swiss cheese membrane")

dem anderen abgrenzen, können als Thrombus fehlgedeutet werden (Abb. 21.**27b**). Ähnliches gilt für eine prominente Faltenbildung („Q-tip") der linksatrialen freien Wand (Abb. 21.**27c**). Auch Schräganschnitte linksatrialer Wandanteile einschließlich des Vorhofdaches können zur Fehldiagnose eines Vorhofthrombus Anlass geben. Die vielen Fehlermöglichkeiten können besonders bei weniger erfahrenen Untersuchern zu einer falsch positiven Diagnose eines Thrombus führen. Die Zahl der Fehldiagnosen oder zweifelhaften Befunden kann 60–70% erreichen (20).

Vorhofseptumaneurysmen

Ätiologie und Definition. Vorhofseptumaneurysmen sind seltene Anomalien des Herzens. Sie entstehen entweder als primäre Fehlbildung oder sekundär infolge von Druckunterschieden zwischen den Vorhöfen, wie bei Mitralstenose. Unklar ist weiterhin, ob ein Vorhofseptumaneurysma im Fall einer primären Fehlbildung als angeboren zu gelten hat oder ob es sich im Laufe der Zeit entwickelt.

In der Regel umfasst die Definition eines Vorhofseptumaneurysmas eine Vorwölbung des atrialen Septums von über 10 mm in den rechten oder linken Vorhof, wobei nicht selten ein Umschlagen des Vorhofseptumaneurysmas von einem in den anderen Vorhof zu beobachten ist. Das Aneurysma kann das gesamt interatriale Septum oder nur die Fossa ovalis umfassen (Abb. 21.**23**).

Echokardiographische Befunde. In einer Studie von 195 Patienten zeigte sich, dass diese Fehlbildung in weniger als 50% von transthorakal zu erkennen ist und ihre Diagnose in der Mehrzahl die transösophageale Echokardiographie erfordert. Von den 195 Patienten wiesen die Hälfte ein Aneurysma auf, das das gesamte Vorhofseptum umfasste. Bei mehr als 50% fand sich ein interatrialer Shunt, überwiegend als offenes Foramen ovale (48). In einzelnen Fällen können multiple Perforationen

des aneurysmatischen Septums („swiss cheese membrane") beobachtet werden (Abb. 21.**28**).

Embolien (s. a. Kapitel 22). 44% der Patienten mit Vorhofseptumaneurysma und interatrialem Shunt weisen in der Anamnese ein embolisches Ereignis auf. Bei einem Viertel der Patienten mit Zustand nach Embolie fand sich neben einem Vorhofseptumaneurysma kein weiterer Grund für eine kardiale Emboliequelle. Weder die Länge des Aneurysmas noch seine Ausdehnung hatten eine signifikante Beziehung zur Embolierate. Dagegen wiesen die Patienten mit Zustand nach kardialer Embolie signifikant häufiger einen Shunt im Vorhofseptumaneurysma auf. Dieser Befund könnte dafür sprechen, dass paradoxe Embolien bei Vorhofseptumaneurysmen von besonderer Bedeutung sind. Eine Thrombusbildung im Aneurysma scheint dagegen als Emboliequelle keine wesentliche Rolle zu spielen, da bei lediglich 2 von 195 Patienten Thromben im Vorhofseptumaneurysma gefunden wurden (48).

■ Literatur

1. Abad C, Campo E, Estruch R. Cardiac hemangioma with papillary endothelial hyperplasia: report of a resected case and review of the literature. Ann Thorac Surg 1990;49:305–8.
2. Acierno LJ. Cardiac complications in acquired immunodeficiency syndrome (AIDS): a review. J Am Col Cardiol 1989;13:1144.
3. Alfonso F, Rey M, Rabago R, Nihoyannopoulos P, McKenna WJ. Cross-sectional echocardiography in cardiac hydatidosis. Br Heart J 1988;59:142.
4. Anderson DR, Gray MR. Mitral incompetence associated with lipoma infiltrating the mitral valve. Br Heart J 1988;60:169.
5. Atherton DJ, Pitcher DW, Wells RS, MacDonald DM. A syndrome of various cutaneous pigmented lesions, myxoid neurofibromata and atrial myxoma: the NAME syndrome. Br J Dermatol 1980;103:421–9.
6. Autran BR, Gorin I, Leibowitch M. AIDS in a Haitian women with cardiac Kaposi's sarcoma and Whipple's disease. Lancet 1983;1:767–8.
7. Awad N, Dunn B, al Halees Z, Mercer E. Intracardiac rhabdomyosarcoma: transesophageal echocardiographic findings and diagnosis. J Am Soc Echocardiogr 1992;5:199–202.
8. Bear PA, Moodie DS. Malignant primary cardiac tumors. The Cleveland Clinic experience. 1956 to 1986. Chest 1987;92:860–2.
9. Blondeau, P. Primary cardiac tumors – French studies of 533 cases. Thorac Cardiovasc Surg 1990;38:192–5.
10. Bough WW, Johnson EE, Zack SI, Boden WE, Mandel A, Medeiros AA. Echocardiographic diagnosis of an infected myxoma in an atypical location. Am Heart J 1987;113:1031.
11. Bulkley BH, Hutchins GH. Atrial myxomas: a fifty year review. Am Heart J 1979;97:639.
12. Burke AP, Virmani R. Cardiac myxomas. A clinicopathologic study. Am J Clin Pathol 1993;100:671–80.
13. Burke A, Virmani R. Tumors of the heart and great vessels. Atlas of Tumor Pathology. 3. Serie, Fascicle 16, Armed Forces Institute of Pathology, Washington 1996.
14. Burke AP, Rosado-de-Christenson M, Templeton PA, Virmani R. Cardiac fibroma: clinicopathologic correlates and surgical treatment. J Thor Cardiovasc Surg 1994;108:862–70.

3

15. Carney JA. Differences between nonfamilial and familial cardiac myxoma. Am J Surg Pathol 1985;9:53–5.

16. Come PC, Riley MF, Markis JE, Malagold M. Limitations of echocardiographic technique in evaluation of left atrial masses. Am J Cardiol 1981;48:947.

17. Cunningham T, Lawrie GM, Stavinoha J, Quinones MA, Zoghbi WA. Cavernous hemangioma of the right ventricle: echocardiographic-pathologic correlates. J Am Soc Echocardiogr 1993;6:335–40.

18. Danoff A, Jormark S, Lorber D, Fleischer N. Adrenocortical micronodular dysplasia, cardiac myxomas, lentigines and spindle cell tumors. Report of a kindred. Arch Inter Med 1987;147:443–8.

19. Deenadayalu RP, Tuuri D, Dewell RA, Johnson GF. Intrapericardial teratomas and bronchogenic cyst. Review of literature and report of successful surgery in infant with intrapericardial teratoma. J Thorac Cardiovasc Surg 1974;67:945–52.

20. Dißmann R, Völler H, Sorge M, Schröder K, Horstkotte D, Schultheiß HP. Fehlermöglichkeiten bei Diagnose linksatrialer Thromben im transösophagealen Echokardiogramm. Z Kardiol 1996;85:343–50.

21. Edler I, Hertz C. Use of ultrasonic reflectoscope for the continous recording of movements of heart walls. Kung Fysiograf Sallsk Lund Fordhandl 1954;24:40.

22. Edwards FH, Hale D, Cohen A, Thompson L, Pezzella AT, Virmani R. Primary cardiac valve tumors. Ann Thorac Surg 1991;52:1127–31.

23. Effert S, Domanig E. Diagnostik intraaurikulärer Tumoren und großer Thromben mit dem Ultraschall-Echoverfahren. DMW 1959;84:6.

24. Eglen DE. Pericardial based thymoma: diagnosis by fine needle aspiration. Indiana Med 1986;79:526–8.

25. Engberding R, Schultze-Waltrup N, Große-Heitmeyer W, Stoll V. Transthorakale und transösophageale Echokardiographie in der Diagnostik peri- und parakardialer Tumoren. DMW 1987;12:49–52.

26. Engberding R. Untersuchungstechniken in der Echokardiographie. Berlin: Springer 1990; S. 74–82.

27. Engberding R. Intracardiac tumours and miscellaneous lesions. In Roelandt JRTC, Sutherland GR, Iliceto S, Linker DT (eds.) Cardiac Ultrasound. Churchill Livingstone 1993; pp 0605–17.

28. Engberding R, Daniel WG, Erbel R et al. and the European Cooperative Study Group: Diagnosis of heart tumours by transoesophageal echocardiography: a multicentre study in 154 patients. Eur Heart J 1993;14:1223–8.

29. Enzinger FM, Weiss SW. Benign tumors and tumorlike lesions of blood vessels. In Enzinger FM, Weiss SW. Soft tissue tumors. St. Louis: CV Mosby 1988; pp0489–532.

30. Fowles RE, Miller DC, Egbert BM, Fitzgerald JW, Popp RL. Systemic embolization from a mitral valve papillary endocardial fibroma detected by two dimensional echocardiography. Am Heart J 1981;102:128–30.

31. Fyke III FE, Seward JB, Edwards WD. Primary cardiac tumors: experience of 30 consecutive patients since the introduction of two-dimensional echocardiography. J Am Col Cardiol 1985;5:1352.

32. Goldschlager A, Popper R, Goldschlager N, Gerbode F, Prozan G. Right atrial myxoma with right to left shunt and polycythemia presenting as congenital heart disease. Am J Cardiol 1972;30:82–6.

33. Grinda JM, Couetil JP, Chauvaud S et al. Cardiac valve papillary fibroelastoma: Surgical excision for revealed or potential embolization. J Thorac Cardiovasc Surg 1999;117:106–10.

34. Grote J, Mügge A, Schäfers HJ, Daniel WG, Lichtlen PR. Multiplane transesophageal echocardiography detection of a papillary fibroelastoma of the aortic valve causing myocardial infarction. Eur Heart J 1995;16:426–9.

35. Hurst JW, Logue RB, Rackley CE. The heart, arteries and veins. 6th. ed. New York: McGraw-Hill 1986 pp. 1208–13.

36. Isner JM, Swan CS, Mikus JP, Carter BL. Lipomatous hypertrophy of the interatrial septum: in vivo diagnosis. Circulation 1982;66:470–3.

37. Korbmacher B, Doering C, Schulte HD, Hort W. Malignant fibrous histiocytoma of the heart – case report of a rare left atrial tumor. Thorac Cardiovasc Surg 1992;40:303–7.

38. Kruger SR, Michaud J, Cannon DS. Spontaneous resolution of a pericardial cyst. Am Heart J 1985;109:1390–1.

39. Lestuzzi C, Biasi S, Nicolosi GL. Secondary neoplastic infiltration of the myocardium diagnosed by two-dimensional echocardiography in seven cases with anatomic confirmation. J Am Col Cardiol 1987;9:439–45.

40. Levine RA, Weyman AE, Dinsmore RE. Noninvasive tissue characterization: diagnosis of lipomatous hypertrophy of the atrial septum by nuclear magnetic resonance imaging. J Am Col Cardiol 1986;7:688–92.

41. Lundin L, Norheim I, Landelius J, Öberg K, Theodorsson-Norheim E. Carcinoid heart disease: relationship of circulating vasoactive substances to ultrasound-detectable cardiac abnormalities. Circulation 1988;77:264.

42. Mann J, Parker DJ. Papillary fibroelastoma of the mitral valve: a rare cause of transient neurological defects. Br Heart J 1994;71:6.

43. MacGee W. Metastatic and invasive tumours involving the heart in a geriatric population: a necropsy study. Virchows Arch 1991;419:183–9.

44. McAllister HA, Fenoglio JJ. Tumors of the cardiovascular system. Atlas of Tumor Pathology, 2nd Series, Fascicle 15. Washington, D.C. Armed Forces Institute of Pathology 1978.

45. Monsuez JJ, Frija J, Mertz-Pannier L, Miclea JM, Extra JM, Boiron M. Non-Hodgkin's lymphoma with cardiac presentation: evaluation and follow-up with echocardiography and MR imaging. Eur Heart J 1991;12:464–7.

46. Moore JA, DeRan BP, Minor R, Arthur J, Fraker TD. Transesophageal echocardiographic evaluation of intracardiac lymphoma. Am Heart J 1992;124:514–6.

47. Mügge A, Daniel WG, Haverich A, Lichtlen PR. Diagnosis of noninfective cardiac mass lesions by two-dimensional echocardiography. Comparison of the transthoracic and transesophageal approaches. Circulation 1991;83:70–8.

48. Mügge A, Daniel WG, Angermann C et al. Atrial septal aneurysm in adult patients. A multicenter study using transthoracic and transesophageal echocardiography. Circulation 1995;91:2785–92.

49. Mukai K, Shinkai T, Tominaga K, Shimosato Y. The incidence of secondary tumors of the heart and pericardium: a 10-year study. Jpn J Clin Oncol 1988;18:195–201.

50. Murphy MC, Sweeney MS, Putnam JB. Surgical treatment of cardiac tumors: a 25-year experience. Ann Thorac Surg 1990;49:612–7.

51. Narang J, Neustein S, Israel D. The role of transesophageal echocardiography in the diagnosis and excision of a tumor of the aortic valve. J Cardiothorac Vasc Anesth 1992;6:68–9.

52. Pochis WT, Saeian K, Sagar KB. Usefulness of transesophageal echocardiography in diagnosing lipomatous hypertrophy of the atrial septum with comparison to transthoracic echocardiography. Am J Cardiol 1992;70:396–8.

53. Reece IJ, Houston AB, Pollock JC. Interventricular fibroma. Echocardiographic diagnosis and successful surgical removal in infancy. Br Heart J 1983;50:590–1.

54. Reeder GS, Khandheria BK, Seward JB, Tajik AJ. Transesophageal echocardiography and cardiac masses. Mayo Clin Proc 1991;66:1101–9.

55. Reynen K. Cardiac myxomas. N Eng J Med 1995;333:1610–7.

56. Rhodes AR, Silverman RA, Harrist TJ, Perez-Atayde AR. Mucocutaneous lentigines, cardiomucocutaneous myxomas, and multiple blue nevi. The „LAMB" syndrome. J Am Acad Dermatol 1984;10:72–82.

57. Roudant R, Gosse P, Dallocchio M. Rapid growth of a left atrial myxoma shown by echocardiography. Br Heart J 1987;58:413.

58. Santoro MJ, Ford LJ, Chen YK, Solinger MR. Odynophagia caused by a pericardial diverticulum. Am J Gastroenterol 1993;88:943–4.

59. Scully RE, Mark EJ, McNeely WF, McNeely BU. Case records of the Massachusetts General Hospital. Weekly clinicopathological exercises. Case 10. N Engl J Med 1989;320:652–60.

60. Seward JB, Khandheria BK, Oh JK, Freeman WK, Tajik AJ. Critical appraisal of transesophageal echocardiography: limitations, pitfalls, and complications. J Am Soc Echocardiogr 1992;5:288–305.

61. Shechter M, Glikson M, Agranat O, Motro M. Echocardiographic demonstration of mitral block caused by left atrial spindle cell sarcoma. Am Heart J 1992;124:232–4.

62. Silverman J, Olwin JS, Graettinger JS. Cardiac myxomas with systemic embolization: review of the literature and report of a case. Circulation 1962;26:99–103.

63. St. John Sutton MG, Mercier LA, Giuliani ER, Lie JT. Atrial myxomas: a review of clinical experience in 40 patients. Mayo Clin Proc 1980;55:371.

63a. Sun JP, Asher CR, Yang XS, et al. Clinical and echocardiographic characteristics of papillary fibroelastomas. A retrospective and prospective study in 162 patients. Circulation 2001;103:2687–93.

64. Taams MA, Gussenhoven EJ, Lanceé CT. Left atrial vascularised thrombus diagnosed by transesophageal cross sectional echocardiography. Br Heart J 1987;58:669.

65. Tesoro-Tess JD, Biasi S, Balzarini L. Heart involvement in lymphomas. The value of of magnetic resonance imaging and two-dimensional echocardiography at disease presentation. Cancer 1993;72:2484–90.

66. Thomas MR, Jayakrishan AG, Desai J, Monaghan MJ, Jewitt DE. Transesophageal echocardiography in the detection and surgical management of a papillary fibroelastoma of the mitral valve causing partial mitral obstruction. J Am Soc Echocardiogr 1993;6:83–6.

67. Valente M, Basso C, Thiene G. Fibroelastic papilloma: a not-so-benign cardiac tumor. Cardiovasc Pathol 1992;1:161–6.

68. Virmani R, Khedekar RR, Robinowitz M, McAllister HA. Tumor embolization in coronary artery causing myocardial infarction. Arch Pathol Lab Med 1983;107:243–5.

69. Werner JA, Cheitlin MD, Gross BW, Speck SM, Ivey TD. Echocardiographic appearance of the Chiari Network: Differentiation from right-heart pathology. Circulation 1981;63:1104–9.

70. Yarnell Ph, Spann JF, Dougherty J, Mason DT. Episode central nervous system ischemia of undetermined cause relation to occult left atrial myxoma. Stroke 1971;2:35.

Übergeordnete klinische Fragestellungen

22 Echokardiographische Emboliequellensuche

F. A.Flachskampf und W. G. Daniel

Problematik kardialer Emboliequellen

Zerebrale Embolien. Arterielle oder „systemische" Embolien, vor allem ins zentrale Nervensystem, verursachen eine enorme Morbidität und Letalität. Schlaganfälle stehen nach kardialen Erkrankungen und Tumorkrankheiten an dritter Stelle der Todesursachenstatistik. Etwa 85 % aller Schlaganfälle (plötzlich entstandene neurologische Defizite > 24 h Dauer) sind ischämisch. Von diesen gelten rund 20 % als gesichert kardial embolisch und rund 40 % als unklarer und damit möglicherweise ebenfalls kardial embolischer Genese (17). Hinzu kommen die ebenfalls oft kardial embolisch verursachten transitorischen ischämischen Attacken. Angesichts der großen Grauzone und der Unmöglichkeit, nach abgelaufenem Ereignis die Herkunft einer Embolie sicher zu bestimmen, wird man bei mindestens einem Drittel der neurologischen Insulte eine kardiale Ursache annehmen dürfen. Die Frage nach möglichen kardialen Emboliequellen gehört daher zu den häufigsten Indikationen der – insbesondere transösophagealen – Echokardiographie.

Nachweis der Emboliequelle. Nur in seltenen Fällen, etwa bei zeitgleichem Auftreten einer Embolie und dem Verschwinden einer endokarditischen Vegetation, eines linksatrialen Thrombus oder der Passage eines venösen Thrombus durch ein offenes Foramen ovale kann ein sicherer Nachweis der Emboliequelle geführt werden. In den meisten Fällen hat man es stattdessen mit dem Ab-

wägen von – meist relativ niedrigen – Emboliewahrscheinlichkeiten zu tun, wobei viele Patienten mehrere potenzielle Emboliequellen aufweisen (z. B. offenes Foramen ovale, Atheromatose der Aorta, Vorhofflimmern, eingeschränkte Ventrikelfunktion).

Maßnahmen. In vielen Fällen, v. a. bei jüngeren Patienten, endet die Suche ergebnislos oder lediglich mit dem Nachweis eines kleinen offenen Foramen ovale. In diesen Fällen muss darum die individuelle Abwägung zwischen dem Risiko eines Embolierezidivs und der therapieassoziierten Morbidität, z. B. von Antikoagulation, Verschlussschirmchen oder -operation, getroffen werden. Trotz jahrzehntelanger intensiver Beschäftigung mit der Problematik der kardialen Emboliequellen stellt die Antikoagulation bei Vorhofflimmern (in geringerem Umfang auch die frühzeitige Operation großer Vegetationen bei florider Endokarditis) bislang die einzige gut erforschte und belegte prophylaktische Maßnahme dar.

Nichtzerebrale Embolien. Eine Embolie in nichtzerebrale Gefäßprovinzen kommt sicherlich weit häufiger als klinisch apparent vor; insbesondere Gastrointestinaltrakt und Nieren tolerieren solche Ereignisse häufig symptomlos. Hierbei ist zu beachten, dass anders als bei neurologischen Insulten die Aorta descendens, ein Prädilektionsort atheromatöser Plaques, als potenzielle Emboliequelle hinzutritt.

Potenzielle kardiale Emboliequellen

Einen Überblick über die aus der Literatur zusammengestellte Häufigkeit kardialer Läsionen als Emboliequellen gibt Abb. 22.1. Es versteht sich, dass die Zahlen nur grobe Anhaltspunkte sein können, da zum einen die Kausalität meist unsicher ist und zum anderen das Patientengut von Institution zu Institution wechselt („referral bias").

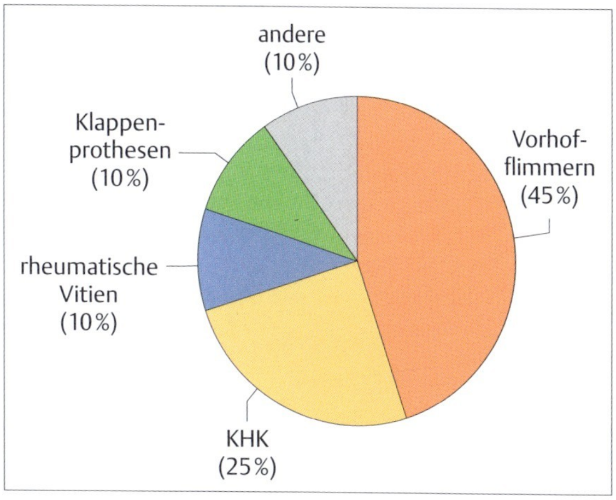

Abb. 22.1 Ungefähre prozentuale Verteilung kardialer Emboliequellen. Man beachte, dass paradoxe Embolien zu den insgesamt eher seltenen „anderen" Quellen gehören (nach Sherman DG. Am J Cardiol 1990;65:32C–37C).

4

Vorhofflimmern und Thromben im linken Vorhof

Management des Vorhofflimmerns. Rund die Hälfte aller kardialen Embolien werden durch Thrombenbildung im linken Vorhof einschließlich des Herzohrs bei Vorhofflimmern verursacht. Die Echokardiographie spielt im Management des Vorhofflimmerns eine herausragende Rolle:

➤ Sie kann den Mechanismus, der zum Vorhofflimmern führt, oft direkt identifizieren (Mitralstenose, Mitralinsuffizienz, Linkshypertrophie bei Hypertonus, dilatative Kardiomyopathie usw.).

➤ Sie erlaubt eine Risikostratifizierung in idiopathisches ("lone"), nichtvalvuläres ("non-valvular") und valvuläres ("valvular") Vorhofflimmern mit entsprechenden Konsequenzen für die Antikoagulation.

➤ Sie lässt eine Abschätzung der Erfolgschancen einer Kardioversion anhand der Vorhofgröße und der zugrunde liegenden Pathologie zu und dient der unmittelbaren Identifizierung von Thromben vor Kardioversion.

Bei jedem Patienten mit Vorhofflimmern sollte daher eine echokardiographische Untersuchung erfolgen. Besonders wichtig ist dabei die Abgrenzung der 3 genannten Formen von Vorhofflimmern.

Valvuläres Vorhofflimmern. Am einfachsten liegen die Verhältnisse, wenn eine rheumatische Mitralstenose (mit oder ohne begleitende Insuffizienz) vorliegt: In diesem Fall handelt es sich um valvuläres (oder rheumatisches) Vorhofflimmern mit dem höchsten Risiko der Thrombenbildung und Embolie. Das Embolierisiko ohne Antikoagulation liegt über 5% pro Jahr und Patient (11). Auch Patienten mit Klappenprothesen in Mitralposition und Vorhofflimmern fallen in diese Kategorie. Sie sollten mit einer Ziel-INR von 3–4,5 antikoaguliert werden.

Nichtvalvuläres Vorhofflimmern. Nichtvalvuläres (oder nichtrheumatisches) Vorhofflimmern im engeren Sinne wird diagnostiziert, wenn keine Mitralstenose vorliegt, aber eine der folgenden Herzerkrankungen:

➤ arterieller Hypertonus,
➤ Diabetes mellitus,
➤ Herzinsuffizienz/eingeschränkte systolische Funktion des linken Ventrikels,
➤ dilatative oder andere Kardiomyopathien,
➤ erhebliche reine Mitralinsuffizienz oder erhebliches Aortenvitium (obwohl dem Wortsinn des nichtvalvulären Vorhofflimmerns widersprechend; der Ausdruck "valvulär" bezieht sich jedoch hier auf ein rheumatisches Mitralvitium),
➤ koronare Herzkrankheit (bei einigen Autoren nur bei Vorliegen einer eingeschränkten Funktion des linken Ventrikels).

Diese Patienten bedürfen ebenfalls der Antikoagulation, jedoch wird eine Ziel-INR von 2–3 für ausreichend gehalten. Das Embolierisiko ohne Antikoagulation liegt bei etwa 5% pro Jahr und Patient (29).

Idiopathisches Vorhofflimmern. Schließlich bleibt eine Gruppe von Patienten übrig, deren einziger erkennbarer krankhafter Befund das "idiopathische" Vorhofflimmern ist (normale Ventrikelfunktion, kein Vitium, kein Hypertonus, kein Diabetes mellitus, nach einigen Autoren auch das Fehlen einer koronaren Herzkrankheit). Diese Patienten müssen nach heutigem Kenntnisstand, sofern sie unter 60 Jahren alt sind, wegen der geringen Wahrscheinlichkeit der Thrombenbildung nicht zwingend antikoaguliert werden, außer wenn bereits embolieverdächtige Ereignisse aufgetreten sind. Das Embolierisiko scheint bei 1%, über 60 Jahren bei etwa 2% pro Jahr und Patient zu liegen (23).

Kriterien in der transösophagealen Echokardiographie. Neben den genannten 3 großen ätiologisch definierten Gruppen lässt sich insbesondere beim nichtvalvulären und idiopathischen Vorhofflimmern das Thrombembolierisiko mittels transösophagealer Echokardiographie genauer spezifizieren. Kriterien hierfür sind:

➤ der direkte Nachweis eines Thrombus im linken Vorhof oder Herzohr (Abb. 22.**2**),
➤ das Vorliegen von spontanem Echokontrast und
➤ die maximalen Flussgeschwindigkeiten im linken Herzohr.

Lokalisation im linken Vorhof. Thromben finden sich im linken Vorhof – unabhängig von der Grunderkrankung – am häufigsten im linken Herzohr. Im eigentlichen Korpus des linken Vorhofs kommen sie in aller Regel nur bei massiver Dilatation, z. B. bei Mitralstenose oder bei Mitralklappenprothesen vor und sind dann oft auch im transthorakalen Echo sichtbar. In Einzelfällen können, v. a. bei Mitralstenose oder -prothese, frei flottierende, nicht wandadhärente Thromben im linken Vorhof vorhanden sein, die aufgrund ihrer Größe die Mitralklappe nicht mehr passieren können. Der kleine muskuläre Sack des linken Herzohrs ist dagegen von präkordial praktisch nicht einsehbar. Der transösophagealen Echokardiographie ist er dagegen gut zugänglich.

Fehlerquellen. Zwei Fallstricke sind zu beachten, die Thromben vortäuschen können: Die quer zur Längsachse des linken Herzohrs verlaufenden Mm. pectinati und die eventuelle Aufzweigung des Herzohrs in zwei oder mehr Unterlappen. Eine weitere, seltenere Möglichkeit ist die Fehldeutung des gesamten Herzohrs als Thrombus, wenn ein Perikarderguss besteht, der das Herzohr umspült. Während daher die Diagnose eines Thrombus im Herzohr nicht völlig spezifisch ist, liegt die Sensitivität sehr hoch, wie Vergleiche mit intraoperativer Inspektion (22) gezeigt haben.

Spontaner Echokontrast. Spontaner Echokontrast, der in allen Herzhöhlen und auch in Gefäßen vorkommt, ist ein Parameter für eine erhöhte Neigung zur Thrombenbildung (7). Er imponiert als intrakavitäre "Rauchwolke" oder Schlierenbildung, die direkt im 2D-Bild den Fluss des Blutes sichtbar macht. Ursache ist eine sog. "Geldrollenbildung", d. h. die Aggregation von Erythrozyten.

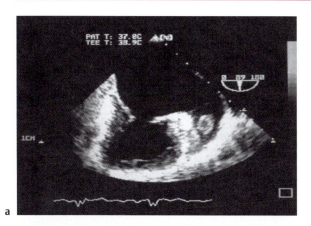

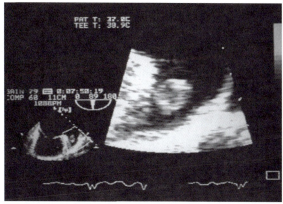

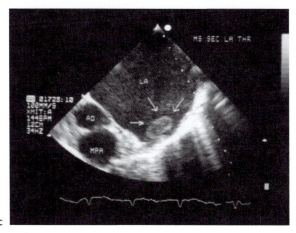

Abb. 22.**2** Linksatriale Thromben.
a und **b** Beispiele von Thromben im linken Herzohr (**a** Übersicht, **b** Vergrößerung) bei Vorhofflimmern. Deutlich vergrößerter linker Vorhof.
c Thrombus im linken Vorhof (Pfeile), dichter Spontankontrast bei Mitralvitium und Vorhofflimmern. MPA = Hauptstamm der Pulmonalarterie.

In vitro kann spontaner Echokontrast in Zitratblut, jedoch nicht in reinem Blutplasma oder plasmafreier Erythrozytensuspension erzeugt werden (31). Spontaner Echokontrast wird durch Antikoagulation nicht beeinflusst. Er ist umso häufiger und ausgeprägter, je niedriger die Flussgeschwindigkeiten des Blutes sind (24) und je höher die verwendete Ultraschallfrequenz ist. Daher ist er bei der transösophagealen Echokardiographie mit 5 oder 7 MHz sehr viel häufiger erkennbar als bei der transthorakalen mit 2–3 MHz. Verwendet man sehr viel höhere Frequenzen, wie z. B. beim intravaskulären Ultraschall (20–45 MHz), so werden Spontanechos auch in normalen Koronarien erkennbar, ohne dass eine „thrombogene" Situation vorliegt. Spontaner Echokontrast kann oft in besonderer Dichte in der Nähe von Thromben gesehen werden; im Einzelfall kann sogar die Abgrenzung von einem frischen Thrombus, der ja selbst nur schwach echogen ist, schwierig oder unmöglich sein.

Flussgeschwindigkeit im linken Herzohr. Die Messung der Flussgeschwindigkeit im linken Herzohr erfolgt von einer hohen transösophagealen Schallkopfposition aus mit dem gepulsten Doppler (Abb. 22.3). Die Flussgeschwindigkeiten weisen im Sinusrhythmus ein charak-

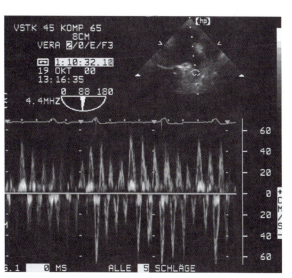

Abb. 22.**3** Flussgeschwindigkeiten im linken Herzohr (gepulster Doppler) bei Vorhofflimmern. Die positiven Flussgeschwindigkeiten entsprechen der Entleerung, die negativen der Füllung des Herzohrs. Die maximalen Geschwindigkeiten liegen über 60 cm/s hoch und sprechen für ein relativ geringes Risiko einer Thrombusbildung.

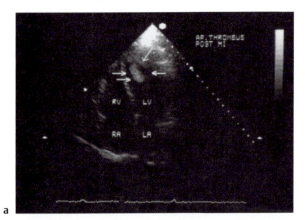

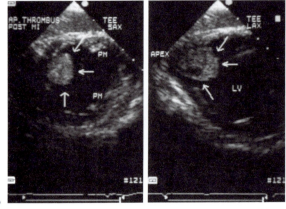

Abb. 22.4 Zwei Beispiele apikaler Spitzenthromben (Pfeile) nach anteroseptalem Myokardinfarkt.
a Transthorakaler Vierkammerblick.
b Transgastrischer Kurzachsenschnitt (links) und modifizierter transgastrischer Zweikammerblick (rechts).

teristisches Muster mit enddiastolischer Entleerung und frühsystolischer Füllung, entsprechend der Vorhofmechanik, auf. Die maximalen Flussgeschwindigkeiten im Sinusrhythmus betragen etwa 50 cm/s. Bei Vorhofflimmern vermag das Herzohr, anders als der linke Vorhof als Ganzes, kleine Füllungs- und Entleerungswellen im Rhythmus der Flimmerwellen zu erzeugen. Ursache für dieses an sich erstaunliche Verhalten ist der Umstand, dass das Herzohr im Verhältnis zu seiner Kavität viel mehr Muskulatur besitzt als der Vorhof insgesamt. Mit zunehmender Myopathie und Dilatation des Vorhofs, und daher auch zunehmendem Thrombembolierisiko, nehmen die Spitzengeschwindigkeiten dieser Füllungs- und Entleerungswellen des Herzohrs jedoch ab. Als Marker einer erhöhten Neigung zur Thrombusbildung gelten durchgehend unter 25 cm/s liegende Flussgeschwindigkeiten (unabhängig von der Flussrichtung). In der Arbeit von Mügge et al. (27) lag die Thrombusinzidenz bei Patienten mit (valvulärem oder nichtvalvulären) Vorhofflimmern und Flussgeschwindigkeiten unter 25 cm/s bei 30 %, bei denen mit Flussgeschwindigkeiten über 25 cm/s traten keine Thromben auf (nur 30 % der Patienten waren antikoaguliert). Auch bei noch beste-

hendem Sinusrhythmus deuten Flussgeschwindigkeiten unter 25 cm/s auf eine Neigung zur Thrombusbildung hin (28).

Transösophageale Echokardiographie vor Kardioversion

Ausschluss von Thromben. Die hohe Sensitivität der transösophagealen Echokardiographie für den Nachweis von Thromben im linken Vorhof und Herzohr erlaubt es, diese vor geplanter medikamentöser oder elektrischer Kardioversion zum Ausschluss eines solchen Thrombus einzusetzen. Hierdurch kann ggf. auf die sonst übliche 4-wöchige Antikoagulation vor Kardioversion verzichtet werden und z. B. die elektrische Kardioversion unmittelbar an die transösophageale Echokardiographie angeschlossen werden. Bei Vorliegen eines Thrombus, jedoch nicht allein bei spontanem Echokontrast oder niedrigen Flussgeschwindigkeiten im Herzohr, wird die Kardioversion aufgeschoben und nach 4–6 Wochen Antikoagulation die transösophageale Untersuchung wiederholt.

Antikoagulation nach Kardioversion. Diese Vorgehensweise ist vergleichbar sicher wie die klassische Antikoagulation für 4 Wochen mit anschließender Kardioversion (18, 22). Streng zu beachten ist allerdings, dass während und bis etwa 4 Wochen *nach* Kardioversion eine volle Antikoagulation notwendig ist, da der Vorhof in diesem Zeitraum erst langsam seine mechanische Kontraktion zurückgewinnt („atrial stunning") und insbesondere in den Stunden und Tagen nach Kardioversion für die Thrombenbildung besonders prädisponiert ist (8, 13).

Das Gesagte gilt sowohl für die elektrische als auch für die medikamentöse Kardioversion, im Wesentlichen auch für Vorhofflattern, obwohl das Thrombembolierisiko hierbei geringer zu sein scheint.

Koronare Herzkrankheit

Zweitwichtigste Ursache kardialer Embolien ist die koronare Herzkrankheit. Voraussetzung für die Bildung intrakavitärer Thromben im linken Ventrikel ist dabei stets das Vorliegen eines größeren dyskinetischen, akinetischen oder schwer hypokinetischen Wandareals (Abb. 22.4).

Embolie nach frischem Infarkt. In den ersten Tagen nach einem frischen Myokardinfarkt können sich in der Infarktzone wandständige Thromben ausbilden; dies war früher Ursache einer erheblichen embolischen Morbidität und Letalität. Heutzutage wird dies wegen der ubiquitären therapeutischen Antikoagulation beim akuten Infarkt seltener gesehen. Das Embolierisiko ist bei mobilen oder ins Kavum hineinragenden Thromben höher als bei breiter Wandständigkeit (35).

Chronische Wandbewegungsstörungen. Bei chronischem Bestehen einer ausgedehnten Wandbewegungsstörung, insbesondere bei einem apikalen Aneurysma, können sich ebenfalls Thromben bilden, z. T. Monate nach dem ursprünglichen Infarkt. Typisch sind das Auftreten von Spontankontrast im linken Ventrikel, eine herabgesetzte globale Ejektionsfraktion und eine Zone der Stase im Bereich der Wandbewegungszone, die kaum am Blutaustausch während Füllung und Ejektion teilnimmt. Im Farbdoppler erscheint diese Zone oft schwarz, d. h. es liegen niedrige Flussgeschwindigkeiten vor. Hinsichtlich des Emboliersikos gelten die für den frühen infarktinduzierten Thrombus erwähnten Merkmale. Langfristig organisieren und endothelialisieren sich solche Thromben und besitzen dann nur noch ein niedriges Emboliersiko.

Apikale Spitzenthromben. Bei der Detektion apikaler Spitzenthromben sollte Augenmerk auf eine entsprechende Einstellung des Fokus im Bereich des Apex gelegt werden. Ferner sind atypische, tiefe apikale Schnitte, v. a. in Zweikammerblickorientierung (zur Vermeidung eines Verfehlens des wahren Apex), sowie die Verwendung harmonischer Bildgebung oder von 5-MHz-Schallköpfen hilfreich. Bei schlechter Bildqualität kann die transösophageale Echokardiographie verwendet werden; insbesondere transgastrisch lässt sich der wahre Apex in Langachsenschnitten meist gut darstellen.

Kardiomyopathien

Dilatative Kardiomyopathie. Die fortgeschrittene dilatative Kardiomyopathie kann über zwei Mechanismen zur Thrombembolie führen:
- Bei erheblich herabgesetzter linksventrikulärer Funktion (Ejektionsfraktion < 30%) kommt es zur Thrombenbildung im linken Ventrikel.
- Die Vergrößerung des linken Vorhofs mit oder ohne Vorhofflimmern führt zur Thrombusbildung v. a. im linken Herzohr.

Analog kommt es bei schwerer Herzinsuffizienz anderer Genese (z. B. KHK, Regurgitationsvitium, Speichererkrankungen, „ausgebrannter" Hypertonus etc.) über diese zwei Mechanismen zur Thrombenbildung im linken Herzen.

Hypertroph-obstruktive Kardiomyopathie. Bei der hypertroph-obstruktiven Kardiomyopathie kann es durch die Entwicklung von Vorhofflimmern zur Thrombembolie aus dem linken Vorhof kommen. Das Emboliersiko wird mit 1–2% pro Jahr und Patient angegeben (37).

Restriktive Kardiomyopathie. Restriktive Kardiomyopathien, wie die Amyloidose oder die Endomyokardfibrose bzw. die Löffler-Endokarditis, führen ebenfalls über Vorhofflimmern, im letzteren Fall zusätzlich auch durch ausgedehnte, oft posterobasale linksventrikuläre

Thrombusbildung, zu thrombembolischen Komplikationen (37).

Endokarditis

Für eine ausführliche Diskussion wird auf das entsprechende Kapitel in diesem Buch (Kap. 23) verwiesen. Neurologische Insulte sind vielfach die ersten Manifestationen einer infektiösen Endokarditis, die zum Aufsuchen eines Arztes führen. Die transösophageale Echokardiographie besitzt eine weitaus höhere Sensitivität (um 90%) für endokarditische Läsionen als die transthorakale Technik (um 70%) (9). Dies gilt noch vermehrt für Vegetationen an Klappenprothesen. Maximale Länge und Mobilität von Vegetationen korrelieren mit dem Emboliersiko. Von verschiedenen Autoren ist eine Länge von über 10 mm als Grenzwert für ein – auch prophylaktisches – chirurgisches Vorgehen vorgeschlagen worden (26). Dies wird jedoch kontrovers diskutiert.

Klappenprothesen

Mechanische und biologische Klappenprothesen stellen als Fremdkörper im Herzen mögliche Emboliequellen dar (s. a. Kap. 17). In großen Sammelstatistiken wird die Thrombembolierate bei Klappenprothesenträgern auf immerhin 1–2% pro Jahr und Patient beziffert (3, 14), allerdings ist zu berücksichtigen, dass heutzutage wahrscheinlich die Antikoagulationseinstellung besser und die Thrombogenität der verwendeten Prothesen niedriger ist als in früheren Patientenkollektiven.

Mechanische Prothesen. Die höchste thrombogene Potenz scheinen die älteren mechanischen Prothesen zu haben, z. B. Ball-Käfig-Prothesen (Starr-Edwards), gefolgt von Kippscheibenprothesen wie Björk-Shiley und Medtronic-Hall. Die geringste Thrombogenität der mechanischen Prothesen haben Doppelflügelprothesen vom St. Jude-Medical-Typ. In Mitralposition und bei Vorhofflimmern ist die Thrombogenität jedes Klappentyps wiederum gegenüber der Aortenposition vermehrt. Da Thromben regelhaft auf der Vorhofseite von Mitralprothesen, meist aus dem Ringbereich entspringen, ist die transösophageale Echokardiographie für die adäquate Untersuchung unverzichtbar. Es sollte jedoch bedacht werden, dass sich kleine Thromben, v. a. an aortalen Prothesen, auch transösophageal nicht sicher ausschließen lassen. Augenmerk sollte auch auf eine Zunahme des transvalvulären Gradienten und die Mobilität der Verschlusskörper gelegt werden.

Bioprothesen. Bioprothesen sind weit weniger thrombogen, und es wird dementsprechend nur in den ersten Monaten nach Implantation eine Antikoagulation durchgeführt. Auch hier kann es, v. a. in Mitralposition und bei Vorhofflimmern, zur Thrombose kommen, die

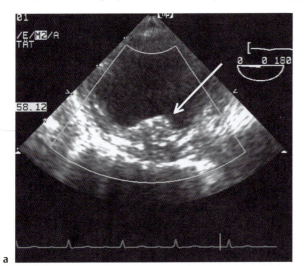

a

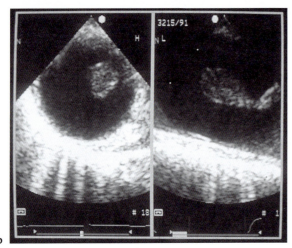

b

Abb. 22.**5** Atheromatose der Aorta.
a Sessiler Plaque in der Aorta descendens (Pfeil). Die Aortenwand ist diffus atheromatös verdickt.
b Pendelnder, hochmobiler Thrombus, der einem Plaque der Aorta descendens aufsitzt.

meist besser zu visualisieren ist als bei mechanischen Prothesen. Homografts und gerüstlose Bioprothesen scheinen sich hinsichtlich der Thrombogenität nicht von nativen Klappen zu unterscheiden, d. h. sie sind im intakten Zustand nicht thrombogen.

Mitralvitien im Sinusrhythmus

Die hohe Embolierate von Vorhofflimmern, das durch eine Mitralstenose bedingt ist (valvuläres Vorhofflimmern), wurde bereits im Abschnitt „Vorhofflimmern und Thromben im linken Vorhof" diskutiert. Thrombenbildung im linken Vorhof kommt jedoch auch bei Mitralstenose im Sinusrhythmus oder sogar bei rein mitralinsuffizienzbedingter Vergrößerung des linken Vorhofs vor. Die Thrombembolierate vervielfacht sich jedoch mit dem Einsetzen von Vorhofflimmern.

Emboliequellen der Aorta

Während Embolien aus der Aorta ascendens vermutlich sehr selten sind, stellen die häufigen atheromatösen Plaques im Aortenbogen und der Aorta descendens wahrscheinlich in ihrer Bedeutung unterschätzte Emboliequellen dar (Abb. 22.5). Dazu trägt bei, dass kleine aortale Plaques häufig sind, ihr thrombogenes Potenzial *nach* Embolisation aber kaum abgeschätzt werden kann, sodass die Verdachtsdiagnose sich auf das Vorhandensein eines Restthrombus oder von anderen Plaques mit Thrombenbesatz stützen muss. Weiterhin kann der Aortenbogen meist nur suboptimal mit der transösophagealen Echokardiographie dargestellt werden. Pathologisch wurde nachgewiesen, dass bei Patienten mit embolischem Insult signifikant häufiger aortale Plaques zu finden sind (2, 34). Eine spätere Studie konnte signifikant häufigere embolische Insulte bei Patienten mit Aortenplaques von 4 mm Wanddicke und mehr zeigen, wobei diese Messung nicht standardisiert ist und eine beträchtliche Variabilität unterstellt werden muss. Auch ist nicht gesichert, dass gerade der Grenzwert von 4 mm die beste Trennschärfe besitzt. Das embolische Potenzial ist besonders ausgeprägt bei fehlender Kalzifizierung des Plaques (4).

In der Aorta descendens kann in manchen Fällen ein ausgedehnter atheromatöser Befall mit Ulzerationen und massiven Wandverdickungen dargestellt werden. Während im obersten Bereich der Aorta descendens wegen der frühdiastolischen Flussumkehr ein Embolisationspotenzial in die hirnversorgenden Arterien denkbar ist, betrifft das Embolisationspotenzial des überwiegenden Teiles der Aorta descendens vorwiegend den Gastrointestinaltrakt, die Nieren und die unteren Extremitäten.

Große Aneurysmen der Aorta thoracalis können ebenfalls zu Ausgangspunkten von Embolien werden. Sie sind häufig teilweise thrombotisch ausgekleidet (ähnlich wie in der Aorta abdominalis).

Mitralprolaps und degenerative Veränderungen der Mitral- und Aortenklappe

Mitralprolaps. Dem Mitralprolaps sind in der Vergangenheit verschiedene schwerwiegende Komplikationen, darunter auch embolische Insulte, nachgesagt worden. Aufgrund der wechselnden Definitionen des Prolapses sind diese Assoziationen jedoch fragwürdig. Bei Anwendung einer restriktiven Definition („klassischer" Prolaps: mindestens 3 mm im parasternalen und/oder apikalen Langachsenschnitt, diastolische Segeldicke mindestens 5 mm) (Abb. 22.6) scheint keine Assoziation mit embolischen Ereignissen zu bestehen (10, 12). Ein schwacher Zusammenhang wäre allerdings erklärlich, da die meist bestehende Mitralinsuffizienz gehäuft zu Vorhofflimmern führt. Auch stellen die degenerativen Veränderungen der Segel ein bekanntes Endokarditisrisiko dar, sodass auch hierüber Embolien denkbar sind.

4

Mitralringverkalkung und kalzifizierende Aortenstenose. Weitere degenerative valvuläre Veränderungen, denen ein embolisches Risiko nachgesagt wird, sind die Mitralringverkalkung und die degenerativ kalzifizierende Aortenstenose. Für Erstere erscheint heutzutage sehr wahrscheinlich, dass sie ein Epiphänomen des Hypertonus darstellt, der seinerseits gehäuft mit Arteriosklerose (auch der hirnversorgenden Gefäße) sowie mit nichtvalvulärem Vorhofflimmern einhergeht, die beide wiederum zu ischämischen neurologischen Ereignissen führen können. Ebenso wie bei der degenerativ kalzifizierenden Aortenstenose können zwar in sehr seltenen Fällen der Abriss und die Embolisation von degenerativem Material aus dem valvulären und subvalvulären Bereich (nicht Thromben) vorkommen; sie sind aber nicht als typische Risikoläsion für kardiale Embolien zu betrachten.

Strands. Ein weiteres Phänomen, das zumindest differenzialdiagnostisch bei der echokardiographischen Suche nach kardialen Emboliequellen einbezogen werden muss, sind filamentöse flottierende Anhängsel der Mitral- oder Aortenklappe (angelsächsisch „strands") (Abb. 22.7). Sie sind 1–2 mm dünn, können aber durchaus 10 oder mehr Millimeter lang werden und finden sich vornehmlich auf der Vorhofseite der Mitral- und auf der Ventrikelseite der Aortenklappe. Obwohl die Dignität dieser fadenförmigen Strukturen letztlich unklar ist, scheinen sie zumindest teilweise den aus der Pathologie bekannten Lambl-Exkreszenzen zu entsprechen, degenerativen Veränderungen, deren Häufigkeit mit zunehmendem Alter steigt (5, 30). Das Embolierisiko ist unklar, scheint jedoch eher niedrig zu sein. Im Einzelfall muss jedoch immer auch an eine atypische Vegetation oder an ein Fibroelastom gedacht werden. Dieser Tumor des Klappengewebes, der i. d. R. nicht fadenförmig, sondern eher kugelförmig imponiert und ebenfalls flottiert, hat eine belegte Embolisationsneigung.

Mobile filamentöse Auflagerungen können sich auch auf mechanischen oder Bioprothesen finden (16, 32). Auch hier ist das embolische Potenzial unklar. Differenzialdiagnostisch sind Vegetationen und Fadenreste zu erwägen.

Tumoren

Der häufigste kardiale Tumor und auch eine relativ häufige kardiale Emboliequelle ist das Myxom (s. Kap. 21). Sein häufigster, aber keineswegs ausschließlicher Sitz ist im linken Vorhof mit Anheftung in der Fossa ovalis. Myxome weisen oft eine zerklüftete, unregelmäßige Oberfläche auf und sind häufig sehr mobil. Etwa 30–40 % aller Myxome embolisieren. Myxome sind bei der Entdeckung meist relativ groß und lassen sich demnach meist auch ohne transösophageale Untersuchung diagnostizieren. Zweithäufigster embolisierender Tumor ist das papilläre Fibroelastom (s. o. und Kap. 21). Andere embolisierende Tumoren sind ausgesprochene Raritäten (Sarkome).

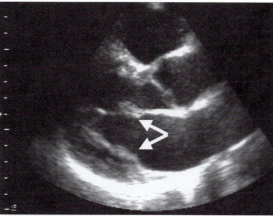
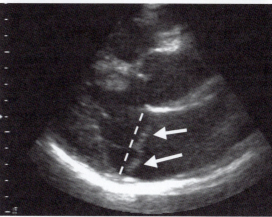

Abb. 22.**6** Mitralklappenprolaps beider Segel. Parasternaler Langachsenschnitt. Oben: Diastole. Man erkennt die erhebliche Verdickung beider Segel (Pfeile). Unten: Systole. Beide Segel prolabieren in den linken Vorhof (Pfeile) und überschreiten dabei die Verbindungslinie zwischen den Segelansätzen.

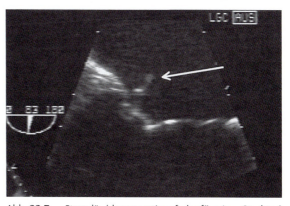

Abb. 22.**7** „Strand" (degenerative fadenförmige Struktur) an der Vorhofseite des vorderen Mitralsegels.

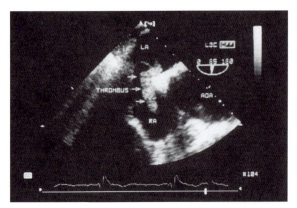

Abb. 22.**8** Wurmförmiger Thrombus (Pfeile), der ein offenes Foramen ovale vom rechten in den linken Vorhof passiert. Z. n. Lungenembolie.

Paradoxe Embolien

Der Übertritt eines Embolus (meist ein Thrombus) aus dem venösen in das arterielle System wird als paradoxe Embolie bezeichnet (Abb. 22.**8**). Durchtrittspforten sind praktisch ausschließlich Shuntverbindungen auf Vorhofebene, d. h. Vorhofseptumdefekte oder das offene Foramen ovale ("patent foramen ovale", PFO). Die Thromben stammen i. d. R. aus den Venen der unteren Extremitäten oder des Beckens.

Häufigkeit und Voraussetzungen. Die quantitative Rolle, die solche paradoxen Embolien bei der Genese ischämischer Insulte spielen, ist nach wie vor unklar. Während das Auftreten von paradoxen Embolien durch Vorhofseptumdefekte aufgrund der Größe der Defekte und auch des häufig erhöhten rechtsatrialen Druckniveaus durchaus nahe liegend ist, sind diese Defekte doch relativ selten. Genau umgekehrt liegen die Dinge beim offenen Foramen ovale, das bei immerhin etwa einem Viertel aller Erwachsenen vorliegt, jedoch ein Ventil darstellt, das während des größten Teils des Herzzyklus geschlossen ist und darüber hinaus allenfalls wenige Millimeter breit ist. Hinzu muss eine Thrombusquelle treten, i. d. R. eine Bein- oder Beckenvenenthrombose, da die V. cava inferior durch die Eustachische Klappe ihren Einstrom genau auf das Foramen ovale richtet. Normalerweise übersteigt der rechtsatriale Druck lediglich frühsystolisch sowie bei Valsalva-artigen Manövern vorübergehend den linksatrialen. Lediglich in diesem Zeitfenster ist daher der Übertritt eines Embolus plausibel. Allerdings kann nach vorausgegangenen Lungenembolien das Druckniveau im rechten Vorhof erhöht sein. Tatsächlich wurde bei schweren Lungenembolien über eine besonders schlechte Prognose bei gleichzeitig bestehendem offenen Foramen ovale berichtet – mit einer massiv erhöhten Rate ischämischer neurologischer Insulte und peripherer Embolien im Vergleich zu Lungenemboliepatienten mit verschlossenem Foramen (19). Andererseits kann aber bei unklarem ischämischen Insult und offenem Foramen ovale nur selten klinisch und nur in etwa 10 % phlebographisch eine tiefe Beinvenenthrombose nachgewiesen werden (21).

Relevanz des offenen Foramen ovale. Seit den initialen Arbeiten von Webster und Lechat ist konsistent immer wieder eine überzufällige Häufigkeit des offenen Foramen ovale bei Patienten mit ischämischen Insulten unklarer Genese nachgewiesen worden (15, 20, 21, 33, 36). Dabei scheint eine Beziehung zwischen der Größe dieser Foramina bzw. des provozierbaren Rechts-links-Shunts und dem Risiko einer paradoxen Embolie zu bestehen (20, 21, 33).

Die Möglichkeit des interventionellen Verschlusses eines offenen Foramen ovale hat die Frage nach der ätiologischen Relevanz verschärft (6, 38). Diese kann hier nicht erschöpfend diskutiert werden. Insgesamt sollten jedoch die folgenden Gesichtspunkte bei der Einschätzung der Relevanz eines offenen Foramen ovale berücksichtigt werden:

➤ Die Größe des Foramen spielt eine wichtige Rolle (unabhängig davon, wie sie quantifiziert wird). Es ist unwahrscheinlich, dass minimale induzierbare Rechts-links-Shunts (Übertritt weniger Kontrastbläschen unter Valsalva) pathogenetisch bedeutsam und demnach behandlungsbedürftig sind.
➤ Die Primärwahrscheinlichkeit des Foramen ovale als Emboliequelle bzw. -pforte nimmt mit zunehmendem Alter ab, da eine Reihe anderer potenzieller Ursachen mit dem Alter korrelieren, v. a. die Inzidenz von aortalen Plaques, Veränderungen der hirnversorgenden Gefäße, Vorhofflimmern usw.

Vorhofseptumdefekte

Hierzu sei auch auf das Kapitel "Echokardiographie von angeborenen Herzfehlern im Erwachsenenalter" (Kap. 26) verwiesen. Der echokardiographische Nachweis gelingt meist mit der Kombination von 2D-Darstellung und Farbdoppler; ggf. kann eine Rechtsherz-Kontrastmittel-Injektion erfolgen oder eine transösophageale Untersuchung durchgeführt werden. Letztere kann besonders die hoch sitzenden, der transthorakalen Untersuchung oft nur eingeschränkt (v. a. von subkostal) zugänglichen Sinus-venosus-Defekte gut darstellen.

Echokardiographischer Nachweis des offenen Foramen ovale

Kontrastechokardiographie. Der Nachweis eines offenen Foramen ovale kann entweder mittels Farbdopplerdarstellung (mit niedriger Geschwindigkeitsskala!) eines zeitlich kurzen, i. d. R. frühsystolischen Jets vom rechten in den linken Vorhof erfolgen oder – deutlich sensitiver – durch intravenöse Injektion eines Rechtsherzkontrastmittels (aufgeschüttelte Infusionslösung, Blut des Patienten, Echovist) und Beobachtung eines Übertritts innerhalb von 3 Sekunden nach Anfluten des Kontrastmittels im rechten Vorhof (Abb. 22.**9**). Bei län-

4

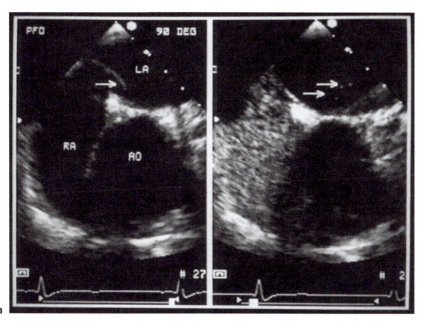

Abb. 22.**9** Nachweis eines offenen Foramen ovale im transösophagealen Kontrastecho.

a Links vor Kontrastmittelgabe. Während des Valsalva-Manövers wölbt sich das Vorhofseptum in den linken Vorhof vor. Der Pfeil markiert den Eingang zum offenen Foramen ovale. Rechts: minimaler Shunt nach Valsalva-Manöver und Kontrastmittelgabe. Lediglich einzelne Bläschen treten aus dem rechten in den linken Vorhof über (links, Pfeile).

b Offenes Foramen ovale während (links) und unmittelbar nach Valsalva-Manöver (rechts). Rechts Übertritt von Kontrastmittelbläschen aus dem rechten in den linken Vorhof.

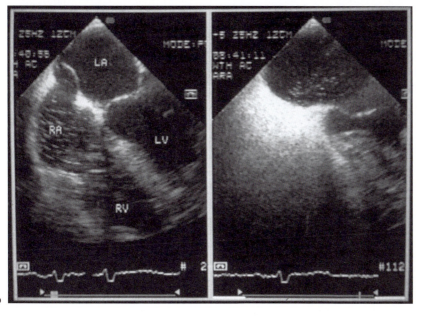

Abb. 22.**9 c** ▷

gerem Zeitintervall kann es sich um eine Lungenpassage der Bläschen handeln, die Diagnose eines offenen Foramen ovale sollte dann nicht gestellt werden. Der Ausschluss eines offenen Foramen ovale kann nur nach effektivem Valsalva-Manöver oder Hustenstoß geführt werden. Ein Rechts-links-Shunt kann dabei am besten zum Zeitpunkt der *Beendigung* des Valsalva-Manövers nachgewiesen werden. Die höchste Sensitivität sowohl für den Farbdoppler- als auch den kontrastechokardiographischen Nachweis hat die transösophageale Echokardiographie (wiederum unter Valsalva-Manöver, Hustenstoß oder Bauchpresse), die den Goldstandard darstellt.

Semiquantifizierung der Größe. Die Semiquantifizierung der Größe eines offenen Foramen ovale ist schwierig und schlecht reproduzierbar, da das Provokationsmanöver schlecht reproduzierbar ist. Immerhin kann zwischen sehr kleinen und großen Foramina unterschieden werden (20, 21, 33). Zum einen kann die Zahl der übertretenden Kontrastmittelbläschen als grober Anhalt dienen: Übertritt einzelner Bläschen oder ganzer Wolken von Kontrastmittel. Zum anderen kann auch die Separation der beiden Membranen unter bzw. unmittelbar nach Valsalva verwertet werden: keine erkennbare Separation oder deutliche Separation (3–5 mm).

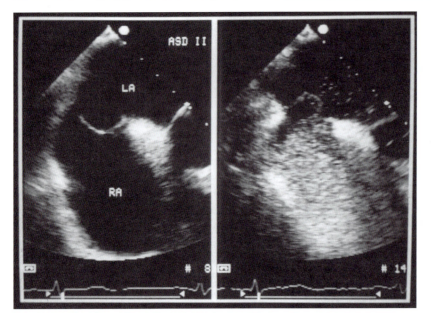

Abb. 22.**9c** Rechts-links-Shunt bei Vorhofseptumaneurysma. Links vor Kontrastmittelgabe, die Konvexität des Aneurysmas ist zum rechten Vorhof gerichtet. Rechts nach Kontrastmittelgabe und während Valsalva-Manöver. Die Wölbung des Aneurysmas hat sich umgekehrt, und Kontrastmittel passiert die Membran durch ein offenes Foramen ovale oder Fenestrationen der Membran.

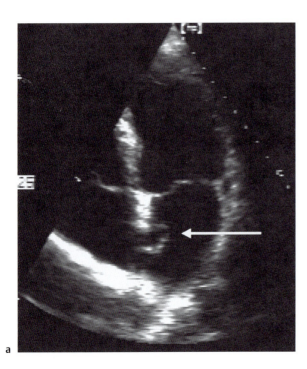

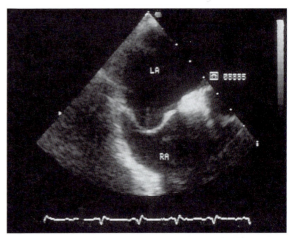

Abb. 22.**10** Vorhofseptumaneurysmen.
a Apikaler Vierkammerblick. Umschriebenes Aneurysma (Pfeil), das sich in den linken Vorhof vorwölbt.
b Transösophageale Darstellung eines Aneurysmas der Fossa-ovalis-Region zum rechten Vorhof hin.

Vorhofseptumaneurysma

Die ausgeprägte Vorwölbung des Vorhofseptums, insbesondere der Fossa-ovalis-Region, zum linken oder rechten Vorhof oder nacheinander zu beiden Seiten wird ab einer Auslenkung von der Mittellinie um mehr als 1 cm (laut mancher Autoren 1,5 cm) als Vorhofseptumaneurysma bezeichnet (Abb. 22.**10**). Im Rahmen dieser an sich harmlosen Anomalie liegen in über 50% auch ein Vorhofseptumdefekt, ein offenes Foramen ovale oder eine oder mehrere „Fenestrationen" vor (1). Letztere stellen funktionell echte Vorhofseptumdefekte mit überwiegendem Links-rechts-Shunt dar, wie man im Farbdoppler erkennen kann. Ob sie dagegen entwicklungsgeschichtlich durch Dehnung der Fossa-ovalis-Region aus dem Foramen ovale durch Auseinandertreten der beiden Membranen entstehen („stretched PFO"), ist unbekannt.

Inzidenz und Nachweis. Vorhofseptumaneurysmen kommen bei Patienten mit zerebralen ischämischen Insulten häufiger vor als bei Gesunden; in einer größeren Arbeit wurde die Inzidenz mit 7,9 % bei Insultpatienten gegenüber 2,2 % in der Kontrollgruppe angegeben (1). Ursprünglich wurde angenommen, dass in Vorhofseptumaneurysmen Thromben direkt entstehen können; dies muss jedoch aus der mittlerweile akkumulierten Erfahrung als extrem unwahrscheinlich und selten angesehen werden. Vielmehr scheint die gut belegte Assoziation mit ischämischen Insulten (1, 25) auf der Häufigkeit von Shuntverbindungen in solchen Aneurysmen zu beruhen. Obwohl bei ausreichender Bildqualität und genauer Inspektion solche Aneurysmen in der Regel transthorakal nachweisbar sind, zeigte eine große retrospektive multizentrische Studie, dass die Hälfte aller transösophageal gesehenen Vorhofseptumaneurysmen transthorakal übersehen worden war (25).

Praktische Aspekte

Die Echokardiographie, insbesondere die transösophageale Echokardiographie, ist bei weitem die leistungsfähigste Methode zur Detektion kardiovaskulärer Emboliequellen. Nach neurologischem Insult sollte jedoch zunächst festgestellt werden, ob es sich überhaupt um ein ischämisches Geschehen mit embolieverdächtigem Verteilungsmuster handelt und ob schwerwiegende Veränderungen der hirnversorgenden Gefäße vorliegen, bevor nach kardialen Emboliequellen gefahndet wird. Ferner sollte berücksichtigt werden, dass bei Vorhofflimmern nach ischämischem Insult bereits unabhängig von weiterer Diagnostik die Indikation zur Antikoagulation besteht. Grundsätzlich steht jedoch der diagnostische Zugewinn bei transösophagealer Untersuchung außer Frage und sollte vor allem bei jungen Patienten ausgeschöpft werden.

Bei der echokardiographischen Untersuchung mit der Fragestellung der Emboliequelle sollte nach folgenden Befunden gesucht werden:

➤ **Vergrößerter linker Vorhof.** Ein vergrößerter linker Vorhof (auch bei Sinusrhythmus oder nur paroxysmalem Vorhofflimmern) ist ein möglicher Bildungsort von Thromben.

➤ **Thromben oder Tumoren im linken Vorhof oder Herzohr.** Dies lässt sich nur transösophageal definitiv klären.

➤ **Mitralstenose.**

➤ **Größere schwere Wandbewegungsstörungen.** Schwere Hypokinesie, Akinesie, Dyskinesie, Aneurysma des linken Ventrikels mit evtl. direktem Thrombusnachweis, v. a. apikal.

➤ **Flottierende Auflagerungen an den linksseitigen Klappen.** Vegetationen, Fibroelastome, bei Klappenprothesen auch thrombotische Auflagerungen.

➤ **Vorhofseptumdefekt, -aneurysma oder offenes Foramen ovale.** Die höchste Sensitivität hat hier die transösophageale Echokardiographie mit Kontrast.

➤ **Aortenaneurysma, aortale Atherome mit flottierenden Auflagerungen.** Dies kann nur mit der transösophagealen Echokardiographie ausreichend beantwortet werden.

➤ **Andere seltene Ursachen.** Tumoren im linken Ventrikel, restriktive Kardiomyopathie, „Strands" u. a.

■ **Literatur**

1. Agmon Y, Khandheria BK, Meissner I et al. Frequency of atrial septal aneurysms in patients with cerebral ischemic events. Circulation 1999;99:1942–4.
2. Amarenco P, Cohen A, Tzourio C et al. Atherosclerotic disease of the aortic arch and the risk of ischemic stroke. N Engl J Med 1994;331:1474–9.
3. Cannegieter SC, Rosendaal FR, Briet E. Thromboembolic and bleeding complications in patients with mechanical heart valve prostheses. Circulation 1994;89:635–41.
4. Cohen A, Tzourio C, Bertrand B, Chauvel C, Bousser MG, Amarenco P. Aortic plaque morphology and vascular events: a follow-up study in patients with ischemic stroke. FAPS Investigators. French Study of Aortic Plaques in Stroke. Circulation 1997;96:3838–41.
5. Cohen A, Tzourio C, Chauvel C et al. Mitral valve strands and the risk of ischemic stroke in elderly patients. The French Study of Aortic Plaques in Stroke (FAPS) Investigators. Stroke 1997;28:1574–8.
6. Daniel WG. Transcatheter closure of patent foramen ovale. Therapeutic overkill or elegant management for selected patients at risk ? Circulation 1992;86:2013–5.
7. Daniel WG, Nellessen U, Schröder E et al. Left atrial spontaneous echo contrast in mitral valve disease: an indicator for an increased thromboembolic risk. J Am Coll Cardiol 1988;11:1204–11.
8. Fatkin D, Kuchar DL, Thorburn CW, Feneley MP. Transesophageal echocardiography before and during direct current cardioversion of atrial fibrillation: evidenc for „atrial stunning" as a mechanism of thromboembolic complications. J Am Coll Cardiol 1994;23:307–16.
9. Flachskampf FA, Daniel WG. The role of transesophageal echocardiography in infective endocarditis (editorial). Heart 2000;83:3–4.
10. Freed LA, Levy D, Levine RA et al. Prevalence and clinical outcome of mitral-valve prolapse. N Eng J Med 1999;341:1–7.
11. Fukuda Y, Makamura K. The incidence of thrombembolism and the hemocoagulative background in patients with rheumatic heart disease. Jpn Circ J 1984;48:59.
12. Gilon D, Buonanno FS, Joffe MM et al. Lack of evidence of an association between mitral-valve prolapse and stroke in young patients. N Eng J Med 1999;341:8–13.
13. Grimm RA, Stewart WJ, Maloney JD et al. Impact of electrical cardioversion for atrial fibrillation on left atrial appendage function and spontaneous echo contrast: characterization by simultaneous transesophageal echocardiography. J Am Coll Cardiol 1993;22:1359–66.
14. Grunkemeier GL, Rahimtoola SH. Artificial heart valves. Annu Rev Med 1990;41:251–63.

4

15. Hausmann D, Mügge A, Becht I, Daniel WG. Diagnosis of patent foramen ovale by transesophageal echocardiography and associaton with cerebral and peripheral embolic events. Am J Cardiol 1992;70:668–72.

16. Isada LR, Torelli JN, Stewart WJ, Klein AL. Detection of fibrous strands on prosthetic mitral valves with transesophageal echocardiography: another potential embolic source. J Am Soc Echocardiogr 1994;7:641–5.

17. Kittner SJ, Sharkness CM, Price TR et al. Infarcts with a cardiac source of embolism in the NINCDS Stroke Data Bank: historical features. Neurology 1990;40:281–4.

18. Klein AL, Grimm RA, Black IW et al. Cardioversion guided by transesophageal echocardiography: the ACUTE Pilot Study. A randomized, controlled trial. Assessment of Cardioversion Using Transesophageal Echocardiography. Ann Intern Med 1997;126:200–9.

19. Konstantinides S, Geibel A, Kasper W, Olschewski M, Blümel L, Just H. Patent foramen ovale is an important predictor of adverse outcome in patients with major pulmonary embolism. Circulation 1998;97:1946–51.

20. Lechat PH, Mas JL, Lascault G et al. Prevalence of patent foramen ovale in patiens with stroke. N Engl J Med 1988;318:1148–52.

21. Lethen H, Flachskampf FA, Schneider R et al. Frequency of deep vein thrombosis in patients with patent foramen ovale and ischemic stroke or transient ischemic attack. Am J Cardiol 1997;80:1066–9.

22. Manning WJ, Silverman DI, Gordon SP, Krumholz HM, Douglas PS. Cardioversion from atrial fibrillation without prolonged anticoagulation using transesophageal echocardiography to exclude the presence of atrial thrombi. N Engl J Med 1993;328:750–5.

23. Matchar DB, McCrory DC, Barnett HJ, Feussner JR. Medical treatment for stroke prevention. Ann Intern Med 1994;121:41–53.

24. Merino A, Hauptman P, Badimon L et al. Echocardiographic „smoke" is produced by an interaction of erythrocytes and plasma proteins modulated by shear forces. J Am Coll Cardiol 1992;20:1661–8.

25. Mügge A, Daniel WG, Angermann C et al. Atrial septal aneurysm in adult patients: a multicenter study using transthoracic and transesophageal echocardiography. Circulation 1995;19:2785–92.

26. Mügge A, Daniel WG, Frank G, Lichtlen PR. Echocardiography in infective endocarditis: Reassessment of prognostic implications of vegetation size determined by the transthoracic and the transesophgeal approach. J Am Coll Cardiol 1989;14:631–8.

27. Mügge A, Kühn H, Nikutta P, Grote P, Lopez AG, Daniel WG. Assessment of left atrial appendage function by biplane transesophageal echocardiography in patients with nonrheumatic atrial fibrillation: Identification of a subgroup of patients at increased embolic risk. J Am Coll Cardiol 1994;23:599–607.

28. Pollick C, Taylor C. Assessment of left atrial appendage function by transesophageal echocardiography. Implications for the development of thrombus. Circulation 1991;84:223–31.

29. Risk factors for stroke and efficacy of antithrombotic therapy in atrial fibrillation: Analysis of pooled data from five randomized controlled trials. Atrial Fibrillation Investigators: Atrial Fibrillation, Aspirin, Anticoagulation Study; Boston Area Anticoagulation Trial for Atrial Fibrillation Study; Canadian Atrial Fibrillation Anticoagulation Study; Stroke Prevention in Atrial Fibrillation Study; Veterans Affairs Stroke Prevention in Nonrheumatic Atrial Fibrillation Study. Arch Intern Med 1994;154:1449–57.

30. Schnittger I. Valvular Strands. In Daniel WG, Kronzon I, Mügge A (eds.). Cardiogenic Embolism. Baltimore: Williams & Wilkins 1996.

31. Sigel B, Machi J, Beitler JC, Justin JR. Red cell aggregation as a cause of blood-flow echogenicity. Radiology 1983;148:799–802.

32. Stoddard MF, Dawkins PR, Lonaker RA. Mobile strands are frequently attached to the St.Jude Medical mitral valve prosthesis as assessed by two-dimensional transesophageal echocardiography. Am Heart J 1992;124:671–4.

33. Stone DA, Godard J, Corretti MC et al. Patent foramen ovale: association between the degree of shunt by contrast transesophageal echocardiography and the risk of future ischemic neurologic events. Am Heart J 1996;131:158–61.

34. The French Study of Aortic Plaques in Stroke Group. Atherosclerotic disease of the aortic arch as a risk factor for recurrent ischemic stroke. N Engl J Med 1996;334:1216–21.

35. Visser CA, Kan G, Meltzer RS et al. Embolic potential of left ventricular thrombus after myocardial infarction: a two-dimensional echocardiographic study of 119 patients. J Am Coll Cardiol 1985;5:1276–80.

36. Webster MWI, Smith HJ, Sharpe DN, Chancellor AM, Swift DL, Bass NM. Patent foramen ovale in young stroke patients. Lancet 1988;2:11–2.

37. Wei K, Wigle DE, Butany J, Rakowski H. Hypertrophic and restrictive cardiomyopathies. In Daniel WG, Kronzon I, Mügge A (eds.). Cardiogenic Embolism. Baltimore: Williams & Wilkins 1996.

38. Windecker S, Wahl A, Chatterjee T et al. Percutaneous closure of patent foramen ovale in patients with paradoxical embolism: long-term risk of recurrent thromboembolic events. Circulation 2000;29;101:893–8.

23 Infektiöse Endokarditis

A. Mügge

Pathogenese

Die infektiöse Endokarditis (IE) wird durch Bakterien, atypische Erreger oder Pilze verursacht und ist eine entzündliche Erkrankung des Endokards. In > 95 % der Patienten sind Herzklappen befallen (Mitral- > Aorten- > Trikuspidal- > Pulmonalklappe), in ca. 5 % der Fälle auch die freie Herzwand (murale Endokarditis). Prädisponierend für eine IE sind vorgeschädigte Herzklappen („alte" IE, rheumatisches Vitium, kongenitale Vitien) oder Kunstklappen. Akute Verläufe mit hochpathogenen Keimen (z. B. S. aureus) werden aber auch bei Patienten ohne vorbekannte Herzklappenschädigung beobachtet. Allgemein wird davon ausgegangen, dass eine IE Folge einer bakteriellen Besiedelung von mit Bluttplättchen und Fibrin bedeckten, vorgeschädigten Herzklappen ist (Abb. 23.1). Hämodynamische Faktoren wie Blutflussrichtung und turbulente Regurgitations-Jets bewirken, dass die Besiedelung vorzugsweise „downstream" erfolgt, also auf der Vorhofseite im Falle einer Mitralklappen-IE und der Ventrikelseite bei Aortenendokarditiden (wenn gleichzeitig eine Aorteninsuffizienz besteht). In der Regel sind Herzklappenfehler, die mit hohen Blutflussgeschwindigkeiten einhergehen (kleiner Ventrikelseptumdefekt, Klappenstenosen) eher prädisponierend für eine IE als Vitien mit niedrigen Flussgeschwindigkeiten (großer VSD, Vorhofseptumdefekt vom Sekundumtyp).

Bakterielle Besiedelung. Nachdem sich eine nichtbakterielle thrombotische Läsion gebildet hat, muss zur Entstehung einer IE eine Besiedelung mit Keimen stattfinden. Transiente Bakteriämien können sporadisch oder infolge von mukosalen Verletzungen vorkommen. Mögliche Eintrittspforten sind auch Verletzungen infolge diagnostischer oder therapeutischer Prozeduren (u. a. Zahnextraktion, Biopsien im Gastrointestinaltrakt, urologische Eingriffe). Erfahrungsgemäß lässt sich eine Eintrittspforte nur in weniger als der Hälfte der Patienten mit IE klären; die Angaben in der Literatur schwanken zwischen 5–50 % (28, 29). Ein Grund für diese niedrige Quote liegt u. a. in dem Zeitintervall zwischen Keimeintritt und Ausbruch der Erkrankung, das in Abhängigkeit von der Pathogenität des Keimes mehrere Monate betragen kann. In den letzten zwei Dekaden werden zunehmend neue Eintrittspforten beobachtet (i. v. Drogenabhängige, intravenöse Zugänge, Ports, Dialyseshunts, Schrittmacher usw.), die atypische Verläufe einer IE verursachen können (nosokomiale IE).

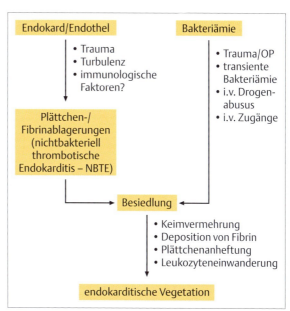

Abb. 23.**1** Pathogenese der infektiösen Endokarditis.

Stadien. Eine endokarditische Vegetation beginnt häufig am Schließungsrand einer Herzklappe; es können eine oder multiple Vegetationen entstehen, die in der Größe von 1 mm bis zu mehreren Zentimetern reichen. Im Prozess der Heilung verdichten sich Vegetationen; es kommt zu einer verstärkten Fibrosierung, gelegentlich auch zu einer Kalkeinlagerung.

Im floriden Stadium wirken Vegetationen größer, weicher und mobiler, bizarrer in der Struktur als abgeheilte Vegetationen. Eine strenge Unterscheidung zwischen florider und abgeheilter Vegetation ist letztendlich aber nur histologisch möglich. Im floriden Stadium können die Herzklappe selbst und ggf. das anliegende perivalvuläre Gewebe entzündlich destruiert werden; Klappenteile können perforieren oder teilweise einreißen, Sehnenfäden können abreißen, Papillarmuskeln oder das interventrikuläre Septum entzündlich einschmelzen. Endokarditiden, insbesondere mit S. aureus, können zu perivalvulären Abszessen und Fisteln führen; Entzündungsprozesse können auf das Myokard (Myokardabszesse, Myokarditis) und Perikard (Perikarderguss) übergehen (36, 45). Im Falle einer Prothesenendokarditis kann die Kunstklappe teilweise aus ihrer Verankerung reißen.

Hämodynamische Konsequenzen und Komplikationen. Die hämodynamische Konsequenz einer IE ist in der Regel eine Klappenregurgitation, die innerhalb von wenigen Tagen akut entstehen kann; in seltenen Fällen führt eine große Vegetation zu einer Klappenobstruktion (50). In Abhängigkeit vom Schweregrad und zeitlichen Verlauf der Klappendestruktion kann es im Falle einer Aortenklappen-IE zu einem linksventrikulären Pumpversagen und bei der Mitralklappen-IE zu einer akuten Lungenstauung kommen.

Teile der Vegetation können abreißen und embolisch versprengt werden. Je nach Größe des Embolus und Lokalisation des arteriellen Verschlusses kommt es zu einer entsprechenden Komplikation. Milzinfarkte führen zu linksseitigen Oberbauchbeschwerden, Niereninfarkte zur Hämaturie, Retinaembolien zu plötzlichen Gesichtsfeldausfällen. Lungenembolien werden bei Rechtsherzendokarditiden beobachtet, die am häufigsten bei i. v. Drogenabhängigen vorkommen. Koronarembolien, die bei Aortenklappenendokarditiden vorkommen, führen zur Myokarditis oder Myokardinfarkt. Verschlüsse großer Extremitätengefäße sind selten und werden eher bei Pilzendokarditiden beobachtet. Gefürchtet sind zerebrale Embolien, die in 10–30 % der IE-Patienten vorkommen und häufig die erste Manifestation zu Beginn der Erkrankung darstellen (67). Aus Autopsiestudien ist bekannt, dass embolische Ereignisse in 50 % der Endokarditispatienten vorkommen (75).

Diagnostik

Diagnostische Strategie

Ohne antibiotische Behandlung führt die IE in > 90 % der Fälle zum Tode (Sepsis, Destruktion der Klappenbasis mit Abszessen, Fisteln und/oder Perforationen, Morbus embolicus, kardiale Dekompensation). Die Therapie besteht in einer antibiotischen Kombinationstherapie über einen Zeitraum von 4–6 Wochen; bei kompliziertem Verlauf wird im noch floriden Stadium der Erkrankung eine Herzklappenoperation durchgeführt. Trotz optimierter Therapie führt die IE in ca. 15 % der Fälle zum Tode. Eine rasche Diagnostik, eine gezielte antibiotische Therapie und ein frühzeitiges Erkennen von potenziellen Komplikationen mit der Möglichkeit, chirurgisch zu intervenieren, sind die Eckpfeiler in der Behandlung dieser schweren Erkrankung (35). Als herausragendes Instrument in der Diagnostik und Verlaufsbeurteilung der IE hat sich die Echokardiographie erwiesen.

Klinische Befunde. Eine IE ist bei Vorliegen einer klassischen Befundkonstellation klinisch relativ sicher zu diagnostizieren: Fieber, Bakteriämie, Herzklappenregurgitation, arterielle Embolien und vaskuläre immunologische Phänomene (29). Einzelne klassische Befunde oder Symptome können jedoch nur gering ausgeprägt sein oder sogar gänzlich fehlen, sodass eine klinische Diagnose erschwert, wenn nicht sogar unmöglich wird. Atypische Verlaufsformen einer IE werden bei einer Reihe von Patientengruppen zunehmend beobachtet, u. a. bei älteren Patienten (76), bei akuten Staphylokokkus-aureus-Endokarditiden (8), nosokomialen Endokarditiden, Rechtsherzendokarditis bei Drogenabhängigen oder Endokarditiden mit seltenen Keimen, z. B. HACEK (Haemophilus parainfluencae, Actinobacillus actinomycetemcomitans, Cardiobacterium hominis, Eikenella corrodens, Kingella kingae).

Von-Reyn- und Duke-Kriterien. Die hohe Variabilität im klinischen Erscheinungsbild erfordert eine diagnostische Strategie, die zum einen hochsensitiv ist, zum anderen aber auch spezifisch eine zuverlässige Abgrenzung gegen eine Vielzahl von differenzialdiagnostisch zu erwägenden infektiösen/immunologischen Erkrankungen ermöglicht. Eine erste diagnostische Strategie wurde 1981 am Beth Israel Hospital in Boston entwickelt: Als sicher wurde lediglich eine IE angenommen, wenn eine histopathologische Beurteilung von Herzklappenmaterial (Autopsie/Chirurgie) vorlag, als wahrscheinlich wurde sie klassifiziert, wenn eine persistierende Bakteriämie und neu aufgetretene Klappenregurgitationen oder vaskuläre Phänomene nachgewiesen werden konnten (53). In den folgenden Jahren zeigte sich bei breiter Anwendung der Von-Reyn-Kriterien eine diagnostische Unsicherheit, insbesondere bei „kulturnegativen" Endokarditiden (in ca. 10–20 %) und atypischen Verläufen. Die diagnostische Strategie wurde 1994 von Durack und Kollegen an der Duke University modifiziert (25). Die wesentliche Ergänzung besteht in der Implementierung echokardiographischer Befunde. Die echokardiographischen Kriterien umfassen den Nachweis von IE-typischen flottierenden Vegetationen, den Abszessnachweis oder den Nachweis einer neu aufgetretenen Kunstklappendehiszenz (Tab. 23.1). Mittlerweile wurden die Von-Reyn- und Duke-Kriterien in mehreren großen Studien vergleichend angewandt und übereinstimmend die verbesserte Sensitivität der Duke-Kriterien bestätigt (7, 33, 34).

Echokardiographische Diagnostik

Vegetationsnachweis

Das Erscheinungsbild (Struktur, Größe, Beweglichkeit) von Vegetationen im Echokardiogramm ist sehr variabel.

Tabelle 23.**1** Duke-Kriterien zur Diagnostik einer infektiösen Endokarditis

Sichere Endokarditis

▶ **Pathologische Kriterien**
- kultureller oder histologischer Nachweis von Keimen in einer Vegetation oder einem perivalvulären Abszess oder
- histologischer Nachweis einer aktiven Endokarditis oder

▶ **Klinische Kriterien**
- 2 Hauptkriterien oder
- 1 Haupt- und 3 Nebenkriterien oder
- 5 Nebenkriterien

Hauptkriterien

▶ **Positive Blutkulturen**
- typische Endokarditiserreger isoliert aus 2 getrennt abgenommenen Blutkulturen oder
- wiederholt positive Blutkulturen isoliert aus Blut, das getrennt abgenommen wird im Abstand von 12 h oder
- 3/3 oder mindestens 3/4 Blutkulturen, getrennt abgenommen im Abstand von mindestens 1 h zwischen erster und letzter Blutkultur

▶ **Nachweis der endokardialen Beteiligung**
- positives Echokardiogramm (typische Vegetation oder Abszess oder neu aufgetretene Dehiszenz einer Kunstklappe oder
- neu aufgetretener Blutreflux im Klappenbereich (Verschlechterung/Veränderung eines vorbestehenden Herzgeräusches nicht ausreichend)

Nebenkriterien

▶ Prädisposition (Herzfehler oder i. v. Drogenabhängiger)
▶ Fieber ≥ 38,0 °C
▶ Gefäßveränderungen: arterielle Embolien, septische Lungeninfarkte, mykotische Aneurysmen, intrakranielle Blutung, Janeway-Läsionen
▶ Immunologische Störungen: Glomerulonephritis, Osler-Knötchen, Roth-Spots, positiver Rheumafaktor
▶ Echokardiogramm: Verdacht auf Vegetation oder Abszess
▶ Mikrobiologie: positive Blutkultur, jedoch nicht übereinstimmend mit o. g. Hauptkriterien oder serologischer Nachweis einer aktiven Infektion mit einem Endokarditiserreger

M-Mode. Im M-Mode imponieren Vegetationen als irreguläre, abnorm bewegliche Fremdechos, die eine Klappenöffnungs- und -schlussfunktion nicht behindern (24, 60, 65). Da die Vegetationen der Herzklappe anheften, sind sie im Ultraschallbild nur in einer Phase des Herzzyklus darstellbar, die gerade aktuell in der Scanlinie erfasst wird (Abb. 23.**2**).

2D-Bild. Im 2D-Bild lassen sich Größe, Beweglichkeit, Lokalisation und Echoreflektivität von Vegetationen beurteilen, insbesondere auch die räumliche Zuordnung zu benachbarten Strukturen, sodass sich das Ausmaß des Infektionsprozesses wesentlich besser als im M-Mode beurteilen lässt (73). Die Bildqualität, Bildaufbaurate und Auflösung wurden mittlerweile in der 2D-Echokardiographie optimiert, sodass das M-Mode im Vegetationsnachweis keine praktische Relevanz mehr hat. Das Erscheinungsbild von Vegetationen im 2D-Bild ist sehr variabel. Im floriden Stadium wirken Vegetationen oft „echoarm", chaotisch beweglich, zerbrechlich, die Form reicht von rundlich, glatt begrenzt bis hin zu irregelär-ausgefranst (Abb. 23.**3**). Die Vegetationsgröße reicht von wenigen Millimetern bis hin zu mehreren Zentimetern. In der Regel sind Vegetationen, zumindest im frischen Stadium, sehr gut von der darunter liegenden Herzklappe abgrenzbar (Abb. 23.**3**). Im Zuge der

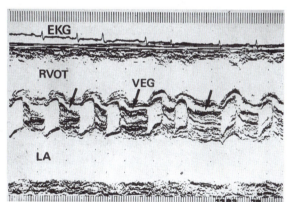

Abb. 23.**2** M-Mode-Echokardiogramm. Darstellung einer Aortenklappenvegetation, erkennbar sind multiple Fremdechos in der Diastole bei Klappenschluss (Pfeil, VEG). RVOT = rechtsventrikulärer Ausflusstrakt, LA = linker Vorhof.

Klappendestruktion, aber auch bei vorgeschädigten und verkalkten Herzklappen, ist eine Abgrenzung gegenüber Vegetationen erschwert.

Transösophageale Echokardiographie. Eine Anschallung von der Speiseröhre aus (TEE) erlaubt eine qualitativ bessere Darstellung auch von kleinen (1–5 mm) Ve-

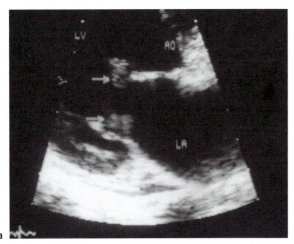
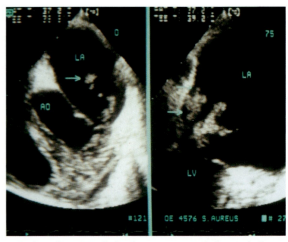

a
b

Abb. 23.**3** Typische Vegetationen am anterioren und posterioren Mitralsegel im 2D-Echokardiogramm. LA = linker Vorhof, LV = linker Ventrikel.

a Rundliche, relativ echoarme Vegetationen (Pfeil), transthorakale lange Achse.

b Hochmobile, große Vegetationen, die weit in den linken Vorhof hinein prolabieren (Pfeil); transösophageale biplane Darstellung.

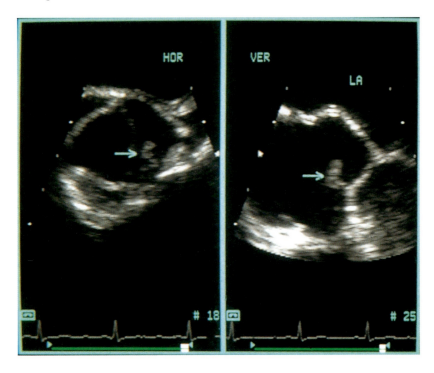

Abb. 23.**4** Wenige Millimeter große, mobile Vegetation (Pfeil) an einer sonst nur geringfügig sklerosiert erscheinenden Aortenklappe, nachgewiesen im transösophagealen Echokardiogramm (horizontale und vertikale Anschallung).

getationen (Abb. 23.4) bzw. eine zuverlässigere Abgrenzung zwischen kleinen Vegetationen und verkalktem oder vorgeschädigtem Klappengewebe (27). Vegetationen auf der Vorhofseite von Mitralklappen lassen sich jetzt nahezu „ideal" mit hoher Auflösungsqualität und relativ artefaktfrei darstellen. Darüber hinaus lassen sich Vegetationen nachweisen, die sich aufgrund von Reverberationen oder Artefakten, z. B. hervorgerufen durch Kunstklappen, dem transthorakal durchgeführten Nachweis entzogen. Die Sensitivität der transösophagealen Echokardiographie im Nachweis von Vegetationen wird heute als so hoch angesehen, dass ein wiederholt „negatives TEE" als ein Ausschlusskriterium für eine IE gilt (64).

Aortenenklappendokarditis

Häufigkeit und Risikofaktoren. Die Aortenklappenendokarditis ist absolut gesehen vielleicht etwas weniger häufig als die Mitralkappenendokarditis, sie dominiert jedoch in chirurgischen Serien (43, 54). Eine kombinierte Entzündung der Aorten- als auch Mitralklappe ist nicht selten. Prädisponierend für eine Aortenklappenendokarditis sind rheumatisch bedingte Veränderungen, Klappensklerosierungen/Verkalkungen im höheren Lebensalter als auch kongenital angelegt bikuspide Klappen.

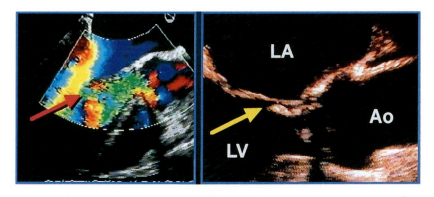

Abb. 23.**5** Aortenklappenendokarditis; transösophageale Anschallung. Eine schmale Vegetation (Pfeil) kontaktiert in der Diastole das anteriore Mitralsegel; der Aortenregurgitations-Jet zielt auf die Mitralklappe (linke Bildhälfte). LA = linker Vorhof, LV = linker Ventrikel, Ao = Aorta ascendens.

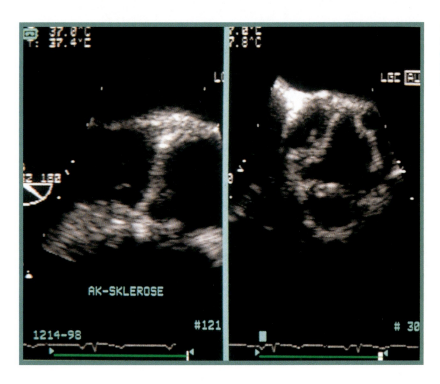

Abb. 23.**6** Aortenklappensklerose mit einem kleinen, flottierenden „Fremdecho" (linke Bildhälfte im Ausflusstrakt), das einer beginnenden Endokarditis ähnelt.

Befund. Die Vegetation prolabiert je nach Größe weit in den linksventrikulären Ausflusstrakt hinein und kann bei einem auf die Mitralklappe gerichteten Aorteninsuffizienz-Jet das vordere Mitralsegel in der Diastole kontaktieren (Abb. 23.5). Dieser ständige Kontakt kann zu einer Absiedelung und Abszessformation im Bereich des vorderen Mitralsegels führen („kissing lesion") (42).

Differenzialdiagnose. Mit immer besserer Auflösungsqualität der Ultraschallgeräte können zunehmend flottierende, längliche und nur wenige Millimeter große Strukturen an vorgeschädigten Aortenklappen (aber auch Mitralklappen) beobachtet werden, sog. „valvular

strands" (61), die gelegentlich nur schwerlich von beginnenden endokarditischen Vegetationen unterschieden werden können (Abb. 23.6). Im Einzelfall kann solch eine Lambl-Exkreszenz tumoröse Ausmaße annehmen und dementsprechend zu differenzialdiagnostischen Problemen führen (10).

Mitralklappenendokarditis

Häufigkeit und Befund. Die Mitralklappe ist alleine bzw. in Kombination mit einer Aortenklappenendokarditis die am häufigsten betroffene Herzklappe. Die bei-

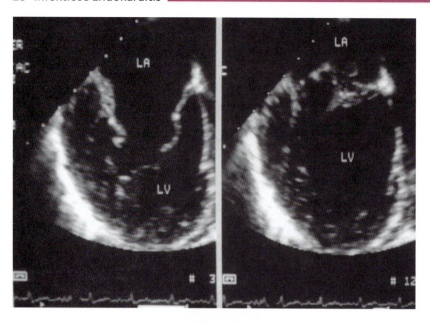

Abb. 23.**7** Mitralklappenprolaps des posterioren Segels, Darstellung von transösophageal. In der Systole (rechte Bildhälfte) entstehen multiple mobile Fremdechos auf der Vorhofseite der Mitralklappe, die einer endokarditischen Vegetation ähneln. LA = linker Vorhof, LV = linker Ventrikel.

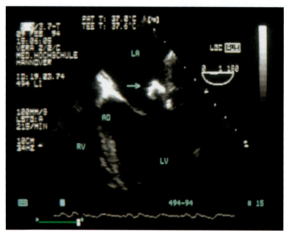

Abb. 23.**8** Echodichte Verdickung des posterioren Mitralsegels (Pfeil) bei einem Patienten mit einem gesicherten systemischen Lupus erythematodes; Darstellung von transösophageal. Bei wiederholt negativen Blutkulturen ist die Diagnose einer Libman-Sacks-Endokarditis am wahrscheinlichsten.

Tabelle 23.**2** Echokardiographische Differenzialdiagnose im Vegetationsnachweis

> ➤ Abgeheilte/alte Vegetation
> ➤ Mitralklappenprolapssyndrom
> ➤ Sehnenfädenabrisse/Papillarmuskeldysfunktion
> ➤ Klappensklerosierungen/Verkalkungen
> ➤ Rheumatische Klappenveränderungen
> ➤ Nichtbakterielle thrombotische Vegetationen bei Tumorpatienten
> ➤ Klappentumoren (z. B. Fibroelastom, Lipome, Myxome)
> ➤ Lambl-Exkreszenzen („valvular strands")
> ➤ Thrombotische Auflagerungen (z. B. am Prothesenring)
> ➤ Libman-Sacks-Endokarditis bei Lupus erythematodes
> ➤ Traumatische Klappenschäden

den Segel der Mitralkappe können einzeln oder auch zusammen entzündet sein (Abb. 23.3). Zusätzlich zum Klappengewebe können sowohl die Chordae tendineae als auch die Papillarmuskeln befallen sein. Große Vegetationen pendeln oft während der Systole und Diastole weit in den linken Vorhof bzw. Ventrikel.

Differenzialdiagnose. Die Mitralklappenendokarditis muss von einer Reihe von nichtinfektiösen Veränderungen abgegrenzt werden (Tab. 23.2). Besonders der Mitralklappenprolaps führt zu einer Verdickung der Segel, einhergehend mit einem chaotischen Bewegungsmuster, sodass eine Differenzierung zu endokarditischen Vegetationen alleine vom Ultraschall her schwierig, wenn nicht gar unmöglich ist (15) (Abb. 23.7). Die gleichen Schwierigkeiten bereiten z. B. Klappenveränderungen im Rahmen eines systemischen Lupus erythematodes (Abb. 23.8) oder tumoröse Veränderungen an Herzklappen (9). In diesen Fällen entscheidet erst der klinische Verlauf über die korrekte Diagnose.

Trikuspidalklappenendokarditis

Häufigkeit und Risikofaktoren. In früheren Serien war die Trikuspidalklappenendokarditis eine Rarität mit einer Inzidenz unter 2 %. Mit Zunahme des intravenösen Drogenkonsums stieg parallel auch die Häufigkeit der Rechtsherzendokarditis an. Infolge dieser Prädisposition wird als verursachender Keim am häufigsten S. aureus gefunden; die Endokarditiden verlaufen eher akut als subakut (4, 58). Die Trias Fieber, Lungenembolie und Drogensucht sollte an eine Trikuspidalklappenendokarditis denken lassen.

Befunde. Herzgeräusche fehlen im Gegensatz zu Endokarditiden des linken Herzens. Die Vegetationen an der Trikuspidalklappe können sowohl an der Vorhofseite, Ventrikelseite oder am Klappenrand vorkommen; häu-

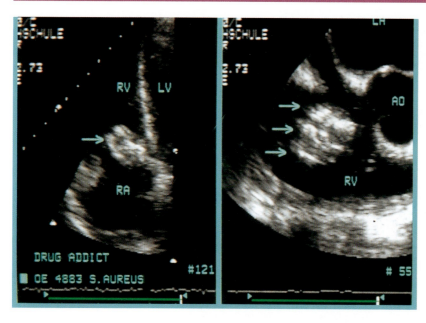

Abb. 23.**9** Große Vegetation (Pfeile) im Bereich der Trikuspidalklappe (links transthorakale, rechts transösophageale Darstellung) bei einem drogenabhängigen Patienten mit S. aureus in der Blutkultur. RA/LA = rechter/linker Vorhof, RV/LV = rechter/linker Ventrikel.

fig wirken sie größer und tumoröser als Vegetationen des linken Herzens (Abb. 23.**9**).

Differenzialdiagnose. Große Vegetationen können schwierig von atrialen Tumoren abgrenzbar sein; in diesen Fällen ist es hilfreich, präzise den Anheftungspunkt der unklaren Masse zu bestimmen (17).

Pulmonalklappenendokarditis

Häufigkeit und Risikofaktoren. Die Pulmonalklappe ist am seltensten von einer Endokarditis betroffen. In der Regel wird diese Lokalisation bei Patienten mit kongenitalen Vitien beobachtet, z. B. Pulmonalstenosen, Fallot-Tetralogie und Ventrikelseptumdefekte, selten ohne begleitende Vitien (52). Bei Drogensüchtigen ist die Pulmonalklappe um ein Vielfaches seltener betroffen als die Trikuspidalklappe; die Ursache für diese unterschiedliche „Anfälligkeit" ist unklar.

Befund. Die wenigen in der Literatur beschriebenen Pulmonalklappenendokarditiden scheinen vom Ultraschallbefund her den von Aortenklappenvegetationen zu ähneln (11).

Prothesenendokarditis

Häufigkeit und Risikofaktoren. Ein Patient mit einer Kunstklappe hat ein durchschnittliches Risiko von 0,12–0,4 % pro Jahr, eine Endokarditis zu entwickeln. Dieses Risiko ist in den ersten 3 postoperativen Monaten am höchsten. Ebenfalls besteht ein erhöhtes Risiko für eine Prothesenendokarditis, wenn der Klappenersatz wegen einer floriden Endokarditis erfolgte.

Diagnosestellung. Die Diagnose einer Prothesenendokarditis ist in der Regel wesentlich schwerer als die Diagnose einer Endokarditis nativer Herzklappen. Je nach Lokalisation und Art der Kunstklappe (biologisch, Metall) kann der transthorakale Nachweis von endokarditischen Vegetationen, die am Prothesenring oder an der Prothese selbst anheften, technisch schwierig oder im Fall von Vegetationen im Bereich einer Metallprothese in Mitralklappenposition praktisch unmöglich sein. In diesen Fällen hat sich die TEE bewährt; die Sensitivität im Vegetationsnachweis ließ sich mehr als verdoppeln im Vergleich zur präkordialen Anschallung (20, 49).

Mechanische Prothesen. Bei metallischen Kunstklappen beginnen Entzündungsprozesse zunächst am Prothesenring und bewirken eine Dehiszenz der Kunstklappe. Häufig ist ein neues paravalvuläres Leck der erste echokardiographische Hinweis für eine Prothesenendokarditis (Abb. 23.**10**). Von diesem Defekt aus kann sich der Entzündungsprozess weiter auf die mobilen Teile der Prothese ausbreiten und/oder weiter in das perivalvuläre Gewebe vordringen und dort Abszesshöhlen, Pseudoaneurysmen und Fisteln erzeugen. Ist ca. 40 % der Zirkumferenz der Prothese gelockert, beginnt die Prothese im Ultraschallbild zu „rocken" (26) (Abb. 23.**11**).

Bioprothesen. Ähnliches gilt für Bioprothesen; auch hier kann der Entzündungsprozess am Prothesenring zu einer Nahtdehiszenz führen. Darüber hinaus können die Segel der Bioprothese selbst entzündlich einreißen oder entzündlich-fibrotisch umgebaut und mobil/immobil werden. Eine Unterscheidung zwischen degenerativen Veränderungen und akut entzündlichen Veränderungen kann aufgrund des Ultraschallbildes im Einzelfall sehr schwierig, wenn nicht gar unmöglich sein. Endokarditische Vegetationen wirken häufig weniger echodicht und irregulärer geformt als degenerative Klappenanteile einer Bioprothese, erfahrungsgemäß entscheidet oft erst der klinische Verlauf über eine korrekte Diagnose (26) (Abb. 23.**12**).

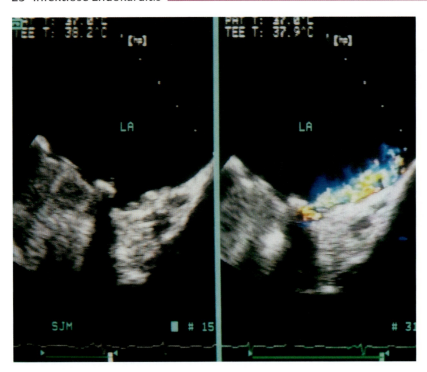

Abb. 23.**10** Paravalvuläres Leck einer Kunstklappe (St. Jude-Medical-Doppelflügelprothese) in Mitralposition mit Darstellung eines exzentrischen Regurgitations-Jets im transösophagealen Echokardiogramm. LA = linker Vorhof.

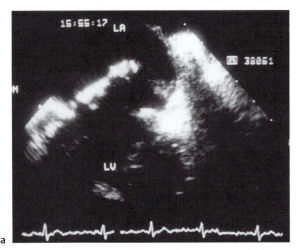
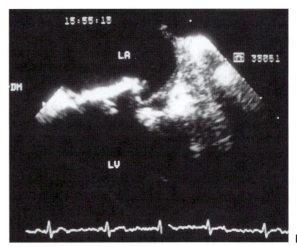

a b

Abb. 23.**11** Teilausriss einer Kunstklappe (Duromedics) in Mitralposition; Darstellung von transösophageal. Erkennbar ist eine extensive Beweglichkeit der Prothese in Richtung linker Vorhof, einhergehend mit schwerer Mitralklappenregurgitation. LA = linker Vorhof.

Sensitivität/Spezifität im Vegetationsnachweis

Sensitivitiät. Eine Reihe von Studien haben die Sensitivitiät der Echokardiographie im Vegetationsnachweis untersucht. Die Tab. 23.3 fasst Studien, die mehr als 50 Patienten eingeschlossen haben, zusammen. In älteren Studien wurde durchschnittlich mithilfe der M-Mode-Echokardiographie eine Sensitivität von 55 % beschrieben (50). Mit der transthorakalen 2D-Echokardiographie lässt sich die Sensitivität auf durchschnittlich 65 % anheben.

Transösophageale Echokardiographie. Für die transösophageale Echokardiographie werden Sensitivitäten zwischen 90 und 100 % berichtet. Praktisch bedeutet dies, dass bei klinischem Verdacht auf eine IE ein „negatives" transthorakales Echokardiogramm die Verdachtsdiagnose nicht ausschließen kann (6). Besteht ein begründeter IE-Verdacht und ergibt das transthorakale Echokardiogramm keinen schlüssigen Vegetationsnachweis, ist eine weiterführende Diagnostik mit der TEE indiziert (6). Die biplane TEE-Schalltechnik ist dabei hinsichtlich des Vegetationsnachweises der monplanen Technik überlegen; die multiplane Schalltechnik kann

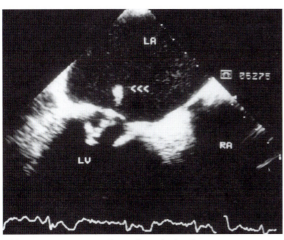 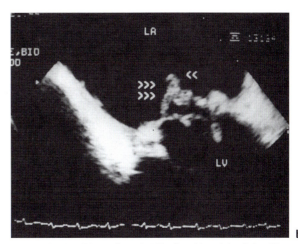

a   b

Abb. 23.**12** Transösophageales Echokardiogramm von zwei Patienten mit einer Bioprothese in Mitralposition. LA = linker Vorhof.
a Degeneration mit Segelteilabriss (Pfeil).
b Klinisch gesicherte Endokarditis (Streptococcus viridans) mit Darstellung einer mobilen Vegetation (Pfeil).

Tabelle 23.**3** Nachweis von Vegetationen im Echokardiogramm

Autor	Jahr	Patienten	Diagnose	Nachweis Vegetationen (% bezogen auf Herzklappen)	
				transthorakal	transösophageal
Stewart et al.	1980	87	klinisch	54%	–
Nakamura et al.	1982	61	Chirurgie/Autopsie	95%	–
Stafford et al.	1985	62	klinisch/OP/Autopsie	73%	–
Lutas et al.	1986	77	klinisch	56%	–
Buda et al.	1986	50	klinisch	42%	–
Daniel et al.	1987	265	klinisch/OP/Autopsie	78%	94%
Erbel et al.	1988	124	klinisch	63%	100%
Mügge et al.	1989	80	OP/Autopsie	58%	90%
Jaffe et al.	1990	69	klinisch	78%	–
Schulz et al.	1996	104	klinisch	58%	90%
DeCastro et al.	1997	57	klinisch	80%	95%

in Einzelfällen bei Patienten mit unklaren Befunden an der nativen oder künstlichen Aortenklappe zusätzlich hilfreich sein (38). Die Sensitivität der TEE im Vegetationsnachweis wird als so hoch angesehen, dass fehlende Vegetationen im TEE praktisch die Diagnose einer IE auszuschließen scheinen (57). Hier ist allerdings anzumerken, dass eine sehr frühzeitig im Verlauf einer IE durchgeführte echokardiographische Untersuchung aufgrund einer noch nicht ausreichenden Vegetationsgröße falsch negativ ausfallen kann. Darüber hinaus kann auch bei einer TEE-Untersuchung ein „blind spot" nicht ausgeschlossen werden, insbesondere bei Patien-

ten mit metallischen Kunstklappen. Ergibt aber im Verlauf (7–12 Tage) eine zweite TEE-Untersuchung weiterhin einen „negativen" Befund (negativ im Sinne auch einer fehlenden Regurgitation), kann davon ausgegangen werden, dass eine IE mit sehr hoher Wahrscheinlichkeit nicht vorliegt (46, 64).

Spezifität. Die Duke-Kriterien legen fest, dass der alleinige echokardiographische Nachweis von Vegetationen die Diagnose einer IE nicht erlaubt. Trotz hoher Sensitivität ist die Spezifität des Echokardiogramms (einschließlich TEE) hinsichtlich des Vegetationsnachweises

Tabelle 23.**4** Abszesse bei Endokarditis: perivalvuläre Abszesse bei 507 Patienten, davon 207 Patienten mit Kunstklappen (40,8 %)

Keime	
➤ Streptokokken	32,5 %
– (viridans)	(15,0 %)
➤ Staphylokokken	35,5 %
➤ andere	13,6 %

Therapie	
➤ medikamentös	34 Patienten
– davon verstorben	20 Patienten (58,9 %)
➤ operativ	449 Patienten
– davon verstorben	81 Patienten (18,0 %)

Zusammenfassung von Aguado et al. 1993; Choussat et al. 1999; Daniel et al. 1991; d'Udekem et al. 1996; Glazier et al. 1991; John et al. 1991; Rohmann et al. 1991; Watanabe et al. 1994.

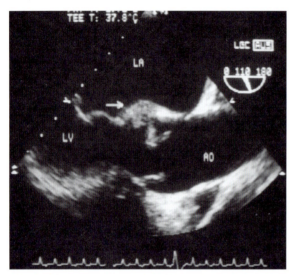

Abb. 23.**13** Beginn eines perivalvulären Abszesses bei einem Patienten mit einer Aortenklappenendokarditis; transösophageale Anschallung. Erkennbar ist eine initiale Verdickung (Pfeil). LA = linker Vorhof, LV = linker Ventrikel, Ao = Aorta ascendens.

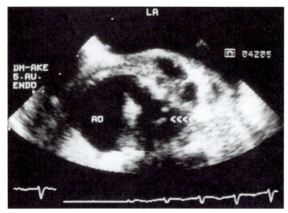

Abb. 23.**14** Perivalvulärer Abszess mit multiplen Abszesshöhlen (Pfeil) bei einem Patienten mit einer Prothesenendokarditis (Duromedic-Klappe, S. aureus). LA = linker Vorhof, Ao = Aorta ascendens.

eher als niedrig anzusehen (48, 50). Zum einen ist es bisher nicht zuverlässig möglich, zwischen „frischen" und bereits ausgeheilten Vegetationen echokardiographisch zu unterscheiden, zum anderen sind eine ganze Reihe von Klappenpathologien bekannt, die den echokardiographischen Eindruck einer Vegetation imitieren können (Tab. 23.**2**). In Einzelfällen kann es unmöglich sein, echokardiographisch eine IE auszuschließen, z. B. bei Patienten mit unklarem Fieber und einem Mitralklappenprolapssyndrom, bei Patienten mit einem aktiven systemischen Lupus erythematodes und einer Klappenbeteiligung im Sinne einer Libman-Sacks-Endokarditis oder bei nichtinfektiösen thrombotischen Auflagerungen bei Tumorpatienten. Die Echokardiographie und gerade die TEE-Untersuchung eignen sich daher nicht zum „Screening", sondern sind erst dann diagnostisch sinnvoll, wenn der begründete Verdacht einer IE vorliegt. Kosten-Nutzen-Analysen in den USA haben ergeben, dass bei einer Vor-Test-Wahrscheinlichkeit für das Vorliegen einer IE zwischen 2 und 60 % eine TEE als initiale Untersuchung empfehlenswert ist (31); allerdings dürften Analysen dieser Art auf Europa nur bedingt übertragbar sein.

Abszesse

Häufigkeit. Kommt der Infektionsprozess nicht zum Stoppen, kann er sich in den perivalvulären Ringbereich und anschließend weiter ins Myokard ausbreiten. Aus Autopsiestudien ist bekannt, dass perivalvuläre Abszesse in ca. 30 % der IE Patienten vorkommen (3). Ringabszesse werden häufig bei Patienten mit Kunstklappen und solchen mit einer Staphylokokkus-aureus-Bakteriämie beobachtet (Tab. 23.**4**). Da Antibiotika sich nur wenig in Abszessbereiche anreichern und daher das Fortschreiten des Infektionsprozesses wenig stoppen können, wird ein Nachweis von Abszessen bei IE-Patienten in der Regel als eine dringliche Operationsindikation angesehen (1, 6, 14, 21, 59).

Befunde. Abszesse können auf den Klappenring beschränkt sein, aber auch weiter in das Myokard oder den aortomitralen Übergang eindringen und dort zu Pseudoaneurysmen, Fisteln und Perforationen führen (41, 44, 70). Am häufigsten sind Abszesse im Aortenklappenringbereich, die sich in Richtung aortomitraler Übergang oder proximales Septum ausbreiten. Initial imponieren Abszesse im Echokardiogramm als eine „echoarme" Verdickung (Abb. 23.**13**); im weiteren Verlauf sind die Bildung von einer oder multiplen Höhlen charakteristisch (Abb. 23.**14** und 23.**15**). Abszesshöhlen können perforieren oder, im Fall von Kunstklappen, zu einem Prothesenteilausriss führen. Die akut entstehende Shuntverbindung bzw. Regurgitation kann eine akute kardiale Dekompensation verursachen.

Eine besondere Form der Abszedierung ist die sog. „kissing lesion". In den linksventrikulären Ausflusstrakt prolabierende Vegetationen bei Patienten mit einer Endokarditis der Aortenklappe können u. U. das vordere Mitralsegel in der Diastole kontaktieren. Dieser Kontakt

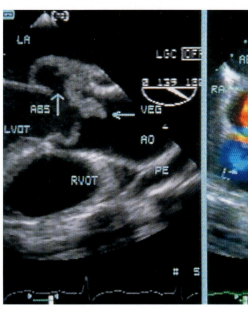
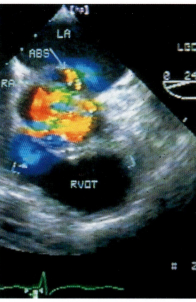

Abb. 23.**15** Perivalvuläre Abszesshöhle (Pfeil) im aortomitralen Übergang bei einem Patienten mit Aortenklappenendokarditis; transösophageale Darstellung. LVOT/RVOT = links-/ rechtsventrikulärer Ausflusstrakt, LA = linker Vorhof, AO = Aorta ascendens, Veg = Vegetation.

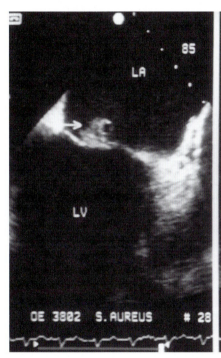
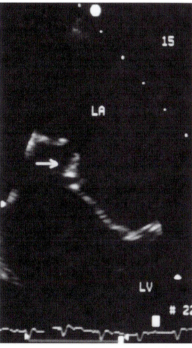

Abb. 23.**16** Kleine abszessartige Verdickung am anterioren Mitralsegel mit Perforation des Segels (Pfeil); Ausschnittsvergrößerung, transösophageale Echokardiographie. LA/LV = linker Vorhof/Ventrikel.

kann zu einer Abszessbildung im vorderen Mitralsegel ggf. mit Perforation führen (Abb. 23.**16**).

Domäne der TEE. Der Nachweis von Abszessen, Fisteln und Perforationen setzt eine hohe Auflösungs- und Darstellungsqualität voraus. In der Regel gelingt der Abszessnachweis von transthorakal nur ausnahmsweise. In drei klinischen Studien gelang ein Abszessnachweis von transthorakal nur in 20–25 % der Fälle. Der Abszessnachweis ist eine Domäne der TEE mit einer Sensitivität von ca. 80–100 % (12, 21, 40). Besteht der Verdacht auf eine Abszessbildung (z. B. bei persistierend septischen Temperaturen trotz adäquater Antibiose, neu aufgetretene AV-Blockierungen) ist die Veranlassung einer TEE-Untersuchung erforderlich.

> **Prognostische Implikationen/ Operationsentscheidungen**

Verlaufskontrolle. Neben einer initialen Diagnostik erlaubt die Echokardiographie eine beliebig wiederholbare, bettseitige Verlaufskontrolle. Bei IE-Patienten sind

Tabelle 23.**5**   Vegetationsgröße und Risiko für embolische Komplikationen

Autor	Jahr	Patienten-anzahl	Anzahl emboli-scher Er-eignisse	Definition einer großen Vegeta-tion	Embolische Ereignisse n (%)	
					kleine Vegetation	große Vegetation
Wann et al.	1979	23	7	qualitativ	3/16 (19 %)	4/7 (57 %)
Sheikh et al.[#]	1981	27	6	qualitativ	2/23 (9 %)	4/4 (100 %)*
Wong et al.	1983	31	6	≥ 10 mm	3/15 (20 %)	3/16 (19 %)
Bardy et al.	1983	32	8	> 5 mm	1/17 (6 %)	7/15 (47 %)*
Stafford et al.	1985	62	21	> 20 mm	12/29 (41 %)	9/16 (56 %)
Lutas et al.	1986	76	17	> 10 mm	8/50 (16 %)	9/26 (45 %)
Buda et al.[°]	1986	42	16	> 1 cm^2	10/31 (32 %)	6/11 (55 %)
Erbel et al.	1988	51	11	> 11 mm[+]	8/37 (22 %)	3/14 (21 %)
Mügge et al.	1989	105	33	> 10 mm[+]	11/58 (29 %)	22/47 (47 %)*
Jaffe et al.[△]	1990	50	10	> 10 mm	2/18 (11 %)	8/32 (26 %)

* p < 0,05 vs. kleine Vegetation; [#] nur Mitralklappenendokarditiden; [+] im TEE vermessen; [△]Ausschluss von Patienten mit vorhergehender Embolie; [°]nur Linksherzendokarditis.

regelmäßige (z. B. wöchentliche) Verlaufskontrollen indiziert, bei Änderung des Beschwerdebildes dementsprechend auch häufiger. Wichtig ist ein Erkennen von kardialen Komplikationen (u. a. linksventrikuläre Dysfunktion, schwere Klappenregurgitationen, Fisteln/Perforationen, perivalvuläre Abszesse, Ausbreitung der Entzündung auf weitere Herzklappen), um ggf. frühzeitig chirurgisch zu intervenieren.

Prognostische Kriterien. Mehrfach wurde der Versuch unternommen, aus dem Erscheinungsbild einer Vegetation im Ultraschallbild Charakteristika (Durchmesser der Vegetation, Mobilitätsgrad, Lokalisation, „Konsistenz") zu definieren, die prognostisch verwertbar sind.

„Therapieerfolg – Therapieversagen". Unter antibiotischer Behandlung kann bei Ansprechen der Therapie eine „Schrumpfung" der Vegetation mit Zunahme der Dichte im Ultraschallbild beobachtet werden (55, 69); nach Ausheilung der IE persistieren Vegetationen in ca. 59 % der Fälle (72). Hierbei ist kritisch anzumerken, dass bei nahezu 50 % der Patienten mit einer IE Embolien stattfinden, häufig klinisch inapparent innerhalb der ersten zwei Wochen (67), sodass eine Abnahme der Vegetationsgröße im Verlaufsechokardiogramm hinsichtlich der Annahme eines „Therapieerfolges" missinterpretiert werden kann. Auch ist unklar, ob umgekehrt der Schluss gezogen werden darf, dass eine gleich bleibende Vegetationsgröße unter Therapie auf einen „Therapieversager" und einen komplizierteren Verlauf hinweist und damit die Indikation zur chirurgischen Herzklappensanierung stellt.

Erschwerend kommt hinzu, dass Vegetationen häufig komplexe Formen aufweisen, sodass Angaben zum Durchmesser nur ungenau sein können und eine hohe Interobservervariabilität aufweisen (32). Rohmann et al. (56) beobachteten in einem Kollektiv von 83 IE-Patienten eine unveränderte oder sogar zunehmende Vegetationsgröße unter antibiotischer Therapie in 38 % der Fälle; in dieser Patientengruppe traten signifikant mehr Komplikationen auf (Tod, Embolie, perivalvulärer Abszess, dringliche Operation) als bei den Patienten, bei denen die Vegetationsgröße unter Therapie abnahm. Diese Beobachtung konnte jedoch von einer anderen Arbeitsgruppe nicht bestätigt werden (72).

Embolierisiko. Vielfach wurde der Versuch unternommen, aus dem Grad der Beweglichkeit als auch aus der Größe der Vegetation auf das Risiko für embolische Komplikationen zu schließen (Tab. 23.5). Die einzelnen Studien haben bei relativ kleinen Patientenzahlen zu unterschiedlichen Ergebnissen geführt. Im Trend besteht jedoch der Eindruck, dass größere Vegetationen eher zu embolischen Komplikationen neigen als kleinere (71); diese Thematik bleibt jedoch kontrovers (67).

Indikationen zur TEE

Vegetationsnachweis transthorakal. Bei Verdacht auf eine IE ist zunächst eine von transthorakal durchgeführte dopplerechokardiographische Untersuchung indiziert. Ist der Patient schlecht schallbar oder liegt eine Kunstklappe vor, sollte von vornherein zusätzlich eine TEE-Untersuchung geplant werden. Gelingt bereits mit der transthorakalen Anschallung ein Vegetationsnachweis und kann damit die Verdachtsdiagnose bestätigt werden, ist eine TEE nicht automatisch indiziert, sondern auf Risikopatienten mit besonderen Verlaufsformen beschränkt (z. B. Staphylokokkus-aureus-Bakteriämie, die empirisch häufig zu Abszessen führen kann; persistierendes Fieber trotz einer nach einem Antibiogramm ausgerichteten Antibiose; neu aufgetretene AV-

Blockierungen im EKG; neues Auskultationsgeräusch im Verlauf; präoperativ vor Herzklappenersatz zum sicheren Ausschluss weiterer Klappenbeteiligungen).

Kein Vegetationsnachweis transthorakal. Gelingt kein Vegetationsnachweis von transthorakal, ist das weitere diagnostische Prozedere von der Wahrscheinlichkeit der Verdachtsdiagnose abhängig. Besteht ein Endokarditisrisiko bzw. ein begründeter IE-Verdacht (typischer Keim, kardiale Vorschädigung, klinischer Verlauf), ist eine TEE-Untersuchung indiziert. Führt auch diese zu keinem eindeutigen Ergebnis, ist eine Wiederholung der TEE-Untersuchung bei fortbestehender Verdachtsdiagnose in 7–10 Tagen indiziert.

Das Risiko, dass durch eine TEE-Untersuchung als semiinvasive Technik eine (zusätzliche) Bakteriämie verursacht wird, ist als minimal anzusehen. Eine Endokarditisprophylaxe wird nicht allgemein empfohlen (22). Gerade bei Patienten mit einem Endokarditisverdacht sollte nicht durch eine orale Applikation von Antibiotika eine mikrobiologische Diagnostik verfälscht werden.

■ Literatur

1. Agatston AS, Asnani H, Ozner M et al. Aortic valve abscess: two-dimensional echocardiographic features leading to valve replacement. Am Heart J 1985;109:171–2.
2. Aguado JM, Gonzalez-Vilchez F, Martin-Duran R, Arjona R, Vazquez-de-Prada JA. Perivalvular abscesses associated with endocarditis. Clinical features and diagnostic accuracy of two-dimensional echocardiography. Chest 1993;104:88–93.
3. Arnett EN, Roberts WC. Valve ring abscess in infective endocarditis: frequency, location, and clues to clinical diagnosis from the study of 95 necropsy patients. Circulation 1976;54:140–5.
4. Banks T, Fletcher R, Ali N. Infective endocarditis in heroin addicts. Am J Med 1973;55:444.
5. Bardy GH, Tlano JV, Reisberg B, Lesch M. Sensitivity and specificity of echocardiography in high-risk population of patients for infective endocarditis: significance of vegetation size. J Cardiovasc Ultrasonogr 1983;2:23–7.
6. Bayer AS, Bolger AF, Taubert KA et al. Diagnosis and Management of infective endocarditis and its complications. AHA Scientific Statement. Circulation 1998;98:2936–48.
7. Bayer AS, Ward JL, Ginzton LE, Shapiro SM. Evaluation of new clinical criteria for the diagnosis of infective endocarditis. Am J Med 1994;96:211–9.
8. Bayer AS. Infective endocarditis. Clin Infect Dis 1993;17:313–20.
9. Benvenuti LA, Mansur AJ, Lopes DO, Campos RV. Primary lipomatous tumors of the cardiac valves. South Med J 1996;89:1018–20.
10. Berent R, Hartl P, Rossoll M, Punzengruber C. Die Lambl'sche Exkreszenz als tumoröse Herzklappenveränderung. DMW 1998;123:423–6.
11. Berger M et al. M-mode and two-dimensional echocardiographic findings in pulmonic valve endocarditis. Am Heart J 1984;107:391.
12. Blumberg EA, Karalis DA, Chandrasekaran K et al. Endocarditis-associated paravalvular abscesses. Do clinical parameters predict the presence of abscess? Chest 1995;107:898–903.
13. Buda AJ, Zotz RJ, LeMire MS, Bach DS. Prognostic significance of vegetations detected by two-dimensional echocardiography in infective endocarditis. Am Heart J 1986;112:1291–6.
14. Byrd BF, Shelton ME, Wilson BH et al. Infective perivalvular abscess of the aortic ring: echocardiographic features and clinical course. Am J Cardiol 1990;66:102–5.
15. Chandraratna PAN, Langevin E. Limitations of the echocardiogram in diagnosing valvular vegetations in patients with mitral valve prolapse. Circulation 1977;56:436.
16. Choussat R, Thomas D, Isnard R et al. Perivalvular abscesses associated with endocarditis. Clinical features and prognostic factors of overall survival in a series of 233 cases. Eur Heart J 1999;20:232–41.
17. Come PC, Kurland GS, Vine HS. Two-dimensional echocardiography in differentiating right atrial and tricuspid valve mass lesions. Am J Cardiol 1979;44:1207.
18. d'Udekem Y, David TE, Feindel CM, Armstrong S, Sun Z. Long-term results of operation for paravalvular abscess. Ann Thorac Surg 1996;62:48–53.
19. Daniel WG, Lichtlen PR. M-Mode, transthorakal, zweidimensional und Ösophagusechokardiografie in der Diagnostik der infektiösen Endokarditis. In Maisch B (ed.). Infektiöse Endokarditis. Erlangen: PeriMed 1987; p. 119.
20. Daniel WG, Mügge A, Grote J et al. Comparison of transthoracic and transesophageal echocardiography for detection of abnormalities and prosthetic and bioprothetic valves in the mitral and aortic position. Am J Cardiol 1993;71:210–5.
21. Daniel WG, Mügge A, Lindert O et al. Improvement in the diagnosis of abscesses associated with endocarditis by transesophageal echocardiography. N Engl J Med 1991;324:795–800.
22. Daniel WG, Mügge A. Transesophageal echocardiography. N Engl J Med 1995;322:1268–79.
23. De Castro S, Magni G, Beni S et al. Role of transthoracic and transesophageal echocardiography in predicting embolic events in patients with active infective endocarditis involving native cardiac valves. Am J Cardiol 1997;80:1030–4.
24. Dillon JC, Feigenbaum H, Konecke LL et al. Echocardiographic manifestation of valvular vegetations. Am Heart J 1973;86:698.
25. Durack DT, Lukes AS, Bright DK. New criteria for diagnosis of infective endocarditis: utilization of specific echocardiographic findings: Duke Endocarditis Service. Am J Med 1994;96:200–9.
26. Effron MK, Popp RR. Two-dimensional echocardiographic assessment of bioprothesis valve dysfunction and infective endocarditis. J Am Coll Cardiol 1983;2:597.
27. Erbel R, Rohmann S, Drexler M et al. Improved diagnostic value of echocardiography in patients with infective endocarditis by transesophageal approach: a prospective study. Eur Heart J 1988;9:43–53.
28. Everett ED, Hirschmann JV. Transient bacteremia and endocarditis prophylxis: a review. Medicine 1977;56:61–77.
29. Gahl K, Mügge A. Klinisches Bild. In: Gahl, K (Hrsg.). Infektiöse Endokarditis. 2. Aufl. Darmstadt: Steinkopff 1994; pp071–122.
30. Glazier JJ, Verwilghen J, Donaldson RM, Ross DN. Treatment of complicated prosthetic aortic valve endocarditis with annular abscess formation by homograft aortic root replacement. J Am Coll Cardiol 1991;17:1177–82.
31. Heidenreich PA, Masoudi FA, Maini B et al. Echocardiography in patients with suspected endocarditis: a cost-effectiveness analysis. Am J Med 1999;107:198–208.
32. Heinle S, Wilderman N, Harrison JK et al. Value of transthoracic echocardiography in predicting embolic events in active infective endocarditis. Duke Endocarditis Service. Am J Cardiol 1994;74:799–801.
33. Heiro M, Nikoskelainen J, Hartiala JJ, Saraste MK, Kotilainen P. Diagnosis of infective endocarditis: sensitivity of the Duke vs von Reyn criteria. Arch Intern Med 1998;158:18.
34. Hoen B, Selton-Suty C, Danchini N et al. Evaluation of the Duke criteria versus the Beth Israel criteria for the diagnosis of infective endocarditis. Clin Infect Dis 1995;21:905–9.

35. Horstkotte D. Endocarditis: epidemiology, diagnosis and treatment. Z Kardiol 2000;89(Suppl.4):2–11.

36. Hort W. Pathologische Anatomie der infektiösen Endokarditis. In: Gahl, K (Hrsg.). Infektiöse Endokarditis. 2. Aufl. Darmstadt: Steinkopff 1994; pp0 17–46.

37. Jaffe WM, Morgan DE, Pearlman AS, Otto CM. Infective endocarditis, 1983–1988: echocardiographic findings and factors influencing morbidity and mortality. J Am Coll Cardiol 1990;15:1227–33.

38. Job FP, Franke S, Lethen H, Flachskampf FA, Hanrath P. Incremental value of biplane and multiplane transesophageal echocardiography for the assessment of active infective endocarditis. Am J Cardiol 1995;75:1033–7.

39. John RM, Pugsley W, Treasure T, Sturridge MF, Swanton RH. Aortic root complications of infective endocarditis – influence on surgical outcome. Eur Heart J 1991;12:241–8.

40. Karalis DG, Bansal RC, Hauck AJ et al. Transesophageal echocardiographic recognition of subaortic complications in aortic valve endocarditis: clinical and surgical implications. Circulation 1992;86:353–62.

41. Kasper KJ, Chandrasekaran K, Bowman R et al. Left ventricular outflow tract to left atrial communication due to mitral valve endocarditis. Am Heart J 1993;125:1792–7.

42. Klein RM, Horstkotte D, Niehues R, Piper C, Schulte HD, Strauer, BE. Mitral kissing vegetations in acute aortic endocarditis: frequency and therapeutic considerations. Eur Heart J 1994;15:150.

43. Larbalestier RI, Kinchla NM, Aranki SF, Couper GS, Collins JJ, Cohn LH. Acute bacterial endocarditis: optimizing surgical results. Circulation 1992;86(Suppl.II):II68–II74.

44. Leung DYC, Cranney GB, Hopkins AP et al. Role of transesophageal echocardiography in the diagnosis and management of aortic root abscess. Br Heart J 1994;72:175–81.

45. Livornese LL, Korzeniowski OM. Pathogenesis of infective endocarditis. In: Kaye D (ed.). Infective Endocarditis. 2nd ed. New York: Raven Press 1992;pp0 19–35.

46. Lowry RW, Zoghbi WA, Baker WB, Wray RA, Quinones MA. Clinical impact of transesophageal echocardiography in the diagnosis and management of infective endocarditis. Am J Cardiol 1994;73:1089–91.

47. Lutas EM, Roberts RB, Devereux RB, Prieto LM. Relation between the presence of echocardiographic vegetations and the complication rate in infective endocarditis. Am Heart J 1986;112:107–13.

48. Mügge A, Daniel WG, Frank G, Lichtlen PR. Echocardiography in infective endocarditis: reassessment of prognostic implications of vegetation size determined by the transthoracic and the transesophageal approach. J Am Coll Cardiol 1989;14:631–8.

49. Mügge A, Daniel WG, Grote J, Frank G, Lichtlen PR. Morphological assessment of prosthetic valve degeneration, endocarditis, and thrombosis by precordial and transesophageal echocardiography. In Bodner E (ed.). Surgery for Heart Valve Disease. London: ICR Publ. 1990;pp0 84–90.

50. Mügge A. Echocardiographic detection of cardiac valve vegetations and prognostic implications. Infect Dis Clin North Am 1993;7:877–8.

51. Nakamura K, Koyanagi H, Hiroswa K. Spectrum of the infective endocarditis in the past five years. Jpn Circ J 1982;46:352.

52. Ramadan FB, Beanlands DS, Burwash IG. Isolated pulmonic valve endocarditis in healthy hearts: a case report and review of the literature. Can J Cardiol 2000;26:1282–8.

53. Reyn von CF, Levy BS, Arbeit RD, Friedland G, Crumpacker CS. Infective endocarditis: an analysis based on strict case definitions. Ann Intern Med 1981;94:505–18.

54. Richardson JV, Karp RB, Kirklin JW, Dismukes WE. Treatment of infective endocarditis: a 10-year comparative analysis. Circulation 1978;58:589–97.

55. Rohmann S, Erbel R, Darius H et al. Prediction of rapid versus prolonged healing of infective endocarditis by monitoring vegetation size. J Am Soc Echocardiogr 1991;4:465–74.

56. Rohmann S, Seifert T, Erbel R et al. Identification of abscess formation in native-valve infective endocarditis using transesophageal echocardiography: implications for surgical treatment. Thorac Cardiovasc Surg 1991;39:273–80.

57. Ryan EW, Bolger AF. Transesophageal echocardiography (TEE) in the evaluation of infective endocarditis. Cardiol Clin 2000;19:773–87.

58. Sande MA, Lee BL, Mills J, Chambers HF. Endocarditis in intravenous drug users. In: Kaye D (ed.). Infective Endocarditis. 2nd ed. New York: Raven Press 1992;pp0 345–73.

59. Saner HE, Asinger RW, Homans DC et al. Two-dimensional echocardiographic identification of complicated aortic root endocarditis: implications for surgery. J Am Coll Cardiol 1987;10:859–68.

60. Schelbert HR, Muller OF. Detection of fungal vegetations involving a Starr Edwards mitral prosthesis by means of ultrasound. Vasc Surg 1972;6:20.

61. Schnittger I. Valvular strands. In: Daniel WG, Kronzon I, Mügge A (ed.). Cardiogenic Embolism. Baltimore: Williams & Wilkens 1996;pp0 129–36.

62. Schulz R, Werner GS, Fuchs JB et al. Clinical outcome and echocardiographic findings of native and prosthetic valve endocarditis in the 1990s. Eur Heart J 1996;17:281–8.

63. Sheikh MU, Covarrubias ES, Ali N et al. M-mode echocardiographic observations during and after healing of bacterial endocarditis limited to the mitral valve. Am Heart J 1981;101:37–45.

64. Sochowski RA, Chan KL. Implication of negative results on a monoplane transesophageal echocardiographic study in patients with suspected infective endocarditis. J Am Coll Cardiol 1993;21:216–21.

65. Spangler RD, Johnson MC, Holmes J et al. Echocardiographic demonstration of bacterial vegetations in active infective endocarditis. J Clin Ultrasound 1973;1:126.

66. Stafford WJ, Petch J, Radford DJ. Vegetations in infective endocarditis: Clinical relevance and diagnosis by cross-sectional echocardiography. Br Heart J 1985;53:310–3.

67. Steckelberg JM, Murphy JG, Ballard D et al. Emboli in infective endocarditis: the prognostic value of echocardiography. Ann Intern Med 1991;114:635–40.

68. Stewart JA, Silimperi D, Harris P, Wise NK, Fraker TD, Kisslo JA. Echocardiographic documentation of vegetative lesions in infective endocarditis. Clinical implications. Circulation 1980;61:374–80.

69. Tak T, Mathews S, Ulene R, Chandraratna PA. Active vegetations can be differentiated from chronic vegetations by visual inspection of standardized two-dimensional echocardiograms. Echocardiography 2000;17:109–14.

70. Tingleff J, Egeblad H, Gotzsche CO et al. Perivalvular cavaties in endocarditis: abscesses versus pseudoaneurysm? A transesophageal Doppler echocardiographic study in 118 patients with endocarditis. Am Heart J 1995;130:93–100.

71. Tischler MD, Vaitkus PT. The ability of vegetation size on echocardiography to predict clinical complications: a meta-analysis. J Am Soc Echocardiogr 1997;10:562–8.

72. Vuille C, Nidorf M, Weyman AE, Picard MH. Natural history of vegetations during successful medical treatment of endocarditis. Am Heart J 1994;128:1200–9.

73. Wann LS, Hallam CC, Dillon JC, Weyman AE, Feigenbaum H. Comparison of M-mode and cross-sectional echocardiography in infective endocarditis. Circulation 1979;60:728–33.

74. Watanabe G, Haverich A, Speier R, Dresler C, Borst HG. Surgical treatment of active infective endocarditis with paravalvular involvement. J Thorac Cardiovasc Surg 1994;107:171–7.

75. Weinstein L, Schlesinger JJ. Pathoanatomic, pathophysiologic, and clinical correlations in endocarditis (2 parts). N Engl J Med 1974;291:832–7,1122–6.

76. Werner GS, Schulz R, Fuchs JB et al. Infective endocarditis in the elderly in the era of transesophageal echocardiography: clinical features and prognosis compared with younger patients. Am J Med 1996;100:90–7.

77. Wong D, Chandraratna PAN, Wishnow RM, Dusitnanond V, Nimalasuriya A. Clinical implications of large vegetations in infective endocarditis. Arch Intern Med 1983;143:1874–7.

24 Echokardiographie auf der Intensivstation

W. Bocksch und R. Bartels

Die Einführung von Intensivstationen hat die Ergebnisse der Hochleistungsmedizin auf nahezu allen Gebieten gesteigert. Der weitere medizinische Fortschritt führt dazu, dass immer mehr ältere, polymorbide Patienten mit relevanten kardialen Erkrankungen großen Eingriffen unterzogen werden. Folglich steigt die Anzahl kardiologischer Fragestellungen auf allen Intensivstationen rapide an.

Die Echokardiographie, insbesondere unter Einsatz der multiplanen transösophagealen Technik (TEE), hat wie kein anderes bildgebendes Verfahren in den letzten Jahren die Bedside-Diagnostik von Herzerkrankungen verbessert. In dem folgenden Beitrag sollen die technischen, personellen und logistischen Voraussetzungen zum effektiven Einsatz der Echokardiographie auf der Intensivstation aufgezeigt werden. Ferner soll ein Überblick über die vielfältigen diagnostischen Einsatzmöglichkeiten der Echokardiographie auf den Intensivstationen unterschiedlicher Fachabteilungen gegeben werden. Die exakten echokardiographischen Kriterien für die Diagnostik der erwähnten Krankheitsbilder können in dieser Übersicht nur angerissen werden und sind in den entsprechenden Kapiteln dieses Buches abgehandelt.

Voraussetzungen

Technische Voraussetzungen

Transportables Gerät. Da nicht auf allen Intensivstationen ein eigenes Echokardiographiegerät zur Verfügung steht, ist ein möglichst kleines, robustes und leicht transportierbares Gerät vorzuziehen. Neben einem guten B-Bild müssen ein guter CW- und PW-Doppler einschließlich Farbdoppler vorhanden sein. Wegen des hohen Anteils beatmeter Patienten mit eingeschränktem transthorakalem akustischem Fenster ist das Vorhandensein einer transösophagealen Sonde Grundvoraussetzung. Viele komplexe Fragestellungen lassen sich exakt nur mittels multiplaner Anlotungstechnik beantworten. Neue Geräteoptionen, wie Gewebedoppler (Tissue Doppler Imaging), Harmonic Imaging, Perfusion Imaging, sind derzeit für die Intensivmedizin nicht zwingend erforderlich. Die auf vielen Intensivstationen inzwischen vorhandenen Mehrzweck-Ultraschallgeräte mit Echokardiographieoption sind oft nicht zur Beantwortung aller Fragestellungen geeignet, weswegen einem primären Echokardiographiegerät der Vorzug gegeben werden sollte.

Echokardiographie-Set. Bei einem mobilen Gerät ist die Anlage eines begleitenden Echokardiographie-Sets von Vorteil und Zeit sparend (Tab. 24.1).

Personelle Voraussetzungen

Kardiologische Erfahrung. Externe Echokardiographien auf Intensivstationen sollten immer von einem kardiologisch versierten Arzt mit ausgiebiger Erfahrung

Tabelle 24.**1** Notfall-Echokardiographie-Set

➤ Beißringe
➤ Lidocain-Spray/-Gel
➤ TEE-Sonden-Schutzhüllen
➤ Prämedikation (Midazolam)
➤ Echokontrastmittel
➤ Videokassetten
➤ Aufklärungsformular

in transthorakaler und transösophagealer Echokardiographie durchgeführt werden. Aufgrund der oft unmittelbar ableitbaren therapeutischen Konsequenzen ist die sichere klinische Einordnung der echokardiographischen Befunde in den klinischen Gesamtzusammenhang wichtig. Der Ruf nach dem Notfallechokardiogramm ist immer auch der Ruf nach dem Kardiologen!

Verantwortung für das Gerät. Ein zuständiger Mitarbeiter (Arzthelfer/-in, Pfleger/Schwester) sollte sich um die Überwachung der vollen Funktionsfähigkeit des Echokardiographiegerätes, die Reinigung und Desinfektion der TEE-Sonde, die oft schwierige Archivierung der Notfallbefunde und die Vollständigkeit des Echokardiographie-Sets regelmäßig kümmern.

Logistische Voraussetzungen

Zentrale Anlaufstelle. An kleinen Krankenhäusern ist die Untersuchungstechnik an einen oder wenige Untersucher gebunden. Diese stehen somit automatisch als

Ansprechpartner zur Verfügung. An Kliniken der Maximalversorgung muss aufgrund der massiv steigenden Echokardiographieanforderungen bei gleichzeitig begrenzten apparativen und personellen Ressourcen eine Indikations- und Dringlichkeitsverifikation durchgeführt werden. Tagsüber hat sich dafür die Einrichtung *einer* klinikinternen zentralen Telefon- oder Funknummer (z. B. Sekretariat, kardiologischer Konsiliararzt o. Ä.) als Anlaufstelle bewährt. Das Notfallechokardiographiegerät sollte möglichst tagsüber abkömmlich sein, um eine sofortige externe Untersuchung auch während des laufenden kardiologischen Routinebetriebes zu ermöglichen. Außerhalb der gewöhnlichen Dienstzeiten sollte die Untersuchung auf Rufbereitschaftsbasis zur Verfügung stehen.

Sicherheit

Die Frage nach dem Untersuchungsrisiko stellt sich nur bei der transösophagealen Technik (2). In geübter Hand stellt die Untersuchung kein relevantes Risiko dar (< 1 %). Mögliche relevante, aber seltene Komplikationen der notfallmäßigen TEE sind die Aspiration von Mageninhalt bei nicht nüchternem Patienten, eine Ösophagusvarizenblutung oder – im Extremfall – die Ösophagusperforation. Insbesondere bei polytraumatisierten Patienten und Patienten mit Gerinnungsstörungen ist auf eine maximal atraumatische Intubationstechnik zu achten. Bei beatmeten Patienten ist die Sondeneinführung unter laryngoskopischer Kontrolle hilfreich. Theoretisch ist bei präexistenten Klappenerkrankungen durch eine via TEE-Sonde induzierte, passagere Bakteriämie (3,2–12 %) die Möglichkeit einer bakteriellen Endokarditis gegeben (21). Eine generelle Endokarditisprophylaxe wird für die TEE aber nicht empfohlen.

Kardiologische internistische Intensivstation

Koronare Herzerkrankung – akuter Myokardinfarkt (s. a. Kapitel 9, S. 169 ff)

Kreislaufstabiler Infarktpatient

Die Diagnose des akuten Myokardinfarktes ist die Domäne der Elektrokardiographie (EKG) und der Labordiagnostik. Bei Patienten mit kurzem Zeitintervall zwischen Schmerzbeginn und Krankenhausaufnahme (< 4 Stunden) sowie präexistenten EKG-Veränderungen, wie Schenkelblockbildern und medikamenteninduzierten Repolarisationsstörungen, kann die sofortige Echokardiographie durch den Nachweis einer regionalen Wandbewegungsstörung als Folge der akuten Perfusionsstörung zur Infarktdiagnostik wesentlich beitragen (19). Ferner ist die Erfassung der Ausdehnung des Infarktareals über die Bestimmung der regionalen Wandbewegung im frühen Infarktstadium als prognostischer Parameter und als Ausgangsuntersuchung zur Verlaufsbeobachtung (linksventrikuläre Thrombenbildung, mechanische Komplikationen, linksventrikuläres Remodeling) hilfreich (4). Potenziell wird die myokardiale Kontrastechokardiographie in Zukunft nicht nur zur Diagnostik einer akuten myokardialen Perfusionsstörung, sondern auch zur Beurteilung der Reperfusion nach systemischer fibrinolytischer Therapie wertvoll sein (18).

Kreislaufinstabiler Infarktpatient

Bei hämodynamisch instabilen Patienten im akuten Infarktstadium ist eine sofortige echokardiographische Untersuchung unabdingbar und diagnostisch-therapeutisch wegweisend. Die häufigsten Ursachen der hämodynamischen Verschlechterung in der Frühphase des akuten Infarktstadiums sind eine massiv eingeschränkte linksventrikuläre Pumpfunktion infolge ausgedehnter Infarzierung und ein großer rechtsventrikulärer Infarkt. Mechanische Infarktkomplikation treten fast ausschließlich einige Tage *nach* dem initialen Infarktereignis auf.

Bestimmung der LV-Funktion. Die Echokardiographie ermöglicht beim hämodynamisch instabilen Patienten sowohl die qualitative als auch die quantitative Erfassung der globalen und regionalen linksventrikulären Pumpfunktion. Bei der Beurteilung der Pumpfunktion müssen sowohl die Endokardeinwärtsbewegung als auch die systolische Wanddickenzunahme beachtet werden. Der entscheidende prognostische Parameter, die linksventrikuläre Auswurffraktion (Ejektionsfraktion EF), kann echokardiographisch sowohl abgeschätzt als auch mit guter Korrelation zur cineangiographisch ermittelten EF gemessen werden. Auf eine wünschenswerte, planimetrische Bestimmung der EF muss jedoch in der Notfallsituation aus Zeitgründen oft verzichtet werden, was für die prinzipiell mögliche, aber aufwendige Berechnung des Herzzeitvolumens ebenfalls gilt. Bei der Abschätzung der EF ist die laufende Katecholamindosierung zu berücksichtigen und im Befund zu vermerken. Der Nachweis von Spontankontrast im linksventrikulären Kavum ist ein klinisch brauchbarer indirekter Hinweis auf ein deutlich vermindertes Herzzeitvolumen. Bei nicht beatmeten Patienten kann die LV-Funktion meist ausreichend von transthorakal beurteilt werden, während bei beatmeten Infarktpatienten die TEE unmittelbar indiziert ist. Für die Kontraktilitätsbestimmung hat sich die transgastrale kurze Achse bewährt. Serielle TEE-Untersuchungen bei Patienten im kardiogenen Schock sind zum Nachweis des Therapieerfolges nach Koronarrevaskularisation, unter intraaortaler Gegenpulsation und medikamentöser Therapie optional.

Rechtsherzinfarkt

Eine wesentliche und häufig übersehene Komplikation des ausgedehnten Hinterwandinfarktes ist der Rechtsherzinfarkt. Die Häufigkeit liegt um 19–51 % aller Hinterwandinfarkte (27). Ursache ist meist ein hochproximaler Verschluss der rechten Herzkranzarterie. Klinisch dominiert eine oft therapierefraktäre Hypotonie ohne klinische Zeichen der linksventrikulären Kongestion. Der Nachweis von ST-Hebungen in den rechtspräkordialen Ableitungen ist meist diagnostisch. Die Echokardiographie liefert unmittelbar die definitive Diagnose und erlaubt ferner eine Größenabschätzung des rechtsventrikulären Infarktes (3). Echokardiographisch imponiert meist ein vergrößerter und global hypokontraktiler rechter Ventrikel. Der linke Ventrikel ist meist global normokontraktil mit regionaler Wandbewegungsstörung im Hinterwandbereich und kompensatorischer Hyperkinesie der nichtinfarzierten Wandsegmente. Der über die relative Trikuspidalklappeninsuffizienz abgeschätzte systolische pulmonalarterielle Druck ist meist normal. Die Diagnose kann fast immer von transthorakal (apikaler Vierkammerblick, parasternale kurze und lange Achse, subxyphoidale Anlotung) erfolgen. Bei beatmeten Patienten mit fehlendem transthorakalem akustischem Fenster haben sich von transösophageal der Vierkammerblick (Abb. 24.1) und die transgastrale kurze Achse bewährt.

Mechanische Infarktkomplikationen

10–20 % der akuten Todesfälle in der frühen Postinfarktphase sind durch die mechanischen Komplikationen akute Mitralklappeninsuffizienz, Ventrikelseptumruptur oder Perforation bedingt. Die Letalität bei aufgetretener mechanischer Komplikation ist extrem hoch und hängt entscheidend von der rechtzeitigen Diagnose ab. Die Echokardiographie ist heute bei der Diagnostik dieser Komplikationen zwingend erforderlich.

Akute Mitralklappeninsuffizienz infolge Papillarmuskeldysfunktion. Auslöser für die akute Mitralklappeninsuffizienz nach Myokardinfarkt ist eine reversible oder irreversible Schädigung eines Papillarmuskels mit konsekutivem Abriss eines Sehnenfadens oder Papillarmuskelköpfchens. Dies führt zu einem Zurückschlagen des Mitralsegels (flail leaflet) oder im Extremfall zum Ausriss eines kompletten Mitralsegels. Die anterolaterale Papillarmuskelgruppe wird von hoch abgehenden Marginalästen des R. circumflexus oder Diagonalästen des R. interventricularis anterior versorgt (70 % Versorgung aus beiden Stromgebieten, 30 % Einfachversorgung). Die posteromedialen Papillarmuskeln werden entweder vom R. posterolateris der rechten Kranzarterie oder den distal abgehenden Marginalästen des R. circumflexus der linken Kranzarterie versorgt (70 % Ein-

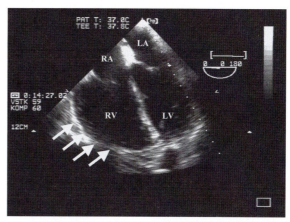

Abb. 24.**1** Rechtsherzinfarkt. 58-jährige Patientin mit zunehmender Hypotonie bei ausgedehntem Hinterwandinfarkt und ST-Hebungen in den rechtspräkardialen Ableitungen. Im multiplanen TEE bei 0° im Vierkammerblick zeigt sich ein deutlich dilatierter und global hypokinetischer rechter Ventrikel (RV, Pfeile). Der linke Ventrikel ist echokardiographisch normal groß.

fachversorgung, 30 % Versorgung aus beiden Stromgebieten). Wegen des hohen Anteils an Einfachversorgung rupturiert der posteromediale Papillarmuskel 6- bis 12-mal häufiger als der anterolaterale. Bemerkenswert ist, dass die akute Mitralklappeninsuffizienz im Gegensatz zu den anderen Infarktkomplikationen nicht primär von der Größe des Infarktes, sondern vielmehr von dessen Lokalisation abhängig ist. Je nach Ausprägung der Papillarmuskelschädigung liegen klinisch Zeichen der pulmonalen Stauung bis zum kardiogenen Schock mit Tachykardie/Tachyarrhythmie, Hypotonie, Kreislaufzentralisation und Oligo-/Anurie vor. Auskultatorisch findet sich bei verbreitertem Herzspitzenstoß ein früh- bis holosystolisches, hochfrequentes Geräusch mit Punctum maximum über der Herzspitze und Fortleitung in die Axilla. Im Röntgenthoraxbild dominieren die pulmonalen Stauungszeichen bei oft normal großem linken Ventrikel. Bei liegendem Pulmonaliskatheter findet sich bei 60 % eine überhöhte V-Welle in der pulmonalen Verschlussdruckkurve.

Die Echokardiographie erlaubt:
➤ die definitive morphologische Diagnose des partiellen oder kompletten Sehnenfadenabrisses,
➤ die semiquantitative Graduierung der resultierenden Klappeninsuffizienz und
➤ die Dokumentation der resultierenden linksventrikulären akuten Volumenbelastung.

Im B-Bild sollten der in den linken Vorhof zurückschlagende, ausgerissene Sehnenfaden, der volumenbelastete, hyperkontraktile linke Ventrikel, der vergrößerte linke Vorhof und das evtl. vergrößerte rechte Herz dokumentiert werden. Die gepulste und Farbdopplerecho-

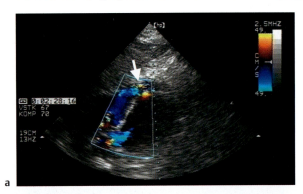

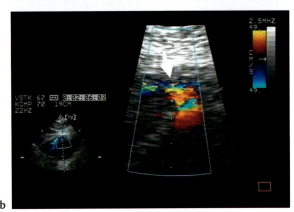

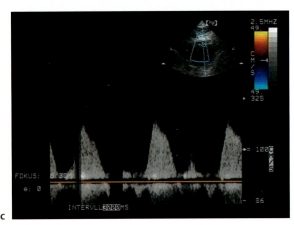

Abb. 24.**2** Ventrikelseptumdefekt. 74-jähriger Patient mit akutem Vorderwandinfarkt. Nach 3 Tagen akute hämodynamische Verschlechterung sowie neu aufgetretenes systolisches Herzgeräusch.

a Im TTE mit subxyphoidaler Anlotung in der Vierkammerebene zeigt sich in der farbdopplerechokardiographischen Darstellung ein turbulenter systolischer Fluss vom linken in den rechten Ventrikel im Bereich des apikalen Septums (Pfeil).

b Shuntfluss im Zoom (Pfeil).

c Im gepulsten Doppler Nachweis eines systolischen, transseptalen Flusses mit einer V_{max} um 2 m/s.

kardiographie erlaubt in über 90 % der Patienten eine Darstellung und Graduierung der Mitralklappeninsuffizienz. Bewährt haben sich die Abschätzung von Länge und Breite des Farbdopplersignals und die Darstellung des Regurgitations-Jets bis zum Vorhofdach mit Flussumkehr in den Pulmonalvenen. Sollte bei akzeptablem transthorakalem Schallfenster der Pulmonalvenenfluss nicht darstellbar sein, so kann die Gabe von lungengängigem Kontrastmittel hilfreich sein. Bei den klinisch oft erheblich beeinträchtigten Patienten ist frühzeitig die transösophageale Untersuchung anzustreben. Die Darstellung der Papillarmuskeln gelingt in der gastralen langen Achse. Die Darstellung der Mitralsegel und der resultierenden Mitralklappeninsuffizienz ist am besten im Vier- und Zweikammerblick möglich. Die Therapie der akuten Mitralinsuffizienz infolge Papillarmuskelausrisses besteht in der frühzeitigen Operation (Rekonstruktion oder Klappenersatz) und bei der ischämisch bedingten Papillarmuskeldysfunktion in der sofortigen Koronarangiographie mit anschließender kathetertechnischer oder operativer Koronarrevaskularisation. Neben der Diagnostik und Graduierung der Mitralklappeninsuffizienz liegt der Wert der Echokardiographie auch in der Verlaufsuntersuchung nach erfolgreicher Koronarrevaskularisation.

Ventrikelseptumdefekt (VSD). Die akute Ventrikelseptumruptur tritt mit einer Inzidenz um 2 % meist in der ersten Woche nach durchgemachtem Myokardinfarkt auf. Ursache ist entweder ein Verschluss des R. interventricularis anterior der linken oder des R. interventricularis posterior der rechten Kranzarterie.

Im Gegensatz zu den angeborenen Ventrikelseptumdefekten finden sich die postinfarziellen VSD nicht überwiegend im Bereich des proximalen und mittleren Septums, sondern im spitzennahen Teil des Kammerseptums. Klinisch imponiert, ähnlich wie bei der Mitralklappeninsuffizienz durch Papillarmuskelausriss, die hämodynamische Verschlechterung des Patienten mit Hypotonie und Tachykardie bis zum kardiogenen Schock. Der klinische Untersuchungsbefund ist oft bereits diagnostisch. Palpatorisch findet sich ein präkordiales Schwirren bei 50 % der Patienten. Auskultatorisch zeigt sich ein oft sehr lautes, niederfrequentes, bandförmiges Systolikum ohne Fortleitung in Karotiden oder Axilla. Ruhe-EKG und Röntgenthoraxaufnahme sind bei der Diagnostik nicht wegweisend. Bei liegendem Pulmonaliskatheter fällt die erhöhte gemischt-venöse Sauerstoffsättigung aus der Pulmonalarterie auf.

Die transthorakale Echokardiographie ist in der B-Bild-Technik zu 60 % sensitiv, unter Einsatz der Farbdopplerechokardiographie bis zu 94 %. Der Einsatz von Echokontrastmitteln ist lediglich in Ausnahmefällen notwendig. Zum Nachweis der spitzennahen VSD sind die parasternale kurze Achse und die subxyphoidale Anlotung besonders wertvoll (Abb. 24.2). Aufgrund der größeren Distanz zwischen Objekt und Schallkopf ist die transösophageale Technik der transthorakalen nicht unbedingt überlegen und sollte nur bei Versagen der Ersteren eingesetzt werden. Bei der TEE sind die transgastrale lange und kurze Achse neben dem Vier- und Zweikammerblick zu empfehlen. Trotz echokardiographisch zuverlässiger Diagnostik ist der postinfarzielle VSD zügig zur Diagnostik des Koronarstatus invasiv zu untersuchen. Bei zunehmender hämodynamischer Verschlechterung des Patienten ist eine sofortige operative Korrektur des VSD einschließlich koronarer Bypass-Versorgung unumgänglich.

Gedeckte Perforation. Die Perforation des linken Ventrikels (Inzidenz 2 %) und in Ausnahmefällen auch des rechten Ventrikels hat ebenfalls einen Häufigkeitsgipfel am 6. Tag nach durchgemachtem transmuralem Infarkt. Das Ereignis wird nur als gedeckte Ruptur überlebt. Die Ventrikelruptur tritt fast ausschließlich im Narbenrandgebiet mit einer Häufung im mittleren lateralen Myokardbereich auf. Eine frühe klinische und echokardiographische Diagnostik ist für das Schicksal des Patienten wegweisend.

Die gedeckte Ruptur zeigt eine sehr variable klinische Symptomatik von einem diskreten thorakalen Schmerz ohne typische EKG-Veränderungen und Enzymbewegungen als Zweitereignis bis zu dem klinischen Bild der akuten Perikardtamponade (Hypotonie, Tachykardie, Kreislaufzentralisation, Halsvenenstauung). Das Auftreten eines Galopprhythmus, eine Abschwächung der Herztöne und die Niedervoltage im EKG sind in der Akutdiagnostik nicht sensitiv genug, weswegen der Patient bei entsprechendem Verdacht auf eine gedeckte Ruptur sofort echokardiographiert werden muss.

Die Hauptproblematik besteht in der Differenzierung des morphologisch wahren vom falschen Aneurysma (gedeckte Ruptur). Beim Aneurysma verum nach ausgedehntem transmuralem Myokardinfarkt findet sich eine breitbasige Aussackung mit verdünnter linksventrikulärer Wand und dyskinetischer Bewegung (Durchmesserverhältnis Aneurysmahals/Aneurysmabasis > 0,5). Das falsche Aneurysma bei gedeckter linksventrikulärer Perforation zeichnet sich durch eine relativ schmalbasige Kontinuitätsunterbrechung des linksventrikulären Myokards mit kleinem Hals und pseudoaneurysmatischer Ausbuchtung (Durchmesserverhältnis Aneurysmahals/Aneurysmabasis < 0,5) aus (6). Der begleitende Perikarderguss ist oft klein. Für den Nachweis der gedeckten Perforationen im anterolateralen bis apikalen Bereich sind der Vier-/Zweikammerblick, die nach apikal gekippte parasternale kurze Achse und die subxyphoidale Anlotung zu empfehlen; der Nachweis posterobasaler bis posterolateraler Perforationen gelingt meist in der parasternalen langen Achse. Transösophageal eignen sich die transgastrale lange und kurze Achse und der Vier-/Zweikammerblick (Abb. 24.3). Oft ist die exakte Abgrenzung eines wahren Aneurysmas von einer gedeckten Perforation nur in einer echokardiographischen Verlaufsuntersuchung möglich, was die Bedeutung eines möglichst frühen Postinfarktechokardiogramms unterstreicht. Die Gabe von Linksherzechokontrastmitteln ist in Einzelfällen bei der Abgrenzung von parakardialen zystischen Raumforderungen hilfreich. Nach

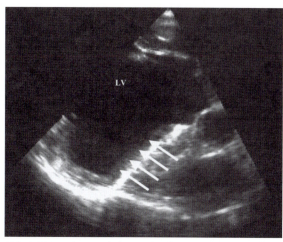

Abb. 24.**3** Linksventrikuläres Pseudoaneurysma. 53-jähriger Patient nach akutem Vorderwandinfarkt mit zweizeitigem thorakalem Schmerzereignis. Echokardiographisch findet sich im TEE (atypische gastrale lange Achse) eine ganz umschriebene, neu aufgetretene Ausbuchtung der Vorderwand (Pfeile).

definitiver echokardiographischer Diagnostik einer gedeckten Perforation sind eine sofortige Koronarangiographie und die Kontaktaufnahme mit dem Herzchirurgen indiziert.

Linksventrikuläre Thrombenbildung bei Infarkt

Die Entstehung linksventrikulärer Thromben stellt zwar keine unmittelbar bedrohliche Infarktkomplikation dar, ist aber wegen des potenziellen Embolierisikos (25) und der sich bei positivem Thrombennachweis ergebenden therapeutischen Konsequenz einer oralen Antikoagulation so früh wie möglich zu diagnostizieren. Thromben finden sich meist in ausgedehnten Infarktarealen mit beginnender Aneurysmaausbildung. Die Herzspitze ist die häufigste Lokalisation, aber auch in posterioren Aneurysmata ist an Thrombenbildung zu denken. Wandständige, nichtflottierende Tapetenthromben sind meist älter und von zapfenartigen, flottierenden echoarmen Thromben mit höherem Embolierisiko zu unterscheiden (Abb. 24.4). Die Darstellung von Thromben in der Herzspitze ist aufgrund des optimalen Transducer-Objekt-Abstandes und der daraus resultierenden guten axialen und lateralen Auflösung eine Domäne der transthorakalen Echokardiographie. Lediglich bei fehlendem oder suboptimalem transthorakalen Schallfenster ist die TEE vorzuziehen. In Einzelfällen kann die Gabe von lungengängigem Echokontrastmittel zur Abgrenzung der Thrombusoberfläche im Herzspitzenbereich hilfreich sein. Die korrekte Anlotung der anatomischen Herzspitze ist mittels TEE schwierig; die gastrale lange Achse und der Zweikammerblick sind am besten geeignet.

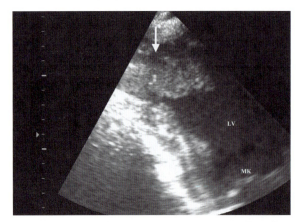

Abb. 24.**4** Ausgedehnter inferoapikaler Spitzenthrombus. 54-jähriger Patient mit ausgedehntem Hinterwandmyokardinfarkt vor 7 Tagen und embolischem Hirninfarkt. Im TTE in der apikalen Anlotung im Zweikammerblick zeigt sich ein inferoapikales Aneurysma mit zapfenartigem flottierendem Thrombus (Pfeil).

Koronargefäßdiagnostik (Hauptstammstenose)

Heutige Möglichkeiten. Das Vorliegen einer Hauptstammstenose hat sowohl bei hämodymisch stabilen als auch instabilen Patienten mit koronarer Herzerkrankung eine erhebliche prognostische Bedeutung. Insbesondere unter den Infarktpatienten sollten in Zentren mit fehlender Möglichkeit einer invasiven Akutdiagnostik und ohne Herzchirurgie solche Hochrisikopatienten unmittelbar erkannt und dann einer schnellen Diagnostik und Therapie zugeführt werden. Die multiplane TEE erlaubt heutzutage bereits bei fast jedem Patienten die Anlotung des linkskoronaren Hauptstammes. Die derzeitige axiale und laterale Auflösung der verfügbaren Schallköpfe, die systolisch-diastolische Bewegung des Herzens und evtl. vorhandene Verkalkungen der Hauptstammwand oder der Aortenklappe mit konsekutiver Schallauslöschung verhindern derzeit eine zuverlässige zweidimensionale Darstellung und dopplerechokardiographische Diagnostik des Hauptstammes bei allen Patienten. Mit weiter verbesserter Gerätetechnologie ist in Zukunft auch eine größere Zuverlässigkeit der Methode zu erwarten. Schon heute ist der positive prädiktive Wert der Methode klinisch nicht zu vernachlässigen.

Untersuchungstechnik. Nach eigenen Erfahrungen hat sich folgende Untersuchungstechnik bewährt. Zunächst ist der linkskoronare Hauptstamm in seiner vollen Längsausdehnung darzustellen. Nach farbdopplerechokardiographischer Darstellung des intrakoronaren Blutflusses als „Roadmapping" ist der winkelkorrigierte gepulste Doppler entsprechend im Hauptstamm zu positionieren, und es ist nach einem typischen intrakoronaren Flussprofil zu suchen (Abb. 24.5). Bei hämodynamisch relevanter Stenosierung ist eine diastolische signifikante Flussbeschleunigung im Stenosebereich dopplerechokardiographisch dokumentierbar. Außerdem sind die proximalen Segmente von RIVA und RCX von transösophageal darstellbar und zumindest hoch sitzende Verschlüsse diagnostizierbar.

Festzustellen bleibt, dass die intrakoronare Dopplerdiagnostik mittels TEE noch nicht als Routineverfahren empfohlen werden kann, aber aufgrund ihres hohen Entwicklungspotenzials in Zukunft eine Rolle spielen wird.

Therapierefraktäre Herzinsuffizienz

Patienten mit dekompensierter Herzinsuffizienz stellen den Großteil kardiologischer oder allgemeininternistischer Notfallpatienten. Nach initial erfolgreicher Rekompensation steht die Diagnose der kardialen Grunderkrankung im Mittelpunkt. Mittels Echokardiographie gelingt die Differenzierung zwischen valvulärer, myokardialer und perikardialer Ursache der linksventrikulären Funktionsstörung. Bei der LV-Funktionsstörung ist die Unterscheidung zwischen systolischer und diastolischer linksventrikulärer Inkompetenz möglich.

Systolische und diastolische linksventrikuläre Dysfunktion

Dominierende systolische Dysfunktion. Bei den meisten Patienten mit linksventrikulärer Dysfunktion liegt eine kombinierte systolisch-diastolische Dysfunktion vor. Eine dominierende systolische Dysfunktion ist durch eine globale myokardiale Kontraktionsstörung mit deutlich eingeschränkter Ejektionsfraktion gekenn-

Tabelle 24.**2** Differenzierung zwischen dominierender systolischer und diastolischer LV-Funktion anhand zweidimensionaler echokardiographischer Parameter

	Systolische Dysfunktion	Diastolische Dysfunktion	Perikardkonstriktion
Linker Ventrikel	vergrößert	normal	normal
LV-Wanddicke	normal	verdickt/(normal)	normal
LV-Kontraktilität	reduziert (LVEF < 40)	normal/(reduziert) (LVEF > 40)	normal
Linker Vorhof	vergrößert	vergrößert	vergrößert
Rechter Ventrikel	vergrößert/normal	vergrößert/normal	normal
Rechter Vorhof	vergrößert/normal	vergrößert/normal	vergrößert
Morphologie der Mitralklappe	intakt	intakt	intakt

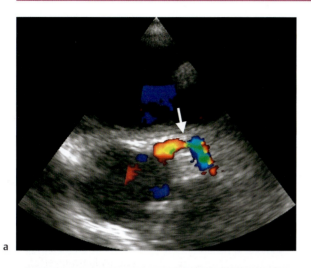

a

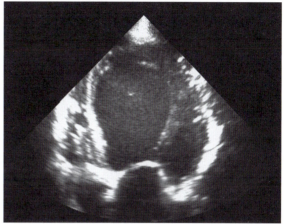

a

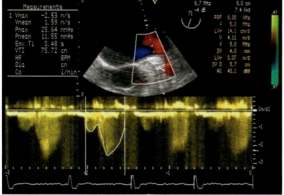

b

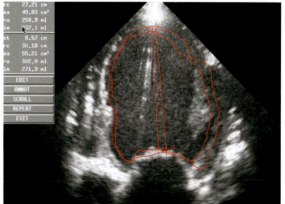

b

Abb. 24.5 Distale Hauptstammstenose. 76-jährige Patientin mit pektanginösen Beschwerden und Lungenödem sowie laborchemisch erhöhtem Troponin T. Im nach kardialer Rekompensation auf der Intensivstation durchgeführten multiplanen TEE zeigt sich als auffälliger Befund bei 45° in der Aortenklappenebene ein turbulenter Fluss im distalen Hauptstamm der linken Koronararterie mit dem Nachweis einer diastolischen Flussbeschleunigung auf 2,5 m/s. Koronarangiographisch bestätigte sich eine 75%ige Hauptstammstenose.

Abb. 24.6 Systolische Dysfunktion. 52-jähriger Patient im therapierefraktären kardiogenen Schock bei bekannter dilatativer Kardiomyopathie. Das TTE im apikalen Vierkammerblick zeigt eine massive linksventrikuläre Dilatation mit globaler Hypokinesie sowie Spontankontrast der linken Herzkammer.

zeichnet. Hauptursachen für die dominierende systolische Dysfunktion sind die koronare Herzerkrankung mit Zustand nach akuter oder chronischer ischämischer LV-Funktionsschädigung, die akute Myokarditis und die dilatative Kardiomyopathie. Im B-Bild zeigt sich ein vergrößerter, global oder ausgedehnt regional hypokontraktiler linker Ventrikel mit konsekutiver Vergrößerung von linkem Vorhof und ggf. rechtem Herzen (Abb. 24.6).

Vorherrschende diastolische Dysfunktion. Bei klinischen Zeichen der Myokardinsuffizienz und einer linksventrikulären EF über 40% ist eine vorherrschende diastolische Dysfunktion gegeben. Bei bis zu 25% aller wegen dekompensierter Linksherzinsuffizienz notfallmä-

ßig eingewiesenen Patienten findet sich eine vorwiegend diastolische Dysfunktion (14). Die diastolische Dysfunktion ist meist durch eine ausgeprägte, linksventrikuläre Hypertrophie infolge langjähriger arterieller Hypertonie oder durch eine hypertrophe Kardiomyopathie bedingt. Des Weiteren sind die restriktiven Kardiomyopathien (Amyloidose, Hämosiderose, Endomyokardfibroelastose) seltenere Ursachen einer diastolischen links- und/oder rechtsventrikulären Dysfunktion (Abb. 24.7). Für den erfahrenen Echokardiographeur handelt es sich bei den zuletzt genannten, relativ seltenen Erkrankungen meist um Prima-Vista-Diagnosen. Im Gegensatz zur systolischen Dysfunktion ist der linke Ventrikel bei der rein diastolischen Dysfunktion normal groß mit meist verdickten Wänden und einer infolge

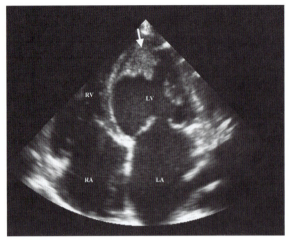

Abb. 24.**7** Diastolische Dysfunktion infolge einer großen intraventrikulären Raumforderung (Morbus Löffler). 28-jährige Patientin mit zunehmender Belastungsdyspnoe. Im TTE (apikaler Vierkammerblick) findet sich ein normal großer, normokontraktiler linker Ventrikel mit großer, wandständiger, echoreicher Raumforderung in der Herzspitze (Obliteration und Thrombus; Pfeil). Der linke Vorhof ist als Konsequenz der linksventrikulären Füllungsstörung deutlich vergrößert.

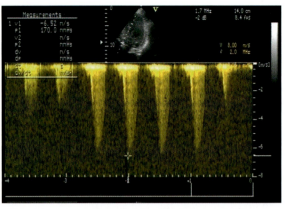

Abb. 24.**8** Iatrogene Obstruktion des linksventrikulären Ausflusstraktes. 80-jährige Patientin mit septischem Multiorganversagen und zunehmender Hypotension unter hochdosierter Katecholamintherapie. Im TTE im apikalen Fünfkammerblick findet sich dopplerechokardiographisch im linksventrikulären Ausflusstrakt eine Flussbeschleunigung auf 6,52 m/s entsprechend einem Druckgradienten von 170 mmHg. Nach Katecholamindosisreduktion Abfall des Gradienten und Anstieg des systemischen Blutdruckes.

der steifen Ventrikelwand eingeschränkten globalen Kontraktilität. Sekundär kommt es durch den erhöhten linksventrikulären enddiastolischen Füllungsdruck zu einer Vergrößerung des linken Vorhofes und ggf. des rechten Herzens. Somit ist die alleinige Differenzierung zwischen dominierender systolischer und diastolischer Dysfunktion oft schon aus dem B-Bild unter Berücksichtigung von LV-Größe, LV-Kontraktilität (EF), LA-Größe und Mitralklappenfunktion möglich (Tab. 24.**2**). Die differenzialtherapeutische Konsequenz (Katecholamine, Digitalis, hochdosierte Diuretikagaben, Herzfrequenzsenkung etc.) ist oft immens. Die Analyse des transmitralen Dopplerflussprofiles (EA-Reversal etc.) kann bei der weiteren Graduierung der diastolischen Dysfunktion im Notfall nur in Einzelfällen hilfreich sein.

Dynamische linksventrikuläre Ausflussbahnobstruktion. Ein nicht seltenes Phänomen auf der Intensivstation ist die dynamische linksventrikuläre Ausflussbahnobstruktion bei Patienten mit primärer (HOCM) oder sekundärer (Zustand nach Aortenklappenersatz, arterieller Hypertonus) septumbetonter linksventrikulärer Hypertrophie. Bedingt durch endogene Katecholamine (Sepsis) oder hochdosierte „therapeutische" Katecholamingaben kommt es nicht selten zu sehr hohen systolischen Ausflussbahngradienten (Abb. 24.**8**). Nach Reduktion der Katecholamingaben können oft eine Abnahme der Flussgeschwindigkeit im LVOT und ein Anstieg des systolischen Blutdruckes beobachtet werden.

Perikardtamponade (s. a. Kapitel 20). Die Perikardtamponade stellt eine Sonderform der akuten diastolischen Funktionsstörung des Herzens dar. Klinisch finden sich Hypotonie, Kreislaufzentralisation, Sinustachykardie, Pulsus paradoxus und eine deutliche Halsvenenstauung ohne Zeichen der Hyperhydratation. Die Ätiologie ist sehr vielfältig: Postkardiotomiesyndrom, Perikarditis, Thoraxtrauma, iatrogen (Verletzung nach Myokardbiopsie, durch Koronarperforation infolge interventioneller Kathetertherapie, durch Koronarruptur infolge Herzdruckmassage). Die echokardiographische Diagnose ist meist von subxyphoidal zu stellen. Bei sich chronisch entwickelnden Perikardergüssen finden sich ausgedehnte zirkuläre Flüssigkeitsansammlungen im Perikard mit einem Swinging Heart (vgl. Kap. 20). Eine hämodynamische Auswirkung tritt erst sehr spät auf. Hingegen zeigt sich bei der akuten Perikardtamponade meist nur eine geringe, zirkuläre Flüssigkeitsansammlung mit jedoch deutlicher Kompression von rechtem Vorhof und Ventrikel. Neben der Diagnose der Perikardtamponade liefert die Echokardiographie vom subxyphoidalen Fenster eine Abschätzung des optimalen Stichkanales für die anschließende notfallmäßige Perikardpunktion. Dies ist insbesondere wertvoll bei anatomisch schwierigen Verhältnissen wie z. B. Zwerchfellhochstand, gekammertem Perikarderguss oder gleichzeitigem Pneumo-/Hämatothorax nach Polytrauma. Bei notfallmäßigen Perikardpunktionen auf der Intensivstation kann die intraperikardiale Lage der Punktionsnadel respektive des eingebrachten Katheters mittels Kochsalzbolusgabe als Kontrastmittel unter Ultraschallkontrolle dokumentiert werden.

Pericarditis constrictiva s. a Kapitel 20. Patienten mit einer ausgeprägten Pericarditis constrictiva können sich auf Intensivstationen im Stadium des akuten Vorwärtsversagens infolge Diuretikaüberdosierung finden. Bei zuvor nicht gestellter Diagnose werden die Patienten oft unter dem klinischen Bild der „Rechtsherzinsuffizienz" mit Ödemen, Halsvenenstauung etc. diuretisch behandelt, was zu einem weiteren Abfall des Herzzeitvolumens führt bis hin zum „hypovolämischen" Schock mit Tachykardie, Hypotonie und prärenalem Nierenversagen. Perikardverkalkungen im Röntgenthoraxbild sind ein diagnostischer Hinweis, können aber auch bei schwerster Pericarditis constrictiva fehlen. Im TTE finden sich ein normal großer, normokontraktiler rechter und linker Ventrikel mit normalen Wandstärken. Beide Vorhöfe sind aufgrund der biventrikulären Füllungsstörung oft erheblich vergrößert bei intakten AV-Klappen. Im transmitralen Dopplerflussprofil zeigen sich bei erhaltenem Sinusrhythmus meist, aber nicht immer, eine hohe E-Welle mit verkürzter Dezelerationszeit und eine meist kleine A-Welle (Abb. 24.9). Frühinspiratorisch finden sich ein Abfall der früdiastolischen Einstromgeschwindigkeit über der Mitralklappe und eine verlängerte isovolumetrische Relaxationszeit; am Beginn der Exspiration erkennt man gegenläufige Veränderungen.

Valvuläre Dysfunktion

Prinzipiell führen alle valvulären Erkrankungen bei entsprechendem Schweregrad zu klinischen Zeichen der akuten Herzinsuffizienz. Auf der Intensivstation ist die Diagnose fast immer anamnestisch und aufgrund des Auskultationsbefundes zu stellen. Die anschließende Echokardiographie ist nahezu für alle Vitien als nichtinvasive Goldstandardmethode akzeptiert (vgl. Kap. 15 und 16). Im Folgenden soll auf die Klappenerkrankungen eingegangen werden, die gelegentlich ohne lange Vorgeschichte zum meist therapierefraktären Rückwärts- oder Vorwärtsversagen führen. In Extremfällen können auch große intrakavitäre Raumforderungen, wie z. B. linksatriale Vorhofmyxome (Abb. 24.10) oder Metastasen (Abb. 24.11), durch Verlegung der AV-Klappenebene zur akuten Herzinsuffizienz führen.

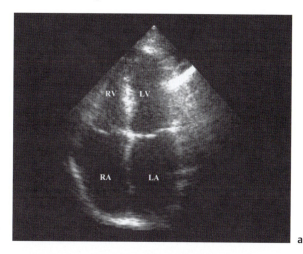

a

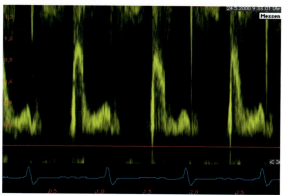

b

Abb. 24.**9** Perikardkonstriktion. 78-jährige Patientin mit zunehmender Leistungsminderung und Belastungsdyspnoe. Unter ambulanter diuretischer Therapie zunehmende Verschlechterung des Allgemeinzustandes mit Schwindelsymptomatik, Hypotonie und Kreislaufzentralisation. Im TTE im Vierkammerblick zeigt sich eine massive Vergrößerung beider Vorhöfe bei normaler Größe von linkem und rechtem Ventrikel sowie intakten AV-Klappen. Die Messung des Mitralflusssignales im gepulsten Doppler zeigt eine hohe frühdiastolische Geschwindigkeit sowie eine kurze Dezelerationszeit als Hinweis auf ein restriktives Syndrom. Unter kontrollierter Volumengabe kommt es zur Besserung des Krankheitsbildes. Klinische Diagnose: Pericarditis constrictiva.

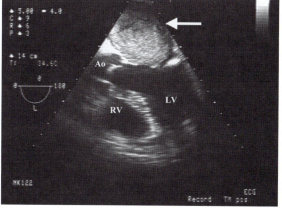

Abb. 24.**10** Myxom im linken Vorhof. 43-jähriger Patient mit ▷ therapierefraktärer Linksherzinsuffizienz und Hypotonie. Anamnestisch fanden sich Hinweise auf rezidivierende zerebrale Embolien. Im multiplanen TEE fand sich eine fast den gesamten linken Vorhof ausfüllende, vom Vorhofseptum ausgehende Raumforderung (Pfeil). Intraoperativer Befund: Vorhofmyxom.

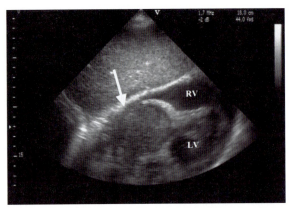

Abb. 24.11 Tumor im rechten Vorhof. 65-jährige Patientin mit akuter Rechtsherzinsuffizienz und schwerer Hypotension. Anamnestisch fand sich ein Mammakarzinom. Im TTE in der subxyphoidalen Anlotung Darstellung eines nahezu komplett den rechten Vorhof auskleidenden Tumors (Metastase; Pfeil).

Aortenstenose. Bei der schweren Aortenstenose auf der Intensivstation dominieren meist Zeichen der therapierefraktären Lungenstauung, in schweren Fällen auch in Kombination mit Zeichen des Vorwärtsversagens (Hypotonie, Schwindel, Kreislaufzentralisation). Der Auskultationsbefund weist meist als Folge der schlechten linksventrikulären Pumpfunktion ein lediglich sehr leises Systolikum über der Aortenklappe mit Fortleitung in die Karotiden auf. Der Karotispulsanstieg ist verlangsamt ("Hahnenkammphänomen"). Im TTE findet sich ein grenzwertig großer, konzentrisch wandverdickter, global hypokinetischer linker Ventrikel. Die Aortenklappe ist verdickt, verkalkt und hypomotil. Die Abschätzung der linksventrikulären Ejektionsfraktion und die transvalvuläre Gradientenbestimmung an der Aortenklappe sind bei tachykarder oder tachyarrhythmischer Herzaktion schwierig. Differenzialdiagnostisch ist immer an eine dekompensierte hypertensive Herzerkrankung mit Aortenklappensklerose zu denken. Eine TEE zur Planimetrie der Klappenöffnungsfläche im transösophagealen Aortenklappenquerschnitt kann dabei eine Klärung bringen. Einschränkend ist zu bemerken, dass ausgedehnter Klappenkalk mit Schallauslöschung eine zuverlässige Planimetrie verhindern kann. Wichtig ist ferner, dass bei oft asymmetrischer Separationseinschränkung der Klappe die Beurteilung der Segelseparation in der Klappenaufsicht in mehreren Etagen (Klappenbasis, Segelspitze) durchgeführt werden muss, da sonst die minimale Klappenöffnungsfläche überschätzt wird. Vor der alleinigen Beurteilung der Aortenklappenseparation aus der M-Mode-Registrierung ist aufgrund der Eindimensionalität zu warnen.

Mitralklappeninsuffizienz. Eine akut auftretende schwere Mitralklappeninsuffizienz infolge eines meist partiellen Ausrisses eines Klappensegels auf dem Boden einer degenerativen, entzündlichen oder ischämischen Mitralklappenveränderung führt ebenfalls zum klini-schen Bild der plötzlichen, therapierefraktären Herzinsuffizienz. Der Auskultationsbefund ist bei tachyarrhythmischer Herzfrequenz oft nicht diagnostisch, sodass erst die sofortige Ultraschalluntersuchung des Herzens eine definitive Diagnose liefert. Im TTE findet sich ein enddiastolisch vergrößerter, als Zeichen der akuten Volumenbelastung meist hyperkontraktiler linker Ventrikel mit farbdopplerechokardiographisch großflächiger Regurgitation bis in die Pulmonalvenen. Je nach Compliance des linken Vorhofes ist dieser normal groß oder vergrößert. Gelegentlich führt auch eine schwere Mitralklappeninsuffizienz zur klinischen Erstmanifestation einer hypertrophen obstruktiven Kardiomyopathie (HOCM). Wegen der unmittelbaren chirurgisch-therapeutischen Konsequenz des Befundes ist bei Patienten mit akut auftretender schwerer Mitralklappeninsuffizienz eine anschließende TEE zur Beurteilung der Genese der Klappeninsuffizienz (degenerative Veränderung, Vegetation) und der Rekonstruktionsfähigkeit der Klappe notwendig.

Akute Prothesendysfunktion (s. a. Kapitel 17). Sowohl eine akute, hämodynamisch relevante Prothesenstenose als auch eine Protheseninsuffizienz (partieller Prothesenausriss) führen klinisch zur akuten Herzinsuffizienz. Akute Prothesenstenosen werden fast ausschließlich bei mechanischen Prothesen, akute Protheseninsuffizienzen bei Bio- und Kunstprothesen beobachtet. Beide Erkrankungen sind sehr selten und müssen meist zügig diagnostiziert und therapiert werden.

Prothesenstenose. Bei der Prothesenstenose ist das führende klinische Zeichen der leise oder fehlende Prothesenklick, dessen Fehlen oft auch vom Patienten bemerkt wird. Ursachen sind meist eine insuffiziente orale Antikoagulation (Mitralposition) oder eine primäre Prothesendysfunktion (Mitral- und Aortenposition). Durch die begleitende Prothesenthrombose finden sich gelegentlich klinische Zeichen der Mikroembolisation. Der echokardiographische Befund hängt im Wesentlichen vom Prothesentyp ab. Bei den am weitesten verbreiteten Kippscheiben- oder Doppelflügelprothesen findet sich echokardiographisch von transthorakal eine eingeschränkte Öffnung der Prothesenflügel mit turbulentem Fluss und erhöhtem transvalvulärem Druckgradienten. In Mitralposition zeigen sich meist vorhofseits (Niederdrucksystem) thrombotische Auflagerungen, weswegen eine TEE bei transthorakalem Hinweis auf eine Prothesenstenose unmittelbar indiziert ist (Abb. 24.12). Ob eine Prothesenthrombose Ursache oder Folge der Prothesenstenose ist, kann nur anamnestisch (insuffiziente Antikoagulation) vermutet, aber nicht definitiv geklärt werden. Zusätzlich zur TEE muss zur definitiven Diagnostik eine Durchleuchtung der Klappenprothese in mehreren Ebenen durchgeführt werden.

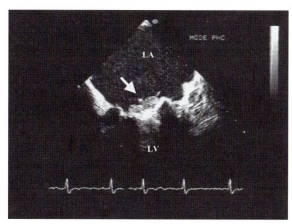

Abb. 24.**12** Thrombose einer mechanischen Mitralklappenprothese. 69-jähriger Patient mit therapierefraktärem Lungenödem und Hypotonie. Mechanischer Mitralklappenersatz vor 6 Jahren und fehlende Antikoagulation seit 6 Wochen. Auskultatorisch fehlender Prothesenklick. Im monoplanen TEE zeigen sich auf der nahezu starren Mitralklappenprothese vorhofseitig thrombotische Auflagerungen (Pfeil) und eine Hypo- und Akinesie der Prothesenflügel sowie Spontankontrast im linken Vorhof. Intraoperativ fand sich eine nahezu komplett thrombosierte Mitralklappenprothese.

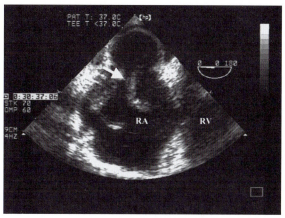

Abb. 24.**13** Fulminante Lungenarterienembolie Stadium IV. 55-jährige Patientin mit Verdacht auf Aortendissektion (akuter Thoraxschmerz und RR-Differenz an den Armen). Im TEE Nachweis eines massiv vergrößerten rechten Ventrikels und Vorhofes mit Thromben und »bulging« des interatrialen Septums in Richtung linken Vorhof (Pfeil). Intraoperative Diagnose: fulminante Lungenembolie mit gekreuzter Embolie in den linken Arm.

Protheseninsuffizienz. Die akut auftretende Protheseninsuffizienz, die zur intensivpflichtigen Herzinsuffizienz führt, ist selten. Meist zeigt die durch ein paravalvuläres Leck oder durch eine Klappendegeneration bedingte Protheseninsuffizienz (Bioprothese) klinisch einen protrahierten Verlauf mit zunehmender Belastungsdyspnoe und elektiv möglicher klinischer und echokardiographischer Diagnostik. Ursache für die akute Protheseninsuffizienz ist eine partielle Dehiszenz der Prothese im Klappenring. Frühpostoperativ ist an eine Nahtdehiszenz, im Langzeitverlauf nach Klappenersatz an einen entzündlich-destruktiven Prozess (paravavulärer Abszess) zu denken. Beide Fehlfunktionen müssen unmittelbar diagnostiziert und chirurgisch revidiert werden. Von transthorakal findet sich eine im Klappenring mobile Klappenprothese mit einer farbdopplerechokardiographisch großflächigen Regurgitation. Zeichen der linksventrikulären Volumenbelastung sind bei normaler diastolischer Funktion vorhanden. Bei Patienten mit eingeschränkter diastolischer Funktion (linksventrikuläre Hypertrophie z. B. nach Aortenklappenersatz wegen beträchtlicher Aortenstenose) fehlt dieser wichtige Kompensationsmechanismus. Bei allen Patienten mit akuter Protheseninsuffizienz ist eine TEE zum sicheren Nachweis der Ursache der Klappendehiszenz und zur Auswahl der chirurgischen Korrekturtechnik unabdingbar.

Akutes Cor pulmonale – fulminante Lungenarterienembolie
(s. a. Kapitel 18, S. 387)

Stellenwert. Die Echokardiographie spielt bei der Elektivdiagnostik der nichtfulminanten Lungenarterienembolie (Stadium I und II) keine Rolle, da nur ein geringer Teil des meist peripheren pulmonalen Gefäßbettes betroffen ist und dies echokardiographisch nicht zuverlässig dargestellt werden kann. Ferner befindet sich die Emboliequelle selten im rechten Herzen. Die primäre Diagnostik der peripheren kleinen Lungenarterienembolie, meist dem klinischen Stadium I–II entsprechend, ist eine Domäne der Lungenperfusionsszintigraphie und der Spiral-CT. Bei fulminanten Lungenembolien sind die Darstellung der prognostisch relevanten Schädigung des rechten Ventrikels (Dilatation und globale Hypokinesie) durch die akute Druckbelastung und der direkte Thrombennachweis im rechten Herzen (Abb. 24.13) oder in der zentralen Pumonalarterie mittels Echokardiographie möglich (9). Der Pulmonalishauptstamm und die zentrale rechte und linke Pulmonalarterie können transösophageal und bei entsprechendem Schallfenster auch transthorakal eingesehen werden (15).

Therapeutische Konsequenzen. Hauptindikation für die sofortige Echokardiographie ist das klinische Stadium II–III, um zu klären, ob eine systemische intravenöse fibrinolytische Therapie durchgeführt werden soll. Die Indikation zur fibrinolytischen Therapie der Lungenembolie wird zunehmend von der durch die akute Widerstanderhöhung im kleinen Kreislauf verursachten rechtsventrikulären Schädigung abhängig gemacht (8, 10). Diese Fragestellung ist meist von transthorakal aus-

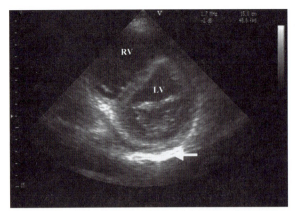

Abb. 24.**14** Akute Rechtsherzbelastung infolge fulminanter Lungenarterienembolie. 64-jährige Patientin mit akutem Thoraxschmerz und einem bis auf eine Sinustachykardie unauffälligen Elektrokardiogramm. Im TTE in der parasternalen Anlotung zeigen sich eine Vergrößerung des rechten Ventrikels und eine systolische Abplattung des interventrikulären Septums als Hinweis auf eine akute Druckbelastung des rechten Ventrikels.

reichend zu beantworten. Im apikalen Vierkammerblick und von subxyphoidal zeigt sich der vergrößerte, nicht wandverdickte, hypokinetische rechte Ventrikel. In der parasternalen kurzen Achse ist auf eine erweiterte Pulmonalarterie und die systolische Abflachung des Interventrikularseptums (Abb. 24.**14**) infolge der akut erhöhten intrakavitären rechtsventrikulären Drucke zu achten. Der aus der relativen Trikuspidalinsuffizienz abgeschätzte systolische Pulmonalisdruck ist aufgrund der rechtsventrikulären Funktionseinschränkung oft nur leicht erhöht oder normal. Deutlich erhöhte Pulmonalisdrucke sind ein Hinweis auf chronische, rezidivierende Lungenembolien oder eine koexistente Zweitursache für die Rechtsherzschädigung. Die klinisch eindeutige, fulminante Lungenembolie im Stadium IV lässt meist keine Zeit für diese Untersuchung und hat in diesem Fall auch keine therapeutische Konsequenz, da die Therapie in einer sofortigen fibrinolytischen Therapie und/oder einer chirurgischer Thrombektomie nach Trendelenburg besteht.

Kardiopulmonale Reanimation

Im Rahmen von kardiopulmonalen Reanimationen im Krankenhaus hat die Echokardiographie ihren diagnostischen Stellenwert lediglich bei lang anhaltendem, therapierefraktärem Herzkreislaufstillstand, wenn sich klinisch oder im EKG keine eindeutigen Hinweise auf die Grunderkrankung ergeben.

Die Hauptdifferenzialdiagnose ist die Abgrenzung von akuten koronaren Ereignissen und der fulminanten Lungenembolie. Findet sich bei ausgedehnten Infarzierungen oft ein vergrößerter linker Ventrikel mit regionaler Wandverdünnung als möglicher Hinweis auf das Infarktareal, sind bei der fulminanten Lungenembolie Thromben im rechten Vorhof, rechten Ventrikel und nicht immer auch in der proximalen Pulmonalarterie nachweisbar. Ferner zeigt sich ein dilatierter rechter Ventrikel bei kleinem linken Ventrikel. Weitere wichtige, durch die Echokardiographie eindeutig diagnostizierbare Ursachen sind die Perikardtamponade mit Kompression von rechtem Ventrikel und/oder rechtem Vorhof, die Dissektion der Aorta ascendens mit konsekutiver Kompression der Koronararterien oder Einbruch in den Herzbeutel und die hochgradige Aortenklappenstenose (verdickte Klappenränder mit nahezu fehlender Separation trotz effektiver Herzdruckmassage). Auf die mechanischen Ursachen nach Myokardinfarkt wurde bereits ausführlich eingegangen. Bis auf die Perikardtamponade sind alle Diagnosen, insbesondere in der Reanimationssituation, nur transösophageal sicher zu stellen. Mit der Weiterentwicklung erster tragbarer Echokardiographiegeräte ist es zukünftig denkbar, dass eine entsprechende Diagnostik im Rahmen des therapierefraktären Herzkreislaufstillstandes auch während der Reanimation bereits vor Ort außerhalb des Krankenhauses durchführbar ist, was aufgrund der divergenten Therapieansätze sinnvoll ist.

Differenzialdiagnose des akuten Thoraxschmerzes in der internistischen Notaufnahme

Patienten mit unklarem akutem Thoraxschmerz stellen das Hauptkollektiv internistischer Notaufnahmen in hoch entwickelten Industriestaaten dar. Die wesentlichen Differenzialdiagnosen zeigt Tab. 24.**3**. Die Diagnose einschließlich der Risikostratifizierung des akuten Koronarsyndroms ist mittels EKG und Troponinschnelltest sicher zu stellen. Bei Patienten mit medikamentös bedingten Repolarisationsstörungen oder Schenkelblock ist der echokardiographische Nachweis von Wandbewegungsstörungen als Korrelat einer akuten koronaren Durchblutungsstörung insbesondere bei chronischen Koronarpatienten ohne Kenntnis eines Vorbefundes (präexistente Wandbewegungsstörungen) schwierig. Hingegen ist bei Patienten mit unauffälligem EKG, negativem Troponinschnelltest und persistierendem Thoraxschmerz bei entsprechendem klinischem

Tabelle 24.**3**   Akuter Thoraxschmerz: echokardiographische Differenzialdiagnose (2D-Bild) in der Notaufnahme

	Akutes Koronarsyndrom	Fulminante Lungenembolie	Perikarditis	Thorakale Aortendissektion
Technik	TTE	TTE	TTE	TEE
LV	im LV regionale WBS	Normokinesie	normal und ggf. kleiner Perikarderguss	normal
RV	normal, selten regionale WBS, selten Rechtsherzinsuffizienz	vergrößert, globale WBS, Thromben	normal	normal
Aorta	normal oder Wandveränderungen	normal	normal	Dissektionsmembran

Verdacht die Echokardiographie zum Ausschluss eines thorakalen Aortenaneurysmas (TEE) (12), einer Rechtsherzvergrößerung bei Lungenembolie (TTE) und eines Perikardergusses als Hinweis auf eine Perimyokardits (TTE) diagnostisch wertvoll. Eine absolute Dringlichkeit besteht nur bei kreislaufinstabilen Patienten oder klinisch eindeutigem Verdacht auf eine Aortendissektion (Blutdruckdifferenz an den Armen, klinischer Hinweis auf Aorteninsuffizienz), während bei stabilen Patienten eine elektive Untersuchung ausreichend ist.

Nichtkardiologische internistische Intensivstation

Temperaturen unklarer Genese

Endokarditisverdacht. Die Abklärung von Temperaturen unklarer Genese ist eine der häufigsten Indikationen für die Echokardiographie auf der nichtkardiologischen internistischen Intensivstation. Meist wird der Verdacht auf eine akute Endokarditis geäußert, der sich klinisch von kardiologischer Seite nicht immer nachvollziehen lässt. Systolische Herzgeräusche entstehen meist im linksventrikulären Ausflusstrakt oder an den Semilunarklappen durch das im Status febrilis erhöhte Herzzeitvolumen. Patientengruppen mit erhöhtem Endokarditsrisiko stellen u. a. chronische Dialysepatienten, Patienten mit zentralvenösen Dauerkathetern und Immunsuppression (Hämatologie/Onkologie) sowie Patienten mit ventrikulovenösen Shuntverbindungen (Neurochirurgie) dar. Der Endokarditisverdacht ist vor allem bei Patienten mit rezidivierenden Embolien, präexistenten Vitien oder Zustand nach Herzklappenersatz sehr ernst zu nehmen.

Diagnostisches Vorgehen (s. a. Kapitel 23). Die echokardiographische Standarduntersuchungstechnik ist die multiplane TEE. Die echokardiographischen Diagnosekriterien sind identisch mit denen bei elektiver Endokarditisdiagnostik. Auf extravalvuläre Vegetationen ist zu achten (Abb. 24.15). Zu beachten ist, dass die bakterielle Klappenbesiedlung erst im Rahmen des intensivmedizinischen Aufenthaltes durch eine septische Streung eines nichtkardialen Primärherdes stattfinden kann, sodass ausgedehnte Vegetationen und eine Klappendestruktion in diesem morphologischen Frühstadium nicht nachweisbar sind. Patienten mit entsprechend hohem Endokarditisrisiko sollten deswegen eng-

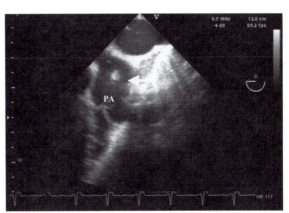

Abb. 24.**15**   Vegetation in der Pulmonalarterie bei persistierendem Ductus arteriosus apertus (Botalli). 28-jährige Patientin mit unklaren septischen Temperaturen (Blutkultur: Streptococcus bovis) bei bekanntem Ductus arteriosus apertus. Im TTE fanden sich bei exzellenten Schallbedingungen keine Klappenvegetationen. Im multiplanen TEE bei 0° Darstellung einer vegetationstypischen flottierenden Struktur (Pfeil) im Pulmonalishauptstamm (PA) in der Nähe des Duktusansatzes.

maschig kardiologisch gesehen werden, um über Häufigkeit und Zeitpunkt für rechtzeitige Kontroll-TEE entscheiden zu können. Zusätzlich ist bei Patienten auf Intensivstationen auf Thrombenbildungen und Vegetationen an zentralvenösen Dauerkathetern (Abb. 24.**16**) und Schrittmachersonden (Abb. 24.**17**) zu denken. Der Nachweis gelingt fast ausschließlich mittels gründlicher multiplaner TEE.

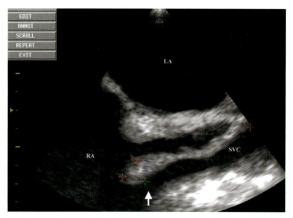

Abb. 24.**16** Infizierter Port. 58-jährige Patientin mit Mammakarzinom und Chemotherapie über einen Portkatheter. Klinisch besteht ein septisches Krankheitsbild mit Pneumonie (multiple Einschmelzungen im rechten Unterlappen) und zunehmend septischem Verlauf. Das multiplane TEE zeigt bei 120° in der Ebene des rechten Vorhofes eine aus der V. cava superior (SVC) in den rechten Vorhof ziehende, längliche und flottierende Struktur, die proximal vom Portkatheter ausgeht (Pfeil).

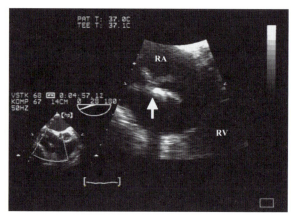

Abb. 24.**17** Infizierte Schrittmachersonde im rechten Vorhof. 54-jähriger Patient mit septischem Schock. Im multiplanen TEE (rechter Vorhof bei 28°) zeigt sich eine von der SM-Sonde ausgehende flaue, flottierende Struktur, einer Vegetation entsprechend (Pfeil).

Stroke Unit

Kardiale und aortale Emboliequellen

Mit der Einführung von Stroke Units wird zunehmend auch eine frühere und effektivere kardiologische Diagnostik einer möglichen kardialen Emboliequelle angestrebt (s. a. Kapitel 22). Bei ungefähr 20 % aller embolischen Schlaganfälle findet sich keine zerebrovaskuläre Ursache, sodass die Suche nach einer zugrunde liegenden Herzerkrankung als Emboliequelle indiziert ist. Der körperliche kardiale Untersuchungsbefund ist selten wegweisend. Häufige linksatriale, linksventrikuläre und valvuläre Emboliequellen sind in Tab. 24.4 aufgelistet. Für fast alle dort genannten Fragestellungen ist die transösophageale der transthorakalen Echokardiographie überlegen. Selten handelt es sich dabei um eine unmittelbare vitale Indikation, sodass eine notfallmäßige, sofortige Echokardiographie selten indiziert ist.

Linksatriale Emboliequelle

Linkes Herzohr. Bei Patienten mit chronischem Vorhofflimmern ist die häufigste atriale Emboliequelle das linke Herzohr. Die Thromben stellen sich meist als rundliche, flottierende, echoarme Strukturen dar (Abb. 24.**18**). Ein kausaler Zusammenhang zwischen Thrombennachweis und akutem embolischem Ereignis kann lediglich als wahrscheinlich angesehen, jedoch nicht bestätigt werden. Bei Sinusrhythmus sind linksatriale Thromben als Emboliequelle unwahrscheinlich.

Bei Patienten mit Mitralstenose und chronischem Vorhofflimmern finden sich gelegentlich zusätzlich zu LAA-Thromben noch ausgedehnte wandständige Thromben im Vorhofdachbereich. Bei fehlender Mitralstenose ist bei einer entsprechenden Raumforderung am Vorhofdach eher an einen sekundär in den linken Vorhof einwachsenden Tumor oder ein Vorhofmyxom (Abb. 24.**10**) zu denken. Der Nachweis von Spontankontrast als isolierter Befund im linken Vorhof ist bei entsprechendem zerebralem Ereignis als Hinweis auf eine kardiale Emboliequelle sowohl bei Sinusrhythmus als auch bei chronischem Vorhofflimmern anzunehmen.

Persistierendes Foramen ovale. Gleiches gilt für das häufig mit einem persistierenden Foramen ovale (PFO) vergesellschaftete Vorhofseptumaneurysma. Eine Sekundärprävention mit oralen Antikoagulanzien ist allgemein akzeptiert. Mit der aufkommenden, inzwischen technisch sehr fortgeschrittenen, perkutanen katheterinterventionellen Behandlungsmöglichkeit von Vorhofshuntverbindungen ist die Bedeutung des isolierten PFO mit konsekutiver gekreuzter Embolie in den Mittelpunkt des Interesses der Kardiologen gerückt. Bei 25 % der Normalbevölkerung kommt es zu einem inkompletten Verschluss der embryonalen Shuntverbindung auf Vorhofebene. Tritt dann eine passagere oder permanente Druckerhöhung im rechten Vorhof auf, ist ein unidirektionaler Shunt zwischen rechtem und linkem Vorhof die Folge. Ein spontaner oder durch ein Valsalva-Ma-

Tabelle 24.**4**   Einteilung potenzieller kardialer Emboliequellen

Atriale Emboliequelle	Ventrikuläre Emboliequelle	Valvuläre Emboliequelle	Aortale Emboliequelle
➤ LAA/LA-Thrombus ➤ Spontankontrast ➤ Vorhoftumor (Myxom) ➤ Vorhofseptum-aneurysma ➤ Vorhofseptumdefekt/persistierendes Foramen ovale	➤ linksventrikulärer Thrombus ➤ Spontankontrast bei DCM ➤ Herzwandaneurysma mit Spontankontrast oder Thrombus ➤ linksventrikulärer Tumor	➤ Vegetation ➤ Thrombose einer Klappenprothese ➤ Mitralklappenprolaps ➤ Mitralklappenringkalk ➤ „Strands" ➤ Lambl-Exkreszenzen	➤ erhöhtes Embolierisiko bei: mobilem, echoar-mem, nicht verkalktem Plaque über 5 mm

növer forcierter Übertritt von Echokontrastmittel vom rechten in den linken Vorhof ist als Nachweis zu fordern. Der gleichzeitige Nachweis von venösen oder rechts-ventrikulären Thromben als Ausgangspunkt der ge-kreuzten Embolie ist oft negativ. Insbesondere bei jun-gen Patienten mit PFO und embolischem Insult ohne Nachweis einer anderen Emboliequelle ist trotzdem ein perkutaner PFO-Verschluss zu diskutieren. Prospektive Daten, die eine Überlegenheit der interventionellen Strategie gegenüber der medikamentös konservativen Strategie zeigen, liegen zurzeit nicht vor, weswegen eine allgemeine Therapieempfehlung nicht gegeben werden kann.

Linksventrikuläre Emboliequelle

Linksventrikuläre Thromben als Emboliequellen finden sich fast ausschließlich bei Patienten mit eingeschränk-ter linksventrikulärer Pumpfunktion und sind meist in der Herzspitze lokalisiert. Ursache ist in der Regel eine dilatative Kardiomyopathie oder ein Vorderwandspit-zenaneurysma bei Zustand nach ausgedehntem Myo-kardinfarkt. Auch bei Hinterwandinfarkten mit Aneu-rysmabildung werden oft ausgedehnte Thrombenbil-dungen (Abb. 24.4) beobachtet. Insbesondere in den ersten Wochen nach durchgemachtem Myokardinfarkt ist an eine Embolie aus einem Infarktareal zu denken. Aufgrund der Nähe zum Transducer sind apikale Throm-ben oft gut – und gelegentlich auch ausschließlich – von transthorakal nachweisbar. Selten können auch intra-ventrikuläre Tumoren zu sekundären systemischen Thrombembolien führen (Abb. 24.**19**).

Valvuläre Emboliequelle

Endokarditis. Die floride Aorten- oder Mitralklappen-endokarditis manifestiert sich oft durch eine Embolie, sodass nach ihr sowohl klinisch als auch echokardiogra-phisch immer gesucht werden sollte (Abb. 24.**20**). Die Überlegenheit der TEE gegenüber der TTE bei der Detek-tion insbesondere kleinerer Vegetationen ist bekannt.

Umstritten ist die Häufung von zerebralen Embolien bei Patienten mit Mitralklappenprolaps. Insgesamt ist die Inzidenz zerebraler Embolien bei MKP-Patienten

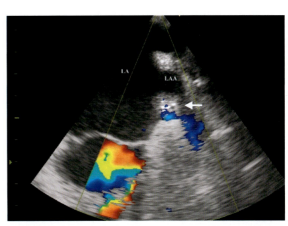

Abb. 24.**18**   Thrombus im linken Herzohr. 55-jähriger Patient mit rezidivierenden Embolien unter Tachyarrhythmia absoluta bei Vorhofflimmern. Im multiplanen TEE fand sich bei 45° im linken Vorhofohr (LAA) eine rundliche, echoarme, umspülte Raumforderung (Pfeil), einem Thrombus entsprechend.

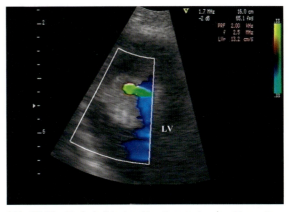

Abb. 24.**19**   Vaskularisierter Herztumor in der Herzspitze. 61-jähriger Patient mit TIA. Im TTE im apikalen Vierkammer-blick in der Spitze des normokinetischen linken Ventrikels zeigt sich eine gestielte, flottierende Raumforderung mit 2 cm Durchmesser mit farbdopplerechokardiographischem Nachweis einer Vaskularisation. Intraoperative Diagnose: be-nignes Hämangiom.

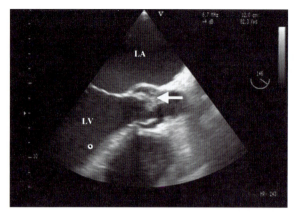

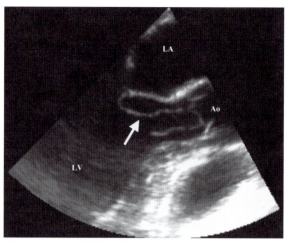

Abb. 24.**20** Aortenklappendokarditis. 43-jähriger Patient mit embolischem Hirninfarkt. Zusätzlich bestehen Fieber und der Auskultationsbefund einer mäßigen Aortenklappeninsuffizienz. Im multiplanen TEE bei 146° in der Aortenklappenebene zeigt sich eine breitbasig aufsitzende Vegetation auf der akoronaren Tasche der Aortenklappe (Pfeil).

Abb. 24.**21** Fadenförmige Struktur (anteriores Mitralsegel). 28-jährige Patientin mit rezidivierenden zerebralen Embolien. Als einzige potenzielle Emboliequelle fand sich im multiplanen TEE die hier bei 140° aufgenommene fadenförmige, frei im LV und LVOT bis in die Aortenklappenebene flottierende Struktur („Strand"; Pfeil). Differenzialdiagnose: Lamble-Exkreszenz vs. Thrombus.

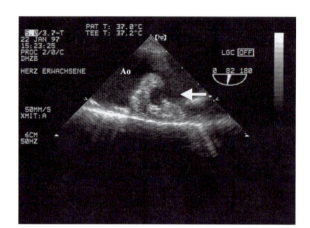

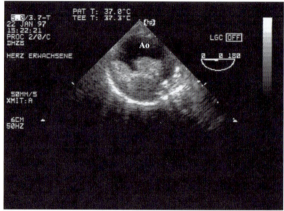

Abb. 24.**22** Ulzerierter Plaque mit thrombotischen Auflagerungen in der Aorta descendens. 64-jähriger Patient mit rezidivierenden zerebralen und peripheren Embolien mit protrahiertem Nierenversagen sowie einer Pulsdifferenz zwischen Arm und Bein. Im multiplanen TEE der Aorta descendens bei 0° und bei 82° zeigt sich ein exzentrischer, ulzerierter Plaque mit großen thrombotischen Auflagerungen (Pfeil) und einer 75 %igen Lumenokklusion. Die gesamte Aorta weist ausgeprägte atheromatöse Veränderungen auf.

niedrig und hängt entscheidend von der Definition des MKP ab. Thrombenbildungen im Bereich der Mitralklappe werden jedoch beschrieben und sind bei entsprechendem Nachweis als einzige potenzielle Emboliequelle auch eine Indikation für eine orale Antikoagulation (Abb. 24.21). Auch Kunstklappenprothesen kommen als potenzielle kardiale Emboliequellen in Betracht.

Aortale Emboliequelle

Atherosklerotische Plaques. Eine zunehmende Beachtung als potenzielle Emboliequelle finden atherosklerotische Wandveränderungen der Aorta ascendens und des Aortenbogens (1, 22). Die transösophageale Echokardiographie hat sich als Nachweismethode dieser Veränderungen als hinreichend sensitiv und spezifisch erwiesen. Insbesondere echoarme, nicht verkalkte, flottierende Strukturen auf ulzerierten Plaques mit einer Größe über 5 mm zeigen eine besonders hohe Assoziation mit embolischen Ereignissen (Abb. 24.22). Einschränkend sollte jedoch erwähnt werden, dass entsprechende Veränderungen der Aorta insbesondere bei Patienten mit koronarer Herzerkrankung und zerebraler Arteriosklerose koinzident assoziiert sind, sodass ein kausaler Zusammenhang auch hier nur vermutet werden kann. Des Weiteren ergeben sich aus dem Nachweis der Plaquebildungen meist keine unmittelbaren therapeutischen Konsequenzen. Wichtig ist die Information für den Untersucher bei Kathetermanipulationen im Rahmen einer Hirngefäßdarstellung oder Linksherzkatheteruntersuchung.

Zusammenfassend ist festzustellen, dass es sich bei der echokardiographischen Untersuchung des Patienten nach embolischem Insult um eine Momentaufnahme handelt, sodass spezifische Veränderungen eine kardiale Emboliequelle zwar wahrscheinlich machen können, aber ein definitiver Nachweis eines kausalen Zusammenhanges nicht möglich ist. Dies ist insbesondere wichtig bei mehreren konkurrierenden potenziellen kardialen Emboliequellen (z. B. Aortenplaques *und* Spontankontrast bei Vorhofflimmern) und ist bei koexistenten zerebralvaskulären Veränderungen ein diagnostisches und letztlich auch therapeutisches Dilemma.

Kinderkardiologische Intensivstation

Die Diagnostik angeborener Herzfehler bei Kindern ist durch die Einführung der modernen Echokardiographie nahezu komplett nichtinvasiv möglich. Auch bei schwerstkranken Patienten ist oft ein gutes transthorakales Schallfenster vorhanden, sodass eine unmittelbare Bedside-Diagnostik auch in der Notfallsituation möglich ist und eine TEE nur in Ausnahmefällen notwendig wird. Auf entsprechende TEE-Sondengrößen ist zu achten,

und der Eingriff sollte in Kurznarkose durchgeführt werden. Auch die zunehmenden interventionellen Behandlungsverfahren der Kinderkardiologie werden oft mit einer begleitenden Ultraschallkontrolle vorgenommen oder sind bereits ohne Durchleuchtung nur unter echokardiographischer Kontrolle und außerhalb eines Herzkatheterlabors erfolgreich und komplikationsarm möglich (Abb. 24.23) (5).

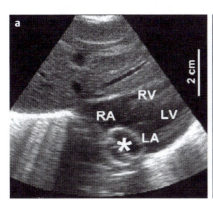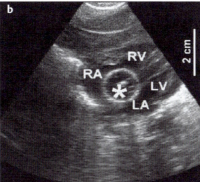

Abb. 24.**23** Neugeborenes mit d-Transposition der großen Gefäße (freundliche Überlassung durch Dr. P. Ewert, Kinderkardiologie, Deutsches Herzzentrum, Berlin).
a Auf der Intensivstation wird ohne Durchleuchtung unter echokardiographischer Kontrolle ein Ballonkatheter (*) über das Foramen ovale in den linken Vorhof geführt und gefüllt.
b Durch Rückzug in den rechten Vorhof wird ein Defekt in das interatriale Septum gerissen, der eine Durchmischung des Blutes aus den parallel geschalteten Kreisläufen ermöglicht (Ballonatrioseptotomie nach Rashkind).

Allgemeinchirurgische anästhesiologische Intensivstation

Fragestellungen. Bei unklaren postoperativen Hypotonien sind die häufigsten Fragen an den Kardiologen die nach der linksventrikulären Pumpfunktion bei begleitenden Herzerkrankungen, nach Hinweisen auf eine akute Rechtsherzbelastung (Lungenembolie) und nach dem intravasalen Volumen (Preload). Nachfolgend soll im Wesentlichen auf die letzte Indikation eingegangen werden. Die extrakardial bedingte Hypovolämie sollte klinisch diagnostiziert werden, echokardiographisch finden sich durch die reduzierte Vorlast (Frank-Starling-Mechanismus) bei kompensatorisch tachykarder Herzfrequenz normale bis verkleinerte Diameter des linken und rechten Ventrikels.

Herzzeitvolumen und Preload. Sowohl die Ermittlung des Herzzeitvolumens mittels Thermodilution als auch die Ermittlung der linksventrikulären Vorlast aus dem invasiv gemessenen Pulmalarterienverschlussdruck (PC-Druck) weisen methodische Limitationen auf. Die Echokardiographie ermöglicht über die Messung der links- und rechtsventrikulären Diameter eine nichtinvasive Abschätzung der entsprechenden Füllungsdrucke (17). Die Korrelation zwischen Ventrikeldiameter und entsprechendem Füllungsdruck ist abhängig von der Dehnbarkeit der entsprechenden Herzkammer. Diese wiederum zeigt eine altersabhängige Veränderung und wird durch strukturelle Herzerkrankungen (linksventrikuläre Hypertrophie, koronare Herzerkrankung, Kardiomyopathien etc.) beeinflusst. Bei normaler Compliance besteht eine akzeptable Korrelation zwischen Ventrikelvolumina und -füllungsdrücken. Die aus dem transgastralen Querschnitt ermittelte Ejektionsfraktion zeigt eine annehmbare Korrelation zur szintigraphisch ermittelten (23).

Beatmete Patienten. Zu beachten ist bei beatmeten Patienten der Einfluss des positiv endexspiratorischen Druckes (PEEP) auf die kardiale Funktion. Er ist abhängig von der linksventrikulären Ausgangsfunktion. Der numerisch selbe PEEP kann bei Patienten mit intakter und gestörter LV-Funktion völlig unterschiedliche Änderungen des Herzzeitvolumens bewirken. Bei Patienten mit intaktem linkem Ventrikel kommt es durch einen steigenden PEEP zu einem verminderten Bluteinstrom in das rechte Herz (relative Hypovolämie), was zu einem Abfall des Herzzeitvolumens führt. Echokardiographisch finden sich infolge der relativen Hypovolämie verkleinerte Herzhöhlen bei normaler Kontraktilität. Bei Patienten mit eingeschränkter linksventrikulärer Pumpfunktion (20) und erhöhtem enddiastolischem Füllungsdruck kommt es durch die PEEP-bedingte Vorlastsenkung des linken Ventrikels zunächst zu einem Anstieg des Herzzeitvolumens. Echokardiographisch ist eine Abnahme der linksventrikulären enddiastolischen Querschnittsfläche zu beobachten. Bei weiterer Steigerung des PEEP kommt es jedoch wegen der zunehmenden relativen Hypovolämie zu einem erneuten Abfall des Herzzeitvolumens. Die Ermittlung des optimalen PEEP für das kardiovaskuläre System des Patienten aus den erwähnten echokardiographischen Parametern erfordert eine langjährige Untersuchererfahrung und ist Anfängern nicht zu empfehlen.

Persistierendes Foramen ovale. Bei präexistentem persistierendem Foramen ovale (PFO) kann es durch eine Erhöhung des PEEP zu einer Steigerung des Rechts-links-Shunts kommen. Klinisch weitaus bedeutungsvoller ist das potenzielle steigende Risiko einer gekreuzten Embolie.

Kardiochirurgische Intensivstation

Die Echokardiographie hat inzwischen in der Herzchirurgie prä-, intra- und postoperativ einen festen Stellenwert.

Prä- und intraoperativer Einsatz. Bei der präoperativen Diagnostik sei vor allem die Klappenbeurteilung in Bezug auf ihre Rekonstruktionsfähigkeit erwähnt. Des Weiteren ist der Nachweis von vitalem Myokard mittels linksventrikulärer Wanddickenbestimmung und Low-Dose-Dobutamin-Stressechokardiographie bei Patienten mit eingeschränkter linksventrikulärer Pumpfunktion und koronarer Herzerkrankung zur Therapieplanung „Koronarrevaskularisation versus Herztransplantation" bedeutsam. Die intraoperative transösophageale Echokardiographie ist ein wichtiges Instrument zum Monitoring von Klappenrekonstruktionen und anderen komplexen herzchirurgischen Eingriffen.

Postoperative Indikationen. Bei der postoperativen intensivmedizinischen Nachsorge ist die Hauptindikation zur Echokardiographie die plötzlich auftretende hämodynamische Instabilität. Häufigste Gründe sind die Perikardtamponade und eine zunehmende, meist ischämisch bedingte Verschlechterung der linksventrikulären Pumpfunktion. Außerdem können sowohl Klappeninsuffizienzen als auch Stenosen nach Klappenrekonstruktionen sowie akut auftretende paravalvuläre Leckagen an Kunstklappen zu einer akuten hämodynamischen Verschlechterung führen. In allen Fällen ist die Echokardiographie als primäres diagnostisches Verfahren auch therapeutisch wegweisend.

Chirurgische Rettungsstelle – traumatologische Intensivstation

Ein neuer Schwerpunkt der echokardiographischen Akutdiagnostik besteht in der Untersuchung polytraumatisierter Patienten, insbesondere nach stumpfen oder spitzen Thoraxtraumen. Erwähnt sei, dass auch internistische Patienten nach langer kardiopulmonaler Reanimation neben anderen intrathorakalen Verletzungen zusätzlich Herzverletzungen aufweisen können. Ein akustisches Fenster für die transthorakale Echokardiographie findet sich bei schwerst polytraumatisierten Patienten selten, weswegen die TEE als echokardiographisches Routineverfahren bei diesen Patienten anzusehen ist. Potenzielle Herzverletzungen durch ein spitzes Thoraxtrauma (Stich-/Schussverletzungen) sind meist durch den Verlauf des Verletzungskanals gegeben, die Patienten werden meist umgehend kardiochirurgisch versorgt. Schwerpunkt des folgenden Abschnittes sind wegen der größeren epidemiologischen Bedeutung in Europa die Herzverletzungen durch ein stumpfes Thoraxtrauma (Auto-, Motorradunfall, Fenstersturz etc.). Die häufigsten Fragestellungen an den Kardiologen sind die nach einem relevanten Perikarderguss, nach einer Myokard-, Herzklappen-, Koronararterien- oder Aortenverletzung (16). Obwohl klinisch untergeordnet, ist eine exakte Dokumentation aller kardiologischen Befunde einschließlich der videodokumentierten Echokardiographie aus forensischen und versicherungsrechtlichen Gründen unabdingbar!

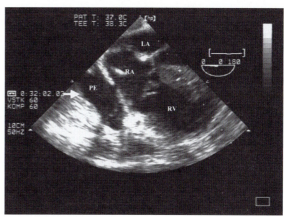

Abb. 24.**24** Isolierter Perikarderguss vor dem rechten Vorhof. 35-jähriger Patient mit zunehmender Hypotension nach Polytrauma. Im TTE kein Nachweis eines Perikardergusses, im multiplanen TEE bei 0° Darstellung eines isoliert vor dem rechten Vorhof liegenden Perikardergusses (PE) mit Kompression des rechten Vorhofs. Nach operativer Revision Normalisierung der Blutdruckwerte.

Herzverletzungen

Perikard

Traumatische Perikardverletzungen finden sich bei ungefähr 25 % aller stumpfen Herzverletzungen. Im EKG zeigen sich meist perikarditistypische Repolarisationsstörungen. Echokardiographisch imponiert eine meist nur geringe Flüssigkeitsansammlung im Perikard. Komplizierend kann es im Verlauf zur protrahierten, aber auch zur akuten Einblutung in den Herzbeutel mit Tamponade kommen. Da diese Einblutungen in seltenen Fällen lokalisiert im Bereich der Vorhöfe auftreten können, sollte bei klinischem Verdacht der Perikardtamponade (Abb. 24.24) auch bei vorhandenem transthorakalem Schallfenster ohne Nachweis einer Kompression des rechten Ventrikels unbedingt eine TEE durchgeführt werden. Als Spätkomplikation einer traumatischen Perikardverletzung sind die meist nichtkalzifizierende Perikardrestriktion und die Entwicklung eines serösen Perikardergusses wie bei Dressler-Syndrom zu erwähnen.

Myokard

Die häufigste, nichtkoronar bedingte, traumatische Myokardverletzung ist die Myokardkontusion. Im EKG finden sich Repolarisationsstörungen mit Zeichen der nichttransmuralen Innenschichtschädigung. Die CK ist einschließlich CK-MB signifikant erhöht, bei traumatischer Skelettmuskelschädigung mit maximalen CK-Werten über 20 000 ist jedoch ein erhöhter CK-MB-Anteil auch ohne Myokardschädigung möglich. Echokardiographisch finden sich regionale Wandbewegungsstörungen (Hypokinesien), die partiell reversibel sind (ödematöser Anteil).

Herzklappen

Bei den traumatischen Herzklappenverletzungen finden sich ausschließlich Klappeninsuffizienzen bei meist fehlenden Zeichen für chronisch-degenerative Veränderungen. Die Aortenklappe ist am häufigsten betroffen, gefolgt in abnehmender Häufigkeit von der Mitralklappe und der Trikuspidalklappe. Relevante Pulmonalklappenverletzungen stellen eine Rarität dar.

Koronararterien

Am häufigsten ist eine Kontusion des R. intervenricularis anterior mit konsekutivem nicht atherothrombotischem Verschluss des proximalen Gefäßes. Im EKG sieht man ausgedehnte ST-T-Elevationen über den gesamten linkspräkordialen Ableitungen. Echokardiographisch

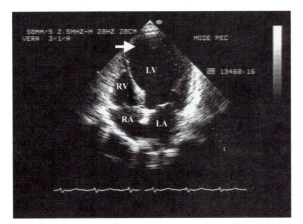

Abb. 24.**25** Traumatischer Vorderwandinfarkt. 34-jähriger Patient nach stumpfem Thoraxtrauma. Im EKG ST-T-Elevationen über den gesamten Vorderwand. Im transthorakalen Vierkammerblick Nachweis einer Akinesie und aneurysmatischen Ausbuchtung des mittleren und apikalen Septums und der Herzspitze (Pfeil).

zeigt sich eine große Akinesie mit häufig auftretender konsekutiver Aneurysmaausbildung an der Vorderwand (Abb. 24.25). Mittels transösophagealer Echokardiographie gelingt meist die Darstellung des proximalen RIVA; ein typisches koronares Flussprofil lässt sich dopplerechokardiographisch im RIVA nicht mehr nachweisen. Aufgrund der oft erheblichen Infarktausdehnung bei traumatischem Vorderwandinfarkt sind engmaschige TEE-Kontrollen zum Monitoring der globalen LV-Funktion (LV-Remodeling) und zur Erkennung von mechanischen Infarktkomplikationen (zweizeitige gedeckte Perforation) sinnvoll. Im Bereich der rechten Herzkranzarterie sind traumatisch bedingte AV-Fisteln zwischen RCA und dem Koronarvenensinus, dem rechten Ventrikel und dem rechten Vorhof möglich.

Traumatische Aortenverletzung

Verletzungen der Aorta thoracalis kommen häufig im Rahmen von Verkehrsunfällen (Dezelerationstraumata) vor. 15–20 % aller Autounfallopfer mit Dezelerationstrauma weisen traumatische Aortenverletzungen auf, wovon schätzungsweise lediglich 20 % lebend das Krankenhaus erreichen (16). Nach stumpfen Thoraxtraumen finden sich in absteigender Häufigkeit drei wesentliche Verletzungsarten: Aortenwandverletzungen, Aortenthromben und aortokavale Fisteln. Patienten mit nichttransmuraler Aortenwandverletzung sind im höchsten Maße durch eine zweizeitige Ruptur gefährdet. Die frühzeitige Erkennung dieser Patienten ist unabdingbar.

Aortenwandverletzungen

Lokalisationen. Traumatische Aortenwandverletzungen finden sich überwiegend an der deszendierenden Aorta unmittelbar nach Abgang der linken A. subclavia an der Insertion des Lig. arteriosum. Die zweithäufigste Prädilektionsstelle ist die Aorta ascendens unmittelbar oberhalb der Aortenklappe, wobei diese Verletzungen oft mit einer Kontusion des Herzens verbunden sind. Pathologisch-anatomisch handelt es sich nicht um eine langstreckige „klassische Dissektion" der Gefäßwand, sondern um eine meist fokale Verletzung der Aortenwand mit variabler Tiefen- und Querschnittsausdehnung (26).

Diagnostisches Vorgehen. Klinisch ist die Diagnose schwierig, da das Leitsymptom akuter Thoraxschmerz beim Polytrauma nur eingeschränkt verwertbar ist. Im Röntgenbild sind ein verbreitertes Mediastinum und eine fehlende Abgrenzung des Aortenknopfes wegweisend. Bei der weiterführenden Diagnostik konkurrieren heute das thorakale CT und die TEE, wobei beide Untersuchungen sich eher ergänzen als ersetzen. Die TEE kann bereits unmittelbar nach Eintreffen des Patienten in der chirurgischen Rettungsstelle vorgenommen werden. Die Sensitivität der TEE zur Erkennung von Aortenverletzungen liegt in der Hand des geübten Untersuchers zwischen 88 und 100 %, die Spezifität zwischen 84 und 100 % (7, 24). Wegen der immensen Bedeutung der frühen Diagnosestellung werden in den meisten Zentren jedoch beide Untersuchungen, CT und TEE, durchgeführt. Vor Durchführung der TEE ist die Frage nach einer begleitenden Ösophagusverletzung an den Chirurgen zu stellen. Bei Verdacht auf eine solche ist vorher eine orientierende Ösophagoskopie sinnvoll. Eine optimale Sedation zur Begrenzung möglicher hypertensiver Blutdruckregulationen ist bei Verdacht auf eine gedeckte Ruptur der Aorta selbstverständlich.

Befunde. Im TEE imponiert bei fast allen thoraxverletzten Patienten mit und ohne Aortenverletzung eine mehr oder weniger ausgeprägte Hämatomansammlung periaortal. Dies führt zu einer asymmetrischen Aortenpulsation durch externe Kompression und zu einem vergrößerten Abstand zwischen Schallkopf und Aorta. Beide Veränderungen sind zur Erkennung einer Aortenverletzung wenig spezifisch. Die Untersuchung der Aorta thoracalis muss in allen Abschnitten multiplan erfolgen. Beim Aortenquerschnitt ist auf die morphologische Intaktheit der dreischichtigen Gefäßwand und auf die Symmetrie des Gefäßquerschnittes zu achten.

Die Aortenwandverletzung reicht vom kleinen Intima-Flap (Abb. 24.26) bis zur kompletten, zirkulären Transsektion (Abb. 24.27) von Intima, Media und Adventitia (Abb. 24.28). Ein periaortales Hämatom oder eine asymmetrische Pulsation der Aorta sind wenig spezifisch. Die typischste Veränderung ist die traumatisch bedingte gedeckte Ruptur bis zur Adventitia mit konsekutiver Pseudoaneurysmabildung. Echokardiographisch findet sich eine meist asymmetrische, umschriebene Ausbuchtung der Gefäßwand um mehr als das 1,5fache

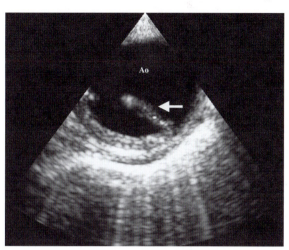

Abb. 24.**26** Aortenwandverletzung nach stumpfem Thoraxtrauma. 53-jähriger Patient nach Dezelerationstrauma. Im multiplanen TEE zeigte sich im Bereich der Aorta ascendens eine nichttransmurale Ruptur mit flottierendem Intimafaden (Pfeil).

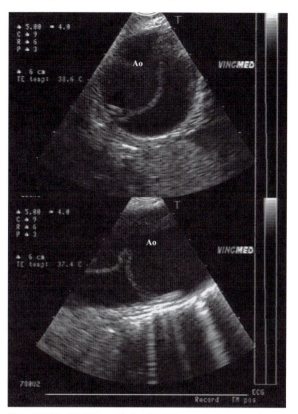

Abb. 24.**27** 63-jährige Patientin mit thorakalem Dezelerationstrauma. Die deszendierende thorakale Aorta zeigt im transösophagealen Querschnitt distal des Abgangs der A. subclavia sinistra eine nichtzirkuläre flottierende Dissektionsmembran.

des Referenzsegmentes (Abb. 24.**29**). Wichtig ist, dass die Aneurysmaausbildung auch zweizeitig erfolgen kann, sodass bei einem suspekten TEE-Befund an typischer Stelle eine zügige Kontrolle bei klinischer Verschlechterung des Patienten erfolgen muss. Eine Zusammenfassung der echokardiographischen Diagnosekriterien zur Abgrenzung der traumatischen Aortenverletzung von der konventionellen Aortendissektion zeigt Tab. 24.**5**.

Nach Diagnose einer gedeckten Ruptur ist eine dringliche operative Versorgung indiziert. Eine Aortographie wird von den Chirurgen heute nur noch zur Beurteilung der Halsgefäße gefordert. Nach operativer Patch-Übernähung sollte das Ergebnis im Kontroll-TEE dokumentiert werden (Abb. 24.**29b**).

In Einzelfällen findet sich ein falsches Aneurysma oft Monate bis mehrere Jahre nach überstandenem Thoraxtrauma als Zufallsbefund bei der TEE. Eine therapeutische Konsequenz ist eine individuelle Entscheidung und ergibt sich je nach klinischem Beschwerdebild und Größe des Befundes.

Aortenthromben

Die Ausbildung eines postraumatischen, intraluminalen Thrombus in der deszendierenden Aorta findet sich meist nach spitzem Thoraxtrauma mit Aortenbeteiligung. Im Extremfall liegt ein Verschluss der deszendierenden Aorta mit einer akuten Le-Riche-Symptomatik vor. Beim nichtokklusiven Thrombus zeigen sich klinisch periphere Embolien und ähnlich wie bei der Aortenisthmusstenose eine Blutdruckdifferenz zwischen oberen und unteren Extremitäten. Echokardiographisch erscheint der Thrombus als eine echoarme, flottierende, zapfenförmige Struktur.

	Intima-riss	partielle Aorten-ruptur	subtotale Aorten-ruptur	komplette Aorten-ruptur
Wandschaden	Intima	Intima/Media	Intima/Media	Intima/Media
zirkumferenzielle Ausdehnung	fokal	fokal	>240°	360°
OP-Indikation	–	+	+	+

Abb. 24. **28** Einteilung der traumatischen Aortenverletzungen (nach 24).

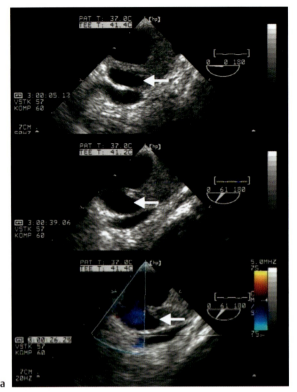

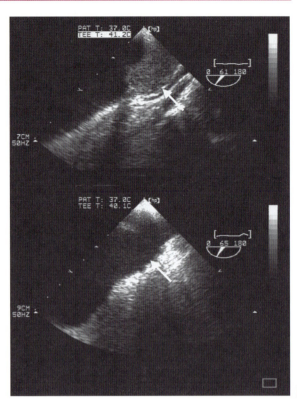

Abb. 24.29 20-jähriger Patient nach Fenstersturz.
a Präoperativer Befund. Im Aortenbogen finden sich zwischen Truncus brachiocephalicus und A. carotis sinistra ein paraaortales Hämatom und eine echofreie Exkavation (oben). Erst durch Drehen der multiplanen Ebene ist eine Kommunikation mit dem Aorteninnenlumen sowohl im B-Bild (Mitte) als auch im Farbdoppler (unten) nachweisbar. Intraoperative Diagnose: posttraumatische gedeckte Aortenruptur mit Pseudoaneurysmabildung.
b Postoperativer Befund. Im oberen Bild Darstellung der gedeckten Aortenruptur mit Pseudoaneurysmabildung und Hämatom (Pfeil). Nach Rekonstruktion des Aortenbogens mit einem Vaskutek-Patch zeigt das untere Bild die postoperative Verlaufskontrolle in der selben transösophagealen Ebene.

Aortale Fistelbildung

Am häufigsten tritt eine Fistel zwischen V. cava inferior und Aorta abdominalis auf. Klinisch imponiert das meist laute systolisch-diastolische Maschinengeräusch mit Punctum maximum über der abdominellen Aorta. Farbdopplersonographisch ist ein turbulenter systolisch-diastolischer Fluss von der Aorta in die V. cava nachweisbar. Echokardiographisch finden sich je nach Shuntgröße Zeichen der akuten Volumenbelastung mit enddiastolischer Vergrößerung und Hyperkontraktilität des linken Ventrikels. Über Notwendigkeit und Dringlichkeit einer operativen Revision wird in Abhängigkeit von Shuntgröße und Gesamtzustand des Patienten entschieden.

Tabelle 24.**5**   Echokardiographische Differenzialdiagnose: Aortendissektion – traumatische Aortenverletzung (nach 24)

	Aortendissektion	Traumatische Aortenwandverletzung
Lokalisation B-Bild	➤ variabel, langstreckig	➤ fokal Aortenisthmus
	➤ symmetrische Kontur	➤ asymmetrische Kontur (Pseudoaneurysma)
	➤ paralleler Verlauf zur Aortenwand	➤ spiralförmiger Verlauf
	➤ Entry-Nachweis	➤ kein Entry-Nachweis
	➤ dünne, mobile Dissektionsmembran	➤ dicker Intima-/Media-Flap
	➤ Thrombus (falsches Lumen)	➤ Mediastinalhämatom
Doppler	➤ reduzierte Flussgeschwindigkeit (falsches Lumen)	➤ turbulente Flussgeschwindigkeit (Farbmosaik im Bereich des Flaps)

Zusammenfassung

Die Echokardiographie hat heute insbesondere dank der multiplanen transösophagealen Technik einen festen Stellenwert in der Bedside-Diagnostik von Herzerkrankungen auf allen Intensivstationen. Vorteile sind, dass die Untersuchung bei geringen Kosten schnell und widerholt durchgeführt werden kann und den Patienten dabei wenig belastet. Die diagnostische Zuverlässigkeit ist für die meisten Krankheitsbilder in der Hand des geübten Untersuchers hoch. Die Verfügbarkeit entsprechend ausgebildeter Untersucher hält mit der zunehmenden Patientenzahl und der Verfügbarkeit von Ultraschallgeräten auf Intensivstationen kaum Schritt. Um eine qualitativ hochwertige und effektive echokardiographische Diagnostik zu gewährleisten, sind zum einen eine standardisierte Ausbildung von nichtkardiologischen Untersuchern und eine Erarbeitung von Indikationskatalogen und Dringlichkeitsstufen durch fachübergreifende Diskussion der entsprechenden Fachgesellschaften zu fordern. Prospektive Daten zur effektiven Risikostratifizierung durch die akut durchgeführte Echokardiographie bei verschiedenen Notfallsituationen liegen derzeit nicht vor, wären zur Erarbeitung entsprechender Richtlinien aber hilfreich. Das in diesem Kapitel dargestellte Leistungsspektrum der Echokardiographie auf der Intensivstation stellt einen anzustrebenden „Optimalzustand" unter voller Ausnutzung des Potenzials der Methode dar und ist heute flächendeckend aus o. g. Gründen *noch* nicht realisierbar.

■ Literatur

1. Amarenco P, Cohen A, Tzourio C et al. Atherosclerotic disease of the aortic arch and the risk of ischemic stroke. N Engl J Med 1994;331:1474–9.
2. Daniel WG, Erbel R, Kasper W et al. Safety of transesophageal echocardiography. A multicenter survey of 10,419 examinations. Circulation 1991;83:817–21.
3. D'Arcy B, Nanda NC. Two-dimensional echocardiographic features of right ventricular infarction. Circulation 1982;65:167–73.
4. Erlebacher JA, Weiss JL, Weisfeldt ML, Bulkley BH. Early dilation of the infarcted segment in acute transmural myocardial infarction: role of infarct expansion in acute left ventricular enlargement. J Am Coll Cardiol 1984;4:201–8.
5. Ewert P, Berger F, Daehnert I et al. Transcatheter closure of atrial septal defects without fluoroscopy: feasibility of a new method. Circulation 2000;101(8):847–9.
6. Gatewood RP Jr, Nanda NC. Differentiation of left ventricular pseudoaneurysm from true aneurysm with two dimensional echocardiography. Am J Cardiol 1980;46(5):869–78.
7. Goarin JP, Le Bret F, Riou B, Jacquens Y, Viars P. Early diagnosis of traumatic thoracic aortic rupture by transesophageal echocardiography. Chest 1993;103(2):618–20.
8. Goldhaber S. Pulmonary embolism for cardiologists. J Am Coll Cardiol 1997;30(5):1172–3.
9. Kasper W, Konstantinides S, Geibel A, Tiede N, Krause T, Just H. Prognostic significance of right ventricular afterload stress detected by echocardiography in patients with clinically suspected pulmonary embolism. Heart 1997;77:346–9.
10. Kasper W, Konstantinides S, Geibel A et al. Management strategies and determinants of outcome in acute major pulmonary embolism: results of a multicenter registry. J Am Coll Cardiol 1997;30(5):1165–71.
11. Khoury AF, Afridi I, Quinones MA, Zoghbi WA. Transesophageal echocardiography in critically ill patients: feasibility, safety, and impact on management. Am Heart J 1994;127(5):1363–71.
12. Nienaber CA, von Kodolitsch Y, Nicolas V et al. The diagnosis of thoracic aortic dissection by noninvasive imaging procedures. N Engl J Med 1993;328(1):1–9.
13. Nishimura RA, Schaff HV, Shub C, Gersh BJ, Edwards WD, Tajik AJ. Papillary muscle rupture complicating acute myocardial infarction: analysis of 17 patients. Am J Cardiol 1983;51(3):373–7.
14. Nishimura RA, Tajik AJ. Evaluation of diastolic filling of left ventricle in health and disease: Doppler echocardiography is the clinician's Rosetta Stone. J Am Coll Cardiol 1999;30(1):8–18.
15. Nixdorff U, Erbel R, Drexler M, Meyer J. Detection of thromboembolus of the right pulmonary artery by transesophageal two-dimensional echocardiography. Am J Cardiol 1988 Feb 15;61(6):488–9.
16. Parmley LF, Mattingly TW, Manion WC et al. Nonpenetrating traumatic injury of the aorta. Circulation 1958;17:1086–101.
17. Reich DL, Konstadt SN, Nejat M, Abrams HP, Bucek J. Intraoperative transesophageal echocardiography for the detection of cardiac preload changes induced by transfusion and phlebotomy in pediatric patients. Anesthesiology 1993;79(1):10–5.

18. Rovai D, Valter Lubrano V, Vassalle C et al. Detection of Perfusion Defects During Coronary Occlusion and Myocardial Reperfusion After Thrombolysis by Intravenous Administration of the Echo-Enhancing Agent BR1. J Am Soc Echocardiogr 1998;11(2):169–73.

19. Sabia P, Afrookteh A, Touchstone DA, Keller MW, Esquivel L, Kaul S. Value of regional wall motion abnormality in the emergency room diagnosis of acute myocardial infarction. A prospective study using two-dimensional echocardiography. Circulation 1991;84(3 Suppl.):I85–92.

20. Schuster S, Erbel R, Weilemann LS et al. Hemodynamics during PEEP ventilation in patients with severe left ventricular failure studied by transesophageal echocardiography. Chest 1990;97(5):1181–9.

21. Shyu KG, Hwang JJ, Lin SC et al. Prospective study of blood culture during transesophageal echocardiography. Am Heart J 1992;124(6):1541–4.

22. The French Study of Aortic Plaques in Stroke Group. Atherosclerotic Disease of the Aortic Arch as a Risk Factor for Recurrent Ischemic Stroke. N Engl J Med 1996;334:1216–21.

23. Urbanowicz JH, Shaaban MJ, Cohen NH et al. Comparison of transesophageal echocardiographic and scintigraphic estimates of left ventricular end-diastolic volume index and ejection fraction in patients following coronary artery bypass grafting. Anesthesiology 1990;72(4):607–12.

24. Vignon P, Gueret P, Vedrinne JM et al. Role of transesophageal echocardiography in the diagnosis and management of traumatic aortic disruption. Circulation 1995;92(10):2959–68.

25. Visser CA, Kan G, Meltzer RS, Dunning AJ, Roelandt J. Embolic potential of left ventricular thrombus after myocardial infarction: a two-dimensional echocardiographic study of 119 patients. J Am Coll Cardiol 1985;5(6):1276–80.

26. Willens HJ, Kessler KM. Transesophageal echocardiography in the diagnosis of diseases of the thoracic aorta: part II – atherosclerotic and traumatic diseases of the aorta. Chest 2000;117:233–43.

27. Zehender M, Kasper W, Kauder E et al. Right ventricular infarction as an independent predictor of prognosis after acute inferior myocardial infarction. N Engl J Med 1993;328:981–8.

25 Echokardiographie nach Herztransplantation

C. E. Angermann und C. H. Spes

Die orthotope Herztransplantation gilt heute bei geeigneten Patienten mit terminaler Herzinsuffizienz als Behandlungsverfahren der Wahl. Weltweit wurden bis Ende 1998 fast 50 000 Herztransplantationen durchgeführt. Die durchschnittliche 1-Jahres-Überlebensrate wird derzeit mit 79 % angegeben, danach beträgt die jährliche Mortalität gleichbleibend ca. 4 %.

Akute Abstoßungsreaktionen und Transplantatvaskulopathie. Die häufigste lebensbedrohliche Komplikationen stellen im ersten postoperativen Jahr neben Infektionen akute Abstoßungsreaktionen dar; bereits ab dem zweiten postoperativen Jahr wird die Transplantat-

vaskulopathie zur häufigsten Todesursache nach Herztransplantation (20). Seriellen Ultraschalluntersuchungen des Transplantatherzens kommt im Rahmen des postoperativen Monitorings ein hoher Stellenwert zu. Mithilfe der verschiedenen echokardiographischen Techniken können anatomische und funktionelle Besonderheiten dokumentiert und postoperative Komplikationen erkannt werden. Die wichtigsten diagnostischen Anwendungen der Echokardiographie nach Herztransplantation bestehen in der nichtinvasiven Feststellung akuter Abstoßungsreaktionen und der Erkennung einer Transplantatvaskulopathie.

Kardiale Anatomie und Funktion nach orthotoper Herztransplantation

Anatomische Besonderheiten. Bei der am häufigsten verwendeten Operationstechnik nach Lower und Shumway werden die posterioren und lateralen Anteile der Vorhofwände und der posteriore Abschnitt des interatrialen Septums in situ belassen und mit den korrespondierenden Strukturen der Spendervorhöfe anastomosiert. Dies führt zu einer abnormen Vorhofkonfiguration und -größe. Die Struktur des Mitral- und Trikuspidalklappenapparates und der Ventrikel wird dagegen bei der Transplantation nicht verändert. Sinusknoten, Sinusknotenarterie und sinuatriale Leitungsbahnen werden geschont, sodass postoperativ der Spendersinusknoten den Herzrhythmus des Transplantates bestimmt; auch der Empfängersinusknoten bleibt aber anatomisch und funktionell intakt. Orthotop transplantierte Herzen sind denerviert. Bei der Mehrzahl der Patienten kommt es auch im Langzeitverlauf nicht zu einer funktionell relevanten Reinnervation (2).

Bedeutung der Echokardiographie nach Herztransplantation. Die Echokardiographie stellt eine besonders geeignete Methode dar, die kardiale Morphologie und Funktion unter Berücksichtigung dieser Besonderheiten zu untersuchen. Dabei sind neben einer Analyse der Pumpfunktion und des diastolischen Füllungsverhaltens des linken Ventrikels auch das Verhalten der Vorhöfe und angrenzender Strukturen während des Herzzyklus und die Adaptationsmechanismen des denervierten Transplantates an Belastungsbedingungen von Interesse.

■ Linksventrikuläre Größe und Pumpfunktion

Die Echokardiographie ist das einzige bildgebende Verfahren, das unmittelbar postoperativ und – mit transösophagealem Zugang – auch bereits intraoperativ die Beurteilung der kardialen Funktion erlaubt (6, 8).

Diagnostische Einschränkung. Wie nach anderen Formen der Herzchirurgie, die mit einer Perikardiotomie verbunden sind, zeigen M-Mode-Echokardiogramme Herztransplantierter oft eine abgeflachte oder sogar paradoxe systolische Exkursion bei normaler Dickenzunahme des Septums, während die Kontraktionsamplitude der Hinterwand gesteigert erscheint. Ursache dieses Phänomens ist die gesteigerte Beweglichkeit des normal großen Spenderherzens im meist stark vergrößerten Empfängerperikard. Der systolische Vorwärtsimpuls des gesamten Herzens überlagert sich im M-Mode-Bild der Kontraktionsamplitude der Herzwände und vermindert so die nach dorsal gerichtete Septumbewegung, während er sich zur nach anterior gerichteten Hinterwandbewegung addiert. Die Funktionsbeurteilung des linken Ventrikels anhand von M-Mode-Parametern kann dadurch besonders früh postoperativ eingeschränkt sein (6).

Postoperativer Verlauf. Nach vollständiger postoperativer Erholung entspricht der klinische Zustand der meisten herztransplantierten Patienten dem Stadium I der NYHA-Klassifizierung (2). Mehrfach wurde schon wenige Tage postoperativ eine echokardiographisch normale Größe und Pumpfunktion des linken Ventrikels

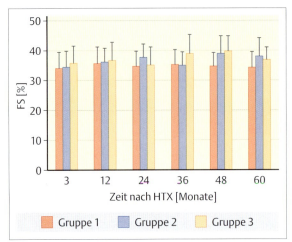

Abb. 25.**1** Systolische Durchmesserverkürzungsfraktion (FS) im Langzeitverlauf über 5 Jahre nach Herztransplantation (HTX) in Abhängigkeit von Häufigkeit und Schweregrad akuter Abstoßungsreaktionen (AR) im ersten postoperativen Jahr (Gruppe 1: keine AR > 1A nach der Billingham-Klassifikation; Gruppe 2: maximal 1 AR ≥ 3A; Gruppe 3: ≥ 2AR ≥ 3A) (nach 5).

beschrieben (6, 13, 37). In einigen Studien wurde früh postoperativ über einen im Vergleich zu Normalpersonen sogar hyperkontraktilen Zustand des Myokards berichtet; eine Vermehrung von Zahl bzw. Affinität β-adrenerger Rezeptoren, wie sie für das denervierte Transplantatherz postuliert wurde, könnte diesen Befund erklären (6). Auch nach mehreren Jahren bleiben die systolischen Funktionsgrößen normal, wenn keine Komplikationen auftreten (9, 13, 18, 37) bzw. diese (z. B. bei arterieller Hypertonie) adäquat therapiert sind.

Einfluss akuter zellulärer Abstoßungsreaktionen. Eine eigene einschlägige Studie (5) hatte zum Ziel, zu klären, ob Anzahl und Schweregrad akuter zellulärer Abstoßungsreaktionen (AR) im ersten postoperativen Jahr die systolische Funktion des linken Ventrikels im Langzeitverlauf beeinflussen. Bei den 81 Studienteilnehmern war entsprechend den Einschlusskriterien die echokardiographische Darstellbarkeit für eine quantitative Beurteilung ausreichend; es bestand kein angiographischer Anhalt für hämodynamisch wirksame Stenose eines oder mehrerer extramuraler Herzkranzgefäße (jährlicher Herzkatheter), und die Patienten waren unter antihypertensiver Therapie normotensiv. Nach Anzahl und Schweregrad zellulärer AR im ersten postoperativen Jahr wurden die Patienten drei Gruppen zugeordnet:

➤ Die 28 Patienten in Gruppe 1 hatten keine AR > Grad 1A nach der von Billingham angegebenen Klassifikation (11),
➤ die 40 Patienten in Gruppe 2 hatten maximal eine AR ≥ Grad 3A und
➤ die 13 Patienten der Gruppe 3 hatten zwei oder mehr AR ≥ Grad 3A.

Der mittlere Beobachtungszeitraum betrug 36 ± 18 Monate; zu allen Untersuchungszeitpunkten wurde innerhalb von 24 Stunden eine AR bioptisch ausgeschlossen. Abb. 25.1 zeigt, dass in allen drei Gruppen 3 Monate nach Herztransplantation die systolische Ventrikelfunktion normal war. Auch zu keinem nachfolgenden Untersuchungszeitpunkt fand sich innerhalb einer Gruppe im Verlauf oder zwischen den Gruppen eine signifikante Änderung der Durchmesserverkürzungsfraktion als Maß der linksventrikulären Pumpfunktion. Ventrikeldurchmesser und -wanddicken waren ebenfalls von Anfang an in allen Gruppen normal und zeigten während des Untersuchungszeitraums keine signifikante Änderung (5). Diese echokardiographischen Ergebnisse bestätigen nicht nur Berichte anderer Autoren zur gleich bleibend normalen Morphologie und Funktion des linken Ventrikels nach Herztransplantation, sondern belegen zudem, dass mehrere mäßige bis schwere zelluläre AR im ersten postoperativen Jahr auch im Langzeitverlauf nicht zu bleibenden Einschränkungen der Pumpfunktion führen.

Linksventrikuläre diastolische Funktion

Diastolische Dysfunktion und vermehrte myokardiale Steifigkeit. Wiederholt wurde in der Literatur über Anomalien der diastolischen Ventrikelfunktion nach Herztransplantation berichtet. Neben der akuten reversiblen diastolischen Dysfunktion, die schon frühzeitig als Merkmal von AR erkannt wurde (3, 6, 39), erwiesen invasive Untersuchungen eine vermehrte myokardiale Steifigkeit mit der Folge abnormer diastolischer Füllungscharakteristika, die unabhängig vom Zeitintervall zwischen Transplantation und Untersuchung beobachtet wurde, aber einen schwachen Zusammenhang mit der Dauer der kalten Ischämiezeit und dem Spenderalter aufwies (19).

Dopplerechokardiographie. Die Dopplerechokardiographie erscheint auch bei Herztransplantierten als eine ideale Methode zur nichtinvasiven Erfassung der diastolischen myokardialen Funktion. Allerdings muss berücksichtigt werden, dass es aufgrund der Interferenz der mechanischen Aktivität von Empfänger- und Spenderanteilen der Vorhöfe zu einer erheblichen Schlag-zu-Schlag-Variabilität des transvalvulären Flusses kommt. Nur Herzaktionen, die nicht durch die Vorhofkontraktion des Empfängeranteils mit beeinflusst sind, sollten für quantitative Messungen herangezogen werden (6, 39).

Restriktives Füllungsmuster und eingeschränkte Pumpfunktion. In einer Vergleichsstudie zwischen hämodynamischen und dopplerechokardiographischen Messungen fanden Valantine et al. bei 16 % eines Kollektivs Langzeitherztransplantierter ein restriktives Füllungsmuster und eine eingeschränkte Pumpfunktion. Frühere AR waren bei diesen Patienten signifikant häufiger aufgetreten als beim Restkollektiv, und die Prognose war signifikant schlechter. Die Studie zeigte aber auch diskretere Füllungsanomalien bei den übrigen Pa-

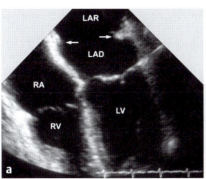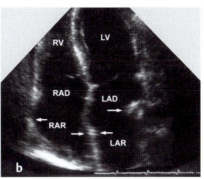

Abb. 25.2 Vorhofanatomie nach orthotoper Herztransplantation. LV, RV = linker, rechter Ventrikel; LAD, RAD = Spenderanteil des linken, rechten Vorhofs; LAR, RAR = Empfängeranteil des linken, rechten Vorhofs.

a Transösophagealer Vierkammerblick. Atriale Spender- und Empfängeranteile sind anhand prominenter Nahtleisten abzugrenzen (Pfeile).

b Transthorakaler apikaler Vierkammerblick. Pfeile kennzeichnen auch hier die Lokalisation der Anastomose zwischen atrialen Spender- und Empfängeranteilen.

tienten mit normalen Transplantatherzen letztlich unklarer Ursache auf; ein Zusammenhang mit der abnormen atrialen Funktion oder einer veränderten myokardialen Relaxation wurde diskutiert (38).

Rechtsventrikuläre Größe und Funktion

Rechtsventrikulärer Füllungsdruck. Über früh postoperative Anomalien der rechtsventrikulären Morphologie und Funktion wurde in der Literatur mehrfach berichtet (6). In einer longitudinalen Untersuchung zeigte sich, dass eine unmittelbar postoperativ vorhandene pulmonale Widerstandserhöhung und erhöhte rechtsventrikuläre Füllungsdrücke sich bei nahezu allen Patienten innerhalb der ersten 3 postoperativen Monate normalisierten. Wurden solche Patienten allerdings volumenbelastet, kam es erneut zu einem raschen Anstieg der rechtsventrikulären Füllungsdrücke sowie zu einem paradoxen Anstieg des rechtsatrialen und des enddiastolischen rechtsventrikulären Druckes während der Inspiration. Diese als Hinweis auf eine latente restriktive Füllungsstörung des rechten Ventrikels zu wertenden Anomalien waren ausschließlich während Volumenbelastung erkennbar (41).

Trikuspidales Flussprofil. Korrespondierend zu diesen invasiven Daten beschrieben Valantine et al. bei Herztransplantierten mit in Ruhe normalen rechtsventrikulären Füllungsdrücken und systolischer linksventrikulärer Pumpfunktion eine im Vergleich zu Kontrollen signifikante Verkürzung der aus dem trikuspidalen diastolischen Flussprofil bestimmten Druckhalbierungszeit, was als Ausdruck einer raschen transvalvulären Flussabnahme aufgrund vorzeitigen Druckausgleichs zwischen Vorhof und rechtem Ventrikel zu deuten war (38). Wie für den linken Ventrikel wurden von den Autoren eine abnorme atriale Funktion und myokardiale Anomalien als mögliche Ursachen angeführt, aber auch eine möglicherweise nicht ganz vollständige Rückbildung der pulmonalen Hypertonie.

Perioperatives Monitoring. Mittels intraoperativer transösophagealer Echokardiographie (TEE) ist zu beobachten, wie der ursprünglich normale rechte Ventrikel des Spenderherzens sich rapide vergrößert und seine Konfiguration ändert, sobald er nach Freigabe der Zirkulation dem meist erhöhten pulmonalen Gefäßwiderstand des Empfängers ausgesetzt ist (6). Engmaschiges perioperatives Monitoring der rechtsventrikulären Kavumgröße ermöglicht es, ein drohendes akutes Rechtsherzversagen als besonders gefährliche früh postoperative Komplikation frühzeitig zu erkennen; darüber hinaus erlaubt es die differenzialdiagnostische Abgrenzung von anderen Ursachen einer akuten Herzinsuffizienz wie einem tamponierenden Perikarderguss oder einer schweren AR.

Erhöhte rechtsventrikuläre Diameter. Im Vergleich zu spendergematchten Kontrollen zeigten sich früh postoperativ, wie auch während des ganzen ersten postoperativen Jahres, rechtsventrikuläre Diameter und Kavumgröße erhöht (6, 8). Auch bei Langzeitherztransplantierten finden sich im Vergleich zu Normalpersonen signifikant erhöhte rechtsventrikuläre Diameter (5, 10); es scheint damit so, dass die initiale rechtsventrikuläre Vergrößerung trotz der raschen Normalisierung der Füllungsdrücke und Rückbildung der pulmonalen Hypertonie persistiert.

Vorhöfe, Mitral- und Trikuspidalklappenapparat und Pulmonalvenenfluss

Vergrößerung der Vorhöfe. Mit transösophagealer Echokardiographie konnte gezeigt werden, dass nach orthotoper Herztransplantation die Anastomosen in den sanduhrförmig konfigurierten und teilweise erheblich vergrößerten Vorhöfen oft ausgeprägte Prominenzen bilden (Abb. 25.2) und dass Empfänger- und Spendervorhofanteile eine unabhängige mechanische Aktivität besitzen (8). Im transthorakalen Echokardiogramm ist die typische Konfiguration der Atrien am besten im apikalen Vierkammerblick zu sehen (Abb. 25.2b).

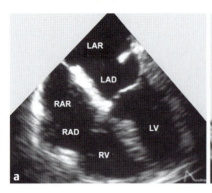
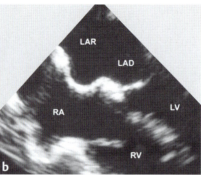

Abb. 25.**3** Transösophageale Darstellung von Anomalien des atrialen Septums nach orthotoper Herztransplantation.

a Ungleiche Dicke von Empfänger- und Spenderanteil. Es kann, wie im vorliegenden Beispiel, der Spenderanteil oder aber der Empfängeranteil des Vorhofseptums dicker sein.

b Pseudoaneurysma mit Vorwölbung des Vorhofseptums in Richtung des rechten Atriums während der atrialen Systole. Abkürzungen s. Abb. 25.**2**.

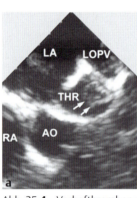
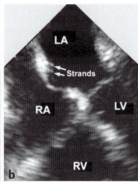

Abb. 25.**4** Vorhofthromben und Strands.

a Transösophageale Darstellung eines Vorhofthrombus (THR, Pfeile) nach Herztransplantation.

b Strands im linken Vorhof im Bereich eines kleinen Pseudoaneurysmas des atrialen Septums (Pfeile). AO = Querschnitt durch die Aortenwurzel; LOPV = linke obere Pulmonalvene; sonstige Abkürzungen s. Abb. 25.**2**.

Veränderungen des Vorhofseptums und der Klappen. Als weitere Besonderheiten der kardialen Anatomie fielen in einer ersten transösophagealen und transthorakalen Vergleichsstudie eine hohe Prävalenz von Pseudoaneurysmata und uneinheitlicher Dicke von Spender- und Empfängeranteilen des Vorhofseptums (Abb. 25.3) und in Einzelfällen atriale Thromben bzw. wand- oder klappenständige Strands auf (Abb. 25.4) (6, 8). Trotz fehlender struktureller Anomalien werden nach Herztransplantation zudem sehr häufig leicht- bis mäßiggradige Insuffizienzen der Atrioventrikularklappen gefunden (Abb. 25.5) (6, 8). Als Ursache der Trikuspidalinsuffizienz werden von einigen Autoren die früh postoperativ erhöhten rechtsventrikulären Drücke und die Größenzunahme des rechten Ventrikels diskutiert; dabei bleibt die Mitralinsuffizienz jedoch ätiologisch unklar. Denkbar wäre, dass atriale Faktoren die funktionelle Integrität des Mitral- wie auch Trikuspidalapparates mit beeinträchtigen. Im Bereich des hinteren Mitralsegels und großer Anteile der trikuspidalen Zirkumferenz besteht eine direkte Kontinuität zwischen Vorhofmyokard und Klappensegeln, da hier fibröse Ringanteile fehlen. Der starre Ring der Anastomosennaht und eine Verlagerung der Vorhofwände durch die atriale Vergrößerung sowie Zug auf die Klappenringe aufgrund einer Dreh- und Kippbewegung des gesamten Herzens im großen Perikardsack des Empfängers könnten sämtlich Teilursachen eines nicht ganz kompletten Schlusses der Atrioventrikularklappen nach Herztransplantation sein.

Quantitative Messungen. Basierend auf diesen Überlegungen erschien es lohnend, zu prüfen, ob sich eine Dysfunktion der Atrien und des Mitral- und Trikuspidalklappenapparates nach Herztransplantation durch quantitative Messungen objektivieren lässt. Transthorakal und mittels TEE wurden 20 Herztransplantierte untersucht, die folgende Einschlusskriterien erfüllten:

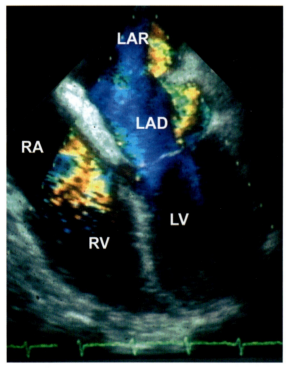

◁ Abb. 25.**5** Transösophageale Farbdopplerechokardiographie (Vierkammerblick) mit Darstellung von nach Herztransplantation häufigen Insuffizienzen der Atrioventrikularklappen. Der mitrale Regurgitations-Jet ist in Richtung der freien Wand des linken Vorhofs orientiert, der trikuspidale in Richtung auf das interatriale Septum. Abkürzungen s. Abb. 25.**2**.

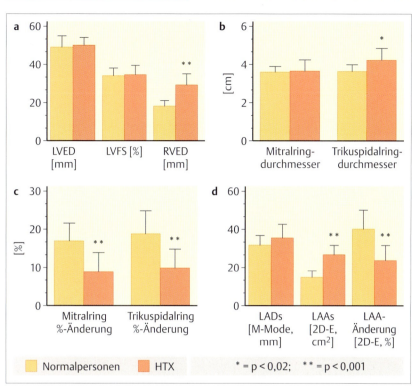

Abb. 25.6 Charakteristika von Ventrikeln, Atrioventrikularklappenringen und linkem Vorhof bei orthotop herztransplantierten Patienten (HTX) und Normalpersonen (nach 5).

a Linksventrikulärer enddiastolischer Durchmesser (LVED), Durchmesserverkürzungsfraktion (LVFS), rechtsventrikulärer enddiastolischer Durchmesser (RVED).

b Enddiastolischer Mitral- und Trikuspidalringdurchmesser.

c Prozentuale Änderungen des Mitral- und des Trikuspidalringdurchmessers.

d M-Mode-echokardiographisch bestimmter endsystolischer Durchmesser des linken Vorhofs (LADs), aus dem apikalen Vierkammerblick gemessene systolische Fläche des linken Vorhofs (LAAs) und %-Änderung der Fläche des linken Vorhofs (LAA-Änderung) während des Herzzyklus.

Legende zur Abbildung: Normalpersonen, HTX, * = p < 0,02; ** = p < 0,001

➤ AR bioptisch ausgeschlossen,
➤ Sinusrhythmus des Spenderherzens,
➤ Normotension unter antihypertensiver Therapie und
➤ normale Wanddicken.

Die Messwerte der Patienten wurden mit denen von 20 altersgematchten Personen ohne Anhalt für kardiale Erkrankung verglichen, bei denen zur Suche einer kardialen Emboliequelle oder zur Beurteilung parakardialer Raumforderungen eine TEE indiziert war.

Parameter. Bestimmt wurden links- und rechtsventrikuläre Dimensionen und Wanddicken, linksventrikuläre Durchmesserverkürzungsfraktion und Ringdurchmesser der Atrioventrikularklappen (apikaler Vierkammerblick). Ferner wurden die atrialen Flächen planimetriert und ihre prozentuale Änderung errechnet. Im TEE wurden mit gepulstem Doppler Pulmonalvenenfluss und transmitraler Fluss abgeleitet. Analysiert wurden maximale Flussgeschwindigkeiten (Mitralklappe früh- und spätdiastolisch, Pulmonalvene systolisch, früh- und spätdiastolisch) und Zeit-Geschwindigkeits-Integrale (5, 31).

Ergebnisse. Auch diese Studie ergab, dass linksventrikuläre Größe und Pumpfunktion sich bei Herztransplantierten und Normalpersonen nicht unterscheiden; der rechtsventrikuläre Durchmesser war bei den Patienten signifikant erhöht (Abb. 25.6a). Während bei den Patienten Mitral- und Trikuspidalringdurchmesser nur leicht vergrößert waren, war deren prozentuale Veränderung während des Herzzyklus jeweils signifikant vermindert

(Abb. 25.6b und 25.6c). Die systolische Vorhoffläche der Herztransplantierten war signifikant erhöht, die prozentuale atriale Flächenänderung signifikant erniedrigt (Abb. 25.6d). Der aus dem M-Mode-Echokardiogramm gemessene linksatriale Diameter war bei Patienten und Normalpersonen nicht verschieden. Dies zeigt, dass aufgrund der abnormen atrialen Konfiguration dieser Parameter die Größe des linken Atriums nach Herztransplantation nicht adäquat repräsentiert und daher zur Beurteilung nicht verwendet werden sollte (Abb. 25.6d). Der transmitrale Fluss zeigte bei den Herztransplantierten im Vergleich zu den Kontrollpersonen einen abnorm erhöhten Quotienten aus früh- und spätdiastolischer Flussgeschwindigkeit (2,16 ± 0,52 vs. 1,30 ± 0,25, p < 0,001, Beispiel Abb. 25.7). Während die diastolische Pulmonalvenenflussgeschwindigkeit nicht wesentlich über jener der Normalpersonen lag (53,9 ± 12,7 vs. 44,6 ± 11,6 cm/s, p < 0,05), war die maximale systolische Pulmonalvenenflussgeschwindigkeit hochsignifikant niedriger als in der Kontrollgruppe (45,5 ± 8,2 vs. 62,3 ± 14,0 cm/s, p < 0,001). Bei den meisten Patienten lag die systolische Flussgeschwindigkeit deutlich unter der maximalen diastolischen. Entsprechend war der Quotient aus systolischer und diastolischer maximaler pulmonalvenöser Flussgeschwindigkeit abnorm vermindert und lag signifikant unter dem Wert des Normalkollektivs (0,87 ± 0,19 vs. 1,45 ± 0,33, p < 0,001). Die Verhältnisse bei einer gesunden Kontrollperson illustriert Abb. 25.8.

Während mehrere Arbeitsgruppen die systolische Ventrikelfunktion als normal beschrieben (6, 9, 13, 18, 37), wurde das abnorme transmitrale Flussmuster, das auch bei Herztransplantierten ohne Hinweis auf Trans-

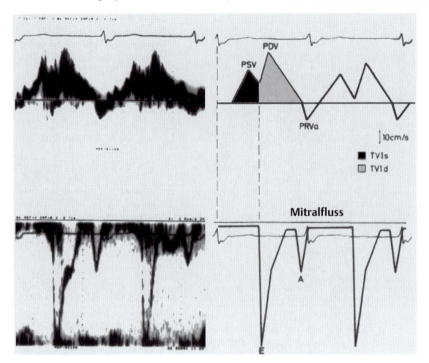

Mitralfluss

Abb. 25.**7** Pulmonalvenenfluss-kurve (oben) und simultan aufgezeichnete transmitrale Flusskurve (unten) bei einem herztransplantierten Patienten. Links: Originalregistrierungen, rechts: Schemata. Im Vergleich zur Aufzeichnung bei einer Normalperson (Abb. 25.**8**) ist die maximale systolische Pulmonalvenenflussgeschwindigkeit (PSV) erniedrigt, die diastolische (PDV) im Normbereich. Der transmitrale Fluss zeigt einen abnorm hohen Quotienten aus früh- und spätdiastolischer Flussgeschwindigkeit (E, A). PRVa = Geschwindigkeit des retrograden pulmonalvenösen Flusses während der atrialen Systole; TVIs, TVId = systolisches, diastolisches Zeit-Geschwindigkeits-Integral (nach 31).

plantatdysfunktion beobachtet wurde, als Hinweis auf diastolische Dysfunktion des linken Ventrikels gedeutet (38). Auch bei den eigenen Daten bestätigte sich der Befund eines abnorm erhöhten Quotienten aus früh- und spätdiastolischer transmitraler Flussgeschwindigkeit (31); da aber der transmitrale Fluss instantane atrioventrikuläre Druckgradienten reflektiert, also auch durch atriale Faktoren beeinflusst wird, wurden zur exakteren Einordnung dieses Befundes zusätzlich die atriale Morphologie und Funktion sowie der Pulmonalvenenfluss analysiert.

Dabei wurde neben der Vorhofvergrößerung eine Dysfunktion der Atrien und der Atrioventrikularklappenringe nachgewiesen. Während der Diastole fungiert der Vorhof als Konduit für das aus den Pulmonalvenen strömende Blut; das Flussprofil wird bis zur atrialen Systole wesentlich von ventrikulären Füllungseigenschaften bestimmt. In der vorliegenden Studie spricht daher das vom Normalbefund nur gering abweichende diastolische Pulmonalvenenflussprofil gegen eine ausgeprägte diastolische myokardiale Funktionsstörung. Der deutlich abnorme systolische Pulmonalvenenfluss der Herztransplantierten dürfte dagegen mit verschiedenen atrialen Faktoren, wie vergrößertem Volumen, verminderter zyklischer Volumenänderung und Compliance sowie erhöhtem intraatrialem Druck zusammenhängen; ein Zusammenhang zwischen atrialer Größe und Funktion und systolischem Pulmonalvenenfluss ist gut belegt (31). Insgesamt machen die Daten deutlich, dass nach Herztransplantation die Doppler-

analyse des Mitralflusses allein sicher keine ausreichende Grundlage zur Beurteilung der diastolischen Ventrikelfunktion bilden kann.

Die gestörte Funktion des Mitral- und Trikuspidalapparates, die in der verminderten Verkleinerung der Klappenringe während des Herzzyklus zum Ausdruck kommt, bestätigt die Hypothese, dass hier eine Teilursache der hohen Prävalenz von Mitral- und Trikuspidalklappeninsuffizienzen nach Herztransplantation liegen könnte (8).

Adaptationsmechanismen an körperliche Belastung

Verminderte körperliche Leistungsfähigkeit. In der Literatur wird über eine im Vergleich zu Normalpersonen signifikant geringere körperliche Leistungsfähigkeit orthotop Herztransplantierter berichtet (21, 42). Muskelschwäche bei Glucocorticoid-Dauertherapie oder Trainingsmangel erscheinen als Erklärung dieses Phänomens nicht ausreichend. M-Mode und Dopplerechokardiographie sind geeignete Methoden, die Adaptationsmechanismen des Herz-Kreislauf-Systems Herztransplantierter an körperliche Belastungssituationen zu untersuchen.

Stressechokardiographie nach Herztransplantation. In einer diesbezüglichen Studie (33) wurden 16 Herztransplantierte (44 Jahre, Spenderalter 27 Jahre, 8 ±

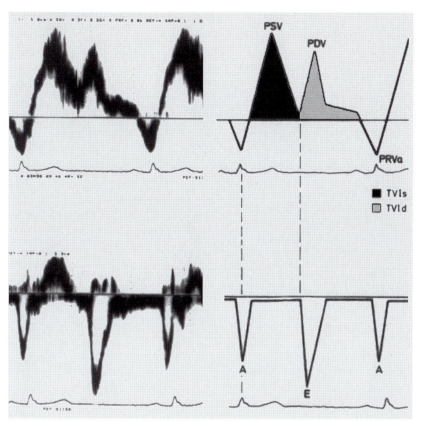

Abb. 25.**8** Pulmonalvenenfluss-kurve (oben) und simultan aufge-zeichnete transmitrale Flusskurve (unten) bei einer Normalperson. Linke Bildhälfte: Originalregistrie-rungen, rechte Bildhälfte: Sche-mata. Abkürzungen s. Abb. 25.**7** (nach 31).

16 Monate postoperativ) mit 10 mit den Spendern al-tersgematchten Personen ohne Anhalt für kardiale Er-krankung verglichen. Einschlusskriterien waren:
➤ AR und Transplantatvaskulopathie ausgeschlossen,
➤ Sinusrhythmus des Spenderherzens,
➤ Normotension unter antihypertensiver Therapie.

Untersucht wurde in Ruhe, während Fahrradergometrie im Liegen auf allen Belastungsstufen bis zum Erreichen der individuellen Leistungsgrenze sowie 1, 3 und 5 Mi-nuten nach Belastungsende (Belastungsbeginn mit 25 W, Steigerung alle 3 Minuten um 25 W). Gemessen wur-den jeweils Blutdruck und Herzfrequenz, Ventrikeldia-meter und -wanddicken sowie aus dem transmitralen Dopplerflussprofil früh- und spätdiastolisch die maxi-malen Flussgeschwindigkeiten und Zeit-Geschwindig-keits-Integrale.

Ergebnisse. Die Studie bestätigte die geringere Belast-barkeit der Herztransplantierten (85 ± 17 bzw. 135 ± 18 W, p < 0,01). Obwohl alle Patienten antihypertensiv be-handelt waren, lag ihr Blutdruck in Ruhe signifikant über dem der Normalpersonen (135 ± 13/92 ± 10 vs. 123 ± 10/81 ± 7 mmHg, p < 0,05/0,02). Der Blutdruckanstieg pro Belastungsstufe war in beiden Kollektiven ver-gleichbar. Bei jeweils maximaler Belastung waren auch die Blutdruckwerte vergleichbar (180 ± 20/89 ± 9 vs. 177 ± 27/78 ± 14 mmHg). Die Ruhefrequenz der Herztrans-plantierten war erhöht (86 ± 20 vs. 69 ± 9 Schläge/min, p < 0,05). Der Frequenzanstieg während der Belastung

war signifikant geringer und der Frequenzabfall nach Belastungsende verzögert (Abb. 25.**9a**).

Bei Transplantierten und Normalpersonen stieg unter maximaler Belastung die Durchmesserverkürzungsfrak-tion signifikant an (+13 vs. +18 % des Ruhewertes, p je-weils < 0,01). Frühdiastolische maximale Flussgeschwin-digkeit an der Mitralklappe und Anstieg dieses Parame-ters unter Belastung waren in beiden Kollektiven ver-gleichbar (Abb. 25.**10a**). Im Gegensatz dazu veränderte sich die spätdiastolische maximale Flussgeschwindig-keit bei den Herztransplantierten unter Belastung kaum, während sie bei den Normalpersonen um maximal 94 % des Ausgangswertes zunahm (Abb. 25.**10b**). Das Verhält-nis von früh- und spätdiastolischer Flussgeschwindig-keit war bei den Patienten aufgrund der niedrigen Fluss-geschwindigkeit während der Vorhofkontraktion in Ruhe erhöht (2,5 ± 0,7 vs. 1,7 ± 0,6, p < 0,05) und änderte sich unter Belastung nicht, während es im Kontrollkol-lektiv durch eine belastungsbedingte Zunahme der Flussgeschwindigkeit während der Vorhofkontraktion auf 1,3 ± 0,2 abfiel (p < 0,05). Das Zeit-Geschwindigkeits-Integral des Mitralflusses als Äquivalent des Schlagvolu-mens änderte sich im Normalkollektiv unter Belastung nicht, stieg aber bei den Patienten signifikant an (Abb. 25.**9b**). Das Produkt aus Zeit-Geschwindigkeits-In-tegral und Herzfrequenz als Äquivalent des Herzzeitvo-lumens zeigte bei den Herztransplantierten wegen des geringeren Frequenzanstiegs trotzdem einen flacheren Anstieg als bei den Normalpersonen (+53 vs. +87 % unter maximaler Belastung, p jeweils < 0,01).

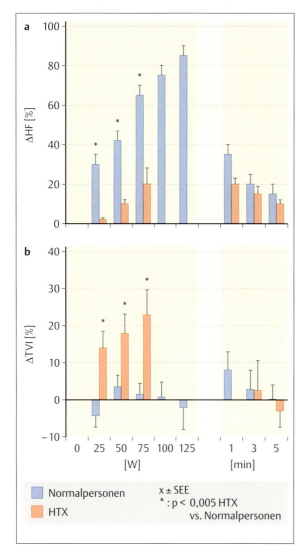

Abb. 25.**9** Prozentuale belastungsinduzierte Veränderungen kardialer Funktionsgrößen bei herztransplantierten Patienten und spendergematchten Normalpersonen. Auf der x-Achse Belastungsstufen in W bzw. Zeit in Minuten nach Belastungsende (nach 33).
a Herzfrequenz (HF).
b Mitrales Zeit-Geschwindigkeits-Integral (TVI).

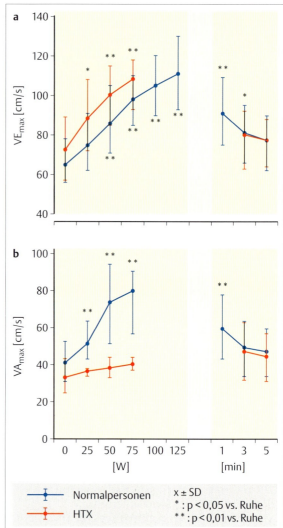

Abb. 25.**10** Belastungsinduzierte Veränderungen der transmitralen Flussgeschwindigkeit bei herztransplantierten Patienten und spendergematchten Normalpersonen. Auf der x-Achse Belastungsstufen in W bzw. Zeit in Minuten nach Belastungsende (nach 33).
a Frühdiastolische maximale Flussgeschwindigkeit (VE_{max}).
b Spätdiastolische maximale Flussgeschwindigkeit (VA_{max}).

Blutdruck- und Frequenzverhalten. Obwohl alle Patienten antihypertensiv therapiert waren, entsprach das Blutdruckverhalten unter Belastung dem der Normalpersonen; die vom Normalbefund abweichende Belastungsreaktion mehrerer Parameter ist nicht durch die antihypertensive Pharmakotherapie zu erklären. Erhöhte Ruheherzfrequenz wie auch verminderter Frequenzanstieg der Patienten unter Belastung dürften mit der auch spät postoperativ persistierenden Denervierung des Transplantates (2) zusammenhängen: In Ruhe überwiegt bei Fehlen des inhibitorischen Vaguseffektes der Sympathikus; unter Belastung wird der Frequenzanstieg im Wesentlichen humoral durch zirkulierende Katecholamine vermittelt und tritt daher nach Belastungsbeginn mit einer gewissen Latenz auf.

Echokardiographische Befunde. Die echokardiographischen Daten bestätigen frühere radionuklid-ventrikulographische Befunde einer Kontraktilitätszunahme des Transplantatherzens unter körperlicher Belastung ähnlich wie beim gesunden, innervierten Herzen (24). Abweichend vom Normalbefund war dagegen die dopplerechokardiographisch fassbare Belastungsreaktion der diastolischen Ventrikelfüllung: Während gemessen an der frühdiastolischen transmitralen Flussgeschwindigkeit die Anpassung der raschen Füllungsphase an die körperliche Belastung bei Normalpersonen und Transplantierten vergleichbar ist, steigt bei Letzteren der Vorhofanteil an der Ventrikelfüllung kaum an. Als Ursache dafür kommt wiederum die atriale Dysfunktion infrage; eine zusätzliche Rolle könnte ein abnormer Anstieg des enddiastolischen Drucks unter Belastung spielen, wie er bei Herztransplantierten bereits mehrfach belegt wurde. Für die Erhöhung der Füllungsdrücke spielt wahrscheinlich neben einer belastungsbedingten Vorlastzunahme die inadäquate Frequenzantwort des denervierten Transplantates eine Rolle.

Der belastungsinduzierte Anstieg des Zeit-Geschwindigkeits-Integrals des transmitralen Flusses zeigt bei den Herztransplantierten eine Vergrößerung des Schlagvolumens an; bei Normalpersonen bleibt unter den gleichen Bedingungen das Schlagvolumen unverändert. Diese am ehesten auf dem Frank-Starling-Mechanismus beruhende Belastungsantwort reicht aber beim verminderten Herzfrequenzanstieg der Transplantierten nicht aus, um eine normale Anpassung des Herzzeitvolumens zu ermöglichen. Diese Anpassung erfolgt nach den vorliegenden Befunden beim normalen, innervierten Herzen im Wesentlichen über die Steigerung der Herzfrequenz. Nicht nur Trainingsmangel, chronische Glucocorticoid-Therapie und Erhöhung der Füllungsdrücke, sondern auch die begrenzte Kapazität, das Herzzeitvolumen bei körperlicher Anstrengung zu steigern, tragen damit zu der verminderten körperlichen Belastbarkeit Herztransplantierter bei (33).

Komplikationen nach orthotoper Herztransplantation

Perikarderguss

In früheren Studien (6) wurde gezeigt, dass wie nach anderen herzchirurgischen Eingriffen auch früh postoperativ nach Herztransplantation Perikardergüsse häufig sind, dass sie sich aber innerhalb der ersten 6 postoperativen Monate in der Regel komplikationslos zurückbilden. Obwohl sie sich rasch entwickeln und eine erhebliche Größe erreichen können, werden sie wegen des großen Fassungsvermögens des weiten Empfängerperikards selten hämodynamisch wirksam und erfordern nur in Ausnahmefällen eine Perikardiozentese (Abb. 25.11). Verschiedene immunsuppressive Regime scheinen die Prävalenz von früh postoperativen Perikardergüssen in unterschiedlicher Weise zu beeinflussen (6). An Größe zunehmende bzw. spät postoperativ neu entstehende Perikardegüsse unterscheiden sich ätiologisch von den früh auftretenden; ihre Assoziation mit bioptischen Veränderungen einer AR deutet auf eine immunogene Genese hin. Zusammen mit anderen Parametern wird in diesem Zusammenhang der Perikarderguss auch als nichtinvasiver Abstoßungsmarker gewertet (6, 12).

Arterielle Hypertonie

Unter Immunsuppression mit Azathioprin und Steroiden trat nach Herztransplantation nur selten ein Hochdruck auf. Nach Einführung von Cyclosporin als Immunsuppressivum entwickelten jedoch über 90 % der Patienten bereits früh postoperativ eine arterielle Hypertonie. Aufgrund der kardialen Denervierung fehlt Herztransplantierten die normale zirkadiane Blutdruckvariabilität, wobei der nächtliche Blutdruckabfall eine Periode der Druckentlastung für das Herz darstellt.

Linksventrikuläre Hypertrophie. Es kommt daher bei nicht ausreichender antihypertensiver Behandlung bereits in den ersten postoperativen Monaten zu einer progredienten linksventrikulären Hypertrophie. Diese Zunahme der Ventrikelmasse ist, wenn keine Verlaufsuntersuchungen zum Vergleich herangezogen werden können, echokardiographisch nicht eindeutig von der reversiblen, durch myokardiales Ödem bedingten Wanddickenzunahme bei AR zu unterscheiden, sodass in unklaren Fällen auf eine Endomyokardbiopsie nicht verzichtet werden kann. In einer eigenen longitudinalen

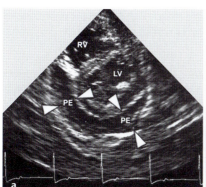
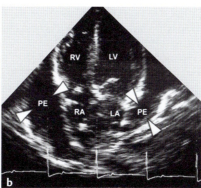

Abb. 25.**11** Transthorakale Darstellung eines großen Perikardergusses (PE) bei einem herztransplantierten Patienten.
a Parasternaler Kurzachsenschnitt.
b Apikaler Vierkammerblick. Übrige Abkürzungen s. Abb. 25.**2**.

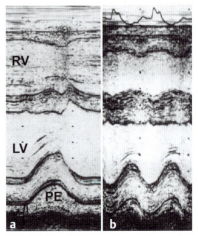

Abb. 25.**12** M-Mode-echokardiographische Veränderungen des linken und rechten Ventrikels bei akuter Abstoßung (AR).
a AR bioptisch ausgeschlossen. Die ventrikulären Wanddicken sind normal, ebenso der linksventrikuläre Durchmesser, während der rechtsventrikuläre Durchmesser, wie nach Herztransplantation typisch, erhöht ist. Wie es früh postoperativ häufig ist, besteht ein Perikarderguss (PE).
b Aufzeichnung desselben Patienten, bioptisch nachgewiesene mäßige AR. Die Wanddicken beider Ventrikel haben zu-, die Kavumdurchmesser abgenommen.

Untersuchung hypertensiver Herztransplantierter konnte gezeigt werden, dass unter adäquater antihypertensiver Therapie die echokardiographisch bestimmte Ventrikelmasse kontinuierlich abnahm und sich innerhalb von 3–6 Monaten normalisierte (7). Die kardiale Innervierung ist danach weder für die Entstehung, noch für die Rückbildung einer Ventrikelhypertrophie Voraussetzung.

Akute Abstoßungsreaktion

Trotz großer Fortschritte in der Immunsuppression bleibt die akute Abstoßungsreaktion (AR) die häufigste früh postoperative Komplikation nach Herztransplantation. Die Wahrscheinlichkeit einer AR ist in den ersten 3 postoperativen Monaten am höchsten und nimmt danach kontinuierlich ab. Eine frühe Erkennung ist wichtig, weil rechtzeitige Therapie die vollständige Rückbildung abstoßungsbedingter myokardialer Veränderungen herbeiführen kann. Entscheidendes Kriterium für die Brauchbarkeit jedes Verfahrens zur Abstoßungsdiagnostik ist daher die verlässliche Erkennung spätestens im Stadium der Therapiepflichtigkeit, also vor Eintritt irreversibler Schäden.

Endomyokardbiopsie. Die Endomyokardbiopsie gilt auch heute noch als zuverlässigste diagnostische Methode und damit als „Goldstandard" der Abstoßungsdiagnostik. Histologisch sind abstoßungspositive Befunde durch interstitielles Ödem und je nach Schweregrad unterschiedlich ausgeprägte zelluläre Infiltrate und (bei

schwereren AR) durch interstitielle Fibrinablagerungen, Hämorrhagien und myozytäre Nekrosen gekennzeichnet.

Schweregradeinteilung. Die Schweregradeinteilung nach Billingham et al. (11) sieht folgende Abstufungen vor:
- Grad 0: keine AR,
- Grad 1A: vereinzelte perivaskuläre und/oder interstitielle Zellinfiltrate; dieser Befund ist weder therapie- noch kontrollbedürftig,
- Grad 1B: diffuse, aber nur mäßig dichte perivaskuläre und/oder interstitielle Zellinfiltrate ohne Myozytolysen, interstitielles Ödem; dieser Befund entspricht einer leichten AR,
- Grad 2: zusätzlich zu den Veränderungen bei 1B maximal ein Fokus mit perimyozytärem (aggressivem) Zellinfiltrat und Myozytolyse,
- Grad 3A: multifokale perivaskuläre, interstitielle und perimyozytäre Zellinfiltrate, interstitielles Ödem und vereinzelte Myozytolysen; dieser Befund entspricht einer mäßigen AR,
- Grad 3B: diffuser ausgeprägt entzündlicher Prozess, interstitielles Ödem, Hämorrhagien und disseminierte Myozytolysen; dieser Befund entspricht einer schweren AR.

Echokardiographische Abstoßungsdiagnostik zielt darauf ab, anatomische und funktionelle Folgen des Abstoßungsprozesses zu erfassen.

M-Mode- und 2D-Echokardiographie bei akuter Abstoßung

Veränderungen. Folgende Veränderungen des M-Mode- (Abb. 25.**12**) und zweidimensionalen Echokardiogramms (Abb. 25.**13**) wurden bei akuter Abstoßung beschrieben (3, 4, 6, 12):

- Zunahme der linksventrikulären Wanddicke und Masse,
- Abnahme des enddiastolischen Ventrikeldurchmessers,
- Zunahme der myokardialen Echointensität,
- Abnahme von Parametern der systolischen Pumpfunktion und Veränderungen der diastolischen Ventrikelfüllung,
- Verkürzung der isovolumetrischen Relaxationszeit,
- Entwicklung oder Größenzunahme eines Perikardergusses.

Echokardiographie unter Cyclosporin-Therapie. Nach Einführung des Cyclosporins nahm die Sensitivität aller echokardiographischen Abstoßungsmarker ab, da die AR-bedingten Veränderungen von Morphologie und Funktion des Herzens darunter viel weniger ausgeprägt sind und sogar bei schweren AR die echokardiographischen Messwerte in der Regel innerhalb der Normgrenzen bleiben. In zwei neueren Studien (4, 12) bestätigte sich auch unter Cyclosporin-Therapie die hohe Spezifi-

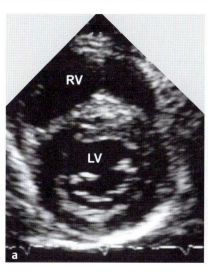
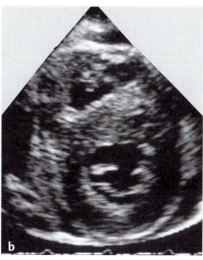

Abb. 25.**13** Veränderungen des linken und rechten Ventrikels bei AR im parasternalen Kurzachsenschnitt.

a AR bioptisch ausgeschlossen.

b Aufzeichnung desselben Patienten, bioptisch nachgewiesene mäßige AR. Die Wanddicken beider Ventrikel haben zu-, die Kavumquerschnitte abgenommen; visuell erscheint die Echostruktur des Myokards kleinfleckiger, die Echointensität erhöht.

tät M-Mode-echokardiographischer Abstoßungsparameter (84–87 % für alle AR > 1B [in 4], 98–100 % [in 12]), während die Sensitivität für jeden einzelnen Parameter unbefriedigend blieb. Die diagnostische Aussage verbesserte sich jedoch erheblich, wenn Änderungen im Verlauf gewertet und ein multiparametrischer Ansatz gewählt wurden (4). Wenn Änderungen von M-Mode-Parametern zum Abstoßungs-Monitoring nach Herztransplantation herangezogen werden sollen, müssen aus konsekutiven abstoßungsfreien Untersuchungen vorher Konfidenzbereiche bestimmt werden, um der technischen und biologischen Variabilität der Messwerte Rechnung zu tragen. Es hat sich bewährt, hier die doppelte Standardabweichung der mittleren absoluten Unterschiede zweier konsekutiver AR-freier Messungen als Grenzwert heranzuziehen. Nur Veränderungen, die außerhalb der Konfidenzbereiche liegen, sollten als abstoßungsverdächtig eingestuft werden (4). Während milde AR schlecht erkannt werden, sind behandlungspflichtige AR auf diese Weise mittels der konventionellen echokardiographischen Untersuchungstechniken mit exzellenter Spezifität und akzeptabler Sensitivität zu identifizieren, sodass eine Verminderung der Biopsiefrequenz bei Cyclosporin-behandelten Patienten vertreten werden kann (3, 4, 9, 12). Über das echokardiographische Bild bei AR unter heute zunehmend häufiger verwendeten neueren Immunsuppressiva, wie Tacrolimus oder Mycophenolat Mofetil, ist wenig bekannt.

Doppleruntersuchung des Blutflusses bei akuter Abstoßung

Zur AR gehört typischerweise auch eine reversible diastolische Dysfunktion. Nachdem dopplerechokardiographische Indizes der linksventrikulären Füllung gut mit entsprechenden invasiven bzw. nuklearmedizinischen Parametern der diastolischen Funktion korrelieren, ist die prinzipielle Eignung der Methode dazu, Veränderungen des ventrikulären Füllungsverhaltens zu erfas-

sen, belegt (39). Der Versuch, dopplerechokardiographische Messungen zur nichtinvasiven AR-Diagnostik heranzuziehen, war daher nahe liegend.

Parameter. Mehrere Arbeitsgruppen fanden bei AR eine signifikante Verkürzung der dopplerechokardiographisch gemessenen isovolumetrischen Relaxationszeit, der Druckhalbierungszeit und der Dezelerationszeit (16, 34, 39), wobei das Ausmaß der Veränderungen mit dem Schweregrad der AR zunahm. Desruennes et al. berichteten anhand eines Kollektivs von Patienten mit 2 leichten und 23 mäßig schweren AR über eine Sensitivität von 88 % und eine Spezifität von 87 %, wenn ein Abfall der mitralen Druckhalbierungszeit um 20 % als AR-Kriterium verwendet wurde (16); in einer Studie von Valantine et al. identifizierte eine Abnahme desselben Parameters um > 12,2 % 13 von 17 Patienten mit mindestens mäßiger und 10 von 17 Patienten mit leichtgradiger AR (39). Der diagnostische Nutzen eines Anstiegs von VE_{max} bei der Erkennung mäßiger, aber auch leichter AR wurde nur von Valantine et al., nicht aber von Desruennes et al. gefunden (39).

In einer eigenen seriellen Studie bei 31 Patienten wurde die Auswirkung milder AR auf das mitrale und erstmals auch das trikuspidale Einstromprofil analysiert und systematisch die Reproduzierbarkeit der untersuchten Parameter getestet (34). Dabei zeigten sich keine signifikanten Unterschiede der links- und rechtsventrikulären Füllungsparameter bei ausgeschlossener und während leichter AR, wohl aber eine erhebliche Variabilität aller untersuchten Größen in seriellen AR-freien Messungen. Dieses Ergebnis entspricht dem mehrerer anderer Berichte in der Literatur, die für einzelne Indizes Variabilitäten von 20 bis zu 39,5 % und ebenfalls keine signifikanten Änderungen bei leichter, aber auch bei mäßiger AR fanden (34).

Kontroverse Diskussion. Insgesamt wird somit der Nutzen des gepulsten Dopplers für die AR-Diagnostik kontrovers diskutiert. Verschiedene Faktoren könnten

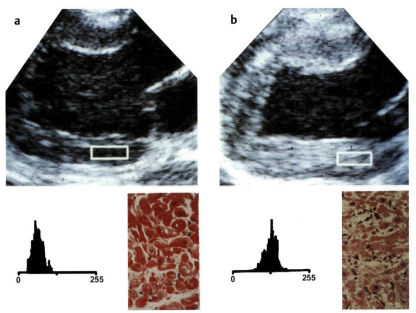

Abb. 25.**14** Obere Bildhälfte: Echokardiographischer Längsschnitt (Originalregistrierung) eines heterotop transplantierten Hundeherzens bei ausgeschlossener (**a**) und bei histologisch nachgewiesener mittelschwerer AR (**b**) mit in der Hinterwand markierten Auswertungsfenstern. Die Bildaufnahme erfolgte unter standardisierten Bedingungen. Untere Bildhälfte: Bioptisch gewonnene korrespondierende Myokardhistologien (bei **a** Normalbefund, bei **b** diffuses Zellinfiltrat und Myozytolysen, Hämatoxylin-Eosin-Färbung) sowie Histogramme der in den Auswertungsfenstern gemessenen Grauwerte auf einer Skala von 0–255. Es wird eine deutliche Verschiebung des Histogramms zu höheren Werten während der AR erkennbar.

die diskrepanten Studienergebnisse mitbedingen, darunter die weltweit nicht einheitliche histologische Schweregradeinteilung von AR, technisch-methodische Aspekte, das zwischen den Studien variierende postoperative Zeitintervall und Unterschiede in Art und Dosierung der verwendeten Immunsuppressiva. Beispielsweise kam es in der frühen Cyclosporin-Ära, in der hohe Dosen eingesetzt wurden, in größerem Umfang zu Flüssigkeitsretention und dadurch veränderten Lastbedingungen sowie zur Entwicklung einer arteriellen Hypertonie und der damit verbundenen Nachlasterhöhung. Früh postoperativ werden regelhaft Steroide eingesetzt, die ebenfalls Flüssigkeit retinieren und die im Langzeitverlauf reduziert oder ganz abgesetzt werden; über die Entwicklung eines restriktiven diastolischen Füllungsmusters bei manchen Herztransplantierten, das sich formal nicht von den Veränderungen bei AR unterscheidet, wurde oben berichtet (38).

Fazit. Bei der Beurteilung von Dopplermessungen im Rahmen der AR-Diagnostik sollte also berücksichtgt werden, dass der Blutfluss durch die Atrioventrikularklappen außer durch AR von zahlreichen weiteren Faktoren moduliert wird, die auch dafür verantwortlich sein dürften, dass bereits zwischen AR-freien konsekutiven Messungen eine erhebliche Variabilität besteht.

Dass Veränderungen der diastolischen Füllungsindizes keine spezifischen AR-Marker darstellen, limitiert ihren diagnostischen Nutzen.

Echokardiographische Gewebecharakterisierung bei akuter Abstoßung

AR-Diagnostik mittels echokardiographischer Gewebecharakterisierung zielt darauf ab, AR-assoziierte Veränderungen des Herzmuskels an der Veränderung seiner akustischen Eigenschaften zu erkennen (zur Methode vgl. Kap. 7). Eine Untersuchung bei orthotop transplantierten Patienten zeigte, dass während mäßig schwerer AR die Amplitude der systolisch-diastolischen Variation des myokardialen Integrated Backscatter, also der aus einem definierten Myokardareal rückgestreuten Ultraschallenergie, abnimmt (23). In tierexperimentellen Studien gelang es, mit Videodensitometrie einen Anstieg der enddiastolischen myokardialen Echointensität während AR nachzuweisen (4). In einer eigenen Untersuchung erhielten heterotop transplantierte Hunde eine Immunsuppression, die der bei menschlichen Herztransplantierten vergleichbar war. Es zeigte sich, dass unter diesen Bedingungen anhand der enddiastolischen myokardialen Echointensität zwar mäßige und schwere,

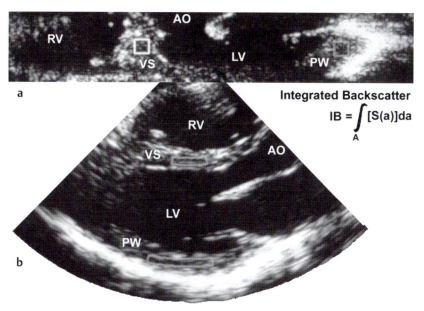

Abb. 25.**15** Echokardiographische Gewebecharakterisierung.
a Nicht nachverarbeitete Ultraschallrohdaten (20 MHz Abtastrate, parasternaler Längsschnitt), wie sie zur Gewebecharakterisierung verwendet werden können. Die Daten sind von der Tiefenausgleichsregelung nicht beeinflusst, gleichgerichtet und komprimiert, außerdem nicht sektorumgewandelt und daher geometrisch verzerrt. Auswertungsfenster sind im Bereich der posterioren Wand (PW) und des Ventrikelseptums (VS) platziert.
b Die identischen Daten nach Sektorumwandlung. Die Schnittebene ist jetzt geometrisch korrekt; Größe und Form der Auswertungsfenster sind verändert, da der Abstand der Schalllinien mit zunehmender Eindringtiefe zunimmt. RV, LV = rechter, linker Ventrikel; AO = Aortenwurzel. Die Berechnung des Integrated Backscatter (IB) erfolgt nach der im Bild angegebenen Formel, wobei „S(a)" dem Backscatter-Signal entspricht, „A" einem definierten Myokardareal und „da" dem infinitesimalen Flächenelement (nach 4).

nicht aber leichtgradige AR an einem Anstieg der myokardialen Echointensität erkannt werden können (35) (Abb. 25.**14**).

Diagnose durch serielle Bestimmungen. Im Hinblick darauf, dass etwa die Hälfte aller leichten AR unerkannt persistiert oder sich zu höhergradigen AR weiterentwickelt, ist ihre verlässliche nichtinvasive Identifizierung wünschenswert; sie ist aber weder mit den oben dargestellten Methoden noch mit der Videodensitometrie sicher zu erzielen. In einer weiteren Studie zur nichtinvasiven AR-Diagnostik bei Patienten wurde daher geprüft, ob serielle Bestimmungen des Integrated Backscatter anhand nicht nachverarbeiteter Ultraschallrohdaten das diagnostische Potenzial der Gewebecharakterisierung zur AR-Erkennung verbessern (4). Während die Erzeugung echokardiographischer Videobilder mit Sektorumwandlung, logarithmischer Verstärkung und Kompression der Daten verbunden ist, werden nicht nachverarbeitete Rohsignale nur linear verstärkt (Abb. 25.**15**); die Annahme war daher berechtigt, dass sehr geringe akustische Veränderungen in frühen AR-Stadien anhand dieser Daten eher fassbar sein könnten. Bei 52 Patienten konnte anhand von 220 biopsiekontrollierten Echostudien bestätigt werden, dass AR mit Veränderungen der myokardialen akustischen Eigenschaften einhergehen

(Abb. 25.**16**). Ein intraindividueller Vergleich serieller Backscatter-Daten erlaubte die verlässliche Identifizierung nicht nur mäßiger und schwerer AR (Sensitivität 92 %, Spezifität 90 %), sondern auch von leichtgradigen AR (Sensitivität 89 %, Spezifität 88 %).

Abschätzung des Schweregrades. Da der Anstieg des Integrated Backscatter während AR mit histologisch nachgewiesenen Myozytolysen signifikant stärker war als während AR, bei denen ausschließlich zelluläre Infiltrate vorlagen, erwies sich in dieser Studie auch eine ungefähre Abschätzung des Schweregrades der AR anhand der Backscatter-Messungen als möglich (Abb. 25.**17**). Der Vergleich mit den simultan erhobenen konventionellen M-Mode-Parametern belegte eine bessere Sensitivität und Spezifität der Backscatter-Messungen bei der AR-Erkennung und demonstrierte ferner, dass Backscatter-Änderungen während histologisch nachgewiesener AR nicht regelhaft mit gleichzeitigen Änderungen der myokardialen Funktion einhergehen müssen (4).

Limitationen. Hauptlimitation dieses viel versprechenden Ansatzes zur AR-Erkennung war zum Zeitpunkt der Durchführung dieser Studie neben dem erheblichen Zeitaufwand, den Backscatter-Messungen erfordern, die fehlende kommerzielle Verfügbarkeit. Seit kurzem sind

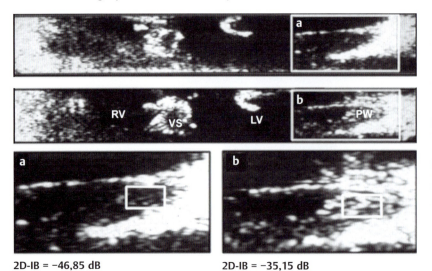

2D-IB = −46,85 dB   2D-IB = −35,15 dB

Abb. 25.**16** Oben: Standardisiert akquirierte Ultraschallrohdaten eines herztransplantierten Patienten. A = Abstoßung ausgeschlossen. B = Bioptisch nachgewiesene mäßige Abstoßung. Die markierten Flächen A und B umfassen jeweils die linke Hinterwand (PW). Unten: Vergrößerte Wiedergabe der markierten Regionen mit einem im Myokard platzierten Fenster zur Bestimmung des Integrated Backscatter (2D-IB). Der Wert steigt während der Abstoßung um 11,7 dB an. Abkürzungen s. Abb. 25.**15** (nach 4).

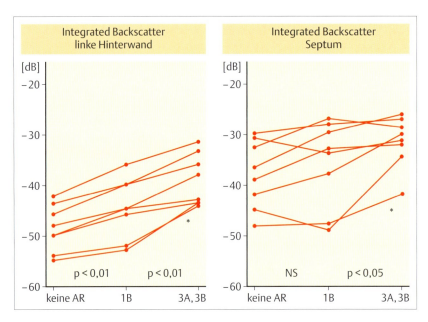

Abb. 25.**17** Enddiastolische Backscatter-Werte der linken Hinterwand (links) und des Ventrikelseptums (rechts) bei 8 Herztransplantierten mit abstoßungsfreiem Ausgangswert (keine AR) sowie seriellen Messungen bei leichter (1B) bzw. mäßig schwerer oder schwerer AR (3A, 3B). Die Werte steigen zwischen „keine AR" und 1B (Hinterwand) und 1B und 3A, 3B (Hinterwand und Septum) signifikant an, am Ausmaß des Anstiegs lässt sich grob der Schweregrad der AR abschätzen. * = p < 0,01 keine AR vs. 3A, 3B (nach 4).

jedoch Echokardiographiegeräte erhältlich, mit denen solche Analysen leichter und in hoher Qualität durchgeführt werden können. Ob die immer noch zeitintensive Methode sich in der klinischen Routine der AR-Diagnostik etablieren wird, hängt auch davon ab, ob weniger zeitaufwendige und viel versprechende, aber bisher noch nicht ausreichend erprobte neue diagnostische Verfahren, insbesondere die Gewebedoppler-Echokardiographie, sich als diagnostisch ähnlich aussagekräftig erweisen werden.

Gewebedoppler-Echokardiographie bei akuter Abstoßung

Die Gewebedoppler-Echokardiographie ermöglicht eine Quantifizierung der regionalen Myokardfunktion; sie erlaubt die separate Messung subendo- und subepikar-dialer myokardialer Bewegungsgeschwindigkeiten und die Bestimmung transmuraler Geschwindigkeitsgradienten (vgl. Kap. 4). Zur Anwendung dieser neuen Methode in der AR-Diagnostik liegen bisher nur wenige Daten vor. Derumeaux et al. untersuchten bei 34 Herztransplantierten, in welcher Weise myokardiale Bewegungsgeschwindigkeiten von AR beeinflusst werden und benutzten dabei den aus Endomyokardbiopsien gewonnenen histologischen Befund als Referenzmethode (15). Es zeigte sich, dass AR zu einer Abnahme der subendo-, subepi- und mittmyokardialen Bewegungsgeschwindigkeiten während Systole und Diastole führen. Die intraindividuelle Reproduzierbarkeit AR-freier Messungen war gut mit einer Variabilität von nur 5 %. Obwohl die Geschwindigkeiten während mäßiger und schwerer Abstoßungen stärker abnahmen, fanden Derumeaux et al. eine signifikante Verlangsamung der myokardialen Bewegung auch während leichter AR;

konventionelle M-Mode-Parameter, wie Wanddickenzunahme oder Durchmesserverkürzungsfraktion, änderten sich gleichzeitig nicht signifikant. Der beste Abstoßungsmarker war in dieser Studie die frühdiastolische subendokardiale Bewegungsgeschwindigkeit der Hinterwand. Wenn eine Abnahme um 10 % als Grenzwert verwendet wurde, betrugen Sensitivität und Spezifität zur Erkennung einer leichten AR für diesen Parameter jeweils 87 % (15). Nach diesen Daten könnte sich die myokardiale Dopplerechokardiographie als für die AR-Diagnostik sehr geeignete Methode erweisen, die zudem relativ leicht durchzuführen und kommerziell erhältlich ist. Ihr endgültiger Stellenwert bleibt aber in größeren Studien zu etablieren, wobei auch der Einfluss solcher Faktoren, die Wandbewegungsgeschwindigkeiten beeinflussen können, wie Herzfrequenz, kontraktiler Zustand, Vor- und Nachlastveränderungen, Herzwandhypertrophie und postoperativ vermehrte Beweglichkeit des gesamten Herzens im Perikard des Empfängers, auf die diagnostische Genauigkeit zu prüfen sein wird.

Transplantatvaskulopathie

Inzidenz und Ursachen. Die Langzeitprognose nach Herztransplantation wird im Wesentlichen durch die Entwicklung der Transplantatvaskulopathie (TVP) limitiert. Die Inzidenz beträgt jährlich etwa 10 %; nach 5 Jahren sind also bereits die Hälfte aller Transplantatherzen betroffen. Da das Herz in der Regel funktionell denerviert bleibt, fehlt die Angina pectoris als Leitsymptom koronarer Ischämie. Ursächlich wird ein immunologisch vermittelter Gefäßwandprozess angenommen; eine Reihe zusätzlicher Faktoren, wie hohes Spenderalter, Hyperlipidämie, zytotoxische B-Zell-Antikörper, vaskuläre AR, lymphozytotoxische HLA-Antikörper und Zytomegalie-Virusinfektionen begünstigen das Auftreten einer TVP (2).

Diagnostik. Im Hinblick auf die manchmal rasche Ausbildung der Koronarveränderungen werden in den meisten Transplantationszentren zur Früherkennung jährliche Herzkatheteruntersuchungen vorgenommen. Wegen des typischen konzentrischen Befalls aller Gefäßwandabschnitte hat die Angiographie dabei verglichen mit der intravaskulären Ultraschallbildgebung (IVUS) eine niedrige diagnostische Sensitivität; beide Verfahren erlauben keine sichere Beurteilung der oft primär betroffenen Mikrozirkulation. Zudem sind diese invasiven Methoden nicht risikofrei, nicht beliebig wiederholbar und teuer.

Belastungsuntersuchungen. In der Diagnostik der konventionellen koronaren Herzkrankheit etablierte nichtinvasive Untersuchungstechniken erwiesen sich in der Diagnostik der TVP überwiegend als unbefriedigend (17, 27): Das Belastungs-EKG ist durch unspezifische Repolarisationsstörungen, den nach Herztransplantation häufigen Rechtsschenkelblock und die grundsätzlich

fehlende Klinik in seiner Aussagekraft limitiert. Methodisch bedingt kann durch szintigraphische Verfahren bei diffuser TVP die globale Perfusionsminderung schwer erfasst werden; regionale Perfusionsunterschiede liegen hier in manchen Fällen trotz erheblicher TVP kaum vor. Eine Rolle für die diagnostische Aussage spielt zudem die gewählte Belastungsart: Bedingt durch die kardiale Denervierung, steigt die Herzfrequenz bei körperlicher Belastung nur zögerlich an (s. o.); besonders bei gleichzeitig eingeschränkter muskulärer Belastbarkeit werden Ausbelastungs- und Ischämieschwelle nicht zuverlässig erreicht.

Dipyridamol als Vasodilatator ist bei diffuser TVP nur bedingt geeignet, es kann lediglich höhergradige umschriebene Koronarveränderungen erkennbar machen. Die pharmakologische Belastung mit Dobutamin kann demgegenüber die Probleme des limitierten Herzfrequenzanstiegs und der muskulären Minderbelastbarkeit umgehen. Simultane echokardiographische Bildgebung erlaubt die Analyse der myokardialen Funktion und somit auch der funktionellen Integrität der großen epikardialen Gefäße und der Mikrozirkulation, die beide im Rahmen der TVP in unterschiedlichem Ausmaß befallen sein können (40). Die Dobutamin-Stressechokardiographie (DSE) hat sich entsprechend als gut geeignete Methode zur nichtinvasiven Diagnostik der TVP etablieren können (17, 25, 27, 28, 29).

Ruheechokardiographie bei Transplantatvaskulopathie

Wandbewegungsstörungen. Bereits in Ruhe können Hinweise auf das Vorliegen einer TVP gewonnen werden. Eine kumulative Analyse der Ergebnisse von 9 Arbeitsgruppen zeigte, dass anhand von Wandbewegungsstörungen im zweidimensionalen Ruheechokardiogramm eine angiographisch nachweisbare TVP (Stenosen > 50 %) mit einer Sensitivität von 56 % bei einer Spezifität von 85 % erkannt werden konnte (n = 258 Untersuchungen); zur Erkennung jeglicher angiographischer Veränderungen betrug die Sensitivität 38 % (Spezifität 89 %) bei 363 Untersuchungen (29). Die Sensitivität regionaler Wandbewegungsstörungen in Ruhe zur Erkennung der TVP betrug in einer eigenen Untersuchung 57 % (25); dabei wurde IVUS als sensitivste Referenzmethode eingesetzt, und Patienten mit normalem Angiogramm wurden nur dann als unauffällig eingestuft, wenn keine ausgeprägte Intimahyperplasie im IVUS vorlag. In der M-Mode-Echokardiographie war die Wanddickenzunahme im Mittel bei Patienten mit TVP niedriger als bei Patienten ohne TVP (Abb. 25.**18** und Abb. 25.**19**); für M-Mode-Parameter wurden bei herztransplantierten Patienten ohne TVP oder sonstige Komplikationen Normwerte validiert (30) (Tab. 25.**1**). Das Unterschreiten dieser Normwerte wurde ebenfalls als Hinweis auf eine TVP gewertet. Wurde neben der zweidimensionalen die M-Mode-Echokardiographie in Ruhe in die Analyse einbezogen, konnte die Sensitivität zur Erkennung der TVP von 57 % auf 72 % gesteigert werden, bei einer Spezifität von 82 % (25) (Tab. 25.**2**).

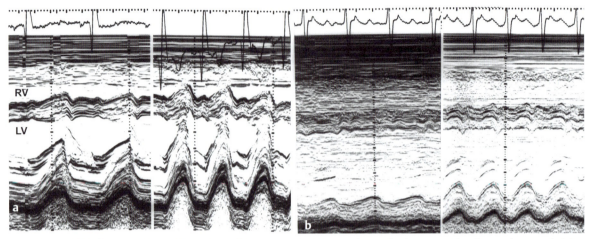

Abb. 25.**18** M-Mode-Stressechokardiographie nach Herztransplantation; Ruhe- und Belastungsaufzeichnung der Ventrikel (RV, LV) vor bzw. während Dobutamingabe. RV, LV = rechter, linker Ventrikel.
a Transplantatvaskulopathie mit IVUS ausgeschlossen. Normale Kontraktionsamplitude und Wanddickenzunahme in Ruhe (links), deutliche Steigerung unter Dobutaminbelastung (rechts).
b Hochgradige Intimahyperplasie (IVUS), jedoch angiographisch keine erkennbaren umschriebenen Stenosen. Reduzierte Wanddickenzunahme in Ruhe (links), noch erkennbare Zunahme unter Dobutaminbelastung (Hinterwand > Septum, rechts).

Tabelle 25.**1** Normwerte für M-Mode-Parameter bei herztransplantierten Patienten ohne Transplantatvaskulopathie oder andere kardiale Komplikationen (n = 23) (nach 30)

Parameter	Mittelwert ± SD	Untere Normgrenze (Mittelwert − 2SD)
Systolische Wanddickenzunahme (%)		
➤ Septum, Ruhe	38,6 ± 10,7	17,2
➤ Septum, maximaler Stress	69,1 ± 11,6	45,9
➤ Hinterwand, Ruhe	60,6 ± 9,5	41,6
➤ Hinterwand, maximaler Stress	95,8 ± 14,1	67,6
LV-Durchmesserverkürzung (%)		
➤ Ruhe	37,7 ± 6,1	25,5
➤ maximaler Stress	51,3 ± 5,7	39,9

maximaler Stress = Werte bei maximaler Dobutaminstimulation; SD = Standardabweichung.

Tabelle 25.**2** Diagnostische Wertigkeit der Dobutamin-Stressechokardiographie bei 98 herztransplantierten Patienten; Referenzmethoden zur Diagnostik der Transplantatvaskulopathie: Angiographie in Kombination mit IVUS (nach 25)

Echokardiographie	Sensitivität (%)	Spezifität (%)	Positiver prädiktiver Wert (%)	Negativer prädiktiver Wert (%)	Signifikanz P-Werte		
					Chi-Quadrat	2D vs. 2D + M[*]	Ruhe vs. Stress[+]
Ruheechokardiogramm							
2D-Analyse	57	88	90	51	0,0001		
M-Mode-Analyse	41	90	90	42	0,0021		
Kombinierte 2D-/ M-Mode-Analyse	72	85	90	61	0,0001	0,001	
Dobutamin-Stressechokardiogramm							
2D-Analyse	72	88	92	62	0,0001		0,002
M-Mode-Analyse	57	87	90	49	0,0001		0,041
Kombinierte 2D-/ M-Mode-Analyse	85	82	90	73	0,0001	0,004	0,021

[*], [+] 1- und 2-seitiger McNemar-Test zum Vergleich der Sensitivität.

Prognostische Wertigkeit. Das Ruheechokardiogramm beinhaltet auch prognostisch relevante Informationen, wie in Tab. 25.3 zusammengefasst ist. Nach eigenen Daten ist bei Patienten mit regionalen Wandbewegungsstörungen in Ruhe mit einem über 4-mal höheren Risiko eines kardialen Ereignisses innerhalb der nächsten 12 Monate zu rechnen; bei pathologischem Befund in der kombinierten zweidimensionalen und M-Mode-Analyse ist das Risiko gegenüber einem Normalbefund sogar über 6-mal erhöht (25).

Dobutamin-Stressechokardiographie zur Beurteilung der Transplantatvaskulopathie

Durchführung. Wir bevorzugen ein Dosierungsschema, das mit 5 µg Dobutamin pro kg Körpergewicht pro Minute beginnt und alle 5 min eine Steigerung um weitere 5 µg Dobutamin pro kg Körpergewicht bis maximal 40 µg/kg Körpergewicht vorsieht (27). Bei der Auswertung hat sich – auch zur prognostischen Einschätzung (s. u.) – eine qualitative Untergruppierung des Wandbewegungsmusters im zweidimensionalen Echokardiogramm in Normalbefund und pathologische Reaktionsmuster Typ A–D bewährt, wie in Abb. 25.21 aufgeführt (25). Auch unter Belastung führen wir M-Mode-Registrierungen durch (vgl. Abschnitt „Ruheechokardiographie bei Transplantatvaskulopathie").

Diagnostische Aussagekraft. Die ersten Vergleichsuntersuchungen zwischen DSE und Koronarangiographie zeigten uneinheitliche Ergebnisse; die Sensitivität der DSE (nur zweidimensionales Echokardiogramm) zur Erkennung einer angiographisch nachgewiesenen TVP wurde zwischen 0 und 95 % angegeben, die Spezifität zwischen 55 % und 100 % (17, 28, 29). Bei Verwendung von IVUS in Kombination mit der Angiographie als Referenzmethode (s. o.) hatte die regionale Wandbewegungsanalyse bei der DSE eine Sensitivität von 72 % bei einer Spezifität von 88 % (25). Bezüglich der Wanddickenzunahme im M-Mode war der Unterschied zwischen Patienten mit und ohne TVP unter Belastung noch deutlicher als in Ruhe (Original-Beispiele in Abb. 25.18 und Abb. 25.19). Analog zur Ruheuntersuchung wurde das Unterschreiten der M-Mode-Normwerte unter Belastung (Tab. 25.1) als Hinweis auf eine TVP angesehen. Die Sensitivität der zweidimensionalen Echokardiographie konnte durch die zusätzliche M-Mode-Analyse unter Belastung von 72 % auf 85 % gesteigert werden (25). Eine Zusammenfassung der diagnostischen Wertigkeit der Ruhe- und Dobutamin-Stressechokardiographie nach den eigenen Untersuchungen gibt Tab. 25.2. Bei Vergleich der Stressechokardiographie mit der Koronarangiographie ohne begleitende IVUS-Analyse ist zu bedenken, dass ein normales Koronarangiogramm das Vorliegen einer TVP nicht ausschließen kann (25, 26, 29, 32). Bis zu zwei Drittel aller herztransplantierten Patienten mit visuell normalen Koronargefäßen haben einen pathologischen Befund in der DSE und/oder eine deutliche Intimahyperplasie im IVUS (27). Ein pathologischer DSE-Befund bei normalem Koronarangiogramm

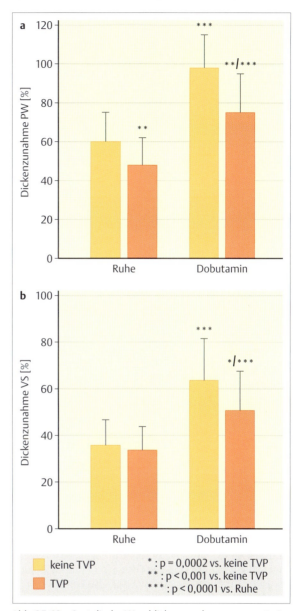

Abb. 25.**19** Systolische Wanddickenzunahmen von posteriorer Wand (**a**) und Septum (**b**) bei Patienten mit und ohne Transplantatvaskulopathie (TVP) in Ruhe und unter maximaler Dobutaminbelastung entsprechend einer kombinierten angiographischen und IVUS-Definition. In Ruhe, aber besonders unter Belastung sind die Wanddickenzunahmen bei TVP geringer (nach 29).

(ein Beispiel gibt dafür Abb. 25.**18b**) ist daher eher als falsch negatives Angiogramm denn als falsch positive Stressechokardiogrphie zu werten (25, 26, 32).

Aussagekraft serieller DSE-Untersuchungen. Zum diagnostischen Wert serieller DSE-Untersuchungen liegen nur wenige Daten vor (14, 25). Eine Studie mit zwei DSE im Abstand von 18 Monaten bei 37 Patienten ergab eine Sensitivität der Stressechokardiographie zur Erkennung

Tabelle 25.**3** Kardiale Ereignisse in Abhängigkeit vom Ergebnis der vorausgegangenen diagnostischen Untersuchungen (nach 25)

Diagnostischer Test	Testresultat normal		Testresultat pathologisch		Sensitivität (%)	Spezifität (%)	Positiver prädiktiver Wert (%)	Negativer prädiktiver Wert (%)	Relatives Risiko	P-Wert
	Ereignissen	Patienten (%)	Ereignissen	Patienten (%)						
Ruheechokardiogramm										
2D-Analyse	4/64	(6,3)	12/45	(26,7)	75	65	27	94	4,27	0,0030
M-Mode-Analyse	7/75	(9,3)	9/30	(30,0)	56	76	30	91	3,21	0,0078
2D-/M-Mode-Analyse	2/52	(3,8)	14/57	(24,6)	88	54	25	96	6,36	0,0023
Stressechokardiogramm										
2D-Analyse, gesamt	1/54	(1,9)	15/55	(27,3)	94	57	27	98	14,73	0,0002
– schlechter bei Stress[+]			13/35	(37,1)	87*	45*	37*	90*	3,71*	0,0297*
– nicht schlechter[++]			2/20	(10,0)						
M-Mode-Analyse	6/62	(9,7)	10/44	(22,7)	62	63	23	90	2,40	0,0618
2D-/M-Mode-Analyse	0/42	(0)	16/67	(23,9)	100	47	25	100	–	0,0006
Angiographie	4/71	(5,6)	12/38	(31,6)	75	72	32	94	5,61	0,0003
IVUS/Angiographie	0/33	(0)	15/65	(23,1)	100	40	23	100		0,0027

[+] schlechter bei Stress = stressinduzierte oder -aggravierte Wandbewegungsstörungen; [++] nicht schlechter = Ruhewandbewegungsstörungen ohne stressinduzierte Verschlechterung; * schlechter versus nicht schlechter.

einer angiographisch fassbaren Verschlechterung von 84 % (14). Eigene Daten bei 88 Patienten, die seriell in 12-monatigem Abstand untersucht wurden, zeigten eine Sensitivität der DSE zur Detektion einer angiographisch erkennbaren Progression der TVP von 60 % (Spezifität 71 %, positiver prädiktiver Wert 48 %, negativer prädiktiver Wert 80 %) (25) (Abb. 25.**20**). Unterschiede zur vorgenannten Studie könnten durch das kürzere Untersuchungsintervall und daher geringere Ausmaß der Progression der TVP in der eigenen Studie zu erklären sein. Die DSE hatte nur eine geringe Sensitivität (47 %), Patienten mit einer Zunahme des Intima-Index von 5 % im IVUS zu erkennen; dies lässt vermuten, dass IVUS-Veränderungen dieses Umfangs möglicherweise nicht funktionell relevant sind (25).

Prognostische Bedeutung. Mehrfach wurde berichtet, dass eine normale regionale Wandbewegung bei der DSE mit einem unauffälligen klinischen Verlauf assoziiert war (1, 22, 25). Die Häufigkeit kardialer Ereignisse (Myokardinfarkt, nicht-AR-bedingte Herzinsuffizienz, Retransplantation, kardial bedingter Tod, aber auch interventionelle Koronarrevaskularisation) bei Patienten mit normaler DSE betrug 0 % (1), 1,9 % (25) und 2,4 % (22) bei Nachbeobachtungszeiten von 8–24 Monaten. Ande-

rerseits traten bei 23,8 % (22), 27,3 % (25) und 38,6 % (1) der herztransplantierten Patienten mit einer pathologischen DSE-Reaktion (zweidimensionales Echokardiogramm) kardiale Ereignisse auf. Der Stresstest verbesserte im eigenen Patientenkollektiv den prognostischen Wert der Ruheuntersuchung deutlich: Die Sensitivität des zweidimensionalen Echokardiogramms in Ruhe zur Erkennung von Patienten mit nachfolgenden Ereignissen betrug 75 %, die der DSE 94 % (25) (Tab. 25.**3**).

Wiederum konnte die zusätzliche M-Mode-Analyse die prognostische Wertigkeit verbessern: Ein normaler zweidimensionaler und M-Mode-Befund bei der DSE hatte einen negativen prädiktiven Wert von 100 % (25, 29) (Tab. 25.**3**). Patienten mit stressinduzierten oder -aggravierten Wandbewegungsstörungen (Typ A, Typ B) hatten ein über 9-mal erhöhtes Risiko (p < 0,0001) eines nachfolgenden Ereignisses, verglichen mit Patienten ohne stressinduzierte Verschlechterung (Typ C, Typ D, Normalbefund) (25). Der Stresstest hilft damit auch bei der Risikostratifizierung von Patienten mit pathologischem Ruhebefund (25). Die Häufigkeitsverteilung der unterschiedlichen Wandbewegungsmuster im zweidimensionalen Echokardiogramm bei Patienten mit und ohne nachfolgende kardiale Ereignisse veranschaulicht Abb. 25.**21**.

Die zusätzliche Information serieller DSE-Untersuchungen trägt zur Verbesserung der Risikobeurteilung herztransplantierter Patienten bei (25). Ein im Verlauf unverändertes DSE war in unserem Kollektiv mit einer Ereignisrate von 4% behaftet und zwar ungeachtet dessen, ob der Ausgangsbefund normal war oder nicht. Im Gegensatz hierzu ging eine Verschlechterung des DSE-Befundes im Verlauf bei 29% der Patienten mit einem Ereignis einher (p = 0,0014) (25). Eine Verschlechterung im Verlauf, die nur im Stresstest evident wurde, zeigte ein mehr als 3-mal höheres Risiko nachfolgender Ereignisse an als eine Verschlechterung der Ruheechokardiographie (p = 0,0374) (25). Eine Verschlechterung der DSE im Verlauf identifizierte Patienten mit nachfolgendem Ereignis mit einer Sensitivität von 82%, vergleichbar mit Angiographie und IVUS (Tab. 25.**4**).

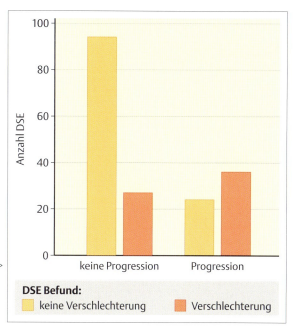

Abb. 25.20 Vergleich der Befunde der seriellen Dobutamin-Stressechokardiographie (DSE) und des Ergebnisses der seriellen Koronarangiographie. Linkes Säulenpaar: keine angiographische Progression; rechtes Säulenpaar: angiographische Progression einer Transplantatvaskulopathie (nach 25).

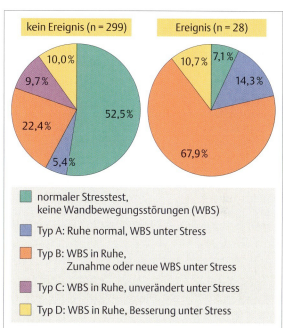

Abb. 25.21 Normalbefund und pathologische Wandbewegungsmuster (WBS, Typen A–D) bei der Dobutamin-Stressechokardiographie, bezogen auf die Häufigkeit kardialer Ereignisse bei 327 Untersuchungen (nach 25).

Tabelle 25.4 Veränderungen bei seriellen Untersuchungen und nachfolgende kardiale Ereignisse (nach 25)

Serielle Untersuchung	Keine Progression		Progression		Sensitivität (%)	Spezifität (%)	Positiver prädiktiver Wert (%)	Negativer prädiktiver Wert (%)	Relatives Risiko	P-Wert
	Ereignisse n	Patienten (%)	Ereignisse n	Patienten (%)						
Stressechokardiographie (2D-Analyse)	2/50	(4,0)	9/31	(29,0)	82	69	29	96	7,26	0,0014
Angiographie	2/56	(3,4)	10/27	(37,0)	83	76	37	96	10,37	0,0001
IVUS/Angiographie	2/22	(9,1)	9/44	(20,5)	82	36	20	91	2,25	0,2429

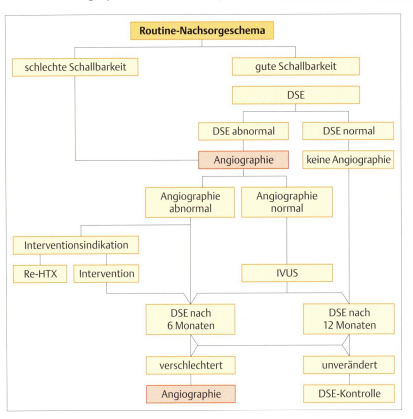

Routine-Nachsorgeschema

schlechte Schallbarkeit — gute Schallbarkeit

DSE

DSE abnormal — DSE normal

Angiographie — keine Angiographie

Angiographie abnormal — Angiographie normal

Interventionsindikation

Re-HTX — Intervention — IVUS

DSE nach 6 Monaten — DSE nach 12 Monaten

verschlechtert — unverändert

Angiographie — DSE-Kontrolle

Abb. 25.**22** Routinenachsorge-schema nach Herztransplantation, basierend auf der Dobutamin-Stres-sechokardiographie (DSE) mit indi-vidualisiertem Einsatz der invasiven Methoden. Re-HTX = Retransplanta-tion.

Bedeutung für die klinische Nachsorge. Basierend auf unseren Erfahrungen (25, 27, 29, 30) und denen anderer Arbeitsgruppen (1, 22) kann die DSE als Routineme-thode zum Screening der TVP und zum Monitoring von Patienten mit bereits bekannter TVP eingesetzt werden. Jenseits des ersten postoperativen Jahres wird in unse-rem Zentrum die invasive Diagnostik nicht mehr routi-nemäßig bei jedem Patienten anberaumt, sondern indi-viduell in Abhängigkeit vom DSE-Befund eingesetzt. Bei normaler DSE oder unverändertem Befund im Verlauf wird die invasive Diagnostik für 12–24 Monate zurück-gestellt (Abb. 25.**22**). Bei pathologischem DSE-Ergebnis oder einer Verschlechterung im Verlauf ist eine invasive Diagnostik mittels Koronarangiographie (und ggf. auch IVUS) ratsam. Mit diesem Vorgehen konnte die Zahl in-vasiver Untersuchungen ohne Nachteile für die Patien-ten nahezu halbiert werden.

Zusammenfassung und Limitationen

M-Mode- und 2D-Echokardiographie. Die Echokardio-graphie stellt für Verlaufskontrollen nach Herztrans-plantation das wohl wichtigste bildgebende Verfahren dar. Sie eignet sich zur Beschreibung der Morphologie und Funktion des Transplantatherzens, erlaubt die Be-urteilung und quantitative Analyse spezifischer patho-physiologischer Charakteristika und ermöglicht eine Be-schreibung der Belastungsreaktion. Mithilfe der trans-ösophagealen Echokardiographie können wichtige ana-tomische Zusatzinformationen über interatriales Sep-tum und Vorhofanastomosen gewonnen, das Verhalten des Mitral- und Trikuspidalklappenapparates während des Herzzyklus untersucht und mögliche Ursachen der nach Herztransplantation häufigen Insuffizienz der Atrioventrikularklappen erkannt werden. Mithilfe seri-eller echokardiographischer Untersuchungen werden postoperative Komplikationen rasch erfasst. Die zweidi-mensionale Echokardiographie ist die Methode der Wahl zur Bestimmung von Größe und hämodynami-scher Wirkung von Perikardergüssen. Eine Ventrikelhy-pertrophie, die aufgrund einer unter Cyclosporin-Thera-pie häufigen arteriellen Hypertonie auftreten kann, ist von einer AR-bedingten Veränderung echokardiogra-phisch nicht immer abgrenzbar. Anhand von seriellen M-Mode- und zweidimensionalen Echokardiogrammen können therapiepflichtige AR mit ausreichender Sensi-tivität und Spezifität identifiziert werden, wenn ein multiparametrischer Ansatz gewählt, also die gleichzei-tige Veränderung mehrerer AR-Marker berücksichtigt wird. Die seriellen echokardiographischen Untersuchungen ermöglichen so, die Anzahl routinemäßiger Endomyokardbiopsien zu reduzieren.

Doppler- und Stressuntersuchungen. Der Stellenwert einer Doppleruntersuchung des Blutflusses im Rahmen der AR-Diagnostik wird kontrovers diskutiert. Die auf der Analyse nicht nachverarbeiteter Ultraschallrohdaten basierende Beurteilung des myokardialen Integrated Backscatter ist eine zeitaufwendige Methode, die auch die Erkennung leichter AR mit hoher Sensitivität und Spezifität ermöglicht. Ähnlich gute diagnostische Ergebnisse könnten vielleicht in Zukunft auch mit der Gewebedoppler-Echokardiographie erzielt werden; diese Methode bedarf aber noch der besseren Validierung.

Die DSE erlaubt die verlässliche Diagnose und Beurteilung der funktionellen Wirksamkeit einer TVP. Aufgrund der hohen prognostischen Aussagekraft der DSE kann die Überwachungsintensität dem individuellen Risiko angepasst werden. Bei einer normalen DSE ist ein unauffälliger klinischer Verlauf zu erwarten. Ein DSE-basiertes Monitoring-Programm herztransplantierter Patienten, bei dem die Koronarangiographie nur noch mit gezielter Indikationsstellung eingesetzt wird, hat sich als sicher erwiesen.

Individuelle Schallbarkeit. Das diagnostische Potenzial der Echokardiographie kann nur bei guter individueller Schallbarkeit voll ausgeschöpft werden. So muss für jeden einzelnen Patienten immer wieder überprüft werden, ob die Darstellbarkeit des Transplantates für ein sicheres Abstoßungs-Monitoring ausreicht; erfahrungsgemäß können sich durch postoperative Gewichtszunahme auch im Verlauf die Schallbedingungen verschlechtern. Die Anwendbarkeit der Stressechokardiographie hat sich durch neue Bildgebungstechniken, wie das „Second Harmonic Imaging" und die transpulmonale Kontrastechokardiographie, so weit gebessert, dass bei fast allen Patienten diagnostisch aussagekräftige Belastungsstudien erhalten werden können.

■ **Literatur**

1. Akosah KO, Olsovsky M, Kirchberg D, Salter D, Mohanty PK. Dobutamine stress echocardiography predicts cardiac events in heart transplant patients. Circulation 1996;94:II-283–8.
2. Angermann CE. Herztransplantation. In: Classen M, Diel V, Kochsiek K (Hrsg.). Innere Medizin. 4. Aufl. München: Urban & Schwarzenberg 1998; S. 130–4.
3. Angermann CE, Spes CH, Stempfle HU, Tammen AR, Theisen K, Reichart B. Diagnosis of acute rejection with cardiac Ultrasound. Transplant Proc 1998;30:893–4.
4. Angermann CE, Nassau K, Stempfle HU et al. Recognition of acute cardiac allograft rejection from serial integrated backscatter analysis in human orthotopic-heart-transplant-recipients. Circulation 1997;95:140–50.
5. Angermann CE, Spes CH, Schnaack SD et al. Kardiale Funktion nach orthotoper Herztransplantation. Transplantationsmedizin 1994;6:291–8.
6. Angermann CE, Spes CH. Echocardiography in heart transplantation. In: Roelandt JRTC, Sutherland GR, Iliceto S, Linker DT (eds.). European Textbook of Cardiac Ultrasound. London: Churchill Livingstone 1993;pp0565–78.
7. Angermann CE, Spes CH, Willems S, Dominiak P, Kemkes BM, Theisen K. Regression of left ventricular hypertrophy in hypertensive heart transplant recipients treated with enalapril, furosemide, and verapamil. Circulation 1991;84:583–93.
8. Angermann CE, Spes CH, Tammen A et al. Anatomic characteristics and valvular function of the transplanted heart: transthoracic versus transesophageal echocardiographic findings. J Heart Lung Transplant 1990;9:331–8.
9. Angermann CE, Spes CH, Hart RJ, Kemkes BM, Gokel JM, Theisen K. Echokardiographische Diagnose akuter Abstoßungsreaktionen bei herztransplantierten Patienten unter Cyclosporin-Therapie. Z Kardiol 1989;78:243–52.
10. Bhatia SJS, Kirshenbaum JM, Shemin RJ et al. Time course of resolution of pulmonary hypertension and right ventricular remodeling after orthotopic cardiac transplantion. Circulation 1987;76:819–26.
11. Billingham ME, Cary NRB, Hammond ME et al. A working formulation for the standardization of nomenclature in the diagnosis of heart and lung rejection: heart rejection study group. J Heart Transpl 1990;9:587–93.
12. Ciliberto GR, Mascarello M, Gronda E et al. Acute rejection after heart transplantation: noninvasive echocardiographic evaluation. J Am Coll Cardiol 1994;23:1156–61.
13. Corcos T, Tamburino C, Léger P et al. Early and late hemodynamic evaluation after cardiac transplantation: a study of 28 cases. J Am Coll Cardiol 1988;11:264–9.
14. Derumeaux G, Redonnet M, Soyer R, Cribier A, Letac B. Assessment of the progression of cardiac allograft vasculopathy by dobutamine stress echocardiography. J Heart Lung Transplant 1998;17:259–67.
15. Derumeaux G, Redonnet M, Mouton D, Soyer R, Cribier A, Letac B. Doppler tissue imaging is a reliable technique for the diagnosis of mild acute rejection in heart transplant recipients. J Am Coll Cardiol 1997;29:438A.
16. Desruennes M, Corcos T, Cabrol A, Gandjbakhch I et al. Doppler echocardiography for the diagnosis of acute cardiac allograft rejection. J Am Coll Cardiol 1988;12:63–70.
17. Fang JC, Rocco T, Jarcho J, Ganz P, Mudge H. Noninvasive assessment of transplant-associated arteriosclerosis. Am Heart J 1998;135:980–7.
18. Greenberg ML, Uretsky BF, Reddy S et al. Long-term hemodynamic follow-up of cardiac transplant patients treated with cyclosporine and prednisone. Circulation 1985;71:487–94.
19. Hausdorf G, Banner NR, Mitchell A, Khaghani A, Martin M, Yacoub M. Diastolic function after cardiac and heart-lung transplantation. Br Heart J 1989;62:123–32.
20. Hosenpud JD, Bennett LE, Keck BM, Fiol B, Boucek MM, Novick RJ. The Registry of the International Society for Heart and Lung Transplantation: Sixteenth Official Report – 1999. J Heart Lung Transplant 1999;18:611–26.
21. Kavanagh T, Yacoub MH, Mertens DJ, Kennedy J, Campbell RB, Sawyer P. Cardiorespiratory responses to exercise training after orthotopic heart transplantation. Circulation 1988;77:162–71.
22. Lewis JF, Selman SB, Murphy JD, Mills RM, Geiser EA, Conti RC. Dobutamine echocardiography for prediction of ischemic events in heart transplant recipients. J Heart Lung Transplant 1997;16:390–3.
23. Masuyama T, Valantine HA, Gibbons R, Schnittger I, Popp RL. Serial measurement of integrated ultrasonic backscatter in human cardiac allografts for the recognition of acute rejection. Circulation 1990;81:829–39.
24. Pflugfelder PW, Mc Kenzie FN, Kostuk WJ. Hemodynamic profiles at rest and during supine exercise after orthotopic cardiac transplantation. Am J Cardiol 1988;61:1328–33.
25. Spes CH, Klauss V, Mudra H et al. Diagnostic and prognostic value of serial dobutamine stress echocardiography for noninvasive assessment of cardiac allograft vasculopathy. A

comparison with angiography and intravascular ultrasound. Circulation 1999;100:509–15.

26. Spes CH, Klauss V, Rieber J et al. Functional and morphological findings in heart transplant recipients with a normal coronary angiogram: an analysis by dobutamine stress echocardiography, intracoronary Doppler and intravascular ultrasound. J Heart Lung Transplant 1999;18:391–8.

27. Spes CH, Angermann CE. Funktionelle Diagnostik der Transplantatvaskulopathie nach Herztransplantation. In: Haug G (Hrsg.) Stressechokardiographie. Darmstadt: Steinkopff 1998; S0 189–97.

28. Spes CH, Klauss V, Mudra H et al. Role of dobutamine stress echocardiography for diagnosis of cardiac allograft vasculopathy. Transplant Proc 1998;30:904–6.

29. Spes CH. Nichtinvasive Diagnostik und Prognosebeurteilung der Koronarvaskulopathie nach Herztransplantation. Habilitationsschrift, München 1998.

30. Spes CH, Klauss V, Mudra H et al. Quantitative Dobutamin-Stressechokardiographie in der Spätphase nach Herztransplantation: Normwerte und Befunde bei Patienten mit Transplantatvaskulopathie. Z Kardiol 1997;86:868–76.

31. Spes CH, Tammen AR, Fraser AG, Überfuhr P, Theisen K, Angermann CE. Doppler analysis of pulmonary venous flow profiles in orthotopic heart transplant recipients: a comparison with mitral flow profiles and atrial function. Z Kardiol 1996;85:753–60.

32. Spes CH, Mudra H, Schnaack SD et al. Dobutamine stress echocardiography for non-invasive diagnosis of cardiac allograft vasculopathy: A comparison with angiography and intravascular ultrasound. Am J Cardiol 1996;78:168–74.

33. Spes CH, Schnaack SD, Theisen K, Angermann CE. Cardiac function during graded bicycle exercise: Doppler-echocardiographic findings in normal subjects and heart transplant recipients. Z Kardiol 1993;82:324–31.

34. Spes CH, Schnaack SD, Schutz A et al. Serial Doppler echocardiographic assessment of left and right ventricular filling for non-invasive diagnosis of mild acute cardiac allograft rejection. Eur Heart J 1992;13:889–94.

35. Stempfle HU, Angermann CE, Kraml P, Schutz A, Kemkes BM, Theisen K. Serial changes during acute cardiac allograft rejection: quantitative ultrasound tissue analysis versus myocardial histologic findings. J Am Coll Cardiol 1993;22:310–7.

36. Stinson EB, Caves PK, Griepp RB, Oyer PE, Rider AK, Shumway NE. Hemodynamic observations in the early period after human heart transplantation. J Thoracic Cardiovasc Surg 1975;69:264–70.

37. Tischler MD, Lee RT, Plappert T, Mudge G, Sutton M StJ, Parker JD. Serial assessment oft left ventricular function and mass after orthotopic heart transplantation: a 4-year longitudinal study. J Am Coll Cardiol 1992;19:60–6.

38. Valantine HA, Appleton CP, Hatle LK. A hemodynamic and Doppler echocardiographic study of ventricular function in long-term allograft recipients. Etiology and prognosis of restrictive-constrictive physiology. Circulation 1989;79:66–75.

39. Valantine HA, Yeoh TK, Gibbons R et al. Sensitivity and specificity of diastolic indexes for rejection surveillance: temporal correlation with endomyocardial biopsy. Circulation 1987;76:V-86–92.

40. Weis M, von Scheidt W. Cardiac allograft vasculopathy: a review. Circulation 1997;96:2069–77.

41. Young JB, Leon CA, Short HD 3rd et al. Evolution of hemodynamics after orthotopic heart and heart-lung transplantation: early restrictive patterns persisting in occult fashion. J Heart Transplant 1987;6:34–43.

42. Younis LT, Melin JA, Schoevaerdts JC et al. Left ventricular systolic function and diastolic filling at rest and during upright exercise after orthotopic heart transplantation: comparison with young and aged normals subjects. J Heart Transplant 1990;9:683–92.

Echokardiographie von angeborenen Herzfehlern im Erwachsenenalter

D. A. Redel

Die Lebenserwartung von Kindern mit angeborenen Herzfehlern hat sich dank der modernen operativen Verfahren, der Fortschritte der Intensivmedzin und der erheblich verbesserten diagnostischen Möglichkeiten stark verbessert, sodass heute viele das Erwachsenenalter erleben. Es ist daher wichtig, dass auch der internistische Kardiologe mit den echokardiographischen Befunden der wichtigsten Krankheitsbilder und operativen Folgezuständen vertraut ist. Das folgende Kapitel soll hierbei Hilfestellung leisten.

Symptomatik. Angeborene Herzfehler sind per definitionem bereits bei Geburt vorhanden. Das bedeutet aber nicht, dass sie dann bereits symptomatisch sein müssen. Häufig bestehen nur morphologische Abweichungen des Herzens oder der großen Gefäße, die erst im Laufe des Lebens durch sekundäre Veränderungen symptomatisch werden. Oftmals treten eindeutige Symptome erst im Erwachsenenalter auf, bedingt durch die zunehmende Beeinträchtigung der Hämodynamik.

Therapeutische Intervention. In der Regel ist eine kurative Therapie von angeborenen Herzfehlern nur durch eine interventionelle Behandlung oder eine korrigierende Operation zu erzielen. Der optimale Operationszeitpunkt der meisten angeborenen Herzfehler liegt im Kindesalter. In vielen Fällen ist das postoperative Ergebnis ein Kompromiss zwischen dem chirurgisch Machbaren und der zugrunde liegenden morphologischen und/oder funktionellen Störung. Es ist daher erforderlich, in einem solchen Kapitel auch die postoperativen Befunde von häufigen, in der Jugend bereits korrigierten Vitien zu besprechen.

Bleiben Herzfehler jedoch aufgrund einer nur diskreten klinischen Symptomatik zunächst unentdeckt, sollten sie zum Zeitpunkt der Diagnostik, spätestens jedoch dann operiert werden, wenn sie Anlass zu ersten Symptomen geben.

Kongenitale Herzklappenerkrankungen und Gefäßstenosen

Diese können schon bei der Geburt symptomatisch sein. Dann sind sie meistens kombiniert mit anderen Herzfehlern. Im Kindesalter sind sie erheblich seltener als Shuntvitien, im Erwachsenenalter hingegen nimmt ihre Häufigkeit zu. Weitere Einzelheiten hierzu finden sich im Abschnitt „Angeborene valvuläre Aortenstenose – bikuspide Aortenklappe".

Angeborene Erkrankungen der Semilunarklappen

Diese sind verursacht durch eine unvollständige Trennung der drei Taschensegel der Semilunarklappen. Die Bandbreite dieser Fehlbildung geht von der unvollständigen Trennung einer Kommissur über die echte bikuspide Klappenanlage bis hin zur unikuspiden Klappe und sogar zur Klappenatresie. Je hochgradiger die Klappenfehlbildung ist, umso früher tritt die Symptomatik auf und umso schwerer ist das Krankheitsbild. Auf diesem Hintergrund wird verständlich, dass im Erwachsenenalter nativ nur leichte Formen der Semilunarklappenfehlbildung diagnostiziert werden.

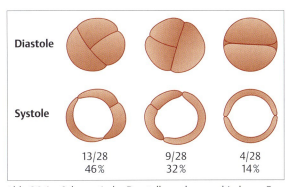

Diastole		
Systole		
13/28	9/28	4/28
46%	32%	14%

Abb. 26.**1** Schematische Darstellung der verschiedenen Formen der bikuspiden Aortenklappe nach Brandenburg et al. (Am J Cardiol 1983;51:1469). Bei der häufigsten Form (13/28) besteht eine Raphe zwischen der rechten und linken koronaren Taschenklappe; seltener (9/28) ist die Kommissur zwischen neutraler und rechtskoronarer Tasche verwachsen. Relativ selten (4/28) liegt eine echte bikuspide Klappe vor.

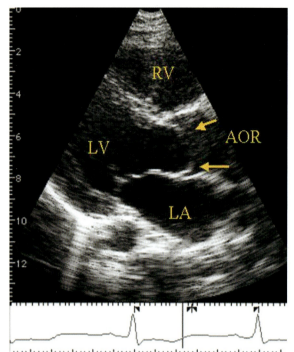

Abb. 26.**2** Angeborene valvuläre Aortenstenose in parasternaler langer Achse der linksventrikulären Ausflussbahn am Ende der Systole, Darstellung mittels 2D-Echokardiographie. Deutlich erkennbar ist die unvollständige systolische Öffnungsbewegung der Aortenklappensegel mit „Doming" (Pfeile). AOR = Aortenwurzel, LA = linker Vorhof, LV = linker Ventrikel, RV = rechter Ventrikel.

Abb. 26.**3** Angeborene valvuläre Aortenstenose in parasternaler langer Achse der linksventrikulären Ausflussbahn am Ende der Systole, Darstellung mittels 2D-Farbdopplerechokardiographie am Ende der Systole. Erkennbar ist die Entstehung des Stenose-Jets in der verengten Öffnungsfläche der Aortenklappe (Pfeil). AO = Aorta.

Angeborene valvuläre Aortenstenose – bikuspide Aortenklappe

Die angeborene Aortenstenose ist im Erwachsenenalter der häufigste angeborene Herzfehler. Im Kindesalter dagegen ist die Aortenstenose recht selten. Diese Diskrepanz könnte sich dadurch erklären, dass die Anlage der Aortenklappe von Geburt an zwar abnorm ist – z. B. bikuspide oder bikuspidalisierte Klappenanlage –, aber die Funktionseinschränkung zunächst noch wenig Bedeutung hat und keine Symptome verursacht. Häufig besteht bereits früh eine leichte Klappeninsuffizienz. Im Laufe der Zeit kommt es dann zur Progression der Stenose, sodass im Alter von 60 Jahren 53 % der Patienten mit dieser abnormen Klappenanlage eine hämodynamisch bedeutsame Stenose aufweisen (16).

Pathologische Anatomie. Die häufigste Fehlbildung der Aortenklappe, ja sogar die häufigste angeborene Herzanomalie überhaupt, ist die bikuspide bzw. bikuspidalisierte Aortenklappenanlage mit einem Vorkommen von 1–2 % in der Bevölkerung (32). Oft ist sie assoziiert mit einer Aortenisthmusstenose. Bei dieser Anomalie bestehen lediglich zwei Taschenklappenanteile, die zudem ungleich groß sind. Häufig ist auf einer Tasche eine Raphe oder eine falsche Kommissur erkennbar (Abb. 26.1) (31). Da die freien Ränder der Taschen gerade und nicht – wie bei der normalen dreizipfligen Ta-

schenklappe – geschwungen sind, kann sich die Klappe systolisch nicht komplett öffnen. Hieraus resultiert eine Verminderung der Klappenöffnungsfläche. Durch die große Dehnbarkeit der Klappentaschen (Abb. 26.1) kann die abnorme Klappenanlage im Kindesalter kompensiert werden, sodass zunächst keine Funktionseinschränkung besteht. Später führen dann zunehmende Fibrosierung und partielle Fusion der Taschenklappen zu zunehmender Stenosierung und auch zur Aorteninsuffizienz.

Hämodynamik. Die Einschränkung der Öffnungsfläche führt zur Entstehung eines Druckgradienten, der eine Erhöhung des linksventrikulären systolischen Druckes verursacht. Dies führt zu einer Wandhypertrophie, einer Erhöhung der Wandspannung und zu sekundären Veränderungen wie Dilatation des Kavums und u. U. zu einer relativen Mitralinsuffizienz.

2D-Echo (Abb. 26.2). Die morphologischen Veränderungen der Aortenklappe lassen sich bei Erwachsenen am besten mittels multiplaner TEE darstellen (39). Manchmal lässt sich hiermit die Klappenöffnungsfläche direkt bestimmen. Häufig erkennt man eine inkomplette Öffnungsbewegung der rechtskoronaren Taschenklappe, die einen diastolischen Prolaps in den linksventrikulären Ausflusstrakt zeigen kann. Die subaortale Region des linken Ventrikels ist in der Regel weit, kann jedoch bei höhergradiger Stenose durch eine muskuläre Hypertrophie des Ventrikelseptums sekundär eingeengt sein. Besonders bei leichten bis mittelgradigen Stenosen besteht eine poststenotische Dilatation der aszendierenden Aorta.

M-Mode. Das M-Mode ist sehr gut geeignet, die Wandhypertrophie des linken Ventrikels zu erfassen. Typisch ist eine konzentrische Hypertrophie, gelegentlich findet sich auch eine asymmetrische Hypertrophie des Septums. Das M-Mode des linken Ventrikels ist dem bei der erworbenen Aortenstenose vergleichbar. Die Klappenregion selbst erscheint im M-Mode häufig allerdings weitestgehend unauffällig; bedingt durch die systolische Domstellung der relativ zarten Aortentaschenklappen besteht an der Basis eine gute Separation der Taschenklappen, sodass ein hier abgeleitetes M-Mode eine normale Klappenseparation ergeben kann. Nicht selten wird eine asymmetrische Lage der Schlusslinie der Aortentaschen in der Aortenwurzel beobachtet.

Farbdoppler (Abb. 26.3). Man erkennt die prästenotische Akzeleration des Blutstroms im linksventrikulären Ausflusstrakt. Häufig ist der jetförmige Durchtritt durch die verengte Öffnung der Aortenklappe asymmetrisch, der Jet selbst ist in der Regel auf die rechte Vorderwand der aszendierenden Aorta gerichtet. Fast immer besteht auch eine Aorteninsuffizienz, die an einem diastolischen Jet in den linksventrikulären Ausflusstrakt zu erkennen ist (Abb. 26.6).

Spektraler Doppler (Abb. 26.4). Bedingt durch die Einengung der Klappenöffnungsfläche ist die Flussgeschwindigkeit durch die stenotische Klappe deutlich erhöht. Es besteht eine nichtlineare Korrelation zwischen der Strömungsgeschwindigkeit und dem Druckgradienten, die in der vereinfachten Bernoulli-Gleichung formuliert ist. Da der Jet häufig gegen die rechte vordere Wand der Aorta gerichtet ist, erfasst man ihn dann am besten von rechts parasternal oder mit einer CW-Doppler-Stiftsonde von suprasternal. Hiermit lässt sich die maximale Flussgeschwindigkeit des Jets erfassen. Der maximale instantane Druckgradient, berechnet nach der vereinfachten Bernoulli-Gleichung aus der maximalen transvalvulären Flussgeschwindigkeit, überschätzt den Schweregrad im Vergleich zur Spitzendruckdifferenz, bestimmt mittels Herzkatheteruntersuchung. Hinsichtlich der Einzelheiten der Quantifizierung des Druckgradienten sei hier auf das Kapitel der erworbenen Aortenstenose (Kap. 16) verwiesen.

Andere Echobefunde. Wie bereits erwähnt, besteht häufig eine begleitende Aorteninsuffizienz, die oft schon vor der Entwicklung einer symptomatischen Stenose vorhanden ist.

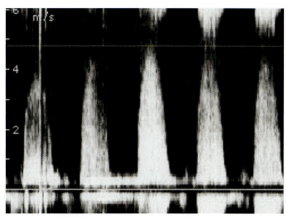

Abb. 26.**4** Maximale Ausstromgeschwindigkeit durch die Aortenstenose, gemessen mit dem CW-Doppler von rechtsparasternal. Sie beträgt 4,8 m/s. Laut vereinfachter Bernoulli-Gleichung dürfte der maximale instantane Druckgradient damit 92 mmHg betragen. Dieser Wert entspricht jedoch nicht dem im Herzkatheterlabor ermittelten Peak-to-peak-Gradienten, sondern ist deutlich höher.

Angeborene Aorteninsuffizienz

Die angeborene Aorteninsuffizienz findet sich häufig als begleitender Klappenfehler bei anderen Herzfehlern, z. B. bei der bikuspiden Aortenklappe, bei subaortalen Stenosen vom fibromuskulären oder vom membranösen Typ, beim persistierenden Ductus arteriosus, als Komplikation beim Ventrikelseptumdefekt oder bei der Fallot-Tetralogie.

Pathologische Anatomie. Bei vielen klappenfernen Herzfehlern, in deren Begleitung die Aorteninsuffizienz auftritt (persistierender Ductus arteriosus, Fallot-Tetralogie), sind die Klappentaschen der Aorta zart und gut beweglich, der Klappenring selbst ist aber dilatiert. Bei den Aortenklappenfehlern selbst sind die Klappentaschen dagegen organisch verändert. Die bikuspiden bzw. bikuspidalisierten Klappen selbst führen sehr häufig zu einer oftmals nur leichten Regurgitation, bedingt durch die fehlgeformte Anlage der Klappentaschen.

Hämodynamik. Bedingt durch die relativ hohe Druckdifferenz zwischen der Aortenwurzel und dem linken Ventrikel in Diastole, kommt es bei einer Inkompetenz der Aortenklappen zur Ausbildung eines diastolischen Rückflusses in den linken Ventrikel in Form eines Pressstrahls. Dieser prallt häufig auf das anteriore Mitralsegel oder auf das Ventrikelseptum und versetzt diese Strukturen in hochfrequente Schwingungen. Abhängig vom Ausmaß der Inkompetenz kann es zu einer erheblichen Volumenbelastung des linken Ventrikels kommen.

2D-Echo. Die Aortenklappe selbst ist im zweidimensionalen Echo diastolisch meistens unauffällig. Häufig fällt jedoch zunächst der begleitende Herzfehler auf wie die bikuspide Aortenklappe, die Subaortenstenose oder die

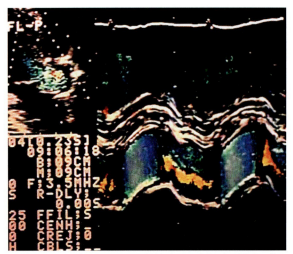

Abb. 26.5 Im Farbdoppler-M-Mode ist die systolische Öffnungsbox der Aortenklappe dargestellt (blau), in Diastole erkennt man einen turbulenten Rückfluss an der Schlusslinie der Aortenklappe (gelb). Vor der Aortenwurzel liegt der rechte Ventrikel (Ausflussbahn), dahinter der linke Vorhof.

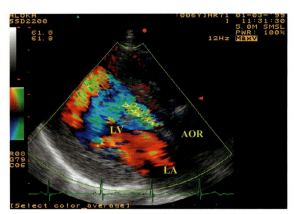

Abb. 26.6 Aorteninsuffizienz in der Diastole in der parasternalen langen Achse des linksventrikulären Ausflusstraktes, dargestellt mittels 2D-Farbdoppler. Der Jet der Aorteninsuffizienz nimmt eine erhebliche Fläche der Ausflussbahn ein (gelb-grün) und verdrängt sogar den normalen diastolischen Einstrom (rot) in der Mitte des Ventrikels. In der Spitze des Ventrikels entstehen hierdurch Verwirbelungen des Blutflusses (gelb-rot).

Aortenisthmusstenose. Bei höhergradiger Inkompetenz ist u. U. in der parasternalen langen oder kurzen Achse sowie bei transösophagealem Zugang das Auseinanderklaffen der geschlossenen Aortenklappen erkennbar.

M-Mode . Bei hämodynamisch bedeutsamer Aorteninsuffizienz findet sich eine diastolische Dilatation des linken Ventrikels mit erhöhter Verkürzungsfraktion. Die u. U. begleitende Aorten- oder Subaortenstenose führt zu einer systolischen Myokardhypertrophie. Häufig ist ein diastolisches Flattern des vorderen Mitralsegels oder des Ventrikelseptums darstellbar.

Farbdoppler. Der Farbdoppler ist die Methode der Wahl zur schnellen und sensitiven Diagnostik der Aorteninsuffizienz (6). Diastolisch findet sich ein Turbulenz-Jet, der in den linksventrikulären Ausflusstrakt (LVOT) gerichtet ist. In der parasternalen langen Achse ist deutlich erkennbar, dass sich dem transmitralen diastolischen Einfluss der turbulente Rückfluss aus der Aortenwurzel beimischt (Abb. 26.6). Besonders gut kann der Insuffizienz-Jet in der parasternalen kurzen Achse unter einem Dopplerwinkel von 90° entdeckt werden (im M-Mode siehe Abb. 26.5 sowie Abb. 25.7). Hierdurch werden die normalen Flussgeschwindigkeiten im LVOT nicht dargestellt, während der Jet durch die Winkelunabhängigkeit von Turbulenzen klar in der kurzen Achse dargestellt wird. Der Jet-Durchmesser in Relation zum Durchmesser des linksventrikulären Ausflusstrakts ist verlässlicher Parameter zur Semiquantifizierung der Aorteninsuffizienz (24), nach unserer Erfahrung ist bei der angeborenen Aorteninsuffizienz jedoch die Relation der Flächen noch besser zur Quantifizierung geeignet.

Spektraler Doppler. Hiermit lässt sich die Geschwindigkeitskurve des diastolischen Regurgitationsvolumens darstellen. Die Steilheit des diastolischen Geschwindigkeitsabfalls spiegelt die instantane Änderung der diastolischen Druckdifferenz zwischen Aortenwurzel und linkem Ventrikel wider. Je schneller diese Druckdifferenz abnimmt, desto steiler ist der Geschwindigkeitsabfall und umso hochgradiger ist die Insuffizienz. Allerdings spielen daneben auch noch andere Faktoren, wie Compliance des linken Ventrikels und der systemarterielle Gefäßwiderstand eine Rolle (12).

Andere Echobefunde. Bei begleitenden Herzfehlern steht in der Regel der echokardiographische Befund des primären Vitiums im Vordergrund. Nur eine sorgfältige, vollständige Untersuchung deckt dann auch die Aortenregurgitation auf.

Pulmonalklappenstenose

Es handelt sich hier um die häufigste Klappenstenose im Kindesalter (2–3%) aller angeborenen Herzfehler; bei Erwachsenen ist die Pulmonalstenose hingegen wesentlich seltener.

Pathologische Anatomie. Die typische Form der Pulmonalstenose besteht in einer Pulmonalklappenanlage mit unvollständiger Separation der Taschenklappen im ringnahen Bereich der Kommissuren. Dadurch bildet sich in der Systole eine domförmige Vorwölbung der Klappe in den Pulmonalisstamm mit einer zentralen Öffnung an der Spitze der Kuppel aus. Die zweithäufigste Form ist eine unikuspide Pulmonalklappe (10). Das Ausmaß der Stenose wird bestimmt durch die Größe der restlichen Klappenöffnung. Die Stenose führt zu einer Muskelhypertrophie des rechten Ventrikels, häufig bildet sich hierbei eine (sekundäre) Subpulmonalstenose aus, sodass dann letztlich ein zweizeitiger Gradient zur A. pulmonalis zustande kommt. Als isolierte Fehlbildung kommt die valvuläre Pulmonalstenose in 30 % der Fälle vor (5); meistens ist sie assoziiert mit anderen Herzfehlern. Das sind vor allem der Ventrikelseptumdefekt, die Fallot-Tetralogie und der persistierende Ductus arteriosus.

Hämodynamik. Die Einengung der Pulmonalklappenöffnungsfläche verursacht eine Druckerhöhung im rechten Ventrikel und einen Druckgradienten an der Pulmonalklappe zur A. pulmonalis hin. Dies führt zur Hypertrophie des rechtsseitigen Myokards, zur Umkonfiguration der Form des rechtsventrikulären Kavums mit Zunahme des Tiefendurchmessers und häufig zur Ausbildung einer Subpulmonalstenose (s. u.).

Echobefunde. Bedingt durch die Rechtshypertrophie und die Dilatation des rechten Ventrikels ist die transthorakale echokardiographische Darstellung der Morphologie des rechten Ventrikels und der A. pulmonalis oftmals leichter als beim Vorliegen eines Normalbefundes.

2D-Echo. In der parasternalen langen Achse fallen eine Dilatation und Wandhypertrophie des rechten Ventrikels auf; das Ventrikelseptum ist häufig asymmetrisch hypertrophiert. In der kurzen Achse imprimiert in der Systole der rechte Ventrikel bei hämodynamisch bedeutender Stenose den linken, der hierdurch entrundet wird. Dieser Befund ist umso ausgeprägter, je höher der rechtsventrikuläre systolische Druck ist. In der Längsachse der A. pulmonalis erkennt man verdickte und unvollständig öffnende Pulmonalklappen und besonders bei mittelschweren Formen eine poststenotische Dilatation des Pulmonalisstammes. Das Infundibulum zeigt eine systolische Verengung.

M-Mode. Im M-Mode imponiert der vergrößerte rechte Ventrikel; das Ventrikelseptum bewegt sich nur flach oder sogar paradox. Die Vorderwand des rechten Ventrikels ist häufig erkennbar, erscheint verdickt und zeigt betonte systolische Kontraktionen. Die Bewegungen der Pulmonalklappe zeigen eine vertiefte A-Welle zu Beginn der Öffnungsbewegung.

Farbdoppler. Es findet sich ein systolischer turbulenter Jet im Pulmonalisstamm, der von der Klappe bis in den Pulmonalisstamm reicht und dort zum Dach gerichtet ist. Häufig wird dieser Teil der A. pulmonalis allerdings durch Lungengewebe überlagert (Abb. 26.8). Zusätzlich stellen sich Wirbel dar, die z. T. rückwärts gegen die Klappe gerichtet sind.

Spektraler Doppler. Mittels CW-Doppler lässt sich eine Flussgeschwindigkeitskurve ableiten, deren Maximum zur nichtinvasiven Quantifizierung des systolischen Gradienten genutzt werden kann (Abb. 26.9). Wird dieser Wert in die vereinfachte Bernoulli-Gleichung eingesetzt, so erhält man den maximalen Druckgradienten zur A. pulmonalis hin. Dieser entspricht dem invasiv gemessenen Wert.

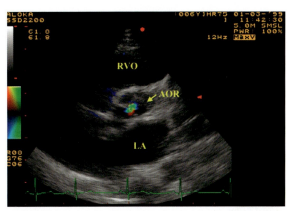

Abb. 26.**7** Aorteninsuffizienz in der Enddiastole in der parasternalen kurzen Achse des linksventrikulären Ausflusstraktes an der Aortenwurzel, dargestellt mittels 2D-Farbdoppler. In der Mitte der geschlossenen Aortenklappe ist der Insuffizienz-Jet (Pfeil) zu erkennen. Aufgrund des ungünstigen Dopplerwinkels sind die normalen, nichtturbulenten Strömungsvektoren ausgeblendet. Der linke Ventrikel (LV) ist vergrößert. RVO = rechtsventrikulärer Ausflusstrakt.

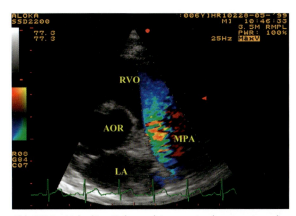

Abb. 26.**8** Valvuläre Pulmonalstenose in der parasternalen kurzen Achse der Gefäßebene mittels 2D-Farbdopplerechokardiographie am Ende der Systole. Der Jet ist an der gelb-grünen Farbe erkennbar. MPA = Pulmonalisstamm.

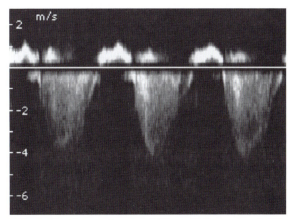

Abb. 26.**9** Maximale Flussgeschwindigkeit bei einer valvulären Pulmonalstenose von parasternal aus mittels CW-Doppler. Sie beträgt ca. 4,2 m/s. Hieraus berechnet sich ein systolischer maximaler Druckgradient von 70 mmHg.

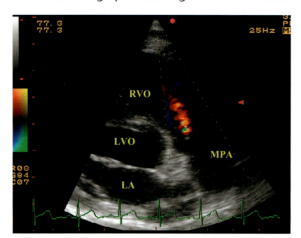

Abb. 26.**10** Pulmonalklappeninsuffizienz in der parasternalen langen Achse des Pulmonalisstammes (MPA) in der Diastole nach der P-Welle mittels 2D-Farbdoppler. Der Insuffizienz-Jet ist gelb-rot-grün im rechtsventrikulären Ausflusstrakt (RVO) zu erkennen. LVO = linksventrikulärer Ausflusstrakt.

Andere Echobefunde. Sehr oft ist mit der Pulmonalstenose auch eine Klappeninsuffizienz verbunden; dieser Farbdopplerbefund ist in Abb. 26.**10** zu sehen.

Pulmonalklappeninsuffizienz

Die normale Pulmonalklappe ist immer auch etwas insuffizient, d. h. auch beim völlig Gesunden findet sich stets ein leichter bis deutlich erkennbarer diastolischer Rückfluss in den rechtsventrikulären Ausflusstrakt (physiologische Pulmonalinsuffizienz). Bei Herzerkrankungen, durch welche die Funktion der Pulmonalklappe indirekt beeinträchtigt wird (z. B. durch Dilatation beim Vorhofseptumdefekt oder bei der pulmonalen Hypertension), kommt es zu einer Zunahme der Klappenundichtigkeit (funktionelle Pulmonalinsuffizienz). Bei organischen Veränderungen der Pulmonalklappe, wie bei der Pulmonalstenose (s. o.) oder der Pulmonalklappendysplasie, liegen hingegen organische Schädigungen der diastolischen Klappenfunktion vor, die als organische Pulmonalinsuffizienz bezeichnet werden.

Pathologische Anatomie. Entsprechend der Genese der Pulmonalinsuffizienz ist die Klappe entweder morphologisch und funktionell völlig unauffällig (physiologische Pulmonalinsuffizienz) oder es findet sich eine Dilatation des Pulmonalisstammes und des Klappenringes mit einer hierdurch verursachten diastolischen Dehiszenz der Klappenränder bei sonst unauffälliger Segelstruktur (funktionelle Pulmonalinsuffizienz) oder aber die Klappen sind verändert durch Verplumpung der Segel, Verdickung und Adhäsion der Kommissuren – wie bei der Pulmonalstenose – oder es finden sich statt der Klappensegel nur rudimentäre Klappenstummel an der Pulmonaliswand.

Hämodynamik. Die Ursache der physiologischen Pulmonalinsuffizienz liegt nach Beobachtungen bei Patienten nach Switch-Operation (s. u.) am relativ niedrigen Schließdruck der Pulmonalklappe, bedingt durch den normalerweise niedrigen Pulmonalisdruck. Wird nach der Switch-Operation der frühere Pulmonalklappenapparat mit dem relativ hohen Aortendruck beaufschlagt, verschwindet die Klappeninsuffizienz, und die jetzt als Aortenklappe fungierende Klappe ist dicht. Bei den anderen Formen der Pulmonalinsuffizienz besteht ein fassbares Klappenleck.

Echobefunde. Die Pulmonalinsuffizienz ist zuverlässig nur mittels Farbdopplerechokardiographie nachweisbar.

2D-Echo. Die physiologische Pulmonalinsuffizienz hat keine Auswirkungen auf die kardiale Hämodynamik. Bei der funktionellen Pulmonalinsuffizienz stehen die morphologischen Veränderungen und hämodynamischen Belastungen durch den primären Herzfehler im Vordergrund. Die organisch bedingte Pulmonalinsuffizienz zeigt je nach Ausprägung eine mehr oder weniger starke Dilatation des rechten Ventrikels. Bei starken morphologischen Veränderungen der Pulmonalklappen können diese direkt im 2D-Bild nachgewiesen werden.

M-Mode. Hiermit lässt sich die Dilatation des rechten Ventrikels als Folge der Volumenbelastung besonders gut semiquantitativ darstellen (Abb. 26.**32**).

Farbdoppler. Seit es diese Methode gibt, ist es überhaupt erst bekannt, dass eine Pulmonalinsuffizienz auch bei fast jedem Herzgesunden vorhanden ist. Ein typischer Befund für eine physiologische Pulmonalklappeninsuffizienz ist in Abb. 26.**10** zu erkennen. Bei höhergradigen Regurgitationsvolumina nimmt die diastolische Turbulenzfläche an Durchmesser und Länge zu, bis sie bei schweren Regurgitationen u. U. den gesamten rechtsventrikulären Ausflusstrakt bis in die Einlassbahn des rechten Ventrikels ausfüllt. Bei erhöhtem Pulmonalisdruck nimmt auch der Turbulenzcharakter zu, d. h. die farbliche Kodierung verschiebt sich in Richtung gelb-grün.

Spektraler Doppler. Die CW-Dopplerkurve kann zur Diagnostik und groben Quantifizierung einer pulmonalen Hypertension benutzt werden (17).

Andere Echobefunde. Entsprechend der Art der Pulmonalinsuffizienz stehen bei der funktionellen und der organischen Form häufig die echokardiographischen Befunde der primären Erkrankung im Vordergrund.

Angeborene Erkrankungen der Atrioventrikularklappen

Die Atrioventrikularklappen (AV-Klappen) sind in ihrer embryonalen Ausbildungsphase weit mehr von sekundären Faktoren des frühen Blutflusses abhängig als die Semilunarklappen. Das führt dazu, dass angeborene Fehlbildungen dieser Klappen fast niemals isoliert auftreten, sondern so gut wie immer Teil einer komplexen kardialen Fehlbildung sind.

Kongenitale Mitralstenose

Es besteht eine Beeinträchtigung der diastolischen Mitralklappenbewegung, die durch eine Verminderung der Mitralöffnungsfläche charakterisiert ist.

Pathologische Anatomie. Häufig findet sich bei der kongenitalen Mitralstenose nur ein mittig angeordneter Papillarmuskel, an dem der größte Teil der Chordae tendineae inseriert. Hierdurch ist die Mobilität der Mitralklappen beeinträchtigt, sodass sich die Zeichen der Mitralstenose entwickeln (sog. „Parachute-Mitralklappe"). Oft ist auch der Mitralklappenring untermaßig.

Hämodynamik. Es kommt zu einer deutlichen diastolischen Druckdifferenz zwischen dem linken Vorhof und dem linken Ventrikel, die vom Schweregrad der Mitralstenose abhängt. Das Ausmaß der Mitralstenose ist durch das Ausmaß der Reduzierung der Öffnungsfläche charakterisiert.

2D-Echo. Die Segel der Mitralklappe zeigen eine verminderte diastolische Öffnungsbewegung, erkennbar im apikalen Vierkammerblick an einer verminderten Separation der freien Ränder des vorderen und hinteren Segels. Beide wölben sich in Domstellung in den linken Ventrikel vor (Abb. 26.11). In der parasternalen kurzen Achse ist die Mitralöffnungsfläche (MÖF) nicht wie normalerweise queroval, sondern zirkulär konfiguriert (Abb. 26.12, linke Hälfte) und ist deutlich kleiner als das linksventrikuläre Kavum. Bei Kindern und jungen Erwachsenen sind die Schallbedingungen in der Regel günstig, und die Mitralis zeigt noch wenig Kalkeinlagerungen, sodass sich die MÖF gut abbilden lässt. Eine planimetrische Messung ergibt die Mitralöffnungsfläche in cm² als direktes Maß des Schweregrades und erlaubt damit eine relativ einfache Erfassung des Schweregrades.

M-Mode. Im M-Mode ist der EF-Slope der diastolischen Mitralbewegung erheblich abgeflacht; der linke Ventrikel ist unternormig klein und zeigt eine Verzögerung der diastolischen Relaxation (Abb. 26.12, rechte Bildhälfte). Der linke Vorhof ist dilatiert, wenn kein Vorhofshunt besteht.

Farbdoppler. Im Farbdoppler findet sich das sog. „Kerzenflammenphänomen". Durch die erhöhte transmitrale Flussgeschwindigkeit kommt es zu einem zentralen Alias (Abb. 26.13).

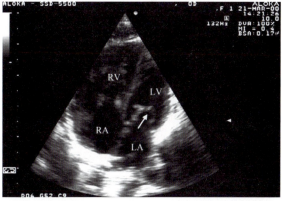

Abb. 26.**11** Schwere angeborene Mitralstenose im apikalen Vierkammerblick mittels 2D-Echokardiographie. Deutlich ist die Domstellung der Mitralsegel zu erkennen (Pfeil); die Öffnung der Mitralis ist nicht sicher zu identifizieren. Im Gegensatz zur Mitralis zeigt die Trikuspidalklappe (links im Bild) eine normale Öffnung, erkennbar an der Parallelstellung der Klappensegel. Der linke Vorhof ist nicht vergrößert, bedingt durch ein inkompetentes Foramen ovale mit Links-rechts-Shunt.

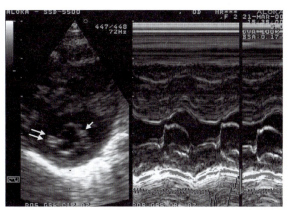

Abb. 26.**12** Angeborene Mitralstenose in der parasternalen kurzen Achse mit simultanem M-Mode. Im 2D-Bild erkennt man die kreisförmige Öffnungsfläche der Mitralis, die deutlich kleiner ist als das linksventrikuläre Kavum. Es findet sich ein prominenter medialer Papillarmuskel (Doppelpfeil), die Anlage des lateralen ist rudimentär (einzelner Pfeil). Im M-Mode ist der EF-Abfall fast vollständig aufgehoben.

Spektraler Doppler. Die Geschwindigkeit des diastolischen Einstroms ist erhöht (> 1 m/s). Der diastolische Abfall der Geschwindigkeitskurve ist verringert oder sogar aufgehoben. Die Berechnung der Druckhalbwertszeit erlaubt eine semiquantitative Einteilung des Schweregrades. Hatle et al. haben mithilfe der Druckhalbwertszeit die erworbene Mitralstenose bei Erwachsenen semiquantitativ evaluiert und eine empirische Formel veröffentlicht, nach der eine Umrechnung in die Mitralöffnungsfläche möglich ist (13 a). Bei Kindern ist diese Methode nach unserer Erfahrung für eine Quantifizierung nicht geeignet.

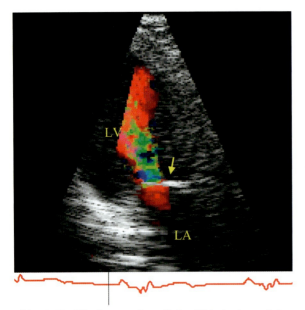

Abb. 26.**13** Mitralstenose im apikalen Blick der lange Achse mittels Farbdoppler in der Diastole. Der Pfeil zeigt auf das vordere Mitralsegel, das sich kaum öffnet. Der Mitralstenose-Jet zeigt das typische „Kerzenflammenphänomen" der diastolischen Flussbeschleunigung.

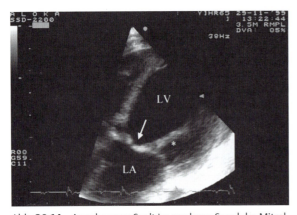

Abb. 26.**14** Angeborener Spalt im vorderen Segel der Mitralklappe im linksseitigen Zweikammerblick mittels 2D-Echokardiographie in der Systole. Deutlich erkennt man die Spaltbildung (Pfeil) sowie ein leichtes Prolabieren des lateralen Segelanteils in den linken Vorhof (LA).

Andere Echobefunde. Oft finden sich bei der angeborenen Mitralstenose auch Anomalien der Papillarmuskeln des linken Ventrikels (Abb. 26.12). Typischerweise liegt nur ein einzelner, medial positionierter Papillarmuskel vor, an dem alle Chordae tendineae inserieren. Schon alleine hierdurch kann die Öffnungsfähigkeit der Mitralis erheblich beeinträchtigt sein.

Kongenitale Mitralinsuffizienz

Ein typisches Beispiel für eine kongenitale Mitralinsuffizienz findet sich bei der atrioventrikulären Defektbildung (s. u.). Immer sind hierbei die AV-Klappen fehlgeformt, u. a. zeigt das anteriore Mitralsegel bzw. der mitrale Anteil des gemeinsamen vorderen Atrioventrikularsegels einen Spalt (mitral cleft) (26). Hierdurch entsteht u. U. eine erhebliche Mitralinsuffizienz mit entsprechender klinischer Symptomatik.

Hämodynamik. Der große systolische Druckunterschied zwischen linkem Ventrikel und linkem Vorhof führt bei einer Undichtigkeit der Mitralklappe zum Auftreten eines Hochgeschwindigkeits-Jets, der bereits bei mittelgradiger Insuffizienz die Rückwand des linken Vorhofs erreicht und bei höhergradiger Ausprägung bis in die Pulmonalvenen reicht. Mittel- bis höhergradige Regurgitationen führen zu einer Dilatation des linken Vorhofs, die im Laufe der Zeit erhebliche Ausmaße erreichen kann. Es kommt zur Erhöhung der V-Welle und des Vorhofmitteldrucks mit Rückstau in den pulmonalvenösen Kreislauf und Erhöhung des pulmonalarteriellen Drucks.

Echobefunde. Mittels der Echokardiographie (Farbdoppler) lassen sich auch sehr gering ausgeprägte Formen der Mitralklappeninsuffizienz nachweisen.

2D-Echo. Die leichte bis mittelgradige nichtrheumatische Mitralinsuffizienz weist sehr häufig keine oder nur geringgradige Veränderungen an der Mitralis auf. Demgegenüber ist der angeborene Mitralspalt beim atrioseptalen Defekt durch deutlich sichtbare morphologische Veränderungen gekennzeichnet (Abb. 26.**14**). Das vordere Mitralsegel weist eine quer von der Aortenwurzel zum freien Rand verlaufende Dehiszenz auf, die besonders deutlich in Diastole zu sehen ist, aber natürlich erst in Systole zur Mitralinsuffizienz führt.

M-Mode. Im M-Mode findet sich beim Mitralspalt ein auffälliges Bewegungsmuster des vorderen Mitralsegels, das diastolisch weit bis an das Ventrikelseptum schlägt und oftmals sogar wegen des Mitralspalts kurz aus dem Echosektor verschwindet. Darüber hinaus ist bei mittel- bis höhergradigen Regurgitationen der linke Vorhof dilatiert. Dies führt zu einer Zunahme des LA/AO-Quotienten.

Farbdoppler. Im zweidimensionalen Farbdoppler findet sich ein turbulenter Reflux-Jet in den linken Vorhof (23), dessen Durchmesser und Länge mit dem Ausmaß der Regurgitation zunehmen. Häufig ist die Querschnittsfläche des Jets nicht zirkulär (Abb. 26.**15**), sodass die PISA-Methode (3) sich dann nicht zur Quantifizierung eignet. Besser geeignet ist hier die Ausbreitung der Turbulenzfläche im linken Vorhof (37).

Andere Echobefunde. Beim Mitralspalt findet sich im Farbdoppler neben dem Regurgitations-Jet eine ausgedehnte Konvektionszone entlang des Spaltes im vorderen Segel (Abb. 26.**15**).

4

Trikuspidalinsuffizienz

Schon die normale Trikuspidalklappe ist so gut wie immer insuffizient. Mit zunehmender Empfindlichkeit der Dopplerechokardiographiegeräte in den letzten Jahren sieht man heute fast bei jedem Gesunden zumindestens einen frühsystolischen Rückfluss in den rechten Vorhof (physiologische Trikuspidalinsuffizienz). Bei Herzerkrankungen, durch welche die Funktion der Trikuspidalklappe indirekt beeinträchtigt wird (z. B. durch Dilatation des rechtsventrikulären Kavums beim Vorhofseptumdefekt oder bei Druckbelastung des rechten Ventrikels infolge einer pulmonalen Hypertension), kommt es zu einer Zunahme der Klappenundichtigkeit (funktionelle Trikuspidalinsuffizienz). Bei organischen Veränderungen der Trikuspidalklappe wie bei der Ebstein-Anomalie (s. u.) oder nach Trikuspidalendokarditis bei Heroinabhängigen liegen hingegen organische Schädigungen der systolischen Klappenfunktion vor, die eine organische Trikuspidalinsuffizienz darstellen.

Pathologische Anatomie. Abhängig von der Genese der Trikuspidalinsuffizienz ist die Klappe entweder morphologisch und funktionell völlig unauffällig (physiologische Trikuspidalinsuffizienz) oder es findet sich eine Dilatation des rechten Ventrikels und des Klappenringes mit einer hierdurch verursachten diastolischen Schlussunfähigkeit des Klappenapparates bei sonst unauffälliger Segelstruktur (funktionelle Trikuspidalinsuffizienz). Selten ist die Klappe verändert durch Verdickung der Klappenränder, partielle Fusion der Kommissuren, Verkürzung und Verdickung der Chordae tendineae (bei Zustand nach Endokarditis) oder es finden sich typische Veränderungen der Ebstein-Anomalie (s. u.).

Hämodynamik. Die Ursache der physiologischen Trikuspidalinsuffizienz ist wahrscheinlich die Tatsache, dass die Trikuspidalklappe durch die Dreiteilung des Klappenapparates mit den Chordae tendineae und den entsprechenden drei Papillarmuskeln so kompliziert gebaut ist, dass sie häufig nicht vollständig schließt. Nach Beobachtungen bei Patienten mit kongenital korrigierter Transposition der großen Arterien (L-TGA) führt z. B. die Erhöhung des rechtsventrikulären Drucks auf Systemhöhe dazu, dass die Regurgitation nicht abnimmt. Dasselbe wird bei Zustand nach Vorhofumkehr bei einfacher Transposition der großen Arterien beobachtet. In diesen Fällen nimmt die Trikuspidalinsuffizienz im Laufe der Zeit allmählich zu, bedingt durch eine Dilatation und Funktionsminderung des rechten Ventrikels, der unter Systemdruck steht. Die physiologische Trikuspidalinsuffizienz hat keinerlei Auswirkungen auf die kardiale Hämodynamik. Das Auftreten einer funktionellen Trikuspidalinsuffizienz kann bei bei Druckbelastung des rechten Ventrikels (bei pulmonaler Hypertension, Zustand nach Vorhofumkehr oder bei kongenital korrigierter Transposition der großen Arterien) als Alarmzeichen angesehen werden. Es sind dann regelmäßige echokardiographische Kontrollen angesagt, um eine Verschlechterung der rechtsventrikulären Kontraktilität rechtzeitig zu erfassen und zu behandeln. Die organisch

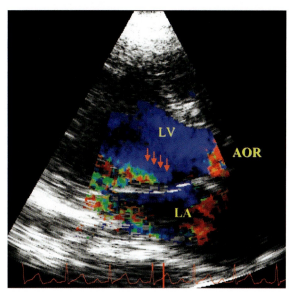

Abb. 26.**15** Mitralinsuffizienz bei Mitralspalt im parasternalen langen Achsenblick mittels Farbdoppler in der Systole. Die Fläche der Vena contracta (konvektive Akzeleration) ist im linken Ventrikel (LV) langstreckig entlang des marginalen Randes des vorderen Segels gelegen (Pfeile); im linken Vorhof (LA) kommt nur der wandnahe Teil des Regurgitations-Jets zur Darstellung.

bedingte Trikuspidalinsuffizienz zeigt je nach Ausprägung eine mehr oder weniger starke Dilatation des rechten Ventrikels.

Echobefunde. Die Trikuspidalinsuffizienz ist zuverlässig nur mittels Farbdopplerechokardiographie nachweisbar.

2D-Echo. Die physiologische Trikuspidalalinsuffizienz ist im 2D-Echokardiogramm nicht nachweisbar. Bei der funktionellen Trikuspidalinsuffizienz fällt eine Dilatation und u. U. eine Myokardhypertrophie des rechten Ventrikels auf. Bei starken morphologischen Veränderungen der Trikuspidalklappe können diese direkt im 2D-Bild nachgewiesen werden (s. u.).

M-Mode. Hiermit lässt sich die Dilatation des rechten Ventrikels als Folge der Volumen- oder der Druckbelastung semiquantitativ darstellen (Abb. 26.**32**).

Farbdoppler. Erst seit Einführung der Dopplerechokardiographie ist es überhaupt bekannt, dass eine Trikuspidalinsuffizienz bei fast jedem Herzgesunden nachweisbar ist. Ein typischer Befund für eine physiologische Trikuspidalinsuffizienz ist in Abb. 26.**16** zu erkennen. Bei höhergradigen Regurgitationsvolumina nimmt die systolische Turbulenzfläche an Durchmesser und Länge zu, bis sie bei schweren Regurgitationen u. U. den größten Teil des rechten Vorhofs ausfüllt und bis zur Rückwand reicht (Abb 26.**17**). Bei erhöhtem rechtsventrikulärem Druck nimmt auch der Turbulenzcharakter zu, d. h. die

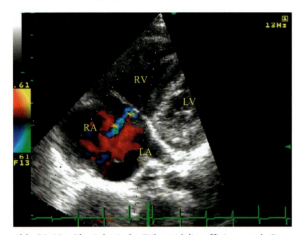

Abb. 26.**16** Physiologische Trikuspidalinsuffizienz nach Operation eines Vorhofseptumdefektes vom Ostium-secundum-Typ im rechtsseitigen Zweikammerblick mittels Farbdopplerechokardiographie. Man erkennt einen schmalbasigen Jet, der von der geschlossenen Trikuspidalklappe in den rechten Vorhof reicht. Es handelt sich nur um eine geringgradige Regurgitation.

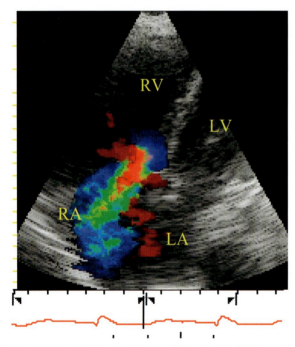

Abb. 26.**17** Schwere Trikuspidalinsuffizienz im apikalen Vierkammerblick mittels Farbdoppler bei normalem rechtsventrikulärem Druck in der Systole. Man erkennt, dass der Insuffizienz-Jet (rot-grün-blau) bis an die Hinterwand des rechten Vorhofs reicht und diesen fast völlig ausfüllt. Der rechte Ventrikel (RV) ist vergrößert.

farbliche Kodierung verschiebt sich in Richtung gelb-grün und der Jet wird länger.

Spektraler Doppler. Die CW-Dopplerkurve kann zur Messung des maximalen rechtsventrikulären systolischen Drucks dienen (38). Die systolische maximale Geschwindigkeit des Regurgitations-Jets wird mittels der vereinfachten Bernoulli-Gleichung in die Druckdifferenz zwischen rechtem Ventrikel und Vorhof umgerechnet, und der Mitteldruck im rechten Vorhof wird hinzugerechnet. Dieser wird mit 5–10 mmHg angenommen, solange die Jugularvenen nicht gestaut wirken. Die leichte Trikuspidalinsuffizienz nimmt nur die Früh- bis Mittsystole ein, die ausgeprägteren Formen sind holosystolisch.

Andere Echobefunde. Entsprechend der Art der Trikuspidalinsuffizienz stehen bei der funktionellen und der organischen Form in der Regel die echokardiographischen Befunde der primären Erkrankung im Vordergrund.

Ebstein-Anomalie

Es handelt sich hierbei um eine angeborene Erkrankung der Trikuspidalklappe. Der klinische Schweregrad ist außerordentlich variabel und reicht von einem asymptomatischen Befund, der anlässlich einer echokardiographische Untersuchung zufällig entdeckt wird, bis zur lebensbedrohlichen Symptomatik bei einem schwer kranken Neugeborenen.

Pathologische Anatomie. Die Anheftungsstellen des septalen und des posterioren Segels am Ventrikelseptum sind herzspitzenwärts verschoben (Abb. 26.**18**) (33). Das Maximum der Verschiebung liegt an der Kommissur der beiden betroffenen Segel an der posterioren Begrenzung des Ventrikelseptums. Manchmal sind die Segel auch adhärent am Endokard; dies gilt insbesondere für das septale Segel, das dann längerstreckig am Ventrikelseptum fixiert ist. Zusätzlich sind die beiden Segel dysplastisch und von variabler Größe. Das vordere Segel inseriert normal, ist aber übermäßig groß, oftmals fenestriert und adhärent am rechtsventrikulären Endokard. Der rechte Vorhof ist dilatiert und um den Bereich des „atrialisierten" Teils des rechten Ventrikels vergrößert. Das Vorhofseptum ist nach links vorgewölbt, und die Valvula foraminis ovalis ist nach links geöffnet. Auch der im rechten Vorhof liegende Anulus der Trikuspidalklappe ist dilatiert. Dementsprechend ist der funktionsfähige Teil des rechtsventrikulären Kavums um den atrialisierten Teil im rechten Vorhof vermindert.

Hämodynamik. Da ein Teil des rechtsventrikulären Kavums durch den Klappenversatz für die ventrikuläre Pumparbeit unbrauchbar ist, besteht in Abhängigkeit vom Ausmaß des Klappenversatzes u. U. eine erhebliche rechtsventrikuläre Funktionsstörung. Diese kann besonders bei Neugeborenen und bei älteren Patienten zu klinischen Symptomen der Rechtsherzinsuffizienz führen. Besteht zusätzlich auch noch eine Stenosierung der fehlgeformten Trikuspidalklappe, ist die Symptomatik besonders ausgeprägt.

Echobefunde. Auch im Erwachsenenalter werden immer wieder oligo- oder asymptomatische Formen der Ebstein-Anomalie zufällig durch die Echokardiographie entdeckt. Sie ist die sensitivste diagnostische Methode, um diese Anomalie zu diagnostizieren.

2D-Echo. Das septale Trikuspidalsegel ist längerstreckig mit dem Septum verwachsen (Abb. 26.**18**). Hierdurch entsteht eine Verschiebung der Insertion des freien Segels nach apikal. Das anteriore Segel ist verlängert und führt weit ausholende systolisch-distolische Pendelbewegungen aus.

M-Mode. Im M-Mode findet sich ein stark vergrößerter rechter Ventrikel; das Ventrikelseptum bewegt sich flach oder paradox, und die Pendelbewegungen des anterioren Trikuspidalsegels sind deutlich sichtbar.

Farbdoppler. Häufig besteht eine erhebliche Trikuspidalinsuffizienz mit breitbasigem turbulentem Rückfluss in den rechten Vorhof, der bis zur Rückwand reicht (Abb. 26.**17**).

Andere Echobefunde. Assoziierte Fehlbildungen, wie ein offenes Foramen ovale oder ein Vorhofseptumdefekt, liegen in 90% der Patienten vor und sind häufig durch den Rechts-links-Shunt die Ursache einer zentralen Zyanose. Selten besteht eine Pulmonalstenose oder eine Pulmonalatresie, noch seltener liegt ein Ventrikelseptumdefekt vor.

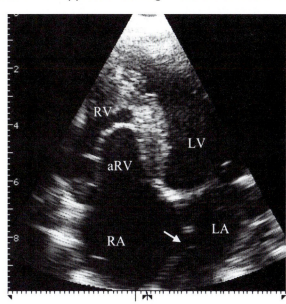

Abb. 26.**18** Ausgeprägte Form einer Ebstein-Anomalie im apikalen Vierkammerblick mittels 2D-Echokardiographie. Deutlich erkennt man die nach apikal verschobene Schlusslinie der Trikuspidalklappe, verursacht durch eine langstreckige Adhäsion des septalen Trikuspidalsegels am Ventrikelseptum. Hierdurch wird ein großer Teil des rechten Ventrikels „atrialisiert" (aRV).

Obstruktionen der ventrikulären Ausflussbahnen (subvalvuläre Stenosen)

Subvalvuläre Stenosen können entweder durch fibröses Gewebe, das in den Ausflusstrakt vorragt, durch muskuläre Einengung oder durch eine Mischung von beidem verursacht sein. Bei hämodynamischer Relevanz finden sich auch stets funktionelle oder morphologische Veränderungen der Semilunarklappen.

Subvalvuläre Aortenstenose

Eine Einengung des linksventrikulären Ausflusstraktes wird als subaortale Stenose bezeichnet.

Pathologische Anatomie. Es gibt drei Formen der Subaortenstenose, die in unterschiedlicher Häufigkeit auftreten und allesamt hervorragend im Echokardiogramm diagnostizierbar sind:
- ➤ *Diskrete Subaortenstenose.* Diese tritt in 8–10% der angeborenen Obstruktionen des linksventrikulären Ausflusstraktes auf (22). In der transaortalen Aufsicht

imponiert diese Verengung wie eine teilperforierte Membran, die sich auch auf das vordere Mitralsegel mit einem schmalen Saum fortsetzt.
- ➤ *Tunnelförmige Subaortenstenose.* Diese Form ist relativ selten und tritt in der Regel zusammen mit einer Hypoplasie des Aortenrings, verdickten Aortenklappen und hypoplastischer aszendierender Aorta auf (15). Diese fibromuskuläre Subaortenstenose kommt gelegentlich vor in Verbindung mit einer Konvergenz aller Chordae tendineae auf einen zentralen Papillarmuskel („Parachute-Mitralklappe"), supravalvulärer Mitralstenose und Aortenisthmusstenose (Abb. 26.19) (34).
- ➤ *Muskuläre Subaortenstenose.* Die muskuläre Subaortenstenose tritt auf bei der hypertrophischen obstruktiven Kardiomyopathie, die an anderer Stelle besprochen wird.

Hämodynamik. Durch Verengung der Ausflussbahn kommt es zu einem systolischen Gradienten und zu einer Druckerhöhung im linken Ventrikel. Besonders bei der diskreten Subaortenstenose entwickelt sich im Verlauf des Wachstums eine Zunahme des Gradienten und der Linkshypertrophie.

Echobefunde. Die Echokardiographie ist die diagnostische Schlüsselmethode bei dieser Erkrankung.

2D-Echo. Die 2D-Echokardiographie ist die Methode der Wahl, um diese Erkrankung zu diagnostizieren. Es findet sich bei der diskreten Subaortenstenose im linksventrikulären Ausflusstrakt, vom Septum ausgehend,

531

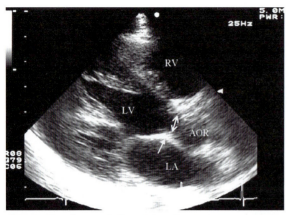

Abb. 26.**19** Fibromuskuläre Subaortenstenose im apikalen Blick der langen Achse mittels 2D-Echo in der Systole. Der Doppelpfeil markiert die erhebliche Einengung der linksventrikulären Ausflussbahn unterhalb der Aortenwurzel (AOR); der einfache Pfeil zeigt auf die fibröse Einziehung am Übergang des vorderen Mitralsegels in die Ausflussbahn, die ein Hinweis auf die fibröse Komponente der Verengung ist.

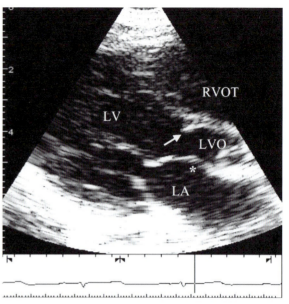

Abb. 26.**20** Diskrete Subaortenstenose im parasternalen langen Achsenblick mittels 2D-Echokardiographie in Enddiastole. Deutlich erkennbar ist der spornartige Vorsprung, der vom Ventrikelseptum aus in den Anfangsteil des linksventrikulären Ausflusstraktes (LVOT) ragt (Pfeil). Der dorsale Anteil der perforierten Membran ist durch eine Einziehung des vorderen Mitralsegels in Richtung Ausflusstrakt gekennzeichnet (Sternchen).

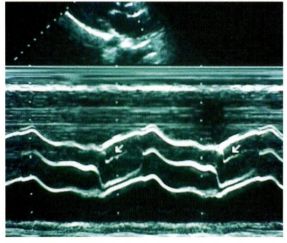

Abb. 26.**21** Im M-Mode der Aortenwurzel erkennt man die Öffnungs- und Schlussbewegungen der Aortenklappe. Bedingt durch die Subaortenstenose, kommt es kurz nach der Öffnung der Aortenklappe zu einer mesosystolischen Schlussbewegung, begleitet von Oszillationen der freien Klappenränder (Pfeile).

ein schmalbasiger, spornähnlicher Vorsprung in das Lumen (Abb. 26.20), der den anterioren Teil der teilperforierten Membran darstellt. Der dorsale Teil ist als Einziehung (einfacher Pfeil) des anterioren Mitralsegels in die Ausflussbahn zu erkennen.

M-Mode. Im M-Mode ist der subaortale Sporn nicht darstellbar. Es gibt jedoch indirekte Zeichen, die auf eine Subaortenstenose hinweisen können. Hierzu gehören eine mesosystolische Schlussbewegung der Aortenklappe (Abb. 26.21) sowie bei einem bedeutsamen Druckgradienten die hieraus resultierende Linkshypertrophie.

Farbdoppler. Die Turbulenzen beginnen bereits subaortal am Sporn im linksventrikulären Ausflusstrakt und reichen über die Aortenklappe bis in die aszendierende Aorta (Abb. 26.22). Das rechtskoronartragende Segel der Aortenklappe erscheint oft verplumpt und öffnet sich nicht komplett; diese Befunde geben Anlass zur (falschen) Diagnose einer valvulären Aortenstenose. Die beschriebenen Befunde sind z. T. Artefakte, die dadurch entstehen, dass die Bildwiederholungsrate der 2D-Echokardiographie zu niedrig ist, um das hochfrequente Flattern der rechtskoronaren Taschenklappe wiederzugeben (Abb. 26.21). Stattdessen wird diese verdickt und unbeweglich in halb geschlossener Stellung abgebildet.

Spektraler Doppler. Im Blick der apikalen langen Achse lässt sich der Ausflussbahngradient mittels CW-Doppler bestimmen.

Infundibuläre Pulmonalstenose

Pathologische Anatomie. Es besteht eine umschriebene Hypertrophie des Myokards der rechtsventrikulären Ausflussbahn unterhalb der Pulmonalklappe (5). Sie ist oft am Eingang zum Infundibulum gelegen und bildet hier eine umschriebene Enge, danach weitet sich das Infundibulum dann wieder auf und bildet eine sog. „3. Hauptkammer". Selten tritt sie isoliert auf, meistens ist

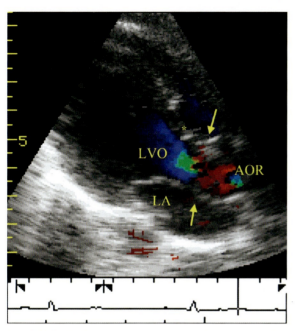

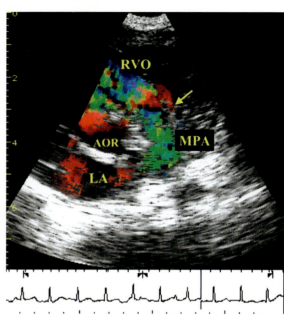

Abb. 26.22 Diskrete Subaortenstenose im parasternalen langen Achsenblick mittels 2D-Echokardiographie in Enddiastole. Man erkennt Turbulenzen im linksventrikulären Ausflusstrakt, beginnend an der membranösen Stenose (Sternchen) deutlich unterhalb der Klappenbasis (Pfeile). Noch in der Aortenwurzel (AOR) sind Turbulenzen zu erkennen.

Abb. 26.23 Darstellung der Strömungssituation im rechtsventrikulären Ausflusstrakt bei Subpulmonalstenose (hier bei Fallot-Tetralogie) in der parasternalen langen Achse der Pulmonalarterie mittels Farbdoppler. Der gesamte Ausflusstrakt (RVO) zeigt einen turbulenten Fluss, bedingt durch die Subpulmonalstenose. Der Pfeil zeigt auf die Klappenebene. Hierdurch wird deutlich, dass die Turbulenzen bereits weit vor der Pulmonalklappe beginnen.

sie die Folge einer Rechtshypertrophie, z. B. im Gefolge einer valvulären Pulmonalstenose, bei der Fallot-Tetralogie oder bei Ventrikelseptumdefekten.

Hämodynamik. Bedingt durch die muskuläre Einengung, kommt es im Verlauf der Systole zum Auftreten eines progredienten Druckgradienten im rechtsventrikulären Ausflusstrakt zusätzlich zu dem meistens bestehenden valvulären Gradienten.

Echobefunde. Die Befunde der strukturgebenden Echoverfahren sind sehr schwierig zu erheben, da der rechtsventrikuläre Ausflusstrakt unmittelbar substernal und damit im Nahbereich des Schallkopfes liegt. Die Dopplerverfahren liefern hier aufgrund ihrer höheren Diskriminierungsrate eine wesentlich bessere Bildgebung.

2D-Echo. Es findet sich eine Hypertrophie der rechtsventrikulären Vorderwand; in der Systole besteht eine umschriebene Einengung am Beginn der rechtsventrikulären Ausflussbahn. Diese ist unmittelbar unterhalb des Sternums gelegen und daher von parasternal nur schwierig darstellbar. Bei Kindern gelingt in der Regel die Darstellung der umschriebenen Einengung von subkostal in der langen Achse des rechtsventrikulären Ausflusstraktes.

M-Mode. Es entwickelt sich bei einem hämodynamisch bedeutsamen Gradienten eine deutliche Rechtshypertrophie mit Verdickung der Vorderwand des rechten Ventrikels und einer Zunahme des Kavumdurchmessers.

Farbdoppler. Bereits unterhalb der Pulmonalklappe am Beginn des Infundibulums treten systolische Turbulenzen auf, die bis in den Pulmonalisstamm reichen. Sie sind darstellbar in der parasternalen kurzen Achse der Gefäßebene, in der parasternalen langen Achse der A. pulmonalis (Abb. 26.23) und von subkostal in der langen Achse der rechtsventrikulären Ausflussbahn.

Spektraler Doppler. Insbesondere bei der isolierten Subpulmonalstenose zeigt die Flussgeschwindigkeitskurve eine charakteristische Form (Abb. 26.24). Die Geschwindigkeit steigt über die Dauer der Systole kontinuierlich an, um am Ende der Systole ein Maximum zu erreichen. Dies spiegelt die Dynamik einer muskulären Obstruktion des Kavums anschaulich wider.

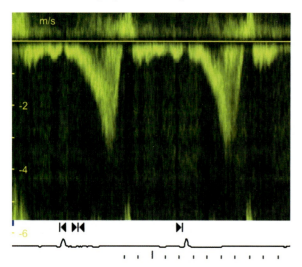

Abb. 26.**24** Spektralkurve einer Subpulmonalstenose, aufgenommen von parasternal mittels CW-Doppler. Typisch ist die linkskonkave Form der Kurve, die bedingt ist durch die im Verlauf der Systole zunehmende Verengung der Ausflussbahn und damit Zunahme des Druckgradienten. Dieser liegt anfangs bei null und steigt progredient fast 64 mmHg an.

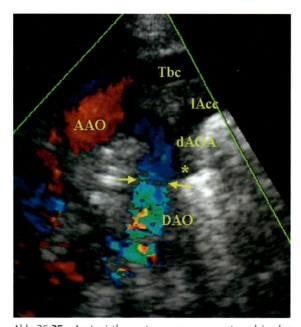

Abb. 26.**25** Aortenisthmusstenose von suprasternal in der langen Achse des Aortenbogens mittels Farbdoppler in Systole. Deutlich erkennbar ist der unvermittelte Übergang der laminaren Blutströmung im distalen Aortenbogen (dAOA) in die turbulente Strömung (grün) an der Stenose (Pfeile) nach Abgang der linksseitigen A. subclavia (Sternchen). AOA = aszendierende Aorta, Tbc = Truncus brachiocephalicus, lAcc = linke A. carotis communis, dAOA = distaler Aortenbogen, DAO = deszendierende Aorta.

Periphere Gefäßstenosen

Aortenisthmusstenose

Als typisches Beispiel einer peripher lokalisierten arteriellen Gefäßstenose kann die Aortenisthmusstenose gelten. Sie ist eine mögliche Ursache des systemarteriellen Hochdrucks (18). Sie besteht in einer umschriebenen Einengung des Aortenrohres in der Region der Einmündung des fetalen Ductus arteriosus.

Pathologische Anatomie. Bedingt durch eine pränatal angelegte Verengung des Aortenrohres etwa in Höhe der Einmündung des Ductus arteriosus Botalli, kommt es nach der Geburt zu einer Stenose im Bereich des Aortenisthmus. Entsprechend der Position der Verengung zur Einmündung des Duktus treten hierbei zwei grundsätzlich verschiedene Formen auf, die sich in ihrer klinischen Symptomatik stark voneinander unterscheiden:

➤ *Präduktale Form.* Diese führt bereits im Neugeborenenalter zu schweren, lebensbedrohlichen Symptomen, da der Blutfluss in die untere Körperhälfte mit dem Verschluss des Duktus stark reduziert wird.
➤ *Postduktale Form.* Diese wird demgegenüber oft erst im Kindesalter und manchmal sogar erst im Erwachsenenalter diagnostiziert, da sich hierbei bereits vor der Geburt ein Umgehungskreislauf über die Aa. mammariae internae und die Aa. intercostales entwickelt.

Hämodynamik. Aufgrund der Stenosierung in der Aortenisthmusregion kommt es zu einem arteriellen Hypertonus in der oberen Körperhälfte mit Dilatation der aszendierenden Aorta und Ausbildung einer linksventrikulären Druckhypertrophie des Myokards. In der unteren Körperhälfte ist der systolische Blutdruck deutlich niedriger, während der Unterschied im diastolischen und Mitteldruck deutlich geringer ist. Die Druckkurve hier wirkt stark gedämpft.

2D-Echo. Von der suprasternalen Position aus ist der Bereich des Aortenisthmus häufig gut einzusehen. Auffallend sind ferner die Dilatation der Aortenwurzel sowie die Myokardhypertrophie des linken Ventrikels. Die Aortenklappe ist häufig bikuspid.

M-Mode. Die Hypertrophie des linksventrikulären Myokards ist erkennbar an einer Zunahme der diastolischen Dicke von Septum und Hinterwand, die in etwa dem Ausmaß des Hypertonus und der Dauer der Druckbelastung entspricht. Die diastolische Schlusslinie der Aortenklappe ist bei bikuspider Klappenanlage exzentrisch; die Relation von maximalem Durchmesser des linken Vorhofs und der Aortenwurzel kann kleiner als 1 sein, bedingt durch die Aortendilatation proximal der Stenose.

Farbdoppler. Es finden sich Turbulenzen im Bereich der Isthmusstenose (Abb. 26.**25**), besonders ausgeprägt in der Systole; der Duchflussquerschnitt ist hier deutlich eingeengt (Pfeile).

Spektraler Doppler. Es ist oftmals möglich, von suprasternal aus die maximale systolische Strömungsgeschwindigkeit durch die Stenose zu bestimmen (Abb. 26.**26**). Der hieraus berechnete Druckgradient überschätzt aber den Druckgradienten, der bei der Herzkatheteruntersuchung gemessen wird, da bei der Blutdruckmessung und bei der Auswertung der Druckkurve die Druckdifferenz wie beim Blutdruckmessen zwischen dem maximalen systolischen Druck proximal und distal der Stenose ermittelt wird. Diese Maxima treten aber zu unterschiedlichen Zeitpunkten auf und sind daher nicht mit der Dopplermessung zu bestimmen. Die gemittelte Druckdifferenz korreliert hingegen gut zwischen beiden Methoden.

Außerdem ist die Flusskurve als Hinweis auf einen fortgesetzten Druckgradienten bis in die Diastole ausgezogen und geht bei höhergradigen Stenosen nicht auf die Nulllinie zurück (Abb. 26.**26**) (4). In der Aorta descendens findet sich ein stark gedämpftes Flussprofil mit stark verminderter systolischer Flussgeschwindigkeit und ausgeprägtem diastolischem Vorwärtsfluss.

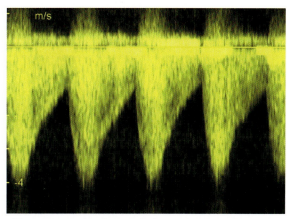

Abb. 26.**26** Spektrale Dopplerkurve der Flussgeschwindigkeit einer Aortenisthmusstenose, aufgenommen von suprasternal. Die maximale Geschwindigkeit erreicht 4 m/s, entsprechend einem instantanen Druckgradienten von 64 mmHg. Typisch für die Isthmusstenose ist der diastolische Nachfluss, der bis zum Beginn der neuen Systole anhält. Der instantane Druckgradient ist deutlich höher als der invasiv gemessene Spitzendruckgradient.

Angeborene Shuntvitien

Shuntvitien stellen die größte Gruppe unter den angeborenen Herzfehlern dar. Bedingt durch den durchweg höheren systolischen Druck in den linksseitigen Herz- und Gefäßabschnitten, findet sich hierbei in der Regel ein Links-rechts-Shunt. Abhängig von der Lokalisation der Shuntverbindung findet sich entweder eine Volumenbelastung der links- oder der rechtsseitigen Herzabschnitte.

Allgemeine Hämodynamik. Bei Lage der Shuntverbindung proximal der Trikuspidalklappe (prätrikuspider Links-rechts-Shunt) kommt es infolge des Shunts zu einer Volumenbelastung des rechten Vorhofs und des rechten Ventrikels. Der rechte Vorhof und der rechte Ventrikel dilatieren, und insbesondere das enddiastolische Volumen des rechten Ventrikels nimmt zu. Diese Veränderungen findet man bei den verschiedenen Formen des Vorhofseptumdefekts und bei den unterschiedlichen Formen der Lungenvenenfehlmündungen.

Ist die Shuntverbindung distal der Trikuspidalklappe gelegen (posttrikuspider Links-rechts-Shunt), kommt es zu einer Volumenbelastung des linken Ventrikels und des linken Vorhofs. Das enddiastolische Volumen und das Schlagvolumen des linken Ventrikels nehmen zu, und der linke Vorhof dilatiert. Dies tritt bei den verschiedenen Ventrikelseptumdefekten oder beim persistierenden Ductus arteriosus Botalli in Erscheinung.

■ Vorhofseptumdefekte (s. a. Kap. 18, S. 390)

Defekte des Vorhofseptums sind im Erwachsenenalter relativ häufig. Eine Ursache hierfür ist sicher, dass kleine und mittelgroße Defekte bei Kindern keine fassbare Symptomatik verursachen und daher bis ins Erwachsenenalter unentdeckt bleiben können. Dann können sie sich durch eine diskrete Symptomatik, wie leichte Einschränkung der körperlichen Leistungsfähigkeit, beginnende pulmonale Hypertension, Störungen des Herzrhythmus oder paradoxe Embolien, bemerkbar machen.

Allgemeine pathologische Anatomie. Vorhofseptumdefekte können in unterschiedlicher Lokalisation im Vorhofseptum liegen (Abb. 26.27). Am häufigsten ist der Vorhofseptumdefekt vom Ostium-secundum-Typ (ASD II). Er befindet sich im Bereich des Foramen ovale und entsteht dadurch, dass die Valvula foraminis ovalis (Kulisse des Foramen) partiell oder komplett fehlt oder aber multiple Perforationen aufweist.

Der Vorhofseptumdefekt vom Ostium-primum-Typ (ASD I) ist Teil einer Fehlbildung im Bereich des embryonalen Endokardkissens (Endokardkissendefekt, atrioventrikuläre Septumdefekte, s. u.), die neben einer Defektbildung im unteren Teil des Vorhofseptums immer auch Fehlbildungen an beiden Atrioventrikularklappen sowie häufig auch einen hoch sitzenden Ventrikelseptumdefekt umfasst (Abb. 26.46).

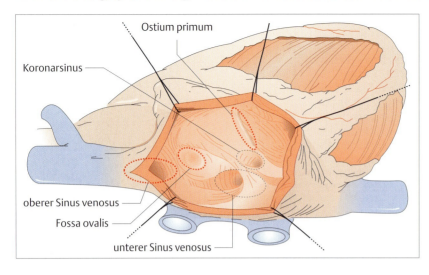

Abb. 26.**27** Schema der möglichen Position von Defekten des Vorhofseptums. Die hier besprochenen Defekte sind rot markiert. Der Blick geht von rechts durch den geöffneten rechten Vorhof auf das Septum (nach 42).

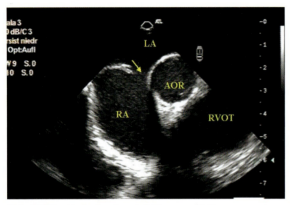

Abb. 26.**28** Vorhofseptumdefekt vom Ostium-secundum-Typ transösophageal mittels 2D-Echo in der kurzen Achse dargestellt (Pfeil). Der aortale Stumpf des Vorhofseptums ist in dieser Schnittebene nicht sichtbar. Dieser Befund ist wichtig, um den interventionellen Verschluss mit dem geeigneten System vorzunehmen.

Vorhofseptumdefekt vom Ostium-secundum-Typ (ASD II)

Dieser Defekt ist weitaus am häufigsten und tritt, wie bereits oben ausgeführt, auch relativ häufig bei Erwachsenen auf.

Pathologische Anatomie. Der Defekt liegt in der Region des Foramen ovale und entsteht durch partielles oder vollständiges Fehlen der Kulisse des Foramen ovale oder durch multiple Perforationen. Der rechte Vorhof ist dilatiert; es findet sich auch eine Volumendilatation des rechten Ventrikels und der A. pulmonalis. Bei großen Defekten sind der linke Ventrikel und die Aorta oftmals unterkalibrig.

Hämodynamik. Bedingt durch die etwas höheren Druckwerte im linken Vorhof über fast den gesamten Herzzyklus, kommt es zu einem Links-rechts-Shunt oberhalb der Ebene der Trikuspidalklappe (prätrikuspider Links-rechts-Shunt). Dies führt in Abhängigkeit vom Ausmaß des Shunts zu einer mehr oder weniger ausgeprägten Dilatation der rechtsseitigen Herzhöhlen, erkennbar im Echokardiogramm.

2D-Echo. Der Defekt stellt sich als fehlende Kontinuität des Echos des Vorhofseptums dar. Der transthorakale Zugang kann falsch positive Befunde liefern, da das Vorhofseptum im apikalen Vierkammerblick parallel angelotet wird und damit die Echoreflexion unzuverlässige Ergebnisse erzielt. Hilfreich für die korrekte Diagnostik kann hier das sog. T-Artefakt sein (7), das an den freien Rändern des Vorhofseptums am Defekt entsteht. Dieses stellt sich als Echoverstärkung an den Defekträndern dar, ähnlich wie der Querstrich des Buchstabens T.

Eine zuverlässige direkte Darstellung des Defekts ist durch die transösophageale Echokardiographie (TEE) gegeben, die eine Darstellung des Defekts unter günstigen Anschallbedingungen aus nächster Nähe ermöglicht (Abb. 26.28 und 26.29). Hierdurch kann die Position genau definiert werden, die Art des Verschlusses (interventionell oder operativ) gewählt werden, und auch multiple Defekte sind sicher zu diagnostizieren.

Eine entscheidende Rolle spielt die TEE beim interventionellen Transkatheterverschluss des ASD II. Durch den kombinierten Einsatz der Röntgendurchleuchtung und der TEE ist es möglich, am schlagenden Herzen das Verschlusssystem millimetergenau zu platzieren und damit die Sicherheit und Wirksamkeit dieses Verfahrens entscheidend zu verbessern (Abb. 26.30 und Abb. 26.31). Neben der Positionierung ist die TEE auch unentbehrlich für die Prüfung der Effektivität (Beseitigung von Restshunts).

M-Mode. Im M-Mode erkennt man bei hämodynamisch bedeutsamen Defekten eine Dilatation des rechten Ventrikels und eine flache Bewegung des Ventrikelseptums (Abb. 26.32). Der linke Ventrikel ist nach dorsal gedrängt und zeigt eine kompensatorische Hyperkontraktilität der Hinterwand.

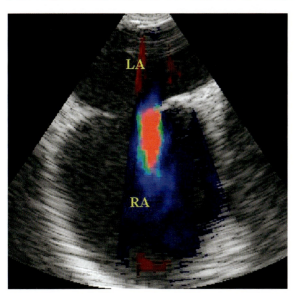

Abb. 26.**29** Links-rechts-Shunt über einen Vorhofseptumdefekt vom Ostium-secundum-Typ, diagnostiziert mittels transösophagealer Echokardiographie im Farbdopplermodus. Im Zentrum des Shuntflusses, der von vorne nach hinten (= vom linken Vorhof in den rechten Vorhof) gerichtet ist, erkennt man ein Farb-Alias nach rot, bedingt durch die hohe Dopplerträgerfrequenz und die relativ hohe Shuntflussgeschwindigkeit.

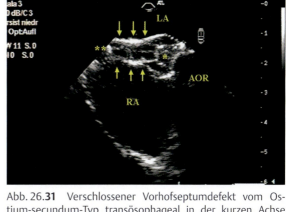

Abb. 26.**31** Verschlossener Vorhofseptumdefekt vom Ostium-secundum-Typ transösophageal in der kurzen Achse mittels 2D-Echokardiographie. Der Verschluss erfolgte interventionell mit dem Amplatzer-System; der Trägerdraht ist bereits abgelöst. Das System füllt den gesamten Defektdurchmesser aus; am aortalen Defektrand legen sich die beiden konfigurierten Drahtscheiben U-förmig um die Aortenwurzel, da hier der Defektrand sehr kurz ist. Das einzelne Sternchen bezeichnet das aortennahe Ende des zentralen Systemteils, die zwei Sternchen den dorsalen Teil.

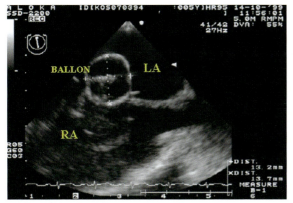

Abb. 26.**30** Größenbestimmung eines Vorhofseptumdefektes vom Ostium-secundum-Typ im Rahmen eines interventionellen Verschlusses mittels Amplatzer-Technik, aufgenommen mit transösophagealer Echokardiographie in der kurzen Achse im 2D-Echomodus. Der mit verdünntem Röntgenkontrastmittel gefüllte Ballon füllt praktisch den gesamten Defektdurchmesser aus.

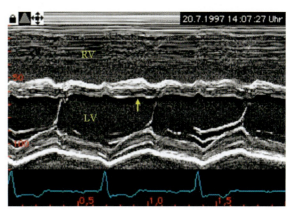

Abb. 26.**32** Rechtsventrikuläre Volumenbelastung von parasternal mittels M-Mode dargestellt. Typisch sind der große rechte Ventrikel (RVDd/LVDd = 1) und die flache Septumbewegung (Pfeil).

Farbdoppler. Der Links-rechts-Shunt ist direkt darstellbar (Abb. 26.**29**). Das zeitliche Shuntmuster ist kontinuierlich systolisch-diastolisch und fast ausschließlich von links nach rechts gerichtet. Nur in der späten Diastole findet sich, bedingt durch die Vorhofkontraktion, ein kurz dauernder Rechts-links-Shunt (Abb. 26.**33**).

Spektraler Doppler. Die Geschwindigkeit des Links-rechts-Shunts über den Defekt ist generell niedrig und liegt unter 2 m/s, bedingt durch den geringen Druckunterschied zwischen beiden Vorhöfen.

Andere Echobefunde. Stets sollte die Einmündung der 4 Lungenvenen in den linken Vorhof identifiziert werden, um eine Lungenvenenfehlmündung auszuschließen, die hierbei häufig zu finden ist (Abb. 26.**34**).

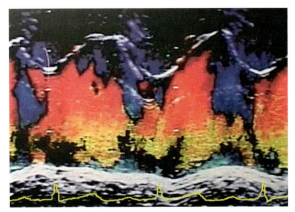

Abb. 26.**33** Dieses Farbdoppler-M-Mode zeigt den instantanen Shuntfluss durch einen Vorhofseptumdefekt vom Ostium-secundum-Typ. Der linke Vorhof liegt im Bild schallkopffern unten, der rechte oben. Die warmen Farben (rot-gelb) zeigen den Links-rechts-Shunt an, die Farbe Blau den Rechts-links-Shunt. Man erkennt deutlich einen kurz dauernden Rechts-links-Shunt am Ende der Diastole nach der P-Welle. Dieses Shuntmuster liegt praktisch bei jedem unkomplizierten Vorhofseptumdefekt vor (aus 27).

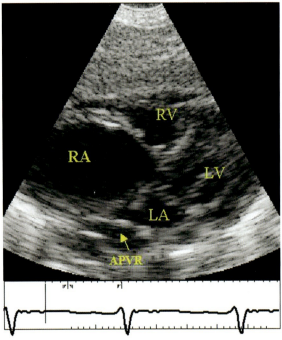

Abb. 26.**34** Komplette Lungenvenenfehlmündung im subkostalen Vierkammerblick mittels 2D-Echokardiographie. Hinter dem kleinen linken Vorhof (LA) erkennt man den Lungenvenenstamm (APVR), der nicht mit dem linken Vorhof in Verbindung steht, sondern in diesem Fall über ein Sammelgefäß als V. verticalis links parasternal in die V. anonyma mündet (in dieser Einstellung nicht dargestellt).

Variante des ASD II: offenes Foramen ovale
(s. a. Kap. 18 u. 22)

Das offene Foramen ovale (PFO = patent foramen ovale) hat in letzter Zeit vermehrt das Interesse von Neurologen und Kardiologen erregt, da hierbei nach ausgedehnten Untersuchungen Hirninfarkte infolge von Embolien häufiger auftreten. Ein offenes Foramen ovale kommt laut pathologisch-anatomischen Untersuchungen in etwa 30 % der Normalbevölkerung vor (42). In einem bisher nicht näher definierten Risikokollektiv kann es zu einer gekreuzten Embolie kommen, d. h. bei diesen Patienten gelangt ein im systemvenösen Gefäßabschnitt befindlicher Embolus über das offene Foramen ovale in den linken Vorhof und von hier aus in den arteriellen Abschnitt des Systemkreislaufs.

Pathologische Anatomie. Beim PFO ist die Verwachsung zwischen dem Rand des Foramen ovale und der Kulisse des Foramen ovale unterblieben. Demzufolge ist das Foramen nur so lange verschlossen, wie der Druck im linken Vorhof über dem im rechten liegt.

Hämodynamik. Übersteigt der rechtsatriale den linksatrialen Druck auch nur für einen Moment, kommt es zum Rechts-links-Shunt. Dadurch kann eine gekreuzte Embolie auftreten. Diese Situation kann auch durch die Durchführung des Valsalva-Pressversuches provoziert werden. Hierbei kommt es zu einem deutlich erkennbaren Übertritt von venös appliziertem echokontrastgebendem Material (wie z. B. aufgeschüttelte physiologische Kochsalzlösung) in den linken Vorhof (s. u.).

Echobefunde. Die Echokardiographie kann nur funktionelle Befunde des PFO darstellen, wie z. B. den Übertritt von Echokontrastlösung in den linken Vorhof beim Valsalva-Pressversuch.

2D-Echo. In Abb. 26.**35** erkennt man auf dem linken Bild eine Darstellung im apikalen Vierkammerblick mit einem Echoausfall im Bereich des Foramen ovale. Die Untersuchung von subkostal zeigte, dass hier kein ASD vorlag. Auf dem rechten Bild sieht man dann einen kräftigen Übertritt des Echokontrastmittels von rechts nach links während des Valsalva-Manövers.

M-Mode. Das M-Mode zeigt einen völlig normalen Befund.

Farbdoppler. Die Befunde mit dieser Modalität sind nicht so spezifisch wie die Befunde der Kontrastechokardiographie.

Spektraler Doppler. Hiermit sind keine diagnostisch relevanten Befunde zu erheben.

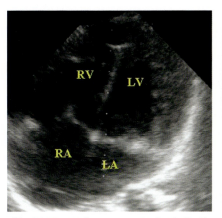 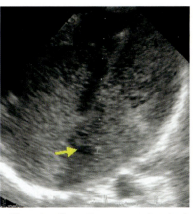

Abb. 26.**35** Nachweis eines Rechts-links-Shunts über ein offenes Foramen ovale mittels Kontrastechokardiographie im apikalen Vierkammerblick. Im linken Bild ist die anatomische Situation dargestellt; auf dem rechten Bild erkennt man eine kräftige Kontrastierung der linksseitigen Herzhöhlen durch den Rechts-links-Shunt auf Vorhofebene. Der Pfeil zeigt auf einen Auswascheffekt des Echokontrastmittels durch einen ebenfalls bestehenden Links-rechts-Shunt. Hierdurch lässt sich der Durchmesser der Shuntverbindung gut bestimmen.

Vorhofseptumdefekt vom Ostium-primum-Typ (ASD I)

Der ASD I ist unter „Atrioseptale Defekte" dargestellt.

Vorhofseptumdefekt vom Sinus-venosus-Typ

Dieser Defekt ist relativ selten, seine Diagnose per Echokardiographie ist aber sehr bedeutsam, da der Defekt wegen der partiellen Lungenvenenfehlmündung interventionell nicht verschließbar ist. Auch das operative Vorgehen ist anders als bei den übrigen Defekten.

Pathologische Anatomie. Der Defekt liegt im kranialen Bereich des Vorhofseptums nahe an der Einmündung der oberen Hohlvene in den rechten Vorhof. Hierdurch münden die Lungenvenen des rechten Ober- und Mittellappens falsch in den rechten Vorhof, und die obere Hohlvene reitet über dem kranialen Rand des Vorhofseptums.

Hämodynamik. Die Dynamik des Links-rechts-Shunts ist der beim Septum-secundum-Typ vergleichbar. Hinzu kommt die partielle Lungenvenenfehlmündung. Durch das Überreiten der oberen Hohlvene besteht zusätzlich ein Rechts-links-Shunt, der u. U. sogar zu einer deutlichen zentralen Zyanose führen kann.

Echobefunde. Dieser Defekt ist echokardiographisch sehr ungünstig gelegen und äußerst schwierig darzustellen. An sein Vorliegen sollte man denken, wenn eine rechtsventrikuläre Volumenbelastung besteht und sowohl das Septum secundum als auch das Septum primum intakt sind sowie eine höhergradige Trikuspidal- oder Pulmonalinsuffizienz fehlen. Eine Fehlmündung der rechtsseitigen Lungenvenen ist hierbei fast immer vorhanden.

2D-Echo. Der Defekt lässt sich in den üblichen Schnittebenen des Vorhofseptums, wie dem apikalen oder dem subkostalen Vierkammerblick, nicht darstellen. Bei transösophagealem Zugang muss das kraniale Vorhofseptum in der Nähe der Einmündung der oberen Hohlvene in den rechten Vorhof sorgfältig gescannt werden, um den Defekt selbst, die fehlmündende obere Lungenvene und die überreitende obere Hohlvene darzustellen.

Eine zuverlässige direkte Darstellung des Defekts ist oft auch möglich von subkostal in der langen Achse der Hohlvenen (Abb. 26.36). Hierdurch können die Lungenvenenfehlmündung, das Überreiten der oberen Hohlvene über dem Defekt und der Defekt selbst genau dargestellt werden.

M-Mode. Im M-Mode erkennt man bei hämodynamisch bedeutsamen Defekten wie beim Vorhofseptumdefekt vom Ostium-secundum-Typ eine Dilatation des rechten Ventrikels und eine flache Bewegung des Ventrikelseptums (Abb. 26.32).

Farbdoppler. Der Links-rechts-Shunt ist direkt darstellbar. Das zeitliche Shuntmuster ist systolisch-diastolisch und fast ausschließlich von links nach rechts gerichtet. Nur in der späten Diastole findet sich, bedingt durch die Vorhofkontraktion, ein kurz dauernder Rechts-links-Shunt.

Spektraler Doppler. Die Geschwindigkeit des Links-rechts-Shunts über den Defekt ist generell niedrig und liegt unter 2 m/s, bedingt durch den geringen Druckunterschied zwischen beiden Vorhöfen.

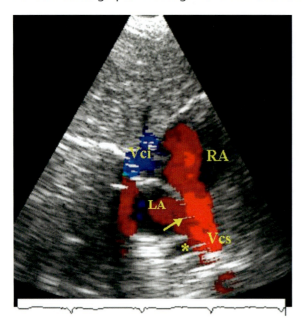

Abb. 26.**36** Sinus-venosus-Defekt in subkostal langer Achse der Hohlvenen mittels Farbdopplerechokardiographie. Man erkennt den kräftigen Rückfluss aus der oberen Hohlvene (Vcs), der größtenteils in den rechten Vorhof (RA) fließt. Wegen des Überreitens der oberen Hohlvene im Defekt (Pfeil) fließt ein Teil des systemvenösen Rückflusses in den linken Vorhof. Die rechte obere Lungenvene (Sternchen) mündet nahe der oberen Hohlvene in den rechten Vorhof. VCI = untere Hohlvene.

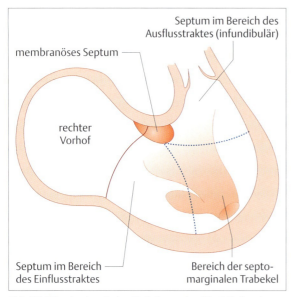

Abb. 26.**37** Anatomische Einteilung des Ventrikelseptums. Es wird in 4 Bereiche eingeteilt, der kleinste Teil ist das membranöse Septum, in dem sich am häufigsten klinisch relevante Defekte finden (nach Anderson RH, Shinebourne EA. Pediatric Cardiology 1977).

Ventrikelseptumdefekt (VSD)

Beim Ventrikelseptumdefekt (VSD) handelt es sich um den häufigsten angeborenen Herzfehler im Kindesalter. Im Erwachsenenalter ist er wesentlich seltener, wird aber doch immer wieder einmal diagnostiziert. Insbesondere im Kindesalter haben diese Defekte eine starke Tendenz zur spontanen Verkleinerung oder sogar zum Spontanverschluss (1). Hierbei bildet sich ein Aneurysma des membranösen Ventrikelseptums aus (Septum-membranaceum-Aneurysma, SMA), an das häufig Teile des septalen Trikuspidalsegels angelagert werden.

Pathologische Anatomie. Das Ventrikelseptum besteht topographisch aus mehreren Abschnitten, die in Abb. 26.37 dargestellt sind. Es handelt sich um eine Defektbildung des Ventrikelseptums, die in jedem Abschnitt vorkommen kann, aber praktisch in $^3/_4$ der Fälle in der Region des membranösen Septums liegt (11). Hier liegt der Defekt in unmittelbarer Nachbarschaft der Trikuspidalklappe (septales Segel) und der Aortenklappe. Bei der Ausbildung eines Septumaneurysmas (SMA) werden häufig Teile des septalen Trikuspidalsegels einbezogen, die mit Teilen des Ventrikelseptums verbacken und zur Ausbildung einer sackförmigen Vorwölbung von Trikuspidalgewebe in den rechten Ventrikel (tricuspid pouch) führen können. Hierdurch kann eine erhebliche Trikuspidalinsuffizienz verursacht werden.

Hämodynamik. Bedingt durch den erheblich höheren systolischen Druck im linken Ventrikel, kommt es zu einem von links nach rechts gerichteten Shunt über den VSD. Die Shuntrate ist abhängig von der Größe des Defekts (und dem Lungengefäßwiderstand), die Shuntflussgeschwindigkeit vom rechtventrikulären systolischen Druck. Bei hoher Shuntrate kommt es zum Druckanstieg im rechten Ventrikel, wodurch sich die Shuntflussgeschwindigkeit reduziert. Derselbe Effekt tritt bei einer Erhöhung des Lungengefäßwiderstandes ein.

Echobefunde. Die Echokardiographie ist im Kindesalter die Methode der Wahl, um die VSD zu diagnostizieren, zu lokalisieren und semiquantitativ zu erfassen. Auch im Erwachsenenalter ist die Echokardiographie diagnostisch sehr aussagekräftig, wenn ihre Möglichkeiten richtig genutzt werden.

2D-Echo. Hier ist bei Defekten mit einem Durchmesser größer als 2 mm in der Regel ein Echoausfall im Ventrikelseptum zu sehen, der beim membranösen VSD subaortal und infratrikuspidal liegt. Oft findet sich ein Aneurysma des membranösen Septums oder es zeigen sich Verwachsungen mit dem septalen Trikuspidalsegel, die den Defekt partiell oder sogar komplett verschließen können (Abb. 26.38 und 26.39). Aus den Verwachsungen mit der Trikuspidalis resultiert häufig eine Trikuspidalinsuffizienz und manchmal sogar ein linksventrikulär-rechtsatrialer Shunt (30).

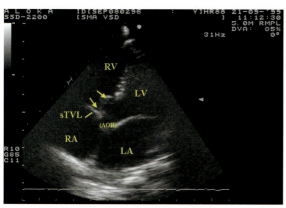

Abb. 26.**38** Defekt des membranösen Ventrikelseptums mit Bildung eines Septum-membranaceum-Aneurysmas (markiert durch 2 Pfeile) im apikalen Vierkammerblick mittels 2D-Echokardiographie. Der Defekt liegt zwischen den Spitzen der Pfeile. sTVL = septales Segel der Trikuspidalklappe.

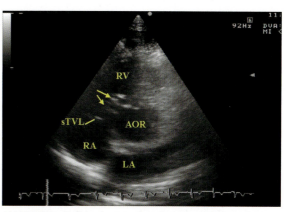

Abb. 26.**39** Defekt des membranösen Ventrikelseptums mit Bildung eines Septum-membranaceum-Aneurysmas (markiert durch 2 Pfeile) im parasternalen Blick der kurzen Achse der Gefäßebene mittels 2D-Echokardiographie. Der Defekt liegt zwischen den Spitzen der Pfeile.

M-Mode. Im M-Mode ist der Defekt selbst nicht direkt darstellbar; beim Vorliegen eines Aneurysmas sind die ausholenden Bewegungen der Aneurysmawand in der subaortalen Region erkennbar. Bei größerem Shuntvolumen entwickeln sich die Zeichen einer linksventrikulären Volumenbelastung mit Zunahme des enddiastolischen linksventrikulären Durchmessers und der Verkürzungsfraktion. Der linke Vorhof dilatiert; es resultiert eine Zunahme der LA/AO-Quotienten.

Farbdoppler. Durch den hohen systolischen Druckunterschied zwischen den beiden Ventrikeln tritt das Shuntblut in Form eines hochenergetischen Freistrahls in den rechten Ventrikel. Im Farbdoppler stellt sich dies als eine längliche Turbulenzzone dar, deren Richtung sehr variabel ist. Bei normalem rechtsventrikulärem systolischem Druck ist die Größe der Turbulenzwolke ein grobes Maß für die Größe des Shuntvolumens (Abb. 26.40 und 26.41). Der Farbdoppler ist auch sehr hilfreich bei der Optimierung des Dopplerwinkels zur Bestimmung der interventrikulären systolischen Druckdifferenz mittels spektralem Doppler.

Spektraler Doppler. Unter günstigem Winkel ist es möglich, die Shuntflussgeschwindigkeit zu messen (Abb. 26.**42**). Nach Umrechnung mittels der vereinfachten Bernoulli-Gleichung erhält man einen Druckgradienten, der den Unterschied des systolischen Drucks zwischen linkem und rechtem Ventrikel angibt. Bei Kenntnis des systolischen Drucks im linken Ventrikel kann damit der rechtsventrikuläre (und Pulmonalis-) Druck berechnet werden. Durch eine einfache Blutdruckmessung am Arm kann (bei Abwesenheit einer Aortenstenose) ohne weiteres der systolische linksventrikuläre Druck ermittelt werden (28). Auch die häufig bestehende Trikuspidalinsuffizienz kann zur Berechnung des rechtsventrikulären Druckes herangezogen werden. Hierbei wird mittels der vereinfachten Bernoulli-Gleichung der transtrikuspide systolische Druckgradient errechnet und von dem Wert ein geschätzter Vorhofdruck von 5–10 mmHg abgezogen (Abb. 26.**43**).

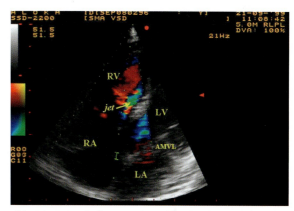

Abb. 26.**40** Turbulenter Links-rechts-Shuntfluss (Jet) über einen Defekt des membranösen Ventrikelseptums. Deutlich erkennt man den relativ kleinen Shunt-Jet, der auf einen relativ kleinen Defekt rückschließen lässt. AMVL = vorderes Mitralsegel.

Andere Echobefunde. Da der Ventrikelseptumdefekt in etwa der Hälfte der Fälle mit anderen Herzfehlern kombiniert ist, kommt der Echokardiographie eine wichtige Rolle in der Diagnostik dieser Begleitfehlbildungen zu.

Persistierender Ductus arteriosus (PDA)

Die Echokardiographie hat die Diagnostik des persistierenden Ductus arteriosus (PDA) revolutioniert. Wurden früher nur große PDA durch ihr typisches Maschinengeräusch diagnostiziert, ist es jetzt durch die Farbdopplerechokardiographie möglich, auch winzig kleine PDA anhand ihres typischen Shuntmusters im Farbdoppler zu identifizieren (27).

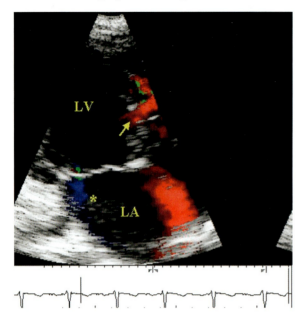

Abb. 26.**41** Links-rechts-Shunt über einen Defekt im muskulären Ventrikelseptum (Pfeil). Bei diesem Patienten bestanden mehrere Defekte, von denen hier nur einer dargestellt wurde. Hierdurch kommt es zu einem erheblichen Shuntvolumen, das zu einer Volumenbelastung des linken Ventrikels (LV) mit konsekutiver Dilatation und Entwicklung einer sekundären Mitralinsuffizienz (Sternchen) führt. Zudem kommt es zu einer Druckerhöhung im Lungenkreislauf und im rechten Ventrikel; dies führt zu einer Abnahme der Shuntflussgeschwindigkeit und einer laminaren Shuntströmung (Rot-Kodierung im Ventrikelseptumdefekt – Pfeil).

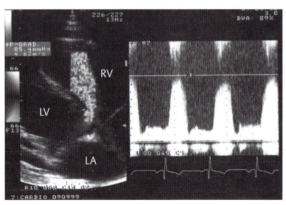

Abb. 26.**42** Spektrale Dopplerkurve der Shuntflussgeschwindigkeit mittels CW-Doppler von parasternal. Die maximale Flussgeschwindigkeit beträgt 4,62 m/s; hieraus berechnet sich ein maximaler Druckgradient von 85,4 mmHg. Bei kleinen Defekten ist es oft schwierig, eine verwertbare Kurve abzuleiten.

Pathologische Anatomie. Der Ductus arteriosus führt in der Fetalzeit das rechtsventrikuläre Schlagvolumen an der nicht entfalteten Lungenstrombahn vorbei in die Aorta und damit dem Körperkreislauf zu. Unmittelbar nach der Geburt beginnt normalerweise der Verschlussprozess, der nach wenigen Tagen beendet ist. Bei der Persistenz des Ductus arteriosus bleibt dieser Prozess teilweise aus, d. h. es finden sich zwar gewisse Verschlusstendenzen, die aber mehr oder weniger rudimentär bleiben.

Hämodynamik. Der erheblich höhere systolische und diastolische Druck in der Aorta führt zu einem kontinuierlichen systolisch-diastolischen Shunt über den PDA in die A. pulmonalis. Das Shuntvolumen hängt von dem Durchmesser und der Länge des PDA ab.

Echobefunde. Wie bereits erwähnt, stellt die Einführung der Echokardiographie – und hier besonders die der Farbdopplerechokardiographie – eine diagnostische Revolution dar: Auch der kleinste PDA ist jetzt diagnostizierbar.

2D-Echo. Nur größere PDA sind hiermit erkennbar. Am besten eignet sich die Einstellung der langen Achse des PDA, die von parasternal erfolgt und die A. pulmonalis in der Längsachse darstellt. Die Schnittebene in Abb. 26.44 entspricht genau dieser Einstellung.

M-Mode. Eine direkte Darstellung des PDA ist nicht möglich. Es lassen sich nur indirekte Auswirkungen des posttrikuspiden Links-recht-Shunts, wie Erhöhung des LA/AO-Quotienten sowie linksventrikuläre Dilatation und Hyperkontraktilität, darstellen. Diese Befunde sind für den PDA nicht spezifisch.

Farbdoppler. Die Befunde dieser Modalität sind diagnostisch und weisen eine sehr große Sensitivität und Spezifität auf, die der klinischen Untersuchung weit überlegen sind (Abb. 26.**44**). Selbst minimale, hämodynamisch völlig unbedeutende Shunts sind hiermit diagnostizierbar.

Spektraler Doppler. Der kontinuierliche systolisch-diastolische Links-rechts-Shunt ist typisch für den PDA und kann in der Regel direkt vom parasternalen Zugang abgeleitet werden (Abb. 26.**45**). Bei Kenntnis des systolischen und diastolischen Blutdrucks – erfassbar durch einfache Blutdruckmessung am Arm – ist es möglich, den systolischen und den diastolischen Blutdruck in der A. pulmonalis zu bestimmen.

Andere Echobefunde. Die Farbdopplerechokardiographie ist die wichtigste diagnostische Methode für die Erfolgskontrolle des interventionellen Verschlusses des PDA. Mehrere klinische Studien haben mittels dieser Technik bewiesen, dass Verschlusssysteme, die eine Spirale (Coil) benutzen, die höchste Effektivität und Sicherheit aufweisen (29).

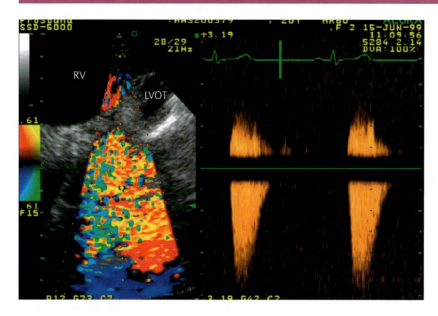

Abb. 26.**43** Spektrale Doppler-kurve der Regurgitationsge-schwindigkeit der Trikuspidalin-suffizienz bei einem membranö-sen Ventrikelseptumdefekt mit-tels CW-Doppler. Die Optimie-rung des Winkels erfolgte durch den Farbdoppler. Es wird eine maximale Geschwindigkeit von 3,19 m/s gemessen; dies ent-spricht einer Druckdifferenz von 40 mmHg. Wenn man hiervon 5–10 mmHg abzieht, erhält man ei-nen systolischen rechtsventrikulä-ren Druck von 30 mmHg.

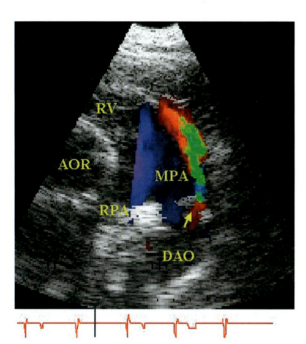

Abb. 26.**44** Turbulenter Links-rechts-Shunt (grün-rot) über einen persistierenden Ductus arteriosus Botalli (Pfeil) im pa-rasternalen Blick der langen Achse des Duktus in Systole. Der normale Ausstrom aus dem rechten Ventrikel ist blau kodiert. RPA = rechter Pulmonalisast, MPA = Pulmonalisstamm, DAO = Aorta descendens.

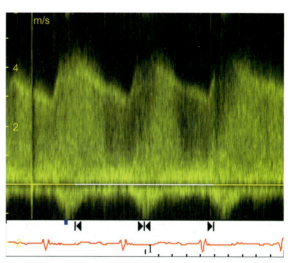

Abb. 26.**45** Flussgeschwindigkeitskurve des kontinuierli-chen Links-rechts-Shunts über einen persistierenden Ductus arteriosus Botalli mittels CW-Doppler von parasternal. Man erkennt eine kontinuierliche systolisch-diastolische Fluss-kurve, deren maximale Geschwindigkeiten in der Systole bei 4,3 und am Ende der Diastole bei 3 m/s liegen.

Komplexe angeborene Herzfehler

Bei vielen angeborenen Herzfehlern sind mehrere Fehlbildungen miteinander kombiniert. Dies führt oftmals zu einer Zunahme der Symptomatik; in anderen Fällen wird die Symptomatik des primären Herzfehlers verändert (z. B. in Richtung einer Zyanose). In einigen Fällen wird allerdings auch durch eine Kombination von mehreren Defekten überhaupt erst ein Überleben ermöglicht.

Atrioseptale Defekte

Es handelt sich herbei um eine Hemmungsmissbildung des atrioventrikulären Septums, das sich im Bereich des embryonalen Endokardkissens ausbildet. Es fehlen entweder der kaudale Teil des Vorhofseptums und ein Teil der Mitralklappenanlage, was zur Spaltbildungen führt (partieller AV-Kanal) oder zusätzlich der obere Teil des Ventrikelseptums und oft ein Teil der Trikuspidalklappenanlage, was zusätzlich einen Ventrikelseptumdefekt und einen Trikuspidalspalt beinhaltet (kompletter Atrioventrikularkanal) (Abb. 26.**46**) (26).

Abb. 26.**46** Schema der Pathologie atrioseptaler Defekte. Hier wird schematisch der Unterschied in der Pathologie des partiellen (= atrioseptaler Vorhofdefekt) und des kompletten Atrioventrikularkanals (= atrioseptaler Vorhof- und Ventrikelseptumdefekt) dargestellt. Beim partiellen Defekt (links) findet sich neben dem Vorhofseptumdefekt vom Ostium-primum-Typ ein Spalt (cleft) im mitralen Teil des gemeinsamen vorderen Segels; das anteriore und das posteriore Segel sind durch eine Gewebebrücke („bridging leaflet") miteinander verbunden. Beim kompletten Typ findet sich zusätzlich ein hoch sitzender Ventrikelseptumdefekt; die beiden gemeinsamen Segel weisen keine zentrale Verbindung auf. Es kann auch ein Spalt in der Trikuspidalklappe bestehen (nach 23a).

Gemeinsame Echobefunde. Die echokardiographischen Befunde der atrioseptalen Defekte sind pathognomonisch und erlauben neben der sehr spezifischen Diagnostik auch eine exakte Zuordnung zu den verschiedenen Formen sowie eine Abschätzung des Schweregrades.

2D-Echo. Der Leitbefund ist hierbei die Position der beiden septalen AV-Klappensegel auf derselben Höhe am Septum, der damit erheblich vom Normalen abweicht. Normalerweise sind der Ansatz des septalen Trikuspidalsegels und des aortalen Mitralsegels am Ventrikelseptum deutlich gegeneinander verschoben, indem die Trikuspidalis etwas nach apikal versetzt ist (Abb. 26.**11**). Die Insertion der beiden septalen AV-Segel auf einer Höhe am Ventrikelseptum findet sich durchgängig bei allen Formen des atrioseptalen Defektes, auch wenn es sich z. B. nur um den isolierten Mitralspalt handelt (36).

M-Mode. Im M-Mode stellt sich typischerweise eine weit ausholende diastolische Bewegung der Mitralis durch das Ventrikelseptum dar (44). Darüber hinaus bestehen Dilatationen der Herzhöhlen, auf die unten näher eingegangen wird.

Partieller atrioseptaler Defekt

Bei einem partiellen atrioseptalen Defekt ist nur ein Teil der atrioseptalen Defektbildung vorhanden: Es besteht ein Vorhofseptumdefekt vom Ostium-primum-Typ, außerdem liegen Auffälligkeiten am vorderen Teil des Mitralapparates vor. Es fehlt hingegen ein hämodynamisch bedeutsamer Ventrikelseptumdefekt.

Pathologische Anatomie. Es besteht ein Vorhofseptumdefekt vom Ostium-primum-Typ, d. h. es fehlt der kaudale, unmittelbar über den AV-Klappen befindliche Teil des Vorhofseptums. Durch das Fehlen des atrioventrikulären Septums ist die Position der septalen Teile der beiden AV-Klappen auf eine gemeinsame Ebene verschoben; es findet sich ein auffälliges Bewegungsmuster des vorderen Mitralsegels (goose-neck), das außerdem eine Spaltbildung aufweist.

Hämodynamik. Durch den Vorhofseptumdefekt entsteht ein prätrikuspider Links-rechts-Shunt, der zur Volumenbelastung der rechtsseitigen Herzhöhlen führt, also die typische Hämodynamik des Vorhofseptumdefektes aufweist (vgl. Abschnitt „ASD II"). Hinzu kommt häufig die Mitralinsuffizienz aufgrund der Spaltbildung im vorderen Segel. Dies kann zu einer Vergrößerung des linken Vorhofs und zu einer Hyperkontraktilität des linken Ventrikels führen.

Echobefunde. Die echokardiographischen Befunde des atrioseptalen Vorhofseptumdefektes sind pathognomonisch und erlauben neben der sehr spezifischen Diagnostik auch eine verlässliche Abschätzung des Schweregrades.

2D-Echo. Der Leitbefund ist hier neben der o. g. Position der beiden septalen AV-Klappensegel ein Echoausfall im kaudalen Teil des Vorhofseptums unmittelbar oberhalb der AV-Klappen ohne restlichen Defektrand auf der Vorhofseite der AV-Segel (Abb. 26.47).

M-Mode. Eine direkte Darstellung des Defektes ist nicht möglich; es finden sich jedoch ein auffälliges Öffnungsmuster der Mitralis sowie die indirekten Zeichen der rechtsseitigen und bei Mitralinsuffizienz auch der linksseitigen Volumenbelastung.

Farbdoppler (Abb. 26.48). Der Vorhofshunt ist unmittelbar proximal der AV-Segel erkennbar; er drainiert direkt in das Ostium der Trikuspidalis. Zusätzlich kann man bei Bestehen eines Mitralklappenspalts einen Mitralinsuffizienz-Jet in den linken Vorhof erkennen.

Spektraler Doppler. Durch winkeloptimierte Anlotung lässt sich die Regurgitationsgeschwindigkeit der Mitralis messen und hieraus der systolische Druckgradient zwischen linkem Ventrikel und linkem Vorhof bestimmen. Bei Kenntnis des systolischen Ventrikeldrucks kann dann die Höhe der V-Welle im linken Vorhof berechnet werden. Bei Vorliegen einer Trikuspidalinsuffizienz kann auch der rechtsventrikuläre systolische Druck bestimmt werden (s. o.).

Andere Echobefunde. Es sollte bei der Untersuchung nicht vergessen werden, auch nach begleitenden Herzfehlern, wie PDA, Pulmonalstenose oder Aortenisthmusstenose, zu schauen.

Kompletter atrioseptaler Defekt

Es besteht hier das Vollbild der atrioseptalen Defektbildung. Entsprechend der Kombination von Septumdefekten und AV-Klappen-Fehlbildungen benötigen diese Patienten in der Regel frühzeitig, d. h. bereits im Säuglingsalter, eine korrektive herzchirurgische Behandlung. Im Spontanverlauf überleben diese Patienten so gut wie nie bis in das Erwachsenenalter.

Pathologische Anatomie. Zusätzlich zum Vorhofseptumdefekt und dem Mitralspalt besteht noch ein hoch sitzender Ventrikelseptumdefekt, über dem sich die AV-Segel schließen. Häufig sind die erstgenannten Defekte ausgeprägter und schwerwiegender als bei der partiellen Form. Entsprechend der Lage der gemeinsamen AV-Segel zum AV-Defekt kann man nach Rastelli (26) 3 verschiedene Formen unterscheiden. Abb. 26.49 zeigt einen AV-Defekt vom Übergangstyp und entspricht dem Typ A nach der Klassifizierung nach Rastelli.

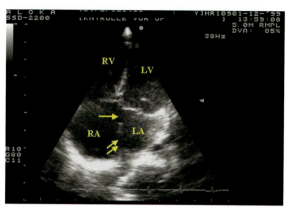

Abb. 26.**47** Partieller Atrioventrikularkanal im apikalen Vierkammerblick mittels 2D-Echokardiographie in später Systole. Der atrioseptale Vorhofseptumdefekt (auch Ostium-primum-Defekt genannt) ist durch einen Pfeil markiert. Zusätzlich besteht ein Ostium-secundum-Defekt (2 Pfeile). Die beiden septalen Segel der AV-Klappen stehen am Ventrikelseptum auf einer Höhe, der rechte Vorhof (RA) ist deutlich vergrößert.

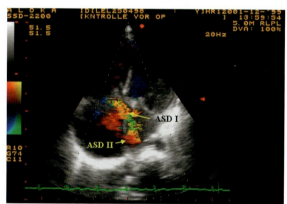

Abb. 26.**48** Dieselben Defekte wie in Abb. 26.**47** jetzt mittels Farbdopplerechokardiographie dargestellt. ASD I = Vorhofseptumdefekt vom Ostium-primum-Typ, ASD II = Vorhofseptumdefekt vom Ostium-secundum-Typ, grün-gelb = Links-rechts-Shunt über den Ostium-primum-Defekt, rot = Links-rechts-Shunt über den Ostium-secundum-Defekt, Pfeil = leichte Trikuspidalinsuffizienz. Häufig besteht wegen eines Mitralklappenspalts auch noch eine Mitralinsuffizienz (s. o.), die hier aber nicht vorliegt.

Hämodynamik. Bei großem Ventrikelseptumdefekt ist das Links-rechts-Shunt-Volumen erheblich, daher besteht in der Regel eine zunächst durchflussbedingte pulmonale Hypertension, die aber bald in die widerstandsbedingte Form übergeht und schnell zur Eisenmenger-Reaktion führt.

2D-Echo. Neben dem ASD I und der auffälligen Mitralklappe ist der hoch sitzende Ventrikelseptumdefekt erkennbar. Die diagnostisch wichtigste echokardiographische Einstellung ist der apikale Vierkammerblick (Abb. 26.49).

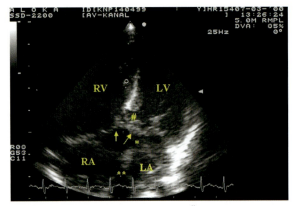

Abb. 26.**49** Atrioseptaler Defekt vom Übergangstyp im apikalen Vierkammerblick mittels 2D-Echokardiographie in der Systole. Der Septum-primum-Defekt (Sternchen) ist ebenso sichtbar wie der hoch sitzende Ventrikelseptumdefekt (#) und ein kleiner hoch sitzender Ostium-secundum-Defekt (Sternchen); zwischen beiden ist das gemeinsame AV-Klappensegel ausgespannt (zwei Pfeile).

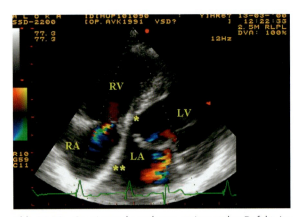

Abb. 26.**50** Operierter kompletter atrioseptaler Defekt im apikalen Vierkammerblick mittels Farbdoppler in der Systole. Der Bereich des eingesetzten Patch zum Verschluss des atrioseptalen Vorhof- und Ventrikelseptumdefektes erstreckt sich vom Bereich des hohen Vorhofseptums (2 Sternchen) bis zum oberen Rand des Ventrikelseptums (1 Sternchen). Die gemeinsamen Anteile der AV-Klappen wurden gespalten und dann am Septum-Patch vernäht. Es besteht noch eine deutliche Mitral- und Trikuspidalinsuffizienz.

M-Mode. Im M-Mode finden sich neben der bereits besprochenen auffälligen Bewegung der Mitralis die unspezifischen Zeichen der linksseitigen Volumenbelastung mit Dilatation des linken Vorhofs und des linken Ventrikels sowie eine Erhöhung der Ejektionsfraktion.

Farbdoppler. Der Vorhofshunt ist fast ausschließlich links-rechts; auf Ventrikelebene findet sich ein Kreuzshunt. Zusätzlich ist die Mitralinsuffizienz erkennbar.

Spektraler Doppler. Wenn der Ventrikelseptumdefekt groß ist, ist über ihn praktisch keine Druckdifferenz messbar; dies weist auf eine pulmonale Hypertension

hin. Beim Vorliegen einer Trikuspidalinsuffizienz lässt sich dieser Befund bestätigen durch eine hohe systolische Regurgitationsgeschwindigkeit zwischen rechtem Ventrikel und rechtem Vorhof.

Postoperative Befunde. Fast immer wird im Erwachsenenalter ein bereits chirurgisch korrigierter Defekt vorliegen oder aber ein nicht so hämodynamisch schwerwiegender Defekt, wie z. B. ein partieller atrioseptaler Defekt oder eine Übergangsform. Bei einem bereits chirurgisch versorgten Defekt erkennt man im Vierkammerblick einen langen Patch, der das kraniale Ende des Ventrikelseptums mit dem kaudalen des Vorhofseptums verbindet (Abb. 26.**50**). Die früher gemeinsamen AV-Segel sind jetzt durch das künstliche Septum getrennt. Der Patch, der durchgehend vom Unterrand des Vorhofseptums bis zum Oberrand des Ventrikelseptums reicht, hat die Shuntverbindung verschlossen. Es besteht in der Regel kein Restshunt mehr. Meist verbleiben, wie auch in Abb. 46.**50** zu sehen, noch eine Restmitralinsuffizienz sowie häufig eine Trikuspidalinsuffizienz. Dies ist dadurch bedingt, dass sich der Mitralisspalt (und wenn vorhanden, der Trikuspidalisspalt) nicht komplett verschließen lassen, ohne eine Stenosierung zu riskieren. Bei stärkerer Ausprägung der Mitralinsuffizienz ist eine erneute Operation erforderlich, evtl. unter Zuhilfenahme eines Klappenersatzes. Die Trikuspidalinsuffizienz kann hingegen toleriert werden.

Im M-Mode bleibt postoperativ häufig die diastolische Mitralisbewegung auffällig. Eine bedeutsame restliche Mitralinsuffizienz führt zu Zeichen einer linksventrikulären Volumenbelastung.

Begleitende Herzfehler werden in der Regel ebenfalls korrigiert und sollten in die Nachuntersuchung eingeschlossen werden.

Konotrunkale Fehlbildungen

Unter diesem Oberbegriff können alle Herzfehler subsummiert werden, bei denen eine schwerwiegende Fehlbildung im Bereich der Anatomie und Topographie des aortopulmonalen Herzabschnitts vorliegt. Schematisch gesehen können dieser Fehlbildung folgende embryonale Hemmungen zugrunde liegen:

➤ eine unsymmetrische Ausbildung der beiden Ausflussbahnen und der arteriellen Gefäßklappenanlagen (wie bei der Fallot-Tetralogie),
➤ ein nicht vollständiges, spiraliges Wachstum des Trunkusseptums, das den Truncus arteriosus in die vorne rechts entspringende A. pulmonalis und die hinten links entspringende Aorta separiert; hierdurch kann ein Double Outlet right Ventricle (DORV) oder eine einfache Transposition entstehen (d-loop), bei falsch gerichteter Rotation kann eine kongenital korrigierte Transposition (l-loop) entstehen,
➤ fehlende proximale Progression der Septierung, die zu einem Truncus arteriosus communis persistens führt; dieses Krankheitsbild ist mit einem längeren Überleben nicht vereinbar, wird im Erwachsenenal-

ter nicht mehr gesehen und daher hier nicht besprochen. Die operative Korrektur erfolgt nach der Methode nach Rastelli. Die Befunde dieses postoperativen Zustandes werden weiter unten dargestellt.

Fallot-Tetralogie

Dies ist der häufigste mit einer Zyanose einhergehende Herzfehler. Da die Zyanose in der Regel bereits im Kindesalter vorhanden ist, erfolgt die Korrekturoperation so gut wie immer vor dem Erreichen des Erwachsenenalters. Es ist dann nur noch der postoperative Zustand vorhanden, der in der Regel auch erheblich vom Normalbefund abweicht.

Pathologische Anatomie. Die anatomisch-pathologischen Fehlbildungen, welche die Fallot-Tetralogie ausmachen, sind neben dem subaortal gelegenen Ventrikelseptumdefekt die hierüber ante- und dextroponierte dilatierte Aorta („überreitende Aorta"), die „Rechtshypertrophie" (Hypertrophie des rechtsventrikulären Myokards und Dilatation des rechten Ventrikelkavums) sowie die Pulmonalstenose (20). Tatsächlich bestehen neben der Pulmonalstenose in der Regel auch noch eine Hypoplasie des Pulmonalklappenrings sowie eine Infundibulumstenose, die häufig mit einer Infundibulumhypoplasie kombiniert ist. Besser spricht man daher von einer rechtsventrikulären Ausflussbahnobstruktion.

Hämodynamik. Durch die systolische Druckerhöhung im rechten Ventrikel aufgrund der rechtsventrikulären Ausflussbahnobstruktion wird leicht der linksventrikuläre Druck erreicht, sodass schnell ein Rechts-links-Shunt entsteht, der dann zu einer zentralen Zyanose führt.

Echobefunde. Die einzelnen Fehlbildungen, welche die Fallot-Tetralogie ausmachen, sind sämtlich eindrucksvoll echokardiographisch zu diagnostizieren. Es ist daher ohne weiteres möglich, die komplette Diagnose nichtinvasiv zu stellen.

2D-Echo. Der Ventrikelseptumdefekt, über dem die Aortenwurzel reitet, ist in der parasternalen oder apikalen langen Achse (Abb. 26.51) oder im apikalen Fünfkammerblick zu erkennen; in der parasternalen langen Achse der A. pulmonalis sieht man die enge rechtsventrikuläre Ausflussbahn und den hypoplastischen Pulmonalklappenring (Abb. 26.52, Pfeil). Die Pulmonalisbifurkation ist in der Regel schwer darzustellen, während sich der rechte Ast im Querschnitt gut von suprasternal abbilden lässt.

M-Mode. Durch einen Schwenk von der Aortenwurzel herzspitzenwärts sind die Anteposition der vorderen Aortenwurzelbegrenzung und der Ventrikelseptumdefekt darstellbar.

Farbdoppler. Der Rechts-links-Shunt des rechtsventrikulären Blutes direkt in die Aortenwurzel ist deutlich

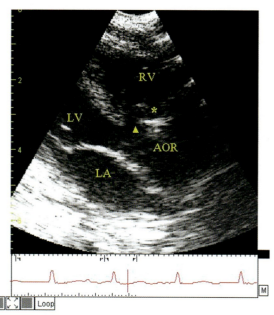

Abb. 26.**51** Fallot-Tetralogie im apikalen Blick der langen Achse mittels 2D-Echokardiographie in der Systole. Man erkennt die Verlagerung der vorderen Aortenwand (Sternchen) nach vorne und rechts im Verhältnis zum Ventrikelseptum. Der Ventrikelseptumdefekt ist mit einem Dreieck markiert.

erkennbar, ebenso die Akzeleration im rechtsventrikulären Ausflusstrakt, die über die Pulmonalklappe bis in den Pulmonalisstamm reicht (Abb. 26.52). Lage und Ausmaß der Stenosierung des rechtsventrikulären Ausstroms sind hiermit genau zu lokalisieren.

Spektraler Doppler. Analog zur Pulmonalstenose kann der Stenosegradient dargestellt und bei günstigen Bedingungen sowohl subvalvulär als auch valvulär bestimmt werden. Das Ausmaß ist allerdings nicht geeignet, eine Aussage über den Schwergrad der FT zu machen.

Postoperative Befunde. Diese Erkrankung wird im Erwachsenenalter in der Regel bereits chirurgisch korrigiert worden sein, sodass echokardiographisch nur noch der postoperative Zustand beurteilbar ist.

Der Ventrikelseptumdefekt ist mittels eines Patch verschlossen. Dieser zieht vom Oberrand des Ventrikelseptums zum Unterrand der vorderen Aortenwand (Abb. 26.53). Der rechtsventrikuläre Ausflusstrakt ist häufig mittels Patch-Plastik bis über den Klappenring hinaus erweitert worden und erscheint oft übermäßig weit. Der Klappenapparat ist nicht mehr funktionsfähig. Häufig besteht am Oberrand des Patch ein kleiner Restshunt; außerdem besteht immer eine Pulmonalinsuffizienz, die manchmal sehr stark ist und zu einer erheblichen rechtsventrikulären Volumenbelastung führt.

Im 2D-Echo ist der subaortale Patch als echoreiche Struktur deutlich zu erkennen; er zieht vom Oberrand des Ventrikelseptums nach anterior zum Unterrand der

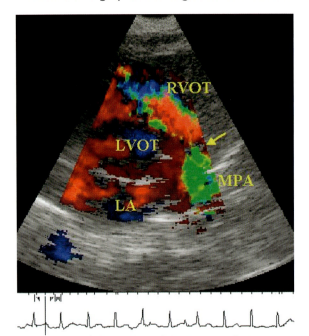

Abb. 26.**52** Fallot-Tetralogie im parasternalen Blick der langen Achse der A. pulmonalis mittels Farbdopplerechokardiographie in der Systole. Deutlich erkennbar ist eine Akzeleration des Blutflusses (rot-grün-blau) im rechtsventrikulären Ausflusstrakt unterhalb der Pulmonalklappe (Pfeil), aber erst an der stenotischen Pulmonalklappe entwickelt sich ein regelrechter Jet (grün). Aufgrund dieser Dopplerbefunde ist der valvulären Stenose der höhere Gradient zuzubilligen.

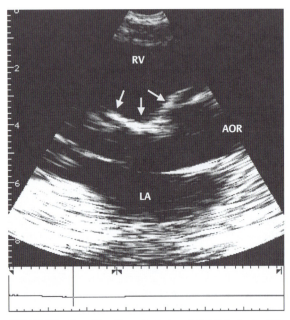

Abb. 26.**53** Korrektur-Operation einer Fallot-Tetralogie. Mittels eines Patch (3 Pfeile) wurde der Ventrikelseptumdefekt verschlossen und die überreitende Aortenwurzel (AOR) dem linken Ventrikel (LV) zugeordnet. Der rechte Ventrikel (RV) ist dilatiert.

vorderen Aortenwand (Abb. 26.53). Der rechte Ventrikel erscheint weit; der Ausflusstrakt ist, bedingt durch eine Patch-Plastik, oft aneurysmatisch erweitert.

Im M-Mode zeigt sich eine Dilatation des rechten Ventrikels. Bei extremer Dilatation (RVIDd/LVIDd > 0,6) erscheint die Implantation eines Klappenersatzes in Pulmonalposition indiziert.

Im Farbdoppler findet sich oft am Oberrand des Patch ein kleiner Restdefekt, manchmal auch in anderen Bereichen der Patch-Naht. Stets zeigt sich eine Pulmonalinsuffizienz, die oft erheblich ist. Aufgrund der rechtsventrikulären Dilatation besteht meist eine funktionelle Trikuspidalinsuffizienz.

Mittels spektralem Doppler kann über die Trikuspidalinsuffizienz der rechtsventrikuläre systolische Druck bestimmt werden und so eine verbleibende Druckbelastung wegen einer Restpulmonalstenose oder wegen Abgangsstenosen der Pulmonalisäste diagnostiziert werden.

Häufig findet sich außerdem eine zentrale Aorteninsuffizienz, die aber bei früher Korrektur der Tetralogie nicht progredient ist und keiner speziellen Behandlung bedarf.

Ursprung beider großer Arterien aus dem rechten Ventrikel (Double Outlet right Ventricle – DORV)

Die Nomenklatur dieses Herzfehlers wird nicht einheitlich gehandhabt: Während die chirurgische Terminologie hierunter die ausgeprägte Fallot-Tetralogie (s. o.) mit stark überreitender Aorta subsummiert, ist unter entwicklungsgeschichtlichen Gesichtspunkten die Existenz eines biarteriellen Konus ein wichtiges diagnostisches Kriterium.

Pathologische Anatomie. Für die chirurgisch gebräuchliche Definition des Double Outlet right Ventricle (DORV) ist es ausreichend, wenn mehr als 1 ½ Arterien aus dem rechten Ventrikel entspringen (43). Die pathologisch-anatomische Definition verlangt demgegenüber die Anwesenheit eines subarteriellen Konus unter den beiden großen Arterien (40). Daneben ist ein Ventrikelseptumdefekt obligatorisch; eine Pulmonalstenose kann ebenso assoziiert sein wie eine Aortenisthmusstenose.

Hämodynamik. Das lungenvenöse Blut gelangt vom linken Ventrikel über den Septumdefekt in den rechten, von wo aus es sich entsprechend der Widerstandsrelation der nachgeschalteten Gefäßgebiete (Lungen- und Körperkreislauf) verteilt. Darüber hinaus sind für die hämodynamische Symptomatik die Lage des Ventrikelseptumdefekts, das Vorliegen von Stenosen der großen Arterien und begleitende Herzfehler (35) entscheidend.

Echobefunde. Es kann echokardiographisch eine stimmige Diagnostik des DORV durchgeführt werden, d. h. die Kriterien der entsprechenden Klassifikation können damit abgebildet werden. Zusätzliche Fehlbildungen, wie Pulmonalstenose oder Koarktation, sind nichtinvasiv diagnostizierbar.

2D-Echo. Das diagnostische Kennzeichen des DORV ist die Darstellung des Ursprungs beider großer Arterien aus dem rechten Ventrikel und des Ventrikelseptumdefektes als einzigem bzw. überwiegendem Auslass aus dem linken Ventrikel (Abb. 26.54).

M-Mode. Im M-Mode lassen sich die unspezifischen Zeichen der Hämodynamik darstellen: Bei VSD-Hämodynamik (subaortaler VSD) erscheint der linke Ventrikel dilatiert und hyperkontraktil, bei Fallot-Hämodynamik (Pulmonalstenose) ist der rechte Ventrikel prominent und bei der Transpositions-Hämodynamik (subpulmonaler VSD) sind die linksseitigen Herzhöhlen wiederum volumenbelastet.

Farbdoppler. Die spezifische hämodynamische Situation lässt sich häufig gut mittels Farbdopplerechokardiographie abbilden. So ist in Abb. 26.54 erkennbar, dass ein DORV mit VSD-Hämodynamik mittels Banding der Pulmonalarterie behandelt wurde. Das Ausmaß des Bandings kann über die Bestimmung des Druckgradienten zur A. pulmonalis hin semiquantitativ eingeschätzt werden.

Spektraler Doppler. Bei speziellen Fragestellungen kann er zur semiquantitativen Einschätzung der Hämodynamik beitragen.

Andere Echobefunde. Es sollte nie vergessen werden, echokardiographisch nach begleitenden Herzfehlern zu fahnden. Diese sind oft bestimmend für die klinische Symptomatik des DORV.

Komplette Transposition der großen Arterien

Pathologische Anatomie. Durch den vertauschten Ursprung der Arterien aus dem Herzen ist die Lebenserwartung ohne sofortige Behandlung nach der Geburt gering; demzufolge ist das genuine Krankheitsbild im Erwachsenenalter unbekannt (21). Für die Korrekturoperation gibt es zwei operative Verfahren.

Die geschichtlich ältere besteht in einer sog. „physiologischen Korrektur", bei welcher der venöse Zufluss zum Herzen durch eine plastische Rekonstruktion des Vorhofseptums so umgestaltet wird, dass der systemvenöse Rückfluss durch den hierdurch entstehenden „baffle" auf den linken Ventrikel und der lungenvenöse auf den rechten Ventrikel drainiert wird (25). Der „baffle" bezeichnet die „hosenförmige" Rekonstruktion des Vorhofseptums, wobei die „Hosenbeine" die obere und untere Hohlvene nach dorsal auf die Mitralis und damit den Lungenkreislauf drainieren und der Rest des Vorhofkavums der Drainage der Lungenvenen auf die Trikuspidalis und den Systemkreislauf dient. Das operative Vorgehen bei der Technik nach Senning ist in Abb. 26.55a schematisch dargestellt (21). Anatomische Probleme können sich im Laufe der Zeit durch eine Baf-

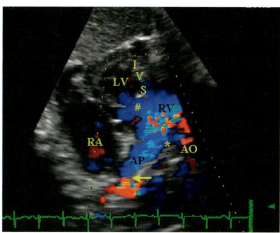

Abb. 26.54 Double Outlet right Ventricle (DORV; Ursprung beider großer Arterien aus dem rechten Ventrikel) in der subkostalen langen Achse der rechtsventrikulären Ausflussbahn mittels Farbdoppler in der Endsystole. Der Ausstrom in die leicht dorsal stehende A. pulmonalis (AP) ist laminar (blau), im Pulmonalisstamm sieht man dann Turbulenzen, bedingt durch die operative Anlage eines Pulmonalisbändchens (Pfeil). Das Auslassseptum, welches die beiden Arterien trennt, ist mit einem Sternchen markiert. Der Ventrikelseptumdefekt ist mit einer Raute (#) gekennzeichnet.

fle-Einengung an der Anastomose zur oberen Hohlvene oder durch Stauung des lungenvenösen Rückflusses ergeben.

Die geschichtlich jüngere Korrekturmethode wird heute, wenn irgend möglich, bevorzugt und besteht in einer Umpflanzung der beiden großen Arterien oberhalb des Klappenapparates. Die A. pulmonalis wird oberhalb der Aortenklappe mit dem Stumpf der Aorta und die aszendierende Aorta oberhalb der Pulmonalklappe mit dem Stumpf der A. pulmonalis anastomosiert. Hierbei müssen auch die Koronararterien umgepflanzt werden, um nach dieser „Switch-Operation" wieder aus der Wurzel der Aorta zu entspringen (14). Probleme können sich durch eine Einengung der umgepflanzten Arterien an der Stelle der Anastomosierung oder durch Einengung der Koronarostien ergeben (Abb. 26.56).

Hämodynamik. Durch die Änderung des kardialen Zuflusses (bei der Vorhofumkehr) bzw. des Abflusses (bei der arteriellen Switch-Operation) werden der Lungen- und der Körperkreislauf wieder in Serie geschaltet, und damit wird die normale Kreislaufhämodynamik hergestellt.

Echobefunde. Die Echokardiographie vermag bei diesen Korrekturzuständen wichtige diagnostische Hinweise zu liefern und ist für die Vorfelddiagnostik unentbehrlich.

2D-Echo. Bei der Vorhofumkehr ist die intraatriale Hämodynamik häufig von subkostal aus darstellbar (Abb. 26.55). Als Alternative kommt der transösopha-

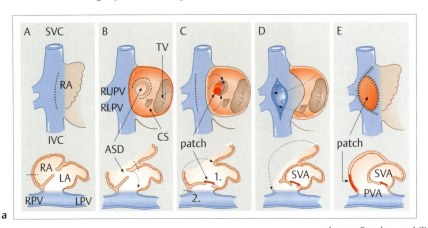

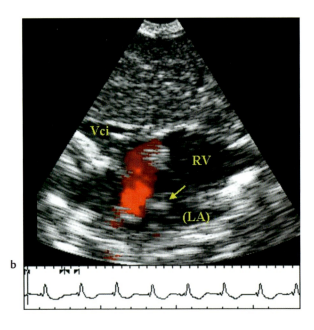

Abb. 26.55 Vorhofumkehr nach Senning.

a Schematische Darstellung der operativen Technik der Vorhofumkehr nach Senning. Die Abbildung zeigt die einzelnen Schritte der Vorgehensweise. Bei der physiologischen Korrektur nach Senning wird ein Teil des Vorhofseptums benutzt, um den Baffle mit zu formen: Nach der Inzision in den rechten Vorhof (A) wird das Vorhofseptum in Form einer bogenförmigen Inzision entlang des vorderen oberen Randes mobilisiert (B). Nachdem der Vorhofseptumdefekt (ASD) durch einen Patch verschlossen worden ist, wird diese Lasche dann an die Hinterwand des linken Vorhofs genäht (Pos. 1 in C), sodass die Lungenvenen vorne von diesem verschobenen Septumteil eingeschlossen werden (C). Dann wird ein weiterer Schnitt in der Wand des linken Vorhofs parallel zum ersten Schnitt im rechten Vorhof knapp neben dem Vorhofseptum durchgeführt (Pos. 2 in C). Die mediale Lasche der Vorhofwand wird dann im Kavum des Vorhofs längs des freien Randes der vormaligen Inzision vernäht (D). Dieser Schritt führt den systemvenösen Rückfluss in den linken Vorhof (SVA). Der restliche Teil der rechten Vorhofwand wird dann über diese nach innen verlagerte Lasche gezogen und am hinteren linken Vorhofbereich mittels Patch vernäht (E). Hierdurch wird der neue lungenvenöse Vorhof gebildet (PVA).

b Vorhofumkehr nach Senning bei einfacher Transposition der großen Arterien im subkostalen Vierkammerblick mittels Farbdoppler. Man erkennt die Zuleitung des lungenvenösen Rückflusses auf den rechten Ventrikel (RV). Die untere Hohlvene (Vci) und die obere Hohlvene (hier nicht sichtbar) drainieren vor dem Baffle auf die Mitralklappe (auf diesem Schnitt nicht sichtbar). (LA) = Rest des linken Vorhofs.

geale Zugang in Betracht. Ein Nachteil hierbei ist allerdings, dass die Vorhofanatomie schallkopfnah im Anfangsteil des Sektors dargestellt wird, sodass man immer nur einen kleinen Ausschnitt erhält. Daher sollte der Untersucher durch ausreichende Bewegung des Schallkopfes um die Längs- und die Querachse versuchen, sich ein räumliches Bild von den anatomischen Verhältnissen zu verschaffen. Wenn möglich, ist daher ein omniplaner TEE-Schallkopf zu verwenden. Hierbei lassen sich dann wesentliche Teile des Baffle-Bereichs darstellen.

Bei Zustand nach arterieller Switch-Operation ist hingegen auch der transthorakale Zugang nutzbar. Hiermit lassen sich stets die supravalvulären Abschnitte der großen Arterien sowie häufig der Ursprung und/oder Verlauf der zentralen Koronargefäße darstellen (Abb. 26.56).

M-Mode. Bei der Vorhofumkehr erscheint der rechte Ventrikel stark vergrößert, während der linke einen deutlich verminderten diastolischen Tiefendurchmes-

ser aufweist. Dies ist begründet in der inversen Druckbelastung aufgrund der unverändert vorhandenen Transponierung der Arterien.

Farbdoppler. Die anatomischen Verhältnisse bei der Vorhofumkehr sind häufig unübersichtlich und schwer zu interpretieren. In dieser Situation kommt der Charakterisierung der Flussdynamik durch den Farbdoppler eine große Bedeutung zu, um den Erfolg der Korrekturoperation zu beurteilen. So ist in Abb. 26.55b erkennbar, dass der lungenvenöse Rückfluss ohne Stenosierung auf die Trikuspidalklappe drainiert. Auch bei der arteriellen Switch-Operation ist die Flussanalyse der supravalvulären Gefäßabschnitte diagnostisch aufschlussreich.

Spektraler Doppler. Bestehende Änderungen der Strömungscharakterisitik lassen sich hiermit quantitativ abklären. So ist z.B. der supravalvuläre Gradient nach arterieller Switch-Operation quantifizierbar, und es kann die Indikation zur interventionellen oder chirurgischen Therapie gestellt werden.

Kongenital korrigierte Transposition der großen Arterien

Patienten mit diesem sehr seltenen Herzfehler können das Erwachsenenalter erreichen, ohne jemals symptomatisch geworden zu sein. Relativ häufig entwickelt sich bei diesen Patienten spontan ein kompletter AV-Block.

Pathologische Anatomie. Es besteht durch die embryonale Ausbildung einer l-loop eine Fehlkonnektion zwischen den Vorhöfen und den nachgeschalteten Ventrikeln sowie zwischen den Ventrikeln und den nachgeschalteten großen Arterien. Die Aorta entspringt vorne am linken Herzrand aus dem rechten Ventrikel und zieht nach kranial, um über den annähernd in der Sagittalebene stehenden Aortenbogen links paravertebral zu deszendieren. Die A. pulmonalis entspringt dorsal am rechten Herzrand aus dem linken Ventrikel und teilt sich in die beiden Äste auf, ohne sich mit der Aorta überkreuzt zu haben. Das interventrikuläre Septum steht annähernd in der Sagittalachse. Die beiden AV-Klappen folgen den Ventrikeln und sind damit untereinander vertauscht: Die Trikuspidalklappe bildet den Ausfluss des linken Vorhofs und die Mitralklappe den des rechten.

Sehr häufig finden sich bei diesem Herzfehler ein Ventrikelseptumdefekt unterhalb der Pulmonalklappe sowie eine Pulmonalstenose und Subpulmonalstenose. Die Letztere wird oft durch Trikuspidalklappengewebe gebildet, das durch den VSD prolabiert.

Hämodynamik. Aufgrund dieses „doppelten Irrtums der Natur" ist der intrakardiale Blutfluss korrigiert: Der systemvenöse Rückfluss strömt über die Mitralklappe in den anatomisch linken Ventrikel und von hier aus in die transponierte A. pulmonalis; der lungenvenöse Rückfluss strömt über die Trikuspidalklappe in den anatomisch rechten Ventrikel und von hier aus in die transponierte Aorta. Wären da nicht die häufig begleitende Subpulmonal- und Pulmonalstenose sowie der Ventrikelseptumdefekt, wäre dieser Herzfehler tatsächlich komplett korrigiert.

Echobefunde. Bei oberflächlicher Untersuchung sind die echokardiographischen Befunde relativ unspektakulär und können leicht verkannt werden. Es ist bei der Untersuchung extrem wichtig, die Rechts-links-Verhältnisse des Echokardiographiesystems richtig einzustellen und zu handhaben.

2D-Echo. Der diagnostisch entscheidende Befund ist im apikalen Vierkammerblick zu erheben. Die Ansätze der septalen Segel beider AV-Klappen am Ventrikelseptum sind invertiert: Das links liegende Segel inseriert tiefer und das rechte Segel höher am Septum (Abb. 26.57) (13). Wie bei der klassischen D-Transposition der großen Arterien fehlt auch hier die normale Überkreuzung der großen Arterien, sodass A. pulmonalis und Aorta parallel verlaufend, in einem Bild dargestellt werden können. In der parasternalen kurzen Achse erscheint die

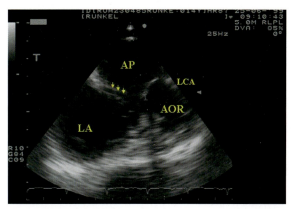

Abb. 26.**56** Korrekturoperation einer kompletten Transposition der großen Arterien durch anatomische Korrektur (Switch-Operation) in der parasternalen kurzen Achse der Gefäßebene. Die Aorta (AOR) steht jetzt hinten; man erkennt den Abgang der linken Koronarie (LCA) und den Verlauf der rechten Koronararterie (3 Pfeile). Die A. pulmonalis (AP) steht jetzt vorne, an dem früheren Platz der Aorta. Der linke Vorhof (LA) ist nach rechts verlagert.

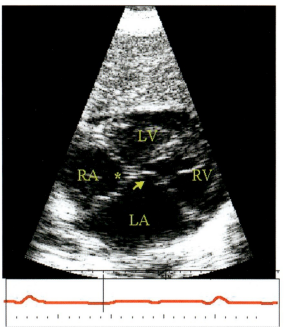

Abb. 26.**57** Kongenital korrigierte Transposition der großen Arterien (l-TGA) von subkostal im Vierkammerblick mittels 2D-Echokardiographie in der Systole. Es ist der inverse Ansatz der septalen AV-Klappensegel am Ventrikelseptum dargestellt: Im Gegensatz zur normalen Situation inseriert hier die linksseitige AV-Klappe mehr nach spitzenwärts verlagert (Pfeil) als die rechtsseitige (Sternchen); hierdurch lässt sie sich als Trikuspidalis und die rechtsseitige als Mitralis identifizieren. Da die Klappen stets bei den Ventrikeln bleiben, ist der linksseitige Ventrikel der rechte (RV) und der rechtsseitige der linke (LV).

Gefäßstellung zunächst normal, bei genauer Analyse fällt jedoch dann auf, dass das anteriore links stehende Gefäß die Aorta (und nicht die A. pulmonalis) und das hinten rechts stehende Gefäß die A. pulmonalis (und nicht die Aorta) ist (Abb. 26.**58**).

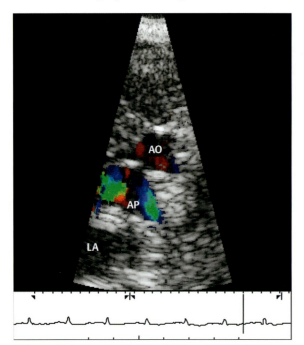

Abb. 26.**58** Kongenital korrigierte Transposition der großen Arterien (l-TGA) von parasternal in der kurzen Achse der Gefäßebene mittels Farbdoppler in der Systole. Das links vorne stehende Gefäß ist die Aorta (AO), das rechts hinten stehende die A. pulmonalis (AP), erkennbar an den systolischen Turbulenzen im Gefäßstamm.

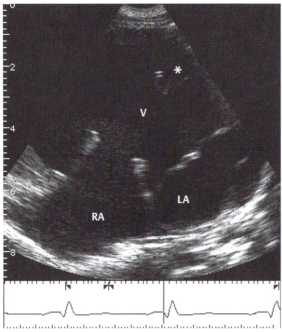

Abb. 26.**59** Singulärer Ventrikel im apikalen Vierkammerblick mittels zweidimensionaler Echokardiographie am Ende der Diastole. Die beiden Vorhöfe sind getrennt durch das Vorhofseptum, die beiden AV-Klappen sind am kaudalen Bereich des Vorhofseptums ebenfalls separiert. Sie öffnen sich in einen gemeinsamen Ventrikel (V), an dessen Spitze man die Reste des Ventrikelseptums (Sternchen) erkennt.

M-Mode. Der M-Mode trägt zur Diagnostik nicht bei. Zudem sind die Messwertbefunde aufgrund der Ventrikelinversion und der sagittalen Stellung des Kammerseptums nicht verlässlich zu erheben. Allerdings sind die individuellen Befunde der rechtsventrikulären Funktion wichtig für die Verlaufskontrolle, da der rechte Ventrikel allmählich dekompensieren kann.

Farbdoppler. Der Farbdoppler ist sehr hilfreich bei der Indentifizierung der A. pulmonalis, die ja meistens, bedingt durch eine subvalvuläre und/oder valvuläre Stenose, verwirbeltes Blut führt. Die semiquantitative Erfassung der Trikuspidalinsuffizienz ist ein wichtiger Indikator der Funktion des Systemventrikels.

Spektraler Doppler. Hiermit ist es sehr gut möglich, den Ausflussbahngradienten zur A. pulmonalis zu bestimmen und damit den systolischen Pulmonalisdruck zu errechnen.

Andere Echobefunde. Häufig finden sich strukturelle Abnormitäten der linksseitigen Trikuspidalklappe, die oft teilweise durch den Ventrikelseptumdefekt prolabiert, ihn dadurch partiell schließt, aber auch inkompetent wird.

Singulärer Ventrikel

Synonym sind hier auch „common ventricle", „univentricular heart", „primitive ventricle" etc. benutzt worden. Gemeinsam ist allen diesen Begriffen, dass funktionell ein Ventrikelkavum besteht, verursacht entweder durch einen sehr großen Ventrikelseptumdefekt, eine fehlende Differenzierung von zwei Ventrikeln oder die Existenz der rudimentären Ausflusskammer eines Ventrikels.

Pathologische Anatomie. Unter dem Begriff „singulärer Ventrikel" wurden zunächst alle Herzerkrankungen subsummiert, bei denen ein Ventrikel den gesamten venösen Rückfluss (system- und lungenvenös) entweder über beide AV-Klappen oder über eine gemeinsame AV-Klappe erhält (41). Ausdrücklich ausgeschlossen von dieser Definition waren die Trikuspidal- und die Mitralatresie. Hierauf basierend, wurden 4 Klassen – gemäß der Ventrikelmorphologie – und 4 Gruppen – entsprechend der Relation zu den großen Arterien – eingeteilt. Später vorgenommene Klassifizierungen stellten die atrioventrikuläre Konnektion in den Vordergrund der Überlegungen (2). Weiter gehende Details hinsichtlich der Klassifizierung erübrigen sich an dieser Stelle.

Hämodynamik. Im singulären Ventrikel mischen sich system- und lungenvenöser Zufluss im Verhältnis der Durchflussraten des Körpers und der Lunge. Der Zufluss zu den beiden Kreislaufhälften richtet sich nach den dort herrschenden Widerständen. Bei nicht restriktivem Lungenzufluss stellt sich früh eine Lungenüberflutung ein, die entweder zur Herzinsuffizienz führt oder später eine irreversible pulmonale Hypertension nach sich zieht. Um dies zu verhindern, wird frühzeitig ein Pulmonalis-Banding angelegt, das den Zufluss in den Lungenkreislauf drosselt. Bei höhergradiger Pulmonal- und/oder Subpulmonalstenose hingegen kommt es zu einer eheblichen Minderperfusion des Lungenkreislaufs, wodurch das operative Anlegen einer systemikopulmonalen Anastomose erforderlich wird.

Echobefunde. Die Diagnose des singulären Ventrikels ist einfach und schnell zu stellen. Ebenso lassen sich die AV-Klappensituation, die Ventrikelmorphologie und der Ursprung der großen Arterien darstellen. Im Erwachsenenalter wird fast immer bereits eine palliative operative Versorgung des Herzfehlers durchgeführt worden sein, die dann klinisch und semiquantitativ beurteilt werden sollte.

2D-Echo. Die diagnostisch wichtigen Befunde sind im apikalen Vierkammerblick zu erheben. Hier können die Anatomie der AV-Klappen und ihre Zuordnung sowie die Morphologie der Ventrikel beurteilt werden (Abb. 26.59). Die Stellung und die Morphologie der großen Arterien und der Semilunarklappen sind am besten von parasternal darstellbar (Abb. 26.60).

M-Mode. Es lässt sich im mittleren Teil der Ventrikelhöhlen kein Ventrikelseptum darstellen. Die beiden AV-Klappen sind in ihrem Bewegungsablauf nicht durch das Septum getrennt.

Farbdoppler. Mit dem Farbdoppler kann eine evtl. vorhandene valvuläre und/oder subvalvuläre Pulmonalstenose dargestellt werden. Bei einem chirurgisch angelegten Pulmonalis-Banding lässt sich dessen Effektivität durch das Auftreten von Turbulenzen nachweisen (Abb. 26.60).

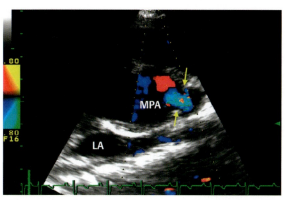

Abb. 26.**60** Pulmonalis-Banding im parasternalen langen Achsenblick. Das Banding, markiert durch zwei Pfeile, ist am Pulmonalisstamm (MPA) erkennbar. Hier entstehen auch kräftige Turbulenzen. Unter diesem ungünstigen Winkel ist die maximale Flussgeschwindigkeit mittels spektralem Doppler (CW-Doppler) nicht exakt bestimmbar.

Spektraler Doppler. Mit dem spektralen Doppler ist es möglich, bei Vorliegen einer nativen Auslassobstruktion zum Lungenkreislauf hin den Ausflussbahngradienten zu bestimmen und damit den systolischen Pulmonalisdruck zu errechnen. Dies gilt auch für den Zustand nach Pulmonalis-Banding.

Andere Echobefunde. Es darf nicht vergessen werden, dass beim singulären Ventrikel auch extrakardiale begleitende Fehlbildungen, wie ein persistierender Ductus arteriosus oder eine Aortenisthmusstenose, vorkommen können. Viele Patienten werden mittels endgültiger Palliation nach Fontan (s. u.) chirurgisch behandelt und weisen entsprechende echokardiographische Befunde auf.

In diesem Abschnitt werden einige Folgezustände nach Operationen von komplexen Herzfehlern besprochen, ohne die die betroffenen Patienten das Erwachsenenalter nicht erlebt hätten.

Endgültige Palliation nach Fontan

Pathologische Anatomie. Diese Operationsmethode wird in den letzten Jahren immer dann angewandt, wenn eine biventrikuläre Korrektur nicht möglich ist. Ursprünglich war sie für die endgültige Palliation der Trikuspidalatresie entwickelt worden (8); schon bald wurde die Methode aber auch bei anderen Herzfehlern eingesetzt (45). Im Laufe der Jahre wurde eine Vielzahl von methodischen Verbesserungen entwickelt, die zu einer hohen Überlebensrate und zu einer akzeptablen Lebenserwartung führen. Das Prinzip der Operationsmethode besteht darin, den systemvenösen Rückfluss ohne Vorschaltung des rechten Ventrikels direkt in den Pulmonalkreislauf zu führen.

Hämodynamik. Die treibende Kraft für den Rückfluss des systemvenösen Blutes in den Lungenkreislauf ist offenbar die Sogwirkung des systemarteriellen Ventrikels, die über den linken Vorhof und die Pulmonalgefäße auf den Einfluss in den Lungenkreislauf wirkt. Damit kommt der Pumpkraft des Systemventrikels neben einem regelmäßigen Vorhofrhythmus eine entscheidende Rolle in der Funktion der Fontan-Zirkulation zu. Zum venösen Teil des Fontan-Kreislaufs gehört durch den Wegfall des rechten Ventrikels neben den Systemvenen der gesamte Lungenkreislauf.

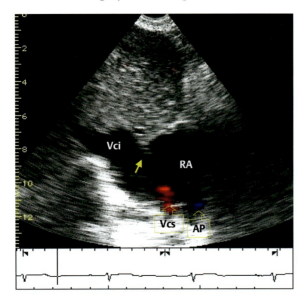

Abb. 26.**61** Rechter Vorhof nach Fontan-Palliation von subkostal in der langen Achse der Hohlvenen. Nur geringe Farbgebung aufgrund der geringen Flussgeschwindigkeit. Der rechte Vorhof (RA) und die untere Hohlvene (Vci) sind erheblich erweitert. Der Pfeil zeigt auf die prominente Eustachius-Klappe. Der venöse Rückstrom aus der oberen Hohlvene ist rot, der Ausfluss über das rechte Herzohr in die A. pulmonalis ist blau kodiert.

Echobefunde. Die Echokardiographie ist relativ unergiebig in der Darstellung der venösen Verhältnisse des Fontan-Kreislaufs. Von den Hohlvenen bis in die A. pulmonalis fließt das Blut mit relativ geringer Geschwindigkeit entlang einem geringen Druckgefälle über die Lungenstrombahn bis in den linken Vorhof. Zusätzlich bestehen durch die Lage der systemvenösen Zuleitung zum Lungenkreislauf unmittelbar substernal ungünstige anatomische Voraussetzungen für die echokardiographische Darstellung.

2D-Echo. Hier imponiert bei der klassischen Fontan-Operation der stark dilatierte rechte Vorhof, aus dem das Blut direkt in die A. pulmonalis fließt (Abb. 26.**61**). Der Systemventrikel stellt sich in der kurzen Achse wie normalerweise der linke Ventrikel dar, oftmals findet man auch noch rudimentäre Anteile des anderen Ventrikelkavums.

M-Mode. Das M-Mode gibt wichtige Hinweise zur Kontraktilität des Systemventrikels.

Farbdoppler. Die weitgehende Kompetenz der systemarteriellen AV-Klappe ist ein bedeutender Faktor für das gute Funktionieren der Fontan-Zirkulation. Eine höhergradige AV-Klappeninsuffizienz ist mit einer ausreichenden Funktion des Fontan-Kreislaufs längerfristig nicht vereinbar. Daher kommt der Farbdopplerechokardiographie eine wichtige Funktion in der Semiquantifizierung der AV-Klappenfunktion zu.

Spektraler Doppler. Mittels Pulsdoppler lässt sich das Strömungsmuster in der Pulmonalarterie darstellen, das erheblich vom normalen abweicht: Es ist A- und V-Wellen-akzentuiert (9). Mit dem CW-Doppler lassen sich nur diagnostische Untersuchungen im systemarteriellen Kreislaufschenkel durchführen.

Korrekturoperation nach Rastelli

Pathologische Anatomie. Diese Operation wird bei Herzfehlern durchgeführt, die neben einem Ventrikelseptumdefekt eine Hypoplasie oder Agenesie der Pulmonalarterie aufweisen. Neben dem Verschluss des Ventrikelseptumdefektes und Zuleitung des linken Ventrikels auf die Aorta mittels Patch wird auch ein klappentragendes Conduit als Zuleitung zum Lungenkreislauf implantiert.

Hämodynamik. Durch diese Operation wird eine biventrikuläre Korrektur durchgeführt, die hämodynamisch eine Normalisierung der Kreislaufsituation bewirkt: Das systemvenöse Blut erreicht über den rechten Vorhof und Ventrikel durch das Conduit den arteriellen Schenkel des Lungenkreislaufes, das linksventrikuläre Blut wird durch den Patch jetzt ausschließlich der Aorta zugeleitet.

Echobefunde. Die Echokardiographie zeigt die Position und die Ausdehnung des Patch, der den Ventrikelseptumdefekt verschließt sowie das Conduit mitsamt der Klappe vom rechten Ventrikel bis in das Lungengefäßbett. Auch begleitende Herzfehler wie die Aorteninsuffizienz sind sensitiv nachweisbar.

2D-Echo. In der langen Achse von parasternal oder apikal ist der Patch als hyperreflektorische Struktur zu erkennen (Abb. 26.**62**), die den oberen Teil des Ventrikelseptums mit der Vorderwand der dextroponierten Aorta verbindet. Mögliche Dehiszenzen können erkannt werden. Auch das Conduit ist in der Regel gut darstellbar; hierbei hilft eine Anlotung von apikal, um den Nahbereich des Schallfeldes zu umgehen.

M-Mode. Das M-Mode gibt wichtige Hinweise zur Kontraktilität des Systemventrikels und stellt die relative Größe des rechten Ventrikels im Vergleich zum linken dar. Immer ist der rechte Ventrikel vergrößert und erreicht oft den diastolischen Durchmesser des linken.

Farbdoppler. Selbst kleine Restdefekte des Ventrikelseptums lassen sich mit dem Farbdoppler darstellen. Ebenso ist die Funktion der Conduit-Klappe beurteilbar; häufig besteht eine Insuffizienz der Homograft-Prothesenklappe. Fast stets ist bei den korrigierten Vitien die Aortenklappe undicht, d. h. es besteht eine Aorteninsuffizienz (Abb. 26.**64**).

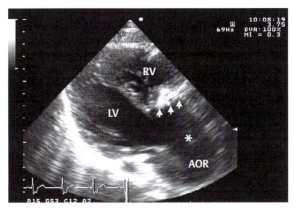

Abb. 26.**62**   Patch-Verschluss eines Ventrikelseptumdefektes und Zuleitung des linken Ventrikels auf die Aorta im Rahmen einer Korrekturoperation nach Rastelli einer extremen Fallot-Tetralogie. Man erkennt die stark anteponierte Aortenwurzel (AOR), deren Vorderwand durch den Patch (3 Pfeile) mit dem Oberrand des Ventrikelseptums verbunden ist. Der rechte Ventrikel (RV) ist stark vergrößert; das Myokard ist hypertrophiert.

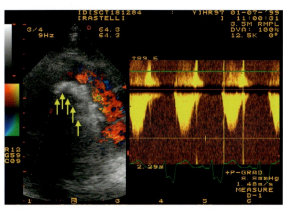

Abb. 26.**63**   Flussprofil im Conduit nach Rastelli-Korrektur eines Truncus arteriosus communis mittels Farbdoppler und spektralem Doppler von apikal. Die Pfeile markieren den Patch-Bereich; der systolische Fluss im Conduit ist laminar. Die maximale Flussgeschwindigkeit liegt bei 1,48 m/s.

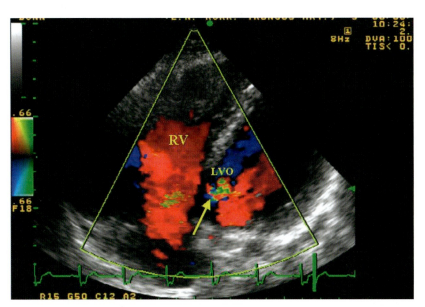

Abb. 26.**64**   Aorteninsuffizienz im modifizierten apikalen Vierkammerblick mittels Farbdoppler. Durch leichte Anwinkelung der Schallebene in den linksventrikulären Ausflusstrakt (LVO) am Ende der Diastole werden die Turbulenzen der Aorteninsuffizienz dargestellt sowie der Einfluss in den LVO (blau). Der diastolische Einstrom über die AV-Klappen ist normal.

Spektraler Doppler. Mittels CW-Doppler lässt sich die maximale Flussgeschwindigkeit im Conduit bestimmen und der rechtventrikuläre Ausflussbahngradient berechnen (Abb. 26.**63**). Über eine häufig bestehende Trikuspidalinsuffizienz ist der rechtsventrikuläre systolische Druck bestimmbar, der einen wichtigen Parameter für die Langzeitprognose darstellt.

Andere Echobefunde. Neben den typischen Befunden am Patch des Ventrikelseptumdefektes und des Conduit sowie der Aortenklappe lassen sich auch noch andere bedeutsame Befunde an den restlichen Herzstrukturen und dem Myokard erheben. Daher sollte auch bei dieser Vordiagnose eine ausführliche echokardiographische Untersuchung des gesamten Herzens und der herznahen Gefäße durchgeführt werden.

■ **Literatur**

1. Albers HJ, Carroll SE, Coles JC. Spontaneous closure of a membraneous ventricular septal defect. Necropsy findings with clinical applications. Brit Med J 1962;2:1162.
2. Anderson RH et al. Univentricular atrioventricular connection: the single ventricle trap unsprung. Pediatr Cardiol 1983;4:273.
3. Bargiggia GS, Tronconi L, Sahn DJ et al. A new method for quantitation of mitral regurgitation based on color flow Doppler imaging of flow convergence proximal to regurgitant orifice. Circulation 1991;84:1481.
4. Cavalho JS, Redington AN, Shinebourne EA et al. Continuous wave Doppler echocardiography and coarctation of the aorta: gradients and flow patterns in the assessment of severity. Brit Heart J 1990;64:133–7.
5. Cheatham JP. Pulmonary Stenosis. In: The Science and Practice of Pediatric Cardiology. 2nd ed. Baltimore: Williams & Wilkins 1998; pp0 1207–35.

6. Cooper JW, Nanda NC, Philpot EF, Fan P. Evaluation of valvular regurgitation by color Doppler. J Am Soc Echocardiogr 1989;2:56.

7. Feigenbaum H. Echocardiography. 3rd. ed. Philadelphia: Lea & Febiger 1981; p. 360.

8. Fontan F, Baudet E. Surgical repair of tricuspid atresia. Thorax 1971;26:240–8.

9. Frommelt PC, Snider AR, Meliones JN, Vermilion RP. Doppler assessment of pulmonary artery flow pattern and ventricular function after the Fontan operation. Am J Cardiol 1991;68:1211.

10. Gikonyo BM, Lucas RV, Edwards JE. Anatomic features of congenital pulmonary valvular stenosis. Pediatr Cardiol 1987;8:109.

11. Graham TP, Gutgsell HP. Ventricular septal defect. In: Emmanouillides GC, Riemenschneider TA, Allen HD, Gutgsell HP (eds.). Heart disease in infants, children and adolescents. Baltimore: Williams & Wilkins 1995;p. 725.

12. Griffin BP, Flachskampf FA, Siu S, Weyman AE, Thomas JD. The effects of regurgitant orifice size, chamber compliance, and systemic vascular resistance on aortic regurgitant velocity slope and pressure half-time. Am Heart J 1991;122:1049.

13. Hagler DJ, Tajik AJ, Seward JB, Edwards WD, Mair DD, Ritter DG. Atrioventricular and ventriculoarterial discordance (corrected transposition of the great arteries). Mayo Clinic Proc 1981;56:591.

13a. Hatle L, Brubakk A, Tromsdal A, Angelsen B. Noninvasive assessment of pressure drop in mitral stenosis by Doppler ultrasound. Br Heart J 1978;40:131–40.

14. Jatene AD et al. Anatomic correction of transposition of the great vessels. J Thorac Cardiovasc Surg 1976;72:364.

15. Maron BJ, Redwood OR, Roberts WC, Henry WL, Morrow AG, Epstein SF. Tunnel subaortic stenosis left ventricular outflow tract obstruction produced by fibromuscular tubular narrowing. Circulation 1976;54:404.

16. Mautner GC, Mautner SL, Cannon RO et al. Clinical factors useful in predicting aortic valve structure in patients > 40 years of age with isolated valvular aortic stenosis. Am J Cardiol 1993;72:194–9.

17. Miyatake K, Okamoto M, Kinoshita N et al. Pulmonary regurgitation studied with the ultrasonic pulsed Doppler technique. Circulation 1982;65:969.

18. Morriss MJA, MacNamara DG. Coarctation of the aorta and interrupted aortic arch. In: The Science and Practice of Pediatric Cardiology. 2nd ed. Baltimore: Williams & Wilkins 1998; p. 1317.

19. Mudd CM, Walter KF, Wilman VL. Pulmonary artery stenosis: diagnostic and therapeutic considerations. Am J Med Sci 1965;249:125.

20. Neches WH, Park SC, Ettedgui JA. Tetralogy of Fallot and tetralogy of Fallot with pulmonary atresia. In: The Science and Practice of Pediatric Cardiology. 2nd ed. Baltimore: Williams & Wilkins 1998;pp0 1383–411.

21. Neches WH, Park SC, Ettedgui JA. Transposition of the great arteries. In: The Science and Practice of Pediatric Cardiology. 2nd ed. Baltimore: Williams & Wilkins 1998; pp0 1463–503.

22. Newfeld EA, Muster AJ, Paul MM, Idriss FS, Richie WL. Discrete subvalvular aortic stenosis in childhood. Am J Cardiol 1980;45:573.

23. Omoto R, Yokote Y, Takamoto S et al. The development of real-time two-dimensional Doppler echocardiography and its significance in acquired valvular diseases. With specific reference to the evaluation of valvular regurgitation. Jpn Heart J 1984;25:325.

23a. Perloff JK. Clinical Recognition of Congenital Heart Disease. 4th edition. Philadelphia: W B Saunders 1994, p. 137.

24. Perry GJ, Helmcke F, Byard C, Soto B. Evaluation of aortic insufficiency by Doppler color flow mapping. J Am Coll Cardiol 1987;9:952.

25. Quagebeur JM, Rohmer J, Brom AG, Tinkelenberg J. Revival of the Senning operation in the treatment of transposition of the great arteries. Thorax 1977;32:517.

26. Rastelli GC, Kirklin JW, Titus JL. Anatomic observations on complete form of persistent common atrioventricular canal with special reference to atrioventricular valves. Mayo Clin Proc 1966;41:296.

27. Redel DA. Color blood flow Imaging of the heart. Berlin: Springer 1988; p. 52.

28. Redel DA, Wippermann CF, Lu JH, Le TP. Diagnostik des Ventrikelseptumdefekts mit Hilfe der Farb-Doppler-Echokardiographie. Herz/Kreisl 1989;21:487–91.

29. Redel DA. Patent ductus arteriosus. In: Crawford MH, DiMarco JP (eds.). Cardiology. London: Mosby 2000, 7.17,pp. 17.1–17.7.

30. Riemenschneider TA. Left ventricular-right atrial communication. In: Adams FH, Emmanouilidis GC (eds.). Moss' Heart Disease in Infants, Children and adolescents. 3rd ed. Baltimore: Williams & Wilkins 1983; p. 154.

31. Roberts WC. The bicuspid aortic valve. A study of 85 autopsy cases. Am J Cardiol 1970;26:72.

32. Ryan T. Congenital Heart Disease. In: Feigenbaum H (ed.). Echocardiography. 5th ed. Philadelphia: Lea & Febiger 1994;p. 368.

33. Shiina A, Seward JB, Edwards WD, Hagler DJ, Tajik AJ. Two-dimensional echocardiographic spectrum of Ebstein's Anomalie: Detailed anatomic assessment. Am Coll Cardiol 1984;3:356.

34. Shone JD, Sellers RD, Andersom RC, Adams P jr., Lillehei CW, Edwards JE. The developmental complex of "parachute mitral valve", supravalvular ring of left atrium, subaortic stenosis, and coarctation of aorta. Am J Cardiol 1971;28:353.

35. Silka MJ. Double-Outlet Ventricles. In: The Science and Practice of Pediatric Cardiology. 2nd ed. Baltimore: Williams & Wilkins 1998; pp0 1505–23.

36. Smallhorn JF, Tommasini G, Anderson RH, MacCartney FJ. Assessment of atrioventricular septal defects by two-dimensional echocardiography. Brit Heart J 1982;47:109–21.

37. Spain MG, Smith MD, Grayburn PA et al. Quantitative assessment of mitral regurgitation by Doppler color flow imaging: Angiographic and hemodynamic correlations. J Am Coll Cardiol 1989;12:450.

38. Stevenson JG. Comparison of several noninvasive methods for estimation of pulmonary artery pressure. J Am Soc Echocardiogr 1989;2:157.

39. Stoddard MF, Arce J, Liddel NE, Peters G, Dillon S, Kupersmith J. Twodimensional transesophageal echocardiographic determination of aortic valve area in adults with aortic stenosis. Am Heart J 1991;122:1415.

40. Taussig HB, Bing RJ. Complete transposition of the aorta and levoposition of the pulmonary artery: clinical, physiological, and pathological findings. Am Heart J 1949;37:551–9.

41. Van Praagh R, Ongley PA, Swan HJC. Anatomic types of single or common ventricle in man: morphologic and geometric aspects in 60 necropsied cases. Am J Cardiol 1964;13:367.

42. Vick GW III. Defects of the atrial septum including atrioventricular septal defects. In: The Science and Practice of Pediatric Cardiology. 2nd ed. Baltimore: Williams & Wilkins 1998; p. 1142.

43. Wilcox BR, Ho SY, Macartney FJ et al. Surgical anatomy of the double-outlet right ventricle with situs solitus and atrioventricular concordance. J Thorac Cardiovasc Surg 1981;82:405–17.

44. Williams RG, Rudel M. Echocardiographic features of endocardial cushion defects. Circulation 1974;49:418.

45. Yacoub MH, Radley-Smith R. Use of a valved conduit from right atrium to pulmonary artery for „correction" of single ventricle. Circulation 1976;54(Suppl.III):63.

Sachregister

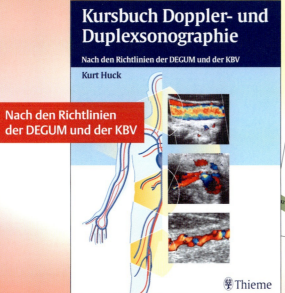
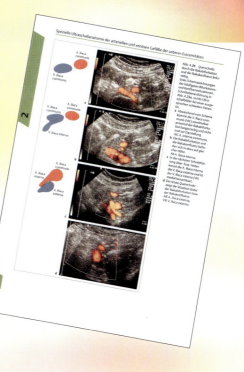
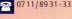
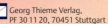
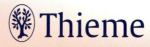

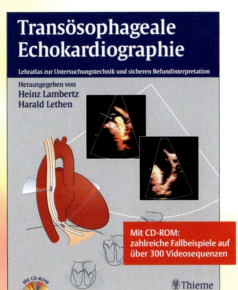
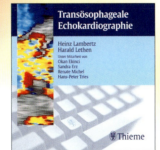
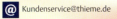 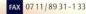
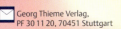

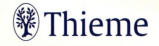